Spielsucht

EBOOK INSIDE

Die Zugangsinformationen zum eBook inside finden Sie
am Ende des Buchs.

Gerhard Meyer
Meinolf Bachmann

Spielsucht

Ursachen, Therapie und Prävention
von glücksspielbezogenem Suchtverhalten

4., vollständig neu bearbeitete und erweiterte Auflage

Mit 84 Abbildungen

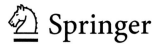

Gerhard Meyer
Universität Bremen, Bremen, Germany

Meinolf Bachmann
Freiberuflich tätig (seit Pensionierung)
meinolf.bachmann@web.de

ISBN 978-3-662-54838-7   978-3-662-54839-4 (eBook)
https://doi.org/10.1007/978-3-662-54839-4

Die Deutsche Nationalbibliothek verzeichnet diese Publikation in der Deutschen Nationalbibliografie; detaillierte bibliografische Daten sind im Internet über http://dnb.d-nb.de abrufbar.

Springer
© Springer-Verlag GmbH Deutschland 2000, 2005, 2011, 2017
Das Werk einschließlich aller seiner Teile ist urheberrechtlich geschützt. Jede Verwertung, die nicht ausdrücklich vom Urheberrechtsgesetz zugelassen ist, bedarf der vorherigen Zustimmung des Verlags. Das gilt insbesondere für Vervielfältigungen, Bearbeitungen, Übersetzungen, Mikroverfilmungen und die Einspeicherung und Verarbeitung in elektronischen Systemen.
Die Wiedergabe von Gebrauchsnamen, Handelsnamen, Warenbezeichnungen usw. in diesem Werk berechtigt auch ohne besondere Kennzeichnung nicht zu der Annahme, dass solche Namen im Sinne der Warenzeichen- und Markenschutz-Gesetzgebung als frei zu betrachten wären und daher von jedermann benutzt werden dürften.
Der Verlag, die Autoren und die Herausgeber gehen davon aus, dass die Angaben und Informationen in diesem Werk zum Zeitpunkt der Veröffentlichung vollständig und korrekt sind. Weder der Verlag noch die Autoren oder die Herausgeber übernehmen, ausdrücklich oder implizit, Gewähr für den Inhalt des Werkes, etwaige Fehler oder Äußerungen. Der Verlag bleibt im Hinblick auf geografische Zuordnungen und Gebietsbezeichnungen in veröffentlichten Karten und Institutionsadressen neutral.

Umschlaggestaltung: deblik Berlin
Fotonachweis Umschlag: © beermedia/Fotolia

Gedruckt auf säurefreiem und chlorfrei gebleichtem Papier

Springer ist Teil von Springer Nature
Die eingetragene Gesellschaft ist Springer-Verlag GmbH, DE
Die Anschrift der Gesellschaft ist: Heidelberger Platz 3, 14197 Berlin, Germany

Vorwort zur 4. Auflage

Das nachhaltige Interesse an unserem Buch ist sehr erfreulich und ermöglicht eine 4. Auflage. Unter Einbeziehung des 1993 unter einem anderen Titel erschienen Buches (*Glücksspiel – Wenn der Traum vom Glück zum Alptraum wird*) handelt es sich praktisch um die 5. Auflage. Über 25 Jahre haben wir damit die Expansion auf dem deutschen und internationalen Glücksspielmarkt kritisch begleitet. Die Kehrseite der Medaille, die steigende Behandlungsnachfrage von Spielsüchtigen, hat uns immer wieder aufs Neue motiviert, die äußerst kreativen Produktentwicklungen, raffinierten Expansions- und Marketingstrategien und sehr zurückhaltenden Umsetzungen suchtpräventiver Maßnahmen seitens der Anbieter von Glücksspielen aufzudecken, zu analysieren und Missstände aufzuzeigen.

Die weltweiten Forschungsaktivitäten haben eine Fülle neuer Erkenntnisse zu den individuellen und sozialen Ursachen der glücksspielbezogenen Störung geliefert. Empfehlungen zur Prävention basieren zunehmend auf der Evaluation entsprechender Konzepte. Der nach wie vor erkennbare exponentielle Zuwachs wissenschaftlicher Publikationen führte in dieser Neuauflage zur Einbeziehung mehr als 500 neuer Forschungsbefunde und Literaturhinweise. Unsere Datenbank basiert im Wesentlichen auf Veröffentlichungen, die bis Ende 2016 erfolgt sind.

Neben der Überarbeitung und Erweiterung aller Kapitel wurden neue Abschnitte eingebaut, wie »Simuliertes Glücksspiel« (▶ Abschn. 2.3.8), »Strukturelle, individuelle und soziale Variablen in Längsschnittstudien« (▶ Abschn. 4.4), »Kosten-Nutzen-Analyse für den Glücksspielmarkt« (▶ Abschn. 6.6), »Online-Programm für Angehörige« sowie »Einschätzung und Perspektiven« (▶ Abschn. 8.2.1 und ▶ Abschn. 8.2.2) und »Lobbyismus zur Verhinderung effektiven Spielerschutzes« (▶ Abschn. 14.1.1). Nicht unerwähnt bleiben soll an dieser Stelle eine weitere Falldarstellung (»Die Attraktivität der Sportwette«) aus der Praxis forensischer Gutachten (▶ Abschn. 6.4.2) sowie die Einbindung von 7 neuen Cartoons.

Durch die Aufnahme des pathologischen Glücksspiels als bisher einzige Verhaltenssucht in das Suchtkapitel des DSM-5 in 2013, scheint sich die Dichotomie aufzuheben, das gestörte Spielverhalten einerseits als »Impulskontrollstörung« einzuordnen und andererseits, so wie wir dies schon seit 1985 getan haben, von einer gewissen Ausprägung an als Sucht zu behandeln. Es bleibt allerdings abzuwarten, ob sich die ICD-10-Normen (F63.0: Pathologisches Spielen) ebenso in Richtung »Suchtklassifikation« verändern. Insbesondere die neurobiologischen Befunde zur Aktivierung des Belohnungssystems waren ein maßgebliches Argument für einen Paradigmenwechsel (Sucht vs. Neurose) und trugen zur Aufnahme in das Suchtkapitel des DSM-5 bei. Eine erhebliche Erweiterung erfuhr in diesem Sinne der Abschnitt »Alternativen – Rekonstruktion des Belohnungssystems« (▶ Abschn. 9.3.4). Als ein wichtiger Faktor bei der Entstehung von Suchtverhalten wird die Störung des Selbstregulationssystems angesehen. Einen zentralen Stellenwert nimmt dabei der dysfunktionale Umgang mit Emotionen und Behandlungsansätze zur Stressbewältigung ein. Was nutzen die besten Therapieziele, wenn sie nicht umgesetzt werden? Der Unterabschnitt »Therapeutische Ziele verwirklichen, Aufschiebeverhalten (Prokrastination) – es gibt nichts Gutes, außer man tut es« setzt sich näher mit diesem Anliegen auseinander. Ein gänzlich neuer Abschnitt entstand für »Gestörtes Glücksspielverhalten bei Kindern und Jugendlichen – was es eigentlich nicht geben darf«

(▶ Abschn. 9.7.4), wozu Erkenntnisse aus Evaluationsstudien und wissenschaftliche Untersuchungen vorliegen. Eine gewisse Parallele zwischen Kindern und Jugendlichen und älteren Glücksspielern ergibt sich in der Weise, dass spezifische altersbedingte Aufgaben zu bewältigen sind. Als Glücksspielmotive nannten ältere Glücksspieler über 60 Jahre u. a. die Suche nach Bewältigung von Traurigkeit und Verlusterlebnissen, neben den auch bei anderen Spielergruppen ermittelten Bedürfnissen, Geld zu gewinnen (▶ Abschn. 9.7.5: »Ältere Menschen mit Glücksspielproblemen – blamieren kann sich nur, wer nichts tut«). Des Weiteren sind aktuelle Zahlen über ambulante Behandlungen, Spielpräferenzen, Höhe der Schulden etc. aufgenommen und die Therapiekonzepte, einschließlich für Angehörige, ausführlich dargestellt. Im Bereich stationärer Therapien liegen zudem neuere Katamnesen vor. In diesem und den Kapiteln für Angehörige sowie zur Rückfälligkeit sind aktuelle wissenschaftliche Untersuchungen eingebracht. Beispiele aus der manualisierten Therapiearbeit dienen jeweils dazu, das praktische Vorgehen zu veranschaulichen. Ein Fallbeispiel eines rückfälligen Spielers nach beinahe 20-jähriger Spielabstinenz verdeutlicht, dass Rückfallprävention weiterhin ein hochaktuelles Thema ist.

Der Lektorin, Frau Dr. Irène Leubner-Metzger, gilt unser besonderer Dank für ihre fachliche Kompetenz und das äußerst sorgfältige Lektorat. Bei Frau Renate Scheddin und Frau Renate Schulz möchten wir uns für die hervorragende Planung und das zügige Produktmanagement bedanken.

Gerhard Meyer und Meinolf Bachmann
Bremen und Konstanz, im Juli 2017

Inhaltsverzeichnis

1	**Einführung**	1
	Gerhard Meyer	
1.1	Zum Aufbau und Inhalt des Buchs	5
1.2	Zusammenfassung	7

2	**Glücksspiel: Allgemeine Hintergrundinformationen**	9
	Gerhard Meyer	
2.1	Historische Aspekte des Glücksspiels und der Spielleidenschaft	10
2.2	Aktuelle und rechtliche Situation	12
2.3	Varianten des Glücksspiels	17
2.3.1	Glücksspiele in Spielbanken	17
2.3.2	Geldspielautomaten	20
2.3.3	Sport- und Pferdewetten	24
2.3.4	Lotterien	27
2.3.5	Telegewinnspiele	28
2.3.6	Börsenspekulationen	29
2.3.7	Illegales Glücksspiel	30
2.3.8	Simuliertes Glücksspiel	32
2.4	Nachfrage in der Bevölkerung	32
2.5	Umsätze und Erträge auf dem deutschen Glücksspielmarkt	34
2.6	Zusammenfassung	36

3	**Glücksspielbezogene Störung – Spielsucht**	39
	Gerhard Meyer	
3.1	Erscheinungsbild	40
3.2	Phasen einer Spielerkarriere	45
3.2.1	Positives Anfangsstadium (Gewinnphase)	46
3.2.2	Kritisches Gewöhnungsstadium (Verlustphase)	47
3.2.3	Suchtstadium (Verzweiflungsphase)	47
3.2.4	Episodische, kurvenförmige und anfallsartige Entwicklungsverläufe	48
3.3	Diagnostische Kriterien	49
3.4	Screeningverfahren	51
3.5	Nosologische Zuordnung	55
3.5.1	Pathologisches Spielen als abnorme Gewohnheit und Störung der Impulskontrolle	55
3.5.2	Glücksspielbezogene Störung als Verhaltenssucht	56
3.6	Spielertypologie	64
3.6.1	Subtypen pathologischer Spieler	66
3.7	Epidemiologie	67
3.7.1	Behandlungsnachfrage	70
3.8	Zusammenfassung	74

4 Entstehungsbedingungen der glücksspielbezogenen Störung: Das Drei-Faktoren-Modell der Suchtentwicklung als übergeordnetes Rahmenkonzept ... 77
Gerhard Meyer

4.1	Eigenschaften des Glücksspiels	78
4.1.1	Psychotrope Wirkung	78
4.1.2	Veranstaltungsmerkmale	88
4.1.3	Bewertungsinstrument zur Einschätzung des Gefährdungspotenzials von Glücksspielen	95
4.2	Charakteristika des Spielers	100
4.2.1	Alter	100
4.2.2	Geschlecht	102
4.2.3	Soziodemographische Merkmale	105
4.2.4	Genetische Disposition	106
4.2.5	Persönlichkeitsstruktur	108
4.2.6	Komorbide psychische Störungen	112
4.3	Soziales Umfeld des Spielers	118
4.3.1	Einstellung der Gesellschaft zum Glücksspiel	118
4.3.2	Verfügbarkeit	120
4.3.3	Arbeits- und Lebensverhältnisse	125
4.3.4	Familiäre Strukturen	126
4.4	Strukturelle, individuelle und soziale Variablen in Längsschnittstudien	127
4.5	Zusammenfassung	129

5 Theoretische Erklärungsansätze zur Entstehung und Aufrechterhaltung des glücksspielbezogenen Suchtverhaltens ... 131
Gerhard Meyer

5.1	Neurobiologische Theorien	132
5.1.1	Dopamin	133
5.1.2	Serotonin	135
5.1.3	Noradrenalin	136
5.1.4	Opioide	136
5.1.5	Glutamat und GABA	137
5.1.6	Fazit	137
5.1.7	Kognitive und neurobiologische Funktionen	137
5.2	Psychoanalytische Konzepte	143
5.2.1	Ödipuskomplex	143
5.2.2	Infantile Allmachtsfiktion	144
5.2.3	Frühe Störungen	144
5.2.4	Narzissmus	145
5.2.5	Fazit	145
5.3	Lerntheorien	146
5.4	Kognitionstheoretische Ansätze	151
5.4.1	Theorie der kognitiven Dissonanz	151
5.4.2	Mechanismen der verzerrten Realitätswahrnehmung	151
5.5	Soziologische und sozialpsychologische Ansätze	157
5.6	Integrative Modelle	159
5.7	Zusammenfassung	166

Inhaltsverzeichnis

6	**Individuelle und soziale Folgen**	169
	Gerhard Meyer	
6.1	Finanzielle Situation und Verschuldung	170
6.2	Emotionale Belastung und Suizidrisiko	171
6.3	Auswirkungen auf die Familie	173
6.4	Beschaffungskriminalität	175
6.4.1	Strafrechtliche Beurteilung	180
6.4.2	Falldarstellungen	188
6.5	Geschäftsfähigkeit	194
6.5.1	Zivilrechtliche Beurteilung	194
6.6	Kosten-Nutzen-Analyse für den Glücksspielmarkt	196
6.7	Zusammenfassung	199
7	**Selbsthilfe**	201
	Gerhard Meyer	
7.1	Ratgeber und Selbsthilfemanuale	202
7.2	Selbsthilfegruppen	204
7.2.1	Programm der Gamblers Anonymous (GA)	205
7.2.2	Anonyme Spieler	207
7.2.3	Analyse des Konzeptes von Spielerselbsthilfegruppen	208
7.3	Zusammenfassung	213
8	**Telefon-Hotline und Online-Beratung**	215
	Gerhard Meyer und Meinolf Bachmann	
8.1	Telefonberatung	216
8.2	Internetberatung	218
8.2.1	Online-Programm für Angehörige	219
8.2.2	Einschätzung und Perspektive	220
8.3	Zusammenfassung	221
9	**Grundsätzliches zur Spielsuchttherapie**	223
	Meinolf Bachmann	
9.1	Behandlungsangebote und ihre Vernetzung	226
9.2	Suchtmodell als Therapieplan	226
9.3	Therapieschritte und Fragestellungen	228
9.3.1	Motivation	229
9.3.2	Krankheitseinsicht und Abstinenzüberlegungen	234
9.3.3	Therapie der Ursachen	237
9.3.4	Alternativen – neurobiologisches Verhaltens-/Konditionierungsmodell und die Rekonstruktion des Belohnungssystems	248
9.3.5	Die Suchtformel	259
9.3.6	Individuelle Therapieplanung	259
9.4	Theoretische Ansätze	260
9.4.1	Historie und Überblick verschiedener Behandlungsansätze	260
9.4.2	Integrativer Behandlungsansatz	262
9.5	Gruppentherapeutische Behandlung	265
9.5.1	Kritische Fragestellungen zur Gruppentherapie	267
9.5.2	Manual gestaltete, strukturierte vs. konfliktorientierte zieloffene Gruppentherapie	267

9.5.3	Schädigendes Therapeutenverhalten	268
9.5.4	Effektives, kooperatives Lernen unter Einbeziehung von Kleingruppen	269
9.5.5	Allgemeine Wirkfaktoren der Gruppenarbeit	271
9.6	**Individualtherapie**	272
9.7	**Besonderheiten in der Klientel**	273
9.7.1	Pathologisches Spielverhalten bei (Roulette-)Glücksspielen im Internet	273
9.7.2	Therapie von spielsüchtigen Frauen	277
9.7.3	Migration	279
9.7.4	Gestörtes Glücksspielverhalten bei Kindern und Jugendlichen – was es eigentlich nicht geben darf	282
9.7.5	Ältere Menschen mit Glücksspielproblemen – blamieren kann sich nur, wer nichts tut	290
9.8	**Erfolgskriterien**	292
9.9	**Zusammenfassung**	294
10	**Ambulante Behandlung**	297
	Meinolf Bachmann	
10.1	**Gespräche mit Mitarbeitern von Spielerberatungsstellen**	299
10.2	**Formen und Aufgaben der Spielerberatung**	303
10.3	**Phasen und Schwerpunkte der ambulanten Spielerbehandlung**	304
10.3.1	Kontaktaufnahme	304
10.3.2	»Nur« eine Etappe	305
10.3.3	Abholen statt Abwarten: die Methode der »Familienintervention«	305
10.3.4	Besonderheiten der Motivation, Krankheitseinsicht, Abstinenz und Therapie der Ursachen im ambulanten Therapieprozess	306
10.3.5	Konzepte gegen Gruppenfluktuation und Schwellenängste	309
10.4	**Themen in der Nachsorge stationär behandelter Spieler**	311
10.5	**Möglichkeiten und Grenzen ambulanter Therapie**	313
10.6	**Zusammenfassung**	313
11	**Spieler in stationärer Therapie**	315
	Meinolf Bachmann	
11.1	**Historisches: die Anfänge stationärer Therapiekonzepte**	317
11.2	**Indikation**	319
11.3	**Phasen und Schwerpunkte der stationären Spielerbehandlung**	320
11.3.1	Vorgespräche – Kontraindikationen	320
11.3.2	Individuelle Therapieplanung	322
11.3.3	Besonderheiten der Motivation, Krankheitseinsicht, Abstinenz, Ursachentherapie und Alternativen in der stationären Behandlung	327
11.3.4	Motivation	328
11.3.5	Krankheitseinsicht	330
11.3.6	Abstinenz	330
11.3.7	Therapie der Ursachen und Entwicklung alternativer Verhaltensweisen in der stationären Therapie	332
11.4	**Gruppentherapie als zentraler Bestandteil eines stationären Therapiekonzepts**	333
11.5	**Sport, kreatives Gestalten, Ergotherapie**	335
11.5.1	Sport	336
11.5.2	Kreatives Gestalten	337
11.5.3	Ergotherapie	338

11.6	Probleme des Therapieabbruchs in der stationären Therapie	338
11.7	Reintegration und Nachsorge	342
11.7.1	Therapeutische Wohngruppen	342
11.7.2	Reintegration in die Arbeitswelt	343
11.8	Katamnese – Rehabilitationsbehandlung in Deutschland	344
11.9	Probleme bei der Behandlung von Spielern in der Akutpsychiatrie	345
11.10	Der Therapieverlauf – ein Fallbeispiel	346
11.11	Zusammenfassung	347
12	**Der pathologische Glücksspieler und die Familie**	**351**
	Meinolf Bachmann	
12.1	Familiäre Faktoren als Ursache der Krankheitsentwicklung	352
12.2	Auswirkungen des pathologischen Glücksspiels auf die Familie	353
12.2.1	Kinder von Spielsüchtigen	354
12.3	Familientherapie – Partner, Eltern, Kinder	359
12.3.1	Familientherapie – eine Fallstudie	359
12.3.2	Gruppentherapie mit Paaren	360
12.3.3	Familiäre Koabhängigkeit und Therapieerfolg	360
12.3.4	Unterschiede in der Behandlung von Alkoholiker- und Spielerfrauen	361
12.3.5	Therapeutische Maßnahmen für Eltern	362
12.3.6	Ambulante und stationäre familientherapeutische Ansätze in Deutschland	363
12.4	Familientherapeutische Ansätze und Perspektiven	366
12.4.1	Fazit	370
12.5	Zusammenfassung	371
13	**Rückfälligkeit**	**373**
	Meinolf Bachmann	
13.1	Rückfälligkeit, Krankheitskonzept und die Frage des kontrollierten Suchtmittelgebrauchs	374
13.2	Rückfallmodelle	376
13.3	Rückfälligkeit in der therapeutischen Auseinandersetzung	380
13.4	Rückfallprophylaxe in verschiedenen Behandlungsphasen	383
13.4.1	Kontaktphase	384
13.4.2	Entwöhnungsphase	384
13.4.3	Nachsorgephase	387
13.5	Zusammenfassung	388
14	**Ansatzpunkte präventiver Maßnahmen**	**391**
	Gerhard Meyer	
14.1	Glücksspiel und Spielerschutz	393
14.1.1	Lobbyismus zur Verhinderung effektiven Spielerschutzes	399
14.2	Primär- und sekundärpräventive Handlungsmöglichkeiten	400
14.2.1	Stärkung von Lebenskompetenzen	400
14.2.2	Aufklärung	403
14.2.3	Jugendschutz	406
14.2.4	Eingriffe in die Spielstruktur und Angebotsform	407
14.2.5	Früherkennung	410
14.2.6	Spielsperre	416

14.2.7	Beschränkungen der Werbung	421
14.2.8	Erhöhung der Kosten und Beschränkungen des Alkohol- und Tabakkonsums	423
14.2.9	Wirksamkeit der präventiven Maßnahmen	423
14.3	**Zusammenfassung**	426

	Serviceteil	427
	Anhang	428
	Literatur	433
	Stichwortverzeichnis	488

Einführung

Gerhard Meyer

1.1 Zum Aufbau und Inhalt des Buchs – 5

1.2 Zusammenfassung – 7

Spielen ist menschlich – wer würde diesem Werbeslogan der Glücksspielanbieter nicht zustimmen, ist doch das Spielen seit den Anfängen der Menschheit eine **primäre Lebenskategorie**. Es gehört zu den Grundelementen der individuellen und sozialen Reifung. Kinder lernen spielerisch, sich in unserer Welt zurechtzufinden. Im Spielen können sie Selbstständigkeit, Kreativität, soziale Identität und Belastbarkeit entfalten und stärken. Es lässt sich als eine **zweckfreie Tätigkeit** charakterisieren, die um ihres eigenen Anregungspotenzials willen aufgesucht und ausgeführt wird (Heckhausen 1974). Aber nicht nur in den ersten Lebensjahren, sondern auf jeder Altersstufe sollte das Spielen als Lebensbereicherung einen entsprechenden Freiraum haben, da es u. a. Distanz zum Alltag ermöglicht, Zeit und Raum entgrenzt, das Gefühl anspricht und fördert, Spannung und Risiko vermittelt sowie Gemeinschaft bewirkt (Schilling 1990). Dieser Freiraum ist in der heutigen Zeit – mit zunehmender Freizeit – einmal mehr gegeben, daher gewinnt auch das Spielen als Ausdruck von Lebensfreude an Bedeutung.

Gelten die aufgezeigten Sachverhalte nicht ebenso für Glücksspiele? Im Gegensatz zu anderen Spielen im Kindes- und Erwachsenenalter entscheidet bei Glücksspielen allein oder ganz überwiegend der **Zufall** über Gewinn oder Verlust. Es bedarf außerdem eines **äußeren Anreizes** in Form eines ausgesetzten Gewinns sowie eines **Einsatzes**, der mit **Gewinnerwartung** und **Verlustrisiko** verbunden ist. In der Regel wird mit und um Geld gespielt.

> **Erst das Geld verleiht dem Glücksspiel seine eigentliche Bedeutung. Es sorgt für einen hohen Spielanreiz und ist für die ausgeprägte psychotrope Wirkung von Glücksspielen verantwortlich.**

Geld verkörpert das Maß aller Dinge in unserer Gesellschaft, ermöglicht die Befriedigung vielfältiger Bedürfnisse, lässt Wünsche in Erfüllung gehen und Träume wahr werden.

Der finanzielle Gewinn lockt aber nicht nur die Spieler, sondern auch die Veranstalter. Während die Spieler mit ihrem Einsatz ein Risiko eingehen, winkt den Glücksspielbetreibern ein sicheres, äußerst einträgliches Geschäft.

> **Kaum ein Wirtschaftszweig ist so krisensicher und profitabel wie die öffentliche Veranstaltung von Glücksspielen.**

Diese lukrative Einnahmequelle hatte sich in Deutschland zunächst weitestgehend der Staat gesichert, vordergründig zum Schutz der Bevölkerung. Neben der Gewährleistung eines ordnungsgemäßen Spielablaufs sollten die Spieler vor einer Ausbeutung der Spielleidenschaft und dem Absturz in den finanziellen Ruin bewahrt werden. Es ist also durchaus bekannt, dass Glücksspiele mit einem Gefahrenpotenzial verbunden sind, dennoch trat der Staat lange Zeit als Promoter auf: Fiskalische Interessen hatten den in der Gesetzgebung verankerten Schutzgedanken verdrängt. Der restriktiven Zulassung von Glücksspielen bis Mitte der 1970er-Jahre folgte eine Expansionswelle des Angebots, die bis heute anhält. Aktuell erfährt der Glücksspielmarkt zusätzliche Wachstumsimpulse über eine Aufweichung des staatlichen Monopols, wie die Konzessionierung privater Anbieter von Sportwetten, die Aufrüstung der Geldspielautomaten in Spielhallen und Gaststätten und illegale Spielangebote im Internet, verbunden mit einem Wettbewerb zwischen privaten und staatlichen Anbietern (Hayer u. Meyer 2004). Um die Nachfrage zu steigern, wird der Spielanreiz erhöht und Werbung für ein Produkt betrieben, das mit erheblichen individuellen und sozialen Folgeschäden verbunden ist.

Für viele Menschen bieten Glücksspiele eine anregende Form der Unterhaltung, die problemlos in das Alltagsleben integriert ist. Wesentliche **Motive der Spielteilnahme** sind (Binde 2013a):
- die Aussicht zu gewinnen,
- der Traum, den Jackpot zu knacken und das Leben grundlegend zu verändern,
- die soziale Interaktion und Anerkennung in Spielstätten,
- der Wettbewerb und die intellektuelle Herausforderung bei Glücksspielen mit Geschicklichkeitsanteilen und
- die Änderung des Gefühlszustands.

Einige Spieler zeigen jedoch ein riskantes Konsumverhalten und verlieren die Kontrolle über das Spiel. Die Betroffenen und/oder ihre Angehörigen fühlen sich schließlich so stark belastet, dass sie Beratungs-

und Behandlungseinrichtungen sowie Selbsthilfegruppen aufsuchen. Der Personenkreis ist im Zuge des expandierenden Angebots angewachsen.

Es handelt sich bei den Betroffenen nicht mehr nur – wie früher – um wenige Einzelfälle. Eine derartige Entwicklung zeigt sich ebenfalls auf internationaler Ebene. Sie hat zweifellos die politische, wissenschaftliche und therapeutische Auseinandersetzung mit der Spielsucht vorangetrieben und die Akzeptanz als psychische Störung gefördert. Die American Psychiatric Association (APA) hat das »pathologische Spielverhalten« bereits 1980 in das *Diagnostische und Statistische Manual Psychischer Störungen (DSM-III)* aufgenommen (APA 1980). Die Weltgesundheitsorganisation (WHO) führt dieses Störungsbild erstmalig in der 10. Revision der *Internationalen Klassifikation psychischer Störungen (ICD-10,* Dilling et al. 1991). Mit der Verabschiedung spezieller Empfehlungen zur ambulanten und stationären medizinischen **Rehabilitation** (▶ Kap. 10) folgte im März 2001 die Anerkennung des Krankheitsbildes in seiner Eigenständigkeit durch die bundesdeutschen Kostenträger im Gesundheitswesen.

Zahlreiche Forschungsbefunde belegen inzwischen, dass es sich um eine Suchterkrankung bzw. ein Suchtverhalten handelt. Als Konsequenz hat die APA (2013/2015) eine Korrektur der Klassifikation des pathologischen Spielverhaltens mit der Veröffentlichung im DSM-5 vorgenommen. Das Störungsbild findet sich nunmehr unter dem eher wertneutralen Label »Störung durch Glücksspielen« in der neuen Kategorie »Störungen im Zusammenhang mit psychotropen Substanzen und abhängigen Verhaltensweisen« als einzige Form der Verhaltenssucht wieder (▶ Abschn. 3.5). Diese Betrachtungsweise schließt nicht aus, dass für kleinere Subgruppen andere Störungskonzepte – wie bei stoffgebundenen Suchtformen – den Ursachen eher gerecht werden.

Mit unserem Buch möchten wir zum einen aufzeigen, dass und warum pathologisches Spielen als Suchtkrankheit zu werten ist, zum anderen aber auch die dem Spieler und seinen Angehörigen zur Verfügung stehenden Möglichkeiten der Hilfe benennen.

Wir können dabei auf zahlreiche Untersuchungen und Erkenntnisse zurückgreifen – v. a. aus dem angelsächsischen Sprachraum. In den USA, in Großbritannien und Australien wurden Forschungs- und Behandlungsaktivitäten Mitte der 1970er- bzw. 1980er-Jahre intensiviert und Anfang der 1990er-Jahre noch einmal deutlich gesteigert. 1985 erschien die erste Ausgabe der wissenschaftlichen Fachzeitschrift *Journal of Gambling Behavior* (seit 1996 *Journal of Gambling Studies*), ausschließlich mit Beiträgen zur Problematik des Glücksspiels. Es folgten die Zeitschrift *Gambling Research* (1988), das *Journal of Gambling Issues* (2000), *International Gambling Studies* (2001), *Analysis of Gambling Behavior* (2007–2014), *Asian Journal of Gambling Issues and Public Health* (2010), *Responsible Gambling Review* (2015) und das *Journal of Gambling and Commercial Gaming Research* (2016). Juristische Aspekte werden in *Gaming Law Review and Economics* (seit 1996) und der *Zeitschrift für Wett- und Glücksspielrecht* (2006) aufbereitet, ökonomische und betriebswirtschaftliche Themen in *The Journal of Gambling Business and Economics* (2007).

Insgesamt ist die Anzahl glücksspielbezogener, begutachteter Publikationen in Fachzeitschriften in den letzten Jahren stark gestiegen. Dies dokumentiert eine Recherche von Shaffer et al. (2006) in den Datenbanken »Medline« und »PsychInfo«. Sie haben für den Zeitraum von 1964 bis 2003 Beiträge herausgefiltert, die das Wort »gambling« im Titel, in der Zusammenfassung oder als Schlüsselwort enthalten. Ist schon bis 2003 ein exponentieller Zuwachs der aufgelisteten Artikel zu verzeichnen, zeigt die Aktualisierung bis Ende 2016 auf, dass der Trend ungebrochen ist (◘ Abb. 1.1). Neben »pathological gambling« und »gambling disorder« gehören »risk taking«, »decision making« und »addiction« zu den häufiger angegebenen zusätzlichen Schlüsselwörtern. Im Vordergrund der Publikationen stehen neuropsychologische und -biologische Befunde (▶ Abschn. 5.1). Die Spannbreite reicht bis zur Entwicklung von Tiermodellen für Spielverhalten (Zentall 2014; Stagner et al. 2015). Gleichzeitig werden in jüngster Zeit verstärkt Reviews und Metaanalysen zu einzelnen Aspekten publiziert und – von besonders hoher Relevanz – Befunde aus Längsschnittstudien, dem Königsweg der Ursachenforschung. In der Forschungsmethodik ist zudem ein Paradigmenwechsel feststellbar (Shaffer u. Martin 2011). Bis vor kurzem war die empirische

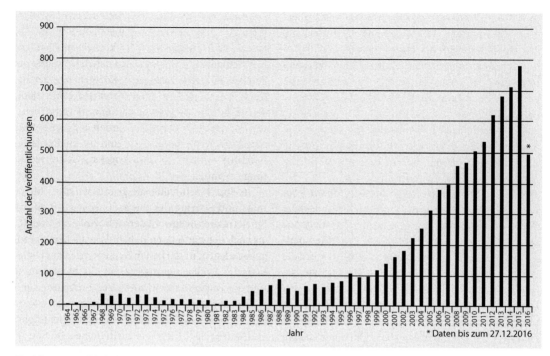

☐ Abb. 1.1 Anzahl glücksspielbezogener Literaturstellen von 1964–2016

Forschung zum Spielverhalten fast ausschließlich auf Selbstberichte angewiesen. Das Aufkommen des Glücksspiels im Internet und die Einführung von Spielerkarten ermöglicht heute die Erfassung des tatsächlichen Spielverhaltens, das ein valideres Abbild der Realität liefert.

Immer häufiger greifen schließlich süchtige Spieler selbst zur Feder und schildern in Autobiographien und Erlebnisberichten ihre »Spielerkarriere« (z. B. in deutscher Sprache: Varnholt 2001; Schuller 2008; Schmidt 2009; Riesen 2009; zusammen mit der Ehefrau: Sender u. Sender 2015) oder ihr Schicksal ist Gegenstand von Romanen (Jacobs 2009) und Filmen (Überblick in: Dement 1999). Wenn auch die literarische Qualität nicht immer vergleichbar ist mit dem autobiographischen Roman *Der Spieler* von Fjodor Dostojewski (1866/1981), so geben sie doch interessante Einblicke in Entwicklungsverläufe, in Erlebens- und Verhaltensweisen von Spielsüchtigen.

Ohne Zweifel besteht hier ein Zusammenhang mit der weltweiten Verbreitung des Glücksspiels. Die Expansionswelle rollt weiter, angetrieben durch neue, grenzenlose Vertriebswege wie das Internet. Gleichzeitig werden vermehrt Versuche unternommen, die individuellen und gesellschaftlichen Folgeschäden zu minimieren. Im Wesentlichen dienen Maßnahmen diesem Ziel, die auf ein **verantwortungsbewusstes Spielverhalten und Produktmanagement** ausgerichtet sind. Die beiden Berichte der australischen Productivity Commission (1999, 2010) liefern ein gutes Beispiel mit vielfältigen Befunden und Empfehlungen, wie in einem Land mit hoher Verfügbarkeit von Glücksspielen die Gratwanderung zwischen Sicherung der Einnahmequelle und hinreichendem Spielerschutz fortentwickelt wird.

Die Ergebnisse der Studien aus dem angelsächsischen Sprachraum sind zwar nicht ohne Weiteres auf unsere Verhältnisse übertragbar und erfordern – gegebenenfalls – die Berücksichtigung unterschiedlicher Glücksspielformen und sozialer Grundbedingungen, dennoch liefern sie wertvolle Hinweise für das Verständnis dieser psychischen Störung und den Umgang mit den Betroffenen. Vergleiche mit den Ergebnissen und Aussagen deutschsprachiger Veröffentlichungen, deren Anzahl in den letzten Jahren ebenfalls stetig gestiegen ist, verdeutlichen außerdem ein sehr ähnliches Erscheinungsbild sowie

Analogien in den Entstehungsbedingungen, Folgen und Behandlungsansätzen der Spielsucht bzw. der glücksspielbezogenen Störung – ohne dass bestehende Unterschiede, wie sie bspw. auch zwischen Sportwettern, Poker-, Roulette- und Automatenspielern bestehen, ausgeschlossen werden sollen.

1.1 Zum Aufbau und Inhalt des Buchs

Wie sich bereits im Titel *Spielsucht – Ursachen, Therapie und Prävention von glücksspielbezogenem Suchtverhalten* andeutet, spannt das vorliegende Buch einen Bogen von theoretischen und therapeutischen bis hin zu präventiven Perspektiven, um die glücksspielbezogene Störung umfassend zu betrachten. Den übergeordneten Rahmen gibt dabei das Suchtkonzept vor: Wir verstehen gestörtes Spielverhalten von einer gewissen Ausprägung an (Kontrollverlust, Bindung an das Glücksspiel, Eigendynamik, schädliche Konsequenzen) als Suchtkrankheit und stellen dementsprechend Behandlungsansätze vor, die sich an suchttherapeutischen Konzepten/Leitgedanken orientieren.

Nach einer allgemeinen Einführung in verschiedene Varianten des Glücksspiels und Informationen zur historischen Entwicklung und aktuellen Situation (► Kap. 2) beschäftigt sich ► Kap. 3 mit dem klinischen Störungsbild der Spielsucht, deren Diagnostik und Epidemiologie. Die Phänomenologie und Entwicklung der Symptomatik werden ausführlich beschrieben und die nosologische Zuordnung pathologischen Spielverhaltens als Suchtkrankheit begründet. Anhand der beiden daran anschließenden Kapitel wird deutlich, dass sich die Frage nach den Ursachen der Spielsucht nicht eindeutig beantworten lässt: Zum einen sind sowohl Merkmale des Glücksspiels, des Spielers und dessen sozialen Umfelds als Entstehungsbedingungen in Betracht zu ziehen (► Kap. 4), zum anderen sind die Blickwinkel neurobiologischer, psychoanalytischer, lern- und kognitionstheoretischer sowie soziologischer Erklärungsansätze sehr unterschiedlich (► Kap. 5). Die Schilderung der finanziellen, emotionalen, familiären sowie straf- und zivilrechtlichen Folgen pathologischen Spielverhaltens (► Kap. 6) bildet den Abschluss des theoretischen Teils des Buchs.

Anknüpfend an die Beschreibung von Symptomatik, Ursachen und Folgen bieten die Kapitel 7–13 einen ausführlichen Überblick über verschiedene Möglichkeiten und Ansätze in der Behandlung der Spielsucht. Einen wichtigen Stützpfeiler in der Betreuung von Spielern und Angehörigen bilden dabei die Selbsthilfegruppen, deren Konzept und Arbeitsweise in ► Kap. 7 dargestellt werden. ► Kap. 8 enthält eine kurze Analyse telefon- und internetbasierter Beratungskonzepte, die in jüngster Zeit an Bedeutung gewinnen.

► Kap. 9 beinhaltet die grundsätzlichen Merkmale und Schritte der therapeutischen Arbeit mit Spielern, die wir sowohl der ambulanten (► Kap. 10) als auch der stationären Behandlung (► Kap. 11) zugrunde legen. In stärkerem Maße werden neurobiologische Erklärungsansätze zur Suchtentstehung und Aufrechterhaltung sowie zur Erlangung optimaler Lernbedingungen und Therapieprozesse in den theoretischen Ansatz einbezogen. Im Kapitel »Grundsätzliches zur Spielertherapie« (► Kap. 9) findet eine kritische Auseinandersetzung mit zieloffenen vs. manualisierten, planvollen gruppentherapeutischen Herangehensweisen statt. Weiter ausgearbeitet wird ein psychotherapeutischer Ansatz (Grawe 2004; Bachmann u. El-Akhras 2014), der in der Suchtbehandlung weniger von einem Defizit- und Verzichtsdenken bestimmt ist als von der Ausbildung konstruktiver Alternativen, einer selbstwerterhöhenden Ressourcenaktivierung und positiv verstärkenden Atmosphäre, »Jenseits von Angst und Langeweile«, wie ein Untertitel des Buches von Csikszentmihalyi (2010) postuliert. Vertieft ist die Thematik der Funktionalität des Glücksspielens als Stressbewältigung, Überwindung negativer Gefühlszustände sowie »Widerstände« bei der Umsetzbarkeit suchtinkompatibler Alternativen und der Rekonstruktion des Belohnungssystems. Weiter ausgebaut ist der Abschnitt »Besonderheiten in der Klientel« (► Abschn. 9.7), in dem auf spezifische Krankheitsausprägungen und Therapieerfordernisse bei spielsüchtigen Frauen, Online-Glücksspielern und Migranten sowie auf Spielprobleme bei Kindern und Jugendlichen sowie älteren Menschen Bezug genommen wird.

Durch die Etablierung »ambulanter Rehabilitationsmaßnahmen« und der damit verbundenen personellen und konzeptionellen Standards haben gruppen- und einzeltherapeutische Überlegungen in diesem Bereich die gleiche Bedeutung wie im stationären Behandlungsrahmen. Während die ambulante Therapie vor der Aufgabe steht, Spielabstinenz unter Alltagsbedingungen und den dort zahlreich vorhandenen Spielanreizen einzuleiten, ist dies unter Klinikbedingungen meist leichter zu bewältigen, aber die dort erlernten Strategien müssen letztlich unter Beweis stellen, dass sie in die reale Lebenssituation zu transferieren sind. Zur ambulanten Versorgung ist allerdings anzumerken, dass die Rehabilitationsmöglichkeiten bisher nicht »flächendeckend« zur Verfügung stehen.

Jeweils ein eigenes Kapitel wird zwei besonders relevanten Themen in der Spielerbehandlung gewidmet: So hat es sich als unverzichtbar erwiesen, die Familie des Betroffenen, die sowohl an der Entwicklung des Problemverhaltens beteiligt sein kann, als auch in vielen Fällen erheblich unter dessen Folgen zu leiden hat, in den Behandlungsprozess einzubeziehen (▶ Kap. 12). Eine Bearbeitung der Beziehungsprobleme in Familie und sozialem Umfeld ist eine wesentliche Voraussetzung für eine »ausgewogene« Lebensgestaltung und positive Abstinenzerfahrung. Arbeitsmaterialien wie der »Fragebogen zur Übereinstimmung der Einstellungen der Partner« und Unterlagen zu »Rollenspielen«, verdeutlichen das Vorgehen im Paargespräch bzw. -seminar.

Darüber hinaus ist die therapeutische Auseinandersetzung mit der Rückfälligkeit (▶ Kap. 13) ein vertrautes und gleichzeitig hochrelevantes Thema in der suchttherapeutischen Arbeit, das insbesondere unter dem Gesichtspunkt langfristiger Behandlungserfolge ein eigenes Kapitel rechtfertigt. Rückfallmodelle beleuchten verschiedene theoretische Ansätze. Epidemiologische Daten geben Auskunft über Rückfallrisiken. Zur Verdeutlichung der Auseinandersetzung mit individuellen Risikosituationen und Bewältigungsstrategien sind Ausschnitte aus manualisierten Selbsteinschätzungsskalen wiedergegeben.

Schließlich erfolgt in ▶ Kap. 14 eine ausführliche Darstellung präventiver Maßnahmen, die geeignet erscheinen, um der steigenden Erkrankungsrate entgegenzusteuern.

Angesichts der – auch in dieser kurzen Inhaltsübersicht erkennbar gewordenen – Komplexität des Themas »Spielsucht« bezieht das vorliegende Buch sowohl den wissenschaftlichen, therapeutischen als auch den Blickwinkel des Betroffenen ein. Es enthält

- Darstellungen aktueller empirischer Untersuchungen,
- konkrete therapeutische Arbeitsmaterialien, die unmittelbar in der Behandlung süchtiger Spieler genutzt werden können sowie
- Falldarstellungen und Tonbandabschriften von Gesprächen mit Spielern.

Es bietet somit einen vielseitigen Überblick über die Problematik. Um dem Leser jedoch gleichzeitig einen je nach Interessenlage gezielten Informationszugriff zu ermöglichen, wurden Fallberichte (Kästen) und weiterführende, detailliert dargestellte empirische Untersuchungsergebnisse (Kleindruck) optisch gekennzeichnet.

Der Einfachheit halber und da die Mehrzahl der »Zocker« (jiddisch »z[ch]ocker«: Glücksspieler) männlich ist, sprechen wir im Text von dem Spieler. Die Begriffe »Spielsucht«, »Glücksspielsucht«, »glücksspielbezogene(s) Störung/Suchtverhalten«, »süchtiges/pathologisches/gestörtes Spiel-/Glücksspielverhalten« verwenden wir synonym. Im Kontext der Befunddarstellung aus dem angelsächsischen Sprachraum haben wir den Terminus »problem gambler« (Problemspieler) übernommen, der dort als übergeordneter Begriff Verwendung findet.

Vor dem Hintergrund der unterschiedlichen Inhalte und deren didaktischer Aufbereitung hoffen wir, unterschiedlichen Personengruppen mit jeweils spezifischen Interessenlagen gerecht geworden zu sein. Wir richten uns an

- den im Umgang mit Spielern praktisch tätigen Leser in ambulanten Beratungs- und Behandlungsstellen, Praxen und stationären Therapieeinrichtungen,
- »Zocker« und ihre Angehörigen,
- den Leser, der sich aus der Perspektive des Anbieters mit Glücksspielen und Spielern beschäftigt,
- den wissenschaftlich und präventiv arbeitenden Leser,
- den in Strafverfahren von Spielern tätigen Leser,
- den politisch verantwortlichen Leser und nicht zuletzt an
- den sich für das Thema interessierenden Leser.

Wir wünschen uns, mit unserem Buch das Bewusstsein für die von dem stetig steigenden Glücksspielangebot ausgehenden Gefahren zu wecken und der wachsenden Anzahl derer, die mit den Folgen konfrontiert werden, praxisbezogene Hilfe an die Hand zu geben.

1.2 Zusammenfassung

Die Einführung verweist auf die Besonderheiten des Glücksspiels im Vergleich zu anderen Spielformen. Für viele Menschen bietet das Spiel um Geld eine anregende Form der Unterhaltung, die problemlos in das Alltagsleben integriert ist. Einige Spieler verlieren jedoch die Kontrolle über ihre Spielteilnahme und entwickeln eine glücksspielbezogene Störung. Als Folge der weltweiten Expansion des Angebots ist die Anzahl der Betroffenen in den letzten Jahrzehnten gewachsen, verbunden mit einem exponentiellen Zuwachs wissenschaftlicher Publikationen. Zahlreiche Forschungsbefunde belegen inzwischen, dass es sich um eine Suchterkrankung handelt. Das Buch greift die Befunde und eigene Erfahrungen im Umgang mit Spielsüchtigen auf und spannt einen Bogen von theoretischen und therapeutischen bis hin zu präventiven Perspektiven. Den übergeordneten Rahmen gibt dabei das Suchtkonzept vor. Abschließend werden der Aufbau und Inhalt des Buches näher erläutert.

Glücksspiel: Allgemeine Hintergrundinformationen

Gerhard Meyer

2.1 Historische Aspekte des Glücksspiels und der Spielleidenschaft – 10

2.2 Aktuelle und rechtliche Situation – 12

2.3 Varianten des Glücksspiels – 17
2.3.1 Glücksspiele in Spielbanken – 17
2.3.2 Geldspielautomaten – 20
2.3.3 Sport- und Pferdewetten – 24
2.3.4 Lotterien – 27
2.3.5 Telegewinnspiele – 28
2.3.6 Börsenspekulationen – 29
2.3.7 Illegales Glücksspiel – 30
2.3.8 Simuliertes Glücksspiel – 32

2.4 Nachfrage in der Bevölkerung – 32

2.5 Umsätze und Erträge auf dem deutschen Glücksspielmarkt – 34

2.6 Zusammenfassung – 36

G. Meyer, M. Bachmann, *Spielsucht*
DOI 10.1007/978-3-662-54839-4_2, © Springer-Verlag GmbH Deutschland 2017

2.1 Historische Aspekte des Glücksspiels und der Spielleidenschaft

Erste Zeugnisse von Glücksspielen sind aus der ägyptischen Kultur etwa um 3000 v. Chr. überliefert. Eines der ältesten Glücksspiele ist das Würfeln, wie der Fund von Würfeln aus Elfenbein aus dem Jahr 1573 v. Chr. in Ägypten belegt (Wykes 1967). In historischen Niederschriften der indischen Hochkultur werden Schicksale von Spielern beschrieben, die ihr ganzes Vermögen beim Würfelspiel verloren.

Seit der griechischen und römischen Antike hat sich der kubische Würfel mit vertieften Punkten und Zahlen von 1 bis 6 eingebürgert (Giżycki u. Górny 1970). Die Zahlen waren bereits so angeordnet, dass die gegenüberliegenden Ziffern zusammengezählt 7 ergaben.

Zwar widmeten sich die Griechen der Antike wohl nicht so ausgeprägt dem Glücksspiel wie die Völker des Orients und später die Römer und Germanen, besorgte Aufrufe gegen das Spiel und seine Auswüchse gab es dennoch. Themistokles (um 525 v. Chr.) plädierte öffentlich dafür, allen Staatsbeamten das Spiel zu verbieten.

Tacitus (51–116 n. Chr.) berichtete, dass sich die Germanen derart für das Würfelspiel begeisterten, dass sie nach Verlust sämtlichen Hab und Gutes letzten Endes ihre persönliche Freiheit aufs Spiel setzten.

Für die Römer war das Glücksspiel unerlässlicher Bestandteil der gesellschaftlichen Unterhaltung. Zahlreiche Belege einer sich ausbreitenden Spielleidenschaft, nicht nur unter den römischen Kaisern, liegen vor. Ambrosius (334–397 n. Chr.) schilderte bspw. Spielertreffen, bei denen unter dem Beifallsgeschrei der Zuschauer und dem Jammer der Verlierenden ganze Vermögen den Besitzer wechselten, den höchsten Gewinn aber die Wucherer machten. Der Satirendichter Juvenal entrüstete sich über die Senatoren, die sich ihre Spielkasse sogar in die Sitzungen nachtragen ließen, und bezeichnete das Spielen als das größte aller Laster. Die uneingeschränkte Verbreitung und schädlichen Auswirkungen des Glücksspiels auf das Staatsleben riefen den Protest und Widerstand weltlicher und kirchlicher Institutionen hervor, die in der Folge ein Verbotsgesetz für Glücksspiele, zunächst v. a. bezogen auf Würfelspiele, erwirkten. Kaiser Justinian (482–527 n. Chr.) verbot schließlich sämtliche Glücksspiele (Giżycki u. Górny 1970, S. 24).

In allen großen Religionen wird das Glücksspiel verdammt. Im Koran bezeichnet Mohammed (632 n. Chr.) es als Gräuel von Satans Werk: Der Satan versuche durch Wein und Spiel Zwietracht und Hass zu säen.

Durch die folgenden Jahrhunderte zieht sich bis in die heutige Zeit als roter Faden eine wechselnde Beurteilung des Glücksspiels. Moralische Bedenken, den Wohlstand nicht durch Arbeit, sondern durch pures Glück zu mehren, Falschspiel, Spielleidenschaft und Folgekriminalität ließen das Spiel mit dem Glück als etwas Verwerfliches, als Sünde erscheinen. Auf der anderen Seite ermöglichte es die Befriedigung spezieller Bedürfnisse, wie die des lustvollen Zeitvertreibs, und verschaffte den Anbietern eine lukrative Einnahmequelle.

> So ist das Glücksspiel im Auf und Ab weltanschaulicher Überzeugungen von Staat und Obrigkeit einmal verboten und reglementiert, ein anderes Mal toleriert oder gefördert worden.

Als in der zweiten Hälfte des 14. Jahrhunderts das Kartenspiel in Europa aufkam, fand es sehr schnell Anerkennung und Verbreitung, zunächst v. a. bei den bürgerlichen Schichten in den Städten und an den Fürstenhöfen. Schon bald folgten jedoch Verbote, die aber immer wieder durch Sonderbestimmungen und Gesetzeslücken umgangen wurden. Die maßlosen Luxusansprüche und Spielverluste des Adels im 16. und 17. Jahrhundert musste der Untertan durch wachsende Abgaben und Leistungen ausgleichen, mit der Folge, dass auch das Volk zu spielen begann, noch maßloser und wilder, als es das Zeremoniell der adligen Gesellschaft zuließ (Kraus 1952). Die zahlreichen Verbote im Spätfeudalismus konnten die ausufernde Spielleidenschaft in Ländern wie Deutschland, Frankreich, Italien und England nur begrenzt beeinflussen.

Aus dieser Zeit stammt eine erste wissenschaftliche Auseinandersetzung mit der Spielleidenschaft als Krankheit. Im Jahr 1561 veröffentlichte der flandrische Arzt und Philosoph Pâquier Joostens seine Schrift Über das Würfelspiel *oder die Heilung der Leidenschaft, um Geld zu spielen* (Reprint in Bauer 1995). Detailliert beschrieb er (selbst Spieler) den Übergang vom harmlosen Freizeitvergnügen

2.1 · Historische Aspekte des Glücksspiels und der Spielleidenschaft

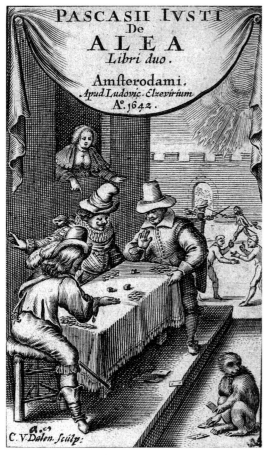

■ Abb. 2.1 Titelseite der Amsterdamer Ausgabe des »Pascasius Justus«, 1643. (Mit freundlicher Genehmigung von Herrn Buland, Institut für Spielforschung, Universität Mozarteum, Salzburg)

zur alles beherrschenden Sucht, zeigte Symptome und Ursachen der pathologischen Entwicklung sowie – in einer zweiten Schrift – deren Heilverfahren auf. Nach Petersmann (1995) stellt dieses Werk eines der frühesten Zeugnisse einer Suchtschilderung der Neuzeit dar (■ Abb. 2.1).

Im Jahr 1643 wurde die erste Lotterie (»5 aus 90«) in Genua gestartet. Lotteriespiele breiteten sich in der Folgezeit über ganz Europa aus. Sie trafen allgemein auf weniger Ablehnung, auch die Kirchen bedienten sich ihrer als Geldquelle. Papst Clemens XII führte selbst ein Lottospiel (um 1735) in Rom ein, nachdem sein Vorgänger es noch mit einem Bann belegt hatte. Anfang des 19. Jahrhunderts existierten – nach heftigen Diskussionen um das Für und Wider – nur in wenigen Staaten (Österreich, Bayern, italienische Staaten) Lottounternehmen (Bönisch 1994, S. 33f). Hauptkritikpunkt am Lotto war der niedrige Mindesteinsatz, der finanziell minderbemittelten Bevölkerungsschichten die Teilnahme ermögliche. Das Volk gebe sich, in der Hoffnung zu gewinnen, dem Spiel hin, anstatt zu arbeiten. Aufgrund einer inkonsequenten staatlichen Verbots- und Duldungspraxis konnte sich ein Unrechtsbewusstsein in der Bevölkerung aber nur schwer etablieren.

In das 17. Jahrhundert fiel die Erfindung des Roulettes durch den französischen Mathematiker und Philosophen Blaise Pasqual (1623–1662). Ein halbes Jahrhundert nach seinem Tod begann der Siegeszug dieses »königlichen Spiels von edler mathematischer Herkunft« durch die Spielcasinos. Bis heute verkörpert es das Glücksspiel in seiner leidenschaftlichsten, vollendetsten Form (Giżycki u. Górny 1970, S. 227). Von Anbeginn wurde dem Spiel ein besonderer Reiz zugeschrieben: durch die Einfachheit der Spielregeln und Eindeutigkeit der Ergebnisse, die Präzision und Schnelligkeit des Ablaufs, die unbeeinflussbare Souveränität des Zufalls und den ständigen Wechsel von Gewinn und Verlust sowie die konstante Spannung (Kraus 1952). Sowohl Freude als auch Leiden waren damit verbunden. Die zerstörende Wirkung blieb vielfach hinter dem glänzenden Schein der Eleganz, des Luxus und der Unterhaltung verborgen.

Nach dem Verbot öffentlicher Glücksspiele in Frankreich im Jahr 1837 führten die Bankhalter das Roulette in deutschen Kurorten wie Homburg, Baden-Baden und Wiesbaden ein. Dort kam der russische Schriftsteller Fjodor Dostojewski um 1862 mit dem Glücksspiel in Berührung und »verfiel ihm mit Leib und Seele«. In dem Roman *Der Spieler* verewigte er diese leidvollen Erfahrungen (Dostojewski 1866/1981). Anna, Dostojewskis zweite Frau, sah schon damals die Spielsucht ihres Mannes als eine (psychische) Krankheit an, wie ihre literarischen Aufzeichnungen dokumentieren (Kellermann 2016, S. 298).

Nach lautstarken Protesten von Gegnern des Glücksspiels in der Frankfurter Nationalversammlung, die in dem Spiel einen »Übelstand« sahen, der die »Demoralisierung der einzelnen Individuen begünstigt«, ordnete der Norddeutsche Bund schließlich per Gesetz vom 1. Juli 1868 die Schließung aller Spielbanken an – mit einer 4-jährigen Übergangsfrist (Bundes-Gesetzblatt 21, S. 367). Es blieb den Nationalsozialisten vorbehalten, das Spielbankverbot am 14. Juli 1933 wieder aufzuheben (Reichsgesetzblatt I, S. 480f.). Die Wiederzulassung erfolgte jedoch nur unter einschränkenden Bedingungen. Spielbanken waren lediglich in Kur- und Badeorten erlaubt, die entweder jährlich mindestens 70.000 Kurgäste bei einem Mindestausländeranteil von 15 % nachweisen konnten oder in der Nähe einer ausländischen Spielbank lagen. Eine ergänzende Verordnung vom 27. Juli 1938 begrenzte zudem das Zutrittsalter auf 21 Jahre, führte das Residenzverbot ein, das ortsansässigen Bürgern den Zutritt zur Spielbank verwehrte, und schloss diejenigen Personen vom Spiel aus, bei denen die Gefahr bestand, dass sie sich durch das Spiel wirtschaftlich ruinieren könnten (Reichsgesetzblatt I, S. 955). Sinn und Zweck dieser Bestimmungen war es, ein vornehmlich ausländisches Publikum spielend auszunehmen, das Abfließen potenzieller Steuergelder als Spieleinsätze ins benachbarte Ausland zu verhindern sowie unerwünschten Begleiterscheinungen in Form der Spielleidenschaft vorzubeugen. Das Spannungsfeld zwischen Staatsräson und der Aufgabe des Staates, drohende Gefahren von seinen Bürgern abzuwenden, fand hier für das Glücksspiel seinen gesetzlichen Ausdruck (Kummer u. Kummer 1986).

Im Jahr 1895 stellte der deutsche Auswanderer Charles Fey in Amerika den ersten »einarmigen Banditen« (Slotmachine) auf (◐ Abb. 2.2). Diese Glücksspielautomaten erfreuen sich inzwischen auch in deutschen Spielcasinos großer Beliebtheit. Jahr für Jahr verschiebt sich das Interesse der Spieler (weltweit) zugunsten der Automaten.

Davon abzugrenzen sind die Geldspielautomaten wie sie heute in Spielhallen und Gaststätten stehen. Die Vorläufer dieser Geräte wurden erstmalig Ende des 19. Jahrhunderts als reine Geschicklichkeitsautomaten zugelassen. Ob an den Geräten, wie bspw. dem »Bajazzo«, tatsächlich die Geschicklichkeit oder die Zufallsentscheidung (was einen Verstoß gegen das Glücksspielverbot dargestellt hätte) im Vordergrund stand, war Gegenstand zahlreicher Prozesse, die erst im Jahr 1927 mit der Anerkennung als Geschicklichkeitsspiel ihren Abschluss fanden.

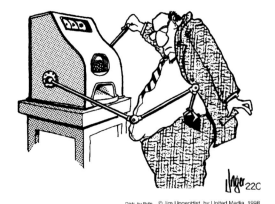

◐ Abb. 2.2 Der einarmige Bandit. (Mit freundlicher Genehmigung der Bulls Press GmbH)

2.2 Aktuelle und rechtliche Situation

Gegenwärtig haben fast alle Staaten auf der Welt für die öffentliche Veranstaltung von Glücksspielen einschränkende Regelungen getroffen. In der Europäischen Union werden sie aufgrund ihres Gefahrenpotenzials nicht dem »Wirtschaftsrecht«, sondern dem »Recht zur Wahrung der öffentlichen Sicherheit und Ordnung« zugeordnet. Jeder Mitgliedsstaat ist somit berechtigt, eigene Wertungen bis hin zum Verbot vorzunehmen, um u. a. die Gefahr von betrügerischen Manipulationen zu reduzieren und sozialschädliche Folgen durch im Übermaß betriebene Glücksspiele zu verhindern (Europäischer Gerichtshof, EuGH, Rs 275/92).

Glücksspiele dürfen in Deutschland nur unter staatlicher Aufsicht und Kontrolle durchgeführt werden (§ 284 StGB). Das **Glücksspielmonopol des Staates** soll dem Zweck dienen, die natürliche Spielleidenschaft vor strafbarer Ausbeutung zu schützen (Bundesverfassungsgericht, BVerfG 1970, S. 148). Diese Rechtsauffassung hat das BVerfG in seiner Entscheidung vom 19. Juli 2001 bestätigt:

> »Der Betrieb einer Spielbank ist eine an sich unerwünschte Tätigkeit, die der Staat gleichwohl erlaubt, um das illegale Glücksspiel einzudämmen, dem nicht zu unterdrückenden Spieltrieb des Menschen staatlich überwachte Betätigungsmöglichkeiten zu verschaffen und dadurch die natürliche Spielleidenschaft vor strafbarer Ausbeutung zu schützen« (Az: 1 BvR 539/96, S. 27).

2.2 · Aktuelle und rechtliche Situation

Die Strafandrohung des § 284 StGB verfolgt außerdem die Zielsetzung, eine übermäßige Anregung der Nachfrage von Glücksspielen zu verhindern und durch staatliche Kontrolle einen ordnungsgemäßen Spielablauf zu gewährleisten.

> Den gesetzgeberischen Erwägungen liegt die Einschätzung zugrunde, »dass das Glücksspiel grundsätzlich wegen seiner möglichen Auswirkungen auf die psychische (Spielsucht) und wirtschaftliche Situation der Spieler (Vermögensverlust) und seiner Eignung, Kriminalität namentlich im Bereich der Geldwäsche zu befördern, unerwünscht und schädlich ist« (Bundesverwaltungsgericht, Urteil vom 28. März 2001, 6 C2.01, S. 10).

Als Glücksspiel ist im strafrechtlichen Sinne ein Spiel anzusehen,
- bei dem die Entscheidung über Gewinn und Verlust nicht wesentlich von den Fähigkeiten und Kenntnissen sowie vom Grade der Aufmerksamkeit der Spieler bestimmt wird, sondern überwiegend vom Zufall abhängt,
- der Gewinn einen nicht ganz unbedeutenden Vermögenswert darstellt und
- der Spieler, um an der Gewinnchance teilzuhaben, durch seinen Einsatz ein nicht ganz unerhebliches Vermögensopfer erbringt (Schönke u. Schröder 2014, § 284 Rn. 7/8).

Es ist allerdings umstritten, wann Einsätze oder Gewinne die Bedeutung eines Vermögenswertes annehmen. Als unerheblich gelten Aufwendungen für das übliche Briefporto oder Telefonkosten in dieser Größenordnung. Bereits geringe Einsatzbeträge für ein Spiel können jedoch bei hohem Spieltempo große Verlustsummen in kurzer Zeit ergeben (Bronder 2016, S. 43). Der Bedeutungsgehalt potenzieller Gewinnbeträge hängt zudem nicht zuletzt von den individuellen Bewertungen der Spielteilnehmer und deren Lebensverhältnissen ab. Für Hartz-IV-Empfänger dürfte ein Gewinn oder Verlust von bspw. 100 € ebenso bedeutungsvoll sein, wie der 10-fache Betrag für finanziell besser gestellte Spieler. Steht die Spielteilnahme jedermann offen, sollte ein absoluter Bewertungsmaßstab wie die allgemeinen gesellschaftlichen Anschauungen herangezogen werden (Schönke u. Schröder 2014, § 284 Rn. 8).

Dem Schutzzweck des § 284 StGB im Sinne einer Zügelung der Spielleidenschaft wurde der Staat jedoch ab Mitte der 1970er-Jahre nicht mehr gerecht. Die staatliche Kontrolle sicherte lediglich noch einen ordnungsgemäßen Spielbetrieb, d. h. einen Schutz vor der Gefahr von Manipulationen. Ansonsten standen die **finanziellen Interessen** des Staates im Vordergrund. Alles war auf Markterweiterung ausgerichtet. Das Angebot stieg stark an. Die Einführung neuer Spielformen wie Keno, Sofort-Lotterien, Sportwetten und Glücksspielautomaten, die Erhöhung der Spielanreize über Jackpots[1] (z. B. bei »Lotto 6 aus 49«) sowie die Vervielfachung der Spielstätten und die Erleichterung des Zugangs haben die Verfügbarkeit und Griffnähe von Glücksspielen erheblich vergrößert. Gezielte Marketingstrategien haben die Allgegenwärtigkeit noch verstärkt.

Gab es bspw. 1974 in den alten Bundesländern 13 Spielbanken, hat sich deren Anzahl bis Ende 2005 auf 66 erhöht (einschließlich der reinen Automatencasinos). In den neuen Bundesländern wurden nach dem Fall der Mauer 14 Casinos eröffnet. Gleichzeitig erfolgte die Aufhebung von Schutzbestimmungen wie das Residenzverbot, das seit 1995 in keinem Bundesland mehr gilt. Die Spielbanken begannen, die Werbetrommel zu rühren, lockten mit freiem Eintritt, Gratis-Jetons und Freigetränken, nicht zuletzt, um dem wachsenden Konkurrenzdruck zu begegnen. Über die Werbung weckten sie Bedürfnisse zu spielen, es galt, die teilweise noch vorhandene Hemmschwelle in der Bevölkerung abzubauen.

Eine expansive Entwicklung lässt sich ebenso für den Bereich der Geldspielautomaten dokumentieren.

> Die »Aufrüstung« der harmlosen »Groschengräber« zu einem Glücksspiel führte bereits in den 1980er-Jahren zu einem wahren »Spielhallenboom«.

An den Geräten stehen mittlerweile – im Widerspruch zur ursprünglichen Intention der Gesetzge-

---

[1] Der Begriff »Jackpot« (englisch »jack« = Bube; »pot« = Topf) stammt ursprünglich aus dem Pokerspiel und hat später in anderen Glücksspielbereichen Verwendung gefunden. Beim Draw Poker ist der Jackpot eine bestimmte Eröffnungsvariante. Vor Spielbeginn werden die Einsätze in der Mitte des Pokertisches gesammelt. Wer mindestens zwei Buben hat, darf das Spiel eröffnen. Wenn das Spiel nicht beginnen kann, bleiben die Einsätze im Jackpot.

bung – Gewinne und Verluste mit Vermögenswert auf dem Spiel (▶ Abschn. 2.3.2). Fehlentwicklungen werden jedoch nach wie vor von staatlicher Seite großzügig toleriert, da wirtschaftliche Interessen im Vordergrund stehen.

Eine Neuorientierung der staatlichen Glücksspielpolitik initiierte schließlich ein Urteil des Bundesverfassungsgerichts vom 28. März 2006 zum staatlichen Monopol für Sportwetten:

> »Das staatliche Monopol für Sportwetten ist mit dem Grundrecht der Berufsfreiheit des Art. 12 Abs. 1 GG nur vereinbar, wenn es konsequent am Ziel der Bekämpfung von Suchtgefahren ausgerichtet ist (Az: 1 BvR 1054/01).«

Die Bundesländer ratifizierten daraufhin einen Glücksspielstaatsvertrag (GlüStV), um das staatliche Glücksspielmonopol zu erhalten. Der GlüStV trat am 1. Januar 2008 in Kraft und war zunächst auf 4 Jahre ausgerichtet.

Die gesetzlich festgeschriebenen Maßnahmen zur Erreichung des vorrangigen Gemeinwohlziels der Suchtbekämpfung umfassten Angebotsverbote (Glücksspiele im Internet) und -beschränkungen sowie Strukturvorgaben für einzelne Spielformen, Restriktionen der Werbeaktivitäten, Aufklärungsmaßnahmen auf der Bevölkerungsebene, Personalschulungen in der Früherkennung problematischer Spieler und Optionen für Spielsperren. Zusammengenommen gehören die Versatzstücke zu einer breiten Palette an Handlungsstrategien, die weltweit zum Zweck der **Schadensminimierung** im Glücksspielbereich implementiert worden sind (Meyer u. Hayer 2010b).

Der GlüStV 2008 erfasste allerdings weder Geldspielautomaten, die weitestgehend durch die in Bundeskompetenz liegende Gewerbe- und Spielerordnung normiert sind, noch Pferdewetten, deren bundesweit einheitliche Regelung aus der Übernahme des Rennwett- und Lotteriegesetzes aus dem Reichsgesetzblatt von 1923 herrührt (Schütze 2008). Damit regelte der Staatsvertrag faktisch nur einen Ausschnitt der Glücksspiele, denn die Definitionskriterien für ein Glücksspiel treffen auch auf Geldspielgeräte und Pferdewetten zu.

> **Glücksspiel**
> Definition von Glücksspiel im GlüStV 2008 (§ 3, Abs. 1): Ein Glücksspiel liegt vor, wenn im Rahmen eines Spiels für den Erwerb einer Gewinnchance ein Entgelt verlangt wird und die Entscheidung über den Gewinn ganz oder überwiegend vom Zufall abhängt.

Da einzelne Formen von Glücksspielen nicht unter dem Monopol subsummiert wurden, obwohl sie ein höheres Suchtpotenzial aufweisen (wie Geldspielautomaten), und Werbemaßnahmen für staatliche Lotterien zwecks **Gewinnmaximierung** auf die Stimulation der Spielteilnahme ausgerichtet waren, hat der EuGH in einem Urteil vom 8. September 2010 (Rechtsache C-316/07 und weitere) einen Verstoß der deutschen Glücksspielregulierung gegen Europarecht festgestellt. Zwar sei grundsätzlich nichts gegen ein staatliches Glücksspielmonopol einzuwenden, etwa um die Menschen vor der **Spielsucht** zu schützen. Es bestünde jedoch berechtigter Anlass zu der Schlussfolgerung, dass die deutsche Regulierung die Glücksspiele nicht in kohärenter (schlüssiger) und systematischer Weise begrenzt.

Unter Berücksichtigung dieses Urteils haben die Bundesländer den GlüStV überarbeitet. Der aktuell geltende GlüStV 2012 trat am 1. Juli 2012 – ohne Beteiligung von Schleswig-Holstein[2] – in Kraft und ist bis Ende Juni 2021 befristet[3]. Die Eckpunkte des GlüStV 2012 sehen wie folgt aus:

---

[2] Der Landtag in Schleswig-Holstein hatte bereits am 14. September 2011 ein kontrovers diskutiertes Gesetz zur Neuordnung des Glücksspiels verabschiedet. Es ermöglichte u. a. die Lizenzvergabe an private Anbieter von Sportwetten und Online-Kasinos für jeweils 5 Jahre. Die Opposition warf der Regierung vor, Vorschlägen der Lobby privater Glücksspielanbieter gefolgt zu sein, ohne die Gefahren der Spielsucht zu beachten. Im Januar 2013 trat dann die neue Landesregierung dem GlüStV 2012 bei, vergab aber kurz zuvor noch entsprechende Lizenzen auf Basis des Landesgesetzes.

[3] Die Konferenz der Ministerpräsidenten kann mit mindestens 13 Stimmen ein Fortgelten des GlüStV 2012 beschließen, der dann – soweit nicht ausdrücklich angesprochen – auf unbestimmte Zeit gilt.

Eckpunkte des GlüStV 2012
- **Zielsetzung:** Die Ziele der Glücksspielregulierung, die mit differenzierten Maßnahmen für die einzelnen Glücksspielformen erreicht werden sollen, sind gleichrangig: (1) Vermeidung der Glücksspielsucht und wirksame Suchtbekämpfung, (2) Kanalisierung des natürlichen Spieltriebs, (3) Gewährleistung des Jugend- und Spielerschutzes, (4) Sicherstellung eines ordnungsgemäßen Spielablaufs und Schutz vor Betrug, Folge- und Begleitkriminalität sowie (5) Vorbeugung in Bezug auf Gefahren für die Integrität des sportlichen Wettbewerbs.
- **Lotterien:** Es erfolgt eine Begrenzung der erlaubnisfähigen Lotterien nach der Ereignisfrequenz. Als Lotterien mit geringem Gefährdungspotenzial gelten solche Spielformen, die nicht häufiger als 2-mal wöchentlich veranstaltet werden. Außerdem darf keine planmäßige Jackpotbildung vorgesehen sein und der Gewinn nicht über 2 Mio. € liegen. Zu den erlaubnisfähigen Lotterien zählen Klassen-, Sozial- und Fernsehlotterien sowie das Gewinnsparen. Lotterien mit planmäßigem Jackpot, zu denen Lotto 6 aus 49 und EuroJackpot gehören, dürfen nicht häufiger als 2-mal pro Woche veranstaltet werden.
- **Sportwetten:** Es sollen 20 bundesweite Konzessionen für private Anbieter von Sportwetten vergeben werden, zunächst im Rahmen einer auf 7 Jahre begrenzten, wissenschaftlich begleiteten Experimentierphase. Endergebniswetten sind auch während eines Sportereignisses zulässig, Wetten auf einzelne Vorgänge während des Ereignisses (wie Torfolge, Torschütze, gelbe Karte) dagegen ausgeschlossen.
- **Geldspielautomaten:** Unter Verweis auf die Verantwortung des Bundes bei der Gestaltung der Neuordnung des Glücksspielrechts in diesem Bereich mitzuwirken, werden ein Mindestabstand zwischen Spielhallen (Verbot von Mehrfachkonzessionen) und Sperrzeiten (mindestens 3 h) festgesetzt.
- **Internet:** Das Veranstalten und Vermitteln öffentlicher Glücksspiele im Internet ist verboten. Abweichend können die Länder den Eigenvertrieb und die Vermittlung von Lotterien sowie die Veranstaltung und Vermittlung von Sportwetten im Internet erlauben, wenn Voraussetzungen, wie der Höchsteinsatz von 1000 € pro Monat, der effektive Ausschluss minderjähriger oder gesperrter Spieler und der Ausschluss besonderer Suchtanreize durch schnelle Wiederholung, erfüllt sind.
- **Spielsperre:** Spielbanken, Veranstalter von Sportwetten und Lotterien mit besonderem Gefährdungspotenzial sind verpflichtet, Personen, die eine Selbstsperre beantragen oder erkennbar spielsuchtgefährdet sind (Fremdsperre), von der Spielteilnahme auszuschließen bzw. zu sperren (Mindestdauer der Sperre: 1 Jahr).
- **Werbung:** Die Werbung ist an den Zielen des GlüStV auszurichten. Sie darf sich nicht an Minderjährige oder vergleichbar gefährdete Zielgruppen richten. Irreführende Werbung, wie unzutreffende Aussagen über Gewinnchancen oder Art und Höhe der Gewinne, ist verboten. Werbung für Sportwetten im Fernsehen unmittelbar vor oder während der Live-Übertragung von Sportereignissen auf dieses Ereignis ist unzulässig.
- **Sozialkonzept:** Die Veranstalter und Vermittler von öffentlichen Glücksspielen sind verpflichtet, die Spieler zu verantwortungsbewusstem Spiel anzuhalten und der Entstehung von Glücksspielsucht vorzubeugen. Zu diesem Zweck haben sie Sozialkonzepte zu entwickeln, ihr Personal zu schulen und die Richtlinien zur Vermeidung und Bekämpfung von Glücksspielsucht zu erfüllen.
- **Suchtforschung:** Die wissenschaftliche Forschung zur Vermeidung und Abwehr von Suchtgefahren durch Glücksspiele ist sicherzustellen.

Aktuelle Entwicklungen auf dem Glücksspielmarkt zeigen allerdings, dass die Regulierungsziele des GlüStV 2012 bisher nicht erreicht werden. Die Konzessionsvergabe an private Anbieter von Sportwetten hat sich zu einer juristischen Hängepartie entwickelt. Mit einem Urteil vom 18. Oktober 2015 hat der Hessische Verwaltungsgerichtshof (VGH Kassel, Az: 8B1028/15) die Vergabe von Sportwettenkonzessionen aufgrund von Mängeln des Vergabeverfahrens gestoppt. Das Auswahlverfahren unter Beteiligung eines Glücksspielkollegiums, das aus Vertretern der Bundesländer besteht, verstoße gegen das Bundesstaats- und das Demokratieprinzip. Über Internet und Wettbüros offerieren daher weiterhin private Anbieter – unreguliert und geduldet – ihre Produkte mit hohen Spielanreizen für die Bevölkerung.

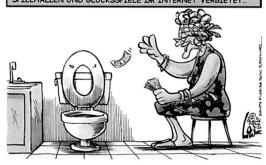

○ Abb. 2.3 Der Notfallplan bei Verboten. (Mit freundlicher Genehmigung der Bulls Press GmbH)

Private Veranstalter und Vermittler von Glücksspielen sind allgemein – nicht zuletzt aufgrund des lukrativen Marktes – sehr prozessfreudig, wie auch das Klageverfahren der Deutschen Sportlotterie gegen das Bundesland Rheinland-Pfalz verdeutlicht. Die vom Land erteilte Erlaubnis zur Veranstaltung einer Lotterie mit geringem Gefährdungspotenzial war mit zahlreichen Auflagen verbunden, die sich im Wesentlichen aus den gesetzlichen Vorschriften des GlüStV 2008 ergeben. Gegen nahezu jede einzelne Auflage – selbst dann, wenn sie nicht eindeutig aus dem Gesetzeswortlaut ableitbar war – hat der Anbieter Klage vor dem Verwaltungsgericht Düsseldorf erhoben (VG Düsseldorf, Az: 3 K 5661/14).

Die erfolgreichen Klagen abgewiesener Anbieter von Sportwetten haben die Bundesländer schließlich veranlasst, die strikte Begrenzung auf 20 Konzessionen aufzuheben und den GlüStV mit Wirkung vom 1. Januar 2018 zu ändern (Beschluss vom 28. Oktober 2016). Konzessionen sollen zukünftig anhand von qualitativen Mindeststandards vergeben werden. Außerdem haben die Ministerpräsidenten den Aufsichtsbehörden Prüfaufträge erteilt für (1) den Ersatz des monatlichen Einsatzlimits von 1000 € durch ein entsprechendes Verlustlimit, (2) die Nutzung der bundesweiten Sperrdatei bei weiteren Glücksspielen und (3) eine nachhaltige Verbesserung des Vollzugs gegenüber illegalen Online-Glücksspielangeboten. Nach den Ergebnissen der Landtagswahlen in Schleswig-Holstein und Nordrhein-Westfalen ist eine Ratifizierung der Neuregelung allerdings unwahrscheinlich geworden (Stand: Juni 2017). Die neuen Landesregierungen haben signalisiert, den Vertrag zu kündigen und mit anderen Ländern nach einer tragfähigeren Lösung zu suchen.

Eine wirksame Kontrolle des Verbots ausländischer Glücksspielangebote im Internet ist jedoch nicht in Sicht (○ Abb. 2.3). Die angedachte Blockierung von Zahlungsströmen zwischen den Anbietern und ihren Kunden stößt nicht nur auf datenschutzrechtliche Bedenken. Sie erscheint auch aufgrund der Vielzahl an Zahlungsmethoden aussichtslos zu sein. Casino City (2015, in Fiedler 2016, S. 23) listet insgesamt 364 verschiedene Zahlungsmethoden auf, von Überweisungen, Lastschriften über Kreditkarten, Debitkarten, Prepaid-Karten bis hin zu E-Wallets (Online-Konto, das nur Guthaben erlaubt). Der Weg über Netzsperren ist zudem mit einem stark erhöhten Overblocking-Risiko für rechtmäßige Inhalte der gesperrten IP-Adresse verbunden. Hinzu kommt, dass sich Netzsperren ohne vertieftes technisches Wissen umgehen lassen. Die Instrumente dafür sind auf jedem Endgerät vorhanden.

Der deutschen Bevölkerung steht somit heute – gesetzlich geregelt – ein vielfältiges Angebot an Glücksspielen zur Verfügung. Ende des Jahres 2015 gab es 44 Vollspielbanken und 22 reine Automatencasinos, rund 15.000 Spielhallenkonzessionen an 9000 Standorten, 47 Pferderennbahnen, 4500 stationäre Wettannahmestellen, 22.000 Lottoannahmestellen sowie das Internet (Lotterien, Sportwetten). Über den Vertriebsweg des Internets erreicht ergänzend ein breit gefächertes illegales Spielangebot die Bevölkerung. Der erkennbar leichte Zugang ist für einen nachhaltigen Konsum besonders förderlich.

2.3 Varianten des Glücksspiels

2.3.1 Glücksspiele in Spielbanken

Das Angebot der Spielbanken umfasst das »große Spiel«, den Lebendspielbereich mit Roulette, Black Jack und Poker sowie das »kleine Spiel«, den Automatenbereich mit Glücksspielautomaten (einarmige Banditen) als Walzengeräte, Videoautomaten, Miniroulette und Mehrplatzspielgeräte (Multi-Player).

Roulette

Roulette gehört zu den traditionellen Angeboten des großen Spiels. Die Teilnahme ist nur nach Vorlage eines gültigen Ausweises beim Betreten der Spielbank und durch Einhalten der – inzwischen teilweise gelockerten – Kleiderordnung möglich. Das Mindestalter beträgt 18 Jahre, in einigen Bundesländern 21 Jahre. Auf einer Karteikarte muss der Besucher zudem per Unterschrift bestätigen, dass er sich in geordneten wirtschaftlichen Verhältnissen befindet und sich im Falle einer Sperre mit der entsprechenden Mitteilung an andere Spielbanken einverstanden erklärt (▶ Abschn. 14.2.6).

Das Spiel beginnt mit dem Einsatz der Jetons (statt Bargeld) auf einem Roulettetableau. Die Einsatzvarianten und Gewinnmöglichkeiten reichen von dem Spiel auf »einfache Chancen« (rot/schwarz, gerade/ungerade, Zahlen 1–18/19–36), das im Falle eines Gewinns den 1-fachen Einsatz einbringt, bis hin zu Einsätzen auf einzelne Zahlen von 0–36 (»plein«) mit der Chance, das 35-Fache des Einsatzes zu gewinnen.

Auf lange Sicht gehen 1/37 oder 2,7 % des Einsatzes beim Zahlenspiel und 1,4 % beim Spiel auf einfache Chancen verloren. Diese rein statistischen Werte sollten aber nicht über häufige Totalverluste hinwegtäuschen. Der mittlere Verlust bezieht sich nur auf ein einziges Spiel – und welcher Spieler setzt schon bei einem Spielbankbesuch nur ein einziges Mal? Nach 37 Spielen hat der Spieler im Mittel den ganzen Einsatz eingebüßt (Krämer 1998).

In den Spielbanken stehen jeweils mehrere Rouletttische mit unterschiedlichen Mindesteinsätzen (1–20 €) und Höchsteinsätzen (7000–21.000 €, einfache Chancen). Die Gewinnzahl wird ermittelt, indem ein Croupier eine Elfenbeinkugel in die Gegenrichtung einer sich drehenden Scheibe in den Roulettekessel einwirft, die schließlich in einem der 37 Zahlenfächer liegen bleibt – der klassische Fall einer Zufallsentscheidung.

Spielsysteme

Nach einer repräsentativen Befragung der Stiftung Warentest (1992) glauben 14 % bzw. 17 % der Bürger aus den alten bzw. neuen Bundesländern, dass mit Spielsystemen die Gewinnchancen beim Roulette steigen. Diesen Glauben nutzen »Geschäftemacher«, die als Buchautoren oder in Tageszeitungen per Anzeige Käufer für ihre »Gewinnstrategien« suchen und »Systemanalysen« anbieten. Immer wieder im Angebot ist das angeblich sichere »Martingalespiel« (zuletzt Flörsch 2016), bei dem der Einsatz (bspw. im Farbenspiel des Roulette) im Fall des Verlustes zu verdoppeln ist. Das System funktioniert aber nicht, da der Spieler bei kontinuierlichen Verlusten recht schnell den geltenden Höchsteinsatz erreicht. Die falschen Erwartungen bestätigt kein geringerer als Albert Einstein. Er hatte sich ein Jahr lang mit der Materie des Roulettspiels beschäftigt und gelangte zu der Erkenntnis, dass es nur zwei Möglichkeiten gibt, auf Dauer beim Roulette zu gewinnen: Jetons zu stehlen oder Systeme zu verkaufen (Jandek 1986, S. 9).

Black Jack

Nach dem Roulette war »Black Jack« lange Zeit das zweithäufigste Angebot im großen Spiel. Die Casinovariante des Kartenspiels »17 und 4« wird mit mindestens vier Kartenspielen à 52 Blatt gespielt. Der Spieler tritt gegen die Bank an und verfolgt das Ziel, mit den ausgegebenen Spielkarten den Gesamtwert von 21 zu erreichen oder diesem möglichst nahe zu kommen – ohne ihn zu überschreiten. Nach dem Einsatz der Jetons (Minimum: 5, 10 oder 20 €, Maximum: 500 oder 1000 € sowie weitere Einsätze beim Splitten und Verdoppeln) gibt der Croupier die Karten an die Spieler und sich selbst nach festgelegtem Modus aus. Kommt der Spieler, der beliebig viele Karten ziehen kann, näher an den Wert 21 als der Croupier, gewinnt er die Höhe seines Einsatzes – bei Black Jack (As und 10/Bild) das 1,5-Fache. Bei Gleichstand bleiben die Jetons liegen, können zurückgezogen oder verändert werden, bei niedrigerem Gesamtwert oder Überschreiten der Zahl 21 gehen sie verloren. Ein optimales Spielverhalten, d. h. Spielen nach der sog. Basisstrategie, führt auf Dauer zu einem Verlust von 0,7 % der Einsätze, ansonsten schwanken die Verlustquoten zwischen 2 % und 15 %.

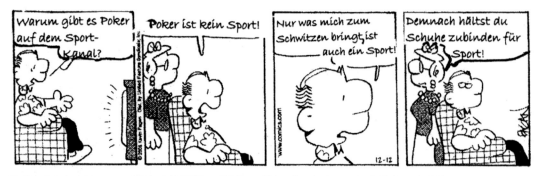

☐ Abb. 2.4 Ansichten zu sportlichen Aktivitäten. (Mit freundlicher Genehmigung der Bulls Press GmbH)

Poker

Die Vermarktung von Poker als anregendes Freizeitvergnügen und sportlicher Wettkampf (☐ Abb. 2.4), die Übertragung von Pokerrunden im Fernsehen und der Poker-Boom im Internet haben dazu geführt, dass die Spielbanken in jüngster Zeit verstärkt dieses Spiel in Cash- oder Turnierform anbieten. Beim Poker »kämpft« der Spieler – im Gegensatz zu Roulette oder Black Jack – nicht gegen die Spielbank, sondern gegen andere Spieler.

Die populärste Form des Pokers ist »Texas Hold'em«. Bei dieser Spielvariante setzt sich das Blatt aus zwei eigenen (verdeckten) Karten und fünf offenen Gemeinschaftskarten zusammen. Beim »Stud Poker« erhält jeder Spieler ebenfalls zunächst eine festgelegte Anzahl verdeckter Karten sowie eine offene. Nachfolgend werden weitere offene Karten und abschließend wiederum eine verdeckte ausgeteilt. Beim »Draw Poker« bekommen die Spielteilnehmer dagegen ausschließlich eigene, für andere Personen nicht sichtbare Karten. Hier besteht im weiteren Spielverlauf die Möglichkeit, eine gewisse Anzahl von Karten gegen unbekannte auszutauschen. Demzufolge variiert das Ausmaß der für alle Spielteilnehmer transparenten Informationen in Abhängigkeit zur jeweiligen Spielform (zu den verschiedenen Spielregeln vgl. Meinert 2007).

Bei den Spielmodalitäten sind im Wesentlichen Turnierspiele von sog. Cash-Games abzugrenzen. Bei den Cash-Games entspricht die Menge der eingesetzten Chips einem bestimmten Gegenwert an Echtgeld. Somit hat jeder Gewinn bzw. Verlust unmittelbare Auswirkungen auf die individuellen Besitzverhältnisse. Das Turnierspiel zeichnet sich hingegen dadurch aus, dass alle Spielteilnehmer vor Spielbeginn gegen Entrichtung eines Startgelds Spielchips erhalten, mit denen gespielt wird. Der Verlust aller Chips bedeutet üblicherweise das Ausscheiden aus dem Turnier. Es gewinnt derjenige Spielteilnehmer, der zum Schluss alle Chips für sich verbuchen kann. Ein weiteres wichtiges Unterscheidungsmerkmal bezieht sich auf die Setzstruktur, mit der festgelegt wird, welche Summe ein Spieler prinzipiell einsetzen bzw. um wie viel er erhöhen darf. Grundsätzlich stehen »No-Limit-Versionen« mit unlimitierten Setzmöglichkeiten »Limit-Versionen« gegenüber, bei denen die maximale Einsatzhöhe begrenzt ist.

Gelegenheiten zum Poker bieten sich auch außerhalb von Spielbanken. Auf Turnierveranstaltungen in öffentlichen Pokerräumen (z. B. in Gaststätten) wird in der Regel um Sachpreise oder um Qualifikationsplätze bei hoch dotierten Poker Events gespielt. Ob und in welcher Höhe eine Gebühr (z. B. 15 €) für die Turnierteilnahme rechtlich zulässig ist, bewerten die Gerichte unterschiedlich (vgl. OVG Thüringen, Az: 3EO 513/10; OVG Rheinland-Pfalz, Az: 6A 10199/09). Neben den selbst organisierten Pokerrunden im Freundeskreis ermöglichen zudem zahlreiche Webseiten Poker im Demospiel- bzw. Trainingsmodus (Spiel um Punkte) sowie im Echtgeldmodus mit vielfältigen Einsatz- und Gewinnstrukturen (z. B. »888 Poker« und »Poker Stars«).

Die starke Wachstumsphase des Pokerangebots im Internet scheint allerdings vorbei zu sein. Gab es 2011 insgesamt 594 Online-Pokerräume, waren es im Januar 2016 nur noch 334, darunter 85 deutschsprachige Webseiten. Die Auswertung der Spieleraktivitäten auf den 5 größten Online-Plattformen wies für 2010 in Deutschland auf 581.000 aktive Spieler hin. In 2013 ging die Anzahl auf 345.000 zurück (Fiedler 2016, S. 67). Die Gründe für diesen Rückgang sind vielfältig. Neben einer Marktsättigung und Fusion von Marktteilnehmern dürften v. a. unseriöse bzw. illegale Geschäftspraktiken auf Anbieterseite und unfaire bzw. unlautere Methoden auf Spielerseite (z. B. Absprache mit Mitspielern, Einsatz von Poker-Pots oder Hackerangriffe) das Misstrauen unter den Spielern geschürt haben (v. Meduna et al. 2013).

Da **Pokerveranstaltungen** ein lukratives Geschäftsfeld darstellen, heben v. a. private Anbieter gezielt den Geschicklichkeits- oder Strategiecharakter dieser Spielform hervor. Die Einstufung als Geschicklichkeitsspiel wäre mit weitaus weniger Reglementierungen und einer Öffnung des Marktes für die Protagonisten verbunden.

Die Verwaltung und **Rechtssprechung** in Deutschland wertet das Pokerspiel allerdings nach wie vor als Glücksspiel (Rock u. Fiedler 2008). Im Jahr 2008 bestätigten mehrere Verwaltungsgerichte die generelle Zufallsbezogenheit der Spielausgänge und damit den Glücksspielcharakter (Meyer u. Hayer 2008b). Der Bundesgerichtshof hat zwar in einem Urteil vom 16. September 2015 verkündet (Az: X R 43/12), dass Gewinne aus der Teilnahme an Pokerturnieren der Einkommenssteuer unterliegen können, während die Steuer bei »reinen Glücksspielen« nicht anfällt. Eine Abweichung von der bisherigen Rechtsprechung zur Einordnung von Poker ist dem Urteil aber nicht zu entnehmen.

Zweifellos verkörpert Poker eine Spielform, bei der der Spielausgang sowohl durch Zufalls- als auch Geschicklichkeitsanteile bestimmt wird. Es handelt sich um eine Mischform zwischen reinen Glücksspielen wie Roulette, Spielautomaten oder Lotterien und reinen Geschicklichkeitsspielen wie Schach, Dame und Halma. Abgesehen von der zufallsbasierten Verteilung der Karten hängt der Ausgang von Pokerrunden von strategischen Elementen ab, wie die Optimalerfassung der Spielweise der Gegner (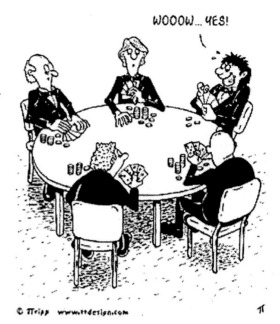 Abb. 2.5), Täuschungsmanöver durch »Bluffen« (Einsatz trotz eines schwachen Blattes) oder »Sandbagging« (Mitgehen ohne weitere Erhöhung oder kleiner Einsatz bei einem starken Blatt) unter Berücksichtigung der Gewinnwahrscheinlichkeiten verschiedener Kartenkonstellationen. Für einen er-

Abb. 2.5 Der Anfänger. (Mit freundlicher Genehmigung von Tim Tripp)

folgreichen Spielverlauf ist darüber hinaus eine profilierte Emotionsregulation während der Entscheidungsprozesse von Bedeutung (Laakasuo et al. 2015).

Obwohl sich die experimentell-psychologische Forschung in Deutschland schon sehr früh mit der Frage beschäftigt hat, ob der Ausgang bestimmter Spielformen im Wesentlichen auf Zufallsprozessen oder den individuellen Fähigkeiten der Spielteilnehmer basiert (vgl. Krueger 1939, zu Spielautomaten), ist die empirische Befundlage zu Poker insgesamt – auch international – rudimentär und inkonsistent (vgl. Übersicht in v. Meduna et al. 2013). Eine interessante Datenanalyse haben Rock u. Fiedler (2008) vorgelegt. Sie haben Daten zum Spielverhalten von Pokerspielern (N = 51.761) auf Online-Plattformen ausgewertet und die kritische Wiederholungshäufigkeit als Analysemaßstab verwandt. Erreicht der durchschnittliche Spieler eine Wiederholungshäufigkeit von rund 1000 Spielen, ist Poker als Geschicklichkeitsspiel einzuschätzen. Da sich das Spielerniveau allerdings zukünftig angleichen wird und sich die Geschicklichkeitsgrenzen verringern werden, ist das »Umschlagen« zum Glücksspiel vorprogrammiert.

Meyer et al. (2013a) konnten in einer quasi-experimentellen Studie zeigen, dass der Einfluss der Kartenverteilung auf das Spielergebnis – zumindest bei Fokussierung auf kürzere Spielsequenzen – deutlich stärker ausfällt als die individuelle Kompetenz der Spieler. Die Versuchsteilnehmer (N = 300) aus Durchschnittsspielern und Experten spielten computerbasiert 60 Hände der Pokervariante Texas Hold'em an einem 6er-Tisch um Geld (Microstake-Ebene). Die Kartenvergabe wurde vorher festgelegt und war daher bei jedem Tisch identisch. Die Ermittlung des Status bzw. der Pokerkompetenz erfolgte über einen Fragebogen. Statistische Analysen belegen einen starken, bedeutsamen Haupteffekt der Kartenverteilung auf das Endguthaben sowie keinen signifikanten Effekt des Status. Experten konnten allerdings mit schlechten Karten besser umgehen, da die Verluste deutlich geringer ausfielen, als die der Durchschnittsspieler (vgl. auch v. Meduna et al. 2013).

Glücksspielautomaten

Neben den »Live Games« betreiben Spielbanken separat – zum Teil in Dependancen – das kleine Spiel an Automaten. Die Hemmschwelle ist etwas niedriger als beim formelleren und vornehmeren Roulette, bei Black Jack oder Poker. Wer an einem Gerät spielt, braucht sich weder mit Croupiers noch mit Mitspielern auseinanderzusetzen.

Nach dem Einwurf des Geldes (Mindesteinsatz: 0,01–2 €, Höchsteinsatz: 500 € pro Spiel) und der Bedienung des Starthebels oder der Starttaste erfolgt die Ausspielung der Gewinnsymbole der Automaten im Sekundentakt. Läuft eine Gewinnkombination ein, kann der Gewinn über 50.000 € betragen, an Automaten, die zur Ausspielung eines Jackpots zusammengeschaltet sind, mehr als 1 Mio. €. Viele Casinospiele wie Draw Poker, Black Jack, Bingo, Keno oder die klassische Slotmachine finden ihre Entsprechung über Computersimulation in den Videoautomaten. Ein Tastendruck an den Multi-Game-Automaten genügt und auf dem Bildschirm erscheint die gewählte Spielform. An Multi-Roulette-Automaten, an denen gleichzeitig mehrere Spieler ihr Glück versuchen können, wird die Gewinnzahl durch den automatischen Einwurf der Elfenbeinkugel in den Roulettekessel ermittelt. Das Mehrfachspielgerät »Derby« bietet Einsatzmöglichkeiten bei Pferderennen.

Um die Attraktivität der Glücksspielautomaten für ein junges Publikum zu erhöhen, setzen die Hersteller (wie International Game Technology) aktuell – v. a. in den USA – auf Geschicklichkeitselemente, die in den Spielablauf eingebaut werden. Nach dem Erzielen bestimmter Bonussymbole kann sich der Spieler zwischen Freispielen (Bonus-Games) oder einem Geschicklichkeitsspiel entscheiden. Letzteres ist mit einer potentiellen Erhöhung der Ausschüttungsquote (z. B. von 88 % auf 98 %) verbunden. Während des Skill-basierten Ablaufs muss der Spieler bspw. einen fliegenden Teppich per Joystick durch ein Labyrinth führen oder Figuren abschießen, um Gewinne zu erzielen. Die innovativen Geräte stehen in den USA kurz vor der Genehmigung durch die Behörden und werden anschließend sicher auch den deutschen Markt erobern.

2.3.2 Geldspielautomaten

Der Gesetzgeber hat für Geldspielautomaten (von Spielern auch als »Daddelkästen« bezeichnet) eine Reihe von Vorschriften erlassen, die Gewinne und Verluste mit Vermögenswert ausschließen sollen, um es für eine gewerbliche Betätigung zu öffnen. Die gesetzliche Regelung erfolgt in der Gewerbeordnung (GewO) und erlassenen Rechtsverordnungen, hier v. a. der Spielverordnung (SpielV). Die Bestimmungen sollen die Gefahr unangemessen hoher Verluste in kurzer Zeit ausschließen (§ 33e GewO), den Spieltrieb eindämmen, die Allgemeinheit, Spieler und Jugend schützen (§ 33f) und eine übermäßige Ausnutzung des Spieltriebs in Spielhallen und ähnlichen Unternehmen verhindern (§ 33i). In der SpielV sind u. a. die Aufstellorte (§ 1) und die Höchstzahl der Geräte (§ 3) sowie Details zum Spielablauf wie Mindestspieldauer, Einsatz- und Gewinnhöhe (§ 13) geregelt.

Bereits Anfang der 1970er-Jahre gelang es der Automatenindustrie jedoch, Sonderspielsysteme von der Physikalisch-Technischen Bundesanstalt (PTB) als Zulassungsbehörde genehmigt zu bekommen, die die intendierte Abgrenzung der Geldspielgeräte vom Glücksspiel unterliefen (Meyer 1983). In Sonderspielserien wurden die Höchstgewinne pro Spiel mit einer Chance von 50 % und mehr gewährt, sodass nach Ablauf der Serie höhere Gewinne mög-

2.3 · Varianten des Glücksspiels

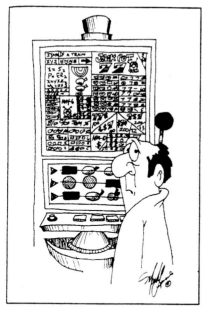

EINEN VIDEORECORDER ZU PROGRAMMIEREN IST MANCHMAL EINFACHER, ALS DIE GEWINNCHANCEN DIESER NEUEN SPIELAUTOMATEN ZU BEGREIFEN.

◘ Abb. 2.6 Moderne Spielautomaten: Intelligenztest für Zocker

lich waren, als in der SpielV festgelegt. Waren es anfänglich nur kleine Serien mit 2 oder 10 Spielen, steigerte sich die Anzahl schrittweise bis Mitte der 1970er-Jahre auf 100, die erstmalig an dem Gerät »Merkur B« direkt in einem Spiel erzielbar waren. In dem serienauslösenden Spiel einer 100er-Sonderserie wurde praktisch ein Gewinn von 120 DM (Erwartungswert) erzielt, obwohl der Höchstgewinn pro Spiel damals bei 3 DM lag (◘ Abb. 2.6).

Über das Risikospielsystem, das seit Ende der 1970er-Jahre in den Spielablauf eingebunden ist, schafft die Automatenindustrie ein breiteres Spektrum an Einsatzmöglichkeiten, als die SpielV vorsieht. Beim Risikospiel lassen sich Gewinne des Grundspiels per Tastendruck schrittweise immer wieder verdoppeln. Risikotasten sowie an das Spiel gekoppelte Licht- und Tonsignale beziehen den Spieler aktiv in den Spielablauf ein, obwohl das Spielergebnis bereits im Steuerungsprogramm der Automaten vorbestimmt ist.

Die offensichtlichen Lücken in der SpielV führten schließlich Anfang 2000 zu Gewinnballungen

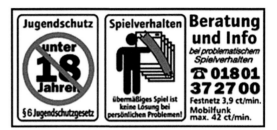

◘ Abb. 2.7 Warnhinweis auf Geldspielautomaten (BT-Drucksache)

durch die Aneinanderreihung von Sonderspielen mit Geldgewinnen von mehr als 1600 € (bei einem ursprünglichen Einsatz von 0,20 € für das ausführende Spiel). Festgestellte Extremwerte für Verlustsummen lagen bei 490 € in 10 h an einem Gerät, bei einer Spieldauer von 15 sec (PTB 1999). Der potenzielle Gewinnbetrag erhöhte sich darüber hinaus durch Jackpot-Gewinne auf bis zu 10.000 €, die Spielstättenbetreiber unter den teilnehmenden Spielern auslosten. Warnhinweise auf der Frontscheibe der Geräte (◘ Abb. 2.7), die im Rahmen von freiwilligen selbstbeschränkenden Vereinbarungen der Automatenindustrie seit 1990 angebracht werden, erzielen vor diesem Hintergrund sicher nur eine geringe Wirkung.

Die fünfte Novellierung der SpielV im Jahr 2006 (BGBl. I, S. 280) sollte die Missstände beseitigen und für mehr Transparenz sorgen. Neben Grenzwerten für das Einzelspiel (Mindestspieldauer, Höchstwerte des Einsatzes und der Auszahlung) wurden zusätzliche, auf Zeitintervalle bezogene Grenzwerte festgelegt, um die Gewinne und Verluste der Spieler in gewünschten Schranken zu halten. Bei der Festlegung der Werte orientierte sich der Gesetzgeber allerdings an den durch die intensive Nutzung der vorhandenen Lücken bereits realisierten Werten.

In der Gesamtbetrachtung ist die Novellierung der SpielV dem eigentlichen Sinn und Zweck nicht gerecht geworden. Statt die Fehlentwicklungen der vergangenen Jahre zu korrigieren und einen effektiven Spielerschutz durch die Beschränkung der Verluste und Gewinne auf ein vertretbares Maß (keine Vermögenswerte) zu gewährleisten, wurden die Spielanreize durch ein schnelleres Spiel (5 statt 12 sec) gesteigert, die durch die Umgehung der Verordnung erreichten Höchstgewinne festgeschrieben und der mögliche Stundenverlust von 60 auf 80 € deutlich erhöht. Zwar enthält die fünfte Novelle der SpielV auch wirkungsvolle präventive Maßnahmen, wie das Verbot der missbrauchsgeeigneten »Fun-Games« (§ 6a) und Jackpot-Anlagen (§ 9) sowie die Verpflichtung zur Auslage von **Informationsmaterial** zu den Risiken übermäßigen Spielens (§ 6). Gleichzeitig wurde jedoch der Gestaltungsspielraum für die Automatenindustrie vergrößert, die diesen Freiraum wiederum genutzt hat, um die Verordnung in systematischer Weise auszuhebeln. So können in einem Einzelspiel innerhalb von 2–3 sec Einsätze von mehreren € getätigt und Gewinne bis zu 10.000 € erzielt werden. Der Trick: Nicht das eigentliche Spielereignis, wie etwa das Rotieren der Walzen bis zum Stillstand und Spielergebnis, sondern ein vor- bzw. nachgeschalteter Umwandlungsprozess werden als Spieleinheit interpretiert. Der Transfer der Geldeinsätze oder Geldgewinne in Punkte und von Punkten zurück in Echtgeld (»Währungseinheit«: 1 Cent = 1 Punkt) ermöglicht derart hohe Einsatz- und Gewinnbeträge (Hayer 2010), da das Spiel im Punktemodus weniger Restriktionen unterworfen ist. Schütze u. Kalke (2009) kritisieren in diesem Kontext die Rechtfertigung der PTB, die diese »Überdehnung« der Vorgaben der SpielV legitimiert, und werfen die Frage auf, wie eine nachgeordnete technische Oberbehörde durch ihr konkretes Handeln augenscheinlich die Intention des Gesetzgebers in ihr Gegenteil verkehrt. Die PTB räumt zwar ein, dass die Gestaltungsfreiheit Probleme, wie höhere Gewinndarstellungen, hervorgerufen hat (Richter 2012). Um der praktisch unendlichen Vielfalt von darstellbaren Gewinnanreizen in Form von Symbolen, Sonder-, Action- und Freispielen etc. zu begegnen, habe der Verordnungsgeber aber Abstand von spiel- und darstellungsregelnden Eingriffen genommen. »Ein Versagungsgrund für eine Bauart, der nur darin besteht, dass eine verwendete Symbolik sehr nahe an Geldmengendarstellungen ist (wie es bei Punkten der Fall ist), wäre gesetzlich nicht verankert« (Richter 2012, S. 103). Eine Problemlösung über das Verbot von Speichern oder die Löschung aller Speicher in kurzen Zeitspannen (Meyer 2014) wurde nicht in Erwägung gezogen.

Das Prinzip der Umgehungstatbestände basiert auf Merkmalsübertragungen. Es werden Merkmale (Sonderspiele, Punkte) auf nachfolgende Spiele übertragen, die während eines Spiels als Aussicht auf einen (sicheren) Gewinn zwar eintreffen bzw. angezeigt werden. Sie kommen jedoch nicht im selben Spiel zur Wirkung, sondern erst in weiteren Spielen oder nach Ablauf eines gerätetechnischen Zeittaktes (in der Größenordnung der Dauer eines Spiels). Das Geldspielgerät speichert bspw. gewonnene angezeigte Punkte für längere Zeit, bis diese Geldersatzwerte nach dem Umwandlungsprozess zur Auszahlung gelangen (Meyer 2014).

Ein Gewinn von bspw. 100.000 Punkten wird zunächst im 5-Sekunden-Takt mit jeweils 2 € verbucht. Nach 250 Umwandlungseinheiten stoppt das Gerät, da der höchstmögliche Gewinn pro Stunde (500 €) erreicht ist. Mit Beginn der nächsten vollen Stunde setzt sich der Prozess fort, bis nach 2 h ein Betrag von 1000 € zur Verfügung steht. Erneute Einsätze und Verluste sind während des Auszahlungsprozesses jederzeit möglich. Mitunter übernehmen die Mitarbeiter der Spielhallen das Umwandeln der Punkte in Geld und zahlen dem Spieler das Bargeld direkt aus (Reichertz et al. 2010, S. 117). Oder der Spieler kann »vorgeglühte« Geräte gegen ein entsprechendes Entgeld übernehmen, an denen im Vorfeld des Spielbeginns der Transfer von Geld in Punkte durch das Spielhallenpersonal vorgenommen wurde. An diesen Geräten ist dann sofort ein Spiel mit Höchsteinsätzen realisierbar.

Im Rahmen eines Feldversuchs hat Meyer (2010) die aufgezeigten **Spielstrukturen** auf etwaige Vermögensgefährdungen seitens der Spielteilnehmer untersucht. Der Testspieler verspielte den durchschnittlichen Nettolohn eines Arbeitnehmers in Höhe von 1450 € in der Spielhalle eines marktführenden Unternehmens innerhalb von 5 h und 37 min. Der Spielablauf gestaltete sich wie folgt: Der Testspieler hat mit dem Spiel auf der höchsten Risikostufe an zwei Geräten gleichzeitig begonnen. An zwei weiteren Geräten fand zunächst über 3 h nur die Umwandlung von Geld (480 €) in Punkte im Stillstand der Automaten statt. Der transferierte Geldbetrag wurde anschließend in 8–9 min über den Einsatz von Punkten riskiert und »verzockt«. Auf dem Weg zum Totalverlust wurde ein zwischenzeitlicher Gewinn von 974 € registriert. Der Höchstverlust pro Spiel lag bei 330 € (Risikospiel).

Die vom Bundesministerium für Wirtschaft und Technologie (BMWi) in Auftrag gegebene Evaluation der Novellierung der SpielV 2006 (Bühringer et al. 2010) bestätigte zahlreiche Fehlentwicklungen:

- Durch **Punktesysteme** wird die maximale Obergrenze von 500 € Gewinn je Stunde (legal) umgangen, verbunden mit höheren Gewinnerwartungen der Spieler. Nach den höchsten Tagesgewinnen im Jahr 2009 befragt, nannten Spieler aus Spielhallen im Mittel 1180 €, 29,7 % gaben Beträge bis zu 5000 € an.
- Hohe, vermögensgefährdende Verluste sind möglich. So lag der höchste Tagesverlust in Spielhallen im Jahr 2009 im Durchschnitt bei 610 €. Von den befragten Spielern berichteten 14,3 % über Verluste von 1001–5000 €.
- Die neuen Spielmerkmale haben die Spielanreize und Risiken der Spielteilnahme deutlich erhöht. 45 % der Spieler in Spielhallen bestätigten höhere Spielanreize im Vergleich zu früher, 61 % höhere Verlustrisiken.
- Illegale Formen des Spielens an Geldspielgeräten bestehen im Zusammenhang mit dem »Vorheizen« der Geräte und der illegalen Auszahlung von Punktegewinnen bzw. Gewinnen über 500 €. Nach Angaben der Spieler wurde der höchste von ihnen gewonnene Betrag in 34 % der Fälle illegal ausbezahlt, 13 % hatten an »vorgeladenen« Geräten gespielt.

Vor dem Hintergrund der Untersuchungsergebnisse sah das BMWi (2010) schließlich einen erneuten Novellierungsbedarf: »Mit dem sog. Punktespiel wurden neue, nicht ausdrücklich in der SpielV geregelte Spielanreize entwickelt, die negative Auswirkungen auf den Spielerschutz haben können und zu illegalen Praktiken, wie das sog. Vorheizen von Geräten und zu illegalen Ausführungen geführt haben« (BR-Drs. 437/13, S. 12). Als Zielsetzung der Novellierung nennt das BMWI: Verbesserung des Spieler- und Jugendschutzes, Begrenzung der Spielanreize und Verlustmöglichkeiten, Einschränkung des Punktespiels und Stärkung des Unterhaltungscharakters der Spielgeräte. Nachdem die Änderungsauflagen des Bundesrates (BR-Drs. 437/13) in den Entwurf der Novelle durch das BMWI eingearbeitet wurden, trat die sechste Novelle der SpielV am 11. November 2014 in Kraft (BGBl I 2014, S. 1678–1682).

Einige Vorgaben der sechsten Novelle der SpielV:
- Mindestlaufzeit pro Spiel: 5 sec,
- maximaler Einsatz pro Spiel: 0,20 €,
- Höchstgewinn pro Spiel: 2 €,
- maximaler Verlust pro Stunde: 60 €,
- Höchstgewinn pro Stunde: 400 €,
- durchschnittlicher maximaler Stundenverlust: 20 €,
- Gewinnaussichten: nicht mehr als 300 €,
- obligatorische Spielpause nach 1 h Spielbetrieb: 5 min,
- Ausschluss des Punktespiels,
- Löschung aller Speicher nach 3 h,
- maximaler Einsatz- und Gewinnspeicher: 10 €,
- Verbot der Automatiktaste,
- Einführung eines gerätegebundenen, personenungebundenen Identifikationsmittels,
- ein Geldspielgerät je 12 m² Grundfläche in Spielhallen (maximal 12 Geräte); in gastronomischen Betrieben maximal 2 Geräte.

Die Unterbindung des Punktespiels soll durch die Aufnahme folgender Spieldefinition erreicht werden: Der Spieleinsatz darf nur in Euro und Cent erfolgen. Ein Spiel beginnt mit dem Einsatz des Geldes, setzt sich mit der Bekanntgabe des Spielergebnisses fort und endet mit der Auszahlung des Gewinns bzw. der Einstreichung des Einsatzes (Art. 1, § 1 Nr. 1).

Der Ausschluss des Punktespiels, die Festlegung der Gewinnaussichten und das Verbot der Automatiktaste sind Schritte in die richtige Richtung. Sie sind jedoch nicht ausreichend, Umgehungen der SpielV durch Merkmalsübertragungen wie Sonderspiele (mit höheren Gewinnaussichten) zu verhindern. Bei einem Maximalgewinn von 400 € pro Stunde und der Löschung aller Speicher nach einer Spielzeit von 3 h besteht für die Spielgestalter die Option, die Gewinnanreize über Sonderspiele auf 1200 € zu erhöhen. Mit dem Direktgewinn von 1600 Sonderspielen und dem Gewinn von 2 € in 75 % der Sonderspiele (bisherige Prüfregel der PTB: 78 %) lassen sich derart hohe Gewinne an den Vorgaben der SpielV vorbei realisieren (Meyer 2014).

> An den Geldspielautomaten stehen nach wie vor Vermögenswerte auf dem Spiel und es besteht weiterhin ein dringender Handlungsbedarf für notwendige Korrekturen der Spielverordnung.

Effektive präventive Maßnahmen müssen am eigentlichen Umgehungstatbestand ansetzen: den Merkmalsübertragungen. Zielführend wären Verbote von Speichern, die Übertragungen von Merkmalen ermöglichen, oder Speicherlöschungen in kürzeren Zeitabständen (im 10-Minuten- statt 3-Stunden-Takt) und damit die Unterbindung bzw. Beschränkung von Merkmalsübertragungen. Erst diese Maßnahmen gewährleisten die Begrenzung der Spielanreize und Verluste. Die Gewinne und Verluste dürfen keinen Vermögenswert darstellen, wenn die Geldspielgeräte ausschließlich der Unterhaltung – wie ursprünglich intendiert – dienen sollen.

Eine Evaluation der Auswirkungen der novellierten SpielV ist für Ende Juni 2017 avisiert. Übergangsfristen sehen vor, dass Geldspielgeräte, deren Bauart von der PTB vor dem 10. November 2014 zugelassen worden ist, 4 Jahre lang weiter betrieben werden dürfen. Die Reduzierung der Geldspielgeräte in gastronomischen Betrieben ist spätestens bis 10. November 2019 anzusetzen.

Nach der SpielV ist zudem die Anzahl der Geldspielgeräte pro Spielhalle auf 12 begrenzt. Diese Begrenzung wurde von den Aufstellern durch den Erwerb mehrerer Spielhallenkonzessionen an einem Standort umgangen. Bis zu 18 Konzessionen (mit 196 Geräten) haben findige Betreiber in einem Gebäude am Markt etabliert. Mit der Föderalismusreform I ist die Regelungskompetenz für Spielhallen allerdings den Bundesländern übertragen worden. Sie haben ihre neue Kompetenz genutzt, um in Landesspielhallengesetzen die Anzahl der Geräte pro Spielhalle zu reduzieren (wie auf 8 Geräte in Hamburg und Berlin), über Mindestabstände zwischen Spielhallen gegen Mehrfachkonzessionen vorzugehen und Spielersperren einzuführen.

Die gewährten Übergangsfristen für Mehrfachkonzessionen sind in den ersten Bundesländern im Jahr 2016 ausgelaufen. Die Umsetzung bzw. Ausgestaltung der Spielersperre (▶ Abschn. 14.2.6) variiert erheblich: Während einige Bundesländer wie Bayern oder Niedersachsen entsprechende Regelungen nicht umgesetzt haben, halten andere Länder wie Bremen oder Sachsen-Anhalt lokale, standort- bzw. konzessionsgebundene Sperren vor. Neben diesem punktuellen Lösungsansatz haben die Länder Hessen, Rheinland-Pfalz und Berlin ein landesweites Sperrsystem für Spielhallen gesetzlich verankert. Zur Kontrolle der Sperren schlägt die Automatenindustrie die Einführung biometrischer Einlasskontrollen via Gesichtserkennung (Facecheck-System) vor. Jugendschutz sowie Einsatz- und Verlustlimitierungen sind allerdings über eine derartige Einlasskontrolle nicht durchsetzbar.

Die Einführung eines gerätebezogenen, personenungebundenen Identifikationssystems (Spielerkarte) soll zusätzlich dem Jugendschutz dienen und die Mehrfachbespielung von Geräten verhindern. Ob die Mehrheit der Automatenaufsteller tatsächlich – wie gefordert – jedem Spieler nicht mehr als eine Karte aushändigt, ist nach den Erfahrungen eines Praxistests in Spielhallen (Meyer et al. 2015a,b) eher fraglich. Eine effektive Suchtprävention erfordert ohnehin personengebundene Spielerkarten, wie sie bspw. in Norwegen eingeführt wurden, um potenziellen Missbrauch auf Spieler- und Anbieterseite zu verhindern.

2.3.3 Sport- und Pferdewetten

Sportwetten

Die öffentliche Veranstaltung von Wetten auf den Ausgang von Sportereignissen war in Deutschland bis zur Wiedervereinigung nur in Bezug auf Pferderennen zulässig (Rennwett- und Lotteriegesetz von 1922). Eine Ausnahme bildet das Fußballtoto (»11er-Wette« bzw. heute »13er-Wette«) des Deutschen Lotto- und Totoblocks, das wie Pferdewetten nach dem Totalisatorprinzip betrieben wird. Ein bestimmter Prozentsatz der Einsätze wird als Gewinn zugesichert und unter den Gewinnern aufgeteilt. Die Gewinnhöhe eines Spielers hängt somit auch von dem Gesamteinsatz und dem Spielverhalten der Mitspieler ab.

In den letzten Jahren haben sich zusätzlich neue, reizvollere Formen der Sportwette auf dem Markt etabliert, wie Live-Wetten gewerblicher Anbieter (z. B. bwin), die im Zuge der Wiedervereinigung Gewerbeerlaubnisse aus der ehemaligen DDR er-

2.3 · Varianten des Glücksspiels

worben bzw. später aufgekauft haben (zur Rechtmäßigkeit vgl. Dietlein et al. 2012 S. 82ff), und die ODDSET-Kombi/TOP-Wette des Deutschen Lotto- und Totoblocks. Sie unterscheiden sich hinsichtlich ihrer Strukturmerkmale deutlich von den traditionellen Angeboten und bieten eine weitaus größere Anzahl und Vielfalt an Wettereignissen. So umfasst das Angebot von bwin mehr als 14.000 Wetten in über 90 Sportarten gleichzeitig, im Tagesverlauf können es mehr als 30.000 Wetten sein. Außerdem veröffentlichen die Anbieter nach dem Festquotenmodell im Vorfeld der Sportereignisse Einzelquoten, die die Siegchancen der Sportler bzw. Mannschaften widerspiegeln. Während das Produkt der Quoten für die einzelnen Wettquoten die Gesamtquote ergibt, ermöglicht die Multiplikation mit dem Wetteinsatz die Berechnung des erzielbaren Gewinnertrags bereits vor der Veranstaltung des Sportereignisses.

Bei folgenden Formen der Sportwette mit fester Quote können Spieler ihre Einsätze platzieren (Hayer u. Meyer 2003, 2004):

> **Formen der Sportwette**
> – Die Kombiwette besteht in der Voraussage der Ausgänge von verschiedenen Sportereignissen. In der Regel existieren pro Sportereignis drei Möglichkeiten einer Vorhersage (z. B. bei Fußballspielen: Sieg der erstgenannten Mannschaft, Unentschieden, Sieg der zweitgenannten Mannschaft). Dabei ist es unerheblich, mit welchem genauen Ergebnis ein Wettereignis endet, da ein Gewinn immer dann erreicht wird, wenn die Prognosen bei allen ausgewählten Sportereignissen tendenziell stimmen.
> – Bei der TOP-Wette (auch Tor-Wette genannt) handelt es sich um eine Einzelwette, bei der nur ein einziger (Ergebnis-)Tipp abzugeben ist. Der Spielteilnehmer gewinnt, wenn der Ausgang eines einzigen Sportereignisses richtig vorhergesagt wird (z. B. das exakte Resultat eines Fußballspiels). Inzwischen haben verschiedene Anbieter Varianten dieser Einzelwette in ihr Spielsortiment integriert, bei denen lediglich die Vorhersage
> der Tendenz eines Spielausgangs korrekt sein muss, um einen Gewinn zu erzielen.
> – Die Kategorie »Sonder- bzw. Spezialwetten« beinhaltet alle Wettformen, bei denen auf ausgewählte Aspekte oder nach bestimmten Regeln gesetzt wird. Um die Vielfalt der Wettmöglichkeiten zu dokumentieren, sollen an dieser Stelle exemplarisch Handycapwetten, Langzeitwetten, Halbzeit-/Endstandwetten oder Wetten auf spezielle Vorkommnisse eines Sportereignisses genannt werden (z. B. »In welcher Halbzeit fallen mehr Tore?« oder »Wann fällt das erste Tor?«). Vereinzelt kommt es zu einem Wettangebot ohne Sportbezug.
> – Darüber hinaus gibt es zusätzlich Wettmöglichkeiten in Echtzeit zu gerade stattfindenden Sportereignissen, die aufgrund ihrer Struktur online vertrieben werden über Tablet oder Smartphone. Bei diesen dynamischen Live-Wetten verändern sich die Quotenvorgaben in Abhängigkeit des Spielverlaufes quasi in Sekundenschnelle. Parallel zu den aktuellen Quoten werden auf der Webseite relevante Informationen, wie der aktuelle Spielstand oder die abgelaufene Zeit, eingeblendet.

Da die gewerblichen Anbieter bisher keine Konzessionsabgaben entrichten und Online-Angebote eine kostengünstigere Infrastruktur aufweisen, können sie neben der größeren Produktpalette potenzielle Spieler mit günstigeren Gewinnquoten anlocken. So liegt die Ausschüttungsquote von privaten Anbietern bei bis zu 90 %, die von ODDSET bei ca. 55 %. Verbraucherzentralen raten deshalb den Spielern zum **Quotenvergleich**, der online durch einfaches Mausklicken auf speziellen Webseiten möglich ist.

Neben den vorgestellten Formen staatlicher und gewerblicher Sportwetten gibt es:
– Vielfältige Angebote von Sportwetten ausländischer Wettunternehmen im Internet.
– Internetplattformen, die Spielern Wetten gegeneinander (statt gegen Buchmacher) anbieten. Nach Marktanalysen bescheinigen

Koning u. van Velzen (2009) diesem Segment eine exzellente Zukunftsperspektive.
- Sportwettenbörsen, bei denen virtuelle Wettscheine erworben, binnen Sekunden mithilfe von Kauf- und Verkaufsaufträgen bis zum Ende des jeweiligen Sportereignisses gehandelt und Gewinne noch während der laufenden Sportveranstaltung erzielt werden können.
- Gewerbliche nichtkonzessionierte Wettbüros, die in der Regel als Vermittler von Wetten an vornehmlich ausländische Unternehmen fungieren (▶ Abschn. 2.3.7).
- Plattformen im Internet, die Fantasy-Sports anbieten: Jeder Teilnehmer wird – nach Zahlung eines Startgeldes – zu einem Vereinsmanager, der sich im Rahmen eines Turniers eine imaginäre Mannschaft aus z. B. real existierenden Spitzenfußballern zusammenstellt. Mit ihren Fantasieteams treten die Spieler gegeneinander an. Wer gewinnt, wird daran gemessen, wie die echten Spieler am Spieltag abgeschnitten haben. Je besser die ausgewählten Fußballer spielen, desto mehr Punkte gibt es (bspw. für Tore und Vorlagen). Seit Ende 2015 akzeptiert der europäische Marktführer Fan Team auch Mitspieler aus Deutschland. Allerdings wurden zwischenzeitlich Turniere bezogen auf die Bundesliga aus lizenzrechtlichen Gründen aus dem Angebot genommen (Stand: Februar 2017). Einsätze auf 10 verschiedene Fußballligen, darunter die englische Premier League und die spanische Primera Division, sowie andere Sportarten, wie American Football und Basketball, sind jedoch nach wie vor möglich. In den USA weist Fantasy-Sports (◘ Abb. 2.8) in den vergangenen Jahren hohe Wachstumsraten auf. Die dortigen Bundesbehörden prüfen noch, ob es sich um ein illegales Glücksspiel handelt. Die Anbieter argumentieren, dass das Spiel Fertigkeiten erfordere. Der Teilnehmer müsse eine Vielzahl von statistischen Fakten und die Spieltheorie berücksichtigen, um erfolgreich zu sein. Erste juristische Einschätzungen bestätigen dagegen die Illegalität (Rose 2015). Mehrere Bundesstaaten haben allerdings inzwischen Gesetze zur Legalisierung von »Daily Fantasy Sports« verabschiedet oder entsprechende Vorlagen auf den Weg gebracht (Catania u. Kelly 2016; Pickering et al. 2016).
- E-Sport als sportlicher Wettkampf mithilfe von Computerspielen: Es fehlt aber bisher eine offizielle Anerkennung als Sportart (Jenny et al. 2016). Auf die E-Sport-Ereignisse bieten Buchmacher Wetten an.

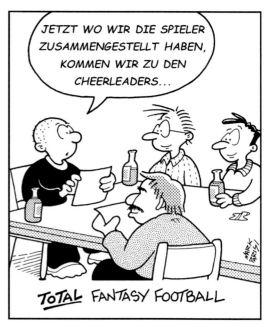

◘ **Abb. 2.8** Optionen bei Fantasy-Sports. (Mit freundlicher Genehmigung der Atlantic Feature Syndicate)

Pferdewetten

Bei Galopp- und Trabrennen kann der Spieler prinzipiell unbegrenzte Einsätze (Mindesteinsatz: 2 €) auf den vorherzusagenden Einlauf der Pferde tätigen. Die Veranstalter der Rennen (gemeinnützige Rennvereine) bieten im Wesentlichen folgende Wettformen an:
- Siegwette (Vorhersage des siegenden Pferdes),
- Platzwette (Vorhersage, dass das gewettete Pferd unter den ersten drei einläuft),
- Zweierwette (Vorhersage des siegenden und zweitplatzierten Pferdes),
- Dreierwette (Vorhersage der ersten drei Pferde in der richtigen Reihenfolge).

75 % aller Einsätze stehen für Gewinne zur Verfügung. Die **Gewinnquote** resultiert aus der Relation

2.3 · Varianten des Glücksspiels

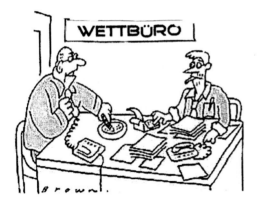

"Es ist Big Louie. Er sagt, vergiss die Pferde...
er setzt 10 Riesen auf 80 $ Öl"

◻ **Abb. 2.9** Wetten im 21. Jahrhundert. (OriginalArtist; mit freundlicher Genehmigung von CartoonStock.com)

zwischen Anzahl der richtigen Wetten und der Höhe der Gesamteinsätze pro Wettart. Die Auszahlung an die Gewinner erfolgt nach Ablauf einer kurzen Protestfrist sofort nach Beendigung des Rennens. An einem Renntag finden 8–13 Pferderennen im Abstand von 20–30 min statt.

Pferdewetten lassen sich nicht nur am Totalisator der Rennbahn, d. h. am Wettschalter, abschließen, wo gleichzeitig die Quoten berechnet und alle 20 sec der neueste Stand angezeigt wird, sondern auch im Internet oder bei staatlich konzessionierten Buchmachern, die jede einzelne Wette in ein Wettbuch eintragen müssen (daher die Berufsbezeichnung). Sogar per Telefon ist der Abschluss möglich, sofern der »Zocker« ein persönliches Wettkonto bei dem Buchmacher unterhält (◻ Abb. 2.9). Eine weitere Besonderheit besteht in der »festen Wette«: Bei Abschluss der Wette liegen festgelegte Gewinnquoten vor, die sowohl von der Einschätzung der Pferde seitens des Buchmachers als auch von Angebot und Nachfrage abhängen. Da der Buchmacher Wetten auf eigenes Risiko annimmt, kann er Wetten ablehnen, wenn sie ihm zu riskant erscheinen, oder Quoten limitieren. Im Gegensatz zur Rennbahn bieten Buchmacher oder das Internet täglich Gelegenheiten, auf den Ausgang von Rennen zu setzen, die irgendwo auf der Welt stattfinden. In den Geschäftsstellen oder vor dem Computer ist zwar nur wenig von der Live-Atmosphäre einer Rennbahn erlebbar, Videoübertragungen der Rennen sorgen jedoch für unmittelbare Bezüge zum Wettgeschehen.

2.3.4 Lotterien

Lotto 6 aus 49

Aus dem breiten Spektrum der Lotterien ragt das Lotto 6 aus 49 heraus, das mit Abstand **populärste Glücksspiel** in der Bundesrepublik Deutschland. Auf einem allgemein erhältlichen, vorgedruckten Spielschein kreuzt der Spielteilnehmer 6 von 49 Zahlenkästchen pro Spielreihe an und gibt den ausgefüllten Schein in einer der zahlreichen Annahmestellen oder in einigen Bundesländern auch online ab. Jeder Spielschein hat eine Spielscheinnummer, deren letzte Ziffer der Superzahl entspricht. Die Teilnahme über längere Zeiträume ist per Dauerschein möglich. Systemscheine erlauben den Einsatz für eine größere Anzahl von Spielen auf nur einem Schein: max. 10 angekreuzte Zahlen kosten 210 €. Die Lottozahlen werden jeden Mittwoch und Samstag gezogen und im Fernsehen bekannt gegeben. Einen bzw. zwei Tage später veröffentlicht der Deutsche Lotto- und Totoblock (DLTB) die Gewinnquoten und zahlt Gewinne aus (mehr als 100.000 € nach Ablauf einer Woche) – insgesamt ein lang gestreckter Spielablauf mit zwei Ausspielungen pro Woche. Hat der Spieler mindestens zwei der gezogenen Zahlen plus Superzahl richtig getippt, zählt er zu den Gewinnern. Die Ziehung der Superzahl erfolgt aus den Zahlen 0 bis 9. Bei einem relativ geringen Mindesteinsatz von 1 € für eine Tippreihe (zzgl. Bearbeitungsgebühr pro Spielschein) besteht die Möglichkeit, außerordentliche Gewinne in Höhe mehrerer Mio. € zu erzielen – neben den einfachen Regeln ein wesentlicher Grund für den vom Lotto ausgehenden Spielanreiz. Die Ende 1991 eingeführte Superzahl soll zudem für gigantische Jackpots sorgen (Gewinnwahrscheinlichkeit für »6 Richtige + Superzahl«: 1:139.838.160), d. h. für besonders hohe Gewinnquoten, die dadurch entstehen, dass es in vorausgegangenen Spielen keinen Gewinner im 1. Rang gegeben hat. Mit dem Jackpot (höchster Betrag bisher 45,3 Mio. €) lässt sich vorzüglich Werbung betreiben, um die Massen anzulocken. Die **Ausschüttungsquote** beim Lotto 6 aus 49 beträgt 50 % der Einsätze (◻ Abb. 2.10).

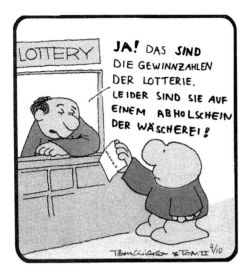

◘ Abb. 2.10 Lotterien: die richtigen Zahlen und dennoch nicht gewonnen. (Mit freundlicher Genehmigung der Bulls Press GmbH)

Sofortlotterien

Eine Sonderstellung nimmt die Sofortlotterie per Rubbellose ein. Es ist ein schnelles Spiel. Die Entscheidung über Gewinn oder Verlust fällt sofort nach dem Kauf der Lose in Lottoannahmestellen oder besonderen Verkaufsständen durch »Aufrubbeln« der beschichteten Spielfelder. Erscheint bspw. in drei von sechs Feldern der gleiche Betrag, hat der Spieler gewonnen. Bei einem Einsatz von 1 € liegt der Höchstgewinn bei maximal 50.000 €. Da jede Landes-Lotteriegesellschaft ihre eigenen Rubbellose vertreibt, gibt es in Deutschland die unterschiedlichsten Arten. Kleinere Gewinne werden sofort bar ausgezahlt, größere Gewinne bargeldlos übermittelt. Die **Ausschüttungsquote** liegt bei 40 %.

EuroJackpot

Seit 2012 wird die Zahlenlotterie EuroJackpot in mehreren europäischen Ländern gemeinsam ausgespielt. Inzwischen kann sich die Bevölkerung in 17 Staaten an der Lotterie beteiligen. Die Ziehung der Gewinnzahlen (5 aus 50 sowie die sog. Eurozahlen 2 aus 10) findet jeden Freitagabend in Finnland statt. Für jede Ziehung wird ein Jackpot von mindestens 10 Mio. € garantiert bis zu einer Begrenzung von 90 Mio. € (Gewinnwahrscheinlichkeit für den Hauptgewinn: 1:95.344.200).

Weitere Lotterieangebote

Der DLTB vertreibt außerdem Spiel 77, Glücksspirale, Super 6, Bingo, Plus 5 und Keno. Lotterien von anderen Veranstaltern sind
- Klassenlotterien (Nordwestdeutsche und Süddeutsche Klassenlotterie),
- Fernsehlotterien (ARD-Fernsehlotterie, ZDF: Aktion Mensch),
- Soziallotterien (auf lokaler Ebene, von sozialen Einrichtungen),
- Sportlotterie (Deutsche Sporthilfe, Lotto Hessen),
- Umweltlotterie (Genau, Lotto Hessen),
- Postcodelotterie (Novamedia),
- Prämienlos-/Lotterie-Sparen und Gewinnsparen (bei Sparkassen und Genossenschaftsbanken).

2.3.5 Telegewinnspiele

Bei der Veranstaltung von moderierten Gewinn- und Ratespielen im Fernsehen soll es sich rechtlich nicht um Glücksspiele, sondern um Gewinnspiele handeln. Letztere sind definiert als Spiele, bei denen der Teilnehmer keinen (direkten) entgeltlichen Einsatz leistet oder bei denen die Fähigkeiten/Fertigkeiten des Teilnehmers über den Ausgang entscheiden. Dabei wird die Aufwendung für Porto oder einen Anruf aus dem deutschen Festnetz (0,49 €) zur Teilnahme nicht als entgeltlicher Einsatz gewertet (Goldhammer u. Lessig 2005).

Der Ablauf des Spiels gestaltet sich wie folgt: Ein Moderator stellt den Zuschauern **Rätselfragen**, zu deren Beantwortung sie eine Nummer anrufen müssen, unter der sie in das Studio durchgestellt werden können, um die Frage zu beantworten. Ein typisches Spiel besteht darin, dass Begriffe zu einem Thema mit einem Anfangsbuchstaben erraten werden müssen. Die richtigen Begriffe sind verdeckt an einer Wand angebracht und jedem Begriff ist ein Geldgewinn zugeordnet (Becker et al. 2007).

Die Auswahl der Anrufer, die Gelegenheit zur Mitteilung ihrer Lösung erhalten, erfolgt über zwei Grundvarianten. Beim »Hot-Button-Verfahren« wird zu einem beliebigen, vom Zufallsgenerator bestimmten Zeitpunkt (innerhalb einer festgelegten

Zeitspanne) einer der gerade stattfindenden Zuschaueranrufe live in die Sendung geschaltet. Beim »Anrufbeantworter-Verfahren« werden zunächst mehrere Teilnehmer erfasst und nach Ablauf eines vorgegebenen Zeitraums in beliebiger Reihenfolge live zurückgerufen. Alle nicht durchgestellten Anrufer erhalten lediglich die Meldung, dass ihr Anruf leider erfolglos war, die Gebühren fallen dennoch an (wenn kein Besetztzeichen ertönt).

Die Beantwortung der gestellten Fragen ist häufig ohne ernsthafte Denkleistung möglich (Beispielfrage: »Wie viele Finger befinden sich an meiner rechten Hand?«; vgl. Goldhammer u. Lessig 2005). Zwar haben viele Veranstalter das Niveau ihrer Quizfragen erhöht, letztlich dienen die Fragen aber nur der Verschleierung des Glücksspielcharakters. Da die Auswahl der Teilnehmer (Spielentscheidung) nach dem Zufallsprinzip erfolgt und über Mehrfachanrufe ein beträchtlicher Einsatz zusammen kommen kann, erfüllen derartige Telegewinnspiele die Kriterien eines Glücksspiels (Hecker u. Ruttig 2005).

Gab es zunächst mit 9Live einen Fernsehsender, der sich fast ausschließlich durch Telegewinnspiele finanzierte, beschränkt sich das Angebot nach der Einstellung des Sendebetriebs im August 2011 auf einzelne Sendungen auf anderen Kanälen (z. B. Sport-Quiz bei Sport1).

2.3.6 Börsenspekulationen

Durchaus vergleichbar mit der Teilnahme an Glücksspielen ist das Spekulieren an der Börse (Meyer 2000; Hand u. Henning 2004). An- und Verkauf von Aktien, Devisen- und Warentermingeschäfte locken mit hohen Kursgewinnen, beinhalten aber auch die Gefahr von Fehlspekulationen, von finanziellen Verlusten bis hin zum Ruin. Innerhalb von Minuten lassen sich Gewinne und Verluste mit Vermögenswert realisieren, je risikoreicher das Geschäft ist, desto höher sind die möglichen Profite und Schadenssummen. Das »Spielergebnis« hängt zwar nicht allein vom Zufall ab, die Kursentwicklungen sind jedoch für die überwiegende Mehrheit der spekulativen Anleger im Detail nicht vorhersagbar, beruhen auf zahlreichen **Unwägbarkeiten** und können daher Zufallscharakter annehmen.

Reichen die Gewinnchancen durch den An- und Verkauf von Aktien nicht mehr aus, kann der »Zocker« auf dem Börsenparkett hochspekulative Derivate erwerben. Bei dieser Art der Finanzwette setzt der Spekulant mit Optionsscheinen und Varianten, wie Knock-Out-Zertifikaten (mit größerer Hebelwirkung, ◘ Abb. 2.11) oder Swap-Verträgen (Vereinbarung über den Austausch von Zahlungsoptionen) Geld darauf, dass eine bestimmte Aktie, Währung, Anleihe, ein Zinssatz oder ein Index, wie der Deutsche Aktienindex, demnächst steigen, fallen oder gleich bleiben wird. Banken und Emissionshäuser geben solche abgeleiteten Anlageformen ausschließlich zu Spekulationszwecken aus. Finanzierungsvorhaben von Unternehmen spielen hierbei – im Gegensatz zur Aktienausgabe – keine Rolle. Den Glücksspielcharakter von Zinsswap-Verträgen bestätigt ein Urteil des OLG Stuttgart vom 26. Februar 2010 (Az: 9 U 164/08). Es handelt sich um Glücksspiel, bei dem die Bank gegen den Kunden spielt. In dem Urteil heißt es:

> » Im Kern ist der angebotene Ladder-Swap eine Art Glücksspiel. (...) Allerdings wird das Spiel mit ungleichen Mitteln gespielt, die Bank hat das Spiel (Swap) entworfen und die Spielregeln (...) selbst festgelegt. Dabei kann sie die Gewinnwahrscheinlichkeiten (...) präzise berechnen. Der Kunde als Gegenspieler hingegen (...) kennt die Gewinnwahrscheinlichkeiten nicht.

Mit der **Börsengesetznovelle** vom 11.7.1989 wurde der Zugang für Privatanleger zu Börsentermingeschäften erleichtert. Bisherige Schutzinstrumente des Gesetzes wurden durch eine Informationsobliegenheit des Vertragspartners ersetzt. Die Anleger sollen nur noch im Hinblick auf ihre rationale Entscheidungskompetenz geschützt werden.

> Das Gefahrenpotenzial, dass Personen Börsentermingeschäfte auch aus irrationalen Gründen, wie bspw. zur Befriedigung ihrer »Spielleidenschaft« betreiben, geht nach dem zugrunde liegenden Informationsmodell voll in den Verantwortungsbereich der Anleger über (Koller 1990).

Moderne Informations- und Kommunikationstechnologien ermöglichen inzwischen den direkten

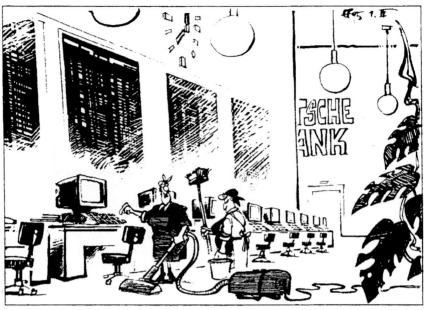

» Jetzt lassen wir mal mit' nem Warentermingeschäft in Hongkong den Laden hier hochgehen! «

◘ Abb. 2.11 Börsenspekulationen: der Hebeleffekt

und schnellen Handel vom heimischen Wohnzimmer aus – per Internet, Telefon und Fax.

Mit Werbeaktionen wie Börsenspielen versuchen Sparkassen, Banken und TV-Sender potenzielle Spekulanten anzusprechen. So veranstalten die Sparkassen regelmäßig das Planspiel »Börse« mit dem Ziel, insbesondere junge Menschen an die Wertpapiermärkte heranzuführen und sie mit den Möglichkeiten des schnellen Gewinns, aber auch des Verlustes vertraut zu machen. In großer Aufmachung wird dann über den Sieger berichtet, der bspw. in 2 Monaten durch Käufe und Verkäufe von Aktien, Renten- und Optionsscheinen über das Telefon 57.500 € (»den schnellen Euro«) verdient hat.

Nach den dramatischen Kurseinbrüchen im Rahmen des Börsencrashs im Jahr 2008 ging die Zahl der Aktionäre zwar zurück. Im zweiten Halbjahr 2009 lag sie im Schnitt bei 8,8 Mio., nach 12,9 Mio. im Jahr 2001. In der folgenden Aufwärtsbewegung ist das Vertrauen in Investitionen an der Börse aber wieder leicht gewachsen. Der grundlegende Wandel in der Einstellung zu Aktien und neue Informations- und Handelsoptionen haben gleichzeitig die Verfügbarkeit und Griffnähe von hochspekulativen, kurzfristigen Börsengeschäften erhöht, die aufgrund des Glücksspielcharakters mit einem ähnlichen Gefahrenpotenzial verbunden sind wie Roulette, Black Jack oder Spielautomaten (▶ Falldarstellung »Spekulationen an der Börse«, ▶ Abschn. 6.4.2).

2.3.7 Illegales Glücksspiel

In Deutschland sind die Veranstaltung von Glücksspielen im Internet und die Nutzung dieses Vertriebswegs für Glücksspielprodukte nach dem GlüStV verboten. Dennoch steht den Bundesbürgern ein reichhaltiges Angebot an Online-Glücksspielen zur Verfügung. In virtuellen Casinos können Spieler ihr Geld beim Roulette, Black Jack oder Poker riskieren. Aus Computern lassen sich mithilfe der Technik virtuelle Spielautomaten gestalten, deren Walzen sich per Mausklick in Bewegung setzen und im Sekundentakt über Gewinn oder Verlust entscheiden. Um im Internet-Casino Einsätze tätigen zu können, reichen ein Aufrufen der entsprechenden Website und ein einmaliges Anlegen eines Benutzerkontos zwecks Identifika-

2.3 · Varianten des Glücksspiels

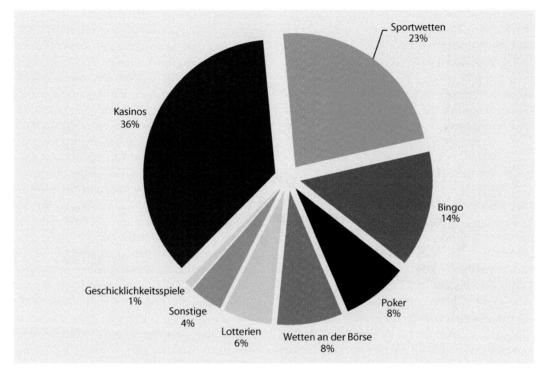

● Abb. 2.12 Anteil der verschiedenen Spielformen an den Webseiten für Glücksspiele (Stand: Mai 2016)

tion. Im Vorfeld der Spielteilnahme ist ferner die Eröffnung eines Kontos erforderlich, entweder durch die Einzahlung eines bestimmten Geldbetrags per Banküberweisung, Scheck, Kreditkarte, Wertkartensystem (z. B. Paysave Card) oder einen Online-Bezahldienst (wie NETeller, PayPal oder Moneybookers). Anschließend kann das eigentliche Spiel mit den digitalen Jetons und Münzen beginnen. Gewinne werden dem Benutzerkonto gutgeschrieben und auf Wunsch transferiert. Einsätze buchen die Betreiber vom Konto ab.

Waren es 1996 lediglich zehn Webseiten, die Einsätze für derartige Glücksspiele annahmen, stieg deren Anzahl über 2300 in 2010 auf 3622 in 2016 (Angaben bei casinocity.com). Casinos sind mit einer Anzahl von 1292 am häufigsten vertreten, gefolgt von Sportwetten (818) und Bingo (508; ● Abb. 2.12). 719 Webseiten verfügen aktuell (Stand: August 2016) über ein deutschsprachiges Angebot (Casinos: 351; Sportwetten: 127; Poker: 55). Die Betreiber der **Internet-Casinos** haben ihren Geschäftssitz nicht selten in der Karibik, um so Restriktionen zu entgehen. Aber auch europäische Anbieter (z. B. mit Sitz auf Malta, Gibraltar und Alderney) nutzen inzwischen verstärkt das Internet, sei es für casinotypische Spiele, Sportwetten, Rubbellose oder Börsenspiele. Anbieter wie Tipp24, Lottoland oder Lottohelden bieten darüber hinaus – ohne Konzession – Wetten auf die Ergebnisse erlaubter Lotterien an (sog. Zweitlotterien oder schwarze Lotterien), z. B. auf die nächste Ziehung der Lottozahlen 6 aus 49.

Ende 1993 kamen **Fun-Game-Automaten** auf den Markt, die als reine Unterhaltungsautomaten lediglich Punkt- und Weiterspielmarken (Token-) Gewinne gestatten. 800 Token und mehr, die die Geräte direkt auszahlten, konnten Spieler in einem Spiel gewinnen. Um den Spielanreiz zu erhöhen und die Profite zu steigern, tauschten Aufsteller mitunter die Token in Geld um oder duldeten stillschweigend einen derartigen Umtausch unter den Spielern (Wert pro Token: 5 €, Handelswert: 2–3 €). Nach dem Verbot der Fun-Game-Automaten im Rahmen der Novellierung der SpielV in 2006 sind sie immer noch v. a. in von Migranten besuchten Teestuben und Cafés vorzufinden.

Diese Formen illegalen Glücksspiels lassen sich durch diverse Varianten ergänzen, die von Karten- und Würfelspielen um Geld bis hin zu Wetten bei Mäuserennen reichen. Der illegale Bereich ist allerdings nur sehr schwer zu erfassen, spielt sich doch vieles im Verborgenen ab – in Hinterzimmern von Gaststätten, Freizeitclubs von Migranten und im »Rotlicht-Milieu«.

2.3.8 Simuliertes Glücksspiel

Die gesetzlichen Rahmenbedingungen, denen Glücksspiele unterliegen, gelten nicht für kostenlose Spielformen in sozialen Netzwerken, Übungs- und Demospiele oder Computer- und Videospiele mit Glücksspielinhalten. In Anlehnung an King et al. (2014) lassen sich diese Spielformen als simuliertes Glücksspiel kennzeichnen (alternative Begriffe im angelsächsischen Sprachraum: »social gambling/gaming«). Es ist definiert als digitale interaktive Glücksspielaktivität, die keinen direkten Einsatz von Geld erfordert, aber ansonsten aufgrund des Einsatzes virtueller Währung und des als zufallsbedingt wahrgenommenen Spielausgangs strukturell identisch ist mit klassischen Glücksspielformaten (Meyer et al. 2015c).

Da es sich formal-juristisch nicht um Glücksspiele handelt, bestehen keine Altersrestriktionen. Minderjährige können sich legal im Internet an Pokerpartien beteiligen (z. B. auf der Webseite von Zynga Poker bei Facebook oder den Übungsseiten von Pokerstars), ihr Glück am Spielautomaten versuchen (Slotomania bei Facebook) und den Reiz von Glücksrädern oder Roulette kennenlernen (als Nebenaspekt im Computerspiel »Counterstrike: Global Offensive« oder im Double Down Casino).

Zwar ist die Teilnahme nach dem Geschäftsmodell grundsätzlich kostenlos. Der kostenpflichtige Zukauf von virtueller Währung oder Gegenständen, um Spielerfolge zu erleichtern bzw. die Spielabläufe zu gestalten (zum Beispiel ohne Wartezeiten oder mit schnelleren Level-Aufstiegen), ist jedoch möglich. Derartige Mikrotransaktionen sind nach den Befunden von Kim et al. (2015) ein entscheidender Prädiktor für den Umstieg zum klassischen Glücksspiel. Neben den Einnahmen aus den Mikrozahlungen finanzieren sich die Spiele zudem über Werbung, die sich sehr passgenau auf die Zielgruppen zuschneiden lässt. Es verwundert wohl kaum, dass diese Spiele ohne Ausnahme Werbung für echte Glücksspiele auf kommerziellen Internetseiten machen (Downs 2010). Eine weitere Eigenheit der meisten simulierten Glücksspiele bezieht sich auf den Spielablauf: Während beim klassischen Glücksspiel wie dem Automatenspiel (Pseudo-) Zufallsprozesse über den Spielausgang entscheiden, kommen beim simulierten Glücksspiel – aus Anbietersicht im Übrigen ohne finanziellen Mehraufwand – komplexe Algorithmen zur Förderung der Spiellust zum Tragen. Auf Verlustphasen folgen automatisch Gewinnphasen, damit Teilnehmer nicht dauerhaft frustriert werden und im Sinne einer langfristigen Kundenbindung weiterspielen. Diese Gewinnphasen schüren unrealistische, überzogene Gewinnerwartungen und fördern einen Wechsel zum echten Glücksspiel. Gerade Jugendliche dürften besonders anfällig für die Entwicklung und Manifestation derartiger kognitiver Verzerrungsmuster sein. Gleiches gilt für kostenlose Demospiele, bei denen die Gewinnquoten teilweise deutlich höher ausfallen als bei den anschließenden kostenpflichtigen Angeboten (Sévigny et al. 2005).

In Deutschland hat der Bundesgerichtshof zumindest zu einem Teilaspekt, der Werbung für den kostenpflichtigen Erwerb virtueller Güter, ein Urteil gefällt (BGH, Az: I ZR 34/12). Im Fall des Fantasierollenspiels »Runes of Magic«, dessen erforderliche Software zum kostenlosen Herunterladen zur Verfügung stand, wurde die Werbung für den Kauf von Spielgegenständen (»Schnapp dir die günstige Gelegenheit und verpasse deiner Rüstung & Waffen das gewisse Etwas«) als Kaufaufforderung für Kinder untersagt.

2.4 Nachfrage in der Bevölkerung

Nach den Repräsentativerhebungen der Bundeszentrale für gesundheitliche Aufklärung (BZgA), die seit 2007 in 2-jährigem Abstand durchgeführt werden, hat die überwiegende Mehrheit der deutschen Bevölkerung im Laufe des Lebens schon einmal an irgendeinem Glücksspiel teilgenommen (◘ Tab. 2.1). Der Trend ist allerdings seit 2009 rückläufig. In der Erhebung 2015 bestätigten 77,6 % aller 16- bis

2.4 · Nachfrage in der Bevölkerung

Tab. 2.1 Lebenszeit- und 12-Monats-Prävalenz der Beteiligung an verschiedenen Glücksspielen in Befragungen der Jahre 2007 bis 2015 (BZgA 2016)

Glücksspiel	Lebenszeitprävalenz					12-Monats-Prävalenz				
	2007 in %	2009 in %	2011 in %	2013 in %	2015 in %	2007 in %	2009 in %	2011 in %	2013 in %	2015 in %
Irgendein Glücksspiel	86,5[a]	87,1[a]	86,0[a]	78,7	77,6	55,0[a]	53,8[a]	50,7[a]	40,2[a]	37,3
Großes Spiel in der Spielbank	13,9[a]	15,7[a]	14,5[a]	11,5	12,4	1,9[a]	1,9[a]	1,6	1,3	1,3
Kleines Spiel in der Spielbank	9,9[a]	10,3[a]	8,6[a]	6,9	7,0	1,1	1,2	1,0	0,8	0,8
Geldspielautomaten	22,7[a]	24,3[a]	23,0[a]	21,8[a]	19,4	2,2	2,7	2,9	3,7[a]	2,6
Oddset-Spielangebote	5,7[a]	6,3[a]	5,5[a]	3,9	3,1	2,3[a]	2,3[a]	1,9[a]	1,2	0,9
Live-Wetten	–	–	2,1	2,3	2,0	–	–	0,9	1,0	0,9
Pferdewetten	2,7[a]	2,9[a]	2,8[a]	2,0	1,7	0,7[a]	0,6[a]	0,4	0,5	0,3
Lotto 6 aus 49	66,3[a]	69,7[a]	64,9[a]	58,4[a]	57,1	35,5[a]	40,0[a]	31,5[a]	25,2[a]	22,7
Sofortlotterie	41,9[a]	42,8	50,7[a]	41,4[a]	37,6	11,7[a]	10,2	12,9[a]	10,6	9,7
EuroJackpot	–	–	–	6,0[a]	9,9	–	–	–	5,0[a]	7,1
Fernsehlotterien	20,0[a]	20,5[a]	17,1[a]	14,3[a]	11,5	8,4[a]	8,1[a]	7,3[a]	5,2[a]	4,2
Casinospiele im Internet	1,3	2,2	6,9[a]	6,3	4,9	0,7[a]	0,9[a]	0,8	0,6	0,5
Privates Glücksspiel	21,5	22,0	23,2[a]	20,9	20,7	8,6[a]	7,9[a]	9,2[a]	6,7	6,0

[a] Statistisch signifikante Unterschiede zwischen den Erhebungsjahren

70-jährigen Befragten eine Spielteilnahme, ein Rückgang gegenüber der Befragung in 2009 um 9,5 %. Der Anteil der Lottospieler ist mit 57,1 % nach wie vor am höchsten, obwohl auch bei dieser Spielform ein rückläufiger Trend erkennbar ist. Die Lebenszeitprävalenz von Spielern an Geldspielautomaten ist seit 2009 von 24,3 auf 19,4 % zurückgegangen. Gegen diesen Trend lässt sich allein beim EuroJackpot ein statistisch signifikanter Anstieg (von 6 % auf 9,9 %) feststellen. Die Teilnahme an privat organisiertem Glücksspiel im Familien-, Freundes- und Kollegenkreis (Karten- und Würfelspiele, Sportwetten mit Geldeinsatz) hat jeder 5. Bundesbürger (relativ konstant über die Jahre) eingeräumt.

Die Daten zur 12-Monats-Prävalenz belegen, dass sich 37,3 % der Bevölkerung im Jahr 2015 mindestens an einem Glücksspiel beteiligt haben, nach 55,0 % in 2007 (Tab. 2.1). Der kontinuierliche und signifikante Rückgang ist zumeist auch bei Betrachtung einzelner Spielformen erkennbar, insbesondere bei den Lotterien. Eine Ausnahme bildet wiederum die Lotterie EuroJackpot. Die Prävalenz des Glücksspiels an Geldspielautomaten nahm im Vergleichszeitraum sukzessive von 2,3 % auf 3,7 % zu und fiel in 2015 erstmals wieder auf 2,6 %. Eine geringfügige Zunahme ist bei illegalen (geduldeten) Sportwetten über Internet oder in Wettbüros feststellbar (ohne Angabe in Tab. 2.1: illegale Online-Sportwetten von 0,9 % in 2007 auf 1,1 % in 2015, Sportwetten in Wettbüros von 0,1 % auf 0,8 %; BZgA 2016).

Nach der Anzahl gespielter Spielformen und der Spielhäufigkeit befragt, nannten in 2015 19,7 % der Befragten eine Glücksspielvariante, 11,1 % gaben zwei bis drei und 6,6 % vier und mehr Spielformen an (BZgA 2016). Der Anteil der Häufigspieler (mehrmals wöchentlich) liegt bei 3,7 %.

Insgesamt niedrigere Beteiligungsraten weist die 2010/2011 durchgeführte Bevölkerungsbefragung von Meyer et al. (2011a) aus. Der Anteil der Bevölkerung, der sich im Lebensverlauf an Glücksspielen oder Wetten um Geld beteiligt hat, wird mit

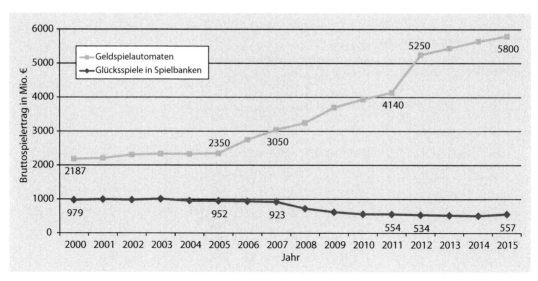

◘ Abb. 2.13 Bruttospielerträge der Geldspielautomaten und Glücksspiele in Spielbanken (in Mio. €). (Quelle: ifo Institut für Wirtschaftsforschung, Angaben der Spielbanken)

72 % angegeben. Bezogen auf die letzten 12 Monate sind es 45 %. Am häufigsten liegen Erfahrungen mit Lotto 6 aus 49 (Lebenszeit: 50 %, 12-Monats-Prävalenz: 30 %), Spiel 77 und/oder Super 6 (32/19 %), Sofortlotterien (28/11 %) und Geldspielautomaten (17/5 %) vor.

2.5 Umsätze und Erträge auf dem deutschen Glücksspielmarkt

Die Umsätze auf dem regulierten deutschen Glücksspielmarkt (ohne Soziallotterien, Sportwetten und Online-Glücksspiele von privaten und ausländischen Anbietern) sind nach dem Beginn der Expansionswelle Mitte der 1970er-Jahre deutlich angestiegen. Lagen sie 1982 noch bei 7,6 Mrd. €, stiegen sie über 27,4 Mrd. € in 2002 auf 40,3 Mrd. € in 2015[4] (Meyer 2017). Im Laufe der Jahre haben sich Geldspielautomaten zum größten Umsatzträger entwickelt. Die in 2015 erzielten Umsätze von 25,3 Mrd. € entsprechen einem Anteil am Gesamtumsatz legaler Glücksspielanbieter von 59,2 % (DLTB: 20,1 %, Spielbanken: 16,3 %).

Mit den Umsätzen sind auch die Bruttospielerträge, d. h. die verbleibenden Beträge nach Abzug wieder ausgeschütteter Gewinne (ohne Kostenanrechnung), gewachsen. Dies gilt in den letzten Jahren für den Gesamtmarkt, nicht aber für einzelne Spielformen. Während die Erträge der Geldspielautomaten seit 2005, dem Jahr vor der Novellierung der SpielV, von 2,35 Mrd. € auf 5,8 Mrd. € in 2015 gestiegen sind (Steigerungsrate: 147 %), verzeichnen Glücksspiele in Spielbanken einen Rückgang von 952 Mio. € auf 557 Mio. € (minus 41 %; ◘ Abb. 2.13). Glücksspielautomaten erwirtschafteten in den Spielbanken über die Jahre einen Ertragsanteil von 72–79 %.

Insgesamt erreichen die Bruttospielerträge des regulierten deutschen Glücksspielmarktes in 2015 ein Volumen von 10,949 Mrd. € (◘ Abb. 2.14). Die Erträge des nichtregulierten Marktes, der aus privaten Anbietern von Sport- und Pferdewetten, Online-Casinospielen und Online-Zweitlotterien insbesondere aus dem EU-Ausland besteht, werden von der Gemeinsamen Geschäftsstelle Glücksspiel (2016) auf 2,27 Mrd. € geschätzt. Der Anteil am Gesamtmarkt beträgt 18 %.

Die Einnahmen des Staates aus Glücksspielen (über Rennwett- und Lotteriesteuer, Gewinnablieferung verschiedener Lotterien, Spielbankabgabe) sind von 0,658 Mrd. € in 1970 auf 4,597 Mrd. € in 2001 angewachsen (◘ Abb. 2.15), wobei sie 1998 erstmals

---

[4] Eine Fortschreibung der Umsatz- und Ertragszahlen erfolgt jedes Jahr im *Jahrbuch Sucht* der Deutschen Hauptstelle für Suchtfragen.

2.5 · Umsätze und Erträge auf dem deutschen Glücksspielmarkt

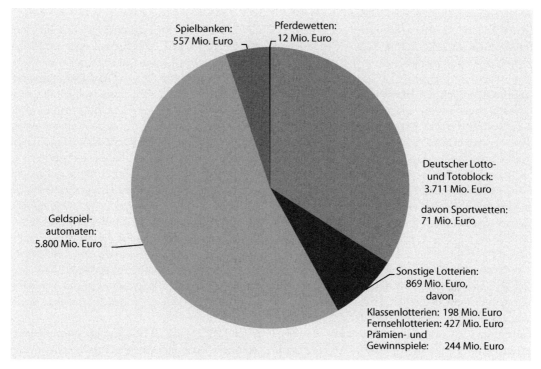

◘ **Abb. 2.14** Bruttospielerträge auf dem regulierten deutschen Glücksspielmarkt in 2015 (Gesamt: 10.949 Mio €). (Quelle: Gemeinsame Geschäftsstelle Glücksspiel 2016, Vieweg 2016)

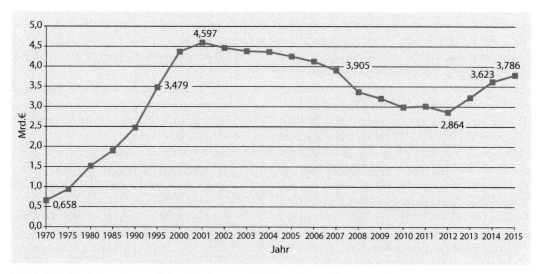

◘ **Abb. 2.15** Entwicklung der staatlichen Einnahmen aus Glücksspielen. (Quelle: Statistisches Bundesamt bis 2013; Gemeinsame Geschäftsstelle Glücksspiel für 2014, 2015)

höher ausfielen als die Einnahmen aus alkoholbezogenen Steuern. Anschließende Ertragsrückgänge auf 2,864 Mrd. € (in 2012) sind in einem weiter steigenden Gesamtmarkt auf die Zunahme privater und ausländischer Spielangebote (Geldspielautomaten, Sportwetten, Online-Glücksspiele) mit vergleichsweise geringer Steuer- und Abgabenlast zurückzuführen. In den letzten 3 Jahren ist ein erneuter Anstieg der staatlichen Einnahmen auf 3,786 Mrd. € zu verzeichnen. Weitere Einnahmen erzielt der Staat aus nichtregulierten Sport- und Pferdewetten von privaten Anbietern, die auf die von Spielern in Deutschland abgeschlossenen Wetten eine Sportwettsteuer entrichten. In 2015 lag das Steueraufkommen bei 243 Mio. €. Die geleisteten Steuerzahlungen der Aufsteller von Geldspielautomaten (Vergnügungs- und Umsatzsteuer) beliefen sich auf 1,266 Mrd. € (Meyer 2017). Unter Einbeziehung des Steueraufkommens aus dem nichtregulierten Markt und den Geldspielautomaten haben die staatlichen Einnahmen ein Volumen von 5,295 Mrd. € in 2015 erreicht.

2.6 Zusammenfassung

Glücksspiele sind keine Erfindung der Neuzeit: Erste Zeugnisse über Glücksspiele liegen ca. 5000 Jahre zurück und markieren den Anfangspunkt einer Entwicklung, in der Glücksspiele sich einerseits hoher Beliebtheit erfreut und zunehmend Verbreitung gefunden haben, was andererseits jedoch von staatlicher und/oder kirchlicher Seite immer wieder durch Verbote und moralische Verurteilung einzugrenzen versucht wurde. Übergreifend über verschiedene Epochen und Kulturen schwankte die gesellschaftliche Bewertung von Glücksspielen erheblich: zwischen Laster und Leidenschaft, verdammt als Satans Werk oder akzeptiert und geschätzt als Bestandteil der öffentlichen Unterhaltung, assoziiert mit drohendem finanziellem Ruin oder Eleganz und Luxus.

In Deutschland ist seit Mitte der 1970er-Jahre das Angebot an Glücksspielen stark angestiegen, was zum einen durch gezieltes Marketing der Veranstalter gefördert, zum anderen durch die Lockerung staatlicher Schutzbestimmungen begünstigt wurde. Ursprünglich formuliert, um den Spieler vor wirtschaftlicher Ausbeutung zu schützen, beschränkte sich die gesetzlich vorgesehene staatliche Aufsicht und Kontrolle über Glücksspiele bis zu einem Urteil des BVerfG im Jahr 2006 fast nur noch auf die Sicherstellung eines ordnungsgemäßen Spielbetriebs. Im Vordergrund standen v. a. **finanzielle Interessen** des Staates, für den der Glücksspielmarkt mit seinen steigenden Erträgen eine lukrative Einnahmequelle darstellte. Um das staatliche Glücksspielmonopol zu erhalten, ratifizierten die Bundesländer den GlüStV 2008. Da der Vertrag aber die Spielformen nicht in kohärenter und systematischer Weise begrenzte, stellte der EuGH einen Verstoß gegen Europarecht fest. In der Folge wurde der aktuell geltende GlüStV 2012 auf den Weg gebracht, der das gesamte Glücksspielwesen regulieren soll. Für die öffentliche Veranstaltung von Glücksspielen ist eine behördliche Zulassung erforderlich. Private Veranstalter und Vermittler von Glücksspielen erweisen sich allerdings – nicht zuletzt aufgrund des lukrativen Marktes – als sehr prozessfreudig. Nach dem GlüStV 2012 gelten solche Spiele als Glücksspiele, die für den Erwerb einer Gewinnchance ein Entgelt verlangen und deren Spielausgang ganz oder überwiegend vom Zufall abhängt. Aus dem Blickwinkel der Suchtforschung sind folgende Spielformen als Glücksspiel einzustufen:

> **Glücksspiele**
> - Spielangebote in Spielbanken: großes Spiel (Roulette, Black Jack, Poker) sowie kleines Spiel (Glücksspielautomaten). Die Spielbanken mussten in den letzten Jahren deutliche Ertragsrückgänge hinnehmen.
> - Geldspielautomaten: Sie werden auch weiterhin in ihrer Struktur nicht durch den GlüStV 2012 erfasst, sondern sind als »Spielgeräte mit Gewinnmöglichkeit« dem Gewerberecht zugeordnet. Durch die Umgehung gesetzlicher Vorgaben ist es der Automatenindustrie gelungen, die Spielanreize zu erhöhen, das Angebot auszubauen und den Bruttospielertrag außerordentlich zu steigern.
> - Sport- und Pferdewetten nach dem Totalisatorprinzip und mit festen Quotenvorgaben: Private Anbieter von Sportwetten

2.6 · Zusammenfassung

haben lange Jahre illegal, vom Gesetzgeber geduldet, ihre Wetten offeriert. Der Staat hatte eine begrenzte Vergabe von 20 Konzessionen mit dem GlüStV 2012 avisiert, die jedoch nicht umgesetzt wurde. Zukünftig sollen Konzessionen anhand von qualitativen Mindeststandard vergeben werden.
- Lotterien: Neue Spielformate wie EuroJackpot sollen den Rückgang der Spielteilnahme und Erträge auffangen.
- Telegewinnspiele: Hier dienen Quizfragen der Verschleierung des Glücksspielcharakters. Der Einsatz erfolgt über die Kosten für den Anruf. Die Auswahl des Anrufers, der seine Lösung präsentieren darf, geschieht nach dem Zufallsprinzip
- Spekulationen an der Börse: Das kurzfristige Aktiengeschäft bietet die Aussicht auf hohe Kursgewinne, birgt das Risiko hoher Verluste und der »Spielausgang« (d. h. die Kursentwicklung) ist für den durchschnittlichen Anleger nicht vorhersagbar, so dass für die meisten Anleger die Kriterien eines Glücksspiels erfüllt sind.
- Illegales Glücksspiel: Über den Vertriebsweg Internet sind sämtliche Glücksspielformen – trotz Verbotes – überall verfügbar.
- Simuliertes Glücksspiel: Die überwiegend internetbasierte Teilnahme ist grundsätzlich kostenlos und der Spielablauf weitgehend identisch mit dem klassischer Glücksspielformen. Primäres Ziel der Anbieter ist es, die Spieler auf echte Glücksspielseiten zu locken.

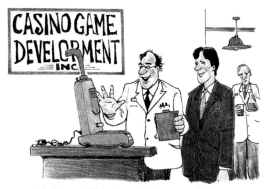

Wir haben endlich ein multifunktionelles Geldspiel-Roulette-Sportwetten-Gerät entwickelt.

◘ **Abb. 2.16** Neues aus dem Hause der Spielentwickler: Der Geldsauger. (Mit freundlicher Genehmigung von Cartoon-Stock.com)

und den Geldspielautomaten ein Volumen von mehr als 5 Mrd. € erreicht.

Die Expansion des Glücksspielmarktes ist ungebrochen. Einige Glücksspielanbieter haben rechtliche Nischen entdeckt bzw. geschaffen (◘ Abb. 2.16), in denen sie Glücksspiele veranstalten, ohne dass die gesetzlich verankerte staatliche Kontrolle juristisch angewendet oder praktisch umgesetzt werden kann. Eine Neuorientierung in der staatlichen Lenkung des Glücksspielwesens scheint nicht zuletzt vor dem Hintergrund einer Aufweichung des Monopols dringend geboten, wenn Spieler ernsthaft vor wirtschaftlicher Ausbeutung ihrer Spielleidenschaft geschützt werden sollen.

Die überwiegende Mehrheit der deutschen Bevölkerung hat im Laufe des Lebens schon einmal an irgendeinem Glücksspiel teilgenommen, der Trend ist allerdings seit 2009 rückläufig. Die beliebteste Spielform ist nach wie vor Lotto 6 aus 49.

Die Umsätze und Bruttospielerträge auf dem legalen Glücksspielmarkt sind mit der Expansion des Angebots auf über 40 Mrd. € bzw. fast 11 Mrd. € stark gestiegen. Die staatlichen Einnahmen aus Glücksspielen haben unter Einbeziehung des Steueraufkommens aus dem nichtregulierten Markt

Glücksspielbezogene Störung – Spielsucht

Gerhard Meyer

3.1 Erscheinungsbild – 40

3.2 Phasen einer Spielerkarriere – 45
3.2.1 Positives Anfangsstadium (Gewinnphase) – 46
3.2.2 Kritisches Gewöhnungsstadium (Verlustphase) – 47
3.2.3 Suchtstadium (Verzweiflungsphase) – 47
3.2.4 Episodische, kurvenförmige und anfallsartige Entwicklungsverläufe – 48

3.3 Diagnostische Kriterien – 49

3.4 Screeningverfahren – 51

3.5 Nosologische Zuordnung – 55
3.5.1 Pathologisches Spielen als abnorme Gewohnheit und Störung der Impulskontrolle – 55
3.5.2 Glücksspielbezogene Störung als Verhaltenssucht – 56

3.6 Spielertypologie – 64
3.6.1 Subtypen pathologischer Spieler – 66

3.7 Epidemiologie – 67
3.7.1 Behandlungsnachfrage – 70

3.8 Zusammenfassung – 74

G. Meyer, M. Bachmann, *Spielsucht*
DOI 10.1007/978-3-662-54839-4_3, © Springer-Verlag GmbH Deutschland 2017

> Im allgemeinen Sprachgebrauch hat sich der Begriff »Spielsucht« eingebürgert, um das Erleben und Verhalten jener Spieler zu charakterisieren, die »Haus und Hof« verspielt haben, dem Spiel mit »Leib und Seele« verfallen sind.

Der Begriff impliziert, dass süchtiges Verhalten im Kontext des Spiels generell auftritt. Bei näherer Betrachtung der Schicksale »Spielsüchtiger«, die ihr gesamtes Hab und Gut »verzockt« haben, wird allerdings deutlich, dass sie einer **bestimmten Form** des Spiels nachgegangen sind: dem Glücksspiel. Der Begriff »Glücksspielsucht« (Petry 1996) erscheint vor diesem Hintergrund eher geeignet, den Gegenstandsbereich zu erfassen, ist jedoch in der Bevölkerung bisher kaum gebräuchlich.

Nur diese eine Form des Spielverhaltens besitzt nach dem derzeitigen Erkenntnisstand klinische Relevanz. Die Klassifikationssysteme psychischer Störungen *International Classification auf Diseases* (ICD-10) und *Diagnostic and Statistical Manual of Mental Disorders* (DSM-5) haben dementsprechend das »**pathological gambling**« bzw. die »**gambling disorder**« als behandlungsbedürftige Erkrankung aufgenommen, wobei »**gambling**« für das Spielen um Geld, die Teilnahme am Glücksspiel steht. Die Übersetzung in »pathologisches Spielen« in der deutschsprachigen Version des ICD-10 (Dilling et al. 1991) trifft somit den Sachverhalt nicht hinreichend. Die deutsche Ausgabe des DSM-5 (APA 2015) wird dem Sachverhalt mit der Übersetzung »Störung durch Glücksspielen« zwar eher gerecht, das Verb »glücksspielen« kommt jedoch in der deutschen Sprache nicht vor. Der Begriff »glücksspielbezogene Störung« trifft die Bedeutung wohl am ehesten. In den letzten Jahren wurden als Ergänzung oder Synonyme die Begriffe »problematisches/riskantes Spielverhalten/Glücksspiel« verwendet (▶ Abschn. 3.5). In der breiten Verwendung dienen sie unterschiedlichen Zielsetzungen:
- der Abgrenzung einer weiteren, weniger schädlichen Form des Spielverhaltens von der Spielsucht,
- als umfassende Oberbegriffe, die alle von der Norm abweichenden Verhaltensweisen einschließen oder
- der Kritik an dem Krankheitskonzept.

Tab. 3.1 Definitionskriterien pathologischen Glücksspiels

Definitionskriterien	Autoren
Objektive, glücksspielorientierte Merkmale wie hohe finanzielle Verluste	Rosecrance 1988
Verhaltenstheoretische Aspekte wie exzessives, nicht mehr akzeptables Vielspielen	Hand 1990
Verhaltensmerkmale und intrapsychische Phänomene wie Schuldgefühle, der unbewusste Wunsch zu verlieren und »Nicht-aufhören-Können«	Bolen u. Boyd 1968 Bergler 1970
Wesentliche, im engeren Sinne suchttypische Merkmale, wie Kontrollverlust nach Beginn des Spielens und Abstinenzunfähigkeit	Meyer 1983
Suchtmerkmale wie exzessiver Gebrauch, unwiderstehliches Verlangen, Kontrollverlust und Folgeschäden	Moran 1970a Custer u. Milt 1985 Rosenthal 1989 Shaffer 1989

Die anfängliche wissenschaftliche Auseinandersetzung mit der (neuen) psychischen Störung basierte auf unterschiedlichen, vom jeweiligen theoretischen Standpunkt abhängenden Definitionskriterien (**Tab. 3.1**).

Custer, Wegbereiter der Forschung und Behandlung in den USA und maßgeblich für die Aufnahme des pathologischen Glücksspiels in das DSM-III verantwortlich, definierte die krankhafte Störung als »addictive illness in which the subject is driven by an overwhelming uncontrollable impulse to gamble. The impulse progresses in intensity and urgency, consuming more and more of the individual's time, energy and emotional and material resources. Ultimately, it invades, undermines and often destroys everything that is meaningful in his life« (Custer u. Milt 1985, S. 22).

3.1 Erscheinungsbild

In den Schilderungen beratungs- und behandlungssuchender Spieler wird immer wieder folgendes Erscheinungsbild der Spielsucht deutlich:

3.1 · Erscheinungsbild

Glücksspiel als zentraler Lebensinhalt Das Glücksspiel strukturiert und dominiert das Leben der Betroffenen. Mit zunehmender Häufigkeit und Intensität des Spielverhaltens entwickeln die Spieler eine ausgesprochene Kreativität in der Erschließung neuer Geldquellen. Ist Geld vorhanden, richten sie den Tages- oder Arbeitsablauf so ein, dass sie rechtzeitig am Ort des Geschehens sein können. Die Verhaltensmuster vor und in der Spielsituation nehmen die Form eines Rituals an, Abweichungen führen zu Irritationen bis hin zum Aberglauben. Jede Gelegenheit nehmen die Spieler wahr. Familie, Beruf und andere Interessen werden durch das Glücksspiel absorbiert, der Rückzug aus dem sozialen Umfeld erfolgt in kleinen Schritten. Es kommt zu Auseinandersetzungen wegen des Spielens, die Spieler weichen der Kritik aus. Kommunikation empfinden sie als lästig, sie entziehen sich den Problemen, indem sie ihr Geld riskieren oder sich damit nach durchlebten Stresssituationen belohnen. Vor Alltagskonflikten laufen sie davon, unangenehme Gefühle werden durch das Spielen betäubt. Um die häufige Abwesenheit und finanzielle Engpässe zu erklären, bauen sie ein raffiniertes Lügengeflecht auf, schließlich lügen sie sogar grundlos. Sie spielen heimlich und prahlen – vor anderen Spielern – mit Gewinnen. Ihre Emotionen sind im Wesentlichen auf das Glücksspiel ausgerichtet, hier erhoffen sie sich lustbetonte Gefühle, von der Familie haben sie sich emotional entfernt. Erfolge werden beim Glücksspiel gesucht, nicht mehr im Beruf, in der Ausbildung oder im Sportverein. Alles andere, was sonst das Leben bindet, tritt in den Hintergrund (Matussek 1953), das Glücksspiel ist zum obersten Daseinswert geworden (Kellermann 1987). Im Folgenden berichten Spieler von ihren Erfahrungen (▶ »Aspekte einer Spielerkarriere«, ▶ »Vernachlässigung von sozialen Kontakten und Hobby« und ▶ »Vernachlässigung des Berufs und Beeinträchtigung des Sexuallebens«).

Aspekte einer »Spielerkarriere«
Herr S., 27 Jahre: »(…) bis dahin habe ich ja noch immer gespielt, um Gewinne zu machen. Dann schrumpfte eben das ganze Geld auf dem Konto, da fing das an mit den ersten Krediten. Das war so, dass mir das eigentlich schon fast zu dem Zeitpunkt egal war, ob ich gewinne oder verliere. Ich hatte das gemerkt, wenn ich mit Leuten wegging, ins Kino nachmittags, oder wir machten sonst irgendwas, das war langweilig, das war total langweilig, (…) das war nullo. Wenn ich aber in der Spielhalle saß, war's doch etwas anderes. Erstmal rannte da die Zeit sowieso weg, man war irgendwie angespannt, und so ging das dann immer weiter mit dem Spielen. Und dann, als ich die richtigen Kredite aufgenommen hatte, (…) da habe ich mich wirklich nur noch auf das Spielen konzentriert. Und da fing das an, dass ich den Leuten, mit denen ich zusammen war, irgendwelche Arbeiten vorschwindelte. Das waren meistens solche Jobs im Außendienst oder sonst was, wo ich nicht erreichbar bin. Also, dass dann nicht einer mal auf die Idee kommt und irgendwo anruft. (…) Es war so, dass ich morgens loszog und abends um 5 Uhr wieder reinkam, weil die Arbeit dann ja normalerweise zu Ende ist.
Ich habe mich auch nicht mehr richtig ernährt, also meine Gesundheit habe ich ein bisschen vernachlässigt, das heißt, ich habe morgens nur viel Kaffee getrunken, um möglichst rege zu sein. Ich hab' auch später Aufputschmittel genommen, (…) die habe ich oft genommen, mittags so, weil die Konzentration nachlässt vor diesen Automaten. Ich hatte ja mittlerweile auch an mehreren Automaten gespielt, meistens hingen immer so 3 nebeneinander. Ich habe in einer Reihe angefangen, und wenn das irgendwo lief in der Reihe, dann habe ich die nächste angefangen, auch wenn das ein Raum weiter war. (…) Ich habe viel Kaffee getrunken, nichts gegessen, manchmal 2, 3 Tage nichts gegessen und abends Beruhigungsmittel genommen. Die habe ich nachher sowieso immer gebraucht, um weiterzuspielen, damit ich ruhiger wurde, damit ich nicht so aufgekratzt war, Kreislaufstörungen kamen dann. Ja, also irgendwie alles, was nach der Spielhalle oder nach dem Spielen war, das war für mich kein richtiges Leben mehr. Ich habe mich zwar bemüht, immer noch ein gutes Gesicht zu machen, so zu Hause. (…) Ich habe mich immer ziemlich ausgeschlossen, von allen möglichen Sachen.«

Vernachlässigung von sozialen Kontakten und Hobby
Herr E., 30 Jahre: »Die Freundin hat mal angerufen, wollte was unternehmen. Nee, sag' ich, ich hab' heute keine Zeit, ich muss noch weg, du kannst ja mitkommen, und da gab's natürlich wieder Krach, ich hab' mich beschissen. (…) Ich würde sagen, da ist unsere Beziehung so ziemlich in die Brüche gegangen. (…) Die hat mich des Öfteren deswegen zur Sau gemacht, es gab' also deswegen häufig Streit. Ich war Tag und Nacht unterwegs. Sie hat versucht, mich davon abzuhalten, dann bin ich gereizt geworden, hab' sie angeschrien.
Ich wollte eigentlich im September mit ihr in Urlaub fahren. Hatte ich auch Urlaub, aber kein Geld mehr. Ja, zu der Zeit war's auch keine Beziehung mehr, (…) das war mir zu diesem Zeitpunkt fast egal. (…) Irgendwo waren diese ganzen Freundschaften, Beziehungskisten bedeutungslos zu dem Zeitpunkt. (…) Im (Motorrad-)Club war's soweit, dass sie mich bald rausschmeißen wollten. (…) Ich war ja kaum noch da. (…) Am Wochenende war's mir auch wichtiger, in 'ner Baccarabude zu sitzen. Bin doch kaum noch Bock gefahren den Sommer über. Im Gegenteil, ich hab' die 1100er vergammeln lassen, könnt' ich mich heute noch für in A… treten. Hab' ich kein Interesse mehr dran gehabt.«

Vernachlässigung des Berufs und Beeinträchtigung des Sexuallebens

Herr P., 42 Jahre: »(…) das Ganze hat sich natürlich beruflich geäußert, das Geschäft hat sich zurückgebildet oder ist vernachlässigt worden, weil man ja das Interesse gar nicht mehr so gehabt hat. Es hat sich hauptsächlich ums Spielen gedreht, man ist kaputt zurückgekommen, ja, dann hat man so den Auftrieb nicht gehabt für's Geschäft (…), hat sich mehr Gedanken gemacht, wie wieder runterkommen [in die Spielbank], und das Geschäft ist immer bedeutungsloser geworden. Das hat man auch an den Umsätzen gemerkt, die sind natürlich zwangsläufig zurückgegangen. (…) Gegenüber früher, wo ich da 10.000 € verdient hab', waren's zum Schluss bloß noch 3000 € oder 2000 €.
(…) Wenn man da in der Früh um 4 oder was heimkommt, ganz kaputt oder so, und muss der Frau sagen, dass man wieder 3000 € verspielt hat oder 5000, ist die auch nicht unbedingt sehr empfänglich für Liebe oder sowas und man selber auch nicht.«

Herr M., 25 Jahre: »Ich hab' mal bei einer Firma extra gekündigt, weil ich Geld haben wollte. Ich wollte unbedingt zocken und habe keinen Vorschuss gekriegt. Da hab' ich gesagt, ich kündige und bin 2 Tage nicht gekommen. Dann konnte ich mein Geld abholen, einfach so. Mit 450 € bin ich in die Stadt gefahren, bin in die Halle. Ich hab' 6 Kisten bedient. In 2 Stunden war das Geld weg, (…) da hab' ich gedacht, jetzt haste kein Geld, keine Arbeit, kein Garnichts.«

Kontrollverlust Einmal mit dem Glücksspiel angefangen, verlieren die Betroffenen die **Kontrolle** über ihr Spielverhalten. Trotz des Vorsatzes, nur einen bestimmten Betrag zu verspielen, nach einem Gewinn oder einer vorher festgelegten Spieldauer aufzuhören, spielen sie weiter, bis kein Geld mehr zur Verfügung steht (▶ »Spieler berichten«).

Spieler berichten

Herr M., 32 Jahre: »Ich hab' mir auch immer 'n Zeitlimit gesetzt, nur 'ne Stunde oder nur 100 €. Aber ich hab's nie geschafft. 600 € oder was ich gerade in der Tasche hatte (…) wurde verspielt. Wenn ich gesagt hab', nur 'ne Stunde, naja, dann hab' ich noch 'ne halbe Stunde drangehängt und noch 'ne halbe Stunde und (…)«.

Herr S., 26 Jahre: »Also das waren immer so meine Geschichten, die ich mir selber erzählt hab', also wenn ich mit 100 € reingeh', 20 € verspielste, dann ist Schluss, mit dem Rest gehste raus. Klar, danach waren's dann 30. Und ich hab' das immer verspielt. Am Anfang hab' ich's mir immer noch eingeredet, nachher war's klar, da hab' ich gewusst, gehste rein, dann kommste raus, wenn der Laden dicht macht oder wenn du pleite bist.«

Herr S., 23 Jahre: »Das hab' ich mir fast jeden Tag vorgenommen, wenn ich 700, 800 € hatte, oder auch nur 400, 200 € verspielste und von 100 € kaufste dir Platten oder brauchst' mal 'ne neue Hose oder was weiß ich. Dazu ist es nie gekommen. Wenn die 200 € weg waren, und ich hatte noch 200 € in der Tasche, ach 'n 50er kannste noch, dann 100, dann noch mal 50 und dann, ob du den 50er noch hast oder peng, das ist auch scheißegal. Dann kannste den auch noch verspielen. (…) Im August war das, ja. Wir kriegten immer Geld in Tüten. Und das war jetzt der erste Monat, wo ich meine Miete selber zahlen sollte, der erste Gesellenlohn. Und in Schöneberg ist auch so'ne blöde Spielhalle, so 'ne ganz kleine. Da bin ich rein und wollte eigentlich nur 10 € verspielen, weil ich es mir im Grunde überhaupt nicht leisten konnte. Es wurden 200, 300, 400 und da wurde mir schon 'n bisschen kribbelig. Ich hatte nur eins drei [1300 €] und jetzt waren es noch 800 €. Kam ich schon ins Überlegen, hab' aber noch weitergespielt und hatte plötzlich nur noch 300 €. Ich bin dann nach Kiel reingefahren, sofort, und hab' in Kiel noch 200 € verspielt. Dann hab' ich noch 100 € im Roulette [24er] verspielt, das sah ich als letzte Möglichkeit, das war der Rest an dem Tag. Ja, und abends bin ich nach Hause getrampt. Erst mal 'n Anschiss von der Lütten gekriegt. (…) Geld für Miete und Essen, ja is' weg, alles weg, alles verdaddelt. Ja, muss ich wohl morgen losziehen und [Zigaretten-]Stangen klauen. Ja, und am nächsten Tag bin ich losgezogen, nach der Arbeit, und bin natürlich prompt erwischt worden.«

Herr B., 34 Jahre: »(…) Wie so'n Blackout war das wieder. Das, was man eigentlich vorhatte und machen wollte und wann man aufhören wollte, das ging nicht. Da fehlten einem nur noch 100 € an dem, was man haben wollte, und anstatt 2000 € Gewinn mitzunehmen, nur 1900 € mitzunehmen den Abend, das müsste ja auch reichen. Aber nee (…), den 100er holste dir auch noch! Nee, weitergespielt, bis alles weg war …«

Sie können nicht mehr mäßig und vernunftgesteuert spielen, verspüren ein unwiderstehliches Verlangen weiterzuspielen (◘ Abb. 3.1).

Bewusst lassen sie einen Teil der verfügbaren Mittel zu Hause, deponieren Geld im Handschuhfach, bevor sie in die Spielhalle gehen, um einem Totalverlust vorzubeugen. Gewonnene Jetons werden sofort in Bargeld eingewechselt, der Ehefrau zur unwiderruflichen Verwahrung übergeben. Die Schutzmaßnahmen reichen jedoch in der Regel nicht aus. Nach einem Verlust holen sie sich das restliche Geld oder bedrängen massiv die Ehefrau, um weiterspielen zu können. Sie halten Verabredungen nicht ein, sagen berufliche Termine ab, wenn sie erst einmal vor dem Automaten oder am Roulettetisch sitzen (▶ »Ein Spieler berichtet«).

Ein Spieler berichtet

Herr D., 21 Jahre: »(…) Ich hab' telefoniert, hab' gesagt, ich hab 'n Platten am Auto, ich kann dich nicht abholen (…), obwohl es eigentlich ihr [Freundin] Auto war. Aber das war mir im Prinzip egal, es gab da kein Ende mehr abzusehen in der Spielothek, (…), da musste sie auf der Arbeit bleiben. Ob sie da was zu essen hat, das hat mich so doll gar nicht berührt. Das interessiert einen gar nicht mehr, was mit anderen Leuten ist.«

3.1 · Erscheinungsbild

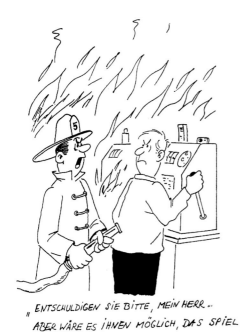

■ Abb. 3.1 Automatenspieler: Nichts kann sie vom Spielen abhalten

Ein Aspekt des subjektiv empfundenen **Kontrollverlustes** ist das typische Motiv pathologischer Spieler, entstandene Verluste umgehend wieder auszugleichen. Sie jagen ihren Verlusten regelrecht hinterher (»chasing«). Durch Erhöhung der Einsätze wollen sie dieses Ziel möglichst rasch erreichen. Der Gedanke »das hol' ich mir wieder« wird zur übermächtigen, treibenden Kraft. Während unter Roulettespielern die »**Chase-Philosophie**« auch in Bezug auf den Gesamtverlust vergangener Jahre weit verbreitet ist, bezieht sie sich bei Automatenspielern in der Regel auf unmittelbar vorangegangene Verlustsequenzen (▶ »Ein Spieler berichtet«).

Ein Spieler berichtet
Herr E., 30 Jahre: »Irgendwann kam mal der entscheidende Einbruch. Da hatte ich mal 2000 € in der Tasche, die wollte ich zurückzahlen an die KKB, und das war Geld, was ich in der Halle verdient hatte. Ich geh' da [ins Spielkasino] auch rein und denk', nehm' mal 'n bisschen Geld mit, und die 2000 € hab' ich komplett verloren. Irgendwo, als ich dann hinten war, hab' ich versucht, weiter zu setzen, um mit mehr Satz meinen Verlust wieder reinzuholen. Und je länger das dauerte, desto nervöser wurde ich. Und dann hab' ich noch 'n 100er aus der Tasche geholt, bin nochmal raus, zum Geldautomaten, hab' mir nochmal 1000 € geholt, die hab' ich auch noch verdonnert. Von da an wurde es echt extrem. Ich bin echt hinter dem Geld hergejagt, hab' mehr und mehr gesetzt, bis ich dann irgendwo überhaupt nicht mehr ein und aus wusste. (…) Innerhalb von ein paar Tagen war ich auf 15.000 € Miese bei der KKB. Zum Schluss war ich bald tagtäglich da drin. (…) Ich hab' eigentlich nur noch dran gedacht, wie ich jetzt wieder an Geld kommen kann, dass ich meine Schulden wieder in den Griff kriege.«

Erfolglose Abstinenzversuche/-bestrebungen Vor allem nach verlustreichem Spiel oder auf Drängen der Angehörigen nehmen sich die Betroffenen wiederholt vor, das Spielen einzuschränken oder glücksspielabstinent zu leben (■ Abb. 3.2).

Die Versuche, es ohne fremde Hilfe zu schaffen, scheitern nach einigen Tagen oder Wochen ebenso wie diejenigen mit Unterstützung von Angehörigen, mitunter auch von Selbsthilfegruppen, ambulanter oder stationärer Therapie. Es bedarf vielfach noch nicht einmal einer Belastungssituation für eine erneute Beteiligung, allein die **Wiedererlangung finanzieller Mittel** fördert das Verlangen nach dem Glücksspiel (▶ »Spieler berichten«).

Spieler berichten
Herr B., 27 Jahre: »2, 3 Monate ging das eigentlich. (…) Also ich hab' versucht, mich abzulenken. Obwohl mir das nicht immer ganz leicht gefallen ist. Manchmal hab' ich mich schon angezogen und war auf dem Weg dahin [in die Spielhalle],

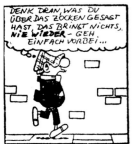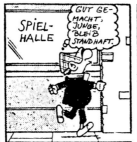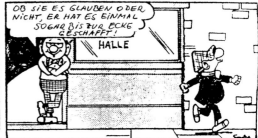

■ Abb. 3.2 Der gute Vorsatz: Nie wieder! (Mit freundlicher Genehmigung von Creators Syndicate)

aber dann hab' ich irgendwie doch noch die Kurve gekriegt und mir gesagt, nee, jetzt, das darfst du nicht. Das ging eigentlich in den Monaten. Dann hab' ich ja im November das erste Geld gekriegt von der Firma, und da ging das eigentlich wieder richtig los, wo ich mir gesagt hab', so, jetzt haste mehr Geld, jetzt kannste ja auch wieder öfter spielen gehen. Also das war mein erster Gedanke, 2 Tage bevor ich das erste Geld gemacht hab'. Von dem Augenblick an hab' ich immer dran gedacht, so, dann und dann gehste hin zur Spielhalle. Und nachdem ich Miete und das bezahlt hatte, das hatte ich mir fest vorgenommen. Ja, und dann bin ich den Morgen, wo das Geld da sein musste, zur Bank hingegangen und hab' es abgeholt. Aber anstatt Geld für Miete und Strom gleich zu überweisen, (…) war der erste Weg von 'ner Bank aus gleich um 10 Uhr morgens in 'ne Spielhalle rein.«

Herr P., 42 Jahre: »Man kann sich das so oft vorgenommen haben, ich fahr' nimmer runter [in die Spielbank], und kaum hat man wieder Geld in Aussicht gehabt oder 'n Scheck gekriegt vormittags, dann hat man den eingelöst und ist vormittags schon runter gefahren. (…) Es gibt keine Erklärung, warum man das macht. Aber es ist so. (…) Wie 'ne Kurzschlussreaktion ist das. (…) Man hofft immer wieder (…), dass man wieder dabei ist oder dass man doch einmal ein Ding abzieht (…). Ich weiß nicht, es ist logisch gar nicht erklärbar, weil es auch nicht logisch ist. Es ist halt so.«

Herr H., 45 Jahre: »Ich geh' nie mehr, nie wieder, hab' ich mir geschworen und wieder geschworen, nie mehr geh' ich hin. Das war absolut (…), und am nächsten Tag bin ich wieder hin. Ich hab' mich die ganze Nacht damit beschäftigt, mit der ganzen Sache. Ich hab' gesagt, ich hab' mich nicht unter Kontrolle gehabt, wenn ich mich unter Kontrolle gehabt hätte, wäre das nicht passiert. Ich mein', ich hab' immer noch an mein System geglaubt, immer noch eigentlich. (…) Ich hab' meine Permanenzen angeguckt, die aufgeschriebenen, notierten Zahlen, und hab' das alles noch mal durchgerechnet. Wenn ich so und so gesetzt hätte, dann hätte ich gewinnen müssen und eigentlich nichts verlieren dürfen. Und mit der Erkenntnis bin ich am nächsten Tag wieder hingefahren.«

Eine dauerhafte Enthaltsamkeit erscheint ihnen unerträglich, ein gänzlicher Verzicht unvorstellbar.

Wenn Geld zur Verfügung steht, kommt es in der »**Egal-Stimmung**« zum Einsatz. Häufig ändert sich an der Grundeinstellung gegenüber dem Glücksspiel kaum etwas. Glaubenssätze wie »ich kann aufhören, wenn ich es wirklich will« stützen das glücksspielbezogene Selbstbild. Der Verweis auf erfolgreiche **Abstinenzbestrebungen** für einen begrenzten Zeitraum und glücksspielfreie Zeiten (durch Geldmangel), die **Eigensperre** für die lokale Spielbank und die Einrichtung familiärer **Kontrollstrategien** dienen der vorübergehenden Beruhigung – v. a. der Angehörigen. Tritt das Glücksspiel aufgrund neuer Lebenssituationen, die Sinnerfüllung vermitteln, für einige Zeit in den Hintergrund, wird zum Teil noch exzessiver gespielt, wenn der Reiz des Neuen verflogen ist oder sich Belastungssituationen ergeben haben. Haftaufenthalte haben einen ähnlichen Effekt, obwohl die wenigsten pathologischen Spieler während der Haft abstinent leben, denn das Spiel um Geld, Tabak usw. gehört zu den beliebtesten Freizeitbeschäftigungen in den Justizvollzugsanstalten. Auch nur periodisch auftretende Glücksspielexzesse weisen bei süchtigen Spielern eine typische, fortschreitende Entwicklung auf.

Toleranzentwicklung Im Verlauf der »Spielerkarriere« müssen die Betroffenen ihre Einsätze steigern oder höhere Risiken eingehen, um den gewünschten **emotionalen Effekt** zu erzielen. Es entwickelt sich eine **Toleranz gegenüber der »Dosis«** des Glücksspiels, die zur Vermittlung von Gefühlen wie Erregung notwendig ist. Am Anfang genügt ein Gewinn des Mindesteinsatzes beim Spiel auf »einfache Chancen« des Roulette, um ein Glücksgefühl auszulösen, am Ende muss an mehreren Tischen gleichzeitig auf »plein« gewonnen werden, um noch ein Gefühl der Zufriedenheit zu verspüren. Das Erleben während des Glücksspiels stumpft zunehmend ab. Automatenspieler riskieren schließlich an mehreren Geräten gleichzeitig ihr Geld, wählen nur noch die höchste Risikostufe oder steigen teilweise auf illegales Glücksspiel und Kasinospiele um (mitunter beschreiten Spieler auch den umgekehrten Weg, wenn bspw. eine Sperre oder Geldmangel den Zugang zum normalerweise bevorzugten »höherwertigen« Glücksspiel verhindern; ▶ »Ein Spieler berichtet«).

Ein Spieler berichtet
Herr K., 27 Jahre: »Ich hab' da bald an 3 Kästen [Spielautomaten] gleichzeitig gespielt, ich hab' auch viel gewonnen, muss ich dazu sagen. Ich hab' eigentlich unerträglich viel Glück gehabt im Spielen, und da musste ich schon bald an 3 Kästen spielen. (…)
Beim Risikospiel ging es bis zum Anschlag hoch oder eben nicht. (…) Und ich meinte, ich hätte da'n Trick rausgekriegt, mit dem ich auf 100 hochdrücken konnte. Das klappte auch fast immer. Lang 5, lang 10, lang 40, kurz 100, das klappte ziemlich oft, also eigentlich hab' ich viel auf 100 gedrückt. Aber selbst wenn ich 4/500, 600 € voll hatte, ich hab' solange gespielt, bis das Geld alle war.«

Entzugserscheinungen Fehlen die finanziellen Mittel für das Glücksspiel, lassen andere Gründe wie berufliche Verpflichtungen oder Kontrolle seitens der Familie eine Beteiligung unmöglich erscheinen oder werden Abstinenzbestrebungen umgesetzt, treten psychische aber auch vegetativ-physische **entzugsähnliche Erscheinungen** auf. Am häufigsten berichten Spieler über innere Unruhe und Reizbarkeit, die sie in diesen Situationen erleben. Sie spüren ein »Kribbeln im Bauch«, gehen ruhelos auf und ab und können begonnene Handlungen nicht zu Ende führen. Sie reagieren schon bei Kleinigkeiten gereizt und fangen schließlich in der Familie einen Streit an, um endlich in die Spielhalle gehen zu können. Alles, was einer umgehenden Teilnahme im Wege steht, wie die Einlasskontrolle in der Spielbank, lässt die Ungeduld wachsen (ebenso wie Unterbrechungen des Spielablaufs). Sobald die erste Münze eingeworfen oder der erste Jeton platziert ist, setzt ein beruhigendes Gefühl ein. Einige betroffene Spieler schildern daneben in retrospektiven Studien Konzentrations- und Schlafstörungen, Albträume, Depressionen, Kopf- und Magenschmerzen, Appetitlosigkeit sowie Schweißausbrüche. Aber auch positive Auffälligkeiten in den ersten Tagen der Abstinenz wie eine neue Weltanschauung und das Gefühl, von einer inneren Last befreit zu sein, bestätigen Mitglieder der »Anonymen Spieler«. Die entzugsähnlichen Symptome dürften eher auf der Gewöhnung an einen erhöhten Erregungszustand (▶ Abschn. 4.1.1) oder auf gescheiterten Bemühungen basieren, vorhandene dysphorische Stimmungen mithilfe des Glücksspiels zu bewältigen, als auf physiologischen Konsumbedürfnissen wie bei stoffgebundenen Suchtformen (Wray u. Dickerson 1981; Meyer 1989a,b; Rosenthal u. Lesieur 1992; Custer 1982) (▶ »Ein Spieler berichtet«).

Ein Spieler berichtet
Herr S., 23 Jahre: »Wenn ich da gesessen hab' und Fernsehen geguckt hab' oder Musik gehört hab', irgendwie bin ich unruhig gewesen. Ich konnte nicht lange auf dem Stuhl sitzen, still sitzen, bin aufgestanden, in der Wohnung rumgelaufen, hab' sauber gemacht, irgendwie versucht, mich abzulenken. Wenn das nicht geholfen hat, bin ich raus, mit 'nem Walkman auf'm Kopf und bin an den Strand gegangen. Das hat aber alles nichts genützt. Ich fühlte mich unruhig. Also irgendwie, als wenn ich nicht wusste, wohin. Ich war einfach nicht zufrieden gewesen mit dem, was im Moment geschehen ist. Langweile, na, was machste nun, was machste nun. Ja, eigentlich könnteste ja mal nach Kiel fahren. Also das ist eine innere Unruhe in dem Moment. 'Ne Unzufriedenheit. Wenn sie [Freundin] dann da war, bin ich gereizt gewesen und bin immer gleich auf jedes Wort angesprungen, hab' sie angeschrien, all sowas.

Das ist manchmal so ausgeartet, dass ich sie aus der Wohnung geworfen hab' und all so 'ne Scherze. Ich bin in dem Moment unberechenbar. Ich kann Menschen dann so verletzen, auch wenn ich das gar nicht will. Das tut mir 5 Minuten später wieder leid. Aber in dem Moment, da dreh' ich durch. Ich kann da keinen klaren Gedanken mehr fassen.«

Nachdem er dann gespielt hatte
»Dann bin ich losgezogen und hab' versucht, noch schnell [Zigaretten-]Stangen zu klauen und dann spielen. (…) Wenn ich gespielt hab', war das alles wieder weg. Dann fühlte ich mich eigentlich mit mir und meiner Umwelt wieder zufrieden. Auch wenn ich abends nach Hause kam, habe ich mich entschuldigt bei meiner Lütten.«

Folgeschäden Ein unkontrolliertes Spielverhalten führt auf Dauer fast zwangsläufig zunächst zu finanziellen, später auch zu psychosozialen **Folgeschäden** (▶ Kap. 6). Mit der Aufnahme von Krediten oder dem Verkauf persönlichen Eigentums beginnt ein Kreislauf, der in illegalen Handlungen enden kann, wenn die eigenen Ressourcen erschöpft sind. Vor allem junge Spieler verlassen sich in dieser Situation immer wieder darauf, dass die Familie schon für den Schaden aufkommen wird. Über kurz oder lang treten Störungen im zwischenmenschlichen Bereich auf, Schuldgefühle und Depressionen können die Folge sein und zum Weiterspielen motivieren.

3.2 Phasen einer Spielerkarriere

Der Verlauf einer »Spielerkarriere« bis zur Manifestation des pathologischen Spielverhaltens wurde in ersten Phaseneinteilungen, basierend auf Erkenntnissen von klinischen Stichproben und in Analogie zu stoffgebundenen Suchtentwicklungen, wie folgt unterteilt:
1. positives Anfangsstadium,
2. kritisches Gewöhnungsstadium,
3. Suchtstadium.

Custer (1987) bezeichnet sie – eher glücksspielorientiert – als Gewinn-, Verlust- und Verzweiflungsphase (◉ Abb. 3.3). Er nennt identifizierbare Symptome für die aufeinanderfolgenden Phasen, wobei Analogien zum Modell des Alkoholismus von Jellinek (1952) erkennbar sind (Dickerson 1984, S. 5). Die aufgezeigten Symptome treten aller-

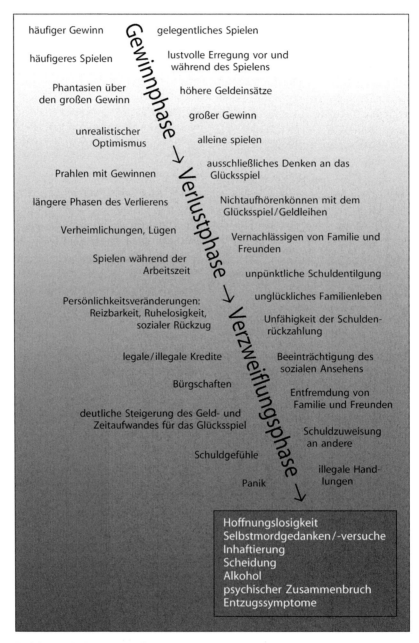

Abb. 3.3 Verlauf der »Spielerkarriere«. (Nach Custer 1987)

dings nicht immer nacheinander in der angegebenen Reihenfolge und vollständig auf, sondern ebenso gruppenweise oder mit Ausnahmen. Eine klare Abgrenzung der Phasen erscheint zudem schwierig, im Modell eher idealtypisch zu sein.

3.2.1 Positives Anfangsstadium (Gewinnphase)

Erste Kontakte zu Glücksspielen finden zumeist im Familienkreis statt, in der Peergroup in Form von Karten-/Würfelspielen um kleinere Geldbeträge oder durch eher zufällige Annäherungen über eindrucksvolle Schilderungen von Freunden, Eröffnung einer Spielhalle/-bank in der Nähe des Wohnortes. Früher oder später erfolgt eine gelegentliche Teilnahme mit in der Regel **positiven Erfahrungen**.

Der Spieler erzielt kleinere oder größere Gewinne, erlebt anregende euphorische Gefühle, ein **gesteigertes Selbstwertgefühl**. Es wird häufiger über größere Gewinne in der Anfangsphase berichtet, die die Entwicklung (ebenso wie äußere Belastungen) beschleunigen können, jedoch nicht notwendig sind, denn schon das Eingehen von Risiken und zwischenzeitlich zwangsläufig eintretende kleinere Gewinne führen zu positiven Gefühlen, zu Entspannung und Entlastung von psychischen Problemen. Gewinne werden stolz den Angehörigen präsentiert, Anschaffungen getätigt und größere Summen nach Gewinnsequenzen (beim Roulette) angelegt. Optimismus macht sich breit, Phantasien drehen sich um zukünftige Gewinne. Das Glücksspiel ist auf die Freizeit beschränkt, auf das Spiel an einem Automaten oder Roulettetisch. Kontakte zur Spielerszene, die Anerkennung und Statusgewinn vermittelt, verstärken sich. Verluste werden immer wieder ausgeglichen, glücksspielspezifische Kenntnisse erweitert. Aus gelegentlichen entwickeln sich regelmäßige Besuche der einschlägigen Einrichtungen. Die **Risikobereitschaft** wächst.

Funktion des **Spielkapitals**, jeglicher Bezug zum realen Geldwert geht verloren. Der Spieler verheimlicht seine Glücksspielaktivitäten und entwickelt ein **System von Lügen**, um seine Abwesenheit und finanzielle Engpässe zu erklären. **Probleme in Partnerschaft und Ehe** beginnen, denen er sich durch die Flucht in den Glücksspielbereich entzieht. Eine **Vernachlässigung der Ausbildung, des Berufes** zeichnet sich ab. Der Lustgewinn und die Unlustabwehr sind bereits ansatzweise auf das Glücksspiel ausgerichtet. Erste Anzeichen von **Unzuverlässigkeit und Kritikschwäche** zeigen sich, die Kontaktfähigkeit nimmt ab. Verluste werden bagatellisiert, die Schuldenrückzahlung wird hinausgezögert. Der Verlustausgleich bestimmt innerhalb von Spielsequenzen immer häufiger die Motivation. Die Kontrolle über das Spielverhalten ist aber insofern noch vorhanden, als der Spieler zwar teilweise mehr Geld und Zeit investiert als vorher beabsichtigt, eine Fortsetzung des Spiels entgegen gefasster Vorsätze, bis absolut kein Geld mehr zur Verfügung steht, jedoch kaum vorkommt. Außerdem gelingt es ihm noch, mit Gewinnen (auch mittleren) den »Zockertempel« zu verlassen. Er hat aber bereits seine Stammspielhalle, für den Besuch der Spielbank lohnt sich eine Jahreskarte, die Überreichung der Ehrenkarte mit kostenlosem Eintritt (für gute Kunden) steht kurz bevor.

3.2.2 Kritisches Gewöhnungsstadium (Verlustphase)

Der Übergang zum kritischen Gewöhnungsstadium, der sich hier andeutet, ist fließend. Häufigkeit, Spieldauer und Einsätze nehmen zu – die **Spielintensität** steigt. Um den gewünschten Effekt zu erzielen, sind immer höhere Einsätze und Gewinne erforderlich, da deren Wirkung infolge von Gewöhnung nachlässt. Der Spieler wählt risikoreichere Spielvarianten, spielt an mehreren Automaten gleichzeitig. Das Spielverhalten schleift sich ein, gewinnt **Eigendynamik**. Da mit zunehmendem Ausmaß überwiegend Verluste eintreten, lässt sich das Glücksspiel nicht mehr nebenbei finanzieren. Angehörige werden beliehen, Kredite aufgenommen, Einsätze limitiert und Erfolge jetzt systematischer angestrebt. Geld hat zunehmend nur noch die

3.2.3 Suchtstadium (Verzweiflungsphase)

Das Suchtstadium ist dann erreicht, wenn der Spieler nicht mehr mäßig und vernunftgesteuert spielen, nach Beginn nicht mehr aufhören kann, wiederholt alles verfügbare Geld ebenso wie seine Gewinne restlos verspielt. Der Spieler hat nach eigenem Empfinden die Kontrolle verloren, ein kennzeichnendes Merkmal des Suchtstadiums. In diesem Stadium beherrscht das Glücksspiel sein Leben. Exzessives Spielen oder Geldbeschaffung stehen auf der Tagesordnung. Obwohl der Spieler eine positive Wirkung kaum mehr erfährt, ist er grundsätzlich überzeugt, auf das Glücksspiel nicht verzichten zu können. Es hat sich ein von potenziellen Grundstörungen mehr oder minder unabhängiges, eigenständiges Störungsbild entwickelt. Trotz erkennbarer **Folgeschäden** wird weitergespielt, Geld zum Spielen um jeden Preis beschafft – auch durch **Straftaten**. Schuldgefühle treten auf, teilweise auch Panikgefühle, wenn der Spieler vornehmlich nach einem Totalverlust kurzzeitig auf dem Weg nach Hause seine Situation inkl. der angerichteten Schäden reflektiert. Versuche, glücksspielabstinent zu leben, scheitern nach wenigen Tagen oder Wochen – enden im Rückfall. **Persönlichkeitsveränderungen** (Stimmungslabilität, Selbstverachtung, Antriebsverlust) und **sozialer Abstieg** (emotionale Entfremdung von Familie, Scheidung, Isolation) begleiten das Erscheinungsbild der Spielsucht bzw. des pathologischen Glücksspiels.

Es ist ein jahrelanger Prozess. Nach Angaben von Spielern aus Selbsthilfegruppen dauerte die Phase gelegentlichen Spielens durchschnittlich ca. 2,5 Jahre, die des häufigen und intensiven Glücksspiels im Mittel ca. 5,5 Jahre. Nach ca. 3,5 Jahren erlebten die Spieler oder ihre nächsten Bezugspersonen das Glücksspiel zum ersten Mal als Problem (Meyer 1989a,b). Bis sich ein ehrliches Bedürfnis nach Hilfe entwickelt hatte und eine Akzeptanz des Problems sich durchsetzte, vergingen teilweise weitere Jahre (◘ Abb. 3.4). Bei Klienten von Suchtberatungsstellen lag die Dauer der Symptomatik süchtigen Spielverhaltens im Mittel bei 9 Jahren (Geldspielautomaten) bzw. 10,6 Jahren (Glücksspiel; Meyer 1999). Nach Petry (2005) verläuft die Phase regelmäßigen Spielens in der Regel über einen Zeitraum von 4–10 Jahren, bevor ein Spieler Probleme wahrnimmt und eine Beratungsstelle aufsucht.

3.2.4 Episodische, kurvenförmige und anfallsartige Entwicklungsverläufe

Neuere Forschungsbefunde auf der Grundlage von Längsschnittdaten konnten die Erkenntnisse zum Entwicklungsverlauf, die von klinischen und damit selbst selektierten Stichproben (mit in der Regel hohen Belastungsgraden; Sartor et al. 2007) gewonnen wurden, nicht bestätigen. Die Annahme, dass glücksspielbedingte Fehlanpassungen ausnahmslos progredient verlaufen und zwangsläufig in einem chronischen Suchtstadium münden, scheint nur für eine Subgruppe der pathologischen Spieler zu gelten.

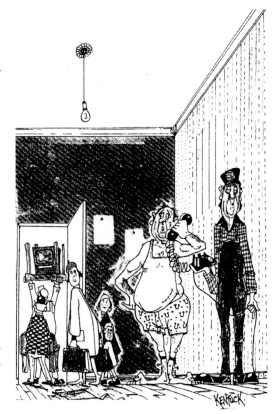

◘ **Abb. 3.4** Lieber spät als nie. (Mit freundlicher Genehmigung von A. J. Kentuck)

Nach Slutske (2006) zeigte rund ein Drittel der pathologischen Spieler in 2 epidemiologischen Studien einen natürlichen Genesungsprozess, gekennzeichnet durch das Fehlen der Symptomatik im Vergleich zum Vorjahr und ohne Inanspruchnahme professioneller Hilfe wegen der Glücksspielproblematik. 38 % der Betroffenen waren symptomfrei, 22 % wiesen subklinische Symptome auf und 40 % erfüllten weiterhin die Kriterien. Afifi et al. (2006) geben allerdings zu bedenken, dass pathologische Spieler aufgrund komorbider Störungen professionelle Hilfe gesucht hatten, wodurch sich die Rate der Spontanremission in der Analyse von Slutske (2006) um nahezu die Hälfte reduziere.

In einer umfassenden **Überblicksarbeit** verweist Slutske (2007) auf insgesamt 9 Längsschnittstudien zum (problematischen) Spielverhalten: 4

Studien begannen mit der Datenerhebung im frühen Jugendalter, 3 im späten Jugend- bzw. frühen Erwachsenenalter sowie 2 im Erwachsenenalter. Erste Analysen belegen neben chronischen auch episodische, kurvenförmige sowie anfallsartige Entwicklungsverläufe. Spontanremissionen, Selbstheilungen oder zumindest erhebliche Verbesserungen ohne die Inanspruchnahme professioneller Hilfeangebote deuten weiterführend auf die **prinzipielle Änderbarkeit des Problemstatus** hin (Abbott u. Clarke 2007; Slutske et al. 2009), wobei die Genesung häufig ohne Einhaltung von Abstinenz erreicht wurde (Slutske et al. 2010b). Benschop u. Korf (2009) ermittelten an einer Stichprobe von Spielhallenbesuchern in den Niederlanden, dass bei der Mehrzahl der pathologischen Spieler sowohl die Teilnahme an Glücksspielen als auch die Problembelastung in dem bis zu 4-jährigen Follow-up-Zeitraum abnahm. LaPlante et al. (2008a) fanden in der Analyse von Längsschnittdaten keine Belege für die Annahme von chronischen und progressiven Verläufen sowie selektiver Stabilität der Symptomatik.

Im Allgemeinen ist davon auszugehen, dass die Veränderungsrate in Richtung Besserung bei weniger schwer belasteten Individuen höher ausfällt als bei pathologischen Spielern (Abbott et al. 2004b; Toneatto et al. 2008). Welche Prozesse hier im Detail greifen und durch welche Merkmale sich Personen auszeichnen, die ihre glücksspielbezogenen Probleme auch ohne formelle Hilfen bewältigen, ist derzeit weitgehend unbekannt. Nach einer kanadischen Untersuchung von Cunningham et al. (2009a) mit einer Zufallsstichprobe von 8467 Erwachsenen, darunter 130 ehemalige Problemspieler, basierte das »natürliche Herauswachsen« aus der Glücksspielproblematik in erster Linie auf bedeutsamen Lebensveränderungen (z. B. Umzug, Heirat, Berentung) oder der kognitiven Neubewertung des Spielverhaltens. Lagen indessen schwerwiegendere Belastungen vor, dominierten Änderungsgründe, die unmittelbar mit den negativen finanziellen Konsequenzen der spielbedingten Fehlanpassung in Verbindung standen.

Die Daten der Studie »Pathologisches Glücksspielen und Epidemiologie« (PAGE) von Meyer et al. (2011a, S. 74f) lieferten erstmals auch für Deutschland Befunde zur Selbstheilung bei glücksspielbezogenen Problemen. Danach hatten (geschätzt) 80 % der remittierten pathologischen Spieler keinerlei Kontakt zu Personen der professionellen Suchthilfe oder Selbsthilfegruppen. Je mehr DSM-IV-Kriterien erfüllt sind, desto größer ist die Wahrscheinlichkeit, dass Hilfe in Anspruch genommen wird. Selbstheiler oder Personen mit geringfügiger Inanspruchnahme formeller Hilfe sind vergleichsweise jünger, häufiger von Störungen durch Substanzkonsum (exkl. Tabakabhängigkeit) und seltener von affektiven Störungen betroffen. Eine höhere Anzahl erfüllter DSM-IV-Kriterien konnten Kalke u. Buth (2016) bei Remittierten mit intensiven Kontakten zum Hilfesystem nicht bestätigen, jedoch eine stärkere Belastung durch spielbedingte Probleme und Folgeschäden sowie die häufigere Anwendung von Verhaltensstrategien zur Rückfallvermeidung.

Natürliche **Genesungsprozesse** sind bei Suchtkrankheiten allgemein weiter verbreitet als bei anderen psychischen Störungen. Als Begründung verweist Slutske (2010) auf die weitgehend fehlende attraktive medikamentöse Suchttherapie, die eine geringere Behandlungsnachfrage zur Folge hat, sowie die reizvolle Option, den Konsum zu kontrollieren, zu zügeln oder zu reduzieren, statt Abstinenz als Therapieziel zu akzeptieren.

3.3 Diagnostische Kriterien

Nach der ICD-10 (Dilling et al. 1991, S. 222f) besteht die Störung in häufig wiederholtem episodenhaften Glücksspiel, das die Lebensführung der betroffenen Person beherrscht und zum Verfall der sozialen, beruflichen, materiellen und familiären Werte und Verpflichtungen führt. Die Betroffenen setzen ihren Beruf und ihre Anstellung aufs Spiel, machen hohe Schulden und lügen oder handeln ungesetzlich, um an Geld zu kommen oder die Bezahlung von Schulden zu umgehen. Sie beschreiben einen intensiven, kaum kontrollierbaren Spieldrang (◘ Abb. 3.5). Daneben steht die gedankliche und bildliche Vorstellung des Spielvorgangs und seiner Begleitumstände im Vordergrund. Die gedankliche Beschäftigung und die Drangzustände verstärken sich häufig in belastenden Lebenssituationen.

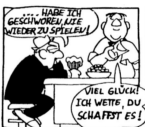
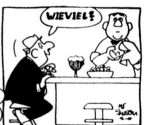

Abb. 3.5 Ein guter Vorsatz ist schnell vergessen. (Mit freundlicher Genehmigung der Bulls Press GmbH)

> **Diagnostische Leitlinien für pathologisches Spielen (F63.0) nach ICD-10**
> Die Hauptmerkmale sind:
> 1. Dauerndes, wiederholtes Spielen
> 2. Anhaltendes und oft noch gesteigertes Spielen trotz negativer sozialer Konsequenzen, wie Verarmung, gestörter Familienbeziehungen und Zerrüttung der persönlichen Verhältnisse

Differenziertere diagnostische Kriterien liefert das DSM-5 (APA 2013/2015). Die Diagnose »Störung durch Glücksspielen« ist bei einem dauerhaft und häufig auftretenden problematischen Glücksspielen zu stellen, das nach Angaben der Personen in klinisch bedeutsamer Weise zu Beeinträchtigungen oder Leiden führt, wobei **mindestens 4 der folgenden Kriterien** innerhalb eines Zeitraums von 12 Monaten vorliegen (▶ Abschn. 3.5.2):

> **Diagnostische Kriterien für »Störung durch Glücksspielen« nach DSM-5**
> 1. Notwendigkeit des Glücksspielens mit immer höheren Einsätzen, um eine gewünschte Erregung zu erreichen.
> 2. Unruhe und Reizbarkeit bei dem Versuch, das Glücksspielen einzuschränken oder aufzugeben.
> 3. Wiederholte erfolglose Versuche, das Glücksspielen zu kontrollieren, einzuschränken oder aufzugeben.
> 4. Starke gedankliche Eingenommenheit durch Glücksspielen (z. B. starke Beschäftigung mit gedanklichem Nacherleben vergangener Spielerfahrungen, mit Verhindern oder Planen der nächsten Spielunternehmung, Nachdenken über Wege, Geld zum Glücksspielen zu beschaffen).
> 5. Häufiges Glücksspielen in belastenden Gefühlszuständen (z. B. bei Hilflosigkeit, Schuldgefühlen, Angst, depressiver Stimmung).
> 6. Rückkehr zum Glücksspielen am nächsten Tag, um Verluste auszugleichen (dem Verlust »hinterher jagen« [»chasing«]).
> 7. Belügen anderer, um das Ausmaß der Verstrickung in das Glücksspielen zu vertuschen.
> 8. Gefährdung oder Verlust einer wichtigen Beziehung, eines Arbeitsplatzes, von Ausbildungs- oder Aufstiegschancen aufgrund des Glücksspielens.
> 9. Verlassen auf finanzielle Unterstützung durch andere, um die durch das Glücksspielen verursachte finanzielle Notlage zu überwinden.

Die beiden Klassifikationssysteme nennen als differenzialdiagnostisch bedeutsames Störungsbild das exzessive Spielen im Rahmen einer manischen Episode. In der ICD-10 ist zudem das gewohnheitsmäßige Spielen als Differenzialdiagnose (◘ Tab. 3.2) aufgeführt, im DSM-5 erfolgt eine Abgrenzung von sozialem und professionellem Spielen (▶ Abschn. 3.6) und dem Drang zum Glücksspielen unter dopaminerger Medikation (▶ Abschn. 5.1.1).

Die Abgrenzung des Spielens bei Personen mit soziopathischer Persönlichkeit (nach ICD-10), die eine weitreichende und dauernde Störung des

3.4 · Screeningverfahren

Tab. 3.2 Differenzialdiagnose nach ICD-10 und DSM-5

ICD-10	DSM-5
Gewohnheitsmäßiges Spielen	Soziales Glücksspielen Professionelles Glücksspielen
Exzessives Spielen manischer Patienten	Exzessives Spielen im Rahmen manischer Episoden
Spielen bei Personen mit soziopathischer Persönlichkeit	Probleme mit dem Glücksspielen bei Personen mit antisozialer Persönlichkeitsstörung (beide Diagnosen möglich) Drang zum Glücksspielen bei Patienten unter dopaminerger Medikation

Sozialverhaltens aufweisen, was sich in aggressiven Handlungen oder einem fehlenden Gefühl für das Wohlergehen und die Gefühle anderer Menschen äußert, bereitet mitunter Schwierigkeiten. Empirische Untersuchungen zeigen, dass Merkmale des »pathologischen Spielens« und der »antisozialen Persönlichkeitsstörung« bei Individuen gleichzeitig nachweisbar sind (Lesieur 1987b). Dies stimmt mit Forschungsergebnissen überein, nach denen die Diagnose »antisoziale Persönlichkeit« ein geeigneter Prädiktor für Suchtverhalten ist (Holden 1988). Wenn Anhaltspunkte für beide Störungsbilder vorliegen (v. a. für antisoziale Persönlichkeitseigenschaften in der Kindheit und Jugend), die späteren Probleme mit dem Glücksspiel aber weniger auf der Grundstörung als auf der Eigendynamik der Suchtentwicklung beruhen (▶ Abschn. 3.2), sollten beide Störungen diagnostiziert werden, wie es das DSM-5 vorschlägt.

Die diagnostischen Kriterien, v. a. jene des DSM-IV bzw. DSM-5, haben als Maßstab zur Identifizierung von pathologischen Spielern weitgehende Akzeptanz gefunden und bilden häufig die Grundlage für klinische, wissenschaftliche und politische Entscheidungen. Ihre Implementierung beruht allerdings im Wesentlichen auf klinischen Erfahrungen und dem Konsens unter Experten (Lesieur u. Rosenthal 1991). Empirische Befunde zur Reliabilität, Validität und Klassifikationsgenauigkeit wurden erst im Nachgang erhoben, mit bestätigenden Ergebnissen (▶ Abschn. 3.5.2).

3.4 Screeningverfahren

Es sind inzwischen zahlreiche Instrumente entwickelt worden, die im Rahmen von Bevölkerungsstudien der Ermittlung von Prävalenzdaten oder im klinischen Kontext der Diagnostik, Erfassung des Schweregrades und relevanter Teilaspekte der glücksspielbezogenen Störung dienen.

Als Vorläufer psychometrischer Screeningverfahren zum pathologischen Glücksspiel gelten die »20 Questions«, die betroffene Spieler der Selbsthilfegemeinschaft Gamblers Anonymous (1984a) erstellt haben (▶ Anhang A5). In Form der Selbstdiagnose soll der Spieler Fragen zu typischen Merkmalen beantworten wie:
- Versäumen der Arbeit, familiäre Konflikte und vermindertes Ansehen der Person infolge des Spielens,
- Schuldgefühle, Einschränkung der Leistungsfähigkeit und Schlafstörungen,
- widerwillige Nutzung von »Spielgeld« für andere Ausgaben, Lösung finanzieller Probleme durch das Spielen und Jagd nach einem Verlustausgleich,
- Kreditaufnahme, Verkauf von persönlichem Eigentum und Beschaffungsdelikte,
- Nichtaufhören-Können, Flucht vor Problemen und Selbstzerstörung,
- Glücksgefühle durch das Spielen.

Nach den Auswertungsvorgaben der »Anonymen Spieler« (1984) ist es bei Bejahung von 7 der 20 Fragen möglich, dass eine Spielsucht vorliegt. Eine empirische Überprüfung der psychometrischen Qualitäten weist die »20 Questions« als akzeptables Screeninginstrument aus (Toneatto 2008b).

An den Kriterien des DSM-III (APA 1980) und dem Phasenkonzept der Suchtentwicklung orientiert sich ein Fragebogen, der von Lesieur u. Blume (1987) entwickelt worden ist und v. a. im angelsächsischen Sprachraum in klinischen und epidemiologischen Untersuchungen weite Verbreitung gefunden hat: der »**South Oaks Gambling Screen« (SOGS)**. Das Verfahren erfasst in 20 zur Auswertung herangezogenen Items Merkmale wie Leugnungstendenzen, Schuldgefühle, Jagd nach einem Verlustausgleich, Kritik durch andere Personen, Kreditaufnahme, Kontrollverlust und Abstinenzunfähigkeit. Die Prüfung der testdiagnostischen Gütekriterien weist auf eine hohe bzw. zufriedenstellende Reliabilität und hinreichende Validität des Verfahrens hin. Personen, die im SOGS 5 oder mehr Punkte erreichen, gelten als »wahrscheinlich pathologische Spieler«. Außerdem hat sich etabliert, 3 oder 4 Punkte im Sinne einer subklinischen Belastung als Hinweis auf ein »problematisches Spielverhalten« zu werten (Volberg 1996). Trotz der weiten Verbreitung wurde in den letzten Jahren zunehmend Kritik an der Verwendung des SOGS geübt. Das Instrument war ursprünglich als klinisches Screeningverfahren entwickelt worden und eignet sich daher nur begrenzt für Bevölkerungsbefragungen (Petry 2005). Studien belegen, dass der SOGS zu einer Überschätzung pathologischen Spielverhaltens (hoher Anteil falsch-positiv klassifizierter Fälle) im Vergleich mit den DSM-IV- und DSM-5-Kriterien führt (Welte et al. 2001; Stinchfield 2002; Thompson et al. 2005; Goodie et al. 2013). Die fehlende Validierung an einer angemessenen Kontrollgruppe von unproblematischen Spielern, die Überbetonung des Chasing-Verhaltens und der Geldbeschaffung sowie die mangelnde Einbeziehung der Intensität des Glücksspiels sind weitere Kritikpunkte (Delfabbro 2008). Kritik an der Konstruktvalidität und dem Cut-off-Wert üben Battersby et al. (2002). Strong et al. (2003) haben den SOGS nach dem Rasch-Modell evaluiert und eine verkürzte 6-Item-Version abgeleitet, die den Schweregrad auf einem Kontinuum bestimmt. Eine deutschsprachige Version findet sich bei Müller-Spahn u. Margraf (2003). Eine revidierte Fassung des SOGS zur Identifizierung von problematischem Spielverhalten unter Jugendlichen (SOGS-RA) stammt von Winters et al. (1993a; vgl. Poulin 2002).

Auf der Kriterienliste des DSM-IV basiert das »**Diagnostic Interview for Gambling Severity« (DIGS)** von Winters et al. (2002). Mit dem Instrument erfolgt eine Abbildung der zehn Kriterien in 20 Items. Die Kriterien werden durch jeweils zwei dichotome Einzelfragen operationalisiert und gelten als erfüllt, wenn mindestens eins der beiden Items bejaht wird. Stinchfield (2003) berichtet über eine hinreichende Reliabilität, Validität und Klassifikationsgenauigkeit einer 19 Items umfassenden Version. Befunde von Lakey et al. (2007b) implizieren einen Cut-off-Wert von 4 statt 5 Kriterien zur Diagnose pathologischen Spielverhaltens. Eine Verkürzung auf 10 Items und damit eine direkte Übertragung der DSM-IV-Kriterien, die den Ansprüchen psychometrischer Qualität entspricht, Stinchfield et al. (2005) vorgelegt. In seiner Kritik an der Anwendung der Kriterien in Bevölkerungsstudien verweist Delfabbro (2008) auf die ursprüngliche Konzeption für den klinischen Kontext, die starke Orientierung am Krankheitsmodell und die mangelnde Sensitivität gegenüber Variationen im Grad glücksspielbezogener Probleme.

Die DSM-IV-Kriterien bilden ebenfalls die Grundlage, für das von Gerstein et al. (1999) speziell für Telefonbefragungen konzipierte Screeninginstrument »**National Opinion Research Center DSM Screen for Gambling Problems« (NODS)**, das aus 17 dichotomen Items besteht und zu einem Gesamtscore von 10 führt (3–4 Punkte: problematischer Spieler; ≥ 5: pathologischer Spieler). Überprüfungen der Gütekriterien fallen vielversprechend aus (Hodgins 2004; Wickwire et al. 2008).

Mit der Zielsetzung eines möglichst kurzen Instruments für klinische Programme und Bevölkerungsstudien wurden der »**Lie/Bet Questionnaire«** (Johnson et al. 1997), der »**Brief Bio-Social Gambling Screen« (BBGS**, Gebauer et al. 2010) und der »**NODS-CLiP«** (Toce-Gerstein et al. 2009) auf DSM-IV-Basis entwickelt. Während der »**Lie/Bet Questionnaire«** mit 2 Items die Symptome (Belügen von Bezugspersonen, Bedürfnis zur Steigerung der Einsätze) thematisiert, bilden jeweils 3 Items den »**BBGS«** (Entzugserscheinungen, Verheimlichung, finanzielle Probleme) und »**NODS-CLiP«** (Kontrollverlust, Belügen von Bezugspersonen, Vereinnahmung durch das Glücksspiel). Die ausgezeichnete Spezifität (Richtig-negativ-Rate) und hohe Sensitivität (Richtig-positiv-Rate) lässt den »**BBGS«** für klinische Programme geeigneter erscheinen. Eine

3.4 · Screeningverfahren

Kurzversion (7 Items), überprüft an einer Stichprobe von Heranwachsenden, haben Shaffer et al. (1994) mit dem »**Massachusetts Gambling Screen**« (**MAGS**) konzipiert.

Der »**Canadian Problem Gambling Index**« (**CPGI**) sowie die Subskala »**Problem Gambling Severity Index**« (**PGSI**) wurden von Ferris u. Wynne (2001) für epidemiologische Untersuchungen entwickelt und validiert. Die Subskala besteht aus 9 Items, die Merkmale wie Toleranzerwerb, Chasing-Verhalten, Kreditaufnahme, gesundheitliche Probleme, Kritik durch andere Personen, finanzielle Probleme und Schuldgefühle (Skala: 0–3) beschreiben. Bei einem Gesamtwert von 3–7 wird eine moderate Gefährdung und bei 8–27 ein Problemverhalten angenommen. Das Verfahren erfüllt die testtheoretischen Gütekriterien zufriedenstellend. Im Vergleich mit dem »**SOGS**« ermittelt der »**CPGI**« niedrigere Prävalenzwerte (Delfabbro 2008).

Der **Victorian Gambling Screen (VGS)** stammt aus Australien und wurde von Ben-Tovim et al. (2001) konzipiert (vgl. Tolchard u. Battersby 2010). Das Verfahren unterscheidet sich von den üblichen Diagnosesystemen durch eine stärkere Orientierung an den schädlichen Konsequenzen. Der **VGS** umfasst 21 Items, die eine 3-faktorielle Struktur aufweisen: Selbstschädigung, Schädigung des Partners, Ausmaß des glücksspielbedingten Vergnügens. Die Items des Faktors »Selbstschädigung« haben sich als besonders trennscharf bei der Identifizierung von Problemspielern erwiesen.

Für den deutschsprachigen Raum haben Petry u. Baulig (1995) einen »**Kurzfragebogen zum Glücksspielverhalten**« (**KFG**) im Rahmen der klassischen Testtheorie konstruiert, der die Erfassung einer beratungs- und behandlungsrelevanten Glücksspielproblematik und Differenzierung des bestehenden Schweregrades ermöglicht. In Anlehnung an das phasenspezifische Suchtmodell und die »20 Fragen« der Anonymen Spieler (1984) wurde eine 20 Items umfassende Likert-Skala (trifft gar nicht/eher nicht/eher/genau zu) zusammengestellt, die Aussagen wie »Ich kann mein Spielen nicht mehr kontrollieren«, »Ich denke ständig ans Spielen« oder »Ich habe schon fremdes bzw. geliehenes Geld verspielt« enthält. Das Verfahren erfüllt weitgehend die testtheoretischen Gütekriterien und ist v. a. für klinische Stichproben geeignet.

Die Involviertheit in den Glücksspielbereich erfasst der »**Schweriner Fragebogen zum Glücksspielen**« von Premper et al. (2007). Aufgrund der Veränderungssensitivität ist das Verfahren als Ergebniskriterium für glücksspielspezifische Behandlungsmaßnahmen geeignet und kann darüber hinaus zur Abschätzung der Rückfallwahrscheinlichkeit eingesetzt werden.

Die oben beschriebenen Screeningverfahren sind als ökonomisches Vorgehen für eine grobe Einteilung in »auffällige« und »unauffällige« Spieler geeignet, ersetzen üblicherweise jedoch keine ausführliche Diagnostik. Weiterführend besteht die Notwendigkeit, einen positiven Screeningbefund durch eine vertiefende Diagnostik zu bestätigen (Hayer et al. 2014b). Hierzu dienen strukturierte Interviews. Das »**International Composite Diagnostics Interview**« (**CIDI**) ist ein weitverbreitetes und gut validiertes, voll standardisiertes und von Laien durchführbares Interview (Robins et al. 1988). Die deutsche Version zeigt eine gute Reliabilität (Lachner et al. 1998), enthält jedoch keine Sektion für das pathologische Glücksspiel. Im Rahmen der »National Comorbidity Survey Replication« (NCS-R) wurde ein solches Modul zur Bestimmung der Prävalenz pathologischen Spielverhaltens eingesetzt (Kessler et al. 2008). Es ist über die World Health Organization (2009) verfügbar und wurde im Rahmen der PAGE-Studie ins Deutsche übertragen und angepasst (Meyer et al. 2011a). Ein zweites Verfahren, das in dem »National Epidemiologic Survey on Alcohol and Related Conditions« (NESARC) herangezogen wurde, ist das »**Alcohol Use Disorders and Associated Disabilities Interview Schedule**« (**AUDADIS**, Grant et al. 2003a). Dieses Verfahren ist ebenso voll standardisiert und kann von Laieninterviewern eingesetzt werden. Es erzielt eine gute Konsistenz und stellt die Grundlage etablierter Befunde dar (Petry et al. 2005). Weitere Screeningverfahren für klinische Diagnosen sind der »**Addiction Severity Index**« (**ASI**, Lesieur u. Blume 1992; Petry 2003a), das »**Diagnostic Interview Schedule**« (**DIS**, Robins et al. 1996), das »**Diagnostic Interview for Gambling Severity**« (**DIGS**, Winters et al. 1997) sowie das »**Structural Clinical Interview for Pathological Gambling**« (**SCI-PG**, Grant et al. 2004b).

Die im Jugendbereich am häufigsten eingesetzten Screeningverfahren, wie der »**SOGS-Revised for Ado-**

lescents« (SOGS-RA, Winters et al. 1993a,b) sowie der »**DSM-IV-Adapted for Juveniles**« (DSM-IV-J, Fisher 1992) bzw. der »**DSM-IV-Multiple Responses- Adapted for Juveniles**« (DSM-IV-MR-J, Fisher 2000) basieren auf den Kriterien für Erwachsene. Sie sind bislang nur unzureichend an die spezifischen Lebensbezüge und Erlebens- und Verhaltensweisen von Heranwachsenden adaptiert (Stinchfield 2010; Hayer et al. 2014b). Um diesem Mangel zu begegnen, haben Tremblay et al. (2010) mit dem »**Canadian Adolescent Gambling Inventory**« (CAGI) für den angelsächsischen Sprachraum sowie Hayer et al. (2016) mit dem »**Fragebogen zu glücksspielbezogenen Problemen im Jugendalter**« (FGB-J) für den deutschen Sprachraum jugendgerechte Verfahren von Grund auf neu entwickelt und psychometrisch überprüft.

Der **FGB**-J umfasst 19 Items, die Merkmalskategorien wie gedankliche Vereinnahmung, Funktionalität, Kontrollverlust, Toleranzentwicklung, entzugsähnliche Erscheinungen, Chasing-Verhalten, Verheimlichung, negative Folgen, Geldbeschaffung und Problemwahrnehmung erfassen (Hayer et al. 2016). Jedes Item ist auf einer 4-stufigen Likert-Skala (0 = nie, 1 = manchmal, 2 = oft, 3 = sehr oft) zu beantworten. Für glücksspielerfahrene Jugendliche im Altersbereich 13–17 Jahre liegen Prozentrangwerte vor.

Weitere Instrumente, die einzelne Aspekte der Probleme mit Glücksspielen erfassen, wie glücksspielbezogene Affinität und Einstellungen, Motive der Spielteilnahme, kognitive Verzerrungen, unterschiedliche Entwicklungspfade, Behandlungseffizienz und Auswirkungen auf die Familie, sind ◘ Tab. 3.3 zu ent-

◘ **Tab. 3.3** Instrumente zur Erfassung von Teilaspekten der Probleme mit Glücksspielen

Autor	Instrument	Konstrukt
Strong et al. 2004a,b	Gambling Attitudes and Beliefs (GABS)	Latente Affinität zu Glücksspiel
Rousseau et al. 2002	Gambling Passion Scale (GPS)	Affinität für Spielleidenschaft
Kassinove 1998	Gambling Attitudes Scale (GAS)	Einstellung gegenüber Glücksspielen
Canale et al. 2016	Attitudes Towards Gambling Scale (ATGS-8)	
Steenbergh et al. 2002	Gambler's Belief Questionnaire (GBQ)	Kognitive Verzerrungen
Jefferson u. Nicki 2003	Informational Biases Scale (IBS)	
Raylu u. Oei 2004c	Gambling Related Cognition Scale (GRCS)	
May et al. 2003	Gambling Self-Efficacy Questionnaire (GSEQ)	Einschätzung der eigenen Kontrollfähigkeit
Raylu u. Oei 2004a	Gambling Urge Scale (GUS)	Verlangen nach dem Glücksspiel
Young u. Wohl 2009	Gambling Craving Scale (GACS)	
Stewart u. Zack 2008	Gambling Motives Questionnaire (GMQ)	Motive der Spielteilnahme
Flack u. Morris 2016	Gambling Outcome Expectancies Scale (GOES)	
Weatherly et al. 2014	Gambling Functional Assessment-Revised (GFA-R)	
Nower u. Blaszczynski 2017	Gambling Pathway Questionnaire (GPQ)	Unterschiedliche Entwicklungspfade
Stinchfield et al. 2007	Gambling Treatment Outcome Monitoring System (GAMTOMS)	Behandlungseffizienz
Kim et al. 2009	Gambling Symptom Assessment Scale (G-SAS)	Veränderungen der Symptomatik
Dowling et al. 2016	Problem Gambling Family Impact Measure (PG-FIM)	Auswirkungen auf die Familie
Buchner et al. 2016	Kurzfragebogen für suchtbelastete Familienmitglieder (SQFM-AA, Version Glücksspiel)	

nehmen. Nach einer Metaanalyse von Skalen, die verschiedene Aspekte kognitiver Verzerrungen erheben, zeigen Skalen zu Trugschlüssen von Spielern stabilere Effekte als Skalen zu Kontrollillusionen (Goodie u. Fortune 2013).

3.5 Nosologische Zuordnung

3.5.1 Pathologisches Spielen als abnorme Gewohnheit und Störung der Impulskontrolle

In der ICD-10 der WHO wird pathologisches Spielen im Kapitel V »Psychische- und Verhaltensstörungen« (einschl. Störungen der psychischen Entwicklung) im Abschnitt »Persönlichkeits- und Verhaltensstörungen« unter »Abnorme Gewohnheiten und Störungen der Impulskontrolle« eingeordnet (Dilling et al. 1991). In der Kategorie sind verschiedene nicht an anderer Stelle klassifizierbare Verhaltensstörungen zusammengefasst, die durch wiederholte Handlungen ohne vernünftige Motivation, die im Allgemeinen die Interessen der betroffenen Person oder anderer Menschen schädigen, zu charakterisieren sind. Nach Berichten von Betroffenen handeln sie infolge **unkontrollierbarer Impulse**. Weitere Störungsbilder in der Kategorie sind:
- pathologische Brandstiftung (Pyromanie),
- pathologisches Stehlen (Kleptomanie),
- pathologisches Haareausreißen (Trichotelomanie) sowie
- andere abnorme Gewohnheiten und Störungen der Impulskontrolle (Störung mit intermittierend auftretender Reizbarkeit).

Die Störungen sind wegen gewisser Ähnlichkeiten in der Beschreibung, nicht wegen wesentlicher anderer gemeinsamer Charakteristika an dieser Stelle zusammengefasst worden. Definitionsgemäß wurden hier der gewohnheitsmäßige exzessive Gebrauch von Alkohol und psychotropen Substanzen sowie Störungen des Sexual- oder Essverhaltens ausgeschlossen. Die weder theoretisch noch empirisch begründete Zuordnung sowie die Uneinheitlichkeit der psychischen Störungen wurden von verschiedener Seite kritisiert (Winer u. Pollock 1988). Für Bühringer (2004) ist die konzeptionelle Klammer für Impulskontrollstörungen eher Ausdruck **klassifikatorischer Willkürlichkeit** im Sinne einer »Restkategorie« für Störungen, die nicht an anderer Stelle eingeordnet werden konnten. Er verweist auf Unterschiede auf der deskriptiven Ebene. So wird für das pathologische Spielverhalten die Intensivierung des Verhaltens über die Zeit als diagnostisches Kriterium genannt; vergleichbare Merkmale spielen bei anderen Störungen dieser Gruppe keine Rolle. Während letztere (mit Ausnahme der explosiblen Störung) nach der Beendigung des Verhaltens zu einer Erleichterung und positiver Erregung führen, treten beim pathologischen Spielen eher negative Folgen wie Leidensdruck auf. Zwar fanden sich in jüngster Zeit empirische Belege für den prädisponierenden Einfluss ausgeprägter Impulsivität und geringer Impulskontrolle auf die Entwicklung pathologischen Spielverhaltens (▶ Abschn. 4.2.3) – als dispositionale Prädiktoren sind sie jedoch einem breiten Spektrum psychischer Störungen einschließlich der stoffgebundenen Suchtformen zuzuordnen. Die vorliegende nosologische Einordnung des pathologischen Spielens berücksichtigt zudem in keiner Weise die Ergebnisse der vergleichenden Suchtforschung mit der gemeinsamen Betrachtung stoffgebundener und verhaltensbezogener Suchtformen (Petry 1996; ▶ Abschn. 3.5.2). Die spezifische Wirkung des Glücksspiels als ein Bedingungsfaktor und die Eigendynamik (bspw. infolge des hohen finanziellen Aufwandes) werden ebenso ausgegrenzt wie der Einfluss der Verfügbarkeit und Griffnähe. Gemeinsame Therapiestrategien sind darüber hinaus aufgrund der Heterogenität der in der ICD-10 zusammengefassten Störungsbilder nicht ableitbar. Die Reduzierung des pathologischen Spielens auf eine Störung der Impulskontrolle verbaut nach Petry (1996) vielmehr den Weg zur Anwendung von Behandlungsmethoden und -strategien der psychotherapeutisch orientierten Behandlung suchtkranker Patienten.

Die American Psychiatric Association (1987, S. 427) hatte zwar im DSM-III-R ausdrücklich die zahlreichen Gemeinsamkeiten des pathologischen Glücksspiels mit der Alkohol- und Drogenabhängigkeit hervorgehoben und sich in den diagnostischen Kriterien an den Merkmalen stoffgebundener Abhängigkeiten angelehnt, dazu im Widerspruch aber die systematische Einordnung unter »Störungen der Impulskontrolle, nicht andernorts klassifiziert« vorgenommen. Die Klassifikation wurde im DSM-IV (APA 1994) fortgeführt und umfasste die bereits für die ICD-10 genannten psychischen Störungen. Es erfolgte der Hinweis, dass z. B. Störungen im Zusammenhang mit psychotropen Substanzen (sowie die antisoziale Persönlichkeitsstörung oder affektive Störungen) ebenfalls Merkmale aufweisen, die Probleme der Impulskontrolle einschließen. Als Hauptmerkmal gilt das Versagen, dem Impuls, dem Trieb oder der Versuchung zu widerstehen, eine Handlung auszuführen, die für die Person selbst oder für andere schädlich ist. Vor Durchführung der Handlung fühlt der Betroffene zunehmende Spannung oder Erregung und erlebt dann während der Durchführung Vergnügen, Befriedigung oder ein Gefühl der Entspannung. Nach der Handlung können Reue, Selbstvorwürfe oder Schuldgefühle auftreten.

3.5.2 Glücksspielbezogene Störung als Verhaltenssucht

Eine Vielzahl innovativer Forschungsbefunde führte schließlich im Rahmen der Fortentwicklung des Manuals im DSM-5 (APA 2013/2015) zu einer Reklassifikation des pathologischen Spielverhaltens (Holden 2010; Grant et al. 2010a). In der aktuellen Version ist das Störungsbild unter dem eher wertneutralen Label **»Gambling Disorder«** (»Störung durch Glücksspielen«) in der neuen Kategorie »Substance-Related and Addictive Disorders« (Störungen im Zusammenhang mit psychotropen Substanzen und abhängigen Verhaltensweisen) als bisher einzige Form der **Verhaltenssucht** zu finden. Weitere wichtige Veränderungen betreffen die Änderung des Schwellenwertes von »5 von 10 diagnostischen Kriterien« auf »4 von 9«, die ersatzlose Streichung des Merkmals »illegale Handlungen« und die Einführung eines 12-Monats-Zeitraums (anstelle des Bezugs auf die gesamte Lebensspanne).

Die Verringerung des Schwellenwertes ist mit einer Erhöhung der Basisrate der Diagnose in Bevölkerungsstudien und klinischen Populationen verbunden (Denis et al. 2012; Weinstock et al. 2013b; Petry et al. 2012, 2014b). Stinchfield et al. (2016) ermittelten eine moderate Verbesserung der Klassifikationsgüte, insbesondere durch eine Reduzierung fälschlicherweise als nichtpathologisch klassifizierter Personen. Die psychometrischen Gütekriterien wie interne Konsistenz, Sensitivität und Spezifität erwiesen sich im Vergleich als praktisch identisch (Petry et al. 2012, 2014a,b).

Die Herausnahme des Merkmals »illegale Handlungen« verursacht keinen bedeutsamen Effekt in Bezug auf die Klassifikationsgüte (Petry et al. 2014a,b; Granero et al. 2014; Stinchfield et al. 2016). Forschungsbefunde aus dem klinischen Kontext (▶ Abschn. 6.4; Mitzner et al. 2010) und Strafvollzug (Turner et al. 2016) weisen jedoch darauf hin, dass die illegale Beschaffung finanzieller Mittel zur Fortsetzung der Spielteilnahme ein Kernmerkmal einer manifesten glücksspielbezogenen Suchterkrankung darstellt. Die üblicherweise geringe Bestätigungsrate in Bevölkerungsstudien (gegenteiliger Befund bei Studenten in den USA; vgl. Temcheff et al. 2016) ist vor dem Hintergrund des Inhalts verständlich. Wer bestätigt schon in öffentlicher Befragung, Straftaten begangen zu haben? Bei der Diagnose der substanzbezogenen Störung im DSM-5 entfällt das Kriterium, das Probleme mit dem Gesetz thematisiert, ebenfalls. Um der klinischen und strafrechtlichen Relevanz gerecht zu werden, empfehlen Stinchfield et al. (2016) und Turner et al. (2016), illegale Handlungen im Kontext des Merkmals »Belügen von Bezugspersonen« zu thematisieren.

Bei der Diagnose ist außerdem erstmalig zu bestimmen, ob die Kriterien episodisch oder andauernd sowie frühremittiert (seit mindestens 3 Monaten, aber weniger als 12 Monate kein Kriterium diagnostizierbar) oder anhaltend remittiert (keine Kriterien mehr in den letzten 12 Monaten oder länger erkennbar) erfüllt werden. Die Bestimmung des Schweregrades basiert auf der Anzahl der diagnostischen Kriterien. Bei 4 bis 5 liegt eine leichtgradige Störung vor, bei 6 bis 7 Symptomen eine mittelgradige und bei 8 bis 9 Kriterien eine schwere Störung (APA 2015, S. 804).

Es bleibt zu klären, ob jedes Symptom wie bisher gleichgewichtig zu behandeln ist oder eine unterschiedliche Relevanz besitzt. Zum Beispiel repräsentieren Phänomene des Kontrollverlusts nicht zwangsläufig denselben Schweregrad wie das Verlassen darauf, dass andere Personen Geld zur Schuldentilgung zur Verfügung stellen. Sleczka et al. (2015) fanden zwar die Eindimensionalität des Konstrukts der glücksspielbezogenen Störung bestätigt (vgl. Strong u. Kahler 2007), nicht jedoch den gleichen Einfluss aller Merkmale. Die Kriterien »Vereinnahmung« und »Chasing-Verhalten« bezogen sich eher auf weniger schwere Ausprägungen der Störung. Automatenspieler berichten zudem weniger häufig von »Vereinnahmung« und »Toleranzentwicklung«, unabhängig vom Schweregrad der Störung.

> Die Anerkennung der glücksspielbezogenen Störung als Verhaltenssucht im DSM-5 ist aus suchtwissenschaftlicher Perspektive uneingeschränkt zu begrüßen.

Die Klassifikation des Störungsbildes als **Suchtverhalten** – in Analogie zu Störungen durch psychotrope Substanzen – wird seit langem gefordert und basiert inzwischen auf einer Vielzahl von Forschungsbefunden (u. a. Erlenmeyer 1887; Fischer 1905; Rasch 1962; Moran 1970c; Meyer 1983; Custer u. Milt 1985; Orford 1985; Kellermann 1987; Schreiber 1992; Petry 1996; Brown 1997; Böning 1998; Taber 2001; Potenza et al. 2002; Potenza 2006; Gottheil et al. 2007; Goodman 2008; Frascella et al. 2010; Grant et al. 2010a; Wareham u. Potenza 2010; Petry 2010; el-Guebaly et al. 2011; Prakash et al. 2012; Böning et al. 2013; Clark 2014).

Die Evidenzstränge reichen von Übereinstimmungen in der Symptomatik, konsistent hohen Komorbiditätsraten in epidemiologischen und klinischen Studien, gemeinsamen genetischen Vulnerabilitäten, Ähnlichkeiten in neurobiologischen Befunden und kognitiven Beeinträchtigungen bis hin zu größtenteils überlappenden therapeutischen Settings (el-Guebaly et al. 2011; Prakash et al. 2012; Böning et al. 2013; Yau u. Potenza 2015). Die Entdeckung des **Belohnungssystems** (▶ Abschn. 5.1) hat die Akzeptanz des glücksspielbezogenen Suchtverhaltens besonders gefördert (Holden 2001, 2010).

Die Analyse der Suchtprobleme hat lange Zeit unter der Überbewertung der physischen und pharmakologischen Aspekte gelitten (Bochnick u. Richtberg 1980; Kellermann 1988a). Das pathologische Spielverhalten bietet die Gelegenheit, das Wesen süchtigen Verhaltens in seiner Reinform zu studieren, da es keine Interferenzen durch körperliche Abhängigkeit (mit vielfältigen und weitgreifenden Stoffwechselvorgängen) oder hirnorganisch bedingte psychische Veränderungen gibt. Die Relevanz psychologischer Aspekte lässt sich auch dadurch verdeutlichen, dass die physische Abhängigkeit keine notwendige Bedingung für stoffgebundene Suchtformen darstellt und die psychische Abhängigkeit zentraler Gegenstand aller therapeutischen Bemühungen ist. Während die körperliche Entzugsbehandlung nur einige Tage oder Wochen in Anspruch nimmt, bleibt die psychische Abhängigkeit mit ihrer **verhaltensbestimmenden Wirkung** bestehen und zeichnet für die hohe Rückfallquote bei Suchtkranken verantwortlich.

Ein süchtiger Mensch strebt nicht den Konsum eines Suchtmittels bzw. einer Droge um ihrer selbst willen an, sondern den durch den Stoff erzeugten psychischen Zustand – v. a. Entspannung, Rausch und Betäubung. Das eigentliche Suchtpotenzial besteht in der sofortigen stimmungsdämpfenden, stimulierenden oder halluzinogenen Wirkung der Mittel. Sie ermöglichen eine kurzfristige Befriedigung entsprechender Bedürfnisse, sind aber langfristig mit schädlichen Auswirkungen verbunden. Nicht anders verhält es sich mit dem Glücksspiel.

> Die Eigenschaften, unmittelbar intensive Lustgefühle, einen erregenden euphorischen Zustand zu erzeugen oder Missstimmungen, seien sie glücksspielbedingt oder unabhängig entstanden, sofort zu vertreiben, bilden die Grundlage des Suchtpotenzials.

Über den Geldeinsatz beim Glücksspiel (die Vornahme einer Handlung) lässt sich ebenso zuverlässig und effektiv der Erlebniszustand in die angestrebte Richtung verändern (▶ Abschn. 4.1.1).

> Die Art und Weise der Integration der Glücksspielwirkung in den »psychischen Haushalt«, der beigemessene Bedeutungsgehalt und das Ergebnis der Kosten-Nutzen-Analyse, die Funktionen, die das Glücksspiel für den Spieler erfüllt, entscheiden dann über die Manifestation der Sucht – ein in erster Linie psychischer Prozess.

Um die Dominanz physischer und pharmakologischer Aspekte zu überwinden, ist es notwendig, alternative, für stoffgebundene und stoffungebundene Suchtformen gültige, typische und obligatorische Merkmale aufzuzeigen. Eine auf beide Formen zutreffende Suchtdefinition stammt bspw. von Wanke (1985, S. 20):

> Sucht ist ein unabweisbares Verlangen nach einem bestimmten Erlebniszustand. Diesem Verlangen werden die Kräfte des Verstandes untergeordnet. Es beeinträchtigt die freie Entfaltung der Persönlichkeit und zerstört die sozialen Bindungen und Chancen des Individuums.

Shaffer (1999) kennzeichnet ebenfalls (1) das unwiderstehliche Verlangen (Craving) und (2) die Fortsetzung des Verhaltens trotz schädlicher Auswirkungen als primäre Definitionskomponenten, ergänzt sie aber um (3) den Kontrollverlust.

Hierbei handelt es sich um wichtige und typische Merkmale. Zu bedenken ist jedoch, dass das unabweisbare Verlangen bei einem süchtigen Menschen **nicht ständig** besteht, sondern v. a. nach Konsumbeginn, in der Entzugssituation sowie bei psychischen Belastungen. Dagegen tritt es kaum in Abstinenzzeiten auf. Folgeschäden für das Individuum (und die Gesellschaft) treten zudem erst spät auf, wenn die Sucht bereits manifestiert ist.

> Als obligatorische, zuverlässige und für alle Suchtformen gültige Symptome sind der subjektiv empfundene Kontrollverlust und die starke Bindung an das Suchtmittel (die psychische Abhängigkeit im engeren Sinne) zu nennen (Kellermann 2005a), die sich bei der Diagnose um den typischen Verlauf einer Suchtentwicklung in Form der Eigendynamik ergänzen lassen.

Suchtmerkmale
Obligatorische Merkmale
- **Kontrollverlust:** Ein süchtig gewordener Mensch kann sein Suchtmittel nicht mehr über einen längeren Zeitraum kontrolliert konsumieren – ein Phänomen, das auch bei abstinenten Süchtigen noch längere Zeit, möglicherweise lebenslang fortbesteht.
- **Bindung an das Suchtmittel:** Die beherrschende und überdauernde Grundeinstellung des süchtigen Menschen, auf sein Suchtmittel, das für ihn zum obersten Daseinswert wird, nicht verzichten zu können, kennzeichnet die süchtige Bindung.
- **Eigendynamik:** Die Diagnose lässt sich nur aus dem Verlauf heraus stellen, der durch eine zunehmende Einengung der Lebensvollzüge und Fixierung auf das Mittel sowie eine abnehmende Befriedigung bei zunehmender Quantität gekennzeichnet ist.

Fakultative Merkmale
- Die Kernsymptome lassen sich durch fakultative oder substanzspezifische Symptome, wie unwiderstehliches Verlangen nach dem Suchtmittel, Abstinenzunfähigkeit, Entzugserscheinungen, körperliche Abhängigkeit, individuelle und soziale Folgeschäden, untermauern.

Eine Charakterisierung von Sucht anhand obligatorischer und fakultativer Merkmale birgt den Vorteil in sich, auf einer gemeinsamen Basis bestehende Unterschiede zwischen stoffgebundenen und stoffungebundenen Formen zu integrieren.

Nach einer empirischen Studie von Orford et al. (1996) ist die Bindung von Spielsüchtigen an das Glücksspiel genauso stark ausgeprägt wie die Bindung von Alkoholabhängigen an den Alkohol. Entzugssymptome spielen dagegen bei der Aufrechterhaltung des Problemverhaltens von Spielern eine geringere Rolle als bei Alkoholabhängigen, da es sich vergleichsweise eher um leichte psychische Erscheinungen handelt. Das Auftreten der Symptome beruht nach Orford (2011, S. 90) weniger darauf, dass die Spieler mit dem Glücksspiel aufgehört haben, als vielmehr auf jüngsten Verlusterfahrungen, Unschlüssigkeit ob der Fortsetzung des Spiels und Sorgen über Spielschulden und anderen Folgeschäden. Blaszczynski et al. (2008) fanden keine Unterschiede im Schweregrad physischer und affektiver Entzugssymptome. Ihre Befunde zum Merkmal der Toleranz deuten an, dass pathologische Spieler zwar ihre Einsätze steigern, die zugrunde liegende Motivation aber nicht im Spannungsaufbau oder in der Aufrechterhaltung des Stimula-

3.5 · Nosologische Zuordnung

tionsgrades besteht, sondern auf kognitiven Faktoren im Zusammenhang mit angestrebten Spielgewinnen beruht. Befunde von Castellani u. Rugle (1995) und Tavares et al. (2005) zeigen auf, dass süchtige Spieler ein stärkeres Verlangen nach dem Glücksspiel erleben als Kokain- und Alkoholabhängige nach den entsprechenden Suchtstoffen.

Weitere Anhaltspunkte für einen weiter gefassten Suchtbegriff liefern empirische Befunde, die auf Ähnlichkeiten der Persönlichkeitsprofile von pathologischen Spielern und Substanzabhängigen in klinischen Testverfahren und auf Analogien in den Hintergrundbedingungen (▶ Kap. 4) hinweisen. Die Betroffenen erleben sich selbst zudem häufig als »Süchtige«. Als Belege für den Suchtcharakter gelten auch die Mehrfachabhängigkeit oder Suchtverlagerung bei pathologischen Spielern bzw. die hohen Komorbiditätsraten mit substanzbezogenen Störungen. Entsprechende Befunde sind Bevölkerungsstichproben sowie klinischen Stichproben aus Behandlungseinrichtungen für Suchtkranke zu entnehmen (▶ Abschn. 4.2.6).

Vorbehalte gegenüber dem Suchtmodell haben mit Beginn der öffentlichen Diskussion in den 1990er-Jahren Hand (1986, 1990), Hand u. Kaunisto (1984) sowie Klepsch et al. (1989a,b) geäußert. Da ein pathologisches Spielverhalten nicht – wie stoffgebundene Abhängigkeiten – zu körperlichen, insbesondere hirnorganischen Veränderungen (Leberschäden, Abbau von Gehirnsubstanz und Stoffwechselstörungen) führe, die die intellektuelle und emotionale Verarbeitungsfähigkeit von Umwelteinflüssen – einschließlich der therapeutischen – beeinträchtige und letztlich die Therapiefähigkeit aufhebe (Brengelmann 1990; Saß u. Wiegand 1990), sei die analoge Verwendung des Modells nicht gerechtfertigt. Die Verarbeitungsfähigkeit sei beim Spielen allenfalls psychisch blockiert und könne durch psychotherapeutische Maßnahmen mobilisiert werden. Die Überdosierung führe nicht direkt zum Tode, der Entzug nicht zum Delir. Das Suchtmodell beinhalte zudem die Gefahr, ein destruktives Selbstbild zu vermitteln (der Spieler als Opfer einer lebenslangen Krankheit). Das Abstinenzgebot als primäres und unverzichtbares Therapieziel sei – wie bei den meisten nichtstoffgebundenen Abhängigkeiten (»Ess-, Sex- oder Arbeitssucht«) – schließlich nicht umsetzbar.

Diese Argumentation verkennt, dass
- körperliche, insbesondere hirnorganische Folgeschäden durch stoffgebundene Abhängigkeiten – wenn überhaupt (fast nur bei Alkoholabhängigen) – in der Regel erst in einem späten Stadium der Suchtentwicklung auftreten (die Sucht hat sich schon vorher manifestiert),
- die »psychische Blockierung« auch bei stoffgebundenen Abhängigkeiten zentraler Gegenstand aller therapeutischen Bemühungen ist,
- nur der Entzug vom Alkohol-Barbiturat-Typ zum Delir führt – nicht bspw. der von Heroin oder Kokain,
- sich die lebenslange Krankheit nur auf **einen** Aspekt, den Kontrollverlust gegenüber Glücksspielen, bezieht, abstinent lebende Betroffene ansonsten ein völlig normales Leben führen und auch das Suchtmodell die Übernahme von Selbstverantwortung impliziert,
- ein Leben ohne Glücksspiele (nicht ohne Spielen) ohne Weiteres realisierbar ist.

Die Kritiker des Suchtmodells sprechen sich alternativ für die Anwendung des »**Neurosenmodells**« aus. Sie nehmen eine Zuordnung von pathologischem Spielverhalten zu den zwanghaften »monomanen Verhaltensexzessen« bzw. den »Zwangs-Spektrum-Störungen« vor, in Abgrenzung gegenüber den »klassischen« Zwangsstörungen (Hand 1998a,b).

Nach Hollander (1998) lassen sich Zwangs-Spektrum-Störungen, wie Anorexia nervosa, Tourette-Störung und Trichotellomanie, auf einer Dimension »Impulsivität vs. Zwang« einordnen. Hierbei wird die Spielsucht in die Nähe der Impulsivität platziert (Hollander u. Wong 1995).

Empirische Vergleiche von pathologischen Spielern mit Zwangskranken deuten allerdings eher auf Unterschiede als auf Ähnlichkeiten in der Persönlichkeitsstruktur (Kim u. Grant 2001a), in kognitiven Störungen (Anholt et al. 2004) und in der Gehirnaktivität nach relevanten Reizen hin (Potenza et al. 2003a). Blaszczynski (1999) fand zwar eine ausgeprägte Beeinträchtigung der Kontrolle mentaler und motorischer Aktivitäten bei pathologischen Spielern, die Ausdruck von Zwangsvorstellungen sein kann oder einfach nur einen entsprechenden Einblick in die Symptomatik der

Spielsucht reflektiert (Blanco et al. 2001). Weitere, wenig überzeugende Befunde im Hinblick auf Gemeinsamkeiten stammen aus Familienstudien (Black et al. 1994; Bienvenue et al. 2000; Black et al. 2010). Frost et al. (2001) ermittelten dagegen Merkmale von Zwangsstörungen bei Lotterie- und Rubbellos-Spielern. In einer Metaanalyse von 18 Studien kommen Durdle et al. (2008) zu dem Schluss, dass pathologisches Spielverhalten und Zwangsstörungen unterschiedliche Störungen darstellen und die Klassifikation als Zwangs-Spektrum-Störung nur mäßige Unterstützung erfahre. Potenza et al. (2009) befürworten darüber hinaus nach ihrer umfassenden Vergleichsanalyse eine unabhängige Kategorisierung von Impulskontroll- und Zwangsstörungen.

Wie die WHO in der ICD-10 feststellt, ist pathologisches Spielen weder zwanghaft im engeren Sinne, noch besteht ein Zusammenhang mit Zwangsneurosen. Während der Zwang von den Betroffenen als unsinnig, ungewollt, angstgetrieben und Ich-fremd erlebt wird, inflexibel, stereotyp, mit starken Zweifeln und Risikoaversion verbunden und auf Schadensvermeidung ausgerichtet ist, stellt das süchtige Spielverhalten ein zumindest subjektiv als sinnvoll empfundenes, mit der eigenen Person vereinbares, zielgerichtetes, mit lustbetonten freudigen Erwartungen verknüpftes und auf Steigerung des Selbstwertgefühls abzielendes Verhalten dar (Schulte u. Tölle 1977; Brown 1997; Blanco et al. 2001; vgl. auch Kasuistik von Schoofs u. Heinz 2013).

Aus der Perspektive der Suchtkritiker entwickelt sich die glücksspielbezogene Störung bei Menschen, die ihre gesamte Lebensführung als überwiegend aversiv und von negativen Gefühlen (Angst, Depressionen, Schuldgefühlen) geprägt sehen und die vor diesem Negativzustand in die Schein- und Märchenwelt der Spielsituation ausweichen (Hand 1992, 1998a,b). Das Glücksspiel dient der »Abwehr« von negativer Befindlichkeit, stellt einen neurotischen Konfliktlösungsversuch dar. Als Symptomverhalten kann es grundsätzlich bei völlig heterogenen Störungen oder Erkrankungen auftreten. Vom **pathologischen** Spielen grenzen die Autoren das **süchtige** Spielen ab, das durch massiv progrediente, selbstdestruktive Spielaktionen gekennzeichnet ist, die meist parallel die ökonomische (rasche hohe Verschuldung) wie auch die soziale Existenz (Verlust aller engen Bezugspersonen) zerstören. Es besteht ein »Verlust an Sinnorientierung in der Lebensführung« und eine »nicht bewusste Intention zum Suizid via sozioökonomischer Selbstzerstörung«. Das vorgeschlagene Therapiemodell pathologischen Spielverhaltens ist entsprechend auf die Veränderung oder Behebung der ursächlichen Bedingungen ausgerichtet. Gleichzeitig wird der Behandlung nach dem Suchtmodell eine »Symptomfixierung« vorgeworfen. Revisionen des Modells (Hand 2004) ergänzen die Subgruppe pathologischer Spieler mit (überwiegend) negativer Verstärkung (Vermeidungsspieler) durch die – seit langem bekannte – Subgruppe mit (überwiegend) positiver Verstärkung (Action-Sucher) und eine weitere mit sowohl positiver wie negativer Verstärkung (lustgesteuertes Zielverhalten und frustgesteuertes Vermeidungsverhalten). Die abgeleiteten therapeutischen Implikationen reichen von ursachen- und symptomorientierten Interventionen bis hin zur Pharmakotherapie.

Sucht im Allgemeinen und Spielsucht im Besonderen können durchaus Symptome einer **psychischen Grundstörung** sein. Vor allem im Anfangsstadium der Suchtentwicklung kann das Glücksspiel positive Funktionen im Hinblick auf prämorbide psychische Störungen erfüllen. Später kommt es jedoch häufig zum **Funktionswandel**, die faszinierende positive Wirkung tritt kaum mehr auf. Die Fehlentwicklung zur Sucht schreitet durch **Eigendynamik** fort, durch einen eigengesetzlichen Verlauf. Beispielsweise empfindet der Konsument nach Abklingen der Suchtmittelwirkung seine Realität negativer als vorher; zudem leidet er an v. a. psychischen **Entzugserscheinungen** bzw. an **negativen Nachwirkungen**. Auslösende Konflikte können bereits bewältigte Vergangenheit darstellen oder nur noch sehr eingeschränkt wirken, das exzessive Glücksspiel hat sich verselbstständigt.

> Es bilden sich selbstverstärkende (zirkuläre) Wirkungsschleifen, die die Bindung an das Suchtmittel aufrechterhalten.

Ein exzessives Spielverhalten führt bspw. infolge des hohen finanziellen Aufwandes zu unangenehmen Gedanken (Zukunftsperspektive) und beunruhigenden Gefühlen (Schuld- und Schamgefühlen), die sich am schnellsten und effektivsten durch eine

3.5 · Nosologische Zuordnung

erneute Teilnahme am Glücksspiel beheben lassen (»psychischer Teufelskreis«, van Dijk 1983). Soziale Konsequenzen (Ehe- und Familienkonflikte, soziale Isolierung), die das Glücksspiel nach sich zieht, steigern in gleicher Weise das Bedürfnis zum Spielen (»sozialer Teufelskreis«). Die Wirkungsschleifen verstärken sich gegenseitig. Die starke Bindung an das Glücksspiel wird nach Orford et al. (1996) v. a. durch einen zyklischen Prozess aufrechterhalten, der starke negative Gefühle in Zusammenhang mit Verlusten und Geldmangel sowie die Notwendigkeit, das Ausmaß des Glücksspiels zu verheimlichen, beinhaltet.

Eine schnelle und mühelose Lösung aller Probleme verspricht nur noch die Fortsetzung des Spiels, geleitet von irrationalen glücksspielnahen Glaubenssätzen bzw. Wunschdenken. Sie bietet in dem Kreislauf schließlich die einzige Gelegenheit, ein Lebensgefühl zu entwickeln (Peele 2001). Insofern handelt es sich bei einer manifesten Sucht um ein **eigenständiges Störungsbild**.

Ohne Zweifel können sich aber auch potenzielle psychische Grundstörungen (depressive Verstimmungen, Selbstwertprobleme) durch die schädlichen Auswirkungen des Suchtverhaltens stabilisieren oder verschlimmern. Wird im Einzelfall eine derartige Eigendynamik nicht deutlich bzw. beruht das pathologische Spielverhalten im Wesentlichen auf primären Grunderkrankungen, sind entsprechende nosologische Einordnungen vorzunehmen.

> **Die Suchttherapie betrachtet daher zum einen Sucht und zum anderen evtl. bestehende individuelle Grundstörungen getrennt und geht davon aus, dass sowohl (zuerst) die Sucht als solche als auch die psychischen und psychosozialen Grund- und Begleitprobleme Ziel der Behandlung sein müssen (▶ Kap. 9).**

Eine Ausweitung des Suchtbegriffs wurde allerdings auch von Vertretern der klassischen Drogenarbeit nach Beginn der öffentlichen Diskussion über die Spielsucht kritisiert (Bühringer 1983). Sie warnten damals vor einem inflationären Gebrauch, da die übermäßige Verwendung zur Bedeutungslosigkeit führe sowie zu der Gefahr, dass klassische Abhängigkeiten verharmlost und »neue« stigmatisiert würden. Nach zwischenzeitlichen, zumeist zaghaften Spekulationen der Kritiker über die Renaissance der »Sucht« – unter Einbeziehung von suchtartigem Verhalten (Watzl u. Bühringer 2001) – eröffnet die Klassifikation der glücksspielbezogenen Störung als Verhaltenssucht im DSM-5 eine neue Diskussionsgrundlage.

> **Da jedes lustbetonte menschliche Verhalten zur Ausschweifung neigt und es derzeit noch an einem Konsens über valide Abgrenzungskriterien mangelt, hängt die Subsumierung exzessiver Verhaltensweisen unter den Suchtbegriff vom Beurteilungsstand des Einzelnen und der Gesellschaft ab.**

Die Bewertung einer Störung als Suchtverhalten kann sich innerhalb kurzer Zeit verändern, wie sich auch am Beispiel des Nikotins verdeutlichen lässt. Noch in den 1970er-Jahren haben sich Raucher nicht als Süchtige erlebt, stufte die Gesellschaft den Nikotinkonsum als Laster oder Leidenschaft ein. Erst als das Ausmaß der Folgekosten absehbar war, erfolgte eine neue Bewertung als sozial unerwünschtes Verhalten, verbunden mit einer Klassifizierung als **Substanzabhängigkeit** bzw. stoffgebundene Suchtform.

Die Wiederentdeckung der Kategorie »Sucht« basiert im Wesentlichen auf aktuellen neurobiologischen Befunden, die auf eine genetische Anfälligkeit, biologische Risikofaktoren, Funktionsstörungen im Gehirn und die Effektivität neurobiologischer Interventionen bei Suchterkrankungen allgemein hindeuten. Vor diesem Hintergrund wird Sucht zunehmend als eine Erkrankung des Gehirns aufgefasst (Wiese 2000; O'Brian 2010a,b). Auf dem ausgesprochen dynamischen Forschungsfeld wird versucht, neurobiologische Substrate funktioneller Systeme der Suchtentwicklung zu ermitteln, wie Beeinträchtigungen in der **Belohnungsmotivation, Affektregulation** und **Verhaltenshemmung** (Goodman 2008).

Es gibt allerdings weiterhin Bestrebungen, das Konzept der Verhaltenssucht kritisch zu hinterfragen. So argumentiert die Arbeitsgruppe für Zwangsstörung und verwandte Störungen der WHO gegen eine entsprechende Klassifikation in der ICD-11 und empfiehlt stattdessen die Beibehaltung der Kategorie »Störungen der Impulskontrolle« (Grant et al. 2014; Grant u. Chamberlain 2016). Nach der erweiterten Definition ist diese Störung gekennzeichnet durch die wiederholte Erfolglosigkeit, einem Impuls, Antrieb oder Drang (eine Handlung auszuführen) zu widerstehen. Die Handlung ist für die Person (zumindest kurzfristig) belohnend und langfristig mit Schäden für das Individuum oder andere Menschen verbunden. Durch die Einbeziehung belohnender Aspekte erfolgt eine Annäherung an das Konzept der Abhängigkeitserkrankungen, sodass diese Definition auch als Beschreibung stoffgebundener Suchterkrankungen heranzuziehen wäre (Rumpf u. Mann 2015). Neben der intermittierenden explosiblen Störung, Kleptomanie, Pyromanie und zwanghaften sexuellen Verhaltensstörung wird auch das pathologische Spielverhalten dieser Kategorie zugeordnet. Als Begründung führen die Autoren Ähnlichkeiten der glücksspielbezogenen Störung mit der Major Depression und Manie bezogen auf die genetische Vulnerabilität und kortikale Dysfunktion an sowie die Option ähnlicher Behandlungsansätze wie Lithium- und Konfrontationstherapie. Rumpf u. Mann (2015) verweisen dagegen in einer kritischen Stellungnahme auf entscheidende Unterschiede. Bei Suchterkrankungen findet eine anfängliche Exposition mit der späteren Folge von Toleranz- und Abhängigkeitsentwicklung statt. Dies gilt sowohl für Substanzen als auch für Glücksspiele, nicht aber für Störungen der Impulskontrolle. Weiterhin ist es für Impulskontrollstörungen abweichend eher typisch, dass der Handlung eine Anspannung vorausgeht und ein Gefühl der Erleichterung folgt. Die Empfehlung der ICD-11-Arbeitsgruppe ist nach Meyer (2015) als folgenschwerer Rückschritt zu werten, da sie nicht zuletzt eine reduktionistische Sichtweise fördert, die auf individuelle Defizite als Ursache der Störung fokussiert ist.

Das Konzept der Verhaltenssucht muss jedoch auch gewährleisten, dass eine Verwässerung des Begriffs Sucht vermieden wird (Rumpf 2012). Es gilt zu verhindern, dass die Gesellschaft diese Störung als allgegenwärtig und daher vermeintlich als harmlos wertet. Die Einbeziehung weiterer Verhaltenssüchte wie Internet-, Sex-, Kauf- und Sportsucht in das DSM-5 (APA 2015, S. 661) wurde aufgrund unzureichender Forschungslage abgelehnt. Es erfolgte lediglich die Aufnahme der Störung durch Internetspielen in den Anhang als klinisches Erscheinungsbild mit weiterem Forschungsbedarf.

Die Berücksichtigung von Essstörungen bzw. bestimmter Aspekte des Störungsbildes als Suchtverhalten wird ebenfalls diskutiert (Karim u. Chaudhri 2012; Potenza 2015; Böning 2015).

Eine Pathologisierung normaler verstärkender Verhaltensweisen, wie auch Arbeit und TV-Konsum, die ebenfalls das Belohnungssystem im Gehirn aktivieren und neurobiologische Spuren hinterlassen (▶ Abschn. 5.1 und ▶ Abschn. 5.2), muss ebenso verhindert werden. Es gilt, neurobiologische (etwa Ausmaß der Dopaminausschüttung) und psychosoziale (etwa individuelle und/oder soziale Folgeschäden) Kriterien herauszuarbeiten, um der Kritik mangelnder **Spezifität** der Befunde zu verschiedenen Verhaltenssüchten (Lyons 2006; Grüsser-Sinopoli et al. 2008) gerecht zu werden.

Heinz u. Friedel (2014) benennen in diesem Kontext als differentielles Kriterium den Gewöhnungseffekt. Drogen mit Abhängigkeitspotenzial und Glücksspiele setzen nicht nur Dopamin frei, was natürliche Verstärker wie Nahrungsaufnahme oder Sexualität auch tun, sondern die Freisetzung erfolgt immer wieder. Es treten also keine Gewöhnungseffekte auf. Bei natürlichen Verstärkern führt der wiederholte Konsum dagegen in der Regel zu einer Habituation der Dopaminausschüttung, die dem Verlust des Neuigkeitswertes entspricht.

Um eine gemeinsame Basis zukünftiger Forschung zu schaffen und der – aus ihrer Sicht – übermäßigen Abhängigkeit von der Symptomatik stoffgebundener Suchtformen zu begegnen, schlagen Kardefelt-Winther et al. (2017) folgende operationale Definition für Verhaltenssucht vor:

> Ein wiederholtes Verhalten, das erheblichen Schaden oder Leid verursacht. Das Verhalten wird von der Person nicht verändert und bleibt über einen signifikanten Zeitraum bestehen. Der Schaden oder das Leid beeinträchtigt die Funktionalität des Handelns.

Die Autoren verweisen außerdem auf Ausschlusskriterien, nach denen ein Verhalten nicht als süchtiges Verhalten zu klassifizieren ist, wenn
- das Verhalten besser durch eine zugrundeliegende Störung (z. B. Depressionen, Störungen der Impulskontrolle) erklärt werden kann,
- die Beeinträchtigung der Handlungsfreiheit die Folge eines Verhaltens ist, dem – obwohl

3.5 · Nosologische Zuordnung

potenziell schädigend – eine bewusste Entscheidung vorausgegangen ist (z. B. Hochleistungssport),
- das Verhalten als eine intensive Beschäftigung über einen lang anhaltenden Zeitraum beschrieben werden kann, das Zeit und Aufmerksamkeit in Anspruch nimmt, ohne die Funktionalität des Handelns bedeutsam einzuschränken oder Leid für das Individuum zu verursachen,
- das Verhalten aus einer Bewältigungsstrategie resultiert.

Die wissenschaftliche Diskussion über hinreichende Abgrenzungskriterien hat gerade erst begonnen. Letztendlich wird die Analyse zukünftiger Forschungsbefunde über die Aufnahme weiterer Verhaltenssüchte in die Klassifikationssysteme psychischer Störungen entscheiden.

Krankheits- und Public-Health-Modell

Das Krankheitskonzept, das sich aus biologischen Theorien ableitet, besagt im Kern, dass dem Suchtverhalten **physiologische Ursachen** (Effekte des Suchtmittels, Konstitution des Konsumenten) zugrunde liegen. Diese Grundannahme ist ebenso wie die der Unheilbarkeit und der Einschätzung als progressiv chronische Krankheit bereits im Kontext psychotroper Substanzen durch empirische Befunde in Zweifel gezogen worden (McMurran 1994). Alternative Konzepte, die in dem Sucht- bzw. Problemverhalten ein erlerntes Fehlverhalten (Lerntheorie) sehen, die seelische Struktur des Menschen als Ursprung betrachten (Psychoanalyse) oder soziale und sozioökonomische Bedingungen der konkreten Suchtentwicklung (Soziologie) in den Vordergrund stellen, haben jedoch bis heute nicht die Bedeutung des Krankheitskonzeptes erreicht, auf dessen Grundlage Sucht als behandlungsbedürftige Krankheit anerkannt wurde.

Zu den individuellen und sozialen Vorteilen des Modells zählen
- die Öffnung für eine Behandlung im Rahmen der allgemeinen Gesundheitsversorgung und die Übernahme der Kosten,
- das Aufzeigen eines Rahmens im Umgang mit sozialen und strafrechtlichen Begleiterscheinungen,
- das bessere Verständnis seitens der Betroffenen und ihrer Angehörigen,
- die Ich-Entlastung und Wertneutralität.

Mitunter dient das Krankheitskonzept als brauchbare Metapher für einen gemeinhin beobachtbaren Prozess (Shaffer 1989) und der Krankheitsbegriff weniger der Erklärung als der Beschreibung des Phänomens (Moran 1970b).

Allerdings sind die kritischen Einwände gegen verschiedene Implikationen des Krankheitsmodells nicht von der Hand zu weisen. Der Opferstatus, der leicht mit dem Krankheitsprozess verknüpft wird, kann ein Gefühl der Hilflosigkeit fördern, die Übernahme von Selbstverantwortung verhindern und zu einer passiven Haltung in der Therapie führen. Der subjektiv empfundene Kontrollverlust ist nicht absolut, unveränderlich oder unabwendbar, nach psychologischen Modellen (sozial-kognitive Lerntheorie) ist die Kontrollfähigkeit »lediglich« vermindert. Die Behandlung des süchtigen Spielverhaltens als erlerntes Fehlverhalten verlangt danach nicht notwendigerweise Abstinenz (Klepsch et al. 1989a,b). Die Gesamtheit der Spieler lässt sich weiterhin nicht dichotom in soziale und pathologische Spieler unterteilen, wie es das Krankheitskonzept impliziert. Ein **biopsychosoziales Konzept**, das ein Kontinuum von problemfreiem bis süchtigem Spielverhalten zugrunde legt, in dem der Spieler in Abhängigkeit von aktuellen sozialen Situationen, individueller Anfälligkeit und vorhandenen Bewältigungsstrategien verschiedene Positionen einnehmen kann, wird der Realität eher gerecht (Rosecrance 1988; Castellani 2000).

Als Alternative zum Krankheitsmodell, bei dem es um die Gesundheit der einzelnen Person geht, rückt in jüngster Zeit verstärkt der Public-Health-Ansatz in den Fokus der Wissenschaft (Ferentzy u. Turner 2013, S. 154f). Der konzeptionelle Ansatz untersucht die geistigen, körperlichen, psychischen und sozialen Bedingungen von Gesundheit und Krankheit und deren systematische Verknüpfung bezogen auf das Angebot von Glücksspielen. Im Zentrum der Betrachtung stehen das Zusammenwirken von Gesellschaft und Individuen sowie die entsprechenden Rückwirkungen auf die Gesundheit. Ausgehend von der Vulnerabilität der Bevölkerung wird auf die Bedeutung präventiver und gesetzlicher Maßnahmen verwiesen, z. B. in Bezug auf die Verfügbarkeit des Suchtmittels und den Gesamtkonsum in der Bevölkerung (▶ Abschn. 4.3.2) oder auf strukturelle Merkmale des Glücksspiels (▶ Abschn. 4.1.2). Ferentzy u. Turner (2013, S. 156) werten das Public-Health-Modell allerdings ebenfalls – wie das Krankheitsmodell – lediglich als hilfreiche Metapher, da die Interaktion zwischen den Eigenschaften des Spielers und seinen Spielerfahrungen keine hinreichende Berücksichtigung findet.

Fazit

Es lassen sich Argumente für und gegen einzelne Modellvorstellungen anführen (Feuerlein 1984; Brown 1987a), die disziplinspezifischen Ansichten und Theorien widerlegen einander nicht (Shaffer 1989). Ihre Koexistenz ist vielmehr heuristisch sinnvoll und notwendig. Sie liefert wertvolle Anregungen für die Forschung und Behandlung. Der glücksspielbezogenen Störung können sehr unterschiedliche ätiologische Bedingungen zugrunde liegen, ebenso kann das Spielen vielfältige Funktionen erfüllen (▶ Kap. 4). Das Suchtmodell ist zwar in der Lage, diese Spannbreite abzudecken, möglicherweise sind aber für bestimmte Subgruppen pathologischer Spieler alternative Erklärungsmodelle mit entsprechenden Therapieimplikationen eher geeignet. So ist wahrscheinlich die Indikation zur Abstinenz nicht für jeden pathologischen Spieler zu stellen. Solange aber keine zuverlässigen Kriterien dafür vorliegen, wer zu dieser vermutlich eher kleinen Gruppe gehört, sollte sicherheitshalber eine dauerhafte Einhaltung der Abstinenz das Ziel sein. Es ist Aufgabe der Forschung, verlässliche Kriterien für eine derartige Gruppenzuweisung zu ermitteln.

Im Rahmen des therapiebezogenen diagnostischen Prozesses gilt es (in Abhängigkeit von der therapeutischen Ausrichtung), die folgenden Aspekte abzuklären, um zu individuellen Behandlungszielen und zur Auswahl geeigneter Behandlungsstrategien und -methoden zu gelangen:
- psychosoziale Entstehungsbedingungen und Bewältigungsstrategien,
- Funktionalität der Teilnahme am Glücksspiel und glücksspielspezifische Wirkungen,
- eigendynamische Entwicklungen und Mechanismen der Aufrechterhaltung,
- Abwehrmechanismen und Leugnungstendenzen,
- kognitive Verzerrungsmuster wie illusionäre Kontrollüberzeugungen und typische Copingstrategien,
- überdauernde Merkmale der Persönlichkeit und psychopathologische Auffälligkeiten sowie
- psychosoziale Folgeschäden.

Sollte nach dem klinischen Interview und der differenziellen Diagnostik bspw. keine manifeste primäre Suchtdynamik vorliegen, sondern sich das Spielen als neurotischer Konfliktlösungsversuch ohne Eigendynamik und unvollständige diagnostische Kriterien nach DSM-5 darstellen, verlangt ein pragmatisches Vorgehen die Behandlung des Betroffenen auf der Grundlage psychosomatisch statt suchttherapeutisch ausgerichteter Behandlungsstrategien.

3.6 Spielertypologie

In dem Kontinuum von einer sehr seltenen, problemlosen Teilnahme am Glücksspiel bis hin zu einem exzessiven, pathologischen Spielverhalten lassen sich verschiedene, mehr oder minder abgrenzbare Formen des Spielens unterscheiden (◘ Abb. 3.6). Merkmale wie Spielfrequenz und Funktionalität, Ätiopathogenese und Symptomschwere (Rosenthal 1989; Custer u. Milt 1985) bzw. Ausprägungsgrad der Probleme (Shaffer et al. 1997) ermöglichen eine Differenzierung der Glücksspieler insgesamt wie des Spektrums der pathologischen Spieler.

Gelegenheitsspieler oder soziale Spieler bilden die größte Gruppe unter den Glücksspielern. Sie suchen in ihrer Freizeit beiläufig Abwechslung, Unterhaltung, Vergnügen, mit geringen Einsätzen in einer als angenehm erlebten Atmosphäre, ohne dass es zu irgendwelchen Auffälligkeiten kommt (◘ Abb. 3.6, Stufe 1; nach Shaffer et al. 1997).

Professionelle Spieler bilden eine sehr kleine Gruppe, die in Deutschland – wenn überhaupt – vornehmlich beim Poker sowie im illegalen Bereich anzutreffen sein dürfte. Sie verdienen ihren Lebensunterhalt mit dem Glücksspiel. Das Spiel bietet ansonsten keinen Reiz, es ist zum Beruf geworden. Sie haben ein distanziertes Verhältnis zum Spiel und

3.6 · Spielertypologie

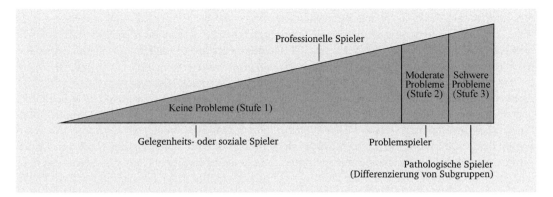

Abb. 3.6 Differenzierung des Spielerspektrums. (Nach Shaffer et al. 1997)

tätigen ihre Einsätze kontrolliert, kühl und berechnend (Custer u. Milt 1985; Hayano 1984; Dickerson 1984). Glücksspiele, bei denen individuelle Fähigkeiten einen entscheidenden Einfluss auf das Spielergebnis haben, ein Spieler besser sein kann als andere, wie z. B. beim Poker, sind das Metier von professionellen Spielern. Ein (glaubhaft) professioneller Pokerspieler äußerte, dass die Gefahr des Kontrollverlustes immer präsent sei. Nach den Unterschieden zum pathologischen Spieler befragt, gab er an, dass der süchtige Spieler jede »Hand« spielen wolle, immer in Action sein müsse, während er, so schwer es manchmal auch sei, bei einem relativ schlechten Blatt aussteigen könne. Ein empirischer Vergleich zwischen professionellen und pathologischen Spielern anhand zahlreicher Variablen kommt zu dem Ergebnis, dass die Impulsivität die beiden Gruppen deutlich gegeneinander abgrenzt (Weinstock et al. 2013a). Professionelle Spieler berichteten über ein hohes Maß an Selbstkontrolle sowie ein geringeres Bedürfnis nach sozialer Anregung und Stimulation als pathologische Spieler, die wiederum eine ausgeprägtere Tendenz zum Handeln ohne Rücksicht auf die Konsequenzen zeigten. Stuften sich Spieler selbst als professionelle oder semiprofessionelle Spieler ein, war bei 42,1 % bzw. 48,6 % ein problematisches oder risikobehaftetes Spielverhalten feststellbar (Hing et al. 2015). Die Folgeschäden beziehen sich eher auf den persönlichen, zwischenmenschlichen und Arbeits-/Studienbereich als auf die finanzielle Ebene. Weitere Subgruppen – unter den Spielern allgemein – beschreiben Newman (1972), Conrad (1978), Kusyszyn u. Rubenstein (1985), Custer u. Milt (1985).

Problematische Spieler lassen nach Shaffer et al. (1997) deutliche Probleme erkennen (Stufe 2), sind gefährdet (»at risk«) und befinden sich in einer Übergangsphase. Als weitere charakteristische Merkmale nennt die Productivity Commission (1999, S. 6.20): Schuldgefühle, erste Anzeichen von Depressionen, heimliches Spielen, Streitigkeiten wegen des Spielens, hohe Ausgaben und Verlusten hinterherjagen.

Bachmann (1989) spricht von »problematischem Spielverhalten«, wenn der Stellenwert oder die Funktion des Spielens über ein kurzfristiges Freizeitvergnügen weit hinausgeht und das Glücksspiel als Beruhigungs- oder Aufputschmittel zur Kompensation intrapsychischer und sozialer Konflikte eingesetzt wird, sich aber noch keine Eigendynamik, kein Suchtverhalten entwickelt hat (▶ Abschn. 3.5.2).

Als Problemspieler werden darüber hinaus Spieler klassifiziert, die in den Screeningverfahren mittlere Punktwerte erzielen (bspw. einen Wert von 3 oder 4 im DSM-IV und SOGS bzw. 2 oder 3 im DSM-5). Sie befinden sich kurz vor der Schwelle einer klinischen Diagnose. In Analogie zu stoffgebundenen Suchtformen lässt sich ein problematisches Spielverhalten auch als missbräuchliche Nutzung des Glücksspiels charakterisieren. In britischen und australischen Studien (z. B. Wardle et al. 2007, 2011b; Delfabbro 2008) wird der Terminus »Problemspieler« im Gegensatz dazu als übergeordneter Begriff genutzt, der sowohl ein problematisches (riskantes) als auch ein pathologisches Spielverhalten umfasst.

Pathologische Spieler weisen schwer wiegende Probleme mit dem Glücksspiel auf (**Abb. 3.6**, Stufe

3; nach Shaffer et al. 1997), die den diagnostischen Kriterien der Klassifikationssysteme (ICD-10 und DSM-5) entsprechen. Nower u. Blaszcynski (2003) beschreiben eine Subgruppe pathologischer Spieler, die durch periodisch auftretendes, unkontrolliertes Spielverhalten im Wechsel mit längeren Abstinenzphasen (»binge gambling«) zu charakterisieren ist. Während die Symptomatik in den exzessiven Spielphasen deutlich erkennbar ist, folgen nach der abrupten Einstellung des Spielverhaltens (aufgrund schwerer psychosozialer Schädigungen) Abstinenzphasen ohne Verlangen nach dem Glücksspiel.

3.6.1 Subtypen pathologischer Spieler

In einer ersten ursachenbezogenen Differenzierung von Subgruppen pathologischer Spieler unterschied Moran (1970b,c) zwischen:
- subkulturellem Glücksspiel, das auf dem Hintergrund exzessiven Spielens im sozialen Umfeld entsteht,
- neurotischem Glücksspiel als Reaktion auf eine Stresssituation oder ein emotionales Problem,
- impulsivem Glücksspiel, das durch einen Kontrollverlust bei einer Tendenz zu spontanen Reaktionen und eine ambivalente Einstellung zum Spielen gekennzeichnet ist,
- psychopathischem Glücksspiel als Teil einer grundlegenden Persönlichkeitsstörung,
- symptomatischem Glücksspiel, das auf eine schwere psychische Störung (häufig Depressionen) zurückzuführen ist.

Bei allen Formen besteht eine **psychische Abhängigkeit**, jedoch mit unterschiedlichem Ausprägungsgrad. Beim impulsiven Typ ist sie nach Moran (1970b,c) am stärksten, beim subkulturellen Typ am geringsten ausgeprägt.

Ähnliche, auf einer verstehend-intuitiv-klinischen Basis beruhende nosologische Klassifikationen liegen für bundesdeutsche Stichproben von pathologischen Spielern aus ambulanten und stationären Einrichtungen vor (Hand u. Kaunisto 1984; Haustein u. Schürgers 1987; Bellaire u. Caspari 1989; Kröber 1991). Eine empirisch gewonnene Klassifikation (mittels multivariater statistischer Verfahren) von Spielern aus Selbsthilfegruppen findet sich bei Meyer (1991). Die ermittelten Cluster lassen sich charakterisieren als: pathologische Automatenspieler mit einer (1) emotional labilen, depressiv-aggressiven und (2) emotional labilen, depressiven Persönlichkeitsstruktur, (3) pathologische Geldautomatenspieler und (4) pathologische Spieler klassischer Glücksspiele (jeweils) ohne Persönlichkeitsauffälligkeiten sowie (5) subjektiv belastete Geldautomatenspieler. Nach einer Synopsis beschreibt Kröber (1996) folgende unterschiedliche Störungsbilder bei pathologischen Glücksspielern, wobei in Abhängigkeit von der besonderen Klientel einzelne Subgruppen stärker sichtbar werden:

> **Pathologisches Spielverhalten**
> Pathologisches Spielverhalten tritt im Rahmen folgender Situationen auf:
> - In akuten Lebenskrisen, Entwurzelungssituationen oder bei chronischen Partnerschaftskonflikten, als desaktualisierendes, angst- und spannungsminderndes Rückzugsverhalten
> - Bei länger hingezogenen, eher symptomarmen depressiven Verstimmungen, als antidysthyme Selbststimulation
> - Bei ausgeprägter narzisstischer oder Borderline-Persönlichkeitsstörung, insbesondere nach persönlichen Niederlagen oder andersartiger Destabilisierung
> - Bei psychischen Krankheiten, v. a. in (hypo)manischen und (sub)depressiven Stadien bipolarer Psychosen, bei zyklothymen Persönlichkeiten und bei Männern mit deutlicher hirnorganischer Beeinträchtigung und damit zusammenhängender Beeinträchtigung von sozialer Kompetenz und sozialer Anpassung
> - Bei primär dissozialer Entwicklung, eines devianten und unstrukturierten Freizeitverhaltens, oft vergesellschaftet mit Alkoholmissbrauch

Als erkennbare Gemeinsamkeiten der unterschiedlichen Störungsbilder benennt Kröber (1996) die Stagnation in der Lebensentwicklung, Progredienz des Symptomverhaltens und Komplikationen wie Verschuldung und Delinquenz.

Petry (2001a) fand die klinische Eigenständigkeit und Heterogenität pathologischen Glücksspiels in einer Stichprobe stationär behandelter Spieler bestätigt. Nach der empirischen Klassifikation lassen sich die Patienten in (mehrheitlich) narzisstisch-persönlichkeitsgestörte und (seltener) depressiv-neurotische Typen unterscheiden.

Clusteranalysen von **Persönlichkeitsmerkmalen** in einer kanadischen Bevölkerungsstichprobe führten zu drei Subtypen (Vachon u. Bagby 2009):
- einfacher Typ mit niedriger Rate komorbider Psychopathologie und Persönlichkeitswerten im Normbereich,
- lustbetonter Typ mit moderater Komorbidität und Neigung zur Stimulationssuche und zu positiven Affekten,
- demoralisierter Typ mit hoher Komorbidität und Neigung zu negativen Affekten, geringer positiver Emotionalität und Enthemmtheit.

Vier Cluster generierten Alvarez-Moya et al. (2010) in einer spanischen Behandlungsstichprobe pathologischer Spieler, die sie wie folgt beschreiben:
- desorganisiert und emotional anfällig,
- schizoid,
- belohnungssensitiv und
- hochfunktional.

Auf der Basis der Motivation zum Glücksspiel lassen sich **drei Subgruppen** differenzieren, die durch Fluchtverhalten, Dissoziationen (abgehobener Bewusstseinszustand) und Narzissmus/Suche nach Aufmerksamkeit zu charakterisieren sind (Ledgerwood u. Petry 2006a). Motivationen wie die Spielteilnahme zur Freizeitgestaltung, zum Abbau negativer und Aufbau positiver Gefühle dienen Stewart et al. (2008) sowie Stewart u. Zack (2008) zur Bildung von Subgruppen.

Eine Differenzierung nach der bevorzugten Glücksspielform belegt bei pathologischen Spielern, die Formen mit Geschicklichkeitsanteilen präferiert hatten, eine ausgeprägtere Symptomatik und Psychopathologie, geringere Kooperativität und stärkere Neugier als bei Betroffenen mit der Präferenz für reine Zufallsspiele (Moragas et al. 2015), die zudem eher älter und weiblichen Geschlechts waren (Odlaug et al. 2011).

In einer Überblicksarbeit resümieren Milosevic u. Ledgerwood (2010), dass sich trotz der Inkonsistenzen in den fast ausschließlich auf Querschnittsdaten beruhenden Befunden drei Subtypen von pathologischen Spielern nachweisen lassen:
- Spieler, die keine Anzeichen prämorbider Psychopathologie oder Persönlichkeitsmerkmale erkennen lassen und im Wesentlichen aufgrund sozialer Faktoren (z. B. sozialer Druck durch die Peergroup) und/oder Verhaltenskonditionierung am Glücksspiel teilnehmen,
- Spieler mit hohen Depressions- und/oder Angstwerten, die die Teilnahme am Glücksspiel als Fluchtverhalten nutzen,
- Spieler mit hohen Impulsivitätswerten, die das Glücksspiel zur Stimulation und Reduzierung von Langeweile wählen.

Die empirischen Befunde lassen sich damit als Bestätigung des Pfadmodells zur Erklärung unterschiedlicher Entwicklungswege der Spielsucht von Blaszczynski u. Nower (2002; ▶ Abschn. 5.6) werten.

> Die unterschiedlichen potenziellen Grundbedingungen, wie sie in den aufgezeigten Klassifikationen zum Ausdruck kommen, lassen eine differenzielle Therapieindikation notwendig erscheinen, ein Behandlungskonzept wie es auch bei stoffgebundenen Suchtformen (mit ähnlichen Differenzierungen) praktiziert wird.

3.7 Epidemiologie

Ein Vergleich der ermittelten Prävalenzraten wird erschwert durch Unterschiede in den eingesetzten Erhebungsinstrumenten und diagnostischen Kriterien, der Methodik der Datenerhebung, der Einbeziehung von Filteritems und den Antwortraten.

Auf Zuordnungsfehler der Instrumente (wie eine hohe Falsch-positiv-Rate) wurde bereits hingewiesen. Aufgrund der Kostenvorteile, des höheren Grades an Anonymität bei der sensiblen Thematik und der generellen Vergleichbarkeit der Ergebnisse (Volberg 2007) erfolgten die Datenerhebungen überwiegend über Telefoninterviews. Deren Antwortrate ist im Allgemeinen deutlich geringer als in persönlichen Befragungen. Hier besteht die berechtigte Annahme, dass sich unter den Nichterreichten oder die Befragung ablehnenden Personen ein überproportional hoher Anteil an problematischen und pathologischen Spielern befindet. Williams u. Volberg (2009) ermittelten höhere Prävalenzraten im Zuge von **Face-to-Face-Interviews** (vs. Telefoninterviews). Ihren Befunden zufolge scheint diese methodische Vorgehensweise tatsächlich zum einen zu einer Minimierung systematischer Stichprobenfehler zu führen. Zum anderen deuten die Datenanalysen an, dass Interviewpartner gerade im direkten persönlichen Kontakt zu ehrlicheren Antwortmustern neigen.

Grundsätzlich besitzen die Selbstberichte von Problemspielern eine hinreichende Reliabilität und Validität (Hodgins u. Makarchuk 2003). Angaben zu den Ausgaben für Glücksspiele hängen stark von der Formulierung der Fragestellung ab (Wood u. Williams 2007). Vergleiche der Angaben zu den geschätzten Ergebnissen der Spielteilnahme und tatsächlichen Resultaten zeigen, dass in 34–40 % der Fälle (je nach Zeitraum und Spielform) eine Unterschätzung der Verluste und Überschätzung der Gewinne stattfindet (Braverman et al. 2014). Das Ausmaß der Diskrepanz in den (vorteilhaft) verzerrten Angaben geht einher mit selbstberichteten Spielproblemen. Die Korrelation zwischen tatsächlichen und selbstberichteten Angaben liegt nach den Befunden von Auer u. Griffiths (2016) bei 0,35 (Varianzaufklärung: 12 %), wobei die Angaben bei Spielformen mit hoher Ereignisfrequenz weniger präzise ausfallen als bei Formen mit geringer Spielabfolge.

Weitere maßgebliche Einflussquellen umfassen die Einbettung der Befragung in Glücksspielsurveys (mit höheren Prävalenzraten) vs. Gesundheits- und Freizeitsurveys sowie die Auswahl von Filteritems, die die weitere Befragung vorstrukturieren, wobei zu eng definierte Ausschlusskriterien zu einer Unterschätzung des wahren Problemausmaßes führen. Nach Williams et al. (2012a, S. 9) führte die im Rahmen eines Gesundheitssurveys telefonisch durchgeführte Erhebung, die für die Befragten keine Spielteilnahme in den letzten 12 Monaten voraussetzte, zu einer 5-fach höheren Prävalenzrate als in einem Glücksspielsurvey per Face-to-Face-Interview, der ein Filteritem in Form einer jährlichen Spielteilnahme in Höhe von mindestens 300 $ enthielt. Zudem sind bei der Bestimmung und Interpretation der Ergebnisse die grundsätzlichen Probleme repräsentativer Bevölkerungsstudien zu derartigen Störungsbildern zu berücksichtigen, die aufgrund der geringen Prävalenzen große Stichprobenumfänge erfordern. Kleine Fallzahlen gehen immer mit einer erheblichen Unsicherheit bei der Schätzung der wahren Populationsparameter einher und sind daher mit der gebotenen Vorsicht zu interpretieren (Volberg 2007). Erwartungsgemäß fallen schließlich Prävalenzen bezogen auf die Lebenszeit deutlich höher aus als 12-Monats-Prävalenzen. Die unterschiedliche Untersuchungsmethodik ist bei der Interpretation divergierender Prävalenzraten in einem Land oder zwischen Ländern zu berücksichtigen (Sassen et al. 2011b).

Daten zur Prävalenz problematischen und pathologischen Spielverhaltens in Deutschland liegen inzwischen aus 10 repräsentativen Bevölkerungsstudien vor (◘ Tab. 3.4). Nach den 12-Monats-Prävalenzraten, die auf den DSM-IV- oder SOGS-Kriterien basieren, zeigen 0,19–0,68 % der Bevölkerung ein problematisches Spielverhalten, bezogen auf die vergangenen 12 Monate. Hochgerechnet auf die Einwohner sind 98.000–362.000 Personen davon betroffen. Bei 0,19–0,82 % der Bundesbürger ist ein pathologisches Spielverhalten erkennbar. Die Anzahl der pathologischen Spieler lässt sich entsprechend mit 103.000–436.000 beziffern. Vergleichbare Erhebungen, wie die der BZgA, deuten auf keine signifikanten Veränderungen in dem Zeitraum von 2007–2015 hin. Bei geringeren Zeitabständen gilt dies ebenso für die Befunde von Bühringer et al. (2007) und Sassen et al. (2011a; vgl. auch Ludwig et al. 2012).

Die aktuellste Repräsentativerhebung der BZgA (2016) aus 2015 weist unter Berücksichtigung der Gesamtstichprobe (Festnetz- und Mobilfunkanschluss) eine Prävalenzrate problematischen Glücksspiels in der 16- bis 70-jährigen Bevölkerung von 0,42 % aus (95 %-Konfidenzintervall, KI: 0,27–0,66 %). Hochgerechnet auf die Bevölkerung lassen sich damit 241.000 Personen als Problemspieler kennzeichnen (KI: 153.000–382.000). Bei 0,37 % (KI: 0,19–0,72 %) der Bundesbürger ist ein pathologisches Spielverhalten klassifizierbar. Die Anzahl der pathologischen Spieler lässt sich entsprechend mit 215.000 Personen beziffern (KI: 111.000–415.000). Im Vergleich mit dem Survey 2013 sind geringe, statistisch allerdings nicht signifikante Rückgänge sowohl des problematischen als auch des pathologischen Spielverhaltens erkennbar. Der Bevölkerungsanteil von mindestens 0,79 % proble-

3.7 · Epidemiologie

Tab. 3.4 Pathologisches und problematisches Spielverhalten in Deutschland: Ergebnisse von Repräsentativbefragungen (12-Monats-Prävalenz; Meyer 2016)

	Bühringer et al. 2007	Buth u. Stöver 2008	BZgA 2008	BZgA 2010	Sassen et al. 2011a	Meyer et al. 2011a[a]	TNS EMNID 2011	BZgA 2012	BZgA 2014	BZgA 2016
Auftraggeber	Bundesministerium für Gesundheit	Deutscher Lottoverband	Deutscher Lotto- und Totoblock	Deutscher Lotto- und Totoblock	Bundesministerium für Gesundheit	Deutsche Bundesländer	AWI – Automaten-Wirtschaftsverbände	Deutscher Lotto- und Totoblock	Deutscher Lotto- und Totoblock	Deutscher Lotto- und Totoblock
Erhebungsjahr	2006	2006	2007	2009	2009	2010/2011	2011	2011	2013	2015
Stichprobe	7817 (18–64 Jahre)	7981 (18–65 Jahre)	10.001 (16–65 Jahre)	10.000 (16–65 Jahre)	8006 (18–64 Jahre)	15.023 (14–64 Jahre)	15.002 (18–n. v.)	10.002 (16–65 Jahre)	11.501 (16–65 Jahre)	11.501 (16–70 Jahre)
Methodik	Schriftliche und telefonische Befragung	Telefonische Befragung und Online-Access-Panel	Telefonische Befragung (Festnetz)	Telefonische Befragung (Festnetz)	Schriftliche, telefonische und Online-Befragung	Telefonische Befragung (Festnetz/Mobil)	Telefonische Befragung (Festnetz)	Telefonische Befragung (Festnetz)	Telefonische Befragung (Festnetz/Mobil)	Telefonische Befragung (Festnetz/Mobil)
Antwortrate in %	48	56/68	63	62	50	52/57	58	60	57/37	49/36
Klassifikation	DSM-IV	DSM-IV	SOGS	SOGS	DSM-IV	DSM-IV	DSM-IV	SOGS	SOGS	SOGS
Problematisches Spielverhalten in % (N)	0,29 (149.000)	0,64 (340.000)	0,41 (225.000)	0,64 (347.000)	0,24 (123.000)	0,31 (172.000)	0,21 (n. v.)	0,51 (275.000)	0,68 (362.000)	0,42 (241.000)
Pathologisches Spielverhalten in % (N)	0,20 (103.000)	0,56 (300.000)	0,19 (104.000)	0,45 (242.000)	0,31 (159.000)	0,35 (193.000)	0,23 (n. v.)	0,49 (264.000)	0,82 (436.000)	0,37 (215.000)

[a] Berechnung der 12-Monats-Prävalenz auf Grundlage der Daten zur Lebenszeitprävalenz und der erfragten Datierung des letztmöglichen Auftretens eines glücksspielbezogenen Problems

matischer Spieler liegt wiederum auf dem Niveau früherer Erhebungen. In der Gesamtbetrachtung der 10 Repräsentativerhebungen bewegt sich dieser Anteil zwischen 0,44 % und 1,5 %.

Zur Lebenszeitprävalenz ergab die Studie »Pathologisches Glücksspiel und Epidemiologie« (PAGE) von Meyer et al. (2011a), dass 1,4 % der 14- bis 64-Jährigen in Deutschland die Kriterien für ein problematisches und 1,0 % für ein pathologisches Spielverhalten erfüllen. Die entsprechenden Diagnosen sind damit 776.000 bzw. 531.000 Personen im Lebenslauf zuzuordnen.

Eine erste valide Abschätzung möglicher Überschneidungen von pathologischem Spielen und dem Vorliegen einer manischen Episode (als diagnostisches Ausschlusskriterium, ▶ Abschn. 3.3) durch die Befunde der PAGE-Studie (Meyer et al. 2011a) zeigt auf, dass dieses Kriterium bei der Schätzung der Prävalenz zu vernachlässigen ist. Unter Einsatz nur einer (Screening-)Frage hatten dagegen Bühringer et al. (2007) bei 57 % der pathologischen Glücksspieler eine entsprechende Differenzialdiagnose gestellt.

Auf europäischer Ebene reichen die 12-Monats-Prävalenzraten für ein problematisches Spielverhalten von 0,3–6,9 % und für ein pathologisches Spielverhalten von 0,1–2,2 % (◘ Tab. 3.5). Die Mediane liegen bei 0,8 % bzw. 0,4 %. Bei der Kombination problematischen/pathologischen Spielverhaltens zeigt sich eine Spannbreite von 0,4–9,1 % (Median: 1,2 %). An der Spitze befindet sich die Rate in Italien, das geringste Problemausmaß ist in Norwegen zu beobachten. Die aktuellen Befunde aus Deutschland für 2015 sind jeweils unterhalb der Mediane bzw. auf dem Median (pathologisches Spielverhalten) einzuordnen. Liegen mehrere Erhebungen aus einem Land vor, sind im Zeitverlauf – wie in Deutschland – kaum Veränderungen erkennbar.

Die deutschen und anderen europäischen Prävalenzraten fallen in der Gegenüberstellung mit Daten aus Ländern wie Australien, Brasilien, Hongkong, Kanada, Macao und den USA deutlich niedriger aus (◘ Tab. 3.6).

Nach einem Review von Williams et al. (2012a, S. 5), der zahlreiche Publikationen staatlicher und institutioneller Quellen berücksichtigt, reicht die 12-Monats-Prävalenz für Problemspieler weltweit von 0,5–7,6 %. Die niedrigsten Prävalenzraten finden sich in Europa, mittlere Werte in Nordamerika und Australien sowie die höchsten in Asien (Singapur, Macau, Hongkong) und Südafrika. Unter Einbeziehung weiterer aktuellerer Prävalenzstudien, deren Originalstudien teilweise nur in der jeweiligen Landessprache vorliegen und mitunter nur Regionen betreffen, verweisen Calado u. Griffiths (2016) in ihrem Review von insgesamt 69 Studien auf ein Spektrum der weltweiten Lebenszeitprävalenzen (Kombination problematischen/pathologischen Spielverhaltens) von 0,7–6,5 % und der 12-Monats-Prävalenzen von 0,1–5,8 %. Abweichungen vom Spektrum der ◘ Tab. 3.5 und ◘ Tab. 3.6 sind auch darauf zurückzuführen, dass Calado u. Griffiths (2016) für Italien nur den kombinierten Wert für SOGS und PGSI einbezogen haben, während die Autoren der italienischen Studie (Barbaranelli et al. 2013) darüber hinaus die jeweiligen Werte angeben, die deutlich höher ausfallen.

3.7.1 Behandlungsnachfrage

Nach der Deutschen Suchthilfestatistik für ambulante Beratungs- und/oder Behandlungsstellen, Fach- und Institutsambulanzen (Braun et al. 2016) ist 2015 in 650 Einrichtungen bei 10.741 Klienten die Einzeldiagnose »pathologisches Spielverhalten« gestellt worden (◘ Tab. 3.7). Die durchschnittliche Anzahl betreuter Spieler pro Einrichtung lag bei 16,5 Fälle (Frauenanteil: 12,1 %), der Anteil bezogen auf die Gesamtzahl der Klienten (mit abgeschlossener Diagnosestellung) bei 7,8 %. Die Anzahl der Hauptdiagnosen betrug 9469. Für alle Kennwerte ist in den vergangenen Jahren ein deutlicher Anstieg festzustellen[1].

Eine Hochrechnung auf die Gesamtzahl der betreuten Spieler in den bundesweit 1427 ambulanten Suchtberatungsstellen verweist für 2015 auf rund 23.600 Fälle mit der Einzeldiagnose »pathologisches Spielen« (Hauptdiagnose: 20.800). Nach Inkrafttreten des GlüStV 2008 hat sich die Behandlungsnachfrage mehr als vervierfacht (betreute Spieler in 2007: 5700). Der starke Anstieg dürfte auf die Zu-

---

[1] Eine Fortschreibung der Behandlungsnachfrage erfolgt jedes Jahr im *Jahrbuch Sucht* der Deutschen Hauptstelle für Suchtfragen.

3.7 · Epidemiologie

Tab. 3.5 Prävalenzraten problematischen und pathologischen Spielverhaltens in Europa

Land	Studie	Erhebungs-jahr	Stichprobe (N)	Antwort-rate (%)	Methode	Instrument	12-Monats-Prävalenz (%)	
							Problemspieler	Pathologischer Spieler
Belgien	Druine et al. in Druine 2009	2006	3002	n. v.	Telefon	DSM-IV	1,6	0,4
Dänemark	Bonke u. Borregaard in Linnet 2009	2006	8153	70	Telefon	SOGS	0,8	0,2
						NODS	0,3	0,1
	Ekholm et al. 2014	2005	10.916	52	Face-to-Face-Interviews	Lie/Bet	0,9	
		2010	23.405	63	Face-to-Face-Interviews	Lie/Bet	0,8	
Finnland	Aho u. Turja in Jaakola 2009	2007	4722	58	Telefon	SOGS	2,1	1
	Salonen et al. 2015	2011	4484	40	Telefon	SOGS	1,7	1
Frankreich	Costes et al. in Valleur 2015	2010	25.034	60	Telefon	PGSI	0,8	0,4
Groß-britannien	Sproston et al. 2000	1999	7680	65	Fragebogen	SOGS	1,2	0,8
						DSM-IV	0,3	0,3
							0,6	
	Wardle et al. 2007	2007	9003	52	Fragebogen und/oder Telefon, Online	PGSI	1,4	0,5
						DSM-IV	0,3	0,3
							0,6	
	Wardle et al. 2011b	2009/2010	9775	47	Computerbasierte Interviews	PGSI	1,8	0,7
						DSM-IV	0,5	0,4
Island	Olason et al., in Olason u. Gretarson 2009	2005	4808	70	Telefon	DSM-IV	0,5	0,6
	Olason et al. 2015	2007	4742	63	Telefon	PGSI	1,3	0,3
		2011	3054	62	Telefon	PGSI	2,5	

◘ Tab. 3.5 (Fortsetzung)

Land	Studie	Erhebungs-jahr	Stichprobe (N)	Antwort-rate (%)	Methode	Instrument	12-Monats-Prävalenz (%)	
							Problemspieler	Pathologischer Spieler
Italien	Barbaranelli et al. 2013	2010	1979	n. v.	Fragebogen	SOGS	1,9	2,1
Nieder-lande	de Bruin et al. in Goudriaan et al. 2009	2004	5575	28	Telefon Online Mail	PGSI	6,9	2,2
	Bielemann et al., in Goudriaan 2013	2011	6000	25	n. v.	SOGS	0,6	0,3
Norwegen	Götestam u. Johansson 2003	1997	2014	48	Telefon	SOGS	0,7	0,2
	Lund u. Nordlund in Götestam u. Johansson 2009	2002	5235	55	Telefon Fragebogen	DSM-IV	0,45	0,15
	Bakken et al. 2009	2007	3482	36	Fragebogen	SOGS	0,4	0,2
						NODS	0,4	0,3
Österreich	Kalke et al. 2011a	2009	6327	31	Telefon	NODS	0,4	0,3
	Kalke et al. 2017	2015	10.000	48	Telefon	DSM-IV	0,4	0,7
Schweden	Volberg et al. 2001	1997/1998	7139	77	Telefon Fragebogen	DSM-IV	0,5	0,6
	Abbott et al. 2014b	2008/2009	8165	55	Telefon Fragebogen	SOGS	1,4	0,6
	Romild 2016	2015	21.000	46	Telefon Fragebogen	PGSI	1,3	0,9
						PGSI	1,9	0,3
Schweiz	Bondolfi et al. 2000, 2008	1998	2526	59	Telefon	SOGS	1,3	0,4
	Bondolfi et al. 2008	2005	2803	47	Telefon	SOGS	1,0	0,2
						SOGS	0,8	0,5

3.7 · Epidemiologie

Tab. 3.6 Weltweite Prävalenzraten problematischen und pathologischen Spielverhaltens

Land	Studie	Erhebungsjahr	Stichprobe (N)	Antwortrate (%)	Methode	Instrument	12-Monats-Prävalenz (%)	
							Problemspieler	Pathologischer Spieler
Australien	Productivity Commission 1999	1999	10.600	55	Telefon	SOGS	2,8	2,1
Brasilien	Dowling et al. 2015c	2013	2000	67	Telefon	PGSI	1,9	0,4
	Tavares et al. 2010	2005/2006	3007	66	Face-to-Face-Interviews	DSM-IV	1,3	1,0
Hongkong	Wong u. So 2003	2001	2004	57	Telefon	DSM-IV	4	1,8
Kanada	Marshall u. Wynne 2003	2002	24.997	77	Telefon	PGSI	1,5	0,5
Macau	Fong u. Orozio 2005	2003	1121	68	Telefon	DSM-IV	2,5	1,8
Neuseeland	Abbott et al. 2004a	1999	6452	75	Telefon	SOGS	0,8	0,5
	Devlin u. Walton 2012	2006/2007	12.488	68	Face-to-Face-Interviews	PGSI	1,3	0,4
		2010	1740	n. v.	Face-to-Face-Interviews	PGSI	2,3	0,7
	Abbott et al. 2014a	2012	6251	64	Face-to-Face-Interviews	PGSI	1,8	0,7
	Abbott et al. 2016	2014	3115	83	Face-to-Face-Interviews	PGSI	1,5	0,3
USA	Gerstein et al. 1999	1998	2417	56	Telefon	NODS	0,4	0,1
	Shaffer et al. 1999	Bis 1997	79.037	verschieden	Meta-Analyse	SOGS (überwiegend)	2,8	1,1
	Welte et al. 2001	1999/2000	2638	65	Telefon	SOGS	3,6	1,9
						DIS	2,2	1,3
	Kessler et al. 2008	2001/2003	9282	71	Face-to-Face-Interviews	DSM-IV	n. v.	0,3 (Schätzung)

Tab. 3.7 Pathologisches Spielverhalten bei Klienten ambulanter Beratungs- und Behandlungsstellen, Zugänge: Einzeldiagnosen

	1994	1998	2002	2006	2008	2010	2012	2013	2014	2015
Anzahl der Beratungsstellen (N)	396	401	454	595	558	533	598	756	633	650
Anzahl der Diagnosen (N)	1221	1388	1727	2918	4329	6373	8816	10.794	10.683	10.741
Durchschnittliche Anzahl behandelter Spieler pro Einrichtung (N)	3,1	3,0	3,8	4,9	7,8	12,0	14,7	14,3	15,0	16,5
Prozentsatz, bezogen auf die Gesamtzahl der Klienten (%)	2,5	2,0	2,3	2,6	3,6	5,6	7,1	6,8	7,7	7,8

Quelle: Deutsche Suchthilfestatistiken

nahme des Angebots und die Erhöhung der Spielanreize sowie die Umsetzung von Maßnahmen des GlüStV, wie Aufklärungskampagnen und der Ausbau des Hilfesystems, zurückzuführen sein.

In den Statistiken für stationäre Einrichtungen ist ebenfalls eine steigende Anzahl durchgeführter Behandlungen erkennbar (Meyer 2017). In 2015 sind in einer Auswahl stationärer Einrichtungen, die sowohl Suchtfachkliniken als auch psychosomatische Fachkliniken einbezieht, 2432 pathologische Spieler stationär behandelt worden (nach 1067 in 2007).

Nur ein geringer Teil der Spielsüchtigen nimmt professionelle Hilfe in Anspruch. Nach Befunden der PAGE-Studie berichteten lediglich 20 % der pathologischen Spieler über Kontakte zum Hilfesystem im Verlauf ihres Lebens und 10,5 % über weitergehende Kontakte (Bischof et al. 2012). Am häufigsten erfolgte die Nennung von Suchtberatungsstellen (5,7 %), Selbsthilfegruppen (4,8 %) und ambulante Psychotherapie (3,8 %). Ist das Störungsbild ausgeprägter, wurde häufiger Hilfe gesucht (vgl. auch Braun et al. 2014). Außerdem berichteten Hilfesuchende vergleichsweise häufiger über die Begehung illegaler Handlungen, Vernachlässigung von Pflichten bzw. Gefährdung von Beziehungen sowie glücksspielbedingte Verschuldung. Ein höheres Lebensalter, ausgeprägtere Folgeschäden und stärkerer sozialer Druck durch Bezugspersonen sind weitere Faktoren, die die Inanspruchnahme fördern (Bischof et al. 2014). Die Befunde von Braun et al. (2014) verweisen auf höhere Wahrscheinlichkeiten für eine Behandlungsaufnahme von Internet- und Automatenspielern.

Spieler an Geldspielautomaten bilden in den Versorgungseinrichtungen mit Abstand die größte Gruppe (Abb. 3.7). Mitarbeiter aus Suchtberatungsstellen vergaben bei 86,8 % ihrer Klienten die Diagnose eines pathologischen Spielverhaltens bezogen auf diese Form des Automatenspiels. Glücksspielautomaten wurden bei 10,7 % der Klienten, Sportwetten bei 8,7 % und Roulette/Black Jack bei 7,6 % dokumentiert, Lotto/Lotterien dagegen nur bei 1,9 % (FOGS 2010). Eine ähnliche Verteilung weisen seit Jahren die Suchthilfestatistiken sowie weitere Stichproben aus Selbsthilfegruppen, ambulanten und stationären Einrichtungen auf (Meyer 1989a,b; Denzer et al. 1995; Meyer et al. 1998; Meyer u. Hayer 2005; Premper et al. 2014; Meyer 2017; ▶ Abschn. 4.1.2).

3.8 Zusammenfassung

Das **Erscheinungsbild der glücksspielbezogenen Störung** lässt sich folgendermaßen beschreiben: **Zentraler Lebensinhalt** der Betroffenen ist das Glücksspiel, es dominiert und strukturiert ihr Den-

3.8 · Zusammenfassung

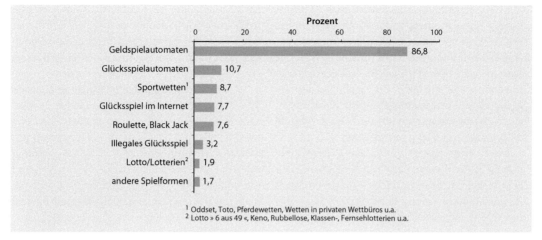

◘ Abb. 3.7 Verteilung der Spieler in Behandlung nach Art des problematischen Glücksspiels (Mehrfachnennungen, N = 1319). (FOGS 2010)

ken, Fühlen und Handeln. Berufliche Verpflichtungen, persönliche Interessen und das soziale Umfeld werden vernachlässigt. Wie bei anderen Suchtformen berichten auch Spieler darüber, die **Kontrolle verloren** zu haben und ein unwiderstehliches Verlangen (nach dem Glücksspiel) zu verspüren. Das Motiv, Spielverluste durch Weiterspielen ausgleichen zu wollen (»chasing«), stellt einen Aspekt dieses Kontrollverlustes dar. Im Verlauf der Suchtentwicklung ist eine zunehmende Intensivierung des Spielverhaltens (z. B. durch höhere Einsätze) notwendig, um die gewünschte positiv erlebte Erregung zu erreichen (**Toleranzentwicklung**). Eine dauerhafte Enthaltsamkeit erscheint unerträglich, Abstinenzbestrebungen bleiben überwiegend erfolglos, z. T. trotz der Hilfe von Angehörigen, Selbsthilfegruppen oder Therapeuten. Psychische und vegetativ-physische **entzugsähnliche Erscheinungen** (wie z. B. innere Unruhe, Gereiztheit, Konzentrations- und Schlafprobleme, Schweißausbrüche) tragen dazu bei, dass spielfreie Phasen meist nur von kurzer Dauer sind. Im weiteren Verlauf kommt es fast zwangsläufig zu beträchtlichen finanziellen und psychosozialen **Folgeschäden**.

Für eine verlaufsorientierte Darstellung der Suchtentwicklung bietet sich eine Unterteilung in **drei Phasen** an. Ausgehend von gelegentlichen Kontakten zu Glücksspielen, die aufgrund der lustvollen Erregung und kleinerer Gewinne als positiv erlebt werden (**positives Anfangsstadium**), entwickelt sich in Analogie zu stoffgebundenen Suchtformen bald eine Eigendynamik: Infolge von Gewöhnungseffekten sind eine Steigerung von Spielhäufigkeit und -dauer sowie höhere Einsätze notwendig, um die gewünschten emotionalen Effekte herbeizuführen (**Stadium kritischer Gewöhnung**). Der Betroffene hat jedoch in dieser Phase die Kontrolle über sein Spielverhalten noch nicht vollständig verloren, erst im **Suchtstadium** kann er nicht mehr vernunftgesteuert spielen, beherrscht das Glücksspiel sein Leben. Die Abwärtsspirale aus psychosozialen Belastungen, illegalen Handlungen, Schuld- und Panikgefühlen, Hoffnungslosigkeit und dem Zerbrechen sozialer Beziehungen kann bis hin zu Selbstmordgedanken und -versuchen führen. Neben chronischen Verläufen sind auch **episodische, kurvenförmige** und **anfallsartige** Entwicklungsverläufe bei Spielsüchtigen erkennbar, die nicht zwangsläufig progredient verlaufen und im Suchtstadium münden. **Natürliche Genesungsprozesse** sind weiter verbreitet, als die Erkenntnisse aus klinischen Stichproben andeuten.

Die beschriebenen Symptome finden sich in den **diagnostischen Kriterien** der Klassifikationssysteme psychischer Störungen ICD-10 und DSM-5 wieder. Sie bilden die Grundlage für die Konstruktion psychometrischer **Screeningverfahren**, die für den angelsächsischen und deutschen Sprachraum mit hinreichenden Gütekriterien zur Verfügung stehen. Nach der **nosologischen Zuordnung** der

ICD-10 zählt pathologisches Spielen zu den **Störungen der Impulskontrolle**, die durch destruktives Verhalten infolge unkontrollierbarer Impulse gekennzeichnet sind. Neben der Inhomogenität der zusammengefassten Störungen berücksichtigt diese Zuordnung in keiner Weise die Ergebnisse der vergleichenden Suchtforschung, die die Anwendbarkeit des **Suchtmodells** auf die glücksspielbezogene Störung nahe legen bzw. rechtfertigen.

Die Evidenzstränge reichen von Übereinstimmungen in der Symptomatik mit stoffgebundenen Suchtformen, konsistent hohen Komorbiditätsraten, gemeinsamen ursächlichen Bedingungen bis hin zu größtenteils überlappenden Behandlungssettings. Die Befunde haben im DSM-5 zu einer Reklassifikation des pathologischen Spielverhaltens unter dem eher wertneutralen Label »Störung durch Glücksspielen« in der neuen Kategorie »Störungen im Zusammenhang mit psychotropen Substanzen und abhängigen Verhaltensweisen« als bisher einzige Form der Verhaltenssucht geführt.

Die Auseinandersetzung mit alternativen Klassifikationsansätzen, der Kritik an der Ausweitung des Suchtbegriffs und dem **Krankheitsmodell** untermauert zwar die Relevanz des Modells der glücksspielbezogenen Suchtentwicklung, verweist aber auf die Notwendigkeit zukünftiger Forschungsaktivitäten. Es gilt, neurobiologische und psychosoziale Kriterien herauszuarbeiten, die eine Abgrenzung zu anderen Verhaltensweisen, die den Erlebniszustand nachhaltig verändern können, ermöglichen. Als Alternative zum Krankheitsmodell gewinnt der **Public-Health-Ansatz** zunehmend an Bedeutung.

Innerhalb des Kontinuums zwischen problemlosem und süchtigem Spielverhalten lassen sich verschiedene **Spielersubgruppen** voneinander abgrenzen, die sich im Hinblick auf Spielfrequenz, Funktionalität, Ätiopathogenese und Symptomschwere unterscheiden. Dem derzeitigen Diskussionsstand entsprechend liegt eine Einteilung in soziale, professionelle, problematische und pathologische Spieler nahe, wobei sich die Subgruppe der pathologischen Spieler unter Berücksichtigung ursächlicher und motivationaler Bedingungen weiter differenzieren lässt: So kann pathologisches Spielverhalten z. B. im Rahmen von akuten Lebenskrisen, affektiven Störungen oder Persönlichkeitsstörungen auftreten und durch das Bedürfnis nach Stimulation, die Flucht vor Problemen oder soziale Beweggründe motiviert sein. Eine differenzielle Therapieindikation erscheint notwendig, um den offensichtlichen Unterschieden zwischen den einzelnen Spielertypen gerecht zu werden.

Zur **Epidemiologie** der Spielsucht in Deutschland liegen inzwischen 10 repräsentative Bevölkerungsstudien vor. Nach den ermittelten Prävalenzraten ist bei 0,19–0,68 % der Bevölkerung ein problematisches und bei 0,19–0,82 % ein pathologisches Spielverhalten diagnostizierbar. Im Vergleich mit anderen europäischen Ländern liegen die aktuellen Werte aus dem Jahr 2015 unterhalb bzw. auf dem Median (pathologisches Spielverhalten).

Die **Behandlungsnachfrage** von süchtigen Spielern ist in den letzten Jahren deutlich gestiegen. Spieler an Geldspielautomaten bilden in den Versorgungseinrichtungen mit Abstand die größte Gruppe.

Entstehungsbedingungen der glücksspielbezogenen Störung: Das Drei-Faktoren-Modell der Suchtentwicklung als übergeordnetes Rahmenkonzept

Gerhard Meyer

4.1 Eigenschaften des Glücksspiels – 78
4.1.1 Psychotrope Wirkung – 78
4.1.2 Veranstaltungsmerkmale – 88
4.1.3 Bewertungsinstrument zur Einschätzung des Gefährdungspotenzials von Glücksspielen – 95

4.2 Charakteristika des Spielers – 100
4.2.1 Alter – 100
4.2.2 Geschlecht – 102
4.2.3 Soziodemographische Merkmale – 105
4.2.4 Genetische Disposition – 106
4.2.5 Persönlichkeitsstruktur – 108
4.2.6 Komorbide psychische Störungen – 112

4.3 Soziales Umfeld des Spielers – 118
4.3.1 Einstellung der Gesellschaft zum Glücksspiel – 118
4.3.2 Verfügbarkeit – 120
4.3.3 Arbeits- und Lebensverhältnisse – 125
4.3.4 Familiäre Strukturen – 126

4.4 Strukturelle, individuelle und soziale Variablen in Längsschnittstudien – 127

4.5 Zusammenfassung – 129

Der Entwicklung süchtigen Spielverhaltens liegt ein komplexes System unterschiedlichster Einflussgrößen zugrunde.

Eine Betrachtungsweise, die sich an dem **Drei-Faktoren-Modell** der Suchtentwicklung orientiert, wird den vielschichtigen Ursachen am ehesten gerecht. Nach dem Modell ist die süchtige Bindung an die Droge eine Resultante der Wechselwirkungen von Merkmalen der Droge, der Person und der Umwelt (Tretter 1998, S. 312). Es handelt sich um ein Rahmenkonzept, das der Integration verschiedener Konstellationen (der Anfälligkeit für Drogeneffekte) und Erklärungsansätze (der süchtigen Bindung) dient (◘ Abb. 4.1).

Die Bedingungen wirken sich im Einzelfall in unterschiedlichem Ausmaß und unterschiedlicher Kombination aus und können zu einem mehr oder weniger ausgeprägten pathologischen Spielverhalten führen. Auch wenn es sich bisher weitgehend um einen diffus-additiven Mehrfaktorenansatz handelt, liefern diese Modelldarstellungen noch immer eine der Hauptorientierungen der Suchtforschung und der Erfahrungswissenschaften allgemein. Von einem übergreifenden Konzept, das die verschiedenen Bedingungsfaktoren in einen widerspruchsfreien theoretischen Erklärungszusammenhang stellt, ist die Wissenschaft noch weit entfernt.

4.1 Eigenschaften des Glücksspiels

4.1.1 Psychotrope Wirkung

Erregung

Die Teilnahme am Glücksspiel lässt sich als Prozess mit unmittelbaren psychotropen Wirkungen beschreiben. Das Spiel beginnt mit dem Einsatz des Geldes. Die Möglichkeit, größere Summen zu gewinnen oder den Einsatz zu verlieren, ist mit der lustvoll-euphorischen Hoffnung auf den Gewinn und der Angst vor dem Verlust verbunden. Diese Komponenten des **Nervenkitzels** führen zu einer angenehm/unangenehm gefärbten inneren Anspannung. Die Stimulation ist sofort erlebbar und dauert solange an, wie Gewinnaussichten bestehen. Um den »prickelnden« Reiz der Ungewissheit noch zu steigern und länger aufrechtzuerhalten, verdecken Automatenspieler die rotierenden Walzen

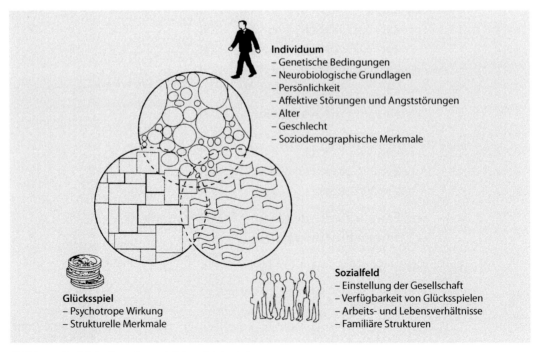

◘ Abb. 4.1 Modell der Entstehung süchtigen Spielverhaltens

4.1 · Eigenschaften des Glücksspiels

mit ihren Händen, verfolgen Roulettespieler den Lauf der Kugel im Kessel mit gespannter Aufmerksamkeit, verzögern Pokerspieler die Aufdeckung der letzten entscheidenden Karte. Kurz vor dem Ausgang des Spiels oder dem Zieleinlauf der Pferde erreicht die Anspannung ihren Höhepunkt. Das Platzieren der Jetons im letzten Moment – auch nach der Ansage des Croupiers »rien ne va plus« – erleben bspw. Roulettespieler als besonders stimulierend. Das gleichzeitige Spielen an mehreren Roulettetischen oder Spielautomaten dient ebenfalls der Intensivierung von Erregung bzw. Stimulation (wie übrigens auch der hohe Koffein- und Nikotinkonsum von Spielern). In welchen Erregungszustand sich Menschen mit Hilfe des Glücksspiels versetzen können, lässt sich bspw. in Spielbanken beobachten. Mit hochrotem Kopf, schweißgebadet, gedankenverloren hetzen Spieler teilweise von einem Roulettetisch zum anderen und platzieren hektisch ihre Einsätze.

> Das Agieren des Spielers an sich führt also bereits zu einem positiven Effekt – unabhängig vom Spielausgang.

Gewinn

Ist das Spiel entschieden, hängt die hervorgerufene Stimmung von der Art des Ergebnisses ab: Gewinn oder Verlust.

> Ein Gewinn, oft auch unabhängig davon, wie viel zunächst verloren wurde, kann Wohlbefinden, ein gesteigertes Lebensgefühl, eine heitere, glückliche Stimmung erzeugen. Gefühle von Macht und Ansehen, von Erfolg und Grenzüberschreitung werden bei höheren Geldbeträgen erlebt.

Reale Gewinne und gedanklich vorweggenommene Gewinnmöglichkeiten öffnen das Tor in eine **Phantasiewelt**, in der sich der Spieler einflussreich und mächtig, erfolgreich und bestätigt fühlt, in der das Schicksal beherrschbar und die Entscheidung über Gewinn oder Verlust kontrollierbar wird, in der grandiose Pläne geschmiedet werden und alles Wünschenswerte realisierbar erscheint. Die Euphoriegefühle sind in dem Zeitraum zwischen Spielentscheidung und der sofortigen Gewinnauszahlung am intensivsten. In gesteigertem Redefluss kommentieren Pferdewetter ihre richtige Vorhersage, jubelnd blicken sich Automatenspieler um und vermitteln so den anwesenden Spielern ihren Triumph über das Gerät. In Gewinnphasen erleben Spieler die Stimulation über längere Zeiträume auf einem höheren Niveau – eine Art Rauschzustand, wie sie berichten.

Die Glücksgefühle lassen sich über die Spielsituation hinaus »konservieren«, immer wieder angeregt durch die gedankliche Beschäftigung mit dem positiven Spielausgang, dem gewonnenen Geld etc.

> Bereits die Vorwegnahme des Spielgeschehens und erzielter Gewinne löst schließlich die hedonistischen Gefühle aus.

Die Konzeption von vermeintlichen Erfolgssystemen, die Informationsgewinnung über die aktuelle Form der Fußballmannschaften oder die Planung des nächsten Spielhallenbesuchs kann derartige Gefühle hervorrufen. Schon auf dem Weg in die Spielhalle verspüren »Zocker« ein Hochgefühl oder haben »Herzklopfen« beim Betreten des Casinos. Die einschlägigen Einrichtungen können gar nicht schnell genug erreicht werden. Die Formalitäten vor dem Einlass in die Spielbank stellen für viele eine Geduldsprobe dar, die sie kaum aushalten (Ausdruck der Vorfreude oder innerer Unruhe als entzugsähnliche Erscheinung).

Die besondere Atmosphäre, in der Glücksspiele stattfinden, begünstigt den Verlust eines Bezuges zur Realität und verstärkt die stimulierende Wirkung. Die Licht- und Tonsignale der Spielautomaten, das prasselnde Geräusch ausgeworfener Münzen bzw. künstliche Geräusche bei bargeldlosem Spiel, das gedämpfte Licht in den Spielsälen, die allgemeine Hektik an den Wettschaltern, die Ansagen der Croupiers und das Klick-Klack-Geräusch der springenden Kugel im Roulettekessel, das extravagante und luxuriöse Ambiente einer Spielbank, das halbseidene, verruchte Milieu illegalen Glücksspiels schaffen eine einzigartige Atmosphäre, in der das Weiterspielen vorprogrammiert ist.

Verlust

Die zweite Variante des Spielausgangs besteht im Verlust des Einsatzes. In der Anfangsphase einer Spielsequenz eher mit Gleichgültigkeit begleitet, verursachen Verluste später Missstimmung: Enttäuschung, Niedergeschlagenheit, Verzweiflung, Minderwertigkeitsgefühle bis hin zu Panikgefühlen, wenn dem Spieler bewusst wird, welchen Schaden er angerichtet hat.

> Das aufkommende Missbehagen ist jedoch nur von kurzer Dauer und zeigt kaum Wirkung, wenn sofort der nächste Einsatz getätigt werden kann, der wiederum mit erneuter Stimulation verbunden ist.

Der angestrebte emotionale Zustand lässt sich beliebig oft herbeiführen, sofern die notwendigen Finanzen vorhanden sind. Das Geld ist in diesem Prozess nur Mittel zum Zweck. Der Wert reduziert sich darauf, als Spielkapital für fortlaufende »Action« zu sorgen. Gleichwohl verleiht erst das Geld, das auf dem Spiel steht, dem Glücksspiel seine potente Wirkung, und so mancher Spieler verspricht sich von hohen Geldgewinnen, die er anstrebt, eine Lösung aller Probleme.

> Vordergründig lockt zwar der »schnelle Euro«, entscheidend sind aber die Auswirkungen auf die psychische Verfassung.

Wenn die finanziellen Mittel im Rahmen einer Spielsequenz dem Ende zugehen, überwiegt mitunter die Angst zu verlieren, nicht weiterspielen zu können. »Zocker« spielen dann risikoärmer, um den Ausstieg hinauszuzögern.

Die für eine Stimulation notwendige Höhe der Einsätze und Gewinne hängt von individuellen Faktoren ab und steigt im Laufe einer Spielerkarriere aufgrund der Toleranzentwicklung. Im späteren Stadium werden intensive Glücksgefühle kaum noch erlebt.

Erlebnisschilderungen von pathologischen Spielern verdeutlichen noch einmal die psychotrope Wirkung von Glücksspielen (▶ »Spieler berichten«).

Spieler berichten
Erleben während des Roulettespiels und vor dem Besuch der Spielbank
Herr L., 53 Jahre: »(…) wie in einen Rauschzustand. (…) Also, manchmal hab' ich das Gefühl gehabt, man setzt nicht mehr bewusst, bei klarem Bewusstsein. (…) Da hat man schon richtig feuchte Hände, das tropft schon bald von der Hand runter, und da kriegt man schon ganz schönes Herzklopfen und Angst dabei.« [Nach einem Gewinn:] »(…) als ob 'ne Zentnerlast von einem runterfällt, richtig strahlend, da hätte man ein Liedchen pfeifen können und freut sich dann. Man fühlt sich wie ein großer Champ. (…) Ja, wenn ich gewonnen habe, denke ich, dass ich gut gespielt hab', dass ich das, was ich mir vorgenommen habe, eigentlich auch bewusst, ganz konkret eingehalten hab'. Es ist'n Glücksspiel, das weiß ich ja nun auch. Aber es war, als wenn ich das gesteuert oder beeinflusst hätte.«
Herr B., 36 Jahre: »Totale Konzentration auf das Spiel. Ich geh' nur von Tisch zu Tisch, wo ich gesetzt habe. Das einzige, was ich wahrnehme, sind die Ansagen der Croupiers oder ist die Zahl, die gefallen ist, oder der Einsatz beziehungsweise die Platzierung. (…) Ich weiß gar nicht, ob ich wahrnehmen würde, namentlich, wenn jetzt jemand Thomas rufen würde. Ich weiß gar nicht, ob ich das wahrnehmen würde. (…) In schwierigen Situationen hat man ja auch so'n Gefühl, als wenn einem so Steine auf der Brust liegen, so'ne Anspannung ist das, so total nervlich fixiert ist man.«
Herr P., 42 Jahre: »Hat man gar nicht gewartet bis es 2, 3 [Uhr] is', sondern runter. (…) Wenn ich mit der Frau ausgemacht hab', dass wir uns am Mittag sehen oder treffen, bin ich trotzdem weg und runter. Hab' vielleicht Angst gehabt, dass die Frau mich zurückhalten könnte. (…) Ja, da bin ich rumgelaufen, zuerst zur Spielbank hin, geguckt, ob die noch da is' [lacht]. (…) Man möcht' die Zeit am liebsten zusammenschieben, dass man gleich reinkommt. Das Warten ist irgendwie 'ne Zeitverschwendung. (…) Man möcht' halt nur rein.«

Das Automatenspiel
Herr M., 28 Jahre: »Aufregend wie 'ne Achterbahnfahrt. (…) Spannend ist es, aufregend ist es, nervenaufreibend. Ja, wenn man mit 'ner Achterbahn fährt, dieses Looping zum Beispiel, wenn man das überstanden hat, so'n Gefühl ist das. Ich hab's geschafft, 'n Erfolgsgefühl.«
Herr L., 20 Jahre: »(…) Also bei den Automaten hat es ja sehr viel mit Geschicklichkeit zu tun, fand ich immer. Also das war so'ne Herausforderung, die Geschicklichkeit eben, dieses Scheißding zu bezwingen, dass man von 40 Cent an, die der Automat dann eben einspielt, dass man trotzdem 100 Spiele kriegen kann. (…) Das Wichtigste war eigentlich das Hochdrücken nachher. (…) Das war spannend, das war aufregend, da ist man wirklich aufgeregt manchmal, v. a. wenn man auf der 50 stand oder so, und man wusste, jetzt wechselt der Takt, jetzt musst du den Takt mitkriegen, und dann gezögert hat. Viermal ging's weg, einmal hat man's geschafft, (…) 'n Triumph war das natürlich! Peng, klack, die anderen drehen sich um, oh, guck' mal, er hat schon wieder hochgedrückt, oder so. Da stand man dann irgendwie so da, das war super. Selbst wenn Geld rauskam, auf den Automaten habe ich gar nicht mehr geachtet, weil ich mich dann wieder mit anderen [Automaten] beschäftigt habe. Also da war es wirklich Geschicklichkeit und eben, weil andere zuguckten; das waren Bananen, die immer nur auf 2 oder 5 Spiele drückten.«

Der einzige Besuch einer Spielbank
Herr B., 21 Jahre: »War gutes Wetter draußen, alles toll, gut aufgewacht und so, auch 'n gutes Feeling gehabt. Ich hatte noch 'n Riesen, und dann siehst du ja immer gut aus, wenn du weißt, du kannst noch spielen. (…) Bin ich losgezogen und bin auch in die Spielothek rein. Dort hab' ich 'n bisschen ge-

4.1 · Eigenschaften des Glücksspiels

spielt, (…) und dann bin ich da raus und in den Jackpot [Automatencasino] reingegangen.« **[Dort gewann er 3800 €.]**
»Dann bin ich in ein Taxi gestiegen und wusste gar nicht genau, wo ich hinwollte. (…) Und da hab' ich gesagt, hier, fahren Sie mich mal ins Spielcasino, ey. Das kam irgendwie instinktiv. (…) Da hatte ich auch voll das Hochgefühl, war ich voll oben, hatte die Energie und alles. Das war mein Tag, (…) mich konnte niemand stoppen, ich war der Größte, ich war voll der Oberkönig. (…) Mir konnte sozusagen keiner was. (…) Ich konnte nun ja nicht einfach nach Hause fahren und mich mit meiner Freundin über irgendwelchen Scheiß unterhalten, das hatte ja keinen Reiz für mich, klar.«

In der Spielbank
»Da fand ich das Oberfeeling, das war noch besser als in der Spielothek oder im Jackpot – die Atmosphäre da, überhaupt die ganzen Leute da. (…) Ich wollte ja schon immer zu den Größten gehören. (…) Dann hab' ich meine Geschichte erzählt, (…) 'n Piccolo geholt, so'n Zigarillo in der Hand, und hab' da voll mit den Leuten gelabert, als wenn ich voll der Oberbonze wär'. So ging ich da ab.«

Nach dem Verlust des Geldes
»Jedenfalls hab' ich alles verbraten, alles. (…) Dann war Ende gewesen. Da war ich wieder voll runter. (…) Vorher war ich die Energie, und dann kam der Erschöpfungszustand. (…) Ich war total runter, keine Power mehr, keine Energie mehr, alles im A…. So'ne Scheiße, und dann hab' ich die alte Scheißkrawatte da hingeschmissen, (…) und hatte nicht mal Kohle für'n Taxi. Da bin ich zu Fuß durch den alten Scheißregen zu meiner Mieze gelatscht. So voll abgetörnt, voll runter, ey. Mein Anzug war nass, und alles, alles war am Ende. Ich hab' mich noch mit ihr gestritten, sie ist noch abgehauen, und da hab' ich mich hingelegt und war sofort weg. Ja, das war so der Tag.«

Der Reiz der Sportwette
Herr S., 23 Jahre: » Ich hab' mich schon immer für Fußball interessiert, man konnte sich den ganzen Tag damit beschäftigen (…), kann die Ergebnisse über das Handy verfolgen, auch wenn man bei der Freundin war. Es gab große, schnelle Gewinnmöglichkeiten. Man konnte die Ergebnisse von zu Hause aus verfolgen, am Bildschirm, ich schau eh' gerne Fußball. Oftmals hatte man Langeweile auf der Arbeit. Wetten vergleichen, da ging die Zeit gut rum. Quoten berechnen hat Spaß gemacht (…). Man kennt sich aus, weiß alles über die Mannschaften, hat gehofft, man findet ein System, dass man jeden Tag gewinnt (…). Und wenn dann Shannon Bellmare [zweite japanische Fußballliga] in der Nachspielzeit noch ein Tor schießt und man gewinnt (…). Es gibt kein schöneres Gefühl«.

Das Besondere beim Pokern
Herr T., 26 Jahre: »Wenn du gebluf‌ft hast, war es besonders spannend, geht er [der Gegner] raus, was mach' ich, wenn nicht (…). Mein Herz war am Pumpen. Dann die Erlösung, er folded. Ein Gefühl der Erleichterung. Das war das größte, besser als mit guten Karten gewinnen. Du hast ihn, du kriegst sie alle, wenn du nur willst«.

Illegales Glücksspiel
Herr S., 35 Jahre: »(…) Und dann den ganzen Weg schon aufgedreht, heute packst du es. Garantiert, muss ja gut gehen. (…) Irgendwie war ich richtig geil darauf dahinzukommen. (…) Das war wie so'n Magnet, der mich angezogen hat. Ja, wenn ich reinkam, war ich erstmal eigentlich völlig ruhig. Und wie ich ins Spiel eingegriffen habe, ging es wie so'n Fieber los. Dann hat's mich gepackt, dann wollte ich einfach das durchziehen, was ich mir vorgenommen hab'. Dass ich eben an dem Tag den großen Coup starte.«

Herr S., 27 Jahre: »In dem Augenblick, wo ich die Karten hochhebe, bin ich unheimlich nervös. Zeig' den anderen das aber nicht. (…) Mein Magen zieht sich zusammen, mein Mund ist trocken, und unheimlich viel geraucht hab' ich. Irgendwie wie so'n Schauer ist das, heiß, kalt, wie so'n Wechselbad. Guckt man in die Karten, entweder hat man ein dummes Gefühl im Magen, schmeißt' die Karten weg, wenn man verloren hat, oder man hat so'n innerliches Grinsen, wenn man sieht, dass man gute Karten hat. Das war auch so extrem, so Himmel und Hölle gegeneinander. Einmal ganz oben. (…) Als ob man über sämtlichen Wolken schwebt.«

Herr E., 30 Jahre: »Das war also 'ne Zeit, ich stand eigentlich neben mir selber. So im Nachhinein, ich hab' mir das im Knast mal so in Ruhe durch 'n Kopf gehen lassen, irgendwo war ich ja auch gar nicht mehr ich selber. Ich weiß nicht, wie ich das ausdrücken soll. Ganz am Anfang, wo ich angefangen hab', also an Geldspielgeräten, hab' ich das alles problemlos unter Kontrolle gehabt. Ich hab' mir gesagt, gut, mein' Einsatz, den verspiel' ich, bin auch mal 'n bisschen extremer geworden, wo ich 2-, 300 verspielt hab'. Aber so schlimm wie es beim Baccara war, da hat mich im Prinzip 'n Tausendmarkschein nicht mehr interessiert. Aber das ging mir gar nicht so sehr um das Geld, das war überhaupt dieses Gefühl beim Spielen. Ich hab' da gesessen, klatschnasse Hände, was machen die nächsten Karten jetzt. Und wenn ich dann mal verloren hatte, hab' ich direkt hinterher gesetzt, weil, mal gucken, ob man beim nächsten Zug Glück hat. Und das Geld spielte auch irgendwann keine Rolle mehr. Geld war immer nur Plastik. (…) Die Plastikjetons verkörperten zwar das Bargeld, aber ich hab' sie eben nicht als solches akzeptiert.«

Physiologische Reaktionen

Eine objektive Erfassung der Erregung während des Glücksspiels über die **Herzfrequenz** (als einem physiologischen Korrelat) war Gegenstand zahlreicher Untersuchungen. Es ließ sich ein Anstieg bei Black-Jack-Spielern (Anderson u. Brown 1984), Spielern an (Poker)-Spielautomaten (Leary u. Dickerson 1985; Coulombe et al. 1992; Dickerson et al. 1992), Spielern an angelsächsischen »Fruit-Machines« (vergleichbar mit Geldspielautomaten; Griffiths 1993a; Carroll u. Huxley 1994) sowie Pferdewettern (Coventry u. Norman 1997) nachweisen. Die Herzfrequenz stieg um bis zu 58 Schläge/min (im Mittel um 23,1/min) und signifikant mit der Höhe der

Einsätze (Anderson u. Brown 1984). Der Anstieg war in realen Spielsituationen größer als in Laborexperimenten; die **Hautleitfähigkeit** (als weiteres Erregungsmaß) stieg unter beiden Bedingungen an (Diskin et al. 2003). Einen Anstieg verschiedener Erregungsparameter, aber keinen Unterschied zwischen der natürlichen Spielsituation im Casino und unter Laborbedingungen (ohne Geldeinsätze) ermittelten Yucha et al. (2007) bei weiblichen Spielern. Die Erhöhung der Herzfrequenz und der erlebten Spannung sind gebunden an die Erwartung von Geldgewinnen, wie Vergleiche mit dem Spiel um Punkte oder mit der Wahrnehmung von Pferderennen ohne Wetteinsätze belegen (Ladouceur et al. 2003a; Wulfert et al. 2005, 2008). Vergleichsweise geringere Anstiege bei Automatenspielern werden auf niedrigere Einsatzhöhen zurückgeführt (Diskin et al. 2003). Gewinne führten zu einem stärkeren Anstieg der Herzfrequenz oder der Hautleitfähigkeit als Verluste (Coventry u. Constable 1999; Coventry u. Hudson 2001; Wilkes et al. 2010). Gewinne unterhalb der Einsatzhöhe an Spielautomaten mit mehreren Einsatz- und Gewinnlinien führten wie tatsächliche Gewinne zu signifikant höheren Amplituden der Hautleitfähigkeit als reguläre Verluste (Dixon et al. 2010). Das Gleiche gilt für Fast-Gewinne am Spielautomaten im Vergleich zu tatsächlichen Gewinnen und Verlusten (Dixon et al. 2011; Clark et al. 2012a) sowie für Fast-Gewinne bei Rubbellosen (Stange et al. 2016a). Der Fast-Gewinn eines Jackpots erzeugte eine stärkere Veränderung des Hautleitwertes als reguläre Verluste oder andere Formen von Fast-Gewinnen (Dixon et al. 2013). Für Soundeffekte wurden ebenfalls Veränderungen der Hautleitfähigkeit und zumindest eine Erhöhung der subjektiv erlebten Erregung nachgewiesen (Dixon et al. 2014b). Die Reaktion der Hautleitfähigkeit bei Gewinnen unterhalb des Einsatzes (also tatsächlichen Verlusten, die zusätzlich durch Sound- und Lichteffekte verschleiert werden) entspricht eher derjenigen in Gewinn- als in Verlustsituationen (Dixon et al. 2010). Eine Replikation des Befundes gelang nicht. Jedoch fiel die Verlangsamung der Herzfrequenz in dieser spezifischen Spielsituation (wie bei Gewinnen) signifikant steiler aus (Dixon et al. 2015). Zwischen verschiedenen Zeitabschnitten des Spielablaufs (Wetten beim Pferderennen) zeigten sich gleichfalls signifikante Unterschiede, mit Spitzenwerten während des Wetteinsatzes und besonders gegen Ende des Rennens. Lag das gesetzte Pferd in einer aussichtsreichen Position oder ging es als Sieger durch das Ziel, war die Herzfrequenz signifikant höher (Coventry u. Norman 1997). Subjektive Angaben zum Angst-/Erregungsgrad fielen während und nach der Spielteilnahme deutlich höher aus als zum Zeitpunkt des Verlangens nach dem Glücksspiel und als die Baselinewerte (Gee et al. 2005). Die Befunde von Stewart et al. (2005) zeigen, dass die Kombination von Alkoholkonsum und Automatenspiel die Herzfrequenz stärker erhöht als die separaten Handlungen.

Während Leary u. Dickerson (1985) sowie Moodie u. Finnigan (2005) bei Häufigspielern eine signifikant stärkere Zunahme der Herzfrequenz bzw. höhere Pulswerte als bei Gelegenheitsspielern verzeichneten, fand dieses Ergebnis in den Untersuchungen von Dickerson et al. (1992), Coulombe et al. (1992), Griffiths (1993a) sowie Coventry u. Norman (1997) keine Bestätigung. Auch nach Alkoholkonsum waren keine Unterschiede in Spielsituationen zwischen Problemspielern und Kontrollpersonen nachweisbar (Stewart et al. 2006). Diskin u. Hodgins (2003) ermittelten lediglich ein deutlich höheres Ausmaß subjektiv erlebter Erregung bei den pathologischen Spielern, während der glücksspielbedingte Anstieg der Herzfrequenz sowie anderer **Erregungsparameter**, wie Muskelaktivität und Hautleitfähigkeit, ähnlich ausgeprägt war wie in der Kontrollgruppe. Nach Befunden von Brown et al. (2004) berichteten Problemspieler über ein höheres Ausmaß erlebter Erregung vor der Spielteilnahme, die während des Automatenspiels zudem höher anstieg als in der Vergleichsgruppe. Die affektive Valenz, die der Anspannung zugeschrieben wurde, war nach Verlusten bei den Problemspielern deutlich negativer ausgeprägt. Griffiths (1993a) verweist auf einen signifikanten Abfall der Herzfrequenz nach dem Spiel bei Häufigspielern. Abhängige Automatenspieler unterschieden sich im Ausmaß des Anstiegs nicht von Gelegenheitsspielern, es zeigte sich aber der Trend eines geringeren Ausgangsniveaus bei den problembehafteten Spielern (Carroll u. Huxley 1994). Sogar die Untersuchungsbedingung, Gewinnsituationen in Erinnerung zu rufen und zu beschreiben, führte sowohl bei Problem- als auch bei Häufig- und Gelegenheitsspielern im Vergleich mit einer neutralen Aufgabe zu einem signifikanten Anstieg der Herzfrequenz. Unterschiede zwischen den Gruppen waren nicht erkennbar. Nach den Werten der Muskelaktivität und Hautleitfähigkeit waren die problematischen Spieler in dieser Situation jedoch stärker erregt als die Häufig- und Gelegenheitsspieler (Sharpe et al. 1995). Gewinne (simuliert) riefen bei Problemspielern **Euphoriegefühle** hervor, die der Euphorie von Konsumenten psychomotorischer Stimulanzien sehr ähnlich sind (Hickey et al. 1986). Unter Einbeziehung der Vorstellung von Gewinn- und Verlustsituationen zeigten sich Gelegenheitsspieler in der Erinnerung an Gewinnsituationen stärker erregt (Hautleitwiderstand), während Problemspieler in beiden Situationen einen Erregungsanstieg aufwiesen (Sharpe 2004). In realen Spielsituationen registrierten Lole et al. (2014) bei Problemspielern eine vergleichsweise reduzierte Reaktion der Hautleitfähigkeit nach Gewinnen. Auf akustische Glücksspielreize (Darstellung von Spielsituationen) reagierten pathologische Spieler mit einer vergleichsweise höheren Herzfrequenz (Blanchard et al. 2000), die nach einer mehrstufigen Behandlung deutlich geringer ausfiel (Freidenberg et al. 2002). Optische Glücksspielreize hatten in den Studien von Wulfert et al. (2009) sowie Sodano u. Wulfert (2009) keine Unterschiede im Anstieg der Herzfrequenz und in der erlebten Anspannung zur Folge, pathologische Spieler reagierten aber mit einem stärkeren Verlangen nach dem Glücksspiel. Die autonome Aktivierung, induziert über Geräuschpegel mit weißem Rauschen, führte bei Spielern mit moderaten oder schweren Glücksspielproblemen zu einer Reduzierung der Einsatzhöhe während die Vergleichsgruppe mit keinen oder geringen Problemen die Einsätze erhöhte (Rockloff et al. 2007).

Baudinet u. Blaszczynski (2013) bemängeln in einem Review die fehlende Differenzierung zwischen der Spielpräferenz für verschiedene Spielformen. Sie fanden für Pferdewetter und Automatenspieler ein ähnliches Ausmaß physiologischer Erregung bestätigt, unabhängig vom Schweregrad des Krankheitsbildes. Die subjektiv erlebte Erregung stieg dagegen bei Automatenspielern mit dem Schweregrad. Kartenspieler mit ausgeprägterer Störung reagierten auf relevante Reize mit höherer physiologischer Erregung, ohne eine entsprechende Reaktion auf der subjektiven Ebene. Im Ergebnis deuten die Befunde auf unterschiedliche Erregungsmuster in Abhängigkeit von der Spielpräferenz hin.

Neben den weitgehend konsistenten Daten zur kardiovaskulären und allgemeinen Aktivierung liegen erste Befunde zu neuroendokrinen Indikatoren vor.

Am Rande erfolgt der Hinweis, dass Spieler die Adrenalinausschüttung (die Action) als eigentlichen »Kick des Zockens« beschreiben (Doiron u. Mazer 2001; Spunt et al. 1998) und Zocker neben Extremsportlern und S-Bahn-Surfern mitunter als »Adrenalin-Junkies« bezeichnet werden.

In Speichelproben fanden Meyer et al. (2000) erhöhte Kortisolwerte nach Beginn des Glücksspiels (Black Jack im Casino). Geschlechtsunterschiede verdeutlichen die Befunde von Franco et al. (2010): Männliche Spieler hatten vor und nach der Wette bei Pferderennen signifikant höhere Werte als Frauen. Bei Spielern an japanischen Pachinko-Automaten (an denen Geldgewinne zwar verboten sind, dieses Verbot aber in der Regel umgangen wird) ermittelten Shinohara et al. (1999) in Blutproben ansteigende Plasmakonzentrationen von Noradrenalin, Beta-Endorphin und Dopamin. Urinproben einer australischen Bevölkerungsgruppe der Aborigine wiesen an Tagen, die durch intensives Glücksspiel mit höheren Einsätzen gekennzeichnet waren, doppelt so hohe **Adrenalin- und Kortisolkonzentrationen** auf wie an den Vergleichstagen (Schmitt et al. 1998).

In einer Feldstudie hatten Meyer et al. (2004) von problematischen Spielern vor, während und nach dem Black-Jack-Spiel im Casino Daten zur Herzfrequenz sowie Plasmaproben zur Analyse von Katecholaminen (Adrenalin, Noradrenalin, Dopamin), der Hypothalamus-Hypophysen-Nebennieren- (HPA-)Achse (ACTH, Kortisol) und anderer Hormone der Hypophyse (Beta-Endorphin, Prolaktin) erhoben. Die Daten wurden mit einer Kontrollbedingung (Kartenspiel um Punkte) sowie einer Kontrollgruppe von Gelegenheitsspielern verglichen. Die Herzfrequenz und Noradrenalinwerte stiegen mit Beginn des Glücksspiels in beiden Gruppen an. Die Problemspieler zeigten jedoch signifikant höhere Werte während des Spielverlaufes und vor der Spielteilnahme (Herzfrequenz; ◘ Abb. 4.2). Ihre Dopaminwerte waren während des Glücksspiels signifikant erhöht, während die Korti-

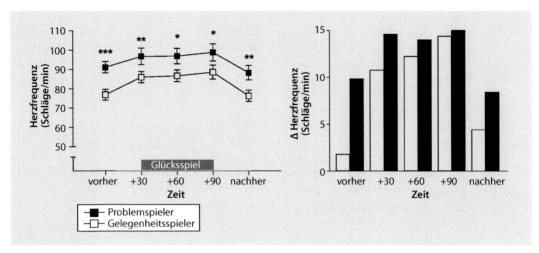

◘ Abb. 4.2 Herzfrequenzwerte von Problem- und Gelegenheitsspielern vor, während und nach dem Glücksspiel (Mittelwert ± Standardfehler; * < 0,05, ** < 0,01, *** 0,001) sowie die Differenzwerte (D) zwischen der Glücks- und Kartenspielbedingung. (Meyer et al. 2004)

solwerte in beiden Gruppen mit Beginn des Black-Jack-Spiels vorübergehend anstiegen. Das Glücksspiel führte im Vergleich mit dem Kartenspiel über alle Spieler zu deutlich erhöhten Herzfrequenz-, Adrenalin-, Noradrenalin-, Kortisol- und Prolaktinwerten (◘ Abb. 4.3; vgl. auch Krueger et al. 2005). Die Noradrenalinwerte korrelierten positiv mit dem Spielergebnis (Gewinn-/Verlusthöhe) am Ende der ersten und dritten Spielphase sowie der Follow-up-Erhebung. Das subjektive Verlangen nach dem Glücksspiel korrelierte gleichfalls positiv mit den Noradrenalinwerten vor dem Spiel sowie nach der ersten und dritten Spielphase. Die Befunde belegen eine Aktivierung der HPA-Achse und des sympathoadrenalen Systems infolge des Glücksspiels im Casino, mit signifikant ausgeprägteren Veränderungen bei Problemspielern. Ein Vergleich von Probanden mit höheren vs. niedrigeren Impulsivitätswerten verweist – bezogen auf die Glücksspielbedingung – auf eine höhere Herzfrequenz in der ersten Gruppe (Kueger et al. 2005). Gleichzeitig ist eine positive Korrelation zwischen der Impulsivität und dem Schweregrad pathologischen Spielverhaltens nachweisbar.

Die Betrachtung von Videos mit Glücksspielszenen führte dagegen bei pathologischen Spielern zu keinen Veränderungen der Kortisolwerte in Speichelproben, Gelegenheitsspieler reagierten mit einem Anstieg der Werte (Paris et al. 2009). Als Ausdruck des erhöhten Stresserlebens in Folge glücksspielbezogener Probleme interpretieren Wohl et al. (2008) ihren Befund, dass problematische und pathologische Spieler nach dem morgendlichen Erwachen einen stärkeren Anstieg des Kortisols in Speichelproben aufweisen als Gelegenheitsspieler. Die spezifischen Reaktionen der pathologischen Spieler und stärkere Effekte bei Männern als bei Frauen sind nach Paris et al. (2010) ein Beleg, dass Stressreaktionsmechanismen der Suchtentwicklung zugrunde liegen, wie sie auch im stoffgebundenen Suchtbereich diskutiert werden (Schumann 2006). In entsprechender Weise deuten Geisel et al. (2015) ihre Befunde, nach denen Kortisolwerte im Blut von pathologischen Spielern negativ mit dem Schweregrad korrelieren und erhöhte Werte des Wachstumsfaktors BDNF (»brain-derived neurotrophic factor«) nachweisbar sind.

Weitere physiologische Reaktionen, die über die aufgezeigten Erregungs- und Stressparameter hinausgehen, wie die Aktivierung von Botenstoffen des Belohnungssystems im Gehirn, werden in ▶ Abschn. 5.1 dargestellt

Lustbetonte Interpretation der Erregung

Das glücksspielbedingte Erregungsniveau infolge des Auf und Ab, der Gewinne und Verluste, der Er-

4.1 · Eigenschaften des Glücksspiels

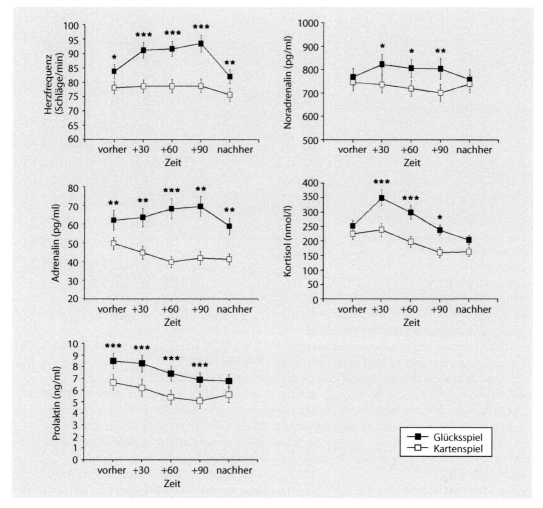

◘ **Abb. 4.3** Herzfrequenz-, Noradrenalin-, Adrenalin-, Kortisol- und Prolaktinwerte vor, während und nach dem Glücks- und Kartenspiel (Mittelwert ± Standardfehler; * < 0,05, ** < 0,01, *** 0,001)

wartungen und Befürchtungen, lässt sich je nach Spielsituation differenziert interpretieren. Ausgehend von dem Streben nach einem lustbetonten Zustand kann sich der Spieler nach Gewinnen dem Erleben von Stimulation und Euphorie hingeben und nach Verlusten über den erneuten Einsatz die Zielerwartung eines Gewinnes in den Vordergrund rücken, ebenfalls verknüpft mit einem positiv gefärbten Erregungszustand. Eine höhere Erregung infolge von Alltagsproblemen lässt sich über die Teilnahme am Glücksspiel auf der einen Seite als anregend interpretieren, in der Hoffnung auf den Gewinn. Auf der anderen Seite besteht in der Auseinandersetzung mit dem Spiel die Möglichkeit, die Anspannung und problembehafteten Gedanken abzubauen und Entspannung als lustbetonten Zustand zu erreichen.

Die Beziehung zwischen Erregung und hedonistischer Qualität hat Apter (1994) im Rahmen der Reversionstheorie beschrieben. Er verweist auf eine prinzipielle und unaufhebbare menschliche Lust am Risiko, an der Sensation: Die Verhaltensdisposition »**Suche nach Auf- bzw. Erregung**«. Sie motiviert den Menschen, der Langeweile zu entgehen und Risiko innerhalb eines subjektiv als schützend wahrgenommenen Rahmens zu suchen. Eine zweite Dis-

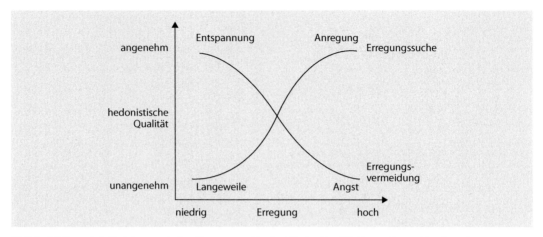

Abb. 4.4 Vermutete Beziehung zwischen Erregung und hedonistischer Qualität für angstvermeidende und anregungssuchende Systeme in der Reversionstheorie. (Nach Apter 1982)

position/Verfassung besteht in der »Vermeidung von Angst« und der Suche nach Entspannung (Erregungsvermeidung). Die beiden Verhaltensdimensionen schaffen auf der Grundlage der Intensität der Erregung und dem Grad an Lust und Unlust eine Ebene mit den vier Eckpunkten Langeweile, Angst, Entspannung und Anregung (Abb. 4.4). Auf dieser Ebene zwischen den konträren Verfassungen wechselt der Mensch in seinen Alltagserfahrungen hin und her – nach dem Homöostasemodell. Jeder Mensch hat demnach ein optimales Stimulationsniveau, wobei der Organismus immer ein Gleichgewicht anstrebt. Wer zu wenig Spannung erlebt, wählt eher ein riskantes Verhalten, wie es das Glücksspiel bietet. Ist er dagegen zu aufgeregt, zieht er beruhigendere Verhaltensweisen vor. Hohe wie niedrige Erregung können mit angenehmen wie mit unangenehmen Gefühlen verbunden sein. Dies hängt von motivationalen Zuständen ab: Ist der Mensch eher zielorientiert (in der Hoffnung auf zukünftige Gewinne: kognitiver Prozess) oder eher auf das momentane Verhalten und Erleben ausgerichtet (Erleben der hohen Erregung als Angst: physiologischer Prozess)? Vermutlich kann der Spieler während des Glücksspiels rasch zwischen den Zuständen hin- und herwechseln, so dass in einer Verlustphase (verbunden mit Anspannung, Angst) die Zielerwartung eines Gewinnes dominieren kann und nach dessen Realisierung die Umkehr zu einem gegenwartsbezogenen Ausleben der Situation erfolgt. Die hohe unangenehme Anspannung wird so in lustvolle Erregung umgewandelt (Anderson u. Brown 1987; Brown 1988).

Entspannung

Neben Erregung und Anspannung (Stimulation und Action) lassen sich mit Hilfe des Glücksspiels auch gegenteilige Effekte erzielen: Beruhigung und Entspannung. Durch die lustbetonte Beschäftigung mit dem Glücksspiel in und außerhalb der Spielsituationen können problembehaftete Gedanken verdrängt und Spannungen (Stress, Angst) abgebaut werden. Das Glücksspiel ermöglicht ein völliges Abschalten von der Außenwelt, von der als belastend erlebten Realität. Das Abtauchen in eine Phantasiewelt führt zu einer Entlastung und wird als entspannend empfunden (▶ »Spieler berichten«).

> **Das Glücksspiel hat somit neben der stimulierenden auch eine sedative Wirkung.**

Spieler berichten
Herr W., 22 Jahre: »Das Spielen bringt mich von allen Gedanken ab. Wenn ich in 'ner Spielhalle sitz', denk' ich an gar nichts. Dann denk' ich nur ans Spielen, und alles andere ist in weiter Ferne, jedes Problem, jede Sorge ist weg. (…) Man fühlt sich geborgen, (…) also in der Spielhalle. (…) Die Angst vorm Gefängnis und die Angst vorm Erwischtwerden und die Angst vor der Polizei und so, die ist in der Spielhalle nicht. Da sind alleine die Kästen, da ist die Aufsicht, und also diese ganzen Probleme, die von außen kommen, sobald die Tür zu ist, sind die Probleme weg. Und wenn du da 2, 3 Stunden in der Daddelkoje sitzt, du vergisst ja auch alles um dich herum. Da

4.1 · Eigenschaften des Glücksspiels

kann draußen die Sonne scheinen, es kann regnen, das interessiert ja nicht. Du bist ja nur am Spielen, draußen kann sonstwas passieren.«

Herr S., 34 Jahre: »Also, ich leb' dann in einer ganz anderen Welt in dem Moment. Ich selber bin ich in dem Moment, glaub' ich, gar nicht mehr. Also, dann kann ruhig einer mit mir sprechen, das ist wie Durchzug. Dann kann auch einer zu mir sagen, du hast 'ne Frau und hast Kinder oder so. Das ist schlimm, es wird gezockt, bis nichts mehr da ist.«

Selbstwertgefühl

Die richtige Vorhersage von Ergebnissen der Fußballbundesliga im Rahmen der Sportwette, die zielführende Spielstrategie beim Poker und das Einlaufen der Gewinnsymbole am Spielautomaten führen zu Gewinnauszahlungen, die objektiv einen Erfolg darstellen und von den Spielern entsprechend erlebt werden. Erfolge steigern das Selbstwertgefühl, auch wenn es sich um reine Zufallsentscheidungen handelt. Die erfolgreiche Platzierung der Jetons auf dem Roulette-Tableau lässt sich vom Spieler als Ausdruck persönlicher Geschicklichkeit, Intuition oder Beharrlichkeit interpretieren. Selbst die Interpretation als »Glücksfall« fördert die Selbstachtung, wenn Glück nur dem Tüchtigen zusteht. Bei Glücksspielen mit Geschicklichkeitsanteilen sind Erfolgserlebnisse besonders stark ausgeprägt (▶ »Spieler berichten«).

Spieler berichten
Herr M., 24 Jahre: »Auf der anderen Seite die gewisse Ruhe, die ich da hatte, dieses Abschalten. Von zu Haus' hab' ich ja immer gehört: Nun beweis mal, dass du was kannst. So, und da an den Apparaten, ja, wenn ich nach oben gedrückt hab', hab' ich ja bewiesen, dass ich was kann. Obwohl ich ja auch vorher 'n Haufen Niederlagen eingesteckt hab', vielleicht 10- oder 15-mal weggedrückt hab'. Insgesamt, wenn 'ne kleine Serie mit allem Drum und Dran kam, hab' ich mir dann doch eben selber bewiesen, so, du kannst ja doch was, du bist doch kein Versager, so wie von den anderen behauptet wird. Das ist so eigentlich eben der Hauptgrund, dass ich mir selber was beweisen wollte.«

Herr W., 35 Jahre: »Und als St. Pauli gegen München gewinnt, das war unbeschreiblich, hat mich unheimlich beflügelt. Ich wusste es, ich habe es gespürt (...). Wer wollte mir noch was vom Fußball erzählen, das ging schon gar nicht (...). Das war mein Erfolg, den konnte mir keiner mehr nehmen.«

Gefühlsregulation

Das Glücksspiel kann divergierende Motivationen bedienen, Bedürfnisse nach Erregung, Entspannung oder Selbstachtung. Es bietet sich daher als Medium für die Gefühlsregulation an. Je nach innerer Bedürfnisstruktur lassen sich durch die Spielteilnahme kurzfristig negative Gefühle vermeiden oder positive Gefühle hervorrufen. Diese Struktur, die von individuellen Bedingungen abhängig ist (▶ Abschn. 4.2 und ▶ Abschn. 5.6), kann sowohl in einzelnen Spielsequenzen als auch im Verlauf der Suchtentwicklung variieren. Entscheidend ist in diesem Kontext die Potenz des Glücksspiels, für eine unmittelbare Befriedigung unterschiedlicher Bedürfnisse zu sorgen. Es besteht eine hohe Einsatzflexibilität, nicht nur bezogen auf verschiedene Personen und ihre jeweiligen Bedürfnisse, sondern auch auf den Einzelnen mit seinen variierenden Befindlichkeiten. Führt die mehr oder minder bewusste, glücksspielbezogene **Regulierung der Gefühle** zu dem angestrebten Zustand, bestärkt dies Erwartungen sowie zukünftige Entscheidungen für eine Spielteilnahme und fördert die Bindung an das Glücksspiel.

Eine empirische Studie zur Motivforschung von Rockloff u. Dyer (2006) bestätigte Fluchtverhalten, Actionsuche, Steigerung des Selbstwertgefühls und mangelnde Impulskontrolle als Prädiktoren für ein problematisches Spielverhalten, mit allerdings inkonsistenten Ergebnissen in einer Follw-up-Studie (Rockloff u. Dyer 2007b). Ricketts u. MacAskill (2003, 2004) identifizierten die Nutzung des Glücksspiels zur Regulation negativer Gefühle als Kernkategorie (»grounded theory«) einer Differenzierung zwischen normalem und problematischem Spielverhalten. Thomas et al. (2009a) verweisen auf die Bedeutung intervenierender Variablen wie fehlende soziale Unterstützung, Tendenz zum Fluchtverhalten, verfügbare(s) Zeit oder Geld und mangelnde Alternativen, die die glücksspielbezogene Bewältigung von Problemen und die Gefühlsregulation beeinflussen. Neben dem auch von Rockloff et al. (2010) bestätigten Fluchtverhalten wirkt sich der leichte Zugang zum Automatenspiel, der die Motivation zur Spielteilnahme fördert, auf die Spielintensität und Spielprobleme aus (Thomas et al. 2009b, 2011). Nach Befunden von Lloyd et al. (2010) erhöhen **Motivationen zur Spielteilnahme** wie Gefühlsregulation, monetäre Ziele und lustbetontes Erleben das Risiko problematischen Spielverhaltens. Die Flucht vor Problemen oder Gelderwerb haben Nower u. Blaszczynski (2010) als primäre Motive von Automatenspielern in Australien ermittelt. Lee et al. (2007) konnten aus empirischen Daten eine Bestätigung ihres hypothetischen Modells ableiten, nach dem Motive der Unterhaltung (verbunden mit einer sozialen Komponente), Erregung und Vermeidung über die vermittelnde Variable finanzieller Motive das Ausmaß der Glücksspielprobleme beeinflussen. Ein Vergleich der Motive für den Einstieg in den Glücksspielbereich (18 Items) und die Fortsetzung regelmäßigen Spielens (13 Items) weist eine stärkere Ausprägung der Motive bei pathologischen Spielern (vs. Normalspielern) nach, wobei in beiden Gruppen der Gewinn hoher Geldbeträge das Topmotiv für den Einstieg darstellte (Clarke et al. 2007b). Der Geldgewinn dient Spielsüchtigen in erster Linie der Fortsetzung des Spielverhaltens und der damit verbundenen Affektregulation, auch wenn das Gewinnenwollen oder der Gelderwerb von den Betroffenen – nicht zuletzt aufgrund der unzureichenden Gefühlswahrnehmung – immer wieder als »oberflächliches« Motiv genannt wird. Als häufigste Schlüsselreize nannten Spieler aus Behandlungseinrichtungen fehlende Strukturen im Leben (Langeweile, Freizeit) sowie negative Gefühlszustände (Morasco et al. 2007).

In Befragungen der Allgemeinbevölkerung nach den Gründen für die Spielteilnahme steht das Gewinnen oder der Geldgewinn häufig mit Abstand an erster Stelle (z. B. Stiftung Warentest 1983; Productivity Commission 1999, S. 3.13). Weitere Motive aus Bevölkerungsstudien, die v. a. in der **Anfangsphase einer Spielerkarriere** von Bedeutung sein können, sind intellektuelle Herausforderungen, soziale Interaktion, Wettbewerb, Risikoverhalten und Selbsteinschätzung (Cotte 1997; Walker et al. 2005; Swedish Institute of Public Health 2009). In Abhängigkeit von den verschiedenen Spielformen können die Motive variieren. Während bei Glücksspielen mit Geschicklichkeitsanteilen wie Sport-/Pferdewetten und Poker der Wettbewerb, die intellektuelle Herausforderung, Selbstbestätigung und soziale Interaktion eine größere Rolle spielen, sind bei reinen Zufallsspielen wie Spielautomaten und Lotterien die angestrebte Anspannung, die Flucht vor Problemen und vom Selbst losgelöste, extrinsische Motive wie der Geldgewinn bedeutsamer (Chantal u. Vallerand 1996; Fang u. Mowen 2009).

In der Funktionalität zeigen sich zudem Geschlechtsunterschiede (Walker et al., 2005; ▶ Abschn. 4.2.2) und Altersunterschiede (Clarke u. Clarkson 2009; Hayer 2012; ▶ Abschn. 4.2.1) sowie soziokulturelle Einflussfaktoren (Hermann 1976; Rosecrance 1988). Die Palette möglicher Funktionen ist entsprechend – wie bei allen Suchtformen – breit gefächert, lässt sich aber immer auf die Gefühlsregulation mithilfe des Suchtmittels als zentralem Aspekt der **Suchtentwicklung** beziehen.

4.1.2 Veranstaltungsmerkmale

Eine Analyse der Veranstaltungsmerkmale von Glücksspielen führt zu einer Differenzierung des Stimulations- und Suchtpotenzials einzelner Spielformen (Weinstein u. Deitsch 1974; Cornish 1978; Abbott 2001; Parke u. Griffiths 2007; Wissenschaftliches Forum 2008). Sie liefert plausible Gründe dafür, dass überwiegend Automatenspieler, Casino-Tischspieler und Sportwetter die Versorgungseinrichtungen aufsuchen, aber kaum Lottospieler, obwohl das Zahlenlotto in der Bevölkerung am weitesten verbreitet ist. Die Veranstaltungsmerkmale lassen sich in situationale und strukturelle Merkmale unterteilen (◘ Abb. 4.5). Während situationale Merkmale wie Verfügbarkeit und Griffnähe den Zugang zum Glücksspiel für potenzielle Spielteilnehmer erleichtern oder zur erstmaligen Spielteilnahme anregen, betreffen strukturelle Merkmale wie Ereignisfrequenz und Gewinnstruktur konkrete Eigenschaften des Spielmediums und sind primär für **Verstärkungseffekte** und damit für die Förderung eines exzessiven Spielverhaltens verantwortlich (Meyer u. Hayer 2005).

Folgende strukturelle Merkmale sind von Bedeutung:

Ereignisfrequenz Die Zeiteinheit zwischen Einsatz, Spielausgang und nächster Gelegenheit zum Spieleinsatz:»Zocker« wählen v. a. Glücksspiele mit einer raschen **Spielabfolge**. Im Sekunden- oder Minutentakt können Automaten- bzw. Roulettespieler ihr Geld riskieren und die angestrebte Wirkung erzielen. Lotto 6 aus 49 bietet dagegen höchstens zwei Spielereignisse pro Woche. Je schneller das nächste Spiel möglich ist, desto kürzer ist darüber hinaus die Zeitspanne des Verlusterlebens.

4.1 · Eigenschaften des Glücksspiels

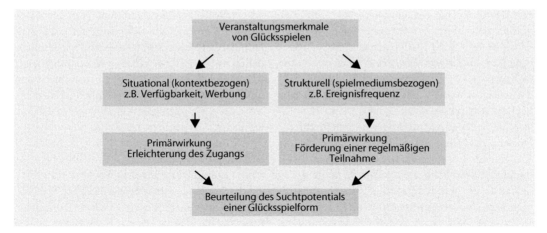

Abb. 4.5 Veranstaltungsmerkmale von Glücksspielen: Ein Analyseschema. (Meyer u. Hayer 2005)

Auszahlungsintervall Die Zeitspanne zwischen Spielausgang und Gewinnauszahlung: Eine **kurze Zeitspanne** zwischen Einsatz und Spielergebnis bzw. Gewinnauszahlung hat eine stärkere (belohnende) Wirkung als ein lang gestreckter Auszahlungsprozess wie beim Lotto, wo Gewinne unter Umständen erst nach Tagen den Spieler erreichen. Sie ermöglicht zudem eine umgehende Reinvestition des Geldes in den Glücksspielkreislauf.

Gewinnwahrscheinlichkeit Die Wahrscheinlichkeit, einen Gewinn zu erzielen, einschließlich Gewinne unterhalb der Einsatzhöhe: Die Gewinnwahrscheinlichkeit bestimmt die Belohnungsfrequenz. Beim Spiel auf Rot oder Schwarz am Roulettetisch beträgt sie bspw. fast 50 %. Spielautomaten mit mehreren Einsatz- und Gewinnlinien (Multiline-/Multicoin-Modus) verstärken den Spieler mit Gewinnanzeigen sowie Licht- und Toneffekten, auch wenn der Gewinn unterhalb der Einsatzhöhe liegt.

Höchstgewinn in einem Spiel Der Höchstgewinn ist der maximale Geldbetrag, der in einem Spiel als Gewinn angeboten wird: Hohe Gewinne sind mit Reichtum verbunden, signalisieren ein Ausweichen aus der Alltagsrealität und regen die Fantasie an. Sie bilden die Ausgangsmotivation für eine fortlaufende Spielteilnahme.

Jackpot Der Gewinn, der sich durch fortlaufende Aufsummierung von Einsatzanteilen aller Spieler oder von nicht fälligen Gewinnauszahlungen ergibt: Jackpots locken mit höheren Gewinnbeträgen als bei normalen Ausspielungen sowie mit erhöhten Gewinnerwartungen seitens der Spieler, da sie dem Fehlurteil unterliegen, die Gewinnwahrscheinlichkeit habe sich über die Zeit zu ihren Gunsten verändert (Abb. 4.6).

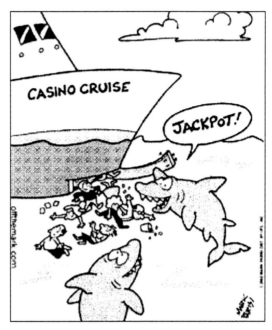

Abb. 4.6 Der ganz andere Jackpot. (Mit freundlicher Genehmigung von offthemarkcartoons.com)

Fast-Gewinne Der Spielausgang, bei dem der Spieler wahrnimmt, fast gewonnen zu haben: Fast-Gewinne fördern die Spielintensität, weil die Erwartung vermittelt wird, der Gewinn steht kurz bevor (▶ Abschn. 5.4.2). Sie können zufällig auftreten, wie die Spielentscheidung bei einer Sportwette kurz vor Schluss des Sportereignisses, oder sie werden absichtlich erzeugt, wie an Spielautomaten, um die Spieler an das Gerät »zu fesseln«.

Variable Einsatzhöhe Das Ausmaß, in dem der Spieler die Einsatzhöhe in einem Spiel selbst bestimmen kann: Ein **breites Spektrum** an Einsätzen gewährleistet, dass durch höhere Einsätze erlittene Verluste in einem Spiel wieder ausgeglichen oder Gewinne vervielfacht werden können, verbunden mit einer Steigerung des Spielanreizes.

Multiple Spiel- und Einsatzgelegenheiten Die Möglichkeit, zur gleichen Zeit mehrfache Einsätze zu tätigen oder sich an mehreren Spielen gleichzeitig zu beteiligen: Einsätze auf mehrere Gewinnlinien am Automaten oder an mehreren Pokertischen gleichzeitig (im Internet) vergrößern sowohl die Gewinnchancen (und potenziellen Verluste) als auch die Stimulation und erlebte Action.

Einsatz- und Gewinnverhältnis Die potenzielle Gewinnhöhe im Vergleich zur Einsatzhöhe: Eine große Diskrepanz zwischen Einsatz und Gewinn ist die treibende Kraft für die Teilnahme beim Lotto 6 aus 49, obwohl die Gewinnchancen auf den Hauptgewinn äußerst gering sind. Der Spielanreiz für gefährdete Spieler scheint besonders ausgeprägt zu sein, wenn die Gewinne groß genug sind, um als Glücksfall erlebt zu werden, gleichzeitig aber noch vermeintlich reelle Gewinnchancen bestehen.

Kontrollillusion Das Ausmaß, in dem der Glaube des Spielers gefördert wird, durch eigene Kompetenzen, Fähigkeiten und Strategien einen Einfluss auf den Spielausgang zu haben: Eine **aktive Einbeziehung** des Spielers in den Spielablauf, bspw. über die Betätigung von Start-, Stopp- und Risikotasten an Automaten, Auswahlentscheidungen oder das Spielen nach Systemen beim Roulette, fördert Erwartungen, das Spielergebnis beeinflussen zu können (▶ Abschn. 5.4.3). Verluste werden auf eigenes Versagen zurückgeführt und Versuche unternommen, die Fähigkeiten zu verbessern. Während hier Kompetenzanteile nur suggeriert werden, kann bei Sport- und Pferdewetten, Poker oder Börsenspekulationen die Einbeziehung bestimmter Informationen die Chancen **tatsächlich** verbessern, womit eine Steigerung des Gefahrenpotenzials verbunden ist.

Kontinuität des Spiels Das Ausmaß, in dem das Spiel ununterbrochen (ohne Pausen) fortgesetzt werden kann oder ein Wechsel zwischen verschiedenen Spielen nahtlos möglich ist: Bei kontinuierlicher Spielteilnahme können Spieler über längere Zeit die Stimulation erleben und die Probleme des Alltags verdrängen. Erst eine längere Spielunterbrechung holt sie in die Realität zurück.

Art und Einfachheit der Bezahlung Die Art des Zahlungsmittels und der Einzahlung: Die ersatzweise Verwendung von **Jetons** (Roulette) oder **virtuelle Einsätze** per Kreditkarte (Glücksspiele im Internet) verschleiern das finanzielle Wertesystem, beeinträchtigen das Urteilsvermögen und senken die Hemmschwelle für eine Teilnahme. Verluste werden geringer eingeschätzt, und es wird risikoreicher gespielt.

Ton- und Lichteffekte Auditive und visuelle Effekte während des Spiels und der Spielpräsentation: Sie vermitteln das Gefühl von Vergnügen und Aktivität sowie den Eindruck, dass Gewinne verbreiteter sind als Verluste (Griffiths 1993b, 1995).

Als situationale Merkmale sind zu nennen:

Verfügbarkeit Die Einfachheit, mit der ein Spieler den Zugang zum Glücksspiel erreicht: Die Verfügbarkeit von Suchtmitteln gilt nach den Erkenntnissen der Suchtforschung als wesentlicher Bedingungsfaktor der Prävalenzrate von Suchtkrankheiten. Für den Glücksspielbereich ist zumindest ein kurzfristiger direkter Einfluss der Verfügbarkeit auf eine vermehrte Nachfrage und erhöhte Auftrittswahrscheinlichkeit süchtigen Spielverhaltens weitgehend akzeptiert (▶ Abschn. 4.3.2).

Soziale Kontrolle Das Ausmaß, in dem der Spieler alleine ohne soziale Einflüsse spielen kann: Eine soziale Kontrolle durch Mitspieler, Mitarbeiter der Spielstätten oder Angehörige kann präventive Wirkungen erzielen. Fehlt diese Kontrolle, wie beim Glücksspiel im Internet am heimischen PC oder per Smartphone, lassen sich Verluste leichter verheimlichen. Es wird enthemmter gespielt, da keine Stigmatisierung zu befürchten ist.

Vermarktung Die Weckung von Bedürfnissen für Glücksspiele z. B. über Werbung: Gezieltes Marketing kann gefährdete Spieler zur Spielteilnahme verleiten, da es zu einer Verharmlosung und Normalisierung von Glücksspielen beiträgt. Alltagsroutinen ersetzen in der Folge eine kritische Reflexion im Umgang mit diesem Produkt.

Die aufgezeigten Merkmale spielen eine wesentliche Rolle bei der Aneignung von Erwartungen sowie Befriedigung von emotionalen Bedürfnissen und bestimmen damit das Suchtpotenzial von Glücksspielen.

> Vor allem, wenn über einen längeren Zeitraum intensive Lustgefühle realisierbar sind oder ein längerfristiges Abtauchen aus der Alltagsrealität ermöglicht wird, ist ein höheres Suchtpotenzial gegeben.

In der Umgangssprache wird zwischen »harten« und »weichen« Glücksspielen unterschieden. »Harte« Spielformen zeichnen sich in erster Linie durch eine schnelle Spielabfolge und ein damit verknüpftes, höheres Sucht- oder Risikopotenzial aus (Griffiths 1999).

Spielautomaten mit einer Spielabfolge im Sekundentakt gelten weltweit als das Glücksspiel mit dem höchsten Suchtpotenzial (Griffiths 1999; Breen u. Zimmerman 2002) und werden in der öffentlichen Diskussion auch schon mal als »Crack-Kokain« des Glücksspiels bezeichnet (Dowling et al. 2005). Schüll (2012) beschreibt in ihrem Buch akribisch, wie die Glücksspielindustrie die Konsumenten über das Design der modernen Spielautomaten in die Falle lockt. Anhand von Fallbeispielen und wissenschaftlichen Befunden zeigt die Anthropologin auf, wie das vereinsamte, fortlaufende und schnelle Spiel an digitalisierten Automaten, mit verlockenden Raffinessen wie Jackpots und Fast-Gewinnen, einen tranceähnlichen Zustand hervorruft. Die besondere Atmosphäre in Casinos, Licht- und Soundeffekte tragen ein Übriges dazu bei (Spenwyn et al. 2010; Brevers et al. 2015b). Die neuen Spielautomaten verfügen über eine größere Anzahl spielfördernder Merkmale als alle anderen Spielformen (Parke u. Griffiths 2006). Neuere Entwicklungen mit mehreren Spiellinien und Einsatzoptionen (»Multiline/Multicoin«) sowie Zusatzspielen (»Features«) mit eigenem Gewinnpool, Extrafunktionen oder Bonusspielen werden als besonders problematisch betrachtet. Das Spiel auf mehreren Linien und variierende Einsatzoptionen fördern kognitive Verzerrungen in Form suggerierter Einflussmöglichkeiten (Harrigan et al. 2014). Davon sind Problemspieler stärker betroffen als Gelegenheitsspieler. Gleichzeitig sind sie tiefer in das Spiel versunken (Dixon et al. 2014a). Jackpots werden überbewertet, verführen zu höherer Spielintensität (Rockloff u. Hing 2013). Gewinne unterhalb des Einsatzes verschleiern die Verlustsituation (Harrigan et al. 2015), erhöhen die Rate der Verstärkung (Harrigan et al. 2011; Templeton et al. 2015) und die Wahrscheinlichkeit der Fortsetzung des Spielverhaltens (Leino et al. 2016). Spielinhalte, die auf Filmen oder Fernsehserien (Mad Men, Sex in the City, Friends) basieren oder Rock- und Popgrößen (Michael Jackson, Elton John, Britney Spears) mit ihrer Musik einbeziehen, erhöhen nicht nur den Bekanntheitsgrad, sondern liefern einen Beitrag zum Anthropomorphismus. Mit der Vermenschlichung des Automatenspiels wächst nach Riva et al. (2015) das Gefährdungspotenzial der Spielform. Mit den Geräten der neueren Generation sind zudem besonders bequeme Sitzgelegenheiten per Kabel verbunden. Gekoppelt an den Spielverlauf (Einlauf von Bonussymbolen) wird durch musikalische Akzente (per Lautsprecher in den Kopfstützen) und Vibration der Sitzfläche das Spielerlebnis noch intensiver. Automatenspieler entwickeln nach dem Beginn einer regelmäßigen Teilnahme nicht zuletzt sehr viel schneller ein pathologisches Spielverhalten als Spieler anderer Glücksspielformen. Lag der Zeitraum bei Sport- und Pferdewetten, Kartenspielern und Teilnehmern an Sofortlotterien im Mittel bei 3,9 Jahren, dauerte es bei Automatenspielern nur rund 1 Jahr (1,1 Jahre) bis zur Diagnose der Spielsucht (Breen 2004).

Auch die Veranstalter »weicher« Spielformen wie **Lotterien** wissen, wie sie die Attraktivität ihres Angebots steigern können. So gibt es inzwischen beim deutschen Lotto 6 aus 49 zwei Ziehungen pro Woche, beim Keno sogar tägliche Ziehungen von Montag bis Samstag. Die Lotterie EuroJackpot sorgt ebenso wie die Einführung der Superzahl für gigantische Jackpots und erregt auf diesem Weg Aufmerksamkeit. Weltweit verzeichnen Lotterien mit steigendem Jackpot einen deutlichen Anstieg der verkauften Lose (Guryan u. Kearney 2008), auch bedingt durch den befristeten Umstieg der Teilnehmer an anderen Spielformen wie Sportwetten (Forrest et al. 2010). Noch sind die angebotenen Lotterien allerdings als weniger gefährlich einzustufen – nicht zuletzt aufgrund der geringen Ereignisfrequenz (Ariyabuddhiphongs 2011). Es sind jedoch auch Einzelfälle klinisch in Erscheinung getreten (Petry 2003c, S. 31), in denen Spieler sehr hohe Summen beim Lotto verspielt und sich bspw. auf der Jagd nach vermeintlichen Erfolgssystemen vollkommen ruiniert haben. Eine Befragung der Leiter von Lottoannahmestellen zum Spielverhalten ihrer Kunden bestätigte für eine kleine Gruppe ein riskantes oder süchtiges Spielverhalten (Kalke et al. 2007).

Moran (1979) sowie Griffiths u. Wood (2001) heben die Gefahren der **Sofort- oder Rubbellotterien** hervor. Rubbellose bieten zwar eine rasche Spielabfolge, hohe Gewinne und viele »Fast-Gewinne«, sind leicht zugänglich und fast überall verfügbar. Die wenig reizvolle, nicht auf Spielen ausgerichtete Atmosphäre in den Verkaufsstellen, das weitgehende Fehlen einer breiten Gewinnstreuung (hauptsächlich Freilose), die vergleichsweise geringe Gewinnrate und offensichtlich fehlende Einflussmöglichkeiten der Spieler auf das Spielergebnis dürften aber einem persistenten Spielverhalten entgegenwirken. Hendriks et al. (1997) schätzen nach einer Befragung von Rubbelloskäufern in Holland das Gefahrenpotenzial als moderat ein. 0,7 % der Spieler wurden als »problematisch« und 4,1 % als »gefährdet« eingestuft (vgl. auch DeFuentes-Merilas et al. 2003). Wood u. Griffiths (1998) diagnostizierten bei 6 % einer Stichprobe von britischen Jugendlichen (11–15 Jahre, mit Spielerfahrungen) ein problematisches Spielverhalten bezogen auf diese Spielform und Griffiths (2000) fand unter männlichen Jugendlichen bei 5 % ein pathologisches Spielverhalten.

Bei **Sport- und Pferdewetten, Poker und Börsenspekulationen** kann Kompetenz das Spielergebnis beeinflussen. Dem »Experten« für Pferdewetten steht bspw. eine Reihe von Informationen zur Verfügung, wie Leistungen der Pferde in den letzten Rennen, Bodenbeschaffenheit, Insidertipps der Aktiven oder Kommentare der Fachpresse, nach denen er seine Wette ausrichten und damit seine Chancen erhöhen kann. Letztlich ist der Ausgang eines Rennens jedoch von weiteren Faktoren, wie Rennverlauf, Tagesform des Pferdes und Reiters/Fahrers usw., abhängig – Zufallsfaktoren, die sich nicht ausrechnen lassen. Insofern handelt es sich um ein Glücksspiel mit Geschicklichkeitsanteilen, das von reinen Zufallsspielen wie Spielautomaten, Rubbellosen und Lotterien abzugrenzen ist (Stevens u. Young 2010).

Experimentelle Befunde zeigen, dass »Experten« im Vergleich mit dem Zufallsprinzip zwar häufiger das siegreiche Pferd auswählten. In den finanziellen Ergebnissen lässt sich jedoch kein Unterschied feststellen; beide Strategien führten erwartungsgemäß auf Dauer zu Verlusten (Ladouceur et al. 1998a). In Einklang damit stehen die Ergebnisse bezogen auf Eishockeyspiele (Cantinotti et al. 2004). Keine Effekte des Fachwissens auf den Ausgang von Wetten auf Fußballspiele der 1. Bundesliga offenbaren ebenso die Befunde von Towfigh u. Glöckner (2011). Vorhandenes Wissen fördert jedoch ein übermäßiges Selbstvertrauen und Kontrollillusionen. Pathologische Spieler, die regelmäßig auf Sportereignisse wetten, unterscheiden sich in der Vorhersagequalität zudem nicht von Sportwettern mit mittlerem Fachwissen und Laien (Huberfeld et al. 2013).

Sportwetten erweisen sich aufgrund ihrer Verknüpfung mit sportlichen Interessen als besonders reizvoll für Personen, die selbst Sport treiben (Meyer et al. 2013b). So hatten 52,4 % der untersuchten Mitglieder aus deutschen Sportvereinen in den letzten 12 Monaten Wetten auf Sportereignisse abgeschlossen, während dies nur 3,4 % bzw. 6,0 % der Allgemeinbevölkerung betraf. Bei den Vereinsmitgliedern war im Vergleich zudem signifikant häufiger ein problematisches (5,3 %) und pathologisches (3,5 %) Spielverhalten festzustellen[1]. Der Befund verdeutlicht die Notwendigkeit präventiver Maßnahmen, die sich gezielt an Sportvereine und deren Mitglieder richten.

Die hohe gesellschaftliche Akzeptanz von Börsenspekulationen hat bisher einen angemessenen

---

[1] Gleiches gilt für Leistungssportler, die nach ersten Befunden überzufällig häufig glücksspielbezogene Probleme entwickeln (Grall-Bonnec et al. 2016).

4.1 · Eigenschaften des Glücksspiels

Umgang mit deren Gefahrenpotenzial verhindert. Ein Umdenken ist auch nach spektakulären Fällen von Börsenspekulanten, die als Bankangestellte Milliardenverluste zu verantworten haben (Nick Leeson, Jérôme Kerviel und Kweku Adoboli) nicht zu erkennen. Als Form des Glücksspiels werden – wenn überhaupt – nur hochspekulative Produkte wie Optionsscheine oder Knock-out-Zertifikate eingestuft. In letzter Zeit geraten »Börsenzocker« aber zunehmend in den Fokus der glücksspielbezogenen Suchtforschung, wie die erste Adaptation eines Screening-Instruments (»Stock Addiction Inventory«, Youn et al. 2016) und Vergleiche von pathologischen Spekulanten mit anderen Glücksspielern (Granero et al. 2012; Shin et al. 2015) verdeutlichen. Die Vergleiche belegen wesentliche Übereinstimmungen in der Symptomatik, den Folgeschäden, depressiven Stimmungen und der Dauer bis zur Behandlungsaufnahme. Die Spekulanten waren eher verheiratet, in Vollzeitbeschäftigung, wiesen längere Ausbildungszeiten und eine höhere Kooperationsbereitschaft auf.

Glücksspielen im Internet mangelt es (noch) an der unmittelbaren Auszahlung von Gewinnen, ansonsten präsentieren sie sich aber mit einem hohen Suchtpotenzial. Die verschiedenen Spielformen gewährleisten eine rasche Spielabfolge, ein breites Spektrum an Einsätzen, Gewinnen und Verlusten, hohe Auszahlungsquoten, häufige Fast-Gewinne und interaktive Komponenten. Der Kontrollverlust tritt schneller ein, da bargeldlos gespielt wird. Eine »soziale Kontrolle« ist nur begrenzt möglich: Der »Internet-Zocker« kann sich im virtuellen Casino vom Wohnzimmer aus – unter Drogen stehend – ruinieren, ohne dass es jemand bemerkt (Meyer 2001; Griffiths 2003; Hayer et al. 2005; ◘ Abb. 4.7). Glücksspiele im Internet weisen neben Sportwetten die höchste Konversionsrate auf, d. h. der Anteil der Spieler, der diese Formen ausprobiert und anschließend ein regelmäßiges Spielverhalten entwickelt hat, fällt vergleichsweise hoch aus, was nicht zuletzt auf die Verfügbarkeit zurückgeführt wird (Holtgraves 2009). Nach ersten Vergleichen zwischen Online- und Offline-Spielern scheint die Wahrscheinlichkeit problematischen Spielverhaltens im Internet größer (Griffiths et al. 2011; Kairouz et al. 2012), bzw. mit höheren Ausgaben und Schulden (Jiménez-Murcia et al. 2011) verbunden zu sein (in-

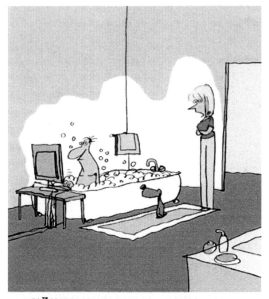

◘ **Abb. 4.7** Das Glück als Seifenblase. (Mit freundlicher Genehmigung von Jerry King Cartoons Inc.)

konsistente Längsschnittbefunde bei Svensson u. Romild 2011). In der Nutzung von mobilen Zugangswegen, wie Smartphones, wird zudem ein höheres Gefährdungspotenzial vermutet, als bei anderen Verbindungen ins Internet, wie dem heimischen Computer. Andererseits zeigen Spieler, die sowohl online als auch offline »gezockt« haben, eine höhere Spielintensität und Prävalenzrate sowie ein ausgeprägteres Störungsbild als Spieler, die nur in einem Bereich tätig waren (Wardle et al. 2011a; Gainsbury et al. 2016). In der Studie von Gainsbury et al. (2015) ist bei reinen Offline-Spielern (überwiegend Automatenspieler) sogar ein größeres Problemausmaß zu erkennen, als bei reinen Internet-Spielern (überwiegend Sport- und Pferdewetter).

bwin (2010) führt dagegen die erhöhten Anteile von Problemspielern im Internet auf die Tatsache zurück, dass sich betroffene Personen an etwa sieben Spielformen beteiligen (LaPlante et al. 2009b). In Bezug auf Anbieter mit einem eher geringen Marktanteil (wie Online-Glücksspiele) entstehe durch diese Gruppe der Eindruck, dass vom Internet eine erhöhte Gefährdung ausgehe. Außerdem wird hervorgehoben, dass nach Analyse der Spielverhaltensdaten von bwin-Kunden die überwiegende Mehrheit – zwischen 95 % und 99 %

– sehr moderat spielt und die mit dem Spiel verbundenen Kosten minimal sind. Der Anteil der Intensivspieler lag bei Sportwetten bei 1 %, bei Poker und Casinospielen bei jeweils 5 % (LaBrie et al. 2007a, 2008; LaPlante et al. 2008b, 2009a). Bei der Interpretation der Befunde ist allerdings zu berücksichtigen, dass 1.) die Kunden dieser einen Plattform wahrscheinlich auf weiteren Plattformen gespielt haben und die Online-Spielaktivitäten nicht in ihrer Gesamtheit erfasst wurden sowie 2.) keine klinischen Daten der Spielteilnehmer vorliegen (z. B. zum glücksspielbezogenen Problemstatus, zu der negativen Folge exzessiver Spielmuster oder zu weiteren psychosozialen Auffälligkeiten).

Eine Analyse der deutschen 12-Monats-Prävalenzraten problematischen und pathologischen Spielverhaltens bestätigt, dass Glücks- und Geldspielautomaten, Sportwetten und Casinospiele im Internet deutlich häufiger zu einer individuellen Problembelastung führen als Rubellose und Lotterien. Nach den BZgA-Daten aus den Jahren 2007, 2009 und 2011 (Haß et al. 2012) fanden sich die höchsten Anteile von Problemspielern unter Befragten, die Casinospiele im Internet (11,7 %), Glücksspielautomaten (11,5 %) und Geldspielautomaten (10,2 %) als Spielform angegeben hatten (zum Vergleich Lotto 6 aus 49 und Sofortlotterien: 1,4 % bzw. 2,2 %). Wird zusätzlich die Gesamtzahl der genutzten Spielformen statistisch kontrolliert, reduzieren sich die Risiken zwar deutlich, bleiben aber bei den genannten Glücksspielen signifikant. Auch bei simultaner Betrachtung aller Glücksspiele im multivariaten Modell, das zusätzlich die individuelle Spielauswahl berücksichtigt, ergeben sich die höchsten Risiken für Geldspielautomaten, gefolgt von Casinospielen im Internet (Odds Ratios: 4,8 bzw. 3,8). Für Spiele an Geldspielautomaten besteht somit ein um den Faktor 4,8 erhöhtes Risiko für die Diagnose einer glücksspielbezogenen Störung im Lebensverlauf.

Die Ergebnisse aus Deutschland spiegeln sich in internationalen Studien wider. In Erhebungen aus Großbritannien (Sproston et al. 2000; Wardle et al. 2007) sowie Australien (Productivity Commission 2010) sind deutlich höhere Prävalenzraten in Bezug auf Spielautomaten, Sportwetten und Tischspiele im Casino erkennbar. Für Kanada belegt MacLaren (2016), dass Spielautomaten die schädlichste Spielform darstellen. Binde (2011) analysierte 18 nationale Prävalenzstudien und identifiziert interaktives Glücksspiel im Internet, Glücksspiele in Casinos, Spielautomaten und unreguliertes/illegales Glücksspiel mit höheren Einsätzen als Spielformen mit hohem Gefährdungspotenzial. Den Daten zur Behandlungsnachfrage bezogen auf einzelne Spielformen (▶ Abschn. 3.7) sind weitere Hinweise zu entnehmen (vgl. Spielsuchthilfe 2016).

Es ist zwar gängige Praxis, aus dem Anteil pathologischer Spieler unter den Nutzern einzelner Glücksspielprodukte Hinweise auf das Gefährdungspotenzial abzuleiten. Eine Kontrolle der Anzahl gespielter Glücksspiele (Haß et al., 2012) und des Ausmaßes der Beteiligung (z. B. Anzahl der Spieltage) reduziert allerdings die univariate Verknüpfung mit Spielproblemen (LaPlante et al. 2014). In den Befunden des tatsächlichen Spielverhaltens einer Online-Stichprobe blieb nach entsprechenden Kontrollen nur für Poker und Live-Sportwetten (Brosowski et al. 2012) bzw. Live-Sportwetten (LaPlante et al. 2014) ein signifikanter Zusammenhang erhalten. Jede zusätzlich genutzte Spielform erhöhte das Risiko der Überschreitung von Grenzwerten für eine Spielgefährdung, die aus dem terestrischen (landbasierten) Bereich übernommen wurden (aktive Spieltage oder Saldo Gewinn/Verlust), um das 3- bis 4-Fache (Brosowski et al. 2012). Der Effekt des Ausmaßes der Beteiligung fiel zudem geringer aus als der des Umfangs (LaPlante et al. 2014). Nach LaPlante et al. (2009b, 2013, 2014) und Welte et al. (2009) stellt die Anzahl häufig gespielter Spielformen bzw. die Vielseitigkeit somit einen besseren Prädiktor glücksspielbezogener Störungen dar als die Teilnahme an spezifischen Formen. Mit bestätigenden Befunden verweisen Phillips et al. (2013) auf ähnliche Verhaltensweisen bei stoffgebundenen Suchtkranken.

Die Beteiligung an mehreren Spielformen bedeutet jedoch nicht, dass alle gespielten Formen die Entwicklung des Störungsbildes gleichermaßen beeinflussen. So konnte die Mehrheit einer Stichprobe kanadischer Problemspieler sehr genau benennen, welche Spielform für sie den höchsten Beitrag zu ihrem fehlangepassten Spielverhalten geleistet hat (Wood u. Williams 2009). Nach der problemverursachenden Spielform befragt, nannten in der PAGE-Studie (Meyer et al. 2011a) 49,1 % der pathologischen Spieler (N = 108) Geldspielautomaten, 14,5 % Poker, 10,4 % das kleine Spiel im Casino und 7,3 % das große Spiel, 6,5 % Oddset, 2 % andere Sportwetten und 1,3 % Lotto 6 aus 49. In britischen Studien (LaPlante et al. 2014; Ronzitti et al. 2016) blieb zudem nach der Kontrolle der Vielseitigkeit das Spiel an Glücksspielautomaten als signifikanter Prädiktor glücksspielbezogener Störungen erhalten. Nach italienischen Bevölkerungsdaten (Scalese et al. 2016) sind zwar 1,9 % der Mehrfachspieler und »nur« 0,6 % der auf eine Spielform fokussierten Spieler als Problemspieler zu klassifizieren. Bezogen auf die verschiedenen Spielformen sind jedoch die höchsten Risiken mit Glücksspielautomaten assoziiert, wobei zwischen den beiden Spielergruppen mit Odds Ratio von 4,3 bzw. 4,5 keine Unterschiede bestehen.

In der Gesamtbetrachtung liefern somit sowohl die Involviertheit als auch spezifische Spielformen bedeutsame Hinweise auf Gefährdungen im Glücksspielbereich.

4.1.3 Bewertungsinstrument zur Einschätzung des Gefährdungspotenzials von Glücksspielen

Erste wissenschaftliche Annäherungen an eine formalisierte Bestimmung des Sucht- bzw. Gefährdungspotenzials von Glücksspielen stammen aus Großbritannien und Finnland (Airas u. Järvinen 2008; Griffiths et al. 2008; Veikkaus 2008). Unter Berücksichtigung der Forschungsergebnisse zu wesentlichen Veranstaltungsmerkmalen von Glücksspielen und des im Rahmen einer Delphi-Studie (Häder u. Häder 2000) genutzten Fachwissens einer Gruppe internationaler Experten haben Griffiths et al. (2008) das Bewertungsinstrument »GAM-GaRD« (Gambling Assessment Measure – Guidance about Responsible Design) entwickelt. Das Instrument basiert auf folgenden zehn Merkmalen mit divergierenden Skalenstufen und Punktwerten: Ereignisfrequenz, multiple Spiel-/Einsatzgelegenheiten, Einsatzhöhe, Gewinnwahrscheinlichkeit, Höhe des Jackpots, Fast-Gewinne, Kontinuität des Spiels, Verfügbarkeit, Zahlungsmittel/Leichtigkeit der Bezahlung sowie Kontrollillusion (Wood et al. 2008). Der additive Gesamtscore bietet ein Maß für ein geringes, mittleres oder hohes Risikopotenzial für gefährdete Spieler. Veränderungen einzelner Merkmale oder die Einbindung zusätzlicher Präventions- und Schutzmaßnahmen sollen eine Reduzierung des Gefährdungspotenzials ermöglichen. Das finnische Instrument »Product Evaluation Method for Reducing Potential Hazards« ist Bestandteil des Spielerschutzes der finnischen Lotterie Veikkaus (Airas u. Järvinen 2008; Veikkaus 2008). Dem Bewertungsverfahren liegen acht Merkmale zugrunde, wie Komponenten des Glücksspiels, Risiko des finanziellen Verlustes, Gewinn und Einsatzstruktur, Bedeutung von Fertigkeiten, Wissen und Regeln, Attraktivität des Spiels und seiner Umgebung, zusätzliche Spielanreize, soziale Einflussgrößen sowie Verfügbarkeit. Allerdings wurden beide Studien bisher nicht in Fachzeitschriften publiziert, sondern nur auf Konferenzen vorgestellt, so dass es an Transparenz in Bezug auf Methodik und Ergebnisse mangelt.

Ein testtheoretisch abgesichertes Bewertungsinstrument haben Meyer et al. (2010, 2011b) entwickelt. Nach der Delphi-Methodik erfolgte zunächst die Befragung von 26 Spielsuchtexperten, die zu einer Auswahl relevanter Merkmale und Merkmalsausprägungen führte. Die anschließende standardisierte Datenerhebung von Normalspielern sowie von problematischen und pathologischen Spielern (Merkmale: N = 363; Ausprägungen: N = 356) diente der empirischen Validierung und testtheoretischen Absicherung des Instruments. Es wurden 10 Merkmale ermittelt, die mit unterschiedlichen Gewichten und differenzierten Ausprägungen in die Berechnung des Gefährdungspotenzials eingehen (◘ Tab. 4.1).

Zur Berechnung des Gefährdungspotenzials einzelner Glücksspielformen oder -produkte wird für jedes Merkmal die jeweilige Ausprägung bestimmt und der entsprechende Punktwert mit dem Gewicht des Merkmals multipliziert. Die Summe dieser Produkte ergibt dann den Gesamtwert für das Glücksspiel.

Um eine objektive Bewertung zu gewährleisten, bedarf es der genauen Festlegung einzelner Kriterien im Rahmen eines Leitfadens zur Anwendung des Instruments.

Tab. 4.1 Merkmale, Gewichte und Skalen des Messinstruments zur Bestimmung des Gefährdungspotenzials von Glücksspielen

Merkmal	Gewicht	Skalierung						
Ereignisfrequenz	3,0	Mehr als 6 Tage	Mehr als 24 h bis 6 Tage	Mehr als 4 h bis 24 h	Mehr als 30 min bis 4 h	Mehr als 3 min bis 30 min	Mehr als 1 min bis 3 min	15 sec bis 1 min	Weniger als 15 sec
		0	1	1,5	2	2,5	3	3,5	4
Multiple Spiel-/Einsatzgelegenheiten	2,0	Eine Spiel- und eine Einsatzgelegenheit	Eine Spielgelegenheit und mehrere Einsatzgelegenheiten	Mehrere Spiel- und mehrere Einsatzgelegenheiten					
		2	3	4					
Gewinnwahrscheinlichkeit	1,7	0–4 %	Mehr als 4 % bis 24 %	Mehr als 24 % bis 49 %	Mehr als 49 %				
		1	2	3	4				
Ton- und Lichteffekte	1,5	Nicht vorhanden	Ton- oder Lichteffekte vorhanden	Ton- und Lichteffekte vorhanden					
		0	2	3					
Variable Einsatzhöhe	1,4	Festgelegte Einsatzhöhe	Variabler Einsatz, begrenzte Einsatzhöhe	Unbegrenzte Einsatzhöhe					
		2	3	4					
Verfügbarkeit	1,3	Spielgelegenheiten im Umkreis von > 100 km	Spielgelegenheiten im Umkreis von 10–100 km	Lokale Spielgelegenheiten im Umkreis von < 10 km	Spielgelegenheiten in der eigenen Wohnung/am Arbeitsplatz				
		1	2	3	3,5				

4.1 · Eigenschaften des Glücksspiels

Tab. 4.1 (Fortsetzung)

Merkmal	Gewicht	Skalierung	0–99 Euro	100–999 Euro	1.000–9.999 Euro	10.000–99.999 Euro	100.000–999.999 Euro	1–50 Mio. Euro	> 50 Mio. Euro
Jackpot	1,3	Nicht vorhanden	1	1,5	2	2,5	3	3,5	4
		0							
Auszahlungsintervall	1,3	Mehr als 3 Tage	Mehr als 24 h bis 3 Tage	Mehr als 4 bis 24 h	Mehr als 30 min bis 4 h	Mehr als 3 bis 30 min	Mehr als 1 bis 3 min	15 sec bis 1 min	Weniger als 15 sec
		0,5	1	1,5	2	2,5	3	3,5	4
Fast-Gewinne	1,2	Nicht absichtlich erzeugt, zufällig auftretend	Absichtlich vom Anbieter/Hersteller erzeugt, überzufällig häufig auftretend						
		1	4						
Kontinuität des Spiels	1,0	0–5 min ununterbrochenes Spiel	Mehr als 5 min bis 15 min ununterbrochenes Spiel	Mehr als 15 min bis 30 min ununterbrochenes Spiel	Mehr als 30 min bis 1 h ununterbrochenes Spiel	Mehr als 1 h bis 3 h ununterbrochenes Spiel	Mehr als 3 h ununterbrochenes Spiel		
		0	1	2	3	3,5	4		

Allgemeine Beurteilungskriterien
- Orientierung an realen Sachverhalten statt gesetzlichen Vorgaben (z. B. Höchstgewinn pro Spiel an Geldspielautomaten: 1000 € statt 2 €)
- Differenzierung des Vertriebswegs (z. B. Internet, Annahmestelle)
- Genaue Festlegung des Spiels (z. B. Poker: Turnierspiel, Spiel um Bargeld, Spielvarianten)
- Bei mehreren Alternativen: Wahl der Alternative mit dem höchsten Gefährdungspotenzial (z. B. Einsatz- und Gewinnverhältnis beim Roulette: Einsatz auf Zahl statt auf einfache Chancen)

Spezifische Beurteilungskriterien
- Bestimmung des Höchstgewinns auf der Basis des möglichen Höchsteinsatzes
- Bestimmung der Gewinnwahrscheinlichkeit unter Zugrundelegung des kleinstmöglichen Gewinns
- Orientierung des Auszahlungsintervalls an der Auszahlung des kleinstmöglichen Gewinns und der Barauszahlung oder dem Eingang des Gewinns auf dem Bankkonto
- Berechnung der Verfügbarkeit: Wurzel aus dem Quotienten der Fläche des Landes und der Anzahl der Zugänge

Nach der Berechnung der Gesamtpunktzahlen von 14 Glücksspielformen liegen die Punktwerte auf einer Skala, die von 11,65 (minimale Punktzahl) bis 60,65 (maximale Punktzahl) reicht. Unter Bezugnahme auf die Ward-Methode und das Dendrogramm wurden 5 Cluster ermittelt, die die unterschiedlichen **Gefährdungspotenziale** der Glücksspielformen repräsentieren und eine Zuordnung hinsichtlich der Höhe ihres Gefährdungspotenzials erlauben (◘ Abb. 4.8). In das erste Cluster, das mit einem sehr hohen Gefährdungspotenzial einhergeht, fallen die Glücks- und Geldspielautomaten. Das zweite Cluster eines hohen Gefährdungspotenzials umfasst Poker im Internet, Live-Sportwetten im Internet und Roulette in Spielbanken. Zur dritten Kategorie, die ein mittleres Gefährdungspoten-

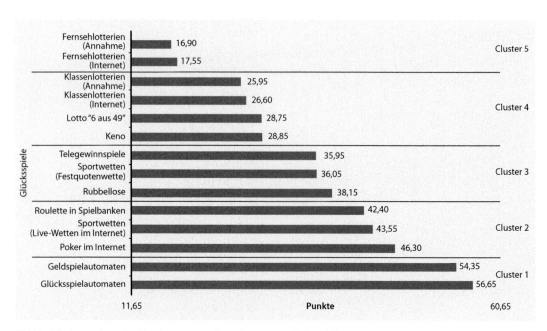

◘ Abb. 4.8 Anwendung des Messinstruments: Gruppierung von Glücksspielformen

4.1 · Eigenschaften des Glücksspiels

zial widerspiegelt, zählen Rubbellose, die Festquotenwetten und Telegewinnspiele. Der vierten Gruppe mit einem geringen Gefährdungspotenzial werden Keno, Lotto 6 aus 49 sowie Klassenlotterien im Internet und in Annahmestellen zugeordnet. Einen sehr geringen Risikowert erzielen Fernsehlotterien im Internet und in Annahmestellen.

Die testtheoretische Überprüfung liefert deutliche Hinweise darauf, dass es sich um ein zuverlässiges und valides Messinstrument handelt (Meyer et al. 2010, 2011b). Die Kennwerte der Reliabilität sprechen für eine hohe Homogenität (mittlere Inter-Item-Korrelation: 0,50) und interne Konsistenz (Cronbachs α: 0,91) des Instruments. Die **Strukturanalyse** mittels Faktorenanalyse legt ein eindimensionales Instrument nahe, das das Gefährdungspotenzial von Glücksspielen im Sinne eines einheitlichen Konstrukts erfasst. Die Analyse der Kriteriumsvalidität ergab starke positive Zusammenhänge zwischen dem Instrument und externen empirischen Kriterien, wie Angaben zu problembehafteten Glücksspielformen von Klienten aus Versorgungseinrichtungen (binär-logistische Regression: $p < 0,001$; Meyer u. Hayer 2005), Prävalenzraten problematischen und pathologischen Spielverhaltens, bezogen auf verschiedene Glücksspielformen ($R^2 = 0,84$; BZgA 2004), und Einschätzungen von deren Gefährdungspotenzial (Rankkorrelation nach Spearman: Rho = 0,915; Beutel u. Mörsen 2009). Inhaltliche Übereinstimmungen mit dem angelsächsischen Instrument von Griffiths et al. (2008) sind ein Beleg für die inhaltlich-logische Validität.

Von praktischer Bedeutung ist ein derartiges Bewertungsinstrument sowohl für den Gesetzgeber, die Rechtsprechung und Verwaltungspraxis als auch für die Glücksspielanbieter und Konsumenten (Wissenschaftliches Forum Glücksspiel 2008, 2010). Es kann zukünftig politischen und juristischen Entscheidungsträgern bei der Entscheidungsfindung und Risikoabschätzung als Grundlage dienen. Der Bedarf wird nicht zuletzt dadurch dokumentiert, dass das europäische Parlament die EU-Kommission am 10. März 2009 mit deutlicher Mehrheit aufgefordert hat, im Rahmen der Forschung zu klären, »ob es möglich ist, eine gemeinsame europäische Kategorisierung von Spielen entsprechend ihrem Suchtpotenzial vorzunehmen« (Ausschuss für Binnenmarkt und Verbraucherschutz 2009, S. 28).

Die Anbieter von Glücksspielen können das Instrument nutzen, vorhandene Produkte auf ihr Gefährdungspotenzial hin zu überprüfen und zu modifizieren. Bereits in der Entwicklungsphase neuer Angebote lassen sich erkennbare Risiken reduzieren. Führt die Bewertung eines Spiels zu einem hohen Gefährdungspotenzial, bieten sich Änderungen einzelner oder mehrerer struktureller Spielmerkmale an, wie bspw. die Verringerung der **Spielfrequenz** und ununterbrochenen **Spieldauer** sowie der Ausschluss absichtlich erzeugter Kontrollillusion. Außerdem können primärpräventive Maßnahmen umgesetzt werden, wie Einsatz- und Verlustbegrenzungen, Pop-up-Informationen über Spielverluste, Spieldauer etc. sowie der Einsatz von Smartcards zur Früherkennung glücksspielbezogener Probleme. Sollte die Modifikation einzelner Spielparameter die Spielanreize für Konsumenten derart stark reduzieren, dass eine Vermarktung unprofitabel erscheint, muss der Verzicht auf eine Markteinführung der ursprünglichen Spielform oder die Rücknahme des Produkts das Ziel einer sozialverantwortlichen Unternehmenspolitik sein.

Für die Konsumenten von Glücksspielen kann das Bewertungsinstrument eine Orientierungshilfe schaffen und eine detaillierte Aufklärung über einzelne Risikofaktoren liefern. Die vermittelten Informationen dienen der Förderung einer verantwortungsbewussten Spielteilnahme. Risikoreichere Spielformen sind leichter zu identifizieren, eine Anpassung des Spielverhaltens bis hin zum Verzicht auf eine Spielteilnahme kann die Folge sein. Der potenzielle Nutzen für Konsumenten hängt allerdings von individuellen Faktoren ab, wie die subjektiven Erfahrungen mit Glücksspielen und das Stadium der »Spielerkarriere«. Süchtige Spieler sind über derartige Informationen sicher kaum im Sinne der präventiven Zielrichtung zu erreichen. Für diese Personengruppe gelten andere Bewertungsgrundlagen, bspw. durch die notwendige Einbeziehung der Rückfallgefahr.

Bei der Einschätzung der Aussagekraft des Bewertungsinstruments ist allerdings zu berücksichtigen, dass eine Überprüfung der Objektivität noch aussteht. Um eine hohe Anwenderunabhängigkeit zu gewährleisten, bedarf es eines detaillierten, auf konkrete Glücksspielprodukte ausgerichteten Leitfadens. Aufgrund des technologischen Fortschritts und der **Dynamik des Marktes** ist zudem mit neuen Formen struktureller und situationaler Merkmale zu rechnen, die eine kontinuierliche Weiterentwicklung und Prüfung der Gütekriterien des Instruments erfordern.

Eine auf das Produkt ausgerichtete Bestimmung des Gefährdungspotenzials lässt zudem unterschiedliche Spielerpopulationen, die Interaktion mit den Konsumenten sowie soziale und kulturelle Ausgangsbedingungen weitgehend unberücksichtigt. Beispielsweise fühlen sich Jugendliche von anderen Spielformen angesprochen als Erwachsene (Hayer u. Meyer 2008). Spezifische Eigenschaften des Spielers wie **Persönlichkeitsmerkmale** und **affektive Störungen** können die Präferenz für bestimmte Spielformen bestimmen (▶ Abschn. 4.2). Die Präferenzen der Japaner für Pachinko (Tanioka 2000), der Chinesen für Karten- und Würfelspiele (Raylu u. Oei 2004b) und der unterprivilegierten Bevölkerung Südafrikas für Lotterien (Collins u. Barr 2006) verdeutlichen den Einfluss kultureller und sozialer Bedingungen.

Maßnahmen des Spielerschutzes, zu denen auch Sozialkonzepte gehören, die die Anbieter zur Frühintervention verpflichten und Spielsperren für gefährdete Spieler vorsehen, werden bisher nicht in dem vorliegenden Bewertungsinstrument erfasst.

Weiterhin ist in Betracht zu ziehen, dass es Interaktions- bzw. Potenzierungseffekte zwischen den Merkmalen gibt, d. h. sie sich nicht unabhängig voneinander auf das Gefährdungspotenzial auswirken, sondern gegenseitig bedingen. Ein Merkmal könnte möglicherweise nur im Kontext mit anderen eine entsprechende Wirkung entfalten (Meyer et al. 2010, 2011b). Oder einzelne Merkmale sind entscheidend für die Fehlentwicklungen. So vertreten Griffiths u. Auer (2013) die Auffassung, dass nicht die Spielform, sondern die Schnelligkeit und Häufigkeit des Spiels (spezifischer die Ereignisfrequenz, Einsatzhäufigkeit, Spieldauer und das Auszahlungsintervall) die wesentlichen Faktoren für die Entwicklung und Aufrechterhaltung des Problemverhaltens sind, neben der individuellen Anfälligkeit des Spielers.

4.2 Charakteristika des Spielers

Ein süchtiges Spielverhalten kann sich vor dem Hintergrund sehr unterschiedlicher individueller **Risikofaktoren** entwickeln (vgl. Literatur-Review von Johansson et al. 2009), wie:
- Alter,
- Geschlecht,
- soziodemographische Merkmale,
- genetische Disposition,
- Persönlichkeitsstruktur und
- komorbide Störungen.

In enger Verknüpfung mit der individuellen Motivation zur Spielteilnahme, wie die Regulation der Befindlichkeit in Richtung Erregung und Euphorisierung, Beruhigung oder Entspannung, sowie der kognitiven Verarbeitung relevanter Informationen, wie die fehlerhafte Interpretation von Zufallsereignissen und Kontrollillusionen (▶ Abschn. 5.4), erhöhen sie die Wahrscheinlichkeit der Suchtentwicklung. Es finden sich aber ebenso psychisch weitgehend unauffällige Menschen, die erst im Laufe einer Spielerkarriere aufgrund der Eigendynamik des exzessiven Spielens auffällig werden (Meyer 1988; Blaszczynski u. Nower 2002).

4.2.1 Alter

Im Jugendalter besteht ein erhöhtes Risiko für die Entwicklung eines problematischen und pathologischen Spielverhaltens, wie zahlreiche Studien im Vergleich mit Erwachsenen bestätigen (Überblick in Petry 2005; Hayer 2012). In dieser Lebensphase erfährt das menschliche Gehirn einschneidende Umformierungen und Reorganisationen. Der präfrontale Kortex, der als kognitive Kontrollinstanz komplexe mentale Leistungen steuert, wie das Planen der Zukunft, das Definieren und Verfolgen langfristig ausgerichteter Ziele sowie Prozesse der Selbstregulation einer Entscheidungsfindung, ist starken Modifikationen unterworfen und im Vergleich zu anderen Gehirnstrukturen, wie dem mesolimbischen System, noch nicht vollständig ausgebildet (Steinberg 2008, in Hayer 2012, S. 29). Dieses Entwicklungsungleichgewicht äußert sich unter anderem in erhöhter Risikobereitschaft und einer geringen Selbstkontrolle. Gefühle der Omnipotenz und Unverletzbarkeit, die in der adoleszenten Lebensphase verbreitet sind, sowie die Empfänglichkeit für Einflüsse der Gleichaltrigen (Peergroup) erhöhen die Wahrscheinlichkeit für riskante Verhaltensweisen, wie die Beteiligung an Glücksspielen, und die Vulnerabilität für glücksspielbezogene Störungen.

Nach Hurrelmann et al. (2003) konnten in Deutschland 3 % der untersuchten 13- bis 19-jährigen Schüler als problematische Glücksspieler klassifiziert werden. Bezogen auf die Gruppe der Jugendlichen mit Glücksspielerfahrung in den vergangenen 12 Monaten entspricht dieser Wert einem Anteil von 9 %. Europäische Studien belegen Prävalenzraten von 5,3 % in Norwegen, 5,6 % in England und Wales sowie in Island, 6,8 % in Rumänien und über 10 % in Litauen (Hayer u. Meyer 2008). Shaffer u. Hall (2001) ermittelten im Zuge ihrer Metaanalyse für die USA und Kanada Lebenszeitprävalenzen von 3,8 % (pathologisch) und 8,4 % (problematisch) unter Heranwachsenden. Prävalenzdaten (12-Monats-Perspektive) des National Research Council (1999) implizieren mit 6,1 % eine 3-fach erhöhte Rate pathologischen Glücksspiels unter den Heranwachsenden. Delfabbro et al. (2005) bilanzieren für Australien, dass die Prävalenzraten in der Adoleszenz etwa doppelt so hoch ausfallen wie im Erwachsenenalter. Je früher der Einstieg in den Glücksspielbereich erfolgt, desto höher ist nach Längsschnittbefunden (Vitaro et al. 2004) das Risiko einer schädlichen Nachfrage im Jugendalter.

Die internationalen Befunde deuten an, dass die besondere Gefährdung von Jugendlichen für die Entwicklung glücksspielbezogener Probleme unabhängig von der Ausgestaltung der nationalen Glücksspielmärkte ein interkulturelles Phänomen darstellt. Allerdings bleibt fraglich, ob die eingesetzten **Screeninginstrumente** eine valide Erfassung des Störungsbildes unter Kindern und Jugendlichen ermöglichen (Ladouceur et al. 2000b) und ob es sich bei dem problematischen Spielverhalten in der Phase der Adoleszenz zwangsläufig um ein stabiles, chronisches und sich progressiv verschlechterndes Störungsbild handelt (Stinchfield u. Winters 1998).

Obwohl Personen unter 18 Jahren in Deutschland nicht spielberechtigt sind, nehmen sie an kommerziellen Glücksspielen teil oder führen selbst organisierte Spiele um Geldgewinne durch. Bei den Zugangsbarrieren sind deutliche Unterschiede erkennbar: Während der Eintritt in ein Casino nur nach Vorlage des Personalausweises möglich ist, erlauben die modernen Informations- und Kommunikationsmedien wie Internet oder Smartphone einen vergleichsweise leichten Zugang.

Ausgangspunkt für die Spielteilnahme ist häufig der Reiz einer risikoreichen Verhaltensweise der Erwachsenen, initiiert durch die Familie oder Gruppe der Gleichaltrigen (Derevensky et al. 2003). Bereits kleinere Geldgewinne suggerieren die Einfachheit des Gelderwerbs, leisten dem Aufbau unangemessener Einstellungs- und Verarbeitungsmuster Vorschub und verändern das Normen- und Wertesystem. Größere Geldgewinne, die in einer auf Jugendliche angepassten, vergleichsweise geringen Höhe als Vermögenswert erlebt werden, sorgen für einschneidende Emotionen. Die Wirkungsmechanismen von Glücksspielen treffen auf einen Personenkreis, der sich durch stärkere Bedürfnisse nach Stimulation und Erregung, erhöhte **Risikobereitschaft** und Impulsivität sowie geringere Selbstdisziplin und Angepasstheit auszeichnet.

Befunde einer Zwillingsstudie verweisen auf stabile Effekte familiärer Faktoren (genetische Merkmale und geteilte Umweltbedingungen) einer früheren Spielteilnahme auf spätere Spielprobleme (Slutske et al. 2014). Längsschnittbefunde belegen für Jugendliche, die sich im Alter von 15 Jahren häufiger an 4–5 verschiedenen Glücksspielen beteiligt hatten, eine um das 2- bzw. 3-fach erhöhte Wahrscheinlichkeit für glücksspielbezogene Störungen im Alter von 30 Jahren (Carbonneau et al. 2015). Die stabile Beziehung bleibt auch nach der Kontrolle konfundierender Variablen, wie sozioökonomischer Status, Geschlecht und Schulbildung, erhalten. Die Ergebnisse von Edgerton et al. (2015) sprechen allerdings dafür, dass die Entwicklung temporär und episodisch, nicht dauerhaft und chronisch verläuft und bei vielen Betroffenen natürliche Genesungsprozesse greifen.

Männliche Jugendliche, die zu risikoreicheren Verhaltensweisen neigen, sind stärker gefährdet. Sie beginnen früher mit dem Glücksspiel, spielen häufiger sowie mit höheren Einsätzen und entwickeln mehr glücksspielbezogene Probleme als weibliche Jugendliche (Derevensky et al. 2003; Überblick in

Hayer 2012). Jungen bevorzugen **Glücksspiele mit Geschicklichkeitsanteilen** wie Sportwetten und Poker, Mädchen zeigen dagegen eher Interesse an rein zufallsbasierten Formen wie Lotterien (Derevensky u. Gupta 2007).

Unter Erwachsenen im Alter von über 65 Jahren scheint dagegen die Prävalenz von Glücksspielproblemen geringer ausgeprägt zu sein. Das National Research Council (1999) ermittelte für die USA eine Rate pathologischen Spielverhaltens von 0,2 %, während sie in den jüngeren Altersgruppen bei 0,3–0,9 % lag. Als besondere Risikofaktoren für ältere Erwachsene nennt Desai (2004) die Verfügbarkeit von Spielgelegenheiten, gezielte Marketingstrategien der Anbieter, Depressionen und Angst sowie soziale Isolation.

Ältere Menschen sind aufgrund veränderter Lebensbedingungen und des Verlustes eines Lebenspartners im Alter für Depressionen anfällig und stärker gefährdet, ein süchtiges Spielverhalten zu entwickeln (McNeilly u. Burke 2002). Spieler in höherem Lebensalter aus Therapieeinrichtungen (in den USA) zeigten vermehrt Arbeitsplatzprobleme, aber weniger soziale, legale und substanzbezogene Störungsmuster als andere Altersgruppen (Petry 2002). Ein Vergleich von pathologischen Spielern mit spätem und frühem Krankheitsbeginn (im Alter ≥ 55 Jahre vs. ≤ 25–54 Jahre) verweist auf ein signifikant geringeres Maß an Insolvenzerklärungen und Kreditkartenschulden infolge des Spielens und höhere Ausprägungen von Angststörungen bei spät manifestierender Spielsucht (Grant et al. 2009b). Hatten ältere Personen höhere Summen verspielt, fiel es ihnen schwerer als anderen Altersgruppen, die erlittenen Verluste wieder auszugleichen, etwa durch alternative Verdienstquellen. Ein pathologisches Spielverhalten hatte sich bei ihnen über einen längeren Zeitraum entwickelt. Sie bevorzugten Spielautomaten und spielten eher aus Langeweile (Grant et al. 2001). Die Spielteilnahme diente der Kompensation negativer Gefühlszustände, hervorgerufen durch den begrenzten Zugang zu anderen stimulierenden Aktivitäten oder Freizeitbeschäftigungen, denen sie früher noch nachgehen konnten (Subramaniam et al. 2015). Die Entwicklungspfade sind eher durch Verhaltenskonditionierung und emotionale Anfälligkeit im Sinne des Pfadmodells (▶ Abschn. 5.6) gekennzeichnet (Tirachaimongkol et al. 2010). In explorativen Analysen ist zudem eine Interaktion von Alter und Geschlecht bezogen auf die **Behandlungsnachfrage** erkennbar: Bei Männern ist die Zeitspanne zwischen Krankheitsbeginn und Behandlungsnachfrage in höherem Lebensalter deutlich kürzer (Grant et al. 2009b; Review: Ariyabuddhiphongs 2012; Subramaniam et al. 2015).

4.2.2 Geschlecht

Das Geschlecht erwies sich in bundesdeutschen Untersuchungen als zuverlässiger Prädiktor für die Teilnahme an Glücksspielen. Männer sind in der Regel spielfreudiger als Frauen. So setzte sich zwar der Besucherkreis des großen Spiels der bundesdeutschen Spielbanken zu nahezu gleichen Teilen aus männlichen und weiblichen Besuchern zusammen. Frauen suchten die Spielbank jedoch häufiger nur als Begleitperson auf, unter den Spielern lag ihr Anteil lediglich bei 20 %. Beim kleinen Spiel der Automatencasinos war allerdings über die Hälfte der Spieler weiblichen Geschlechts (Hübl et al. 1987). Für den Bereich der Geldspielautomaten ermittelten Bühringer u. Türk (1997) in repräsentativen Erhebungen in den alten und neuen Bundesländern, dass 13,1 % bzw. 12,6 % der Männer und 2,9 % bzw. 1,2 % der Frauen zu den aktiven Spielern (mindestens ein Spiel innerhalb der letzten 3 Monate) zu rechnen sind. Dies entspricht einem Frauen-Männer-Verhältnis von etwa 1:4 in den alten und 1:10 in den neuen Bundesländern. Unter den Pferdewettern auf der Rennbahn waren rund zwei Drittel männlichen Geschlechts, das Publikum der Buchmacher bestand zu 80 % aus Männern. Auch Lotto wurde nach Hübl et al. (1987) in stärkerem Maße von Männern gespielt, unter denen sich darüber hinaus ein höherer Anteil an Intensivspielern befand.

Aktuelle Befunde der BZgA (2016) zur Spielteilnahme (12-Monats-Prävalenz) bestätigen diese Erkenntnis. Mit 4,6 % bzw. 4,1 % liegt bspw. die Prävalenz für Sportwetten (insgesamt) und Geldspielautomaten bei Männern deutlich höher als bei Frauen mit 0,7 % bzw. 1,0 %. Nach kanadischen Bevölkerungsstudien bevorzugen Frauen eher Lotterien, Bingo, Rubbellose und Spielautomaten, während Männer sich eher an Glücksspielen im

Internet sowie Sport- und Pferdewetten beteiligen (Holtgraves 2009).

Glücksspiele gelten als **Domäne des Mannes**, da sie eher mit der männlichen Geschlechtsrolle vereinbar sind (Goffman 1969; Smith u. Abt 1984) bzw. typisch männliche Attribute wie Risikoverhalten und Machtstreben implizieren. Empirische Überprüfungen dieser These fielen jedoch wenig überzeugend aus (Lindgren et al. 1987; Wolfgang 1988; Hing u. Breen 2001) – nicht zuletzt, weil sich traditionelle Unterschiede zwischen den Geschlechtsrollen in den letzten Jahren ständig verringert haben. Die vermehrte Berufstätigkeit und **Emanzipation der Frauen** haben zu einer größeren finanziellen Unabhängigkeit und **Übernahme ähnlicher Konsuminteressen** geführt. Das gestiegene Angebot und speziell auf das weibliche Geschlecht ausgerichtete Marketingstrategien locken in letzter Zeit immer mehr Frauen in den Glücksspielbereich.

Geschlechtsspezifische Unterschiede im Wettverhalten von Männern und Frauen haben Bruce u. Johnson (1994) in einer Feldstudie in englischen Wettbüros untersucht. Es zeigte sich, dass Männer risikoreichere Wettstrategien verfolgten und Frauen aufgrund des vorsichtigeren Wettverhaltens häufigere, wenn auch geringere Gewinne erhielten. Unter Zugrundelegung der erzielten Profite ließen sich in der Leistungseffizienz keine Unterschiede feststellen. In der Zuversicht in die Wettentscheidung erwiesen sich Männer als selbstsicherer, Frauen offenbarten eine größere Homogenität in ihren Wetteinsätzen.

In den USA und Australien ist der Frauenanteil unter den Spielteilnehmern in den 1990er-Jahren deutlich angestiegen. Er betrug dort 39–48,6 % (Ladd u. Petry 2002; Ohtsuka et al. 1997; Productivity Commission 1999, S. 656; Stinchfield u. Winters 2001), nach maximal 10 % in den 1980er-Jahren (Custer 1982; Dickerson 1984). Das Geschlecht ist zumindest in Australien kein aussagekräftiger Prädiktor mehr, wenngleich Männer in Bevölkerungsstichproben immer noch einen etwas höheren Anteil unter den Problemspielern bilden (USA 68 %, National Gambling Impact Study Commission 1999; Australien 60 %, Productivity Commission 1999, S. 656f). Blanco et al. (2006) fanden in den USA Lebenszeitprävalenzen problematischer und pathologischer Spielerinnen von 3,26 % bzw. 0,23 % und 6,79 % bzw. 0,46 % bei den Männern.

Welte et al. (2002) ermittelten eine kombinierte Rate von 2,9 % für Frauen und 4,2 % für Männer.

Nach deutschen Bevölkerungsstichproben ist die 12-Monats-Prävalenz problematischen und pathologischen Spielverhaltens bei den Männern gegenüber Frauen um das 2,3- bis 5,4-Fache erhöht. Der Anteil der Männer mit einer der beiden Diagnosen beträgt in den BZgA-Befragungen 2007 und 2015 0,84 % bzw. 1,34 %, der der Frauen 0,36 % bzw. 0,25 % (BZgA 2008, 2016). In der Therapienachfrage in ambulanten Einrichtungen bewegte sich der Frauenanteil in den letzten 10 Jahren zwischen 10,7 % und 12,1 % (Meyer 2017).

Die geringe Therapienachfrage ist möglicherweise Ausdruck einer stärkeren Stigmatisierung weiblicher Spieler. Behandlungsangebote, wie Selbsthilfegruppen, sind außerdem traditionell auf die Bedürfnisse von männlichen Spielern ausgerichtet. Es bestehen viele Denk- und Verhaltensweisen aus dem früheren, männlich geprägten Spielermilieu fort. Frauen fühlen sich dort häufig zu Beginn nicht wohl, insbesondere wenn sie bei ihrem ersten Meeting keine andere Frau antreffen (Lesieur u. Blume 1996). Eine repräsentative Erfassung der Prävalenz in New York ergab, dass 36 % der »problematischen und wahrscheinlich pathologischen« Spieler weiblichen Geschlechts waren, während es in den dortigen Therapieprogrammen nur 7 % betraf (Volberg u. Steadman 1988). Mark u. Lesieur (1992) verweisen daher auf die Notwendigkeit frauenspezifischer Glücksspielforschung.

In Studien über pathologische Spielerinnen in den USA zeigte sich, dass sie eher Spielautomaten, Bingo und Lotterien bevorzugten, während die männlichen Spieler eher Sport- und Pferdewetten sowie Karten- und Würfelspiele (mit ausgeprägteren illegalen Anteilen) favorisierten (Lesieur 1987a; Lesieur u. Blume 1991a; Potenza et al. 2001; Blanco et al. 2006; LaPlante et al. 2006). Nach geschlechtsspezifischen Vergleichen der Daten einer Bevölkerungsstichprobe von Hraba u. Lee (1996) sind Frauen auf weniger Spielformen fixiert. Die Mehrzahl der Frauen litt unter einem mangelnden Selbstwertgefühl und Einsamkeit. Sie berichteten häufiger über Depressionen, Angststörungen und inadäquate Bewältigungsstrategien (Getty et al. 2000; Tavares et al. 2003; Dannon et al. 2006). Komorbide Alkohol- und Drogenprobleme waren weniger häufig zu diagnostizieren als bei Männern. Während Männer beim Glücksspiel eher Action und Nervenkitzel suchten, war bei Frauen das Fluchtverhalten vor negativen Kindheitserinnerungen, Einsamkeit und problematischen Partnerbeziehungen ausgeprägter (Crisp et al. 2004; Blanco et al. 2006). Große Gewinne waren weniger wichtig als das Bedürfnis, andere Menschen zu beeindrucken. Die Spielerkarriere der Frauen eskalierte vergleichsweise erst in einem höheren Lebensalter, und sie wurden schneller vom Glücksspiel abhängig (Ladd u. Petry 2002; Potenza et al. 2001; Tavares et al. 2001; Blanco et al. 2006; Nower u. Blaszczynski 2006a; Grant et al. 2012). Die Befunde einer australischen Bevölkerungsstudie konnten diese spezifische Entwicklung bei Frauen nicht bestätigen (Slutske et al. 2015b). Einem früheren Einstiegsalter bei Männern folgte eine kürzere Zeitspanne bis zur Diagnose erster Symptome. In Bezug auf die Zeitspanne bis zur vollständigen Diagnose sind keine geschlechtsspezifischen Unterschiede erkennbar. Die Kontrolle über das Glücksspiel war bei Frauen geringer ausgeprägt, wenn **emotionsorientierte Bewältigungsstrategien** (Selbstvorwürfe, Wunschdenken, Vermeidung) vorherrschten (Scannell et al. 2000). Soziale Kontakte im Umfeld des Glücksspiels wurden von ihnen gemieden. Die Verschuldung war geringer, verbunden mit einem geringeren Druck, sich illegal Geld zu beschaffen (Ladd u. Petry 2002). Die begangenen Straftaten zur Finanzierung des Glücksspiels waren vergleichsweise weniger gravierend und entsprachen eher dem weiblichen Stereotyp (Lesieur 1993). Während sich bei den weiblichen Spielern häufiger eine Entfremdung von konventionellen Lebensstilen und mangelhafte soziale Integration als Prädiktor für ein problematisches Spielverhalten herauskristallisierten, war es bei den männlichen Spielern eher der Alkoholkonsum (Martins et al. 2002).

Ein Vergleich männlicher (N = 524) und weiblicher (N = 33) Spieler aus ambulanten und stationären Behandlungseinrichtungen in Deutschland (Denzer et al. 1995) weist die Spielerinnen von der Tendenz her als eher älter, häufiger im Angestelltenverhältnis stehend und in einer eigenen Wohnung lebend aus. Sowohl bei den Männern als auch bei den Frauen dominierte das Spiel an Geldspielautomaten als problembehaftete Glücksspielform, die Frauen hatten jedoch öfter auch im Casino gespielt. Die finanziellen Verluste beim Glücksspiel fielen geringer aus, ebenso die Verschuldung und die Neigung zur Delinquenz. Es bestand eine größere Suizidtendenz sowie häufiger eine zusätzliche Suchtproblematik (bei 39,3 %; Petry 1996), insbesondere eine Essstörung (27,3 %). Schließlich suchten die Frauen seltener eine Beratungsstelle auf. Die Befunde stehen nach Petry (1996, S. 113), der zusätzlich ausgewählte Fallbeispiele aufzeigt, weitgehend in Übereinstimmung mit amerikanischen Studien und verweisen auf ein geschlechtsspezifisches Bedingungsgefüge der weiblichen Glücksspielsucht, v. a. eine ausgeprägtere familiäre Belastung.

In einem Review der klinischen Befunde zur Differenzierung weiblicher und männlicher pathologischer Spieler kommen Wenzel u. Dahl (2009) zu folgenden Schlussfolgerungen:

Spezifika weiblicher und männlicher pathologischer Spieler (nach Wenzel u. Dahl 2009)
- Die Prävalenz problematischen und pathologischen Spielverhaltens ist bei Männern höher (moderate wissenschaftliche Belege)
- Pathologische Spielerinnen verfügen über ein niedrigeres Einkommen (moderate Belege)
- Frauen bevorzugen ein engeres Spektrum an Spielformen und Zufallsspiele (starke Belege)
- Frauen beginnen mit dem Glücksspiel in einem späteren Lebensalter, und ihre Suchtentwicklung verläuft schneller (einzelne Belege bzw. unklare Datenlage)
- In der Motivation zum Glücksspiel hat bei Frauen die Flucht vor Problemen und negativen Gefühlen eine zentralere Bedeutung als bei Männern (starke Belege)
- Männer neigen eher zu kriminellen Verhaltensweisen (Belege)
- Frauen weisen höhere Komorbiditätsraten für affektive Störungen und Angststörungen auf, Männer für Alkoholmissbrauch (starke Belege)
- Behandlungsempfehlungen für pathologische Spielerinnen sollten auf die emotionalen Bedürfnisse ausgerichtet sein (starke Belege)

Nach dem Review von Merkouris et al. (2016a) gibt es konsistente Belege dafür, dass die glücksspielbezogene Störung bei Männern mit Impulsivität, Alkohol- und Drogenmissbrauch verknüpft ist, während sie bei Frauen mit Arbeitslosigkeit, psychischer Belastung und Kindesmissbrauch assoziiert ist.

4.2.3 Soziodemographische Merkmale

Erste soziodemographische Befunde zur Teilnahme an Glücksspielen liegen für Deutschland aus den 1980/90er-Jahren vor. Sie weisen auf eine breite Verankerung des Glücksspiels in der Bevölkerung hin (Stiftung Warentest 1983; Hübl 1987; Rohwedder 1987; Albers 1993). In Bezug auf einzelne Glücksspielformen sind unterschiedliche Merkmale des »typischen« Spielers erkennbar. So befanden sich unter den Spielbankbesuchern (»großes Spiel«) im Gegensatz zu anderen Spielarten häufiger Personen mit höherer Schulbildung. Mittlerer Mittelstand, Angestellte und Beamte sowie Selbstständige bildeten damals den Hauptbesucherkreis, das Jahreseinkommen lag überwiegend zwischen 25.000 und 50.000 €, das Alter zwischen 30 und 60 Jahren (Hübl et al. 1987; Albers 1993). Nach einer Veröffentlichung der Stiftung Warentest (1992) gehörten Besucher von Spielbanken allerdings keiner bestimmten Schicht oder Altersklasse an. Automatenspieler in Spielhallen waren einer EMNID-Untersuchung zufolge (Rohwedder 1987) hauptsächlich junge Menschen (im Alter von 18–30 Jahren) mit einem monatlichen Nettoeinkommen von bis zu 1000 €. Der Anteil von Arbeitern war im Vergleich zur Gesamtbevölkerung höher. Ähnliche Ergebnisse legten Bühringer u. Konstanty (1989) sowie Albers (1993) vor, die darüber hinaus eine Überrepräsentation von Arbeitslosen unter den Automatenspielern registrierten. Während Bühringer u. Konstanty (1989) keinen eindeutigen Zusammenhang zwischen Automatenspiel und Schulbildung identifizieren konnten, nahm nach Albers (1993) die Wahrscheinlichkeit, an Geldspielautomaten zu spielen, mit steigender Schulbildung ab.

Die überzufällig häufige Teilnahme von Arbeitslosen, Angehörigen der Arbeiterschicht und Personen mit einfacher Schulbildung am Automatenspiel erklärt Brandt (1993, 1996) mit der **Ersatzfunktion**, die das Spiel an Geldspielautomaten einnimmt. Die Ersatzfunktion ist notwendig, da die Gesellschaft ihr Versprechen nach leistungsabhängigem sozialem Aufstieg aufgrund ihrer Funktionsweise nur für eine Minderheit zulassen kann. Das Automatenspiel ist aufgrund seiner Spielstruktur – v. a. über die Risikotaste – besonders geeignet, als symbolische Handlung des sozialen Aufstiegs für unterprivilegierte Schichten, insbesondere Arbeitslose, zu fungieren. Die künstliche Situation des Automatenspiels erlaubt einen fortlaufenden individuellen Widerstand gegen die Übermacht des Apparates (»des gesellschaftlichen Triebwerkes«). In diesem Sinne externalisiert und reduziert die Spielsituation – so vermutet der Autor – die in der Arbeitslosensituation implizierten sozialen Verhältnisse und Konflikte.

Mit der Kompensation von Deprivationen wird die starke Beteiligung unterprivilegierter sozialer Schichten an Glücksspielen begründet (▶ Abschn. 4.3.3; Newman 1972; Downes et al. 1976; Cornish 1978). Das ausgeprägte Bedürfnis nach auffallendem Konsum (Li u. Smith 1976) sowie nach Prestige und Anerkennung (Hess u. Diller 1969) erklärt dagegen – zumindest in den Anfängen der weltweiten Expansionswelle – die Attraktivität von Glücksspielen wie Roulette für höhere soziale Schichten. Amerikanische Studien belegen zwar eine universelle Verbreitung des Glücksspiels (National Gambling Impact Study Commission 1999; Rosecrance 1988; Volberg 2001, S. 30ff). Nach repräsentativen Bevölkerungsstudien sind jedoch die Zugehörigkeit zu einer ethnischen Minderheit (Alegria et al. 2009) und ein niedriger sozioökonomischer Status (Welte et al. 2004a,b), ein Einkommen unter 25.000 $ (National Research Council 1999) bzw. ein niedriges Haushaltseinkommen (Orford 2004) bedeutende **Risikofaktoren pathologischen Glücksspiels**. Shaffer et al. (2002) fanden unter Obdachlosen eine höhere Prävalenzrate problematischen Spielverhaltens, vergleichbar mit der von Substanzabhängigen oder Patienten mit psychiatrischen Diagnosen. Unter geschiedenen oder getrennt lebenden Personen ist nach zahlreichen Befunden aus verschiedenen Ländern ebenfalls ein höherer Anteil feststellbar als unter verheirateten Personen (Überblick bei Petry 2005, S. 69). Problemspieler sind zudem häufiger geschieden als Spieler ohne Probleme (Volberg 1994; Cunningham-Williams et al. 1998). Die kausale Wirkungsrichtung ist allerdings bisher ungeklärt. Als Schutzfaktor vor der Entwicklung einer Spielerkarriere erwies sich in einer Längsschnittstudie (10 Jahre) eine höhere Schulbildung (Scherrer et al. 2007a).

Nach den Befunden der PAGE-Studie (Meyer et al. 2011a) finden sich deutlich erhöhte Lebenszeitprävalenzen problematischen und pathologischen Spielverhaltens (▶ Abschn. 3.7) bei Personen mit niedrigem Bildungsstatus (1,6 %/1,4 %), Personen mit Migrationserfahrung oder -hintergrund (2,4 %/1,8 %) und Arbeitslosen (2,3 %/3,3 %). In Einklang damit stehen Befunde der aktuellen BZgA-Studie (BZgA 2016), nach der ein Lebensalter unter 25 Jahren, männliches Geschlecht, niedriger Bildungsstatus und ein Migrationshintergrund als soziodemographische Risikofaktoren gelten.

Aufgrund der Konfundierung soziodemographischer Merkmale untereinander, wie bspw. sozioökonomischer Status, Schulbildung und ethnische Minderheit, ist der Einfluss einzelner Merkmale als Risikofaktor schwer abschätzbar. Ihre Wirkung dürften sie v. a. im Kontext mit anderen biologischen, psychologischen und sozialen Risikofaktoren entfalten.

4.2.4 Genetische Disposition

Die genetische Disposition stellt für die Entwicklung des Suchtverhaltens allgemein – wie auch des süchtigen Spielverhaltens – einen Risikofaktor dar. Über den Vergleich von Vererbungsmustern lassen sich Erbanlagen aufspüren, die psychische und körperliche Prozesse mehr oder minder stark beeinflussen und im Zusammenspiel mit den Lebensbedingungen das Erkrankungsrisiko erhöhen.

Familienstudien verweisen in klinischen Stichproben von pathologischen Spielern auf einen Anteil von rund 20 %, der Verwandte ersten Grades mit Spielproblemen hat (Ibáñez et al. 2003). Black et al. (2006) registrierten im Vergleich mit einer Kontrollgruppe eine 4-fach erhöhte Rate. 12,4 % der pathologischen Spieler hatten mindestens ein Elternteil mit glücksspielbezogenen Problemen. In einer Replikationsstudie (Black et al. 2014) lag der Anteil bei 11 %, unter Einbeziehung subklinischer Symptome bei 16 %. Derartige Konstellationen sind häufiger mit stoffgebundenem Suchtverhalten und ausgeprägteren finanziellen und legalen Problemen verbunden (Schreiber et al. 2009). In einer **Metaanalyse** kommt Walters (2001) zu dem Ergebnis, dass stärkere familiäre Effekte für die Söhne von männlichen Problemspielern als für die Töchter von pathologischen Spielerinnen sowie eher für schwere als für weniger gravierende Störungsbilder nachweisbar sind.

Zwillingsstudien unterstreichen die Bedeutung genetischer Risikofaktoren des Spielverhaltens und des pathologischen Glücksspiels. Nach Winters und Rich (1998) lässt sich bei Männern das Ausmaß der Beteiligung am Glücksspiel mit hohem Erregungspotenzial auf den Faktor »Vererbung« zurückführen. Befunde zum Spielverhalten von 3359 männlichen Zwillingspaaren (Eisen et al. 1998, 2001; Slutske et al. 2000, 2001; Potenza et al. 2005; Überblick zur Methodik und Datenanalyse in Shah et al. 2005) deuten darauf hin, dass
- genetische Faktoren zwischen 35 % und 54 % der Anfälligkeit für ein pathologisches Spielverhalten erklären,
- verschiedene Ausprägungsgrade der Glücksspielprobleme einem einzelnen Kontinuum genetischer Veranlagung unterliegen,
- das gleichzeitige Auftreten von pathologischem Glücksspiel und Alkoholmissbrauch-/abhängigkeit, antisozialer Persönlichkeitsstörung, Störung des Sozialverhaltens und Major Depression auf gemeinsame genetische Grundlagen zurückzuführen ist.

Forschungsbefunde von Scherrer et al. (2007a) belegen zudem, dass genetische Faktoren die Grundlage des Zusammenhangs zwischen dem Erleben traumatischer Lebensereignisse und pathologischem Spielverhalten bilden. Spezifische genetische Einflüsse auf die Diagnose problematischen und pathologischen Spielverhaltens – bezogen auf das vergangene Jahr und im Vergleich mit der **Lebenszeitdiagnose** – ließen sich im Rahmen einer 10-Jahres-Follow-up-Studie (1992/2002) nicht nachweisen (Xian et al. 2007). Umwelteinflüsse waren jedoch für 30 % der Varianz der Jahresdiagnosen und nur für 13 % der Lebenszeitdiagnosen verantwortlich. Dieses Ergebnis könnte Ausdruck der gestiegenen Verfügbarkeit von Glücksspielen sein. Symptome pathologischen Glücksspiels in der Baseline-Erhebung erwiesen sich schließlich als stärkster Prädiktor für Probleme mit dem Glücksspiel in der Follow-up-Erhebung (Scherrer et al. 2007b).

In einem Review-Beitrag beziffern Lobo u. Kennedy (2009) den Einfluss genetischer Faktoren auf die Varianz pathologischen Spielverhaltens mit 50–60 %, wobei der Verfügbarkeit von Spielstätten und der Zugänglichkeit zu Glücksspielen bedeutsame Effekte im Hinblick auf die Aufrechterhaltung der Symptomatik im Zeitverlauf zugeschrieben werden. Slutske et al. (2015a) konnten einen (geringen) Interaktionseffekt genetischer und umweltbezogener Faktoren, wie das Leben in der Nähe von Spielstätten oder benachteiligten Wohngebieten, bestätigen.

Bei Frauen ist der genetische Einfluss auf ein gestörtes Spielverhalten (DSM-IV-Kriterien) nach den Befunden von Slutske et al. (2010a) ähnlich ausgeprägt wie bei Männern. 49,2 % der Varianz in der Anfälligkeit konnten durch Erbfaktoren erklärt werden. Bestätigung erfährt der Befund in den Studien von Blanco et al. (2012) und Vitaro et al. (2014). Signifikante Geschlechtsunterschiede fanden dagegen Beaver et al. (2010) in einer Analyse von insgesamt 324 eineiigen und 278 zweieiigen männlichen und weiblichen Zwillingspaaren, bezogen auf Daten zum Spielverhalten und glücksspielbezogenen Problemen (keine anerkannten diagnostischen Kriterien). Bei Männern erklärten genetische Faktoren 85 % der Varianz in den Glücksspieldaten und nichtgeteilte Umweltfaktoren den restlichen Anteil. Beim weiblichen Geschlecht war die Varianzaufklärung durch Erbfaktoren nicht gegeben. Sie erfolgte mit 45 % durch gemeinsame und mit 55 % durch nichtgeteilte Umweltfaktoren.

Die Untersuchung gemeinsamer genetischer und umweltbezogener Faktoren von Familienmitgliedern hat außerdem ergeben, dass kein ursächlicher Effekt des Einstiegalters auf die spätere Entwicklung der glücksspielbezogenen Störung besteht (Slutske et al. 2014), die Faktoren aber das Einstiegsalter beeinflussen und diesbezüglich signifikante Geschlechtsunterschiede (wie bezogen auf den ersten Alkoholkonsum) bestehen (Richmond-Rakerd et al. 2013).

In der Gesamtbetrachtung verweisen die Zwillingsstudien auf genetische Risikofaktoren, die das Störungsbild mit internalisierten (Angststörungen, affektive Störungen, posttraumatische Belastungsstörung) und externalisierten Störungen (stoffgebundene Suchterkrankungen, antisoziale Persönlichkeitsstörung) teilt (Lobo 2016). Sie stützen damit die Theorie unterschiedlicher Entwicklungspfade auf der Basis differierender Vulnerabilität.

Die aufgezeigten Zwillings- und Familienstudien liefern eine Einschätzung der Risiken genetischer Veranlagung, sie identifizieren jedoch keine spezifischen Gene. Diesem Ziel sind molekulargenetische Studien verpflichtet, die v. a. auf genetische Risikofaktoren in Zusammenhang mit den dopaminergen und serotonergen Neurotransmittersystemen (▶ Abschn. 5.1) ausgerichtet sind (Überblick in Ibáñez et al. 2003; Lobo u. Kennedy 2009; Lobo 2016).

Kuhnen u. Chiao (2009) konnten in einem Experiment zeigen, dass die finanzielle Risikobereitschaft von verschiedenen Genvarianten mitbestimmt wird, die den Haushalt der Botenstoffe Serotonin und Dopamin beeinflussen. Die Versuchspersonen hatten nacheinander 96 Investitionsentscheidungen zu treffen, mit den Optionen einer sicheren Anlage mit niedrigem, aber garantiertem Ertrag und einer riskanten Anlage mit höherem Ertrag- und Verlustrisiko. Aus Speichelproben wurde die DNA isoliert und die Gene 5-HTTLPR und DRD4 bestimmt. 5-HTTLPR legt den Bauplan eines Proteins fest, das Serotonin durch Zellwände schleust, DRD4 den Bauplan eines Rezeptors, der auf Dopamin reagiert. Beide Gene kommen in verschiedenen Varianten mit unterschiedlicher Effektivität vor. Im Ergebnis gingen Versuchspersonen mit den langen Varianten der beiden Gene signifikant größere finanzielle Risiken ein. Unter Einfluss des Medikaments Levodopa, das das dopaminerge Belohnungssystem stimuliert (▶ Abschn. 5.1.1), gingen zudem Versuchspersonen mit der längeren Variante des Gens mehr Risiken ein als jene ohne diese Genvariante und auch mehr, als unter dem Einfluss eines Placebos (Eisenegger et al. 2010).

Nach einer Untersuchung pathologischer Spieler von Comings et al. (1996) verfügten 50,9 % der Probanden über eine Variante (D_2A_1-Allel) des Dopamin D_2-Rezeptor-Gens (DRD2), die die belohnende Wirkung von Reizen steuert. In der Kontrollgruppe betraf dies nur 25,9 %. Handelte es sich um ein stark ausgeprägtes pathologisches Spielverhalten, stieg der Prozentsatz auf 63,8 % in der Gesamtgruppe und 72 % bei den männlichen Spielern mit **komorbidem Substanzmissbrauch**. Das D_2A_1-

Allel ist bei Suchtkranken allgemein (Alkohol-, Drogen- und Nikotinabhängigen, Esssüchtigen) sowie Personen mit impulsiven Verhaltensweisen (Aufmerksamkeitsdefizit-/Hyperaktivitätsstörung, antisoziale Persönlichkeitsstörung) signifikant häufiger anzutreffen als in der Normalbevölkerung. Die Autoren vertreten die Auffassung, dass die genetische Variante über Änderungen in der Funktionsweise des dopaminergen Belohnungssystems das Risiko erhöht, ein impulsives und süchtiges Verhalten – gleich welcher Art – zu entwickeln. Ein erbliches Suchtrisiko in Höhe von 50 % bedeutet, dass es zwar zur Hälfte auf Erbfaktoren beruht, sich das Suchtverhalten aber zu gleichen Anteilen auch auf anderen Wegen entwickeln kann. Die risikobehaftete Variante hat zudem bei immerhin rund 25 % – trotz des Vorliegens – nicht zu einer Suchtentwicklung geführt. Die epigenetische Studie von Hillemacher et al. (2015) belegt eine verminderte DRD2-Gen-Methylisierung bei abstinent lebenden pathologischen Spielern (12 Monate und länger), was auf eine effektivere Langzeitregulation der Genexpression hindeutet.

Auf den Einfluss weiterer Dopamin-Rezeptor-Gene (D_1, D_3, D_4) verweisen die Befunde von Pérez de Castro et al. (1997), Comings (1998), Comings et al. (1999) sowie Lobo et al. (2007). Ausgehend von polygenen Risikofaktoren dürften diese Gene über die Regulation oder Modellierung des Dopaminsystems die Suchtentwicklung und Störung der Impulskontrolle beeinflussen (auch in Zusammenhang mit komorbiden Störungen; Comings 1998). Lim et al. (2012) fanden dagegen in einer koreanischen Stichprobe keine signifikanten Abweichungen.

Unterschiedliche Verteilungen genetischer Varianten des Enzyms MAO (Subtyp A) und des Serotonin-Transporter-Gens »5-Hydroxytryptamin (5-HT)« bei männlichen Spielern mit schwerer Symptomatik und Vergleichspersonen (Pérez de Castro et al. 1999; Ibáñez et al. 2000) bekräftigen die Hypothese einer Fehlfunktion des serotonergen Systems. Bei Frauen ließen sich allerdings keine Unterschiede nachweisen. In Einklang damit stehen die Befunde von Wilson et al. (2013).

In einer Analyse von 31 polymorphen Genen, die an den neuromodulatorischen Systemen beteiligt sind, kommen Comings et al. (2001) zu dem Ergebnis, dass Dopamin-, Serotonin- und Noradrenalin-Gene in ähnlichem Ausmaß als additiver Faktor das Risiko für ein pathologisches Spielverhalten mitbestimmen.

Nach den Reviews der genetischen Studien von Gyollai et al. (2014) und Lobo (2016) bestätigt sich die Beteiligung von dopaminergen und serotonergen Genen sowie von Genen, die Enzyme produzieren, die in den Monoamin-Stoffwechsel involviert sind, an der glücksspielbezogenen Suchtentwicklung in Analogie zu stoffgebunden Suchtformen.

Das Ziel, hypothesenfrei bestimmte Ausprägungen von Genen zu identifizieren, die gemeinsam mit der glücksspielbezogenen Störung auftreten, haben bisher zwei genomweite Assoziationsstudien mit australischen Zwillingen (Lind et al. 2012) sowie einer deutschen Stichprobe aus Behandlungseinrichtungen und der Bevölkerung (Lang et al. 2016) verfolgt. Die australischen Befunde, die allerdings auf Personen basieren, die in der Mehrzahl nur ein Symptom aufwiesen, bringen die Störung in Verbindung mit Genen der Chromosomen 9 und 12 und verweisen auf Ähnlichkeiten mit dem Polymorphismus (Sequenzvariationen) stoffgebundener Suchtkrankungen. Die deutsche Studie, die sich auf pathologische Spieler bezieht, konnte keine signifikanten genomweiten Assoziationen für einzelne Marker ermitteln. Analysen der Signalwege zeigen u. a. Überschneidungen mit der Chorea Huntington und polygene Risikobewertungsanalysen mit der Alkoholabhängigkeit auf.

4.2.5 Persönlichkeitsstruktur

Theoretisch begründete Zusammenhänge zwischen der Teilnahme an Glücksspielen und Persönlichkeitsmerkmalen wie Reizsuche/Sensationslust, Risikobereitschaft, Impulsivität/Impulskontrolle sowie externale Kontrollüberzeugungen führten zu Hypothesen, dass pathologische Spieler signifikant höhere Ausprägungen auf diesen Dimensionen aufweisen als Kontrollpersonen.

Sensation Seeking

Nach einer Theorie von Zuckerman (1994) unterscheiden sich Menschen in dem Bedürfnis nach einem optimalen Stimulationsniveau. Mit dem **Sensation Seeking** postuliert er einen Basisfaktor der

Persönlichkeit mit verschiedenen biologischen Korrelaten, der die Tendenz charakterisiert, neue, vielseitige und intensive Empfindungen und Erfahrungen zu suchen, sowie die Bereitschaft, auf diesem Weg auch Risiken einzugehen. Die Reiz- und Erregungssuche kann sich in unterschiedlichem Risikoverhalten ausdrücken, so auch über finanzielle Einsätze beim Glücksspiel. Hier befriedigt schon allein die aufkommende Erregung infolge der Ungewissheit nach dem Einsatz, im Falle des Gewinnens noch verstärkt, ausgeprägte Neigungen zur **Sensationslust** (Zuckerman 1979, S. 211). Für Zuckerman (1999) verkörpert der pathologische Spieler daher den Prototyp eines ausgeprägten **Sensation Seekers**.

Empirische Überprüfungen des Zusammenhangs führten allerdings zu inkonsistenten Ergebnissen (Anderson u. Brown 1984; Blaszczynski et al. 1986a; Dickerson et al. 1987; Kuley u. Jacobs 1988; Allcock u. Grace 1988; Dickerson et al. 1991; Kim u. Grant 2001a; Bonnaire et al. 2004). Griffiths et al. (2004) fanden bspw. Sensation Seeking als Prädiktor nicht bestätigt (im Gegensatz zur Fähigkeit zum Belohnungsaufschub und zur Wettbewerbsorientierung), während die Längsschnittbefunde von Farstad et al. (2015) den Einfluss ausgeprägter Sensationslust (neben der Tendenz zu impulsiven Handlungen unter Stress) untermauern. Coventry u. Brown (1993) verweisen auf die notwendige Berücksichtigung von Altersdifferenzen sowie von unterschiedlichen Glücksspielpräferenzen (Wettbüro vs. Casino). Eine vielseitige Involviertheit und Teilnahme an Spielformen mit Geschicklichkeitsanteilen ist mit einer ausgeprägteren Sensationslust verbunden als die Teilnahme an reinen Zufallsspielen (Savage et al. 2014). Die Differenzierung zwischen dem Automatenspiel, das eher der Flucht vor Problemen dient, und Roulette/Sportwetten, die eher für Erregungssuchende attraktiv sind, ergab jedoch unter behandlungssuchenden Spielern keine Unterschiede (Müller et al. 2016). Hammelstein (2004) schlägt nach einer Analyse der vorhandenen Befunde vor, Sensation Seeking nicht als konkretes Verhalten, sondern als Bedürfnis zu betrachten und zwischen dem Bedürfnis nach neuen Reizen und Stimulation, den Verhaltensvarianten zu dessen Befriedigung sowie der möglichen Kontrolle solcher Verhaltensweisen (Impulskontrolle) zu unterscheiden. In seiner Antwort betont Zuckermann (2005) den möglichen Selektionsbias bei Stichproben aus dem Behandlungssetting und die notwendige Differenzierung in Bezug auf verschiedene Glücksspielformen. Bonnaire et al. (2006) registrierten unter pathologischen Pferdewettern signifikant höhere Werte der Sensationslust als unter Spielern von Sofortlotterien und Rapido (Lotterie mit Ziehungen alle 15 min). Nach Fortune u. Goodie (2010) waren bei Spielsüchtigen vergleichsweise stärkere Ausprägungen auf den Subskalen feststellbar, die aktuelles Verhalten reflektieren (Abwechslung durch soziale Stimulation und Anfälligkeit für Langeweile), während für die Subskalen zu hypothetischem Verhalten (körperlich riskante Aktivitäten und Abwechslung durch unkonventionellen Lebensstil) keine signifikanten Unterschiede bestanden.

Risikobereitschaft und Risikoverhalten

Ebenso inkonsistent sind die empirischen Befunde zu den verwandten Konstrukten der Risikobereitschaft und des Risikoverhaltens als Verhaltensindikatoren. Da Glücksspiele klassische Risikosituationen darstellen, liegt die Vermutung nahe, dass diese Persönlichkeitsmerkmale einen Beitrag zur Aufklärung der Ursachen pathologischen Spielverhaltens leisten können (Moran 1970d; Meyer 1983; Kusyszyn u. Rutter 1985; Brengelmann u. Waadt 1985; Brengelmann 1991; Martins et al. 2004). Die uneinheitlichen Ergebnisse sind möglicherweise auf die mangelnde Trennung nach Alter, Geschlecht und Spielpräferenz sowie auf motivationale (Bereitschaft, Spielsituationen aufzusuchen) und stilistische Aspekte (ausgeübte Verhaltensstile) zurückzuführen.

Impulsivität

Eine ausgeprägte Impulsivität und geringe Impulskontrolle, die sich als überdauernde Persönlichkeitsmerkmale auf allen Funktionsebenen (im Verhalten, in kognitiven Prozessen und bei der Regulation von Affekten) manifestieren, dienen einem breiten Spektrum psychischer Störungen, pathologisches Spielverhaltens eingeschlossen, als dispositionale Prädiktoren (Herpertz u. Saß 1997; Odlaug et al. 2013). Während Allcok u. Grace (1988) keine signifikanten Unterschiede zwischen pathologischen Spielern und Kontrollpersonen auf der

»Barrat Impulsivity Scale« feststellen konnten, unterstreichen die Untersuchungsergebnisse von Carlton u. Manowitz (1994), Castellani u. Rugle (1995), Specker et al. (1995), Blaszczynski et al. (1997), Petry (2001c), Clarke (2004), Fuentes et al. (2006), Loxton et al. (2008), MacKillop et al. (2014), Kräplin et al. (2014, 2015), Hodgins u. Holub (2015) sowie Leppink et al. (2016) bestehende Zusammenhänge auch in Verbindung mit Sensation Seeking (Sáez-Abad u. Bertolin-Guillén 2008) und Novelty Seeking (Nordin u. Nylander 2007; Forbush et al. 2008). Pathologische Spieler erzielten höhere Impulsivitätswerte als Kontrollpersonen, Alkohol- und Kokainabhängige sowie die Normpopulation der »Eysenck-Impulsivity-Scale«. Sie zeigten eine gesteigerte spontane und belohnungsgetriebene Impulsivität, waren empfindlicher gegenüber Bestrafungen (Loxton et al. 2008) und bevorzugten sofortige, geringere finanzielle Belohnungen vor zeitlich verzögerten, aber höheren Beträgen (Petry 2001c). Der Schweregrad pathologischen Spielverhaltens korrelierte positiv mit der Impulsivität (Blanco et al. 2009) und erwies sich als Prädiktor für impulsive Wahlentscheidungen (Alessi u. Petry 2003). Die Impulsivität war zudem der stärkste Prädiktor der SOGS-Werte in der empirischen Überprüfung eines Modells potenzieller Risikofaktoren, wie Selbstwertgefühl, Angst/Nervosität, neurotischobsessive Gedanken (Burton et al. 2000). Die Funktion der Impulsivität als Mediator in dem wechselseitigen Verhältnis von Depression und problematischem Spielverhalten fand Clarke (2006) bestätigt.

Im Rahmen einer Längsschnittstudie erfassten Vitaro et al. (1997) die Impulsivität von 754 Jungen im Alter von 13 Jahren, entsprechende Ratings der Lehrer sowie 4 Jahre später dann die Ausprägung pathologischen bzw. problematischen Spielverhaltens (mit Hilfe des SOGS) bei den Jugendlichen im Alter von 17 Jahren. Nichtspieler wiesen für beide Impulsivitätsmaße die niedrigsten Werte auf, gefolgt von den Gelegenheitsspielern. Spieler mit geringen Anzeichen eines problematischen Spielverhaltens hatten höhere Werte als die Gelegenheitsspieler, und Spieler mit den deutlichsten Hinweisen auf Glücksspielprobleme erzielten die höchsten Impulsivitätswerte. Slutske et al. (2005) ermittelten in einem Follow-up von 3 Jahren (18–21 Jahre) signifikante Assoziationen mit Risikoverhalten und Impulsivität (neben negativer Emotionalität und Hemmungen), ähnlich denen bei stoffgebundenen Suchtformen. Bei Kindern, die im Alter von 3 Jahren eine geringe Verhaltens- und Emotionskontrolle aufwiesen, stieg die Wahrscheinlichkeit einer glücksspielbezogenen Störung im Alter von 21 und 32 Jahren im Vergleich zu gut angepassten Kindern um das 2-Fache (Slutske et al. 2012). Diese Längsschnittbefunde verweisen im besonderen Maße auf die prädisponierende Wirkung von Defiziten in der Impulskontrolle für eine spätere problematische Entwicklung des Spielverhaltens (Vitaro et al. 1999, 2004) bzw. die erfasste Spielintensität (Pagani et al. 2010), bestätigt durch Querschnittbefunde an Jugendlichen (Nower et al. 2004). Impulsivität scheint darüber hinaus als Prädiktor für die anfängliche Verknüpfung von depressiven Symptomen und Spielproblemen in der Adoleszenz zu fungieren, deren Eskalation im Erwachsenenalter durch die wechselseitige Beeinflussung erklärbar ist (Dussault et al. 2011).

Unter Einbeziehung weiterer, in engem Zusammenhang mit der Impulsivität stehender Konstrukte wie Psychopathie, antisoziale Persönlichkeitsstörung, psychische Belastung und kriminelles Verhalten sowie anderer potenzieller Bedingungsvariablen pathologischen Glücksspiels wie Sensation Seeking, Extraversion und Depression haben Steel u. Blaszczynski (1996) den Datensatz einer Stichprobe pathologischer Spieler aus Behandlungseinrichtungen auf bestehende Gemeinsamkeiten mittels der Faktorenanalyse geprüft. Sie ermittelten vier primäre Faktoren: psychische Belastung, Sensation Seeking, kriminelles Verhalten und Lebhaftigkeit sowie Impulsivität/Psychopathie. Hohe Ladungen auf dem 4. Faktor waren mit ausgeprägteren Störungen des Spielverhaltens und der psychischen Funktionen verbunden. Für eine Subgruppe behandelter Spieler fanden die Autoren ein Modell pathologischen Glücksspiels bestätigt, nach dem die Schwere der Störungen über das Konstrukt einer »antisozialimpulsiven« Persönlichkeitsdimension vermittelt wird (Blaszczynski et al. 1997). Weiterführende Untersuchungen bestätigten die mediatorische Rolle der Impulsivität, die jedoch im Kontext einer allgemein gestörten Persönlichkeitsstruktur zu betrachten ist (Steel u. Blaszczynski 1998).

Die Erfassung des Fünf-Faktoren-Modells der Persönlichkeit, nach dem individuelle Differenzen auf fünf Hauptdimensionen beruhen, wie Neurotizismus, Extraversion, Offenheit für Erfahrungen, Verträglichkeit und Gewissenhaftigkeit, konnte bei pathologischen Spielern neben höheren Neurotizismus- und niedrigeren Gewissenhaftigkeitswerten

v. a. auf den Subskalen (Facetten) eine ausgeprägtere Impulsivität, geringere Selbstdisziplin und Besonnenheit nachweisen (Bagby et al. 2007). Aus der gering ausgeprägten Gewissenhaftigkeit und Verträglichkeit lassen sich Implikationen für die Behandlung ableiten wie individuelle Therapiegestaltung und Drop-out-Vorsorge (Ramos-Grille et al. 2013). Befunde von Myrseth et al. (2009) bestätigen Neurotizismus und Impulsivität als **Prädiktorvariablen**. Die Kombination von hoher Impulsivität und emotionaler Anfälligkeit wird als charakteristisch für das Persönlichkeitsprofil von pathologischen Spielern betrachtet (Bagby et al. 2007). In einer Metaanalyse fanden MacLaren et al. (2011) substanzielle Effekte für die Impulsivitätsdimensionen »Tendenz zu vorschnellen, emotional motivierten Handlungen« (»urgency«) und »Mangel an Vorsätzen« sowie in Bezug auf das breiter gefasste Persönlichkeitsmodell für »unachtsame Enthemmung« (Dimensionen: Gewissenhaftigkeit, Neugierigkeit), »negativer Affekt« (Neurotizismus, Vorsichtigkeit) und »unverträgliche Enthemmung« (Psychotizismus, Verträglichkeit; vgl. auch Miller et al. 2013).

Impulsivität wird allerdings nicht nur als stabile, überdauernde Persönlichkeitseigenschaft (»trait«), sondern auch als psychischer Zustand (»state«) aufgefasst (Nower u. Blaszczynski 2006b). Als überdauernde Eigenschaft zeigen sich positive Korrelationen mit dem Schweregrad der glücksspielbezogenen Störung, wenn der Zustand mit der Beteiligung am Glücksspiel (Häufigkeit, Anzahl der Spielformen) positiv korreliert (Hodgins u. Holub 2015). In dem Klassifikationssystem ICD-10 ist pathologisches Spielen noch unter »Abnorme Gewohnheiten und Störungen der Impulskontrolle« eingeordnet. Impulsivität wird definiert als das Versagen, dem Impuls, Trieb oder der Versuchung zu widerstehen, eine Handlung auszuführen, die für die Person selbst oder für andere schädlich ist (Saß et al. 1996). Nach Nower u. Blaszynski (2006b) klärt diese Definition nicht, ob das Versagen auf der Unfähigkeit zu vorausschauender Planung unter Einbeziehung potenzieller Konsequenzen beruht, auf der fehlenden Bereitschaft zum Belohnungsaufschub oder auf dem mangelnden Widerstand trotz vorhandener persönlicher Fähigkeiten. Die Autoren machen die definitorische und konzeptuelle Unschärfe des Konstrukts (vgl. auch Odlaug et al. 2013) für die divergierenden Forschungsbefunde verantwortlich. Sie plädieren außerdem für die Unterscheidung zwischen funktioneller und dysfunktioneller Impulsivität, in Abhängigkeit von den Konsequenzen schneller, fehleranfälliger Informationsverarbeitung und Entscheidungen (treffsicher, erfolgreich vs. unachtsam, schädlich; MacCallum et al. 2007). Pathologisches Spielen ist nach diesem Modell das Ergebnis einer komplexen Interaktion zwischen impulsiven Persönlichkeitseigenschaften und umweltbezogenen, kognitiven und affektiven Variablen, die im Zeitverlauf Personen mit einer ausgeprägten Neigung zur dysfunktionellen Impulsivität in Verhaltensweisen verstrickt, die zunehmend mit schädlichen Auswirkungen verbunden sind.

Mehrdimensionale Erfassungen der Impulsivität durch Selbsteinschätzungen und Verhaltensparameter belegen unabhängige Dimensionen, wie »Belohnungs- und Bestrafungssensitivität«, »zeitliche Verstärkerabwertung« (Delay Discounting) und »kognitive Impulsivität« (»Trendlevel«), die positiv mit dem Schweregrad der Störung korrelieren (MacKilop et al. 2014). Nach Kräplin et al. (2014a) erzielten pathologische Spieler signifikant höhere Werte auf den Dimensionen »selbst berichtete Impulsivität«, »Impulsivität bei Wahlentscheidungen und Reaktionen« sowie »motorische Impulsivität« als gesunde Kontrollpersonen. Im Vergleich mit einer Kontrollgruppe waren impulsive Reaktionen bei pathologischen Spielern mit und ohne gleichzeitiger Nikotinabhängigkeit stärker ausgeprägt (Kräplin et al. 2015). Die Impulsivität bei Wahlentscheidungen fiel stärker aus als bei Nikotinabhängigen. Die Befunde belegen Defizite in der Hemmungskontrolle bei beiden Formen der Suchterkrankung und fehlangepasste Kontrollmechanismen als spezifisches Merkmal bei komorbiden pathologischen Spielern.

Kontrollüberzeugungen

Das Glücksspiel kommt zudem Menschen entgegen, die für ihre Lebenssituation eher Kräfte und Einflüsse außerhalb ihrer selbst, wie Glück, Zufall, Schicksal oder andere Personen, verantwortlich machen (externale Kontrollüberzeugung) – im Gegensatz zu internal kontrollierten Menschen, die überzeugt sind, durch eigene Begabungen, Fähigkeiten und

Anstrengungen ihr Leben gestalten zu können (Rotter 1966). Wiederum sind die Ergebnisse in Bezug auf pathologisches Spielverhalten inkonsistent (Malkin u. Syme 1986; Glass 1992; Carroll u. Huxley 1994; Kweitel u. Allen 1998; Clarke 2004) oder variieren in Abhängigkeit vom Schweregrad der Störung (Meyer de Stadelhofen et al. 2009). Belege für einen Einfluss externaler Kontrollüberzeugungen auf die Teilnahme am Glücksspiel überhaupt sowie für eine notwendige Differenzierung zwischen Glücksspiel mit reiner Zufallsentscheidung und Spielformen, bei denen Fähigkeiten und Entscheidungen eine gewisse Rolle spielen (wie Poker), finden sich bei Lefcourt u. Steffy (1970), Lester (1980) sowie Kusyszyn u. Rubenstein (1985).

Fazit

Festzuhalten bleibt, dass es eine typische Spielerpersönlichkeit ebenso wenig gibt wie die des Alkohol- oder Drogenabhängigen. Die Untersuchungen deuten auf persönlichkeitsbedingte Risikofaktoren hin, die im Einzelfall sehr unterschiedlich ausfallen. Sie können die Basis für einen Missbrauch des Glücksspiels bilden, stellen aber keine notwendige Bedingung dar.

4.2.6 Komorbide psychische Störungen

Wie die im Folgenden dargestellten Forschungsbefunde verdeutlichen, tritt ein pathologisches Spielverhalten häufig in Kombination mit anderen psychischen Störungen auf. Das gleichzeitige Auftreten von mehr als einer diagnostizierbaren psychischen Erkrankung bei einer Person in einem definierten Zeitintervall (Lebenszeit- oder 12-Monats-Perspektive) wird als **Komorbidität** bezeichnet.

Der Vorteil des Komorbiditätskonzepts besteht in der Stellung mehrerer gleichrangiger Diagnosen, ohne dass damit eine hierarchische Organisation der Diagnose unterstellt wird oder ätiologische Vorannahmen mit einfließen (Premper 2006). In der Forschung und klinischen Praxis besteht allerdings Uneinigkeit über den zeitlichen Bezug komorbid auftretender Erkrankungen. Premper (2006) vertritt die Auffassung, dass aus der Perspektive der klinischen Praxis das gleichzeitige Auftreten mehrerer Störungen höchste praktische Relevanz besitzt. Aus der Forschungsperspektive ist es dagegen gerade die Kenntnis der zeitlichen Abfolge, die Einblicke in das Bedingungsgefüge erlaubt.

Lässt sich ein pathologisches Spielverhalten in Kombination mit anderen Störungsbildern diagnostizieren, gibt es mehrere theoretische Optionen des Zusammenhangs: Die psychischen Störungen treten unabhängig voneinander auf, eine Erkrankung ist ursächlich für eine andere oder erhöht die Wahrscheinlichkeit ihres Auftretens. Weiterhin ist denkbar, dass den Störungen eine gemeinsame Ursache zugrunde liegt oder sich die Störungen wechselseitig beeinflussen. Hypothesen über mögliche Zusammenhänge bedürfen der Einzelfallabklärung im Kontext der spezifischen Störungsbilder sowie verstärkter Forschungsaktivitäten, v. a. unter Einbeziehung von Längsschnittstudien.

Substanzbezogene Störungen

Die höchsten Komorbiditätsraten wurden für substanzbezogene Störungen ermittelt, vorrangig Nikotin- und Alkoholabhängigkeit. Im Rahmen der PAGE-Studie (Meyer et al. 2011a; Bischof et al. 2013) wurde bei 63,5 % der problematischen und 63,8 % der pathologischen Spieler in Deutschland eine Störung des Substanzkonsums diagnostiziert (◘ Tab. 4.2), während dies nur 25,8 % der Allgemeinbevölkerung betraf. Eine Alkohol- und Nikotinabhängigkeit war bei 61,5/61,7 % bzw. 48,1/68,1 % erkennbar, im Vergleich zu 8,3 % bzw. 20,9 % in der Bevölkerung. Die Befunde entsprechen im Wesentlichen denen amerikanischer Studien (Petry et al. 2005). Nach der umfangreichen Befragung von 43.000 US-Bürgern (pathologische Spieler: N = 195) im Rahmen des »National Epidemiologic Survey of Alcohol and Related Conditions« (NESARC) war bei 73,2 % der pathologischen Spieler (Lebenszeit) Alkoholmissbrauch oder Alkoholabhängigkeit diagnostizierbar, während dies nur 25 % der Nichtspieler betraf (Petry et al. 2005). Unter Nikotinabhängigen lag der Anteil mit Spielproblemen bei 1,9 %, in der Vergleichsgruppe der Nichtraucher bei 0,4 % (Grant et al. 2009a). Befunde einer Komorbiditätsstudie in der Bevölkerung (N = 9282; Kessler et al. 2008) verweisen auf prozentuale Anteile an Nikotinabhängigkeit von 63 %, Alkohol- oder Drogenmissbrauch von 46,2 % sowie Alkohol- oder Drogenabhängigkeit von 31,8 % unter den pathologischen Spielern. Missbrauch und Abhängigkeit von Alkohol oder Drogen erwiesen sich als Prädiktoren der Spielsucht, während die Nikotin-, Alkohol- und Drogenabhängigkeiten (auch) als Folgeerkrankungen nachweisbar waren. In ihrer Metaanalyse repräsentativer Bevölkerungsstudien kommen Lorains et al. (2011) zu dem Ergebnis, dass die höchste durchschnittliche Prävalenz für Nikotinabhängigkeit (60,1 %) besteht, gefolgt von Störungen durch Substanzkonsum (57,5 %; ◘ Tab. 4.2). McGrath u. Barrett (2009) vermuten in einem Review-Artikel, dass die hohe Komorbiditätsrate von Nikotin- und Glücksspielabhängigkeit auf ähnlichen neurobiologischen, genetischen und/oder Umwelteinflüssen beruht.

Vergleiche von Spielern aus Behandlungseinrichtungen und Kontrollgruppen bestätigen die hohen Komorbiditätsraten (▶ Abschn. 3.5.2; Überblick in Petry 2005). Bei 27,6 % der untersuchten Spieler aus ambulanten und stationären Behandlungseinrichtungen in Deutschland lag mindestens eine weitere Abhängigkeit (Alkohol, Medikamente, Rauschdrogen, Essstörungen) vor (Denzer et al. 1995). Nach Premper (2006) sowie Premper u. Schulz (2008) waren bei 25,7 % der Patienten substanzbezogene Störungen bezogen auf die letzten 12 Monate und bei 60,4 % bezogen auf die Lebenszeit erkennbar. Sie traten etwa gleich häufig vor und nach dem Beginn der Spielsucht auf. In einer ähnlichen Größenordnung (22,4 %) bestätigten Mitglieder von Selbsthilfegruppen der »Anonymen Spieler« substanzgebundene Probleme – in erster Linie mit Alkohol (Meyer 1989a,b). 35,7 % der Mehrfachabhängigen gaben an, dass die Substanzabhängigkeit gleichzeitig mit dem Spielen bestand. Bei 31,6 % hatten sich die Probleme in den Glücksspielbereich verlagert. Fast alle Gruppenteilnehmer waren zudem starke Raucher. Ähnliche Befunde zur Nikotinabhängigkeit liefern Studien aus dem angelsächsischen Sprachraum (Oliveira u. Silva 2000; MacCallum u. Blaszczynski 2002; Rodda et al. 2004; Grant u. Potenza 2005). In amerikanischen Stichproben aus Therapieeinrichtungen beträgt der Anteil von pathologischen Spielern mit substanzbezogenen Problemen im Lebensverlauf bis zu 60 % (Ramirez, et al. 1983; Linden et al. 1986; Specker et al. 1996; Lesieur u. Blume 1996; Stinchfield u. Winters 2001). Eine Metaanalyse von Dowling et al. (2015a) hat unter behandlungssuchenden Problemspielern einen Anteil von 56,4 % (95 %-KI: 35,7–75,2 %) mit komorbider Nikotinabhängigkeit ermittelt (Alkoholabhängigkeit: 15,2 % (10,2–22,0 %).

8–14,8 % der Alkohol- und Drogenabhängigen aus Behandlungseinrichtungen (in einer Studie sogar 33 %) wurden als pathologische Spieler diagnostiziert (Lesieur et al. 1986; Steinberg et al. 1992; Elia u. Jacobs 1993; Roy et al. 1996; Daghestani et al. 1996; Hall et al. 2000). Diese Rate ist 6- bis 10-mal höher als die in der Bevölkerung (Lesieur u. Blume 1993). Unter Methadon-Patienten fand sich ein Anteil von bis zu 46 % mit einer glücksspielbezogenen Störung (Spunt et al. 1995; Spunt 2000; Himmelhoch et al. 2016). Mehrfachabhängige zeigten ein ausgeprägteres psychiatrisches Störungsbild (Petry 2000; Ladd u. Petry 2003). Fallstudien beschreiben darüber hinaus den Prozess der Suchtverlagerung (Trueg 1987; Blume 1994). Die Komorbidität der Krankheitsbilder, die eine hohe Rückfallgefahr impliziert (Spunt et al. 1998), dürfte auf gemeinsame neurobiologische Mechanismen (▶ Abschn. 5.1) oder gegenseitige Prädisposition zurückzuführen sein (Ibañez et al. 2001; Stewart u. Kushner 2003).

Affektive Störungen und Angststörungen
Unter Einbeziehung affektiver Störungen und Angststörungen erhielten in der PAGE-Studie von Meyer et al. (2011a) 78 % der problematischen und 95,5 % der pathologischen Spieler eine zusätzliche DSM-IV-Diagnose. Die Chancen für das Vorliegen der beiden Störungsbilder waren im Vergleich um das 3,8- bzw. 3,2-Fache erhöht. Affektive Störungen und Angststörungen lagen bei 32,7–48,8 % der problematischen/pathologischen Spieler und nur bei 6,5–12,3 % der Allgemeinbevölkerung vor (Bischof et al. 2013). In der NESARC-Studie wurde unter pathologischen Spielern ein Anteil von 37 % mit der Diagnose Major Depression und 13,2 % mit der Diagnose Dysthymia (chronische depressive Verstimmungen) ermittelt, unter den Nichtspielern lag der Anteil bei 12,3 % bzw. bei 3,8 % (Petry et al. 2005). Kessler et al. (2008) stellten bei 38,6 % der pathologischen Spieler die Diagnose Major Depression oder Dysthymia.

In der deutschen Behandlungsstichprobe von Premper (2006) waren die höchsten Komorbiditäts-

● Tab. 4.2 Prävalenz komorbider psychischer Störungen bei problematischem und pathologischem Spielverhalten in repräsentativen Bevölkerungsstudien. (In Anlehnung an Lorains et al. 2011)

Studie	Land	Stich-proben-größe (n)	Anzahl probl./path. Spieler	Störun-gen durch Alkohol-konsum (%)	Major Depression (%)	Bipolare Störung/manische Episoden (%)	Störun-gen durch Substanz-konsum[c] (%)	Illegale(r) Drogen-miss-brauch/-abhängig-keit (%)	Nikotin-abhängig-keit (%)	Irgendei-ne Angst-störung[d] (%)	Genera-lisierte Angststö-rung (%)	Irgendei-ne affek-tive Stö-rung[e] (%)	Antisozia-le Persön-lichkeits-störung (%)
Bischof et al. 2013[j]	Deutschland	15.023	101[a]	61,5/61,7	40,4/36,2		63,5/63,8	11,5/19,1	48,1/68,1	32,7/38,3		46,2/48,8	
Afifi et al. 2010	Kanada	10.056	320[a,b]			4,0[b]		1,6[b]					
Marshall u. Wynne 2003	Kanada	34.770	174	15,0	24,0[h]								
Park et al. 2010	Korea	5333	43	30,2[i]	11,6	0,0	69,8		34,9	14,0		11,6	
Bondolfi et al. 2000	Schweiz	2526	75[a]	36,0									
Bondolfi et al. 2008	Schweiz	2803	93[a]	13,5									
Cunningham et al. 1998	USA	3004	161[a]	44,5	8,8	3,1		39,9	76,3		7,7		35,0
Fiegelman et al. 1998	USA	6308	265				26,0						
Gerstein et al. 1999	USA	2417	21	9,9	29,1[f]	32,5							
Kessler et al. 2008	USA	9282	56		38,6	17,0	76,3		63,0	60,3[g]	16,6	55,6	
Petry et al. 2005	USA	43.093	195	73,2	37,0	22,8		38,1	60,4	41,3	11,2	49,7	23,3

4.2 · Charakteristika des Spielers

Studie	Land	Stichprobengröße (n)	Anzahl probl./ path. Spieler	Major Depression (%)	Störungen durch Alkoholkonsum (%)	Bipolare Störung/ manische Episoden (%)	Störungen durch Substanzkonsum[c] (%)	Illegale(r) Drogenmissbrauch/abhängigkeit (%)	Nikotinabhängigkeit (%)	Irgendeine Angststörung[d] (%)	Generalisierte Angststörung (%)	Irgendeine affektive Störung[e] (%)	Antisoziale Persönlichkeitsstörung (%)
Welte et al. 2001	USA	2638	50		18,0								

[a] Kombination von problematischen und pathologischen Spielern; [b] nur Frauen; [c] einschließlich Alkoholmissbrauch/-abhängigkeit und/oder Drogenmissbrauch/-abhängigkeit und/oder Nikotinabhängigkeit; [d] einschließlich Panikstörung (mit und ohne Agoraphobie), Phobie (soziale und spezifische) und generalisierte Angststörung [e] einschließlich Major Depression, dysthyme Störung und bipolare Störung/manische Episode; [f] depressive Episode; [g] einschließlich posttraumatische Belastungsstörung [h] mit Vorsicht zu interpretieren; [i] nur Alkoholabhängigkeit; [j] getrennte Angaben für problematische und pathologische Spieler

raten in Bezug auf affektive Störungen mit vornehmlich depressiver Ausprägung (12-Monats-Prävalenz: 51,5 %; Lebenszeit: 61,4 %) und Angststörungen (47,5 %/57,4 %) feststellbar. Bei 84 % der Patienten war mindestens eine komorbide Achse-I-Störung (einschließlich substanzbezogener und somatoformer Störungen) erkennbar. Im Mittel lagen 2,4 komorbide Störungen vor. Angststörungen gingen häufiger dem Auftreten der Spielsucht voraus, während depressive Störungen eher nach Beginn der Glücksspielproblematik auftraten. Vogelsang (2010) fand sowohl bei den männlichen als auch bei den weiblichen Patienten eine im Vergleich signifikant erhöhte Depressionsquote, mit stärkerer Ausprägung in der Frauen-Stichprobe. Die Rate der Angststörungen lag bei den weiblichen Spielern über der Norm. Die häufige Diagnose von Depressionen bei pathologischen Spielern aus Behandlungseinrichtungen wird durch zahlreiche Befunde untermauert (Klepsch et al. 1989a; von Törne u. Konstanty 1989; Blaszczynski et al. 1990; Griffiths 1995; Becoña 1996; Hodgins et al. 2005; Thomsen et al. 2009; vgl. auch Überblick in Petry 2005). Nach der Metaanalyse von Dowling et al. (2015a) sind weltweit bei 29,9 % der behandlungssuchenden Spieler Major Depressionen (95 %-KI: 20,5–41,3 %), bei 21,2 % affektive Störungen (15,6–28,1 %) und bei 17,6 % Angststörungen (10,8–27,3 %) zu diagnostizieren.

Die Frage, ob das Glücksspiel von Anfang an als Antidepressivum fungierte oder sich die Depressionen erst infolge der negativen Konsequenzen des exzessiven Spielens entwickelte, gingen u. a. Taber et al. (1987a) nach. In einer Untersuchung von stationär behandelten Spielern (N = 44) fanden sie in der Lebensgeschichte von 23 % der Patienten außergewöhnlich traumatische Erlebnisse, die in fast allen Fällen der Manifestation pathologischen Spielverhaltens vorangingen. Tendenziell waren diese Patienten vergleichsweise depressiver, ängstlicher und neigten eher zu Vermeidungsverhalten sowie stoffgebundenen Suchtformen. In einer Längsschnittstudie erhöhten depressive Symptome im frühen Jugendalter die Wahrscheinlichkeit problematischen Spielverhaltens um das 4-Fache im Vergleich mit sozialen Spielern und Nichtspielern (Lee et al. 2010). Die Autoren nehmen daher an, dass eine Subgruppe von Spielern das anregende

Glücksspiel im Sinne einer inadäquaten Copingstrategie benutzt, um Depressivität zu lindern, ebenso wie Angst und Spannungen zu reduzieren oder das Selbstwertgefühl zu steigern (vgl. Blaszczynski u. McConaghy 1988; Levy u. Feinberg 1991; Henry 1996; Coman et al. 1997; Ledgerwood u. Petry 2006c). Auch Specker et al. (1996) diagnostizierten affektive Störungen, Angststörungen und Abhängigkeiten von psychotropen Substanzen in der Mehrzahl der Fälle bereits vor Beginn des pathologischen Spielverhaltens und leiten daraus die besondere Anfälligkeit dieses Personenkreises ab (Black u. Moyer 1998; Grant u. Kim 2001; Kausch et al. 2006; Überblick in Kim et al. 2006).

Sind die Fähigkeiten zur Bewältigung von Stresssituationen wie beruflicher Misserfolg, Ehekonflikte, Geburt eines Kindes (Bolen u. Boyd 1968) eingeschränkt, steigt die Wahrscheinlichkeit, zu Suchtmitteln zu greifen. Auf der anderen Seite fördern die im Verlauf einer Spielerkarriere fast unvermeidlichen dysphorischen und depressiven Stimmungen **derartige Fluchttendenzen in die Phantasiewelt des Glücksspiels**, sodass sowohl zusätzlich als auch ausschließlich ein **eigendynamischer Prozess** zum Tragen kommen kann. Depressive pathologische Spieler hatten nach einer Studie von Roy et al. (1988b) häufiger vor dem Ausbruch der Depressionen belastende Ereignisse erlebt als Kontrollpersonen. Mehr als die Hälfte der Erlebnisse standen jedoch im Zusammenhang mit dem Glücksspiel.

Über manische Episoden, bipolare Störungen bzw. manisch-depressive Psychosen, Schizophrenie, Panikanfälle (Agoraphobien) und hirnorganische Psychosyndrome wird in Studien mit Spielern aus Behandlungseinrichtungen ebenfalls berichtet (McCormick et al. 1984; Linden et al. 1986; Bellaire u. Caspari 1989; Kröger 1991; Specker et al. 1996; Potenza u. Chambers 2001). Nach Befunden kanadischer und britischer Bevölkerungsstudien ist das Risiko glücksspielbezogener Probleme bei Personen mit bipolaren Störungen um das mehr als 2- bzw. 4-Fache erhöht (McIntyre et al. 2007; Jones et al. 2015). Das Risiko ist bei Personen mit einer Bipolar-II-Störung (gekennzeichnet durch Ludomanie und das Fehlen psychotischer Symptome) signifikant höher als bei denjenigen mit einer Bipolar-I-Störung (echte Manien; Jones et al. 2015). In den USA diagnostizierten Kessler et al. (2008) bei 17 % der pathologischen Spieler eine bipolare Störung. Umgekehrt ist unter Personen, die an einer bipolaren Störung oder Schizophrenie leiden, ein höherer Anteil mit pathologischem Spielverhalten anzutreffen (Desai u. Potenza 2009; Kennedy et al. 2010; Yakovenko et al. 2015).

In einer **manischen Phase** – gekennzeichnet durch gesteigerten Optimismus, Selbstüberschätzung, Angstfreiheit, Antriebsüberschuss und Enthemmung – können Glücksspiele für die Betroffenen besonders reizvoll sein und der Intensivierung und Verlängerung der Manie dienen. Glücksspielbedingte Probleme können zu einer Verschlechterung der psychischen Verfassung beitragen. Die Beziehungen zwischen dem exzessiven Spielverhalten und den genannten Grunderkrankungen bleiben aber weitgehend ungeklärt. Möglicherweise diente das Glücksspiel in einigen Fällen dazu, eine weitere psychotische Dekompensation zu verhindern (Greenberg u. Schmidt 1989) oder von krankheitsbedingten negativen Gefühlen Erleichterung zu erfahren.

Bei schizophrenen Patienten füllte die Spielteilnahme das Bedürfnis nach Aktivität aus und war ein Mittel gesellschaftlicher, weltlicher Kontakte (Yakovenko et al. 2015). Einige Betroffene beschreiben eine glücksspielbedingte Progression der Psychose und stärkere Involviertheit infolge der schizophrenen Symptomatik.

Die als Risikofaktor identifizierte Aufmerksamkeitsdefizit-/Hyperaktivitätsstörung (ADHS) ist in Bevölkerungsstudien ebenfalls häufiger nachweisbar, wie 13,4 % in der Studie von Kessler et al. (2008) dokumentieren. Die Störung zeichnet sich durch Beeinträchtigung der Konzentration und Daueraufmerksamkeit, Störung der Impulskontrolle sowie manchmal durch extreme motorische Unruhe oder Hyperaktivität aus und beginnt in der Kindheit. Beeinträchtigungen der Impulskontrolle verweisen auf Ähnlichkeiten mit der glücksspielbezogenen Störung. Carlton et al. (1987) sowie Carlton u. Mannowitz (1992) ermittelten entsprechend signifikant höhere Werte von pathologischen Spielern in einem Testverfahren zur Erfassung von ADHS. Schlechtere Leistungen von süchtigen Spielern in Aufmerksamkeitstests und häufigere Berichte über Aufmerksamkeitsdefizite in der Kindheit registrierten

Rugle u. Melamed (1993). Längsschnittbefunde von Breyer et al. (2009) dokumentieren für Personen, die in der Kindheit ADHS-Symptome aufwiesen, die auch noch im Erwachsenenalter auftraten, im Alter von 18–24 Jahren höhere Werte im SOGS (> 2 Punkte) als für Personen ohne Symptome bzw. mit nicht persistenten Symptomen. Unter pathologischen Spielern aus Behandlungseinrichtungen ist analog eine erhöhte Prävalenz von ADHS nachweisbar (Dowling et al. 2015a; Waluk et al. 2016, Fatseas et al. 2016; Retz et al. 2016). Nach der Metaanalyse von Theule et al. (2016) besteht bei ausgeprägteren ADHS-Symptomen eine größere Wahrscheinlichkeit für glücksspielbezogene Störungen, wenn das Lebensalter zunimmt.

Persönlichkeitsstörungen
Zahlreiche empirische Untersuchungen hatten die Erfassung von Persönlichkeitsstörungen bei pathologischen Spielern aus Behandlungseinrichtungen zum Ziel. Kausale Zusammenhänge sind kaum ableitbar, auch wenn sie teilweise plausibel erscheinen, da es sich ausschließlich um Querschnittstudien handelt, die nach dem Beginn der Fehlentwicklung erfolgten.

Im »**Minnesota Multiphasic Personality Inventory**« (**MMPI**), einem klinischen Verfahren zur Erfassung psychopathologischer Auffälligkeiten, zeigten sich typische Durchschnittsprofile mit erhöhten Werten auf den Skalen »Psychopathie« (Roston 1961; Bolen et al. 1975) und zusätzlich »Depression« (Moravec u. Munley 1983; Graham u. Lowenfeld 1986) – jedoch keine einheitlichen Profile.

Erhöhte Neurotizismuswerte im »**Eysenck Personality Inventory/Questionnaire**« (**EPI** bzw. **EPQ**) fanden Moran (1970d), Seager (1970), Blaszczynski et al. (1985) sowie gleichfalls erhöhte Psychotizismuswerte (Roy et al., 1989a). Für die Skala »Extraversion« ergaben sich keine signifikanten Abweichungen von der Normpopulation bzw. Kontrollgruppe. Über eine geringe Ich-Stärke, Selbstkontrolle und Sozialisation (Internalisierung von sozialen Werten und Normen) sowie narzisstische Persönlichkeitszüge berichten Taber et al. (1986) sowie McCormick et al. (1987), u. a. über erhöhte Narzissmuswerte Dell et al. (1981). Derartige Befunde weisen auch Alkohol- und Drogenabhängige auf. Ein Überblick über die Ausprägung weiterer Merkmale wie Anpassungsfähigkeit, Leistungsmotivation und Selbstachtung – mit teilweise allerdings inkonsistenten Ergebnissen – findet sich für den angelsächsischen Sprachraum bei Knapp u. Lech (1987) sowie McCormick u. Taber (1987).

Untersuchungen mit dem »**Freiburger Persönlichkeitsinventar**« (**FPI-R**) an Mitgliedern von Selbsthilfegruppen (»Anonyme Spieler«) ergaben zahlreiche signifikante Abweichungen von der Normstichprobe (Meyer, 1989a,b). In allen vier Altersgruppen ließen die Spieler viele Probleme und Konflikte erkennen, waren mit ihren Lebensbedingungen oft unzufrieden, äußerten eine bedrückte Stimmung und negative Lebenseinstellung (Skalen 1 und N). Sie fühlten sich im sozialen Umgang gehemmt (Skala 4), schilderten sich als leicht erreg- und reizbar (Skala 5) und nannten ein gestörtes körperliches Allgemeinbefinden (Skala 8, Altersgruppe bis 44 Jahren). Anzeichen für erlebte starke Anforderungen und Anspannungen wurden ebenso sichtbar (Skala 7, Altersgruppe bis 59 Jahren) wie ein hohes Maß an Selbstkritik (Skala 10). Eine Klassifikation mittels Clusteranalyse (u. a. auf der Grundlage der FPI-R-Daten) führte zu fünf voneinander abgrenzbaren homogenen Subgruppen, wobei zwei Cluster durch folgende Persönlichkeitsauffälligkeiten zu charakterisieren sind: 1. eine emotional labile, depressiv-aggressive und 2. eine emotional labile, depressive Persönlichkeitsstruktur. Die übrigen drei Cluster wiesen eine unauffällige Persönlichkeitsstruktur auf (Meyer 1991).

Für eine Stichprobe ambulant behandelter Spieler berichten Klepsch et al. (1989a) über keine von der FPI-R-Norm abweichende Ausprägung im Gruppenmittel. Einige angegebene Stanine-Mittelwerte weisen allerdings auf Normabweichungen hin, wie bspw. ein Wert von 2,5 auf der Skala 1, der eine negative Lebenseinstellung verdeutlicht.

Im »**16-Persönlichkeitsfaktoren-Test**« fand Bachmann (1989) bei stationär behandelten Spielern Normabweichungen, die auf eine emotionale Störbarkeit und hohe Spontaneität hindeuten.

Verschiedene **Persönlichkeitsstörungen** wie die dissoziale, narzisstische, zyklothyme, dependente, schizoide und paranoide sowie die Borderline-Persönlichkeitsstörung bzw. nicht näher differenzierte Störungsbilder diagnostizierten Kröber (1991), Haustein u. Schürgers (1987) sowie Bellaire

u. Caspari (1989) bei Subgruppen ihrer Patienten. Kröber (1991) verweist auf Unterschiede zwischen Automaten- und Roulettespielern: Während das exzessive Automatenspiel am häufigsten (bei 9 von 25 Spielern) Teil einer dissozialen Entwicklung war, die sich bereits in der Kindheit und Jugend durch Phänomene wie Schulschwierigkeiten und Delinquenz abgezeichnet hatte, überwogen bei Roulettespielern narzisstische, schizoide und zyklothyme Muster. In der Komorbiditätsstudie von Premper (2006) war bei der Hälfte der Patienten (50,5 %) eine sichere oder wahrscheinliche Persönlichkeitsstörung zu diagnostizieren (sicher: 27,7 %). Am häufigsten traten Persönlichkeitsstörungen aus dem Cluster C (zwanghafter, ängstlich-vermeidender Typus) auf. Im Vergleich mit Alkoholabhängigen zeigte sich bei pathologischen Spielern insgesamt eine höhere Komorbiditätsrate. Vogelgesang (2010) fand bei pathologischen Spielerinnen im Vergleich mit Männern einen höheren Anteil mit emotionalinstabilen Persönlichkeitsstörungen. Die Metaanalyse von Dowling et al. (2015b) verweist auf 17,6 % der behandlungssuchenden Spieler mit einer Persönlichkeitsstörung des Clusters B (narzisstisch, impulsiv, antisozial), 12,6 % mit einer Störung des Clusters C und 6,1 % mit einer Störung des Clusters A (sonderbar, exzentrisch). Die narzisstische (16,6 %), antisoziale (14,0 %) und vermeidendselbstunsichere (13,4 %) Persönlichkeitsstörung kam am häufigsten vor.

Nach Blaszczynski et al. (1989) erfüllten 93 % der Problemspieler der australischen Bevölkerungsstichprobe die diagnostischen Kriterien für zumindest eine Persönlichkeitsstörung. Die am häufigsten gefundenen Störungen gehörten zu denen des Clusters B. Kruedelbach et al. (2006) registrierten ebenfalls hauptsächlich den Cluster-B-Typus, gefolgt von den Typen C und A bei insgesamt 61,1 % der Patienten. Multiple, einander überlappende Persönlichkeitsstörungen sind nach Blaszczynski u. Steel (1998) eher die Regel als die Ausnahme. Eine kanadische Bevölkerungsstichprobe von pathologischen Spielern umfasste einen Anteil von 92 %, bei dem mittels Fragebogen mindestens eine Persönlichkeitsstörung diagnostiziert wurde (im Vergleich mit Kontrollpersonen signifikant häufiger nur Borderline-Störung; Bagby et al. 2008). Unter Zugrundelegung des »Klinischen Strukturierten Interviews« sank der Anteil auf 23 %. In einer spanischen Stichprobe waren es 32 % mit Zusatzdiagnosen wie Borderline- (16 %), antisozialer und narzisstischer (je 8 %) Persönlichkeitsstörung (Echebúrua u. Fernández-Montalvo 2008). Unterschiede in Borderline-Persönlichkeitsstörungen erwiesen sich allerdings nach der Bereinigung von Wechselwirkungen mit depressiven Symptomen als nicht signifikant (Sacco et al. 2008).

Am deutlichsten bestätigen die empirischen Daten die Komorbidität von pathologischem Glücksspiel und antisozialer Persönlichkeitsstörung (Petry 2005). In einer kanadischen Bevölkerungsstudie ermittelten Bland et al. (1993) eine Lebenszeitprävalenz von 40 % bei pathologischen Spielern, während dies nur 3,1 % der Nichtspieler betraf. In der NESARC-Studie lagen die Anteile bei 23,3 % bzw. 2,8 % (Petry et al. 2005; ► Abschn. 6.4 mit weiteren Befunden).

Fazit

Die Erkenntnisse zum Vorliegen komorbider Störungen bei pathologischen Spielern deuten auf einen komplexen Krankheitsverlauf hin. In der Diagnostik und Behandlung müssen sie Berücksichtigung finden, um ein differenziertes Vorgehen und damit eine größere Effektivität zu gewährleisten.

4.3 Soziales Umfeld des Spielers

Eine Reihe **soziokultureller** und **psychosozialer** Faktoren beeinflusst das Spielverhalten und begünstigt die Entwicklung einer psychischen Abhängigkeit vom Glücksspiel. Ihr Einfluss auf den Beginn der »Spielerkarriere« scheint größer zu sein als auf deren Fortsetzung (Clarke et al. 2006).

4.3.1 Einstellung der Gesellschaft zum Glücksspiel

Von herausragender Bedeutung ist die Einstellung der Gesellschaft zum Glücksspiel. Es gilt als ein allgemein akzeptiertes **Freizeitvergnügen**. Mit dem Glücksspiel verknüpftes Risikoverhalten hat als Motor für wirtschaftlichen Fortschritt und Erfolg in unserer Gesellschaft einen hohen Stellenwert. Dies gilt ebenso für das Medium »Geld«, das in einer vom Modus des Habens oder Habenwollens charakterisierten Gesellschaft, in der das Streben nach Reichtum, Ruhm und Macht das beherrschende Thema des Lebens, das Maß aller Dinge verkörpert. Den etablierten Normen und Werten kommt das Glücksspiel entgegen, gesellschaftliche Missbilligung und Sanktionen sind kaum zu befürchten. Sogar extreme Erscheinungsformen wie »Haus und Hof verspielen« stoßen nicht immer auf totale Ablehnung, sondern häufig auf eine mehrdeutige Bewertung – **eine Mischung aus Faszination und Erschrecken**.

Auf die vorherrschende Inkonsistenz gesellschaftlicher Normen zum Glücksspiel als Bedingung einer Spielerkarriere verweist Schmid (1994). Zwar ist in Deutschland die öffentliche Veranstaltung von Glücksspielen prinzipiell verboten und unter Strafe gestellt, andererseits lässt der Gesetzgeber aber Ausnahmen und Werbung für Glücksspiele zu. Die Normflexibilität zeigt sich ebenso bei der Normdurchsetzung bzw. -anwendung mittels Sanktionen: Illegales Glücksspiel ist zwar verboten, wird aber von sozialen Kontrollinstanzen nur selten verfolgt und strafrechtlich sanktioniert. Öffentlichen Debatten über die schädlichen Auswirkungen der Spielsucht stehen verherrlichende Darstellungen spekulativer Geschäfte an der Börse oder besonders erfolgreicher »Zocker« entgegen. Die ausgeprägte Norminkonsequenz erschwert es dem Spieler, den Zeitpunkt der Übertretung einer Norm zu erkennen (Schmid 1994, S. 200).

Kulturwissenschaftliche Analysen belegen (Raylu u. Oei 2004b), dass Kulturen mit Normen und Werten, Einstellungen und Glaubensrichtungen, die zum Glücksspiel anregen (wie die nordamerikanische und chinesische Kultur), ein breiteres Ausmaß an Spielteilnahmen und problematischem Spielverhalten (◘ Abb. 4.9) verzeichnen als Kulturen, die Glücksspiele ablehnen (wie die mus-

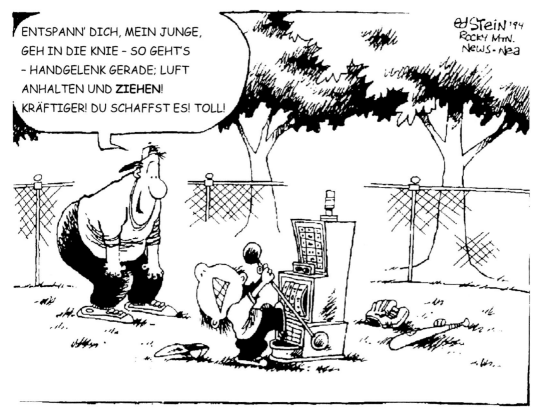

◘ Abb. 4.9 Glücksspiele sind in den USA inzwischen populärer als Baseball

limische Kultur). Ebenso wird die Bereitschaft, Hilfe zu suchen, durch kulturelle Bedingungen beeinflusst. Im Falle der Migration erhöht die Anpassung an fremde geistige und materielle Kulturgüter die Wahrscheinlichkeit des Spielens, sofern die Kultur des Einwanderungslandes hohe Akzeptanz besitzt und Glücksspiele praktiziert werden; zumal die Migration mit Stressoren, wie kulturellen Konflikten, Minderheitenstatus, sozialen Veränderungen, Sprachproblemen und dem Mangel an verwertbaren Fähigkeiten, verbunden ist.

In deutschen Bevölkerungsstudien wurde ein Migrationshintergrund mehrfach als Risikofaktor identifiziert (Meyer et al. 2011a; Sassen et al. 2011a; Haß et al. 2012). Es scheint sich um einen unabhängigen Risikofaktor zu handeln, der in der kulturellen Verankerung des Glücksspiels in der Herkunftsregion begründet werden kann und kulturell angepasste Präventions- und Behandlungsmaßnahmen impliziert (Kastirke et al. 2015, 2016).

4.3.2 Verfügbarkeit

Die Verfügbarkeit und »Griffnähe« von Glücksspielen ist in Deutschland ständig gewachsen, womit sich auch die Auftrittswahrscheinlichkeit pathologischen Spielverhaltens bei entsprechend gefährdeten Personen erhöht hat. Nach dem Beginn der Expansion von Spielbanken und dem einsetzenden Spielhallenboom Mitte der 1970er-Jahre gründeten sich Anfang der 1980er-Jahre (in angemessenem zeitlichen Abstand) die ersten Selbsthilfegruppen der »Anonymen Spieler«, deren Anzahl in den folgenden Jahren ständig gestiegen ist (▶ Abschn. 7.1.1). Mitte der 1980er-Jahre registrierten schließlich auch ambulante und stationäre Einrichtungen eine zunehmende Therapienachfrage von Spielern.

In 2015 berichtete die überwiegende Mehrzahl der behandlungssuchenden Spieler (72,2 %) über Probleme mit Geldspielautomaten, während lediglich ein kleiner Teil (2,3 %) an Glücksspielautomaten in Spielbanken gespielt hat (▶ Abschn. 3.7.1). Unter Einbeziehung der Angebotsseite, nach der den 267.000 Geldspielautomaten in rund 15.000 Spielhallen (9200 Standorte) und Gaststätten nur 8000 Automaten in 66 Spielbanken gegenüberstanden, und dem sogar etwas höheren Gefährdungspotenzials der Spielbankautomaten (▶ Abschn. 4.1.3) wird der Einfluss der Verfügbarkeit deutlich.

Untersuchungsbefunde aus Kanada, Neuseeland, Australien und den USA deuten in der Gesamtbetrachtung darauf hin, dass eine leichtere Verfügbarkeit, zumindest in der Anfangsphase eine ausgeprägtere Spielintensität und höhere Prävalenzraten problematischen bzw. pathologischen Spielverhaltens begünstigt. In einer Längsschnittuntersuchung konnten Jacques et al. (2000) nach der Eröffnung eines Casinos in Kanada einen deutlichen Anstieg der Spielintensität in der Bevölkerung nachweisen. Follow-up-Untersuchungen belegen nach 2 und 4 Jahren eine Stabilisierung der Spielintensität (Jacques u. Ladouceur 2006). Frühestens 3 Jahre nach der Eröffnung neuer Spielgelegenheiten stieg die Prävalenzrate von Problemspielern an (Ladouceur et al. 1999). Je geringer die Entfernung zum nächsten Casino ausfiel, desto eher erfolgte eine Spielteilnahme und desto höher waren die Ausgaben für das Glücksspiel. Ein Zusammenhang mit der Prävalenzrate ließ sich nicht nachweisen (Sévigny et al. 2008). Room et al. (1999) registrierten dagegen eine Zunahme glücksspielbezogener Probleme. Mit den insgesamt zunehmenden Gelegenheiten zum Glücksspiel lässt sich für Kanada ein Anstieg der Anzahl problematischer Spieler belegen (Ladouceur et al. 1999).

In Befunden aus Neuseeland zeigt sich eine direkte Verbindung zwischen der Nähe des Wohnortes zu Spielstätten und dem Status »Spieler« oder »Problemspieler« (Pearce et al. 2008). Menschen, die in unmittelbarer Nachbarschaft einer Spielstätte leben, tragen ein höheres Risiko für Glücksspielprobleme als Menschen, die weiter entfernt wohnen. Für australische Spielstätten in der Nähe von Shoppingcentern und diejenigen mit einer größeren Anzahl an Spielautomaten lassen sich schädlichere Auswirkungen belegen (Young et al. 2012). Neben geografischen Aspekten beeinflussen auch temporale (Öffnungszeiten), soziale (Gruppenerleben in angenehmer Atmosphäre) und kognitive (Benutzerfreundlichkeit) **Verfügbarkeitsmerkmale** das Spielverhalten (Hing u. Haw 2009; Moore et al. 2010). Während für soziale Merkmale eine moderate Beziehung zu der Spielhäufigkeit und den Ausgaben erkennbar ist, sind geografische und temporale Merkmale mit einem stärkeren Verlangen nach dem Glücksspiel und Spielproblemen verbunden (Moore et al. 2010). Nach Thomas et al. (2009c, 2011) ist der Einfluss nahe gelegener, lang geöffneter Spielstätten, die ein Abschalten von der Alltagsrealität und suchttypisches Fluchtverhalten ermöglichen, auf das Verhalten und Erleben von Problemspielern besonders ausgeprägt. Eine Metaanalyse von 34 Studien aus Neuseeland und Australien kommt zu dem Ergebnis, dass mit der Zunahme der **Pro-Kopf-Ausgaben für das Automatenspiel** ein Anstieg der Prävalenzraten verbunden ist (Storer et al. 2009). Mit jedem zusätzlichen Spielautomat steigt nach Angaben der Autoren die Anzahl der Problemspieler um 0,8 Personen.

In amerikanischen Studien ermittelten Lester (1994) sowie Campbell u. Lester (1997) positive Korrelationen zwischen dem Angebot an Glücksspielen in Casinos, Spielautomaten, Sportwetten, den Pro-Kopf-Ausgaben für das Automatenspiel und der Anzahl vorhandener Selbsthilfegruppen in verschiedenen Bundesstaaten, während sich für Lotterien und Gelegenheiten zu Wetten bei Pferde- und Hunderennen keine derart bedeutsame Beziehung nachweisen ließ. Volberg (1994) verweist darauf, dass in Staaten, in denen das Glücksspiel weniger als 10 Jahre legal verfügbar gewesen ist, weniger als 0,5 % der erwachsenen Bevölkerung als wahrscheinliche pathologische Spieler klassifiziert worden sind. In Staaten mit mehr als 20-jähriger legaler Verfügbarkeit lag der Anteil dagegen bei 1,5 %. Shaffer et al. (1999) haben in einer Metaanalyse der Prävalenzraten aus den USA Werte aus der Zeit vor 1993 – und damit vor der Expansionswelle casinotypischer Glücksspiele – mit denen aus dem Zeitraum 1993–1997 verglichen. Sie fanden einen signifikanten Anstieg in der kombinierten Lebenszeitprävalenz von 4,4 % auf 6,7 %. Unterschiedliche Methoden und Erhebungsinstrumente schränken allerdings die Vergleichbarkeit ein. Nach Längsschnittuntersuchungen mit gleichen Instrumenten zeigt sich in verschiedenen Bundesstaaten ein differenzierteres Bild (National Research Council 1999). In Connecticut ist zwischen 1991 und 1996 kein signifikanter Anstieg er-

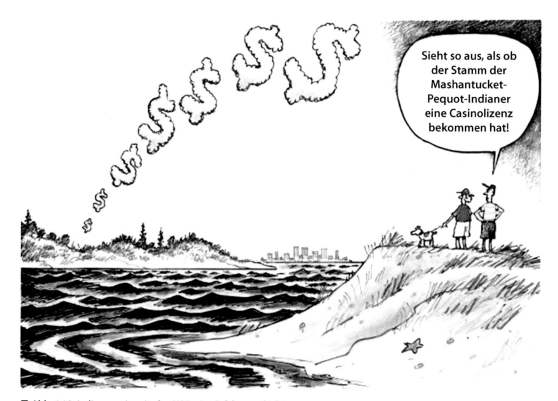

◨ **Abb. 4.10** Indianercasinos in den USA: eine Erfolgsgeschichte

kennbar, obwohl 1992 dort das damals größte Spielcasino der Welt (Foxwoods) eröffnet wurde (◘ Abb. 4.10). In Iowa weist dagegen ein Vergleich der Daten aus 1988 und 1995 – nach der Inbetriebnahme von Riverboat-Casinos – signifikante Anstiege in den Prävalenzraten aus. In Minnesota verdoppelte sich die Anzahl der Problemspieler zwischen 1990 und 1994 – bezogen auf pathologische Spieler war die Zunahme statistisch nicht bedeutsam. Studien zum Einfluss der Erreichbarkeit von Spielcasinos auf die Prävalenzrate fanden eine doppelt so hohe Rate bei Personen, die im Umkreis von 50 Meilen eines Casinos lebten, als bei Personen außerhalb dieses Radius (Gerstein et al. 1999). Befand sich kein Casino im Umkreis von 30 Meilen, lag die Wahrscheinlichkeit für die Identifikation als Problemspieler bei 2,7 % (Welte et al. 2016c). Die Prozentzahl stieg auf 3,9 % bei einem Casino in diesem Umkreis und auf 6,2 % bei sechs oder mehr Casinos. Ein 10-Meilen-Radius erwies sich in der Studie von Welte et al. (2004b) als bester Prädiktor für glücksspielbedingte Probleme in der Bevölkerung. Die Erfassung des regionalen Einflusses der Glücksspielbelastung (Regional Impact of Gambling Exposure, RIGE; Shaffer et al. 2004) über einen standardisierten Skalenwert ergab für Nevada, dass die Landkreise mit den vier höchsten RIGE-Werten signifikant höhere Prävalenzraten aufwiesen als diejenigen mit den niedrigsten Werten (LaPlante u. Shaffer 2007). Im Vergleich verschiedener Bundesstaaten erzielte Nevada zwar den höchsten RIGE-Wert, der sich jedoch nicht linear in den Prävalenzraten widerspiegelt.

Nationale Untersuchungsberichte in den USA (National Research Council 1999) und Großbritannien (Gambling Review Body 2001) kommen jeweils zu dem Schluss, dass mit zunehmender Verfügbarkeit die Glücksspielnachfrage in der Bevölkerung wächst und die Anzahl der Problemspieler ansteigt. Dieser Zusammenhang kann als »Angebotshypothese« bezeichnet werden. Sie spiegelt den Grundsatz des Gesamtkonsummodells wider, das im öffentlichen Gesundheitswesen in Bezug auf Suchtmittel häufig zur Anwendung kommt und nach Orford (2005, S. 1236) mit hoher Wahrscheinlichkeit auf das Glücksspiel übertragbar ist: »(…) the more the product is supplied in an accessible form, the greater the volume of consumption and the greater the incidents in prevalence of

harm«. Lund (2008) sowie Hansen u. Rossow (2008) fanden die Grundannahmen und Vorhersagen des Gesamtkonsummodells für Norwegen in repräsentativen Bevölkerungsstudien unterschiedlicher Altersgruppen bestätigt. Populationen mit geringer Spielerfahrung hatten einen niedrigeren Anteil an Häufigspielern als Populationen mit größerer Spielerfahrung (Lund 2008). Unter Heranwachsenden (13 bis 19 Jahre) ermittelten Hansen u. Rossow (2008) folgenden Zusammenhang: Je höher das Spielausmaß und die Ausgaben für Glücksspiele sind, desto höher ist die Prävalenz problematischen Spielverhaltens. Nach dem Verbot von Spielautomaten in Norwegen im Juli 2007 war eine Reduzierung nachweisbar, und zwar sowohl der Teilnahme an Glücksspielen als auch der Spielhäufigkeit und glücksspielbezogener Probleme bei früheren Automatenspielern (Lund 2009). Im Einklang mit dem Gesamtkonsummodell steht auch der australische Befund von Markham et al. (2014), nach dem sich auf der Ebene von Spielstätten aus den Ausgaben für Spielautomaten das Ausmaß glücksspielbezogener Probleme vorhersagen lässt: Der Anstieg der Ausgaben von 10 auf 150 AUD war mit der Verdopplung der Probleme von 9 % auf 18 % verbunden.

Weiterführend vermutet Petry (2005, S. 32f), dass sich der Anstieg der von der Verfügbarkeit von Glücksspielen abhängigen Prävalenzrate letztlich aber stabilisieren wird und zwischen den beiden Variablen somit keine lineare Beziehung (◘ Abb. 4.11) besteht:

> » As more people are exposed to gambling opportunities throughout their lives, the proportion that develops gambling problems may rise rapidly initially and then taper off.

Auch Volberg (2004) stellt eine lineare Beziehung in Frage und verweist auf unterschiedliche Effekte erhöhter Verfügbarkeit auf das Verhalten von Gelegenheits- und Häufigspielern.

Diese »Sättigungshypothese« bedarf aber ebenso der empirischen Überprüfung in Längsschnittuntersuchungen mit großen Stichproben wie die »Anpassungshypothese« von LaPlante u. Shaffer (2007). Sie leiten in Anlehnung an den zeitlichen Verlauf von Infektionsraten in der Bevölkerung beim Auftreten organismusschädigender Erreger (z. B. Viren) und an die Analyse internationaler Befunde über die

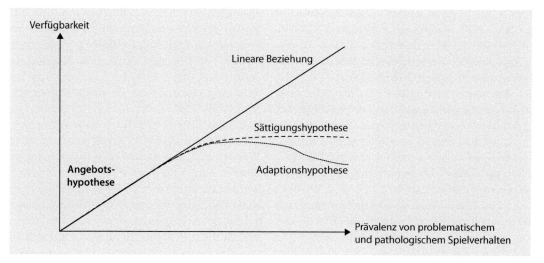

Abb. 4.11 Hypothesen zum Zusammenhang zwischen Verfügbarkeit von Glücksspielen und Prävalenz problematischen und pathologischen Spielverhaltens in der Bevölkerung

Auswirkungen der Verfügbarkeit von Glücksspielen (Exposure Effect) die Hypothese ab, dass in Teilen der Bevölkerung und zumindest in einigen Regionen ein Anpassungsprozess an die Risiken und Gefahren des Glücksspiels stattfindet. Soziale Bedingungen greifen demnach moderierend in den Expositionsprozess ein. Zwar steigt die Prävalenzrate anfänglich v. a. durch die »Infektion« gefährdeter Personen deutlich an. Die Reduzierung des Anteils »nichtinfizierter« anfälliger Personen auf Bevölkerungsebene, die Abschwächung des Neuigkeitseffekts, soziale Lernprozesse und Präventionsmaßnahmen führen in der Folge aber zu graduellen Anpassungen, erhöhen die Widerstandsfähigkeit und machen in letzter Konsequenz einen Rückgang des Problemausmaßes wahrscheinlich. Eine Bestätigung der Anpassungshypothese leiten bspw. Black et al. (2012) aus ihren im amerikanischen Bundesstaat Iowa 1989, 1995 und 2006/2008 erhobenen Daten ab. Auf welchen Faktoren diese Stabilisierung beruht, lässt sich nach Ansicht der Autoren noch nicht beantworten. Ebenso bleibt offen, in welchem Zeitraum dieser Anpassungsprozess abläuft und ob sich bei neuen Technologien wie dem Internet ähnliche Effekte zeigen (LaPlante u. Shaffer 2007).

Die Befunde von Storer et al. (2009) bestätigen dagegen im Wesentlichen den Einfluss der Verfügbarkeit. Gleiches gilt für aktuelle Forschungsergebnisse von Welte et al. (2016a). Die Autoren haben den Zusammenhang zwischen der Anzahl legaler Glücksspielformen und der Spielintensität (einschließlich des problematischen Spielverhaltens) auf der Basis amerikanischer Bevölkerungsbefragungen in 1999/2000 und 2011–2013 untersucht. Es zeigt sich, dass mit steigender Anzahl der legalen Spielformen eine häufigere Spielteilnahme und eine höhere Rate von Problemspielern verbunden sind. Bei konstanter Anzahl der legalen Spielform steigt der Anteil der Problemspieler mit zunehmender Exposition. Bundesstaaten mit längerer Verfügbarkeit von Lotterien und Casinos tendieren zu höheren Prävalenzraten. In Staaten mit weniger legalen Spielformen in 2011 als in 1999 ging der Anteil der Häufigspieler zurück, während er in Staaten mit einer Zunahme der Angebote typischerweise (allerdings nicht überall) anstieg. Außerdem ist den Daten zu entnehmen, dass die Ausprägung der Prävalenz über dem mittleren Bereich der Exposition (als Kombination der Anzahl legaler Spielformen und der Anzahl von Jahren der Verfügbarkeit) kaum größere Veränderungen erkennen lässt, mit der höchsten Exposition aber stark ansteigt. Die Anpassungshypothese sagt dagegen eher eine abschwächende Tendenz als einen plötzlichen Anstieg voraus. Der Befund stützt die Ansicht von Orford (2011, S. 229), die besagt, dass die in der Bevölkerung existierende Widerstandsfähigkeit mit der Zeit Gefahr läuft, abzunehmen. Weniger Vorbehalte gegenüber Glücksspielen sowie steigende Beteiligungs- und Prävalenzraten in Großbritannien deuten in diese Richtung (Orford 2012).

Die Anpassungshypothese erfährt andererseits teilweise eine Bestätigung durch den Rückgang der Prävalenzrate bei gleichbleibendem Angebot. So berichtet die Productivitiy Commission (2010) für Australien von einem wahrscheinlichen Rückgang der Prävalenzrate bei Betrachtung der Daten aus den Jahren 1999 und 2009.

Europäische Replikationsstudien verweisen eher auf ein konstantes Problemausmaß (▶ Abschn. 3.7). So hat sich die Prävalenzrate in Deutschland seit 2006 nicht signifikant verändert. Der stabilen Rate stehen eine Ausweitung des Angebots (durch neue Lotterien, Sportwetten, Glücksspiele im Internet), steigende Umsatz- und Ertragszahlen (auch unter Einbeziehung der Inflation) sowie ein Rückgang der Nachfrage in der Bevölkerung (bezogen auf irgendein Glücksspiel) gegenüber. Steht eine derartige Entwicklung nicht im Widerspruch zu dem Gesamtkonsummodell sowie der Verfügbarkeits- oder Adaptationshypothese? Die Übertragbarkeit des Gesamtkonsummodells aus dem Alkoholbereich ist wahrscheinlich nicht ohne weiteres gewährleistet, da das Gefährdungspotenzial der einzelnen Spielformen (im Gegensatz zu dem alkoholischer Getränke) sehr unterschiedlich ist und sich die Mehrheit der Bevölkerung an weitgehend unproblematischen Spielformen (wie Lotto) beteiligt.

Auf der Ebene einzelner, riskanter Spielformen wie Geldspielautomaten, die einen vergleichsweise hohen, jährlich steigenden Bruttospielertrag erzielt haben, ist dagegen zumindest bis 2013 ein Anstieg der Spielteilnahme (12-Monats-Prävalenz) mit der wachsenden Verfügbarkeit und erhöhten Spielanreize zu verzeichnen. Auf die Prävalenzrate des glücksspielbezogenen Suchtverhaltens hat sich diese Entwicklung allerdings bisher nicht ausgewirkt. Grundsätzlich sind längere Zeitfenster notwendig, um bestehende Zusammenhänge valide erfassen zu können (Hodgins u. Petry 2016).

Mit der Verfügbarkeits- oder Adaptationshypothese ist die aufgezeigte Entwicklung, die auch in anderen Ländern wie Neuseeland (Abbott et al. 2016) und Schweden (Binde 2013b) erkennbar ist, ebenfalls nicht vereinbar. Neben weiteren Risikofaktoren (Migrationshintergrund, benachteiligtes Wohngebiet, Kontakt zu riskanten Spielformen) dürften Rückfälle die Prävalenzrate beeinflussen. Abbott et al. (2016) berichten, dass etwa 50 % der ermittelten Problemspieler als »neue« Fälle identifiziert wurden und bei der anderen Hälfte die Symptomatik bereits in einer früheren Lebensphase nachweisbar war. Für Binde (2013b) reflektiert die stabile Prävalenzrate in Schweden ein homöostatisches System. Die Aufrechterhaltung eines Gleichgewichtszustands wird durch interne Prozesse in einem offenen dynamischen System, das den Glücksspielmarkt, die Regulation, Prävention, Behandlung und individuelle Anpassung beinhaltet, geregelt.

Metaanalysen und Reviews betonen die Komplexität des Zusammenhangs, die methodischen Herausforderungen der Vergleichsanalysen und die Inkonsistenz der Befunde (Williams et al. 2012a; Vasiliadis et al. 2013; St-Pierre et al. 2014). Spezifische Kontextbedingungen, wie die kulturelle Verankerung des Glücksspiels, die potentielle Wirkung präventiver Maßnahmen, die Einführung neuer Spielformen und der Zeitpunkt der Datenerhebung, beeinflussen die Ergebnisse ebenso, wie die eingesetzten Erhebungsinstrumente und diagnostischen Kriterien, der Referenzzeitraum und die Methode der Datengewinnung. Die bislang umfassendste Analyse von 229 Prävalenzschätzungen aus 190 verschiedenen Quellen haben Williams et al. (2012a) vorgelegt. Ausgehend von der Identifikation der wichtigsten methodologischen Einflussfaktoren wurden korrigierende Gewichtungsfaktoren bestimmt, um eine über alle Jurisdiktionen hinweg vergleichbare Messeinheit für die 12-Monats-Prävalenzen glücksspielbezogener Probleme im Erwachsenenalter zu erhalten. Im Ergebnis sprechen die Befunde sowohl für den initialen Anstieg der Prävalenzraten als wahrscheinliche Reaktion auf eine Expansion nationaler Glücksspielmärkte als auch für die Adaptationshypothese (aufgrund von Anpassungsprozessen auf Seiten der Bevölkerung). Den teilweise erkennbaren (leichten) Rückgang der Prävalenzraten begründen die Autoren mit fünf potentiellen Wirkmechanismen:

1. eine generell erhöhte Sensibilisierung der Bevölkerung hinsichtlich der mit Glücksspielen assoziierten Suchtgefahren;

2. schwindende Neuigkeitseffekte und damit verbunden eine geringere Anzahl an aktiven Spielern;
3. die Nichterreichbarkeit von Personengruppen, die schwere glücksspielbezogene Probleme entwickeln (zum Beispiel durch Suizid oder Inhaftierung);
4. der Auf- und Ausbau von globalen Präventionskampagnen, Maßnahmen des Spielerschutzes und professionellen Hilfeangeboten sowie
5. allgemeine Veränderungen der Gesellschaftsstrukturen (z. B. das Älterwerden der Bevölkerung; Williams et al. 2012a, S. 7).

Unabhängig von der Gültigkeit der konkurrierenden Erklärungsansätze bringt die unbestrittene Expansion kommerzieller Glücksspiele (Adams et al. 2009) und der weitgehend akzeptierte, zumindest kurzfristige, direkte Einfluss der Verfügbarkeit jedoch weitreichende Implikationen für gesundheitspolitische Maßnahmen zur Prävention der Spielsucht mit sich (▶ Abschn. 14.1). Angebotsbeschränkungen sind daher immer noch zentraler Baustein effektiver nationaler Präventionskonzepte.

4.3.3 Arbeits- und Lebensverhältnisse

> Das Glücksspiel bietet sich als Alternative an zur Routine und Monotonie, dem »Gefühlseinerlei« des tristen Alltags in einer modernen Industriegesellschaft.

Die **Suche nach Action**, nach folgenreichen Handlungen mit ungewissem Ausgang, ist angesagt, eine in der Arbeits- und Lebenswelt kaum noch anzutreffende Ausdrucksform. Hinzu kommt die ständig wachsende Freizeit, deren Gestaltung vermehrt Probleme bereitet (Opaschowski 1992). Wie lässt sich aufkommende **Langeweile** besser bekämpfen als mit dem Prototyp von Action – dem Glücksspiel? Es ist ein probates Mittel in einer Gesellschaft, die zunehmend auf eine unmittelbare und unpersönliche Befriedigung von Bedürfnissen ausgerichtet ist, statt auf persönlichen Einsatz bspw. bei der Beseitigung von Unlustgefühlen zu setzen.

> Das Glücksspiel ist nur eines unter vielen Mitteln (wie Alkohol, Medikamente etc.), die unsere Gesellschaft für die kurzfristige Erleichterung von Ängsten, Unsicherheiten usw. bereitstellt.

Dies hat zur Folge, dass eigene Bewältigungsstrategien für Stresssituationen nicht ausreichend entwickelt werden.

Soziologische Analysen der Funktionalität der Spielteilnahme betonen zudem die **Ventilfunktion** für materielle und psychische **Deprivationen** (Bloch 1951; Olmsted 1962; Zola 1967; Goffman 1969; Newman 1972) bzw. erlebte Widersprüche und Belastungen des sozialen Wertesystems (Devereux 1968; ▶ Abschn. 5.5). Frustrationen infolge von Arbeitslosigkeit oder Versagensängste aufgrund von Leistungsdruck steigern die Bereitschaft für kompensatorische Aktivitäten, die die als sinnentleert empfundenen Lebenssituationen ausfüllen und Erfolge suggerieren. In sozial benachteiligten Stadtteilen befindet sich entsprechend eine größere Dichte des Angebots an Spielautomaten (Livingstone 2001; Wheeler et al. 2006; Wardle et al. 2014). Analysen auf kommunaler Ebene belegen bspw. für Baden-Württemberg signifikante Zusammenhänge zwischen der Arbeitslosigkeit und Dichte an Geldspielautomaten (Xouridas et al. 2016). Die Aufstellung der Automaten erfolgt eher in Gemeinwesen mit einem höheren Anteil an Arbeitslosen. Die Auswirkungen einer Wirtschaftskrise auf das Spielverhalten der Bevölkerung und die Rate der Problemspieler haben Olason et al. (2015) am Beispiel von Island untersucht. Island war Ende 2007 nach einer längeren Wachstumsphase in eine Rezession geraten. Infolge der Krise stieg die Beteiligung an Glücksspielen – hauptsächlich bezogen auf Lotterien – im Zeitraum 2007–2012 um 8 % an. Lediglich die Teilnahme am Automatenspiel ging signifikant zurück. Gleichzeitig erhöhte sich der Anteil der Problemspieler um 0,9 % auf 2,5 %. Mit den individuellen finanziellen Problemen infolge der Krise stieg die Wahrscheinlichkeit, Lotterielose zu kaufen, da sie bei geringem Einsatz eine Lösung der prekären Finanzsituation versprechen. Zuwächse bei Lotterien in Zeiten einer Rezession und Rückgänge bei casinotypischen Spielformen (einschließlich Spielautomaten) belegen auch die Studien von Horváth u. Paap (2012) sowie Lyons (2013).

Als weitere Aspekte lassen sich anführen: Unzufriedenheit mit Beruf und Status (Tec 1964; Downes et al. 1976), Über- oder Unterforderung im Beruf, aber auch Besonderheiten, wie ein glücksspielnaher Arbeitsplatz, freie berufliche Zeiteinteilung und Zwangspausen sowie Arbeits- und Freizeiten, die von denen der Allgemeinheit abweichen und zur Isolation bzw. vermehrten Gelegenheit zum Glücksspiel (Newman 1972) beitragen. So weisen Casinomitarbeiter in amerikanischen Studien eine höhere Prävalenzrate pathologischen Spielverhaltens auf (1,8–4,3 %) als die Normalbevölkerung (1,1 %; Shaffer u. Hall 2002; Shaffer et al. 1999). In Australien ist die Rate sogar 9,6-mal höher (Hing u. Gainsbury 2011). Hing u. Breen (2008) sowie Hing u. Gainsbury (2013) benennen für Mitarbeiter von Spielstätten risikoreiche und protektive Faktoren glücksspielbezogener Fehlentwicklungen und zeigen potentielle Interventionsstrategien für den Arbeitgeber auf. Als Risikofaktoren gelten: Motivation am Arbeitsplatz, Einfluss der Kollegen, Arbeitsplatz als Auslöser der Spielteilnahme, begrenzte soziale Gelegenheiten, Vertrautheit mit und Interesse am Glücksspiel. Die Erfahrung von Spielverlusten und Problemen sowie der Einfluss von Kollegen erweisen sich als protektive Faktoren. Als Interventionsstrategien, die nicht zuletzt der Vorbeugung von Beschaffungskriminalität durch Mitarbeiter dienen, empfehlen die Autoren eine Reduzierung der Verfügbarkeit und Griffnähe von Glücksspielen für das Personal, Schulungsmaßnahmen und Hilfeangebote für betroffene Mitarbeiter. Bei Mitarbeitern des Transportgewerbes ermittelten Revheim u. Buvik (2009) die Gelegenheit zum Glücksspiel während der Arbeitszeit als bedeutsamen Risikofaktor problematischen Spielverhaltens. Die Wahrscheinlichkeit des Auftretens des Störungsbildes war in derartigen Fällen um das 14-Fache erhöht.

4.3.4 Familiäre Strukturen

Einen vielfältigen Einfluss haben darüber hinaus familiäre Strukturen (▶ Kap. 12). Die Familie ist neben der Peergroup häufig nicht nur der Ort erster Erfahrungen mit – teilweise exzessivem – Glücksspiel und ständig präsenter Anregungen dazu, sondern beeinflusst ebenso die Einstellung gegenüber Suchtmitteln.

Glücksspiel seitens der Eltern und in der Peergroup sowie die Empfänglichkeit für gruppenkonformes Handeln erwiesen sich (neben Substanzmissbrauch, Verhaltensproblemen und Suizidtendenzen) als bedeutende Korrelate pathologischen Spielverhaltens bei Jugendlichen (Langhinrichsen-Rohling et al. 2004). Innerhalb der Familienmatrix von behandelten Spielern fanden Ramirez et al. (1983) gehäuft Suchterkrankungen einschließlich »Spielsucht« bei Eltern und Geschwistern (oder im engeren Verwandtenkreis), die u. a. als Modelle oder Identifikationsobjekte fungieren (Lesieur et al. 1986).

Belastungen des familiären Interaktionsfeldes durch das Fehlen eines Elternteils und mangelnde elterliche Bindung gelten allgemein als psychosoziale Risikofaktoren und werden auch mit dem pathologischen Glücksspiel in Verbindung gebracht (Garry u. Sangster 1968; Moran 1970c; Meyer 1988; Kröber 1991). In dem erinnerten elterlichen Erziehungsstil ist bei pathologischen Spielern eine vergleichbar geringe mütterliche und väterliche Fürsorge und lieblose Kontrolle erkennbar (Grant u. Kim 2002; Villalta et al. 2015). Nach dem systematischen Review von Lane et al. (2016) sind sexuelle, körperliche und psychische Kindesmisshandlungen signifikant mit dem späteren Störungsbild verknüpft (vgl. auch Shultz et al. 2016), nach der Kontrolle komorbider Störungen hebt sich der Zusammenhang jedoch auf. Längsschnittbefunde (14–16 vs. 17/18–25 Jahre) verweisen auf prädiktive Faktoren wie familiäre Konflikte und antisoziale Verhaltensweisen innerhalb der Familie (und Peergroup), neben Aufsässigkeit, Tabak- und Alkoholkonsum (Scholes-Balog et al. 2014) sowie geringen schulischen Leistungen (Fröberg et al. 2015).

Die Beziehung zum Ehe-/Lebenspartner hat sich gleichfalls als bedeutungsvoll herausgestellt (Bolen u. Boyd 1968; Hand u. Kaunisto 1984). Partnerkonflikte, Kommunikations- und Sexualstörungen (im Vorfeld des Glücksspiels und als dessen Begleiterscheinungen) begünstigen die Entstehung und Aufrechterhaltung des Krankheitsbildes. In diesem Zusammenhang lässt sich Glücksspiel als Fluchtverhalten oder Provokation von Handlungskonsequenzen seitens des Partners verstehen.

Die Partnerinnen von pathologischen Spielern beschreibt Lorenz (1987) im Sinne einer Arbeitshypothese als passiv, abhängig, impulsiv, liebevoll, verantwortungsbewusst und gesetzestreu. Sie ordnet die Frauen im Wesentlichen drei Kategorien zu: Die am weitesten verbreitete »**Märtyrerin**« leide zwar unter der Krankheit, unternehme aber kaum konstruktive Anstrengungen zur Veränderung der Situation, stattdessen beklage sie ihr Schicksal und stopfe die entstandenen finanziellen Löcher. Die »**Perfektionistin**« versuche, die Beziehung zu kontrollieren, und verlange Vollkommenheit. Sie sei selbst oft narzisstisch, impulsiv und ärgere sich über die Aufmerksamkeit, die das Spielen erfährt. Die »**kindlich-naive Frau**« sei passiv und abhängig, fühle sich hilflos, frustriert und lebe in einer Phantasiewelt. Inwieweit es sich dabei um primäre oder sekundäre Eigenschaften handelt, bleibt in dieser vorläufigen Typisierung allerdings unklar.

4.4 Strukturelle, individuelle und soziale Variablen in Längsschnittstudien

In den vorangegangenen Kapiteln wurden zahlreiche Befunde aus Längsschnittstudien zu einzelnen ursächlichen Bedingungen der glücksspielbezogenen Störung dargestellt. Neben der Beschränkung auf einzelne Variablen beziehen sich diese Studien in der Regel auf kleine spezifische Stichproben, kurze Zeitspannen und geringe Antwortraten. Der Erkenntnisgewinn ist gleichwohl höher als in Querschnittstudien (Williams et al. 2015, S. 22). Den Königsweg bilden breit angelegte Längsschnittstudien über längere Zeiträume, die allerdings sehr kostenintensiv und mit hohem Aufwand verbunden sind. Dennoch liegen inzwischen Befunde aus 4 derartigen Studien vor, die in Kanada, Schweden und Australien durchgeführt wurden (Romild et al. 2014; Billi et al. 2014; el-Guebaly et al. 2015; Williams et al. 2015).

Im Rahmen der »Quinte Longitudinal Study« (Williams et al. 2015) wurde in der Provinz Ontario (Quinte Region) eine annähernd repräsentative kanadische Bevölkerungsstichprobe (N = 4121) im Zeitraum von 2006–2011 jährlich befragt. Die Haltequote lag nach 5 Jahren noch bei außerordentlichen 93,9 %. Die umfassende Datenerhebung gliedert sich in folgende Bereiche: demografische Angaben, Spielverhalten, physische und psychische Gesundheit, Substanzkonsum und -missbrauch, Stressoren, persönliche Wertvorstellungen, soziale Funktionsfähigkeit, Persönlichkeit, Freizeitaktivitäten und Intelligenz.

Nach den Ergebnissen univariater Analysen gibt es keinen herausragenden einzelnen Prädiktor zukünftiger Spielprobleme. Glücksspielvariablen bilden die Kategorien mit der stärksten Vorhersagekraft. An erster Stelle steht der Status »gefährdeter oder problematischer Spieler«, gefolgt von der Spielintensität und der intensiveren Beteiligung an Glücksspielen mit rascher Spielabfolge. Weitere bedeutsame Risikofaktoren sind: großer Gewinn in den letzten 12 Monaten, Glücksspiel als vorrangige Freizeitbeschäftigung, Familienmitglieder/Freunde als Gelegenheits- und Problemspieler, Flucht vor Problemen und Geldgewinn als Teilnahmemotive sowie glücksspielbezogene Trugschlüsse.

Persönlichkeitsvariablen stellen die nächste bedeutsame Kategorie dar. Impulsivität ist der stärkste Prädiktor in dieser Kategorie, wie auch einer der stärksten Prädiktoren über alle Kategorien. Merkmale wie Anfälligkeit für Stresserleben, geringe Verträglichkeit und Gewissenhaftigkeit besitzen eine mittlere und konsistente Vorhersagekraft. Depression ist der bedeutsamste Risikofaktor der psychischen Gesundheit, gefolgt von Angststörungen, Substanzmissbrauch sowie Verhaltenssüchten, stoffgebundene Suchtformen oder psychische Störungen in der Lebensgeschichte. Weitere Prädiktoren mit konsistenter aber geringer prognostischer Güte sind: eine größere Anzahl stressiger Ereignisse im letzten Jahr, niedriger Intelligenzquotient, geringes Bildungsniveau, geringes Glücks- und hohes Stressempfinden, Missbrauchserlebnisse in der Kindheit, antisoziale Eigenschaften sowie physische Beeinträchtigungen.

Multivariate Analysen klären zwischen 69 % und 90 % der Varianz zu einzelnen Zeitpunkten der Erhebung auf, sodass die Befunde eine recht umfassende Erklärung zukünftiger Spielprobleme liefern. Der Status »gefährdeter oder problematischer Spieler« ist auch der stärkste multivariate Prädiktor, gefolgt von weiteren Glücksspielvariablen. Darüber hinaus sind Impulsivität, stoffgebundenes und stoffungebundenes Suchtverhalten sowie psychische Störungen in der Familie die einzigen Variablen, die die prognostische Güte deutlich verbessern.

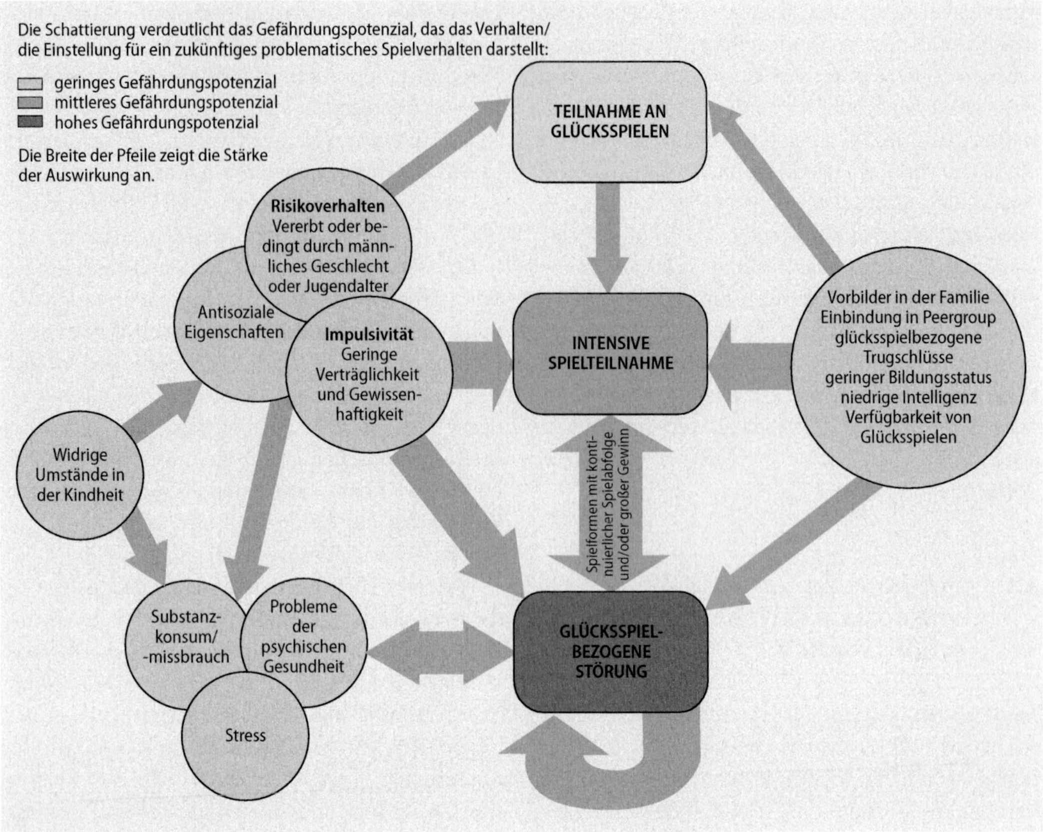

Abb. 4.12 Modell der Ursachen für die Teilnahme an Glücksspielen und die glücksspielbezogene Störung. (Williams et al. 2015, S. 145; Willams 2017)

Williams et al. (2015, S. 8) werten ihre Befunde – unter Einbeziehung der Ergebnisse von el-Guebaly et al. (2015) – als Beleg für einen biopsychosozialen Erklärungsansatz glücksspielbezogener Störungen, der multiple Risiko- und Schutzfaktoren einbezieht (Abb. 4.12). Impulsivität, Neigung zu Risikoverhalten, männliches Geschlecht und jüngeres Lebensalter bilden individuelle Risikofaktoren, die in ihrer Wechselwirkung mit Substanzmissbrauch und antisozialem Verhalten Stresserleben und affektive Störungen fördern. Diese Faktoren nehmen direkten Einfluss auf die Entwicklung der Spielprobleme, die sich wiederum negativ auf die Risikofaktoren auswirken. Umweltfaktoren wird ein ähnlich bedeutender, aber allgemeinerer Einfluss zugeschrieben. Ungünstige familiäre Lebensbedingungen in der Kindheit und Jugend, spielende Mitglieder der Familie oder Peergroup (als Vorbilder) und die hohe Verfügbarkeit des Glücksspiels tendieren als umweltbezogene Risikofaktoren eher dazu, eine stärkere Prognosegüte für eine hohe Spielintensität als für ein problematisches Spielverhalten abzugeben.

Ähnliche Ergebnisse liefert die zweite kanadische Längsschnittstudie, die in der Provinz Alberta durchgeführt wurde (el-Guebaly et al. 2015). Als einer der stärksten Prädiktoren glücksspielbezogener Probleme erweist sich die Impulsivität. Im Gegensatz zur Quinte-Studie sagt der Faktor »männliches Geschlecht« aber nicht nur eine höhere Spielintensität, sondern auch mehr Spielprobleme voraus. Während einige stabile Prädiktoren, wie geringere Intelligenz und Religiosität, ausgeprägtere Sensationslust und Heranwachsen in einem Umfeld mit spielenden Familienangehörigen/Freunden, die zukünftige Spielintensität vorhersagen, gilt dies nicht für Spielprobleme. Eine bessere Vorhersagegüte für Spielprobleme ist Indikatoren der psychischen Verfassung (Depressionen, Ängste, zwanghafte Verhaltensweisen) zu entnehmen.

In der schwedischen Längsschnittstudie wurden folgende signifikante Prädiktoren ermittelt (vgl. Williams et al. 2015, S. 23): Beginn der Spielteilnahme am Arbeitsplatz oder in der Schule, Migrationshintergrund, Spielteilnahme im Internet oder an Automaten, Glücksspiel in den letzten 12 Monaten, riskanter Alkoholkonsum, defizitäre psychische Verfassung, Tod einer nahen Bezugsperson, zunehmende Auseinandersetzungen mit einer nahen Bezugsperson und schlechter allgemeiner Gesundheitszustand (vgl. auch Romild et al. 2014; Romild 2016).

Nach den Befunden der Längsschnittstudie aus dem australischen Bundesstaat Victoria (Billi et al. 2014) haben folgende Variablen die beste Vorhersagekraft für moderate und/oder ausgeprägte Spielprobleme: Symptomatik der glücksspielbezogenen Störung bezogen auf die Lebenszeit, psychische Belastung und/oder Ängstlichkeit, Aufwachsen mit nur einem Elternteil, beeinträchtigter Gesundheitszustand und Nikotinkonsum. Als Prädiktoren für den Entwicklungsverlauf von einem unproblematischen Spielverhalten zu einem etwas riskanten oder durch moderate und massive Probleme gekennzeichneten Spielverhalten gelten: keine Englischkenntnisse, geringe Schulbildung, Alkoholabhängigkeit, Spielprobleme bezogen auf die Lebenszeit, Ängstlichkeit und Fettleibigkeit.

In einer Metaanalyse der vorhandenen Längsschnittstudien identifizieren Dowling et al. (2017) Risikofaktoren bezogen auf das Individuum, seine Beziehungen und die gesellschaftliche Bedingungen. Kleinere bis mittlere Effekte sind nachweisbar für 13 individuelle Risikofaktoren: männliches Geschlecht, Anzahl der gespielten Glücksspiele, Schweregrad der glücksspielbezogenen Störung, Häufigkeit des Alkoholkonsums, Tabak-, Canabis- und illegaler Drogenkonsum, antisoziales Verhalten, Depressionen, Impulsivität, Sensationslust, Gewalttätigkeit und unkontrollierter Verhaltensstil. Antisoziales Verhalten in der Peergroup (geringer Effekt) und schlechte Schulbildung (mittlerer Effekt) wurden auf der Beziehungs- und Gesellschaftsebene herausgefiltert.

4.5 Zusammenfassung

Der Entstehung und Aufrechterhaltung der Spielsucht liegen vielfältige Ursachen zugrunde, die sich im Rahmen des Drei-Faktoren-Modells über eine wechselseitige Beeinflussung von Eigenschaften des **Glücksspiels**, des **Spielers** und seines **sozialen Umfeldes** veranschaulichen lassen.

Glücksspiele sind mit unmittelbaren **psychotropen Wirkungen** verbunden, die den Spielanreiz und das Gefährdungspotenzial ausmachen. Die Möglichkeit hoher Geldgewinne bzw. -verluste lässt bei den Betroffenen eine innere Anspannung entstehen, die als Stimulation (Nervenkitzel) erlebt wird. Insbesondere **Gewinne** führen zu rauschartigen Euphorie-, Macht- und Erfolgsgefühlen; selbst durch die gedankliche Beschäftigung mit zurückliegenden oder zukünftigen Gewinnen lassen sich derartige Hochgefühle hervorrufen. Demgegenüber reichen die Reaktionen auf **Verluste** von anfänglicher Gleichgültigkeit, Niedergeschlagenheit, Verzweiflung bis hin zu Panikgefühlen. Sofern die finanziellen Ressourcen vorhanden sind, können diese Missstimmungen durch sofortiges Weiterspielen beseitigt werden. Aufgrund der Toleranzentwicklung ist dabei jedoch zunehmend eine höhere Spielintensität notwendig, um das gewünschte Stimulationsniveau zu erreichen.

Anhand **struktureller Merkmale** des Spielgeschehens (z. B. Ereignisfrequenz, Fast-Gewinne, Kontrollillusionen) lässt sich einschätzen, von welchen Glücksspielformen ein besonders hoher Spielanreiz bzw. ein hohes Stimulations- und Suchtpotenzial ausgeht. Dies trifft insbesondere für Glücksspiele mit einer raschen Spielabfolge zu wie Glücks- und Geldspielautomaten, Roulette, Poker und Sportwetten, bei denen der Spieler wiederholt und über längere Zeit Euphoriegefühle erleben oder der Alltagsrealität entfliehen kann.

Ein zweiter Variablenkomplex des Drei-Faktoren-Modells betrifft die **Person des Spielers**. Eine Vielzahl von empirischen Untersuchungen widmete sich der Frage, welche spezifischen Eigenschaften des Spielers zur Entstehung und Aufrechterhaltung pathologischen Spielverhaltens beitragen können.

Junge Menschen sind stärker gefährdet, da sie sich in der Entwicklung durch ein stärkeres Bedürfnis nach Stimulation und Erregung, eine erhöhte Risikobereitschaft und Impulsivität sowie eine geringere Selbstdisziplin und Angepasstheit auszeichnen.

Während sich die Spielerszene früher fast ausschließlich aus Männern zusammensetzte, stellt das **Geschlecht** heute einen weniger zuverlässigen Prädiktor dar. Die Prävalenzen für eine Spielteilnahme und ein süchtiges Spielverhalten sind unter den Frauen jedoch immer noch geringer als unter den Männern.

Forschungsbefunde beziffern den Einfluss **genetischer Faktoren** auf die Varianz des Störungsbildes mit 50–60 %, wobei verschiedenen Genvarianten, die den Haushalt der Botenstoffe Dopamin und Serotonin beeinflussen, besondere Bedeutung zukommt.

Bezogen auf die **Persönlichkeitsstruktur** zeigen die Ergebnisse, dass es die Spielerpersönlichkeit nicht gibt, auch wenn einzelne Persönlichkeitsmerkmale (wie Impulsivität) als prädisponierende (nicht aber notwendige) Bedingungen für die Entstehung süchtigen Spielverhaltens aufzufassen sind.

Komorbide psychische Störungen, wie Substanzabhängigkeiten und Depressionen, die häufig gleichzeitig bei Spielsüchtigen erkennbar sind, deuten auf eine besondere Anfälligkeit dieses Personenkreises hin. Besonders Depressionen treten aber auch erst als Folge glücksspielbedingter Probleme auf.

Schließlich begünstigen Bedingungen des **soziokulturellen Kontextes** die Entwicklung süchtigen Spielverhaltens. Glücksspiele gelten in der Gesellschaft als attraktives Freizeitvergnügen, das Reichtum und ein sorgenfreies Leben in Aussicht stellt. Die breite **soziale Akzeptanz** spiegelt sich in der inkonsequenten Normdurchsetzung und strafrechtlichen Handhabung wider. Die staatliche Toleranz gegenüber der Expansion von Glücksspielangeboten führt zu einer hohen **Verfügbarkeit und Griffnähe**, die in Kombination mit den **Arbeits- und Lebensverhältnissen** moderner Industriegesellschaften den Zugang erleichtern. Glücksspiele versprechen Abwechslung, Spannung und Action. Im monotonen und tristen Alltag schaffen sie (zumindest kurzfristig) Abhilfe gegen Langeweile und sinnentleert empfundene Lebenssituationen. Lässt sich der Wunsch nach sozialem Aufstieg, Geld und Macht innerhalb der sozialen und beruflichen Bezüge nicht einlösen, wird er ersatzweise durch exzessives Spielen ausgelebt. Glücksspiele stellen somit ein **Ventil** für sozioökonomisch bedingte Frustration und Unzufriedenheit dar.

Neben gesellschaftlichen sind auch **familiäre Strukturen** als Entstehungsbedingungen für pathologisches Spielen in Betracht zu ziehen: So wird in der Familie die Einstellung gegenüber Suchtmitteln wesentlich geprägt, nicht selten sind/waren Familienmitglieder Modelle für exzessives Spielverhalten. Störungen der familiären Interaktion gelten als allgemeine Risikofaktoren. Verhaltensweisen von Partnern/Partnerinnen, wie z. B. das passive Erdulden spielsuchtbedingter Belastungen, tragen zur Stabilisierung und Aufrechterhaltung des Problemverhaltens bei.

Die Befunde von breit angelegten **Längsschnittstudien** sind als Beleg für einen biopsychosozialen Erklärungsansatz zu werten, der multiple Risiko- und Schutzfaktoren einbezieht. Impulsivität, Neigung zu Risikoverhalten, männliches Geschlecht und junges Lebensalter bilden individuelle Risikofaktoren, die in ihrer Wechselwirkung mit Substanzmissbrauch und antisozialem Verhalten Stresserleben und affektive Störungen fördern. Diese Faktoren nehmen direkten Einfluss auf die Entwicklung der Spielprobleme, die sich wiederum negativ auf die Risikofaktoren auswirken. Umweltfaktoren, wie ungünstige familiäre Lebensbedingungen in der Kindheit und Jugend, spielende Mitglieder der Familie oder Peergroup und hohe **Verfügbarkeit** des Glücksspiels stellen Prädiktoren einer hohen Spielintensität dar.

Die im Rahmen des Drei-Faktoren-Modells beschriebenen Entstehungsbedingungen pathologischen Glücksspiels gestatten es weder, »den typischen Spieler« bzw. »das typische Spielerumfeld« zu charakterisieren, noch auf der Grundlage bestimmter Merkmalskonstellationen süchtiges Spielverhalten zu prognostizieren. Vielmehr wird ein breites Spektrum möglicher Einflussgrößen aufgezeigt, die im Einzelfall in unterschiedlicher Zusammensetzung und Ausprägung ein »Erklärungsbild« abgeben. Aber nicht nur von Spieler zu Spieler variiert die Bedeutung einzelner Komponenten, sie ändert sich auch im individuellen Lebensverlauf sowie in den Entwicklungsphasen der Spielerkarriere.

Theoretische Erklärungsansätze zur Entstehung und Aufrechterhaltung des glücksspielbezogenen Suchtverhaltens

Gerhard Meyer

5.1 Neurobiologische Theorien – 132
5.1.1 Dopamin – 133
5.1.2 Serotonin – 135
5.1.3 Noradrenalin – 136
5.1.4 Opioide – 136
5.1.5 Glutamat und GABA – 137
5.1.6 Fazit – 137
5.1.7 Kognitive und neurobiologische Funktionen – 137

5.2 Psychoanalytische Konzepte – 143
5.2.1 Ödipuskomplex – 143
5.2.2 Infantile Allmachtsfiktion – 144
5.2.3 Frühe Störungen – 144
5.2.4 Narzissmus – 145
5.2.5 Fazit – 145

5.3 Lerntheorien – 146

5.4 Kognitionstheoretische Ansätze – 151
5.4.1 Theorie der kognitiven Dissonanz – 151
5.4.2 Mechanismen der verzerrten Realitätswahrnehmung – 151

5.5 Soziologische und sozialpsychologische Ansätze – 157

5.6 Integrative Modelle – 159

5.7 Zusammenfassung – 166

G. Meyer, M. Bachmann, *Spielsucht*
DOI 10.1007/978-3-662-54839-4_5, © Springer-Verlag GmbH Deutschland 2017

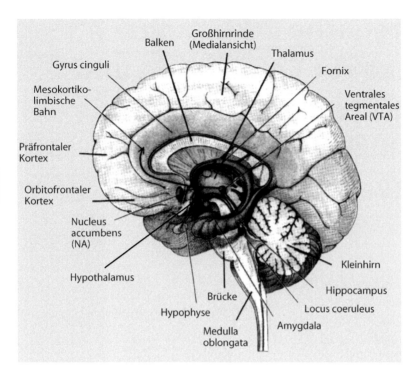

◘ Abb. 5.1 Medianansicht des menschlichen Gehirns mit den wichtigsten limbischen Zentren. Diese Zentren sind Orte der Entstehung von Affekten, von positiven (Nucleus accumbens, tegmentales Areal) und negativen Gefühlen (Amygdala), der Gedächtnisorganisation (Hippocampus), der Aufmerksamkeits- und Bewusstseinssteuerung (basales Vorderhirn, Locus coeruleus, Thalamus) und der Kontrolle vegetativer Funktionen (Hypothalamus). (Roth 2003, S. 257)

Wie sich auf der Basis glücksspielspezifischer Wirkungen, individueller Eigenschaften (Anlage und Persönlichkeit, Motive und Bedürfnisse, Denkgewohnheiten und Erwartungen) und sozialer Umwelt eine Suchtentwicklung manifestieren kann, versuchen theoretische Modelle der Neurobiologie, Psychoanalyse, Verhaltensanalyse (Lerntheorie), Kognitions- und Sozialwissenschaften zu erklären. Sie enthalten jeweils wissenschaftlich begründete Aussagen, die für sich genommen jedoch keine hinreichende Erklärung dieses komplexen Phänomens liefern. Integrative Modelle, die im Anschluss dargestellt werden, verknüpfen einzelne Aspekte der verschiedenen Ansätze miteinander und erzielen damit eine größere Reichweite.

5.1 Neurobiologische Theorien

Fortschritte in der **Hirnforschung** verweisen auf kortikale und subkortikale Hirnregionen, insbesondere des limbischen Systems, die an der Entwicklung und Aufrechterhaltung von Suchtverhalten – einschließlich der Spielsucht – mitwirken (Überblick in van Holst et al. 2010a,b; Mörsen et al. 2011; Potenza 2013b; Goudriaan et al. 2014; Murch u. Clark 2016; Fauth-Bühler et al. 2016; Grant et al. 2016; Balodis u. Potenza 2016; vgl. auch Bullock u. Potenza 2012 zur Neuropsychopharmakologie).

Das **limbische System** ist eine Funktionseinheit des Gehirns, die der Verarbeitung von Emotionen und der Modellierung von Handlungsbereitschaft dient. Es bewertet alles, was Menschen tun oder tun wollen, nach dem Lustprinzip. Das lustvolle Erleben ist gekoppelt an die Ausschüttung bestimmter Botenstoffe, wie die **Neurotransmitter** Dopamin, Serotonin, Noradrenalin, Opioide, Glutamat und Gammaaminobuttersäure (GABA). Diese Transmittersubstanzen beeinflussen die psychische Befindlichkeit, indem sie über die Synapsen Informationen zwischen Nervenzellen weitergeben. In der Synapse einlaufende elektrische Impulse veranlassen die Ausschüttung der Botenstoffe, die eine aktivierende und hemmende Wirkung haben. Sie selbst werden von den limbischen Zentren kontrolliert. Der Hypothalamus, die Amygdala und der Hippocampus fungieren dabei als oberste Kontrolleure (Roth 2003; ◘ Abb. 5.1).

5.1.1 Dopamin

Von besonderem Interesse ist das mesolimbische System, das Dopamin als Neurotransmitter nutzt. Es dominiert bei der Registrierung und Verarbeitung natürlicher Belohnungsereignisse und stellt das **zerebrale Belohnungssystem** oder zumindest einen wichtigen Teil dieses Systems dar. Die Natur hat es geschaffen, um den Menschen über natürliche Belohnungsreize in eine Handlungsbereitschaft zu versetzen, lebenserhaltende Tätigkeiten auszuführen. Positive Reaktionen wie angenehme Gefühle animieren in der Folge zur Wiederholung der erfolgreichen Handlung. Ob es zur erneuten Ausführung kommt, hängt von den Funktionen weiterer Hirnareale ab, die eine emotionale Bewertung (Amygdala) sowie Risikoabschätzung (präfrontaler Kortex) vornehmen und die Erinnerung an die belohnende Erfahrung (Hippocampus) steuern.

Das mesolimbische Dopaminsystem geht von der Area tegmentalis ventralis (VTA) im Mittelhirn und dem Nucleus accumbens (NA) im Endhirn aus und schickt Informationen über seine Fasern durch die Ausschüttung von Dopamin vornehmlich in den präfrontalen und orbitofrontalen Kortex. Es ist auch der Wirkungsort für Drogen, wie Nikotin, Kokain, Alkohol und Psychopharmaka. Letztere erhöhen direkt oder über die Inhibition hemmender Interneurone den Dopaminspiegel im VTA bzw. im NA. Allerdings ist nach neueren Erkenntnissen eine Erhöhung des Dopaminspiegels nur für die Suchtentstehung, nicht aber für die Aufrechterhaltung stoffgebundener Suchterkrankungen notwendig (Roth 2003). Dopamin fungiert nach diesen Befunden eher als Signal für die Assoziation von Belohnung (Lustempfinden) und bestimmten Ereignissen (und damit als Voraussage für Belohnung) denn als Belohnungsstoff selbst.

Wie zahlreiche experimentelle Befunde zeigen, kann das Belohnungssystem durch diverse interessante, neue und informationstragende Reize aktiviert werden. Zu diesen Stimuli gehören elektrische Hirnreizung, Nahrung (Schokolade) oder Sexualpartner ebenso wie der Anblick eines attraktiven Gesichts, das Hören schöner Musik oder das Gewinnen in einem Videospiel (Überblick in Spitzer 2004, S. 140).

Milkman u. Sunderwirth (1982, 1984) vermuteten bereits Anfang der 1980er-Jahre, dass riskantes, auf Erregung ausgerichtetes Verhalten beim Glücksspiel – ähnlich wie stimulierende Drogen (Kokain und Amphetamine) – die Neurotransmission durch erhöhte Ausschüttung antreibender und erregender Neurotransmitter wie Dopamin und Noradrenalin beschleunigt. Dies erzeuge jenes Hochgefühl bei Menschen, die Stimulation brauchen, um sich wohlzufühlen. Da jedoch die biochemische Struktur eine lang andauernde, selbst herbeigeführte Veränderung der Neurotransmission nicht zulässt, gleicht der Körper sie durch Verringerung einiger Enzyme aus. Das verlangsamt die Neurotransmission (das Gefühl der Befriedigung lässt nach), obwohl das riskante Verhalten noch auf dem Eingangsniveau gehalten wird. Die Folge: Der Spieler muss – um Befriedigung zu erlangen – sein Spielverhalten steigern und produziert damit einen Teufelskreis zunehmender Abhängigkeit.

Die beschriebene molekulare Anpassung an die ständige Aktivierung des Belohnungssystems dient dem Organismus zum Schutz vor einer schädlichen Überreizung. Die notwendige Intensivierung des Spielverhaltens (infolge der Neuroadaptation) zum Hervorrufen der angestrebten Gefühle lässt sich als Toleranzerwerb beschreiben.

Belohnungen und ihre Auslöser speichert unser Gehirn außerdem sofort. Es lernt, Glücksspiel mit dem Erlebnis eines guten Gefühls zu verbinden. Durch chronischen Missbrauch erzeugt der Reiz des Glücksspiels auf diesem Weg bleibende Veränderungen der Hirnstrukturen. Es bildet sich ein **Suchtgedächtnis**, das im NA lokalisiert wurde. Dieses »implizite Gedächtnis« ist der bewussten Verarbeitung nicht zugänglich. Schließlich reicht schon ein kleiner Anstoß, ein glücksspielassoziierter Reiz oder eine schlechte Stimmung, und das Verlangen nach dem Spiel wird unwiderstehlich. Derartige suchtspezifische assoziative Verknüpfungen, die neutralen Sachverhalten beim Auslösen von Rückfällen eine besondere Bedeutung verleihen, sind von stoffgebundenen Suchtformen seit langem bekannt und zeigen sich auch bei süchtigen Spielern (Böning 1999).

Der Effekt von Erlebnissen auf das Belohnungssystem ist allerdings um eine Größenordnung geringer als der Effekt von Suchtstoffen (Spitzer 2004, S. 143). Entsprechend gibt Herz (1995) zu bedenken, dass die physiologische (diskrete) Freisetzung körpereigener Stoffe, wie sie für spezielle Suchtformen (Spielsucht oder bei Extremsportarten) vermutet wird, nicht mit der Überflutung des Organismus verglichen werden kann, wie es bei der exogenen Zuführung von Suchtstoffen der Fall ist. Hier ist die Forschung gefordert, das Ausmaß der Dopaminausschüttung während des Glücksspiels in Relation zum Konsum von Suchtstoffen mit differierender Freisetzung des Botenstoffs (Wise 2000) zu ermitteln.

Eine erworbene oder angeborene Fehlfunktion des dopaminergen Systems kann möglicherweise die Wirkung des Spielens verstärken, da eine durch den Reiz verursachte Freisetzung des Neurotransmitters auf ein Belohnungssystem trifft, das darauf wartet. Bei einem Mangel an **Belohnungserleben**, der sich in Missstimmungen äußert und mitunter mit Stresserleben verbunden ist, richten die betroffenen Personen ihr Verhalten auf eine Aktivierung des Belohnungssystems aus, um einen Stimmungsumschwung herbeizuführen. Die antreibende, belohnende bzw. belohnungsversprechende Wirkung könnte den süchtigen Spieler veranlassen, sich immer wieder in die Spielsituation zu begeben, trotz der absehbaren negativen Konsequenzen.

Erkenntnisse der biologischen Persönlichkeitsforschung, die das dopaminerge System mit den Eigenschaften der Neugierde und des Risikoverhaltens in Verbindung gebracht hat, liefern weitere Erklärungsmuster einer individuellen Anfälligkeit. Nach Spitzer (2004, S. 152) könnten die süchtigen Spieler durch eine Eigenschaft ihres Dopaminsystems beeinflusst werden, wonach die Unvorhersagbarkeit eines Stimulus selbst einen belohnenden Effekt hat:

» Im Kasino wird diese Lust am Neuen in ähnlicher Weise pervertiert, wie ein Suchtstoff den belohnenden Effekt von Dopamin pervertiert, indem er Belohnung vermittelt, ohne dass irgendetwas eingetreten wäre, das besser als erwartet war.

Bislang liegen jedoch nur wenige, teilweise inkonsistente dopaminerge Befunde von pathologischen Spielern vor, sodass der genaue Einfluss weiterhin unklar bleibt (Potenza 2013a). Bergh et al. (1997) registrierten bei pathologischen Spielern im Vergleich mit Kontrollpersonen verringerte Konzentrationen von Dopamin in der zerebrospinalen Flüssigkeit (CSF) sowie erhöhte Konzentrationen zweier damit verbundener Stoffwechselprodukte (Metaboliten), die auf eine vermehrte Aktivität des dopaminergen Belohnungssystems schließen lassen. Unter Berücksichtigung der zerebrospinalen Flussrate waren jedoch derartige Befunde nicht nachweisbar (Nordin u. Eklundh 1999). Unter Einfluss des Dopaminagonisten Amphetamin, der zu einer Aktivierung der Dopaminrezeptoren führt, berichteten Problemspieler zudem über eine erhöhte Motivation zum Glücksspiel und zeigten eine gesteigerte Lesegeschwindigkeit von Glücksspielwörtern, während sie sich bei neutralen Wörtern verlangsamten (Zack u. Poulos 2004). Vergleichbare Effekte wurden dagegen auch unter der Medikation von Haloperidol, einem Dopamin-D_2-Rezeptorantagonisten erzielt (Zack u. Poulus 2007). Linnet et al. (2010a) ermittelten zwar eine signifikante Korrelation zwischen der erlebten Erregung und der Dopaminfreisetzung in einem Glücksspieltest (vgl. auch Meyer et al. 2004). Im Vergleich mit gesunden Kontrollpersonen lässt sich bei pathologischen Spielern im Gegensatz zu stoffgebundenen Suchtkranken aber keine reduzierte Verfügbarkeit von Dopaminrezeptoren nachweisen (Linnet et al. 2012; Clark et al. 2012b; Boileau et al. 2013). Nach Joutsa et al. (2012) wird Dopamin bei hoher (und nicht bei niedriger) Belohnung in Probanden mit und ohne Spielproblemen freigesetzt, und mit dem Schweregrad des Krankheitsbildes steigt die Dopaminfreisetzung. In der Studie von Dixon et al. (2014c) reagierten die beiden Spielergruppen unterschiedlich auf die Gewinnhöhen: Hohe Gewinne führten bei pathologischen Spielern zu einer stärkeren Aktivierung als kleine Gewinne. Die Freisetzung ist nach den Befunden von Linnet et al. (2010b) bei Verlusten größer als bei Gewinnen und scheint eher die Unvorhersehbarkeit der Belohnung als die Belohnung per se zu reflektieren (Linnet et al. 2012). Linnet (2013) interpretiert die eigenen Befunde als konsistente Belege für eine Störung des dopaminergen Belohnungssystems, die über Risiko und Ungewissheit fehlangepasstes Spielverhalten verstärkt und die glücksspielbezogene Erregung steigert. Die ausgeprägte Dopaminfreisetzung bei Verlusten könnte die suchttypische Jagd nach einem Verlustausgleich erklären. Verluste motivieren demnach stärker zur Fortsetzung des Spiels als Gewinne. Während gesunde Kontrollpersonen eine dopaminerge Belohnung durch die Entscheidung für angemessene Strategien erfahren, erleben Problemspieler risikoreiche impulsive Entscheidungen als stimulierend und verstärkend (▶ Abschn. 5.1.7).

Einen weiteren Hinweis auf die zentrale Funktion des dopaminergen Belohnungssystems in der Suchtentwicklung liefern Erkenntnisse zur Wirkung bestimmter Medikamente, die im Rahmen der Behandlung von Morbus Parkinson eingesetzt werden. Die Parkinsonkrankheit ist mit einem fortschreitenden Absterben von Nervenzellen im Mittelhirn (Substantia nigra) verbunden, die Dopamin freisetzen. Gegen die Krankheitssymptome wie Muskelstarre oder -zittern hilft eine Behandlung mit Dopaminagonisten: Substanzen, die wie Dopamin wirken (z. B. Pramipexol) oder im Körper in Dopamin verwandelt werden (z. B. Levodopa). Einige Jahre nach dem Einsatz dieser Medikamente wurden Befunde zu Nebenwirkungen publiziert, nach denen Patienten u. a. ein süchtiges Spielverhalten entwickelten (Molina et al. 2000; Geschwandtner et al. 2001; Avanzi et al. 2004; Dodd et al. 2005; Spengos et al. 2006). Auch Patienten mit dem Restless-Leg-Syndrom zeigten nach entsprechender Medikation derartige Symptome (Quickfall u. Suchowersky 2007; Abler et al. 2009). Dem pathologischen Spielverhalten scheint eine übermäßige Stimulation der Dopamin-D_2/D_3-Rezeptoren zugrunde zu liegen (Lader 2008). Durch Absetzen der Medikamente (Drapier et al. 2006) oder Einnahme von Dopaminantagonisten (z. B. Risperidon; Seedat et al. 2000) gingen die Nebenwirkungen zurück, und es konnte Glücksspielabstinenz erreicht werden. Nach anfänglichen Einzelfallstudien wurde in den letzten Jahren über immer größere Fallzahlen und Vergleiche mit Bevölkerungsdaten berichtet (Singh et al. 2007; Crockford et al. 2008; Bharmal et al. 2010). In der bisher umfangreichsten Studie mit 3090 untersuchten Parkinson-Patienten in den USA ermittelten Weintraub et al. (2010) bei 5 % ein problematisches oder pathologisches Spielverhalten, womit der Anteil im Vergleich mit der Normalbevölkerung deutlich erhöht ist. Eine Störung der Impulskontrolle (Spiel-, Sex-, Ess- und Kaufsucht) zeigten 17,1 % derjenigen, die mit Dopaminagonisten behandelt wurden, während dies nur 6,9 % der Patienten betraf, die keine Agonisten erhalten hatten. Die Auswertung einer Datenbank zu Nebenwirkungen von Arzneimitteln ergab, dass in den 1560 Fällen mit einer **Störung der Impulskontrolle** ein pathologisches Spielverhalten mit 39,7 % am häufigsten diagnostiziert wurde (Moore et al. 2014). Vermutlich sind bestimmte Risikofaktoren, wie ein früher Ausbruch der Parkinsonkrankheit, pathologisches Spielverhalten innerhalb der Familienmatrix oder Persönlichkeitsmerkmale (hohe Impulsivität und Sensationslust) für die individuelle Anfälligkeit verantwortlich (Voon et al. 2007). Als Konsequenz aus den vorliegenden Forschungsbefunden hat das Bundesinstitut für Arzneimittel und Medizinprodukte die Hersteller der Dopaminagonisten inzwischen aufgefordert, entsprechende Warnhinweise in die Produktinformationen aufzunehmen.

5.1.2 Serotonin

Während eine von der Norm abweichende Funktion des dopaminergen Systems dem spezifischen Belohnungserleben süchtiger Spieler zugrunde liegen dürfte, werden Abweichungen des serotonergen Systems mit der geringen Impulskontrolle in Verbindung gebracht. Nach DeCaria et al. (1998) ist das serotonerge System v. a. mit dem Anstoß zur Aufnahme des Spielverhaltens und der Enthemmung während des Glücksspiels verknüpft.

Über die Freisetzung des Neurotransmitters Serotonin übt dieses System – ausgehend von den Raphe-Kernen des Hirnstamms – auf das limbische System und den Kortex einen dämpfenden, beruhigenden und Wohlbefinden auslösenden Effekt aus. Ein **Serotonindefizit** scheint sich klinisch sowohl in impulsivem Verhalten und pathologischem Spielverhalten (Nordin u. Eklundh 1999) zu manifestieren als auch in der Förderung negativer Emotionen, wie Ängstlichkeit und Depressivität (Heinz 2000, S. 63ff).

Moreno et al. (1991) fanden Hinweise auf eine Fehlfunktion des serotonergen Systems bei pathologischen Spielern in Form reduzierter serotonerger postsynaptischer Aktivität. Eine verminderte Aktivität des Enzyms Monoaminooxidase (MAO) in Blutplättchen als weiteren Indikator serotonerger Fehlfunktion ermittelten Carrasco et al. (1994) sowie Blanco et al. (1996). Hormonelle Reaktionen auf serotonerge Agonisten (intravenöse Verabreichung von Clomipramin) fielen bei pathologischen Spielern vergleichsweise geringer aus. Sie reagierten außerdem mit Hochgefühlen auf die Vergabe derartiger Arzneimittel (Pallanti et al. 2006). Pharmakologische Behandlungsstudien von Hollander et al. (1998, 2000) sowie Kim et al. (2002) verweisen auf den erfolgreichen Einsatz der Serotoninwiederaufnahmehemmer Fluvoxamin und Paroxetin. Eine Überlegenheit der Medikation gegenüber Placebo ließ sich jedoch nicht immer replizieren (Blanco et al. 2002; Grant et al. 2003b; Pallesen et al. 2007).

5.1.3 Noradrenalin

Das noradrenerge System hat seinen Ausgangsort im Locus coeruleus. Es sendet über weitreichende Fasern Noradrenalin in alle Teile des limbischen Systems und des assoziativen Kortex. Da eine wesentliche Funktion in der **Vermittlung von Erregung und Aufmerksamkeit** besteht und Auswirkungen auf die Impulskontrolle diskutiert werden, vermuten DeCaria et al. (1998), dass es eine bedeutende Rolle in der Entwicklung und Aufrechterhaltung pathologischen Glücksspiels einnimmt. Funktionelle Störungen des Systems bei betroffenen Spielern untermauern diese Hypothese. Roy et al. (1988a) ermittelten bei pathologischen Spielern signifikant höhere Anteile von Noradrenalin im Urin und ebenso wie Bergh et al. (1997) höhere Anteile des Metaboliten 3-Metoxy-4-Hydroxyphenylglycol in CSF als in der Kontrollgruppe. Aufgrund signifikanter positiver Korrelationen zwischen Parametern des noradrenergen Systems und dem Persönlichkeitsmerkmal »Extraversion« nehmen Roy et al. (1989b) an, dass sich die funktionelle Störung auch in der Persönlichkeit widerspiegelt. Auf die Vergabe des Arzneimittels Clonidin, das eine agonistische Wirkung auf das noradrenerge System ausübt, war bei pathologischen Spielern darüber hinaus eine vergleichsweise abgeschwächte neuroendokrine Reaktion des Wachstumshormons feststellbar (Pallanti et al. 2010).

Bei Problemspielern ließen sich zudem signifikant höhere Noradrenalinwerte im Blutplasma während des Glücksspiels nachweisen als bei Gelegenheitsspielern (▶ Abschn. 4.1.1; Meyer et al. 2004). Ähnliche Effekte bestätigten Shinohara et al. (1999) bei regelmäßigen Spielern an japanischen Pachinko-Automaten. Möglicherweise ist der periphere Anstieg des Noradrenalins aber auch Ausdruck der Aktivierung der Hypothalamus-Hypophysen-Nebennieren-Achse bzw. des **Stresssystems**, zu dessen Komponenten das noradrenerge System gehört. Als indirekten Hinweis auf eine verstärkte noradrenerge Aktivierung (und Störung des dopaminergen Systems) interpretieren Stojanov et al. (2003) ihren Befund, dass pathologische Spieler in einer Elektromyogramm-Elektroenzephalogramm(EMG-EEG)-Studie in der motorischen und sensorischen Verarbeitung von akustischen Schreckreizen – im Vergleich mit Kontrollpersonen – eine erhöhte Muskelaktivität (Augenschließreflex) und Abweichungen in den Hirnströmen zeigten.

5.1.4 Opioide

Als weiteres neuromodulatorisches System wurde das endogene Opioidsystem (einschließlich des β-Endorphins) auf seine Rolle in der Entwicklung süchtigen Spielverhaltens untersucht. Es ist v. a. im Bereich des NA und des VTA funktionell für Suchtprozesse relevant, da es mit der Freisetzung verschiedener Neurotransmitter (wie Dopamin und Noradrenalin) interagiert, Lust- und Euphoriegefühle sowie Schmerzlinderung hervorrufen kann und offenbar die **Funktion des »Belohnungsstoffes«** übernimmt.

Während Shinohara et al. (1999) die Hypothese, dass die Aufrechterhaltung des Spielverhaltens mit der Freisetzung von β-Endorphin zusammenhängt, bei Spielern an japanischen Pachinko-Automaten in Blutproben bestätigt fanden, konnten Blaszczynski et al. (1986b) bei pathologischen Pferdewettern und Meyer et al. (2004) bei problematischen Spielern im Casino keine Aktivierung der Endorphinausschüttung als Reaktion auf den Einsatz beim Glücksspiel und im Vergleich mit einer Kontrollsituation feststellen. Als mögliche Erklärung führen Blaszczynski et al. (1986b) die relativ geringen Einsätze der Spieler (2–10 AUD) – im Vergleich zu ihren gewöhnlichen Wetten – an, die keine höhere Stimulation erzeugen konnten. Es gibt allerdings auch keinen soliden Hinweis darauf, dass peripher im Blut gemessene β-Endorphinspiegel mit den Neurotransmittersekretionen im zerebralen Belohnungssystem in Zusammenhang stehen. Der effektive Einsatz der Opioidantagonisten Naltrexon und Nalmefene in der Therapie von Spielern untermauert dagegen die Rolle als potenzieller Einflussfaktor (Kim et al. 2001; Kim u. Grant 2001b; Grant et al. 2006).

5.1.5 Glutamat und GABA

Der erregende Botenstoff Glutamat ist in Motivationsprozesse eingebunden und vermittelt im NA Verhalten, das auf Belohnung ausgerichtet ist. Nordin et al. (2007) ermittelten vergleichsweise höhere Werte von Glutamin- und Asparaginsäure in CFS bei pathologischen Spielern. Der Einsatz eines glutamatmodulierenden Wirkstoffs führte zu einer Reduktion des Verlangens pathologischer Spieler (Grant et al. 2007).

Als hemmender Neurotransmitter, der aus Glutamat (als Vorläufer) synthetisiert wird, fungiert GABA. Der Botenstoff agiert in Verbindung mit dem dopaminergen Belohnungssystem und gilt als Modulator stoffgebundener Suchtentwicklungen (Brewer u. Potenza 2008). In Verbindung mit Glutamat ist GABA an der Toleranzentwicklung und Entstehung der Entzugssymptomatik sowie der schnellen Informationsverarbeitung beteiligt. Roy et al. (1989c) fanden allerdings keine signifikanten Differenzen von GABA in CSF zwischen pathologischen Spielern und Kontrollpersonen.

5.1.6 Fazit

Die Wirkung einer Droge oder des Glücksspiels beschränkt sich nicht auf die Aktivierung isolierter neuromodulatorischer Systeme. Es bestehen **komplexe Interaktionen** der verschiedenen Systeme. Erst deren Verknüpfung über die gegenseitige Aktivierung und Hemmung, die jedoch noch weitgehend unerforscht ist, führt zu einem hinreichenden Verständnis neurobiologischer Grundlagen des Suchtverhaltens (Tretter 1998, S. 178).

Aus den Forschungsbefunden zum pathologischen Spielverhalten lässt sich – als integrativer Ansatz – die globale Hypothese ableiten, dass ein gestörtes Gleichgewicht zwischen verschiedenen Neurotransmittern einen prädisponierenden Faktor bildet. Die Interaktion zwischen vermindertem Serotoninstoffwechsel und Veränderungen im Noradrenalin- und/oder Dopaminstoffwechsel beeinflussen möglicherweise indirekt diese Prädisposition (Hollander et al. 1998).

5.1.7 Kognitive und neurobiologische Funktionen

Neuropsychologische Verfahren und Techniken der neuronalen Bildgebung wie die funktionelle Magnetresonanztomographie (fMRT) werden in der Forschung zunehmend eingesetzt, um die neurobiologischen Grundlagen von psychischen Störungen (einschließlich Suchtverhalten) aufzuklären. Im Fokus der Glücksspielforschung stehen kognitiv-emotionale Prozesse wie Belohnungs- und Bestrafungsprozesse, Reaktionen auf Hinweisreize, Impulsivität und Entscheidungsprozesse (van Holst et al. 2010a).

Belohnungs- und Bestrafungsprozesse

Die Suchtentwicklung beim Glücksspiel lässt sich im Rahmen von Lernprozessen der klassischen und operanten Konditionierung als erlerntes Fehlverhalten beschreiben (▶ Abschn. 5.3). Erkennbare Unterschiede in der Konditionierbarkeit auf individueller Ebene basieren vermutlich auf der Feinfühligkeit für belohnende und bestrafende Situationen. Aus neurobiologischer Perspektive bedeutet eine geringere Sensitivität für Belohnungen, bedingt durch eine geringere Dopamintransmission, dass diese Menschen eher auf die Suche danach (z. B. beim Glücksspiel) gehen und stärkere Belohnungen (höhere Gewinne) oder längere Belohnungsphasen (Spielsequenzen) benötigen. Der Vermeidung von Bestrafungseffekten wird gleichzeitig Belohnungsqualität zugeschrieben. Zudem wird angenommen, dass eine geringere Sensitivität für Bestrafungen eine optimale Nutzung von Rückmeldungen verhindert und unvorteilhafte Wahlentscheidungen fördert.

Neuropsychologische Befunde (Entscheidungen in Glücksspieltests) verweisen bei pathologischen Spielern auf eine **verstärkte Suche nach Belohnungsreizen und eine geringere Sensitivität für Bestrafungsreize** (Cavedini et al. 2002; Goudriaan et al. 2005; Leiserson u. Pihl 2007). Die pathologischen Spieler trafen in dem Glücksspieltest »Iowa Gambling Task« (IGT) eine signifikant höhere Anzahl unvorteilhafter Auswahlentscheidungen, bzw. setzten das Spiel trotz höherer Verlustoptionen über einen längeren Zeitraum fort als die Kontrollpersonen.

Iowa Gambling Task: Bei diesem Verfahren wird die Testperson mit 4 Kartenstapeln konfrontiert, die verdeckte Karten mit hypothetischen Gewinn- oder Verlustbeträgen enthalten. Die Zusammensetzung ist derart manipuliert, dass 2 Kartenstapel insgesamt zwar geringere Gewinne, aber auch weniger Verluste enthalten und damit insgesamt zu einem Gewinn führen. Für die beiden anderen Kartenstapel gilt das Gegenteil. Es wird nun registriert, von welchem Stapel die Testperson Karten aufdeckt. Aus der Wahl werden Rückschlüsse gezogen, ob sie diese impliziten Gesetzmäßigkeiten erkennt und in ihren folgenden Entscheidungen berücksichtigt.

Die Befunde ähneln denen von Patienten mit Verletzungen oder Funktionsstörungen (Läsionen) im orbitofrontalen Kortex (Bechara 2001). Diese Patienten ließen eine Unfähigkeit erkennen, positive oder negative Konsequenzen ihrer Handlungen vorauszusehen. Sie gingen in dem Kartenspieltest wider besseres Wissen Risiken ein und neigten zum hartnäckigen Verharren bei einer Strategie. Bechara (2001) postuliert, dass bei Suchtverhalten und Störungen der Impulskontrolle die somatische Markierung kognitiver Vorstellungsbilder mit positiven und negativen vegetativen Empfindungen misslingt, die für vorteilhafte Entscheidungen notwendig ist. Vermutlich stehen neuronale Systeme in Konkurrenz zueinander: auf der einen Seite das mesolimbische motivational-emotionale System, das Belohnungen signalisiert und mit impulsiven Handlungen verbunden ist, auf der anderen Seite das exekutive System des präfrontalen Kortex, das auf Entscheidungsfindung und Selbstkontrolle ausgerichtet ist. Unter dem wiederholten Einfluss einer wirkungsvollen Substanz oder Aktivität kann das »impulsive« System das »reflektierte« System dominieren (Orford 2011, S. 93).

Nach Goudriaan et al. (2005) unterscheiden sich pathologische Spieler in der Belohnungs- und Bestrafungsverarbeitung in Abhängigkeit von den Spielpräferenzen: Während Automatenspieler eine deutlichere Empfindlichkeit für Bestrafungen zeigten, war sie bei Casinospielern in Kombination mit vermehrter Belohnungssuche geringer ausgeprägt. Der Befund wird mit der stärkeren Risikovermeidung bei Automatenspielern erklärt, die das Spiel häufig als Fluchtverhalten wählen.

Die Operationalisierung der Sensitivität gegenüber Belohnungsprozessen durch Persönlichkeitsmerkmale wie Extraversion und Sensationslust ergab keine signifikanten Unterschiede zwischen Problemspielern und Kontrollpersonen (Leiserson u. Phil 2007). Es waren jedoch Defizite im Arbeitsgedächtnis (lokalisiert im dorsolateralen präfrontalen Kortex) nachweisbar, die mit der für Problemspieler typischen Jagd nach einem Verlustausgleich in Verbindung gebracht werden (vgl. auch Marazziti et al. 2008).

Um Belohnungsprozesse im Gehirn abzubilden, haben Hollander et al. (2005) pathologische Spieler während des Black-Jack-Spiels am Computer unter den Bedingungen von Geld- und Punktegewinnen in einem Positronenemissionstomographie(PET)-Scanner untersucht. Das Spiel mit Geld war mit signifikant höherem Grundumsatz im primären visuellen Kortex, anterioren zingulären Kortex, Putamen und präfrontalen Kortex verbunden. Das Ergebnis unterstreicht nach Ansicht der Autoren die besondere Bedeutung finanzieller Belohnung in der Entwicklung pathologischen Spielverhaltens, wenngleich keine Kontrollgruppe untersucht wurde.

Eine verminderte Aktivierung des mesolimbischen Belohnungssystems bei pathologischen Spielern konnten dagegen Reuter et al. (2005) nachweisen. Während einer Art Glücksspiel (Ratespiel), bei dem es für die pathologischen Spieler (und Kontrollpersonen) jeweils 1 € zu gewinnen oder zu verlieren gab, zeigten die fMRT-Befunde eine vergleichsweise reduzierte Hirnaktivität im ventralen Striatum sowie im ventromedialen und ventrolateralen präfrontalen Kortex. Je ausgeprägter das Krankheitsbild, desto stärker war die Aktivitätsminderung. Die Daten stützen die Annahme, dass der Spielsucht, wie anderen Suchterkrankungen, eine zu geringe Aktivierbarkeit des Belohnungssystems durch alltägliche Belohnungssituationen zugrunde liegt, sodass die Betroffenen zu stärkeren Belohnungsreizen greifen, wie z. B. Kokain oder Glücksspiel. Die Befunde können jedoch ebenso auf Gewöhnungseffekten beruhen, d. h., die geringen Gewinnbeträge reichen infolge des Toleranzerwerbs bei Spielsüchtigen nicht mehr aus, das Belohnungssystem zu aktivieren. Bestätigung fand die verminderte Aktivierung in den Befunden von Balodis et al. (2012).

Eine differenzierte Betrachtung der Effekte von Gewinn und Verlust ermöglicht die fMRT-Studie von de Ruiter et al. (2008). Nach Gewinnen und Verlusten war bei pathologischen Spielern jeweils eine vergleichsweise geringere Aktivierung u. a. im rechten ventrolateralen präfrontalen Kortex zu beobachten, ein weiterer Hinweis auf eine geringere Sensitivität gegenüber Belohnungen und Bestrafungen. Nicht nur die Kompensation von Belohnungsdefiziten, sondern auch Verluste können die Spieler somit zur Belohnungssuche antreiben, zum Weiterspielen trotz steigender Verluste.

Nach Befunden von de Greck et al. (2010) ist die verminderte Aktivierung des Belohnungssystems eher auf die schwächere Deaktivierung des linken Nucleus accumbens und linken ventralen Putamen in der Verlustbedingung zurückzuführen als auf die verringerte Aktivierung unter der Gewinnbedingung. Während der Präsentation hochrelevanter Stimuli (Glücksspielreize) fiel die Aktivierung bei pathologischen Spielern ebenfalls im Vergleich mit gesunden Kontrollpersonen geringer aus.

In Studien mit variierenden Risikobedingungen (Miedl et al. 2010; Brevers et al. 2014, 2015a) und differenzierenden finanziellen Gewinn- und Verlustwahrscheinlichkeiten (van Holst et al. 2012) belegen die Befunde dagegen eine erhöhte Aktivierung bzw. Sensitivität des mesolimbischen Belohnungssystems unter riskanten Bedingungen, die auch mit dem Schweregrad der Störung korreliert. Miedl et al. (2010) haben fMRT-Daten von Gelegenheits- und pathologischen Spielern während eines quasirealistischen Black-Jack-Spiels erhoben, um die neuronalen Korrelate von Risikobewertungen und Entscheidungsfindungen (sowie der Belohnungsverarbeitung) abzubilden. Die Spieler mussten sich in hoch- und niedrigriskanten Situationen des Kartenspiels entscheiden, ob sie eine weitere Karte ziehen oder nicht. Obwohl sich beide Gruppen in den Verhaltensdaten nicht unterscheiden, zeigen sich signifikante Unterschiede in der Aktivierung bestimmter Hirnareale. Während pathologische Spieler in der hochriskanten Bedingung eine Aktivierung in thalamischen Arealen, im inferior frontalen und superior temporalen Kortex und in der niedrigriskanten Situation eine Reduzierung der Aktivierung in diesen Arealen erkennen lassen, ist bei den Gelegenheitsspielern ein umgekehrtes Muster zu beobachten. Unter Einbeziehung von Elektroenzephalogramm(EEG)-Befunden sind im Vergleich der Risikobedingungen weitere Unterschiede erkennbar, wie signifikant differierende Amplituden im mittleren und späteren Zeitfenster (Miedl et al. 2014a). Nach Ansicht der Autoren spiegelt das frontal-parietale Aktivierungsmuster in der hochriskanten Situation das neuronale Korrelat eines reizinduzierten Suchtgedächtnisses wider, das durch glücksspielassoziierte Reize aktiviert wird. Die neuronalen Korrelate reflektieren vermutlich eine unterschiedliche Erwartungshaltung. Bei pathologischen Spielern, die anregende hochriskante Bedingungen bevorzugen, verstärken diese Bedingungen die entsprechende Aktivierung. Gelegenheitsspieler suchen dagegen eher sichere niedrigriskante Bedingungen, die bei ihnen ähnliche Areale aktivieren. Die neuronalen Befunde zur Wahl zwischen sofortiger geringer vs. späterer hoher Belohnung, die durch die Präsentation visueller glücksspielbezogener Reize begleitet wurde, bestätigen den Einfluss von Hinweisreizen in Richtung impulsiver riskanter Entscheidungen (Miedl et al. 2014b).

Als Erklärung für die vermeintlich widersprüchlichen Ergebnisse verweisen van Holst et al. (2012) auf die generell verminderte Reaktion des Belohnungssystems bei pathologischen Spielern, die jedoch bei starken Reizen oder Belohnungserwartungen zu einer erhöhten Aufmerksamkeit und striatalen Aktivierung führen kann.

Risikoreichere Entscheidungen können nach Verlusten die Folge sein, verbunden mit einer stärkeren Belohnungssensitivität im Erfolgsfall. In einer EEG-Studie von Hewig et al. (2010), in der die Hirnströme von Problemspielern und Kontrollpersonen während des Black-Jack-Spiels am Computer in verschiedenen Risikosituationen erfasst wurden, verhielten sich Problemspieler nach Verlusten risikoreicher. Nach erfolgreichem Spielausgang mit einer unerwarteten Belohnung (Kartenziehung bei 16) zeigten die Problemspieler zudem stärkere neuronale Reaktionen im Sinne einer verstärkten Positivierung in den ereigniskorrelierten Potenzialen (als Ausdruck einer Aktivierung des dopaminergen Belohnungssystems). Die EEG-Befunde von Oberg et al. (2011) belegen ebenfalls eine übermäßige Sensitivität des medialen frontalen Kortex in Bezug auf Belohnungen, wenngleich mit kurzer Latenz.

Knappe Verluste bzw. Fast-Gewinne scheinen darüber hinaus im Gehirn von Spielern die gleichen Effekte zu erzielen wie tatsächliche Gewinne. In einer fMRT-Studie registrierten Chase u. Clark (2010) die Hirnaktivität während eines computerbasierten Automatenspiels mit Gewinn-, Verlust- und Fast-Gewinn-Situationen. Fast-Gewinne führten ebenso wie Gewinne zu signifikanten Reaktionen im ventralen Striatum (Mittelhirn), das die Dopaminfreisetzung beeinflusst. Je höher die Werte der Spieler im SOGS waren, desto größer waren die Effekte der Fast-Gewinne auf das dopaminerge Belohnungssystem. Das Ergebnis legt nahe, dass Fast-Gewinne über die Dopaminfreisetzung bei Problemspielern Belohnung signalisieren und sie zum Weiterspielen veranlassen. Die Befunde von Habib u. Dixon (2010) stützen diese Interpretation. Fast-Gewinne aktivierten bei pathologischen Spielern Hirnareale, die mit Gewinnen assoziiert waren, während sie bei gesunden Probanden Areale stimulierten, die mit Verlusten in Verbindung standen. Van Holst et al. (2014) sehen in den Effekten einen Risikofaktor für kognitive Verzerrungen und die Jagd nach einem Verlustausgleich als charakteristische Merkmale der glücksspielbezogenen Störung. Gleiches gilt für die Option substanziell erhöhter Einsätze, die im Fall des Gewinns innerhalb einer Spielsequenz aus der Verlustzone führen können (Parke et al. 2016). Worhunsky et al. (2014) konnten die Befunde zu Fast-Gewinnen nicht bestätigen.

Eine erhöhte funktionale Konnektivität zwischen dem präfrontalen Kortex und dem mesolimbischen Belohnungssystem fanden Koehler et al. (2013) bei pathologischen Spielern, die zudem positiv korrelierte mit der Impulsivität und dem suchttypischen Verlangen nach dem Glücksspiel. Die Befunde ähneln denen stoffgebundener Suchterkrankungen.

Für spezifische Spielsituationen zeigte ein Vergleich mit Alkoholabhängigen und gesunden Kontrollpersonen Unterschiede auf (Romanczuk-Seiferth et al. 2015). So war die Aktivität im rechten Striatum während der Erwartung von Verlusten bei den Spielern vergleichsweise erhöht. Während der erfolgreichen Verlustvermeidung (negative Verstärkung; ▶ Abschn. 5.3) offenbarten sie eine verminderte Aktivierung (im Vergleich mit der Kontrollgruppe), die im umgekehrten Verhältnis zum Schweregrad der Störung stand.

Reaktionen auf Hinweisreize

Nach neurobiologischen Modellen kann die wiederholte Teilnahme am Glücksspiel und die damit einhergehende Sensitivierung des dopaminergen Belohnungssystems dazu führen, dass Glücksspielreize bzw. belohnungsanzeigende Reize einen erhöhten Stellenwert erhalten und somit eine Aufmerksamkeitszuwendung ihnen gegenüber ausgelöst wird (Grüsser et al. 2005). **Glücksspielassoziierte (konditionierte) Reize** rufen demnach einen erlernten Motivationszustand hervor, der ein Verlangen nach der Spielteilnahme auslöst (▶ Abschn. 5.3). So führt der Besuch eines Casinos bei Problemspielern zu einem moderaten bis hohen Verlangen, das mit der Zeit abnimmt (Kushner et al. 2007). Bei Häufigspielern ist in einem simulierten Glücksspielmilieu ein stärkeres Verlangen feststellbar als in einer neutralen Umgebung (Kushner et al. 2008).

Grüsser et al. (2005) haben abstinente pathologische Spieler und Kontrollpersonen unter Anwendung des Reiz-Reaktions-Paradigmas mit glücksspielrelevanten Reizen sowie Vergleichsreizen konfrontiert und die emotionale Verarbeitung, das induzierte Verlangen und den Einfluss von Stress, Ängstlichkeit und Depressivität auf das Verlangen nach dem Glücksspiel untersucht. Die Ergebnisse verweisen auf eine störungsspezifisch veränderte Verarbeitung der glücksspielassoziierten Reize bei den pathologischen Spielern sowie auf ein in Abhängigkeit von psychischer Beeinträchtigung erhöhtes Glücksspielverlangen. Wölfling et al. (2011) registrieren bei pathologischen Spielern eine vergleichsweise gesteigerte reizinduzierte psychophysiologische Aktivierung (u. a. in EEG-Daten), die über konditionierte Aufmerksamkeitsprozesse auch einen Risikofaktor für das Rückfallgeschehen bildet (vgl. auch Ciccarelli et al. 2016a). Die **selektive Aufmerksamkeit** fand sich in zahlreichen Studien (u. a. McCusker u. Gettings 1997; Diskin u. Hodgins 1999; Boyer u. Dickerson 2003) und scheint zudem mit dem Motiv der glücksspielbezogenen Stimulation verknüpft zu sein (Brevers et al. 2016). Problemspieler entdecken glücksspielbezogene Reize schneller (automatischer), brauchen mehr Zeit, um sich davon zu lösen (Molde et al. 2010; Brevers et al. 2011a,b; Ciccarelli et al. 2016b) und reagieren mit positiven impliziten und expliziten Einstellungen gegenüber Glücksspielen (Brevers et al. 2013).

Das Verlangen nach dem Glücksspiel in Abhängigkeit von dargebotenen Reizen war auch Gegenstand der ersten fMRT-Studie zum pathologischen Spielverhalten von Potenza et al. (2003b). Sie setzten pathologische Spieler und Kontrollpersonen Videoaufnahmen mit Glücksspielszenen und neutralen Situationen aus. Die pathologischen Spieler zeigten eine vergleichsweise geringere Aktivierung im Gyrus cinguli und orbitofrontalen Kortex. Die relative Verminderung war während der Vorführung der intensivsten Reize (Glücksspieler in Action) am stärksten. Die Ergebnisse sind nach Ansicht der Autoren konsistent mit Befunden zu Störungsbildern, die sich durch eine verminderte Impulskontrolle auszeichnen. Im Vergleich mit Kokainkonsumenten belegen die Befunde jedoch eher einen gegensätzlichen neuronalen Mechanismus, da die Aktivierung bei den Drogenkonsumenten erhöht ausfiel (Potenza 2008).

Crockford et al. (2005) ermittelten dagegen bei pathologischen Spielern als Reaktion auf die Betrachtung von Glücksspielvideos in einer fMRT-Studie eine im Vergleich stärkere Aktivierung v. a. von Arealen des rechten dorsolateralen präfrontalen Kortex, die mit Aufmerksamkeit, Belohnungserwartung und Verhaltensplanung zum Belohnungserwerb in Verbindung gebracht werden. Die pathologischen Spieler berichteten außerdem im Anschluss an die Videovorführung über einen Anstieg des Verlangens nach dem Glücksspiel.

Die Ergebnisse von Goudriaan et al. (2010) bestätigen bei pathologischen Spielern eine deutlichere Aktivierung von Hirnarealen, die mit visueller Informationsverarbeitung und Gedächtnis (bilateraler okzipitaler und parahippocampaler Kortex) sowie Emotion und Motivation (Amygdala, ventrolateraler präfrontaler Kortex) in Zusammenhang stehen und in ähnlicher Form bei Substanzabhängigen durch entsprechende Reize stimuliert werden. Subjektive Angaben zum Verlangen korrelierten positiv mit der Hirnaktivität im linken ventrolateralen präfrontalen Kortex und in der linken Insula.

In einem Review der fMRI-Studien zu den Wirkungen von Hinweisreizen gelangen Meng et al. (2014) zu der Erkenntnis, dass bei pathologischen Spielern eine Störung des frontostriatalen kortikalen Systems vorliegt. Auch die Einbeziehung kognitiv-behavioraler Befunde belegt in der Gesamtbetrachtung (mit Ausnahmen) eine entsprechende selektive Aufmerksamkeitsausrichtung (Review von Hønsi et al. 2013).

Impulsivität

Eine ausgeprägte Impulsivität gilt als Risikofaktor für ein pathologisches Spielverhalten (▶ Abschn. 4.2.5). In neurokognitiven Testverfahren, die Reaktionen auf Stoppsignale (Stopp-Signal-Test), die Farb-Wort-Interferenzneigung (Stroop-Test), die Fähigkeit zur Hemmung einer bereits eingeleiteten Handlung (Continuous-Performance-Test), die Risikobereitschaft und Impulsivität erfassen, zeigten pathologische Spieler langsamere Reaktionen auf Stoppsignale (Goudriaan et al. 2006b), größere Effekte bei Farb-Wort-Interferenzen (Rugle u. Melamed 2003; Regard et al. 2003; Kertzman et al. 2006; Goudriaan et al. 2006b), mehr Fehler in den Reaktionen auf irrelevante Reize (Kertzman et al. 2008) sowie risikoreichere Entscheidungen (Kräplin et al. 2014b) als Kontrollpersonen. Die Befunde verdeutlichen die Probleme von pathologischen Spielern, unangemessene Verhaltensweisen zu hemmen und irrelevante Informationen zu ignorieren ▶ Abschn. 5.4.2). Eine Differenzierung zwischen problematischen und pathologischen Spielern verweist auf impulsive Entscheidungen in beiden Gruppen, während sich die ausgeprägtere Störung zusätzlich durch impulsive Handlungen auszeichnet (Brevers et al. 2016).

In der bisher einzigen fMRT-Studie zu neuronalen Korrelaten der Impulsivität haben Potenza et al. (2003a) die Hirnaktivität während des Stroop-Tests gemessen. Die Ergebnisse verweisen auf eine geringere Aktivierung im linken ventrolateralen präfrontalen Kortex bei den pathologischen Spielern. Entgegen bisheriger Befunde waren jedoch keine Unterschiede im Stroop-Test erkennbar.

Mörsen et al. (2011) nehmen an, dass der suchttypische Kontrollverlust auf neurobiologischer Ebene mit einer reduzierten Hemmung limbischer Systeme durch den präfrontalen Kortex in Verbindung steht. Die mangelnde Hemmung ist mit der erhöhten Impulsivität assoziiert, die dazu führt, dass die Verhaltenssteuerung zunehmend auf der Basis konditionierter Reize erfolgt, die über die Auslösung von Verlangen zu einer Fortsetzung des Glücksspiels motivieren.

Entscheidungsprozesse

In ihren Entscheidungsprozessen lassen pathologische Spieler – wie stoffgebundene Suchtkranke – erkennen, dass sie kurzfristige Belohnungen bevorzugen oder unmittelbare Entlastungen von negativen Gefühlen anstreben und dabei langfristige schädliche Konsequenzen ignorieren. Derartige Störungen in der Entscheidungsfindung können auf einer erhöhten Risikobereitschaft und Impulsivität beruhen, aber auch durch exekutive Fehlfunktionen wie eine verringerte kognitive Flexibilität bedingt sein (van Holst et al. 2010a).

Eine Reihe von neuropsychologischen Studien, die Entscheidungen im IGT registriert haben, belegen **unvorteilhafte Wahlentscheidungen** der pathologischen Spieler (Cavedini et al. 2002; Goudriaan et al. 2006a; Linnet et al. 2006; Lakey et al. 2007b; Kalechstein et al. 2007; Roca et al. 2008; Forbush et al. 2008). Problemspieler, die strategische Glücksspiele wie Sportwetten und Poker bevorzugten, trafen vorteilhaftere Entscheidungen als problematische Automatenspieler (Lorains et al. 2014). In weiteren Studien kamen Verfahren zum Einsatz, die sich durch leichte Modifizierungen des IGT, wie explizite Regeln für Gewinne und Verluste in einem Würfelspiel, auszeichnen und zu ähnlichen Ergebnissen führten (Brand et al. 2005, 2006; Labudda et al. 2007).

Die Bevorzugung eher kleiner sofortiger Belohnungen als längerfristig in Aussicht gestellte, höhere Belohnungen fanden Petry u. Casarella (1999), Petry (2001c), MacKillop et al. (2006) sowie Madden et al. (2009) mit konsistenten Teilbefunden im »Delay Discounting Task« (Verfahren zum Belohnungsaufschub) bei pathologischen Spielern bestätigt. Der Zeithorizont ist dabei kürzer als bei Gelegenheitsspielern (Hodgins u. Engel 2002). Die Präferenz für sofortige Belohnung erklärt mehr Varianz des Schweregrades pathologischen Glücksspiels als Persönlichkeitsverfahren zur Impulsivität (Alessi u. Petry 2003).

Die neuropsychologischen Befunde können Folge geringerer Sensitivität gegenüber Belohnungen und Bestrafungen oder verringerter kognitiver Flexibilität sein. Der Einsatz zusätzlicher Verfahren zur Erfassung exekutiver Defizite deutet eine **kognitive Inflexibilität** an (Goudriaan et al. 2006b; Kalechstein et al. 2007; Forbush et al. 2008; Maraziti et al. 2008). Lediglich die Ergebnisse von Cavedini et al. (2002) sind in dieser Hinsicht inkonsistent. Linnet et al. (2006) interpretieren die unvorteilhaften Entscheidungen im IGT abweichend als Ausdruck des spielertypischen Chasing-Verhaltens, der Jagd nach einem Verlustausgleich.

> **In Entscheidungsprozesse involvierte Hirnareale**
> - Der mediale und laterale orbitofrontale Kortex sowie der angrenzende inferiore parietale Kortex, die Erwartungs- und Belohnungswerte verarbeiten
> - Der dorsale anteriore zinguläre Kortex, der die Handlungsauswahl in Konfliktsituationen mit unterschiedlichen Belohnungserwartungen vermittelt
> - Die Insula, die auf Unsicherheiten bei Handlungsentscheidungen oder Risikosituationen reagiert
> - Der inferiore parietale Kortex, der in Aufmerksamkeitsprozesse oder kognitive Anforderungen zur Testdurchführung eingebunden ist (van Holst et al. 2010a)

Eine fMRT-Studie zur Abbildung von Entscheidungsprozessen im IGT, in der Daten von stoffgebundenen Suchtkranken mit komorbidem pathologischem Spielverhalten ermittelt wurden, wies eine geringere Aktivierung im ventralen medialen Kortex im Vergleich mit Kontrollpersonen nach (Tanabe et al. 2007). Im Vergleich mit Suchtkranken ohne Glücksspielprobleme ist die Aktivierung stärker ausgeprägt. Die Ergebnisse stützen nach Ansicht der Autoren die Hypothese, dass unvorteilhafte Entscheidungen in Risikosituationen auf gestörte Prozesse im ventralen medialen präfrontalen Kortex zurückzuführen sind.

Fazit

Die empirischen Forschungsbefunde verdeutlichen, dass dem pathologischen Spielverhalten ähnliche neurobiologische Veränderungen zugrunde liegen wie stoffgebundenem Suchtverhalten (van Holst et al. 2010a; Fauth-Bühler et al. 2016). Rømer Thomsen et al. (2014) sehen in den Befunden eine Bestätigung der Anreiz-Sensivierungs-Hypothese, nach der die Spielteilnahme wie der Konsum von

Suchtmitteln zu langanhaltenden Änderungen in Schaltkreisen des Gehirns führt, die Verlangen signalisieren und eine Übersensibilisierung gegenüber Auslösereizen hervorrufen.

Die Aussagekraft der Ergebnisse ist allerdings begrenzt. Die meisten Studien basierten auf kleinen Stichproben pathologischer Spieler (N = 10–20), die sich fast ausschließlich aus Männern zusammensetzten, verbunden mit einer Einschränkung der Generalisierbarkeit. Teilweise erschweren Konfundierungseffekte komorbider Störungen die Einordnung der Befunde. So verdeutlichen die Befunde von Fauth-Bühler et al. (2014) und Zois et al. (2014, 2016) den Einfluss von komorbiden Depressionen und substanzbezogenen Störungen und damit die Notwendigkeit, Subgruppen zu betrachten. Eine Zuordnung der neuropsychologischen Verhaltensdaten zu einzelnen kognitiven Funktionen ist darüber hinaus häufig kaum möglich. Ebenso lassen sich komplexe kognitive und emotionale Funktionen nicht aus der Aktivität bestimmter Hirnareale ableiten. Die Areale sind an einer ganzen Reihe mentaler Zustände beteiligt. So sind die Aktivierungsdaten wenig präzise, d. h., sehr unterschiedliche Bedingungen führen zu ähnlichen Mustern und signalisieren letztlich nur Korrelationen mit psychischen Prozessen.

5.2 Psychoanalytische Konzepte

Psychoanalytische Erklärungsansätze verweisen auf **frühkindliche Störfaktoren der Entwicklung** und damit zusammenhängende unbewusste Motive der Spielsucht, wie der Sucht allgemein. Das Suchtmittel steht stellvertretend für die primären Objektbeziehungen, die als deprivierend erlebt wurden. Im Gegensatz zu den realen versagenden Bezugspersonen enttäuscht das Glücksspiel nicht. Es ist zuverlässig, geduldig und verfügbar (Bodmer 2013). Im Spiel wird das Gefühl uneingeschränkter Geborgenheit gesucht, das in der frühen Kindheit entbehrt werden musste.

Die meisten Autoren legen das von Freud (1917/1977) entwickelte Phasenmodell zugrunde und führen pathologisches Glücksspiel auf eine **gestörte Libidoentwicklung** zurück. Die psychodynamischen Deutungen gruppieren sich dabei um die Konstrukte des **Ödipuskomplexes** und des **Narzissmus**. Während in frühen Arbeiten ödipale oder anale Fixierungen beschrieben werden, finden sich in der neueren Literatur auch Hinweise auf präödipale oder multiple Konflikte. Die Unterschiedlichkeit psychodynamischer Erklärungen verweist auf die Komplexität des Untersuchungsgegenstandes sowie auf die verschiedenartigen Entstehungsbedingungen und Erscheinungsformen süchtigen Spielverhaltens. Da auch in neueren Studien deutlich wird, dass exzessive Spieler je nach individueller Konfliktproblematik orale, anale und ödipale Wünsche und Phantasien entwickeln, ist davon auszugehen, dass es sich bei Beschreibungen der Psychodynamik und -pathologie des Spielers um **idealtypische Konstruktionen** handelt (einen Literaturüberblick bieten Halliday u. Fuller 1974; Schütte 1985; Rosenthal 1987).

Die erste psychoanalytische Arbeit über pathologisches Glücksspiel wurde von Hattingberg (1914) vorgelegt, der anale bzw. anal-sadistische Persönlichkeitsstörungen bei Spielern konstatierte. Er sah das entscheidende Spielmotiv im Erleben einer »sexuell getönten Angstlust« (Spannungslust), die er als Kombination aus Urethral- und Analerotik beschrieb. Ähnlich Laforgue (1930): In der beim Spielen beobachtbaren zwanghaften Wiederholung einer angstbetonten Vorlust und im Erleiden einer das Schuldbewusstsein neutralisierenden Endlust zeige sich der eigentliche Zweck und Gewinn der Spielleidenschaft: die erotisierte Angstbildung (Simmel 1920).

5.2.1 Ödipuskomplex

Freud (1928) beschreibt in seinem Aufsatz »Dostojewski und die Vatertötung« die Spielsucht des Schriftstellers als Ausdruck eines ungelösten ödipalen Konfliktes, in dessen Folge die ambivalente Vater-Sohn-Beziehung mit gleichen Affekten zwischen den Instanzen Ich und Über-Ich reinszeniert wird (Rosenthal 1997; Walter 1997).

> **Infantiles inzestuöses Begehren gegenüber der Mutter sowie daraus resultierende Hass- und Todeswünsche gegen den Vater bleiben virulent und verursachen selbstzerstörerische Schuldgefühle, die als unbewusstes Strafbedürfnis das Spielen motivieren: Der Spieler spielt, um zu verlieren.**

Schuldgefühle werden in der »Schuldenlast« externalisiert und schaffen sich damit vorübergehende Erleichterung. Die Spielsucht mit ihren »erfolglosen

Abgewöhnungskämpfen und ihren Gelegenheiten zur **Selbstbestrafung**« stellt ein »Äquivalent des alten Onaniezwanges« dar. Rosenthal (2015) sieht aus psychoanalytischer Perspektive eine generell vorhandene unbewusste Motivation zur Selbstbestrafung als unbrauchbaren Erklärungsansatz an, verweist mit klinischen Fallbeispielen aber auf den Masochismus, der in einer kleinen signifikanten Subgruppe erkennbar ist. In diesem Kontext bezieht sich Masochismus auf die bewusste Suche nach Schmerz, Verlust, Leid und Demütigung, die mit Lustgefühlen verknüpft sein kann und ein Gefühl von Macht und Kontrolle hervorrufen kann. Verluste können demnach angenehmer als Gewinne oder offenkundig sexualisiert erlebt werden.

Stekel (1924) zog Parallelen zwischen Alkoholabhängigkeit und Spielsucht (Adler 1966; Adler u. Goleman 1968) und war der Ansicht, dass das Glücksspiel die Funktion eines Orakels habe: Der Spieler erhoffe sich über den Spielverlauf hinausgehende Prognosen über die Erfüllung resp. Versagung eigener Wünsche.

5.2.2 Infantile Allmachtsfiktion

Die differenzierteste psychoanalytische Theorie zur Psychodynamik des Glücksspiels stammt von Bergler (1936, 1943, 1958). In Erweiterung der oben ausgeführten Überlegungen sieht er in der **infantilen Allmachtsfiktion** das entscheidende Moment des Hasardierens, das exklusiv die Gelegenheit biete, »das Lustprinzip mit seiner Gedanken- und Wunschallmacht« nicht aufgeben zu müssen. Das Festhalten an infantilen Allmachtsfiktionen sei Ausdruck einer »posthume(n) Aggression gegen die maternale, resp. paternale Autorität, die dem Kind das Realitätsprinzip einbläute« (Bergler 1936, S. 440). Diese unbewusste Aggressivität bilde zusammen mit der Gedankenallmacht und dem Erleben der sozial zulässigen, verdrängten Exhibition beim Spiel eine **Lusttrias**. Demgegenüber stehe die **Straftrias** mit unbewusstem Verlustwunsch, unbewusstem homosexuellen Überwältigungswunsch, gekoppelt mit dem Drang nach sozialer Diffamierung. Es entstehe ein Circulus vitiosus: In jedem Spiel solle »Liebe mit einem unbewussten masochistischen Hintergedanken« erzwungen werden, weshalb der Spieler – dieser inneren Logik gehorchend – am Ende immer alles verliere.

Viele Autoren, wie Greenson (1947), Lindner (1950) und Galdstone (1951, 1960), versuchten, die Überlegungen Berglers zu modifizieren. Greenson (1947) bspw., der pathologisches Glücksspiel als Abwehr gegen drohende Depressionen auffasst, beobachtete bei seinen Patienten multiple Störungen in allen psychosexuellen Entwicklungsstufen, am häufigsten jedoch oral-rezeptive Fixierungen, die zu übermäßigen Omnipotenzwünschen führen. Der neurotische Spieler, der verliere, werde symbolisch auch von der nährenden Mutter verlassen. Verlieren sei also mehr mit Depressionen und weniger mit Schuld verbunden. In einer Fallstudie beschreibt Selzer (1992) die Psychodynamik der Omnipotenz im Rahmen pathologischen Glücksspiels und verweist auf die Funktion als Abwehrmechanismus. In der Konfrontation mit dieser Art der Abwehr und den Verleugnungstendenzen sehen Rosenthal u. Rugle (1994) erste psychodynamische Therapieschritte auf dem Weg in die Abstinenz.

5.2.3 Frühe Störungen

Nach Bolen u. Boyd (1968) aktiviert das Spiel durch seine indirekten Befriedigungsmöglichkeiten aggressiver und libidinöser Bedürfnisse **Schuldgefühle**, die durch die im Spiel garantierten **Selbstbestrafungsriten des Verlierens** neutralisiert werden. Indem das Glücksspiel Macht, Bedeutsamkeit und Kontrolle suggeriere, biete es dem Spieler Schutz vor Gefühlen von Minderwertigkeit, Nichtigkeit und innerer Leere. Auch Matussek (1953) sieht die Ursachen pathologischen Glücksspiels in einer **Störung der libidinösen Triebentwicklung** innerhalb der oralen Phase. Dem Spieler fehlten seit frühester Kindheit echte personale Beziehungen, weshalb er neurotische Allmachtsgefühle und starke Aggressionen gegen das elterliche Autoritätsprinzip ausgebildet habe. Seine wesentlichen Motive bestünden in dem Drang nach Besitz und Macht sowie der Flucht vor dem Alltag. Matussek (1953) betrachtet die beständigen Verluste von Spielern jedoch nicht als Folge eines unbewussten Strafbedürfnisses, sondern als »nicht erwünschte Konsequenz« des Spielens.

Bei Kind (1988) rückt die Rolle des präödipalen Vaters in den Vordergrund. Dessen mangelnde Verfügbarkeit vereitle die Versuche des Kindes, sich in der angstfreien Entfernung und Wiederannäherung an die Mutter zu erproben. Aufgrund dieser mangelhaften »frühen Triangulierung« komme es bei der späteren Organisation von Objektbeziehungen zu spezifischen Störungen: Annäherungen an das als »verschlingend« erlebte Objekt mobilisierten Verschmelzungsängste, weshalb das Subjekt sich wieder in einer »zentrifugalen Bewegung« entferne, wodurch gleichzeitig Angst erzeugt werde, das Objekt zu verlieren, sodass es zu »zentripedaler Bewegung« der Wiederannäherung komme. Pathologische Spieler haben nach Kind (1988) die symbiotische Stufe der Selbstorganisation nicht ausreichend überwunden und streben in der Folge nach kompensatorischem Ausgleich. Die Externalisierung dieser Dynamik werde von Spielautomaten in besonderer Weise begünstigt: Das dranghafte, durch Omnipotenzphantasien gestärkte Verlangen, durch stetige Risikosteigerung den Automaten zu überlisten, um am Ende immer wieder alles zu verlieren, sei Ausdruck der intrapsychischen Pendelbewegung zwischen zentrifugalen und zentripedalen Kräften.

5.2.4 Narzissmus

Narzisstische Persönlichkeitsstörungen pathologischer Spieler werden von fast allen psychoanalytischen Autoren angeführt, häufig jedoch nur in Form von Beschreibungen einzelner Symptome wie **Allmachtsfiktionen** oder **Omnipotenzwünschen** (Bergler 1936; Fenichel 1945; Livingston 1974). Umfassender definiert Simon (1980) pathologisches Glücksspiel als narzisstischen Restitutionsversuch: Der Spieler, der infolge frühkindlicher emotionaler Deprivation außerstande sei, Liebesbeziehungen einzugehen, spiele, um zumindest **ersatzweise anerkannt und geliebt** zu werden. Um die kränkende Realität ertragen zu können, klammere er sich an die **Illusion eines Idealzustands**, des Gewinnens. Durch das Glücksspiel, das die Reaktivierung von Allmachts- und Größenphantasien begünstige, könne diese »narzisstische Anwartschaft« aufrechterhalten werden – allerdings nur solange das Ziel unerreichbar bleibe.

Rosenthal (1986) konstatiert aufgrund klinischer Erfahrungen bei der Mehrheit pathologischer Spieler narzisstische Persönlichkeitsstörungen, die mit einem gestörten Selbstwertgefühl, Identitätskonflikten, Abgrenzungsproblemen und unangemessenen Anspruchshaltungen einhergehen. Das Glücksspiel gaukle eine Ersatzwelt vor, in der sich der Spieler bedeutend, respektiert, mächtig und omnipotent fühlen könne. Mit primitiven Abwehrmechanismen wie Abspaltungen, Projektionen, Idealisierungen, Abwertungen und Verleugnungen werde diese illusionäre Wirklichkeit aufrechterhalten und stabilisiert.

Schütte (1985), der mithilfe einer erweiterten Narzissmustheorie einen übergreifenden Erklärungsansatz für pathologisches Glücksspiel zu entwickeln versucht, bezieht sich auf ein tiefenpsychologisches Suchtverständnis, das die Ursachen von Sucht in einem narzisstischen Defizit begründet sieht: Menschen mit spannungsvollen »Broken-home-Situationen«, die in ihrer Kindheit nicht genügend Liebe und Sicherheit erfahren haben, sind demnach besonders suchtgefährdet. Sucht, auch pathologisches Glücksspiel, wird als Ausgleich für einen Defekt in der psychischen Struktur betrachtet und bekommt somit die Funktion eines narzisstischen Restitutionsversuches: »Das Glücksspiel ermöglicht die Befriedigung sämtlicher narzisstischer Defizite, d. h. es enthält Elemente der oralen, anal-sadistischen und auch der ödipalen Phase (...). Die Teilnahme am Glücksspiel versetzt den Spieler in jenes ›ozeanische Gefühl‹, welches er in seiner frühen Kindheit nie erfahren hat« (Schütte 1985, S. 114).

Nach Vent (1999) ist die schwere narzisstische Störung nur eines von mehreren, psychodynamisch begründbaren, wenngleich eher unscharf abgrenzbaren Krankheitsbildern bei Spielsüchtigen. Im Zentrum der Suchtentwicklung steht der (missglückte) Versuch einer Affektregulation.

5.2.5 Fazit

Wie schwierig es ist, dem komplexen Phänomen süchtigen Spielverhaltens wissenschaftlich gerecht zu werden, wird in dieser kurzen Skizzierung psychoanalytischer Literatur deutlich. Oft unter Rückgriff auf Romane und Erzählungen sind in den Anfängen der psychoanalytischen Auseinandersetzung mit dem Glücksspiel biographisch inspirierte Einzelfallstudien entstanden, an denen psychodynamische und pathologische Aspekte modellhaft analysiert wurden. Gleichwohl derartige Studien zu sinnvollen Erkenntnissen führen können, sind die Ergebnisse nicht ohne weiteres generalisierbar, ein Umstand, den Schütte (1985, S. 78) in der Sekundärliteratur zu wenig berücksichtigt sieht:

» Nicht selten findet man ausdrücklich als ›Annahmen bzw. Vermutungen‹ deklarierte Äußerungen einzelner Analytiker in späteren Schriften anderer Autoren als ›Theorien‹ wieder.

Zudem ist der Mangel an umfassenden Theorien, die die häufig nur »scheinbaren Diskrepanzen zwischen psychoanalytischen Deutungen« (Bolen u. Boyd 1968) integrieren könnten, zu beanstanden.

Augenfällig ist, dass auch die neuere psychoanalytische Theoriebildung eng mit dem von Freud entwickelten Denkmodell des Ödipuskomplexes verwoben ist. Gesellschaftliche Wandlungsprozesse und mit ihnen auch die Auflösung tradierter Geschlechterrollen lassen jedoch Zweifel an der Tauglichkeit dieses Modells und der darauf basierenden Erklärungen pathologischen Spielens aufkommen. Um allgemeingültige Aussagen treffen zu können, sind fraglos weitere umfangreiche psychoanalytische Studien erforderlich, die pathologisches Glücksspiel nicht lediglich als individuelles, sondern auch als gesellschaftliches Phänomen mit einer multifaktoriellen Genese begreifen. Erweiterte Narzissmustheorien bieten sich hier als Rahmen für einen übergreifenden Erklärungsansatz an.

5.3 Lerntheorien

> In lerntheoretischen Erklärungsmodellen wird exzessives (süchtiges) Glücksspiel als **erlerntes Verhalten** aufgefasst, das entsprechend den allgemein gültigen Lernprozessen wie normales Verhalten erworben, aufrechterhalten und modifiziert wird.

Neben den Prinzipien der klassischen und operanten Konditionierung berücksichtigen erweiterte Ansätze soziale, kognitive und affektive Aspekte der Lerngeschichte eines Individuums.

Die Gesetzmäßigkeiten des **Modelllernens** dienen der Erklärung der anfänglichen Teilnahme am Glücksspiel. Die Beobachtung positiver Folgen bei Eltern oder Freunden führt zu ersten eigenen Spielerfahrungen.

Im Alkohol- und Drogenbereich wird die Bedeutung sozialer Phänomene – wie die **Verfügbarkeit der Stoffe** – für den initialen Konsum betont (Revenstorf u. Metsch 1986). Der Suchtmittelgebrauch verschafft außerdem Zugang zu sozial attraktiven Gruppen **(sekundäre Verstärkung)**.

Glücksspiele sind legal und fast uneingeschränkt verfügbar – die Griffnähe ist besonders ausgeprägt. Um potenzielle Spieler in das Glücksspiel einzuführen bzw. einen »Response-priming-Effekt« (Knapp 1976) zu erzielen, verteilen Spielcasinos Gratis-Jetons und kostenlose Spielmarken für Automaten.

Pokeranbieter locken mit Demospielen und Pokerschulen zum Nulltarif. Besonders auffällige Licht- und Tonsignale bei größeren Gewinnen an Spielautomaten lenken die Aufmerksamkeit der im Umfeld befindlichen Spieler auf mögliche Erfolge **(stellvertretende Verstärkung)**. In den USA wurden Gewinner in den Spielcasinos sogar per Lautsprecher ausgerufen, um einen größeren Kreis der Besucher zu erreichen und zum Spielen zu animieren (Hess u. Diller 1969). Ähnliche Effekte erzielt die breite Berichterstattung über (wenige) Lottomillionäre in den Medien, während die (vielen) Verlierer kaum präsent sind.

Nach den Prinzipien der **operanten Konditionierung** erhöht sich die Auftrittswahrscheinlichkeit eines Verhaltens, wenn es zu positiven Konsequenzen (positive Verstärkung) und/oder zur Beseitigung negativer Situationen (negative Verstärkung) führt. Beim Glücksspiel fungiert der Geldgewinn als **klassischer (generalisierter) Verstärker**. Glücksspiele bilden zudem **Verstärkungspläne**, bei denen das Verhältnis zwischen verstärktem (Gewinn) und unverstärktem (Verlust) Spielverhalten variabel ist, die Verstärkungsmengen variieren und die Verstärkung (Ergebnisrückmeldung) sofort erfolgt, was sich als besonders wirkungsvoll im Hinblick auf die Verfestigung eines Verhaltens erwiesen hat (Skinner 1953; glücksspielspezifische experimentelle Befunde liefern Lewis u. Duncan 1956, 1957; Levitz 1971). Aktuelle Studien bestätigen den Einfluss potenzieller Verstärkung auf die Dauer des Spielverhaltens bzw. die Löschungsresistenz. Eine geringe Verstärkungsrate in Interaktion mit längeren Zeitintervallen zwischen den einzelnen Spielen führen zu einer längeren Teilnahme an einem simulierten Automatenspiel (James et al. 2016a, b). Häufigspieler lassen im Vergleich mit Gelegenheitsspielern eine erhöhte Beeinflussbarkeit durch partielle Verstärkungsmechanismen erkennen (Horsley et al. 2012), wobei offen bleibt, ob die ausgeprägte Sensitivität die Ursache oder den Effekt der hohen Spielintensität darstellt.

Das einzelne Spiel (an Spielautomaten oder beim Lotto) kostet nur einen geringen Einsatz und verspricht einen hohen Gewinn (Lotto), eine häufige Verstärkung (Spielautomaten) oder beides (Spielautomaten mit Jackpot-Anschluss). Ist der Spieler in das Glücksspiel eingeführt, können die Aufwendungen zur Erreichung der Verstärkung steigen; das Suchtverhalten wird aufrechterhalten (Petry u. Roll 2001).

Wirken zwangsläufig auftretende Verluste nicht im Sinne einer Bestrafung als gegenteiliges Regulativ? Das Spiel am Roulettetisch oder Spielautomaten besteht aus zahlreichen Einzelversuchen. Verluste erfolgen in jedem dieser Versuche zum einen nicht mit maximaler Stärke, zum anderen übersteigt die Häufigkeit selten 65 % (Frank 1979), sodass bspw. beim Farbenspiel des Roulette (rot oder schwarz) nur in etwas mehr als der Hälfte der Versuche (die Abweichung von 50 % ist durch die »farblose« Null bedingt) Verluste eintreten. Da kaum ein Spieler glaubt, dass jeder Einzelversuch unabhängig von dem anderen ist, bzw. viele Spieler annehmen, nach einer Serie von Verlusten müsse zwangsläufig ein Gewinn erfolgen (▶ Abschn. 5.4.2), werden Verluste zu einem Signal für das Erzielen eines Gewinns. Vor diesem Hintergrund können Verluste das Spielverhalten fördern. Der Wert geringer Verluste im Einzelspiel gerät schneller in Vergessenheit und bleibt bei zukünftigen Entscheidungen eher unberücksichtigt als der Wert höherer Gewinne (Petry u. Roll 2001). Zwischenzeitliche Gewinne zögern den Weg in die Verlustzone immer wieder hinaus, so dass der Verlust erst längere Zeit nach der Spielaufnahme eintritt, häufig in Form des Totalverlusts am Ende der Spielsession. Hohe Gewinne in der Anfangsphase einer Spielerkarriere, auf deren Bedeutung zahlreiche Autoren (Bolen u. Boyd 1968; Moran 1970a; Dickerson 1974; Knapp 1976; Custer u. Milt 1985) hinweisen, können zudem als Ersatz für eine kontinuierliche Verstärkung gewertet werden. Unerwartete Gewinne können anomale Erwartungen hervorrufen, die durch anschließende Verlustsequenzen nicht wieder verlernt werden (Redish et al. 2007). Darüber hinaus wird das Spielverhalten nicht nur durch monetäre Gewinne verstärkt, sondern auch durch Verstärker, die unabhängig vom Spielausgang auftreten wie Stimulation, Entspannung oder soziale Kontakte (McCown u. Chamberlain 2000). Die Aufhellung der emotionalen Befindlichkeit erfolgt bereits unmittelbar mit dem Einsatz (▶ Abschn. 4.4.1), während die negativen Konsequenzen des Spielerhaltens erst später realisiert werden. Die verhaltensfördernde Wirkung der sofortigen Belohnung ist nachweislich sehr viel stärker als die hemmende Wirkung der verzögert auftretenden Bestrafung (in Form von Verlusten).

In erweiterten lerntheoretischen Konzepten, wie der **sozial-kognitiven Lerntheorie**, werden neben den materiellen auch affektive und kognitive Verstärker sowie soziale Kontingenzen einbezogen.

> **Die spezifische Wirkung des Glücksspiels führt zu unmittelbaren Veränderungen im Erleben des Spielers.**

Glücksspiele können Stimulation vermitteln und Spannungen reduzieren. Euphoriegefühle und Machtphantasien, Erfolgserlebnisse (im Falle eines Gewinns) sowie lustbetonte Erregungs- und Entspannungszustände besitzen potente positive Verstärkerqualitäten. Die Minderung oder Vermeidung von Spannungen, depressiven Stimmungen, Unlust, Langeweile, Minderwertigkeitsgefühlen und entzugsähnlichen Symptomen wirken sich entlastend und damit ebenfalls belohnend aus (**negative Verstärkung**). Einstellungen und Erwartungen von Bezugspersonen und -gruppen, wie z. B. eine positive Bewertung des Glücksspiels, fördern das Spielverhalten des Einzelnen über Verstärkung durch soziale Zuwendung. Fast-Gewinne bilden einflussreiche kognitive Verstärker und führen ebenso zum Weiterspielen wie das besondere Ambiente des Spielcasinos mit seinen visuellen und auditiven Verstärkern.

Die aufgezeigten Verstärkungsvorgänge der operanten Konditionierung tragen entscheidend dazu bei, dass die Verhaltenssequenzen der Spielteilnahme wiederholt werden. Die Vermittlung von Verstärkung erfolgt nach neurobiologischen Befunden v. a. über das dopaminerge Belohnungssystem (▶ Abschn. 5.1.1): Die Spielteilnahme aktiviert neuronale Strukturen, die auch der positiven Verstärkung zugrunde liegen.

Ein operantes Konditionierungsmodell von Salomon (1980) stützt sich auf das physiologische Phänomen der **Homöostase**. Danach passt sich der Körper an bestimmte Reize an, um ein gleich bleibendes Niveau an Aktivierung aufrechtzuerhalten. Dieses konstante Niveau wird durch einen neurophysiologischen Prozess gesichert, in dessen Verlauf eine entgegengesetzte Reaktion den gleichgewichtsstörenden Reiz ausgleicht. Mit der Opponent-Prozess-Theorie postuliert Solomon (1980) ein generelles affektives Regulationsprinzip im Nervensystem, das die Entwicklung von Suchtverhalten – einschließlich der Spielsucht (Orford 1985, S. 203) – erklären kann. Er geht dabei von zwei Prozessen aus: zum einen die Wahrnehmung eines Stimulus, der das affektive Gleichgewicht stört (A-Prozess) und zum anderen den dadurch ausgelösten gegenläufigen Prozess (B-Prozess), der das Gleichgewicht wiederherzustellen versucht. Wenn bspw. eine angestrebte Stimulation oder Spannungsreduktion über die Spielteilnahme nicht mehr erreichbar ist, weil die finanziellen Mittel ausgegangen sind, löst diese primäre Gefühlsreaktion (A-Prozess) einen

Affekt gegenteiliger hedonistischer Qualität (B-Prozess) aus – es kommt zu dysphorischen Stimmungen und Anspannung. Nach wiederholter Stimulation des zentralen Nervensystems durch vergleichbare Reize erfolgt eine Verstärkung des gegenläufigen Prozesses, der in der Folge schneller ausgelöst wird. Ein wiederholt wahrgenommener Reiz bedingt somit Lerneffekte, wodurch letztlich Gleichgewichtsstörungen schneller abgeschwächt werden. Bei häufigerem Glücksspiel schwächt sich die primäre Gefühlsreaktion ab, der aversive gegenläufige Zustand wird stärker und kann durch Wiederherstellung des primären Zustandes beseitigt werden. Das Glücksspiel erwirbt neben der anfänglich positiven (Ablenkung von Alltagsproblemen, Entspannung) eine negative Verstärkerqualität (Erleichterung von entzugsähnlichen Erscheinungen). Der positive Verstärker verliert mit der Zeit an Wirkung, während die des negativen Verstärkers zunimmt und diese zum zentralen Motivator für die Wiederaufnahme des Suchtverhaltens wird. In Anlehnung an das Homöostase-Modell gehen Grüsser u. Thalemann (2006) davon aus, dass bei (Sollwert-)Abweichungen im körpereigenen biochemischen Gleichgewicht, die durch positive oder negative Stressoren bedingt sind, der Suchtkranke das Suchtverhalten als die entsprechende effektive Maßnahme einsetzt, um das Gleichgewicht wieder herzustellen.

Die wiederholte Verknüpfung von Glücksgefühlen etc. und Glücksspielen lässt nach den Prinzipien der **klassischen Konditionierung** erwarten, dass sich konditionierte Stimuli entwickeln, d. h., neutrale Reize werden wegen ihrer zeitlichen Kopplung mit dem Spielen selbst zu Auslösern des Spielverhaltens. Nicht nur Situationen, Personen und Handlungen, die eng mit dem Spielen verbunden sind, sondern auch vorangehende Gefühlszustände (wie unangenehme Empfindungen) und Kognitionen (Erwartungen, Glaubenssätze) werden so zu Hinweisreizen (diskriminativen Stimuli) für Glücksspiele (Brown 1987b, in Anlehnung an Wikler 1973):

Hinweisreize für Glücksspiele
- Die spezifische Atmosphäre in einer Spielbank (Ansagen der Croupiers, kreisende Kugel im Roulettekessel), auf einer Rennbahn (Bekanntgabe der Quoten per Lautsprecher, Vorführung der Rennpferde), in einem Wettbüro (Verfolgung des Sportereignisses am Bildschirm, Live-Kommentare der anwesenden Zocker) oder in einer Spielhalle (Licht- und Tonsignale der Automaten) signalisiert dem Spieler die Wahrscheinlichkeit einer Verstärkung nach dem Einsatz.
- Geld, mit dem wir tagtäglich in Berührung kommen, kann einen einflussreichen diskriminativen Reiz darstellen, da es an den Stimulationsprozess gekoppelt ist. Es wird vom Spieler zunehmend nur noch als Spielkapital betrachtet, obwohl die Finanzierung des Lebensunterhaltes oder die Schuldentilgung erste Priorität haben müsste.
- Persönliche Probleme, z. B. in der Partnerschaft, deren Ausblendung mithilfe des Glücksspiels gelingt, werden zu Hinweisreizen, indem durch Beendigung der unangenehmen Empfindungen eine negative Verstärkung erfolgt – mit entsprechenden Konsequenzen für das Verhalten.
- Entzugsähnliche Erscheinungen wie innere Unruhe und Reizbarkeit stellen weitere diskriminative Stimuli dar. Die verhaltenssteuernde Wirkung der Entzugssymptome einer körperlichen Abhängigkeit, die bei einigen stoffgebundenen Suchtformen wie der Alkohol- und Heroinabhängigkeit auftreten, mag ausgeprägter sein als die der psychischen Abstinenzerscheinungen beim Glücksspiel. Sie können jedoch – nach lerntheoretischer Betrachtung – ebenso das Verhalten in eine bestimmte Richtung (zum Glücksspiel) lenken, das wiederum durch die unmittelbare Beendigung der Symptome bekräftigt wird (Selbstmedikation).

- Den Einfluss von Erwartungseffekten auf die Suchtentwicklung bestätigen zahlreiche Untersuchungen im Alkoholbereich (Marlatt u. Rohsenow 1980). Auch für das Glücksspiel gilt: Die stimulierende Wirkung tritt bereits ein, wenn nur die Erwartung der Spielteilnahme besteht. Schon auf dem Weg ins Casino verspüren Spieler ein Hochgefühl, in der Erwartung, dass das Spielen zu den erwünschten Konsequenzen wie Erfolg oder Distanzierung von Problemen führt. Die Konzeption von vermeintlichen Erfolgssystemen für Roulette oder die Einholung von Informationen über die Form der Pferde/Fussballmanschaften wird von Gewinnerwartung und lustbetonten Gefühlen begleitet.
- Das Glücksspiel verspricht unmittelbare Belohnungseffekte, während die Nichtteilnahme (Abstinenz), um massiven Folgeschäden zu begegnen, erst in der Zukunft einen positiven Effekt signalisiert. Vor diesem Hintergrund verschieben sich Präferenzen zugunsten des Glücksspiels.
- Die Erwartungen an Glücksspiele sind besonders dann sehr hoch, wenn sich der Spieler über längere Zeit in einer dysphorischen Gemütsverfassung (z. B. Minderwertigkeitsgefühle) befindet und alternative Bewältigungsstrategien bzw. Verstärkerquellen nicht zur Verfügung stehen. Ein Verstärkerdefizit kann auf individueller Ebene in unzulänglicher subjektiver Kompetenz oder in mangelnden Ressourcen bestehen, mit Verstimmungen umzugehen (Revenstorf u. Metsch 1986), und auf sozialer Ebene auf einem fehlenden Angebot beruhen.

Grüsser u. Thalemann (2006) haben klassische und operante Konditionierungsmechanismen der Entstehung und Aufrechterhaltung von Suchtverhalten als integratives Modell dargestellt (◘ Abb. 5.2). Klassisch konditionierte internale und/oder externale Reize erzeugen eine erhöhte Erregung und lösen ein Verlangen nach dem Glücksspiel aus. Dabei sind die zur Verfügung stehenden Bewältigungsstrategien und die Kontrollfähigkeit von den individuellen psychischen Bedingungen (Impulsivität, gelernte Kompetenzen) abhängig. Die Spielteilnahme führt zu lustbetontem Erleben (positive Verstärkung) und der Minderung oder Vermeidung von Spannungen (negative Verstärkung). Intrapsychische (negatives Selbstbild), somatische (entzugsähnliche Erscheinungen) und psychosoziale (Verschuldung und Isolierung) Folgen lösen unangenehme Zustände und Konflikte aus, die zum Verlangen und zu erneuter Spielteilnahme führen. Die Spielteilnahme verstärkt ihrerseits die auslösenden Bedingungen. Die konditionierte fortschreitende Neuroadaptation hat u. a. eine zunehmende Sensitivierung des dopaminergen Belohnungssystems zur Folge und bildet die Grundlage des Verlangens nach dem Glücksspiel.

Neuere Erklärungsansätze verfolgen das Ziel, lerntheoretische und neurobiologische Befunde (▶ Abschn. 5.1) zu integrieren. So postulieren Robinson u. Berridge (2003, in Grüsser u. Thalemann 2006), dass nach mehrfachem Suchtmittelkonsum durch die Sensitivierung des dopaminergen Belohnungssystems suchtmittelassoziierte Reize einen erhöhten Anreiz erfahren. Dadurch wird ein konditionierter motivationaler Zustand ausgelöst, der unabhängig von der emotionalen Komponente der konditionierten Reaktion (euphorisches Gefühl) ein Verlangen nach dem Suchtmittel auslöst (zum konditionierten Alkoholverlangen unter Einbeziehung des Homöostase-Modells vgl. Beck u. Heinz 2010).

Die Verankerung der Reizpräsentation im mesolimbischen Dopaminsystem führt u. a. zur Bildung eines sog. impliziten Gedächtnisses (Grüsser u. Thalemann 2006). Es wird vermutet, dass die konditionierte Aufmerksamkeitszuwendung das neurobiologische Korrelat des **Suchtgedächtnisses** darstellt (▶ Abschn. 5.1.1). So werden die mit der Spielsucht assoziierten Lernprozesse nachhaltig gespeichert. Den Einfluss **impliziter Lernprozesse**, d. h. unbewusster, automatisierter Informationsverarbeitung und unwillkürlicher Reaktionstendenzen, auf das Suchtgeschehen bei Spielern thematisieren Zack u. Poulos (2006). Sie verweisen auf Befunde impliziter Paradigmen, mit denen die Aktivierung semantischer Netzwerke von Problemspielern erfasst wurde. Im Vergleich mit Kontrollpersonen sind Unterschiede erkennbar in

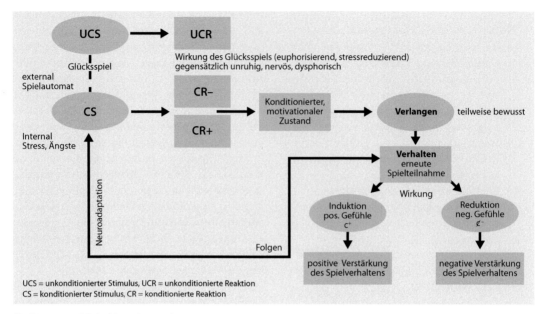

Abb. 5.2 Modell der klassischen und operanten Konditionierung bei der Entstehung und Aufrechterhaltung von Abhängigkeit. (Grüsser u. Thalemann 2006; mit freundlicher Genehmigung des Hogrefe Verlags)

der Farb-Wort-Interferenzneigung, bezogen auf Glücksspielbegriffe (Stroop-Test), in der Reaktionszeit auf Gewinn- vs. Verlustworte (gepaart mit Alkoholworten) und der Latenz im Lesen glücksspielbezogener Worte (unter Einfluss von Amphetaminen). Die Befunde belegen kognitive Verzerrungen bezüglich des Zielverstärkers Glücksspiel. Diese unbewussten assoziativen Verknüpfungen im Gedächtnis werden als Vermittler zukünftiger Spielteilnahme betrachtet.

In Anlehnung an die lerntheoretische Erklärung stoffgebundener Abhängigkeiten lässt sich die Entwicklung süchtigen Spielverhaltens zusammenfassend wie folgt darstellen:

Entwicklung süchtigen Spielverhaltens
- Glücksspielen ist eine unmittelbar belohnende Wirkung (Stimulation, Spannungsabbau) zu eigen, die die Wahrscheinlichkeit einer erneuten Spielteilnahme erhöht.
- Der Spieler nutzt das Glücksspiel in Zukunft nur dann häufiger, wenn ihm andere Verstärkerquellen mit vergleichbarer Wirkung nicht zur Verfügung stehen.
- Das lustvolle veränderte Erleben wird schließlich nicht nur vom Glücksspiel selbst, sondern auch von den damit verbundenen Reizen (Geld, innere Befindlichkeit) ausgelöst.
- Internale und externale Reize führen zu einem Verlangen nach dem Glücksspiel, das auf der zunehmenden Sensitivierung des Belohnungssystems basiert.
- Durch das Glücksspiel werden dysphorische Stimmungen (gegenläufige Gefühle, entzugsähnliche Erscheinungen, Schuldgefühle) verursacht, die aufgrund fehlender potenter Alternativen durch Weiterspielen behoben werden (Selbstmedikation).
- Als Folge gelernter kompensatorischer Reaktionen des Organismus muss die Spielintensität erhöht werden (Toleranzerwerb), um die gleiche hedonistische Wirkung zu erzielen, andernfalls verringert sich der Effekt. Zugleich setzt sich der Zyklus von Selbstmedikation und dysphorischen Stimmungen fort.
- Das Spielverhalten wird schließlich als automatisiertes Verhalten durch Reize ausgelöst.

5.4 Kognitionstheoretische Ansätze

Kognitionstheoretische Ansätze beziehen sich auf die Verarbeitung relevanter Informationen (bspw. die Theorie der kognitiven Dissonanz), die Interpretation und Bewertung des Glücksspiels, die Bedeutung von Gewinn und Verlust. Mangelt es an adäquaten Bewältigungsstrategien, an rationaler Analyse des Spielgeschehens, sind hohe Verluste vorprogrammiert.

Eine Reihe kognitiver Mechanismen, die sich durch eine verzerrte Wahrnehmung der Realität auszeichnen, sind auf die Fortführung des Glücksspiels (trotz steigender Verluste) und Intensivierung bis hin zum pathologischen Spielverhalten ausgerichtet: die Illusion der Kontrolle, unrealistische, nicht an tatsächlichen Wahrscheinlichkeiten orientierte Gewinnerwartungen, die wechselnde Zuweisung der Verantwortlichkeit bei Gewinn und Verlust sowie die Gefangennahme (Bindung) an die einmal gewählte Strategie (Wagenaar 1988; Griffiths 1994; Walker 1992a,b; Ladouceur u. Walker 1998; Toneatto 1999).

5.4.1 Theorie der kognitiven Dissonanz

Die Theorie der kognitiven Dissonanz von Festinger (1957) über die Verarbeitung relevanter Informationen nach einer Entscheidung lässt sich als übergeordnetes Modell heranziehen, das spezifische Aspekte der Beeinflussung des Spielverhaltens durch kognitive Prozesse erklärt. Nach der Theorie ist der Mensch bestrebt, auftretende Widersprüche zwischen vorhandenen Überzeugungen und gegenteiligen Informationen aufzulösen. So sind Spieler gezwungen, die Folgen ihres Verhaltens den vorhandenen Überzeugungen gegenüberzustellen, wobei die Tendenz besteht, Nichtübereinstimmungen zu vermeiden. Wenn ein Spieler bspw. verliert, sich aber nach normativen Erwartungen verhält und den Verlust mit demonstrativer Beherrschung wegsteckt, wird der finanzielle Verlust durch den wahrgenommenen Gewinn an Ansehen ausgeglichen. In ähnlicher Hinsicht kann die beim Spiel erlebte Erregung den Verlust kompensieren und dem Spieler das positive Erlebnis des Handelns vermitteln. Bestätigen die eingehenden Informationen das durch kognitive Regeln definierte Selbstverständnis des Spielers, erhöht sich die Wahrscheinlichkeit des Weiterspielens, da dieses Verhalten das Selbstbildnis verifiziert. Stehen die wahrgenommenen Folgen des Spiels im Widerspruch zu persönlichen Einstellungen, Überzeugungen und Moralvorstellungen und rufen dadurch ein kognitives Ungleichgewicht hervor, kann der Spieler die kognitive Dissonanz abbauen, indem er seine Einstellung verändert, das Spielverhalten modifiziert oder mit dem Glücksspiel aufhört (Abt et al. 1985). Somit hat der Spieler zumindest zwei Optionen, die Dissonanz vorübergehend aufzulösen und trotzdem weiterzuspielen. Kontrollversuche oder Abstinenzbestrebungen sind mit Ambivalenz und Unentschlossenheit, Niederlagen und Selbstkritik, Schuldgefühlen und Depressionen verbunden. Verheimlichungen und Lügen, Schuldzuweisungen an andere und sozialer Rückzug, illegale Handlungen und zunehmender Veränderungsdruck begleiten den Prozess auf der Einstellungsebene, konträr zu den eigenen Wertvorstellungen. Die Versuche der Dissonanzreduzierung verstärken die Bindung an das Glücksspiel. Aus den Konflikten entstehen neue Motivationen zur Spielteilnahme: die Abbildung der suchttypischen Eigendynamik bzw. des sekundären Suchtprozesses (Orford 2011, S. 87f).

5.4.2 Mechanismen der verzerrten Realitätswahrnehmung

Illusionäre Kontrollüberzeugungen

Obwohl Glücksspiele auf Zufallsereignissen basieren und sich der Kontrolle entziehen, schreiben Spieler mitunter der eigenen Person die Fähigkeit zu, das Spielergebnis beeinflussen oder systematisch vorhersagen zu können. Ausdruck einer verzerrten Wahrnehmung der Realität, die Langer (1975) als **Illusion der Kontrolle** bezeichnet, sind:
- die Auswertung von Roulette-Permanenzen und daraus abgeleitete Vorhersagen des nächsten Treffers im Kessel,
- die auf Einbeziehung der Licht- und Tonsignale ausgerichtete Spielstrategie an Automaten,
- das sanfte oder harte Würfeln für niedrige bzw. hohe Zahlen (Henslin 1967),

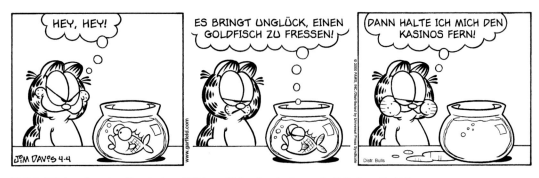

● Abb. 5.3 Appell an den Aberglauben. (Mit freundlicher Genehmigung der Bulls Press GmbH)

- höhere und risikoreichere Einsätze bei eigenem Würfeln (Strickland et al. 1966; Davies et al. 2000).

Wie experimentelle Untersuchungen und Feldstudien zeigen, lässt sich unter bestimmten Bedingungen die subjektive Überzeugung hervorrufen, durch eigene Fähigkeiten Glücksspiele bzw. Zufallssituationen zu kontrollieren (Langer 1975). Dazu gehören:
- die aktive Einbeziehung des Spielers in den Spielablauf (über Stopp-, Start- und Risikotasten an Spielautomaten),
- bestehende Auswahlmöglichkeiten (Auswahl des eigenen Lottereiloses oder potenziellen Gewinnfeldes an Spielautomaten),
- ein hoher Bekanntheitsgrad bzw. Vertrautheit (die favorisierte heimische Fußballmannschaft),
- Wettbewerbssituationen (in Pokerturnieren mit unsicheren vs. kompetenten Gegenspielern) sowie
- längere Zeitspannen, die für eine gedankliche Beschäftigung zur Verfügung stehen (»Berechnung« des nächsten Trefferfeldes beim Roulette).

Anfängliche Erfolge erhöhen im Gegensatz zu Misserfolgen ebenfalls die Wahrscheinlichkeit, dass sie persönlichen Fähigkeiten zugeschrieben werden (Langer u. Roth 1975; Frank u. Smith 1989).

Verstärkungsmechanismen verfestigen illusionäre Kontrollüberzeugungen und den unter Spielern weit verbreiteten Aberglauben (● Abb. 5.3; Windross 2003). Obwohl derartige Vorhersagen, Spielstrategien und Rituale keinen praktischen Wert haben, führt ihr zufälliger Erfolg – die Verstärkung nach einem variablen Quotenplan – zur fortwährenden Anwendung. Bleibt der Erfolg mittelfristig aus, werden sie modifiziert und können erneut – rein zufällig – zu Gewinnen führen.

Findet die Teilnahme am Spiel mehr oder weniger isoliert am heimischen Computer statt, sind kognitive Verzerrungen stärker ausgeprägt als bei der Teilnahme in Spielstätten, wo mehr Gelegenheiten zum persönlichen Erfahrungsaustausch gegeben sind, wie ein Vergleich von Online- und Offline-Pokerspielern zeigt (MacKay et al. 2014).

Unrealistische Gewinnerwartungen

> Auf einer fehlerhaften Interpretation von Zufallsereignissen beruht ebenso die verbreitete Annahme, zukünftige Spielergebnisse wären abhängig von den vorangegangenen Ereignissen, während sie in Wirklichkeit völlig unabhängig sind.

Die Spieler erwarten, dass sich Abweichungen vom Zufall in einer kurzen Sequenz selbst korrigieren (Tversky u. Kahnemann 1971). Auf diese Fehleinschätzung ist der klassische Trugschluss des Glücksspielers zurückzuführen, die Wahrscheinlichkeit des Gewinnens steige nach einer Reihe von Verlusten (Wagenaar 1988; Keren u. Lewis 1994; Sundali u. Croson 2006). Die Erwartung des unmittelbar bevorstehenden Ausgleichs führt zu steigenden Einsätzen und Verlusten. Die Auswertung von Gewinn- und Verlustsequenzen bei Sportwetten ergab, dass Spieler risikoreichere Wetten nach Verlusten wählten, die zu höheren Verlusten führten, während sie sich nach Gewinnen für sichere Wetten entschieden (Xu u. Harvey 2014). Nach Phillips u.

5.4 · Kognitionstheoretische Ansätze

Amrhein (1989) wird das Spielverhalten durch kurzzeitige »Gewinn- oder Verluststrähnen« beeinflusst und nicht durch die auf längere Spielsequenzen ausgerichteten tatsächlichen Wahrscheinlichkeiten, mit der Folge häufigerer Abweichungen von bestmöglichen Spielstrategien (Chau et al. 2000) und optimaler Geldverwaltung.

Nach Spielbeginn scheinen Spieler rationale Überzeugungen abzuschalten (Benhsain u. Ladouceur 2004) und irrationale Verhaltensweisen und Kognitionen, bspw. infolge der Betätigung einer Stopptaste (Ladouceur u. Sévigny 2005), zu entwickeln, die die Häufigkeit der Spielteilnahme fördern und nach dem Spiel mitunter wieder rationalen Charakter annehmen können (Sévigny u. Ladouceur 2003). Erinnerungen an die Unabhängigkeit der Ereignisse während des Spiels (Benhsain et al. 2004) oder entsprechende Wissensvermittlung (Ladouceur et al. 2002) reduzierten dagegen die Anzahl irrationaler Erwartungen, die Kontrollillusion und die Motivation zum Weiterspielen. Verlierer berichteten über eine signifikant größere Reduzierung vernunftswidriger und abergläubischer Gedanken und Erwartungen als Gewinner (Monaghan et al. 2009a). Anfängliche Gewinne führten im Vergleich mit Verlusten zu risikoreicheren Einsätzen, die mit positiven Affekten verknüpft waren (Cummins et al. 2009). Experimentelle Überprüfungen der Hypothese, dass ein großer Gewinn trügerische Gewinnerwartungen hervorruft und zur Fortsetzung des Spiels trotz hoher Verluste verleitet, konnten diese nicht verifizieren (Weatherly et al. 2004).

Die einseitige Beurteilung der Gewinnchancen wird außerdem durch die Neigung gefördert, die Wahrscheinlichkeit von Zufallsereignissen in Abhängigkeit von der Leichtigkeit zu beurteilen, mit der relevante Ereignisse aus der Erinnerung abrufbar sind (Tversky u. Kahnemann 1973). Glücksspielbetreiber nutzen diese Erkenntnis, indem sie Gewinner öffentlich präsentieren oder Spielautomaten mit Licht- und Tonsignalen ausstatten, die benachbarten Spielern Erfolge signalisieren. So lässt sich der Eindruck vermitteln, dass hohe Gewinne etwas Alltägliches darstellen, regelmäßig auftreten, leicht erreichbar und verfügbar sind, obwohl sie in Wirklichkeit ein seltenes Ereignis darstellen.

Nach experimentellen Untersuchungen von Gibson et al. (1997) fördert die selektive Berücksichtigung bestimmter Grundannahmen über den Spielausgang eine Überschätzung der Gewinnwahrscheinlichkeit und die Bereitschaft zum Glücksspiel. So werden die Chancen der heimischen Fußballmannschaft in einer Sportwette häufig überbewertet: Der Wunsch als »Vater des Gedankens« (Babad u. Katz 1991) und die Überzeugung zu gewinnen motivieren zum Einsatz.

Eine knapp verlorene Sportwette oder annähernd erreichte Gewinnkombination fördert das Weiterspielen durch eine optimistische Einschätzung zukünftiger Erfolge (▶ Abschn. 5.1.7; Reid 1986; Coté et al. 2003). Sind bspw. nur 5 von 6 notwendigen Gewinnsymbolen am Spielautomaten eingelaufen, ruft dies die Erwartung hervor, dass der Gewinn bald kommen muss, weil er ja schon fast erreicht worden ist. Fast-Gewinne sind deshalb im computergesteuerten Programmablauf von Spielautomaten oder bei Rubbellosen häufiger vertreten, als es nach dem Zufall zu erwarten wäre (Parke u. Griffiths 2004; Harrigan 2008). Derart programmierte Automaten fördern nicht nur die Spielfrequenz, sondern erhöhen gleichzeitig das Suchtpotenzial der Geräte (▶ Abschn. 4.1.2). Einen optimalen Effekt (im Sinne der Veranstalter) erzielt eine mittlere Frequenz (30 %, verglichen mit 15 % und 45 %) von Fast-Gewinnen (Kassinove u. Schare 2001). Das wahrgenommene persönliche Glück und die Einsätze in den darauffolgenden Spielen scheinen dagegen nach dem Fast-Verlust des gesamten Spielkapitals ausgeprägter bzw. höher zu sein als nach einem Fast-Gewinn (Wohl u. Enzle 2003). Im Vergleich mit Verlusten reduzierten Fast-Gewinne das Glücksgefühl, während es durch Fast-Verluste erhöht wurde (Wu et al. 2015). Der Befund ist konsistent mit der Wirkung wahrgenommener Fakten, die der Wirklichkeit nicht entsprechen, in Richtung unterschiedlicher Gefühlszustände. Einen direkten Effekt von Fast-Gewinnen auf das Spielverhalten bei Lotterien (Häufigkeit der Spielteilnahme, Höhe der Einsätze) und Rubbellosen (Verlangen, Kauf weiterer Lose) haben Ariyabuddhiphongs u. Phengphol (2008) bzw. Stange et al. (2016b) nachgewiesen. Ein Modell, in dem Fast-Gewinne als Mediator von Fehlinterpretationen von Zufallsereignissen und der Bindung an das Spiel fungieren, fand gleichfalls Bestätigung. Da den Designern des Automatenspiels weiterhin bekannt ist, dass eine möglichst frühe, häufige und verlängerte Gewinnerwartung die Spielintensität erhöht (Strickland u. Grote 1967), werden auf den zuerst einlaufenden Walzen der Automaten mehr Gewinnsymbole dargeboten. Auf den anschließend stoppenden Walzen wird deren Anzahl dann in abgestufter Form reduziert.

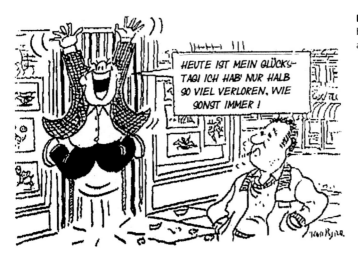

◘ Abb. 5.4 Verarbeitungsstrategie bei Verlusten. (UK Forum on Young People and Gambling, London)

Analysen der Äußerungen von Automaten- und Roulettespielern während des Glücksspiels belegen (Gaboury u. Ladouceur 1987, 1989; Ladouceur et al. 1988), dass es sich überwiegend um irrationale Erwartungen handelt (Toneatto et al. 1997), die positiv mit höheren Einsätzen korrelieren (Delfabbro u. Winefield 2000). Mit zunehmender Erregung steigt die Anzahl derartiger Aussagen. Regelmäßige Spieler äußern darüber hinaus mehr irrationale Erwartungen als Gelegenheitsspieler (Coulombe et al. 1992); Mitspieler lassen sich durch solche Verbalisierungen gleichfalls zu höheren finanziellen Risiken verleiten (Caron u. Ladouceur 2003). Problematische Spieler äußern eher glücksspielbezogene Erwartungen, sind von deren Wahrheitsgehalt überzeugter (Ladouceur 2004) und haben stärkere Kontrollillusionen (Moore u. Ohtsuka 1999; Källmén et al. 2008). Ein höheres Ausmaß an kognitiven Fehlschlüssen haben Myrseth et al. (2010) bei pathologischen Spielern ermittelt. Präferenzen für Glücksspiele mit Geschicklichkeitsanteil waren mit ausgeprägten Kontrollillusionen verbunden. Pathologische Spieler zeigen zudem ein vergleichsweise stärker ausgeprägtes Vertrauen in ihre Wettentscheidungen, das zu weniger günstigen Wetten führte (Goodie 2005). Problemspieler aus Behandlungseinrichtungen bestätigen mehr Aspekte des Aberglaubens, der mit der Spielintensität in wechselseitiger Beziehung steht, sowie irrationaler Überzeugungen als Kontrollgruppen (Joukhador et al. 2003, 2004).

Unterschiede in der Attribution von Gewinn und Verlust

Während die »Zocker« erfolgreiches Spielen auf eigene Fähigkeiten zurückführen (»Ich habe es gewusst, die 31 war überfällig, sie musste kommen«), dienen externale Faktoren (»Pechsträhne«) der Erklärung von Verlusten.

> Gewinne werden als selbstverständlich betrachtet, überbewertet und in ihrer Höhe übertrieben dargestellt (Carroll u. Huxley 1994).

Verluste werden dagegen ausgiebig diskutiert, auf korrigierbare Irrtümer zurückgeführt und damit bagatellisiert. Wie Gilovich (1983) sowie Gilovich u. Douglas (1986) in einer Reihe experimenteller Untersuchungen zeigen konnten, erinnerten sich Spieler noch nach Wochen an Details ihrer Verluste, nicht aber ihrer Gewinne. Dieses Ergebnis deutet an, dass sie mehr Zeit und Energie darauf verwendet haben, die Verluste in einer für sie akzeptablen Form zu verarbeiten. Die wechselnde Zuweisung der Verantwortlichkeit erlaubt es, den Glauben aufrechtzuerhalten, Zufallsereignisse vorhersagen oder Spielautomaten besiegen zu können.

> Gerade im Umgang mit Verlusten entwickeln Spieler spezifische Copingstrategien, die nur ein Ziel verfolgen: die Rechtfertigung der weiteren Teilnahme am Glücksspiel – trotz der Verluste (◘ Abb. 5.4).

5.4 · Kognitionstheoretische Ansätze

Die Transformation von Verlusten in Fast-Gewinne, die Schuldzuweisung an andere Spieler (bspw. bei Nichteinhaltung der Basisstrategie beim Black Jack) oder die Vorhersage zwangsläufiger Gewinne nach einer Verlustserie sind typische Copingstrategien. Die beste Strategie, Verlustsituationen auszublenden, besteht nach Gilovich (1983) darin, Gewinnsituationen hervorzuheben, in denen der Spieler im »Plus« war und nach eigener Ansicht nur hätte aufhören müssen.

Teilweise liefern Spieler bereits vor einem Einsatz Begründungen für einen möglicherweise erfolglosen Ausgang des Spiels (Rosecrance 1988). Die vorausschauende verstandesmäßige Einschätzung, dass ein Verlust zu erwarten ist, vermittelt (verstärkt) – ebenso wie die anderen Erklärungsmuster – die Überzeugung, das Spiel unter Kontrolle zu haben. Sie helfen dem Spieler, die gefährdete glücksspielbezogene Identität zu bewahren, und verhindern eine realistische Einschätzung der Gewinnwahrscheinlichkeiten. Vermeintliche Geschicklichkeit und Optimismus interagieren (Dickerson, 1984), nähren die Hoffnung auf den großen Gewinn, mit dem sich bspw. Roulettespieler aller Probleme entledigen wollen.

Vermutlich ist diese Identität bei Spielern von Glücksspielen, bei denen die Einbeziehung relevanter Informationen einen tatsächlichen Einfluss auf das Spielergebnis haben kann, wie bei Poker, Pferderennen, Sportwetten und Börsenspekulationen, noch stärker ausgeprägt. Die richtige Vorhersage aufgrund intensiver Recherchen über Gewinnwahrscheinlichkeiten von Kartenkonstellationen, die Form der Pferde, die Chancen des favorisierten Teams oder die Entwicklung der Aktienkurse dürfte besonders hoch eingeschätzt werden (◘ Abb. 5.5).

Rosecrance (1988, S. 128) postuliert sogar, dass gerade bei Pferdewetten »**bad beats**« (**Schicksalsschläge**), wie die nachträgliche Disqualifizierung eines erstplatzierten Pferdes, auf das gesetzt worden war, oder das Abfangen eines mit großem Vorsprung führenden Pferdes kurz vor der Ziellinie, Ursachen für problematisches Spielverhalten darstellen können, da derartige unwahrscheinliche Situationen zu einem labilen Zustand der Desorientierung führen und angemessene Copingstrategien fehlen, mit der Folge wachsender Verluste.

Das Erleben von »bad beats« ist ebenso Bestandteil des Pokerspiels, wenn bspw. mit der letzten

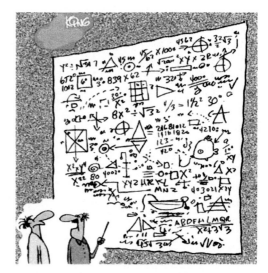

„DAS IST DIE THEORIE EINER ERFOLGSSTRATEGIE FÜR WETTEN AUF FUSSBALLSPIELE – ALLERDINGS UNTER DER VORAUSSETZUNG, DASS ES WÄHREND DES SPIELS NICHT REGNET."

◘ **Abb. 5.5** Eigentlich ist alles ganz einfach. (Mit freundlicher Genehmigung von Jerry King Cartoons Inc.)

aufgedeckten Karte eine höchst unwahrscheinliche Verlustsituation und ein bedeutsamer Geldverlust zu verarbeiten sind. Als Reaktion auf damit verbundene negative Emotionen, wie Enttäuschung, Wut oder Frustration, kann die Kontrolle über das Spielverhalten verloren gehen, in der Poker-Community als **Tilt-Phänomen** bezeichnet (Browne 1989; Palomäki et al. 2016; Barrault et al. 2016).

Bindung an die einmal gewählte Strategie

Die Selbstwahrnehmung, über besondere Fähigkeiten und Einblicke zu verfügen, die notwendig erscheinen, um die Gewinnchancen optimal zu nutzen, ist mit der Annahme verbunden, dass Beharrlichkeit letztlich zum Erfolg führen wird. Nach Verlusten kommt zusätzlich die menschliche Neigung zum Tragen, diese durch riskanteres Verhalten wieder wett zu machen (Kahneman u. Tversky 1979). Lesieur (1977) beschreibt die Entscheidung, den Verlusten hinterherzujagen (Chase-Philosophie), als logische Konsequenz des Glaubenssystems pathologischer Spieler: Solange sie spielen, haben sie eine Chance, die Verluste auszugleichen. Ist die lustvolle

Erregung und der Geldgewinn primäres Ziel der Spielteilnahme, ist die Jagd nach einem Verlustausgleich wahrscheinlicher, verbunden mit ausgeprägteren kognitiven Verzerrungen, längeren Spielzeiten und höheren Ausgaben (Gainsbury et al. 2014b).

Wenn ein Spieler sich dazu entschließt, durch Weiterspielen aus der Verlustzone herauszukommen, ist er schnell in einem »Teufelskreis« gefangen. Aufgrund des bereits eingebrachten persönlichen Einsatzes (nicht nur finanzieller Art) eskaliert die Bindung an die einmal gewählte Strategie, obwohl sie bereits gescheitert ist (Walker 1992a). Bei Nichtteilnahme fürchten die Spieler, dass gerade dann die favorisierten Zahlen beim Roulette oder Lotto fallen (Wolfson u. Briggs 2002) oder die Gewinnkombination an Spielautomaten einläuft.

Schließlich erweist sich der irrationale Glaube an das persönliche Glück als hilfreich, die Fortführung des Glücksspiels zu rechtfertigen. Zwischenzeitliche Gewinne lassen sich dahingehend interpretieren, mehr Glück zu haben als andere.

Emotionale Entscheidungen

Die aufgezeigten kognitiven Prozesse liefern Erklärungsansätze für die geringe Wirkung von Verlusten und das irrationale Verhalten von Spielern.

> Die Verarbeitung von Informationen ist allerdings nicht isoliert zu betrachten, sondern im Kontext situativer, affektiver und individueller Bedingungen (Corney u. Cummings 1985).

So wird bspw. die affektive Komponente der verzerrten Realitätswahrnehmung als überaus stimulierend und lustvoll erlebt, gleichzeitig engt die adrenerge Erregung das Blickfeld und die Aufmerksamkeit ein, fördert konfuses und irrationales Denken sowie leichtsinniges Verhalten.

Experimentelle Untersuchungen zeigen, dass Menschen in einer aufgehellten, gelockerten Stimmungslage risikobereiter und optimistischer in der Beurteilung ihrer Chancen sind. In einem gleichzeitig erhöhten Erregungszustand findet eine weniger kritische Informationsverarbeitung statt und misslingt die Suche nach Alternativen. Die Antizipation von Emotionen führt in Spielsituationen zur Auswahl der Optionen, die das größte Vergnügen versprechen. Überraschende Gewinne bereiten zudem mehr Vergnügen als erwartete Gewinne (Überblick in Mellers et al. 1999). Werden in der Planungsphase der Spielteilnahme die negativen Emotionen unterschätzt, die in der Spielphase nach Verlusten auftreten, sind entgegen der ursprünglichen Planung höhere Einsätze die Folge (Andrade u. Lyer 2009). Die unangenehmen Gefühle beeinflussen in dieser Situation die Entscheidungen. In der »Hitze des Gefechtes« sind weitere Verluste vorprogrammiert, die Jagd nach dem Verlustausgleich beginnt.

Delfabbro et al. (2009) erklären die irrationalen Erwartungen von pathologischen Spielern mit »heißen« mentalen Prozessen, die in emotional ansprechenden Situationen auftreten, wie die Spielteilnahme, das Erleben von Verlangen und die Planung der nächsten Teilnahme. In neutralen spielunabhängigen Situationen oder im Behandlungssetting sind die Gedanken dagegen rationaler, am vorhandenen Wissen um die Gewinnwahrscheinlichkeiten orientiert (»kalte« Kognitionen).

Eine durch Alkohol veränderte Stimmungslage reduziert die Fähigkeit der Selbstkontrolle bei der Aufnahme des Spielverhaltens (Baron u. Dickerson 1999) und der Fortsetzung des Glücksspiels. Nach dem Konsum von Alkohol spielten regelmäßige Spieler länger an Automaten und mit einer höheren Quote an Totalverlusten als eine Gruppe von Spielern, die nur ein Placebo erhalten hatten (Kyngdon u. Dickerson 1999). Cronce u. Corbin (2010) konnten Alkoholeffekte auf die Spieldauer nicht bestätigen, jedoch höhere durchschnittliche Einsätze und schnellere Totalverluste. Bei pathologischen Spielern führte Alkoholkonsum zu risikoreicherem Spielverhalten (Ellery et al. 2005; Ellery u. Stewart 2014), nicht jedoch zu einer Beeinflussung irrationaler Überzeugungen (Ellery u. Stewart 2014).

Soziale Effekte auf das Spielverhalten konnten Rockloff et al. (2011) nachweisen. Die Darbietung von visuellen und auditiven Informationen über erfolgreiche Mitspieler führte zu einer Intensivierung des Spielverhaltens (mehr Spiele und höhere Einsätze; Rockloff u. Dyer 2007a). Der Einfluss von Zuschauern (simuliert über eine Videokonferenzschaltung) war allerdings in den Folgestudien mit divergierenden, teilweise nicht hypothesenkonformen (spielfördernden) Befunden verbunden, die sich auf die Anzahl der Spiele, den Einsatz, die höhere Spielfrequenz und die Spielergebnisse beziehen (Rockloff u. Greer 2010; Rockloff et al. 2010).

Lindberg et al. (2010) verweisen auf die Grenzen rein inhaltlich basierter Ansätze und betonen den **Einfluss von Metakognitionen**. Mit dem Begriff sind das Wissen und die Kontrolle über das eigene kognitive System gemeint. Die Autoren konnten positive Korrelationen zwischen Metakognitionen und dem Spielverhalten sowie glücksspielbezogenen Folgen an einer Stichprobe von Problemspielern nachweisen. Die negative Auseinandersetzung mit Gedanken zur Unkontrollierbarkeit und zu Gefahren (»Wenn ich mit dem Spielen anfange, bin ich besorgt, dass ich nicht aufhören kann«) sowie die feste Meinung zur Notwendigkeit der Gedankenkontrolle erwiesen sich als Prädiktoren des Spielverhaltens, unabhängig von Ängsten und Depressionen.

Fazit
Eine Metaanalyse der vorliegenden Befunde (Fortune u. Goodie 2012; Goodie u. Fortune 2013) kommt zu dem Ergebnis, dass kognitive Verzerrungen, wie illusionäre Kontrollüberzeugungen und fehlerhafte Interpretation von Zufallsereignissen, einen stabilen Einfluss auf die Entwicklung und Aufrechterhaltung glücksspielbezogener Störungen haben. Auch in der Zwillingsstudie von Xian et al. (2008) wird der positive Zusammenhang zwischen kognitiven Störungsmustern (Aberglaube, Kontrollillusion etc.) und der Symptomatik pathologischen Glücksspiels noch einmal deutlich. Die signifikante Verknüpfung bleibt unter Kontrolle von Drittvariablen, wie andere psychische Störungen, genetische und Umwelteinflüsse, bestehen. Jacobsen et al. (2007) vertreten die Auffassung, dass kognitive Faktoren für die Entwicklung des Suchtverhaltens bedeutsam sind, in der Phase der Gewohnheit oder Regulierung durch autonome Prozesse jedoch eine geringere Rolle spielen. In Einklang damit stehen differenzierte Befunde einer aktuellen Längsschnittstudie aus Kanada (Leonard u. Williams 2016). Der ursächliche Einfluss wird bestätigt, das Ausmaß ist aber deutlich geringer als bisher angenommen. Als Erklärung verweisen die Autoren auf die primäre Motivation zur Spielteilnahme der meisten Problem- und Gelegenheitsspieler. Anregung und Vergnügen stehen an erster Stelle (sowie Entspannung und Fluchtverhalten für eine signifikante Minderheit, nicht jedoch der trügerische Glaube, auf Dauer Geld gewinnen zu können. Als besserer Prädiktor für Spielprobleme hat sich die emotional ausgerichtete Motivation auch in der Studie von Flack u. Morris (2015) erwiesen. Unter den vielfältigen biopsychosozialen Variablen, die in Längsschnittstudien als Risiko- und Schutzfaktoren ermittelt wurden, stellen Trugschlüsse zudem nur eine dieser Variablen dar.

5.5 Soziologische und sozialpsychologische Ansätze

Das soziale Umfeld, der Kontext und die Rahmenbedingungen verschiedener Spielformen und deren Einfluss auf Verhaltensmuster von Glücksspielern stehen im Vordergrund soziologischer Betrachtungsweisen. Der Gegenstandsbereich umfasst alle Spielertypen (nicht nur pathologische Spieler). Pathologisches Glücksspiel stellt vor diesem Hintergrund eher den **Endpunkt eines Kontinuums** – als einen Zustand – dar, das den Gelegenheitsspieler an dem einen Ende und den Spieler mit Selbstmordgedanken an dem anderen Ende einschließt (Rosecrance 1988; Lesieur 1989).

Während sich makrosoziologische Ansätze mit der sozialen Struktur und den Funktionen des Glücksspiels in der Gesellschaft auseinandersetzen, thematisieren mikrosoziologische Ansätze die Interaktionen zwischen dem Individuum und dem sozialen Leben.

Die Theorie des strukturellen Funktionalismus basiert auf der Annahme, dass sich eine Gesellschaft aus Komponenten mit unterschiedlichen Funktionen zusammensetzt. Wenn wesentliche dieser Bestandteile miteinander in Konflikt geraten, schafft die Gesellschaft Mechanismen zur Konfliktbearbeitung und Integration des Gesamtsystems. Die Gesellschaft verkörpert einen großen, sich selbst regulierenden Organismus, der im Laufe der Zeit das Gleichgewicht aufrechterhält (Binde 2009). Das Glücksspiel übernimmt die Funktion der Spannungsreduktion. Durch Aufrechterhaltung der Hoffnungen auf ein besseres Leben können soziale Frustrationen in bestimmten Bevölkerungsschichten abgebaut und Konflikte vermieden werden (Tec 1964; Devereux 1968). Gesellschaftliche Normen und Werte als eigentliche Ursache der Frustrationen bleiben so unangetastet. Das Angebot von Glücksspielen ist damit auf eine Systemstabilisierung ausgerichtet.

In weniger fundamentalen soziologischen Ansätzen ist der Spannungs- und Frustrationsabbau Ausdruck der Position des Individuums in der Gesellschaft (Bloch 1951; Smith u. Abt 1984). Derartige Motive der Spielteilnahme erscheinen plausibel, die variierende Intensität des Glücksspiels lässt sich durch die Stärke der erlebten Frustrationen erklären. Die unzureichende gesellschaftliche Integration und Entfremdung liefert weitere Motive wie Einsamkeit und Langeweile. Hier kann das Glücksspiel als Freizeit- und Unterhaltungsangebot fungieren.

In der Analyse des Nachfrageverhaltens auf dem deutschen Lottomarkt benennen Beckert u. Lutter (2007) neben dem Abbau von Spannungszuständen, der bei bis zu 40 % der Lotteriespieler die Spielbeteiligung erklärt, v. a. die Einbindung in soziale Netzwerke (Spielgemeinschaften, enge Bekanntschaften zu Lotteriespielern), die bei etwa einem Drittel der Spieler entsprechende Erklärungen liefert. Rationale Investitionsgedanken motivieren 8 % bzw. 9 %, wobei die geringe Wahrscheinlichkeit des Lotteriegewinns keine Rolle spielt. Weiteres Erklärungspotenzial sehen die Autoren in der Erweckung von Phantasiewelten eigenen Wohlstands und der damit verbundenen sozialen Anerkennung.

Nicht zuletzt ist das Glücksspiel für private Unternehmen ein profitables Geschäftsmodell und für den Staat eine lukrative Einnahmequelle. Im Zuge des Pokerbooms gewinnt das Motiv, das Glücksspiel beruflich zu betreiben, auch auf Spielerebene zunehmend an Bedeutung. Als professioneller Spieler den Lebensunterhalt zu verdienen, gilt gerade unter Jugendlichen als erstrebenswerte Lebensperspektive.

Da untere soziale Schichten anteilig mehr Geld für Glücksspiele ausgeben und mehr Problemspieler aufweisen als die wohlhabende Bevölkerung, dienen Glücksspiele nach Volberg u. Wray (2007) dem **Vermögenstransfer von arm nach reich** und sind **Ausdruck sozialer Beherrschung**. Reith (2007) betrachtet den Problemspieler dagegen als eine einzigartige Kulturgestalt, die von der spätmodernen **Konsumgesellschaft** kreiert wurde und sie gleichzeitig repräsentiert.

Spielbanken, Wettbüros und Pferderennbahnen bieten zudem eine **Bühne** für vielfältige **Selbstdarstellungen**. So ermöglichen Glücksspiele, persönliche Macht auszuüben bzw. darzustellen, sich stärker zu fühlen. Alles, was Machtstreben Bedeutung verleiht, fördert daher nach McClelland et al. (1972) auch die Spielteilnahme – ebenso wie den Alkoholkonsum, die Anhäufung von Prestigegütern und aggressive Impulse als weitere Varianten des Auslebens von Macht. Der Wunsch nach **Männlichkeit** (»Machismo«) wird in dem Zusammenhang besonders hervorgehoben (Livingston 1974; Thompson 1991). Das Image von Glücksspielern, bspw. als risikobereite und sorglose »Zocker«, die sich häufig in einer stimulierenden Umgebung aufhalten, mag für manche Menschen erstrebenswert scheinen. Die gewünschte Identität dürfte besonders dann verstärkt über das Glücksspiel präsentiert werden, wenn alternative – weniger schädliche – Möglichkeiten der Selbstdarstellung nicht verfügbar sind (Holtgraves 1988). In der Identitätsarbeit, die auf Selbstvergewisserung und Anerkennung ausgerichtet ist, sehen Reichertz et al. (2010, S. 214) ein charakteristisches Motiv von Automatenspielern in deutschen Spielhallen. Mit Herausforderung und Bewährung ließe sich die Kultur in diesen Einrichtungen wesentlich angemessener beschreiben als mit dem Spiel um Geld und Spielsucht.

Hat der Spieler erst das Glücksspielambiente kennengelernt, entwickeln sich in der Szene soziale Beziehungen, die infolge der Isolationstendenzen nach außen einen immer größeren Stellenwert einnehmen (Rosecrance 1986; Ocean u. Smith 1993). In der Subkultur gelten spezifische Werte, Überzeugungen und informelle Normen. Es ist eine eigene Welt, in der soziale Unterschiede, ethnische Zugehörigkeit oder körperliche Behinderungen keine Rolle spielen und diverse soziale Belohnungen warten. Das System zu besiegen und untereinander zu kooperieren, sind die zentralen Werte unter den Zockern. Sie betrachten sich als elitäre Gruppe, die gegen die Glücksspielanbieter antritt. Zwar herrscht in der sozialen Welt der Spieler in der Regel eine **distanzierte Unverbindlichkeit**, und es werden nur oberflächliche Kontakte gepflegt. Die Stigmatisierung als »Zocker« und sich verschärfende Konflikte im sozialen Umfeld rücken jedoch derartige Beziehungen in den Vordergrund, bis das Spielermilieu das einzige Bezugsfeld bildet. Hier fühlt sich der Spieler vertraut und sicher.

> Die Zugehörigkeit zur Subkultur verpflichtet zur Fortführung des Glücksspiels, Abstinenz und Bindung an die Szene schließen sich aus (ein Aspekt des eigendynamischen Verlaufs).

Eine längerfristige Teilnahme setzt allerdings ausreichende finanzielle Mittel voraus. Erst eine finanzielle Krise aufgrund mangelnder Ressourcen und »paradoxen« Weiterspielens zur Überwindung derselben führt nach Oldman (1978) dazu, dass Spieler therapeutische Hilfe suchen und das Label »zwanghaft« bzw. »süchtig« akzeptieren. Folglich sei dies nicht das Ergebnis von Persönlichkeitsdefiziten, sondern eines gestörten Verhältnisses zwischen Spielstrategie und Geldverwaltung.

Eine fehlgeschlagene Strategie in dem Sinne, dass pathologische Spieler ihren Verlusten hinterherjagen, hebt auch Lesieur (1977, 1979) hervor. Er beschreibt die »Spielerkarriere« als ein **selbstorganisiertes System**, das den Spieler über eine immer enger werdende **Spirale von Optionen und Verpflichtungen** in den Ruin treibt. Nach anfänglichen Gewinnen und eintretenden Verlusten ist die Aufholjagd, Verluste durch höhere Einsätze wieder auszugleichen (als vermeintliches Erfolgsrezept anderer Spieler) für die weitere Entwicklung von entscheidender Bedeutung. Sie wird zur treibenden Kraft, bis schließlich die vorhandenen finanziellen Ressourcen verbraucht sind. Die Eigendynamik wird verstärkt durch »side bets«, die der Spieler in relevanten Lebens- und Tätigkeitsbereichen eingeht, wie Kreditaufnahme, Verspielen familiären Eigentums, berufliche Verfehlungen, Abhängigkeit vom Buchmacher, Statuskonflikte gegenüber befreundeten Spielern und illegale Handlungen. Sie lassen sich – in den Augen des Spielers – nur durch eine Fortführung des Glücksspiels begleichen. Jede neue Option, die zur Finanzierung genutzt wird, ist mit neuen Verpflichtungen verbunden. Den ständig wachsenden Verpflichtungen stehen jedoch immer weniger Möglichkeiten gegenüber, die Probleme zu bewältigen. Veränderungen des Wertesystems und Selbstbildes des Spielers (▶ Abschn. 6.4) begleiten diesen Prozess.

Als Produkt von **Etikettierungsprozessen** diskutiert Schmid (1994, S. 222) die Entwicklung einer Spielerkarriere. Der Labeling-Ansatz geht davon aus, dass eine Person, deren Verhaltensweise als abweichend bezeichnet wurde, sich auch zukünftig abweichend verhalten wird. Das verstärkte Spielen nach einer Etikettierung durch informelle Instanzen der sozialen Kontrolle stellt sich nach Analysen von Spielerkarrieren als sozialer Prozess dar, der abweichende Karrieren hervorruft. Dies geschieht v. a. über eine Abgrenzung des der jeweiligen Person zugeordneten Interaktionsfeldes, d. h. eine Einschränkung konformer Handlungsmöglichkeiten (auf die Subkultur) und die Zuweisung einer neuen sozialen Rolle (des süchtigen Spielers), die weitere Rollen überlagert und zum Masterstatus deklariert wird. Über das Etikett »Spielsüchtiger« und die damit verbundenen Implikationen kann der Spieler eine süchtige Identität entwickeln, mit entsprechenden Konsequenzen auf der Handlungsebene.

5.6 Integrative Modelle

Auf der Verknüpfung zentraler Aussagen der verschiedenen theoretischen Erklärungsansätze und Einbeziehung weiterer Aspekte (wie Persönlichkeitseigenschaften) basieren integrative Modelle, die im Folgenden dargestellt werden.

Ein integratives generelles Suchtmodell mit dem pathologischen Spieler als Prototyp, das v. a. psychobiologische Aspekte verbindet, hat Jacobs (1989) entwickelt und empirisch überprüft. Er definiert Sucht als einen unabhängigen Zustand, der mit der Zeit von einer dafür anfälligen Person bei dem Versuch, chronische Stressbedingungen zu beheben, erworben wird. Zwei interagierende Faktoren liegen der **Suchtanfälligkeit** zugrunde:
- ein abnormer physiologischer Ruhezustand, der entweder durch chronisch verminderte Anspannung (Deprimiertheit) oder übermäßige Erregung gekennzeichnet ist,
- Erfahrungen aus der Kindheit, die ein tiefes Gefühl persönlicher Unzulänglichkeit und Ablehnung hervorgerufen haben.

Aufgrund ihrer biologischen Veranlagung sprechen Menschen nur auf bestimmte stressreduzierende, potenziell sucherzeugende Substanzen oder Verhaltensweisen an, die auf der einen Seite Stimulation und auf der anderen Seite Entspannung vermitteln sollen. Die zweite notwendige psychische Bedingung, das geringe Selbstwertgefühl, fördert die

Flucht vor den schmerzhaften Erfahrungen in einen vom Alltag abgehobenen Bewusstseinszustand, in eine Welt von Größenphantasien, in einen Zustand veränderter Identität als Endprodukt eines dissoziativen Prozesses. Die empirische Überprüfung ergab, dass pathologische Spieler, Alkoholiker und Patienten mit Essstörungen signifikant häufiger über Trancezustände, die Annahme einer anderen Identität, ein vom Ich abgespaltenes Erleben der eigenen Handlungen und Erinnerungslücken während des Suchtmittelgebrauchs berichteten als normale Konsumenten. Ein aus der Theorie abgeleitetes Kausalmodell der Spielsucht fand darüber hinaus in den empirischen Daten (LISREL-Analyse) zweier Stichproben von adoleszenten (Gupta u. Derevensky 1998) und erwachsenen Spielteilnehmern (McCormick et al. 2012) eine Bestätigung. Grant u. Kim (2003) konnten dagegen keine abweichende Ausprägung dissoziativer Symptome bei pathologischen Spielern nachweisen.

Auf **handlungstheoretischen Grundannahmen** basiert das Suchtmodell von Petry (1996, 2003c), dessen Kernaussagen in einer vergleichenden klinischen Studie im Querschnitt und bezogen auf den mehrheitlich gefundenen narzisstisch-persönlichkeitsgestörten Glücksspielertyp Bestätigung fanden (Petry 2001a). Vierhaus et al. (2012) konnten die Validität des Modells zur Vulnerabilität durch den Vergleich süchtiger Spieler mit Alkoholabhängigen und Kontrollpersonen untermauern. Glücksspielverhalten entsteht danach aus der Wechselwirkung einer spezifischen inneren Bedürfnisstruktur des Spielers mit dem dazu passenden Aufforderungscharakter eines speziellen Glücksspielangebotes. Die Teilnahme am Glücksspiel stellt eine zielgerichtete und zweckrationale Handlung dar, die dem Glücksspielsüchtigen ermöglicht, seine spezifischen Bedürfnisse als Ausdruck individueller Vulnerabilität zu befriedigen, wobei das bestehende Glücksspielangebot den Rahmen zur Verfügung stellt, in dem dies kurzfristig außerhalb des realen Lebensbezugs möglich ist. Störungen in der frühkindlichen familiären Sozialisation bedingen eine Bedürfnisstruktur, die primär durch eine Selbstwertproblematik und sekundär durch daraus ableitbare Beeinträchtigungen der Gefühlswahrnehmung und -regulation sowie Beziehungsstörungen geprägt ist. Glücksspiele ermöglichen Handlungen, die kurzfristig das Selbstwertgefühl steigern, negative Gefühle vermeiden, positive Gefühle hervorrufen und austauschbezogene Interaktionen herstellen, die sich auf das Glücksspielmedium als Ersatzobjekt richten können. Die Entscheidung für das Glücksspiel als Bewältigungsstrategie für belastende Lebensanforderungen setzt nach Petry (1996, S. 264) weiterhin voraus, dass Handlungsalternativen fehlen, d. h. die Problemlösekompetenzen reduziert sind. Die ursprünglich noch bestehenden Wahlmöglichkeiten werden im Verlauf des Entwicklungsprozesses zunehmend eingeschränkt, verbunden mit einer fortschreitenden Bindung an das Glücksspiel und dem damit verbundenen Lebensstil.

Orford (1985/2001) geht von der Grundannahme aus, dass sich die **Bindung an ein Suchtmittel** (einschließlich des Glücksspiels) über die Betrachtung des Verhältnisses zwischen positiven und negativen Effekten des Suchtverhaltens erklären lässt. Es besteht ein individuelles Gleichgewicht zwischen innerer Bindung und äußeren Restriktionen (z. B. durch die abwertende Haltung des sozialen Umfeldes), das über verschiedene Zeiträume variiert und von dem Kosten-Nutzen-Verhältnis des ausgeübten Verhaltens abhängig ist. Wird das Gleichgewicht durch die zunehmende Bindung und sich ausweitende Restriktionen durch das Umfeld verändert, führen die steigenden Kosten des Suchtverhaltens z. B. zur Verstärkung von Angst- und Schuldgefühlen, die die weitere Suchtentwicklung vorantreiben. Die Entwicklung vom Gleichgewicht in einen Konfliktzustand erklärt Orford (1985/2001) mit vielfältigen interagierenden sozialen, psychologischen und biologischen Faktoren, wobei er v. a. auf die Erkenntnisse der sozial-kognitiven Lerntheorie zurückgreift.

Als zentralen Prozess in der Entwicklung und Aufrechterhaltung von Suchtverhalten benennt Brown (1997) die fortgesetzte **unzulängliche Gestaltung des Strebens nach Zufriedenheit und Glück**.

> Die üblichen Planungsfunktionen zur Erreichung mittel- oder langfristiger Ziele, die Befriedigung versprechen und ein tolerables Niveau des Lusterlebens erreichen und aufrechterhalten könnten, zeichnen sich zunehmend durch Störungen und Defizite aus.

Stehen am Anfang des Prozesses spezifische persönliche Anfälligkeiten, wird der weitere Verlauf bei

5.6 · Integrative Modelle

allen Betroffenen besonders stark durch positive Rückkopplungsschleifen beeinflusst. Das Erklärungsmodell lässt sich zusammenfassend durch folgende Thesen darstellen:

- Alle Menschen lernen in dem normalen Streben nach Zufriedenheit und Glück, ihre Erregung, Stimmung und Erfahrungen subjektiven Wohlbefindens bewusst und gezielt zu beeinflussen, um so lange wie möglich einen lustbetonten Zustand (das Erleben relativer Gefühle von Vergnügen und Euphorie) aufrechtzuerhalten. Einige regelmäßig reproduzierbare emotionale Zustände werden zu sekundären Zielen oder Antrieben.
- Individuell vorhandene Anfälligkeiten für Suchtverhalten (wie geringe Frustrationstoleranz, Sensationslust und Alexithymie, d. h. die Unfähigkeit, Gefühle wahrzunehmen und zu äußern; Lumley u. Robey 1995; Parker et al. 2005; Toneatto et al. 2009; Bonnaire et al. 2009) vergrößern den Abstand zum lustbetonten Erleben, definiert als Differenz zwischen dem relativen Niveau tolerabler Dysphorie und dem gewohnheitsmäßig erlebten Niveau, und verkleinern das Spektrum leicht verfügbarer Belohnungsstrategien.
- Anfänglich wird das Suchtverhalten entweder durch die allmählich sich entwickelnde oder unerwartete Entdeckung einer Handlung eingeleitet, die ein relativ starkes und effektives Mittel zur Beeinflussung lustbetonter Gefühle liefert, um längere Phasen der Euphorie oder Erleichterung von Dysphorie aufrechtzuerhalten, und damit die Hierarchie leicht zugänglicher Belohnungsstrategien verändert. Die Wahl des Suchtverhaltens hängt ab von:
  - der Spannbreite verfügbarer Aktivitäten im Umfeld,
  - sozialen Einflüssen, die das Verhalten begünstigen,
  - Eigenschaften der Handlung, die sich auf den lustbetonten Zustand auswirken (z. B. durch Änderung des Erregungszustandes) und
  - erworbenen Fähigkeiten, die Handlung zur Beeinflussung der lustbetonten Gefühle zu nutzen.
- Handlungen mit ausgeprägteren Wirkungen der Verstärkungsmechanismen führen zu einer schnelleren Suchtentwicklung. Einige Substanzen verfügen über physiologische Eigenschaften, die einen steileren Toleranzgradienten erzeugen, was zu demselben Effekt führt.
- Das Suchtverhalten entwickelt sich durch positive Rückmeldungsschleifen, die eine Reihe von kognitiven Fehleinschätzungen beinhalten und zu einem erworbenen dranghaften Streben nach besonderen Gefühlszuständen als Ziel und zur bevorzugten Wahl einzelner Handlungen als Belohnungsstrategie führen. Mangelnde Selbsterkenntnisse, kurzfristiges Planen und Krisenmanagement sowie mangelnde Fähigkeiten, eine Entscheidung zu treffen, leisten einen wesentlichen Beitrag zur herausragenden Stellung des Suchtverhaltens als Belohnungsstrategie. Der zunehmende Stellenwert führt zu erhöhter Toleranz, Entzugserscheinungen und Handlungen, die Erleichterung verschaffen, was wiederum die Vorrangstellung erhöht (Suchtverhalten als zentraler Lebensinhalt).
- In späteren Entwicklungsphasen vollzieht sich die Bindung an das Suchtverhalten in wiederholten Zyklen oder fortlaufenden Episoden, in denen sich Folgendes aufbaut:
  - klassische Konditionierungseffekte und Verstärkungspläne,
  - Rituale zur Herbeiführung der angestrebten Gefühle,
  - kognitive Verzerrungen und irrationale Glaubenssysteme und
  - möglicherweise ein routinemäßig erleichterter Einstieg in einen vom Alltag abgehobenen Bewusstseinszustand.
- Hat sich ein Suchtverhalten voll entwickelt, beherrscht es das Denken (gedankliches Vor- und Nacherleben), Erleben (unwiderstehliches Verlangen) und Verhalten (Abbau sozialen Verhaltens). Es stellt praktisch die einzige Belohnungsquelle dar, wird ständig zur Aufrechterhaltung eines subjektiven Gefühlszustandes genutzt, ruft wachsende innere und äußere Konflikte hervor und führt zu Entlastungsreaktionen, die der Vermeidung von Entzugserscheinungen dienen. Bewältigungsstrategien sind nur noch auf kurzfristige Belohnung oder Erleichterung ausgerichtet.

- Massive Veränderungen im Lusterleben und ein funktionelles Versagen der üblichen Belohnungsstrategien zur Erreichung eines optimalen Niveaus lassen sich nach dem relativ wertfreien Ansatz von Brown (1997) in klassischer Weise auch durch den Missbrauch des Glücksspiels hervorrufen, das besonders effektiv kurzfristige Befriedigung verschafft.

Ein **biopsychosoziales Erklärungsmodell**, das aktuelle Forschungsbefunde integriert, empirisch überprüfbar ist und als Leitfaden zukünftiger Forschung dienen kann, hat Sharpe (2002) konzipiert. Es geht von einer genetischen Anfälligkeit (Vulnerabilität) aus, die in biologischen Modifikationen der neuromodulatorischen Systeme (Dopamin, Noradrenalin und/oder Serotonin) zum Ausdruck kommt und mit Persönlichkeitseigenschaften, wie bspw. Impulsivität, in Verbindung steht (◘ Abb. 5.6). Diese Eigenschaften, die eine psychische Anfälligkeit mitbestimmen, können biologisch oder genetisch bedingt sein, auf frühen Kindheitserfahrungen oder einer Kombination dieser Bedingungen beruhen. Impulsive Menschen neigen dazu, auf positive Verstärkung (Gewinne) zu reagieren, zeigen sich gegenüber negativen Konsequenzen des Verhaltens (Verluste und langfristige Folgeschäden) eher resistent und sind (in der Glücksspielsituation) stärker gefährdet, einen Kontrollverlust zu erleiden. Inadäquate Bewältigungsstile in Problemsituationen (impulsiv oder vermeidend, erlernt oder biologisch bedingt) erhöhen das Risiko problematischen Spielverhaltens ebenso wie eine positive Einstellung zu Glücksspielen in der Familie (als Modell). Sie ebnet den Weg in einen Freizeitbereich, in dem dann die potenten finanziellen Verstärkerpläne, bspw. von Spielautomaten, ihre Wirkung entfalten.

Die familiäre Einstellung basiert nicht zuletzt auf der Verfügbarkeit und Griffnähe von Glücksspielen in der Gesellschaft. Je größer die Verfügbarkeit, desto höher ist die Prävalenzrate problematischen Glücksspiels. In einigen Subkulturen ist die Griffnähe besonders stark ausgeprägt; dies kann zu frühen (verhaltensfördernden) Glücksspielerfahrungen und Gewinnerlebnissen führen. Die Deutung der Gewinn- und Verlustereignisse hängt von individuellen Bewältigungsstilen ab, die auf der einen Seite kognitive Verzerrungen und irrationale Überzeugungen fördern können, wie die Überschätzung kurz- und langfristiger Gewinnchancen oder die Akzeptanz von Verlusten auf der Basis zukünftiger Gewinnerwartungen. Auf der anderen Seite werden durch die Fortsetzung des Spiels v. a. Gewinne mit der erlebten, als anregend oder entspannend interpretierten Erregung verknüpft, die als konditionierter Verstärker fungiert und mit den kognitiven Prozessen (Gewinnerwartungen) assoziiert ist.

Mit zunehmender Spielintensität erfolgt vermutlich eine Automatisierung der aufgezeigten Vorgänge, die eher auf Lernprozesse im Kontext des Glücksspiels als auf eine zugrunde liegende Pathologie des Spielers zurückzuführen ist.

In Interaktion mit spezifischen Lebensumständen und verfügbaren Bewältigungsstrategien können Hinweisreize sowie situative und konditionierte Bedingungen (leicht abrufbare) glücksspielbedingte Kognitionen und Erregungsmuster aktivieren, die ein Verlangen nach dem Glücksspiel hervorrufen. Als relevante Lebensbedingungen, die das Verlangen auslösen, gelten v. a. Stresssituationen. Die Teilnahme am Spiel kann in Abhängigkeit von der Spielform unterschiedliche Funktionen erfüllen. Automatenspieler nutzen das Spiel eher als Flucht vor problematischen Lebenssituationen, die dysphorische Stimmungen verursachen. Die stressbegleitende hohe Erregung wird als unangenehm empfunden und kann in der Spielhalle neu interpretiert werden (bspw. als Anregung). Nach dem Paradigma der negativen Verstärkung fördert in diesem Kontext die positivere Interpretation das Spielverhalten. Für Casinospieler und Pferdewetter fungiert dagegen das Glücksspiel eher als Mittel, um belastend erlebten Situationen zu begegnen, in denen sie Langeweile verspüren. Die niedrige Erregung im Zustand der Langeweile lässt sich über die Spielteilnahme auf ein akzeptables Niveau (Stimulation und Sensationslust) erhöhen.

Ob die Spieler dem aufkommenden Verlangen nachgeben, hängt von den verfügbaren Copingstrategien ab. Unzulängliche Strategien können Bestandteil der Anfälligkeit sein (Impulsivität), eine Folge des mangelhaften Erwerbs notwendiger Fertigkeiten darstellen (zur Entspannung, Problemlösung) oder external vermittelt werden (alkoholbedingt, stimmungsabhängig).

5.6 · Integrative Modelle

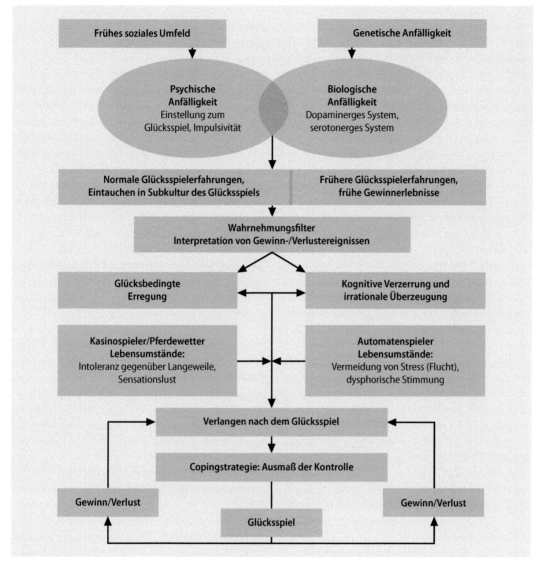

Abb. 5.6 Ein biospsychosoziales Erklärungsmodell der Entwicklung und Aufrechterhaltung problematischen Glücksspiels. (Nach Sharpe 2002)

Nach Spielbeginn verstärken Gewinne irrationale Überzeugungen und nähren, begleitet von lustvoller Erregung, die Hoffnung auf weitere und höhere Gewinne. Anfängliche Verluste führen zu dem Trugschluss von Gewinnerwartungen und der Jagd nach dem Verlustausgleich. Häufen sich die Verluste, können sie Probleme in anderen Lebensbereichen hervorrufen (Verschuldung, Partnerkonflikte, Straftaten), die wiederum Stresserleben (mit erhöhter Erregung) hervorrufen, die Verfügbarkeit von Bewältigungsstrategien verringern und zur Fortsetzung des Glücksspiels motivieren. Es entsteht ein sich selbst aufrechterhaltender Kreislauf (»Teufelskreis«), in dem das Glücksspiel auf Kosten anderer Aktivitäten zum zentralen Merkmal (Lebensinhalt) wird (Sharpe 2002).

Die auslösenden Reize und aufrechterhaltenden Konsequenzen werden schließlich im Sinne unbewusster Informationsprozesse nicht mehr wahrgenommen und durchkreuzen Versuche, das Verhalten zu ändern (McMurran 1994, S. 94f). Das Scheitern der Selbstkontrolle verringert die Erwartungen an die eigenen Fähigkeiten und führt zur Anwendung defensiver Bewältigungsstrategien, wie der Neubewertung von Informationen und der Modifizierung des Veränderungswunsches (im Sinne zunehmender Verleugnungstendenzen).

In welchem Ausmaß die aufgezeigten Faktoren die Entwicklung und Aufrechterhaltung problematischen Glücksspiels beeinflussen, variiert von Person zu Person. Bei einigen Spielern dominiert die biologische Disposition, bei anderen der Einfluss des sozialen Umfeldes (Sharpe 2003).

Diese individuelle Betrachtungsweise ist von dem **entwicklungsorientierten Pfadmodell** von Blaszczynski u. Nower (2002) abzugrenzen, das auf der Basis weitgehend identischer ätiologischer Bedingungen, Interaktionen und Prozesse zwischen verschiedenen Subtypen problematischer Spieler in Abhängigkeit vom vorherrschenden Einfluss biologischer, psychologischer und sozialer Faktoren differenziert (◘ Abb. 5.7).

Im Zentrum des Modells steht die Identifikation unterschiedlicher Entwicklungswege und somit die Annahme, dass eine phänomenologisch ähnliche Symptomatik auf heterogenen Ausgangsbedingungen und Verlaufsformen basieren kann. Der empirisch überprüfbare Erklärungsansatz verknüpft in theorie- bzw. schulenübergreifender Weise aktuelle Forschungsbefunde miteinander und verfolgt somit den hohen Anspruch, der Komplexität des Phänomens »Spielsucht« gerecht zu werden, ohne sich in unbedeutende Detaildifferenzierungen zu verstricken. Die Autoren zeichnen 3 unterschiedliche Entwicklungspfade auf, die sich in entsprechenden Spielertypen manifestieren:

Pfad 1, der verhaltenskonditionierte Problemspieler
Dieser Typus erweist sich (zumindest im Vorfeld der Entwicklung glücksspielbedingter Probleme) im psychopathologischen Sinne als weitgehend unauffällig und pendelt mit seinem Spielverhalten zwischen den Polen regelmäßig und exzessiv. Die Fehlentwicklung gründet sich im Wesentlichen auf das Wirken klassischer und operanter Konditionierungsmechanismen sowie kognitiver Verzerrungsmuster, die sich im Zusammenhang mit dem Glücksspiel manifestieren und die Handlungskontrolle einschränken.

Pfad 2, der emotional anfällige Spieler
Spieler dieses Typus weisen neben den Charakteristika des verhaltenskonditionierten Problemspielers bereits vor dem Beginn der Spielerkarriere psychische Auffälligkeiten aus dem internalisierenden Spektrum (z. B. eine depressive oder ängstliche Symptomatik) oder andere augenscheinliche Vulnerabilitäten (z. B. dysfunktionale Bewältigungsstrategien, niedriger Selbstwert, geringe Selbstwirksamkeitserwartung) auf. Bei dieser Untergruppe liegt die Vermutung nahe, dass das Glücksspiel in erster Linie zur Selbstmedikation bzw. als Kompensationsmöglichkeit eingesetzt wird, um Belastungen unterschiedlicher Quantität und Qualität aushalten oder kumulierende Stressoren nachhaltig ausblenden zu können.

Pfad 3, der antisoziale, impulsive Spieler
Bei diesem Subtypus lassen sich zunächst viele Gemeinsamkeiten zum emotional anfälligen Problemspieler erkennen. Zusätzlich zeichnet sich der antisoziale, impulsive Problemspieler durch Merkmale einer frühkindlichen Störung sowie neurologische bzw. neurochemische Dysfunktionen aus. Auf der Verhaltensebene charakteristisch sind insbesondere hohe Ausprägungen bei den Variablen Impulsivität und Sensation Seeking, Aufmerksamkeitsdefizite, antisoziales Verhalten, ein übermäßiger Substanzkonsum sowie ein grundsätzlich hohes Verlangen nach risikokonnotativen oder stimulierenden Aktivitäten. Es ist generell davon auszugehen, dass das Ausmaß zusätzlichen Problemverhaltens bei diesem Personenkreis am höchsten und die Krankheitseinsicht am geringsten ausfallen.

Empirische Befunde zur Validierung des Pfadmodells sind als grundsätzliche Bestätigung zu werten (Milosevic u. Ledgerwood 2010). Die aufgezeigten Entwicklungspfade lassen sich – teilweise mit geringen Abweichungen – sowohl für verschiedene Entwicklungsphasen wie Adoleszenz (Dane et al. 2008; Gupta et al. 2009, 2013), Erwachsenen- und Seniorenalter (Turner et al. 2008a; Tirachaimonghol et al. 2010) als auch für spezifische Populationen wie Allgemeinbevölkerung (Nower et al.

5.6 · Integrative Modelle

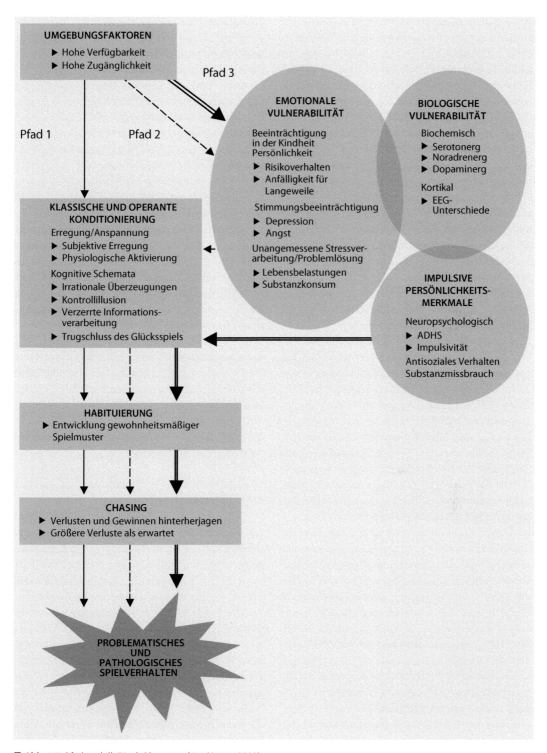

○ Abb. 5.7 Pfadmodell. (Nach Blaszczynski u. Nower 2002)

2013; Valleur et al. 2016; Moon et al. 2016) und klinische Stichproben (Ledgerwood u. Petry 2010; Chan u. Ohtsuka 2011; Suomi et al. 2014; Hayer et al. 2017) nachweisen. Mitunter verweisen die Befunde auf weitere Subgruppen oder Einflussfaktoren. Die Daten von Turner et al. (2008a) legen ein Differenzierung des 1. Subtypus nahe: So sind Fehlentwicklungen, die vornehmlich auf kognitiven Verzerrungsmustern basieren, von Fehlentwicklungen abzugrenzen, die vor dem Hintergrund glücksspielbedingter Gewinnerlebnisse entstanden sind. Gupta et al. (2013) haben zusätzlich 2 Subgruppen mit ausschließlich depressiven Zügen bzw. mit Symptomen aus dem internalisierenden und externalisierenden Spektrum identifiziert. Aus dem Befund, dass die Schulbildung einen signifikanten Prädiktor darstellt, leiten Welte et al. (2016b) einen stärkeren Einfluss kognitiver Prozesse ab. In repräsentativen Bevölkerungsstudien bildet zudem der Subtyp 1 die größte Gruppe (Nower et al. 2013; Valleur et al. 2016), im Gegensatz zu klinischen Stichproben. Es liegt die Vermutung nahe, dass professionelle Hilfe eher von schwerer gestörten Problemspielern in Anspruch genommen wird und sich in Bevölkerungsstudien die hohe Rate an Selbstheilungsprozessen auf den Befund auswirkt. Entgegen der Vorhersage des Modells konnten Ledgerwood u. Petry (2010) in Bezug auf Behandlungseffekte keine Unterschiede zwischen den Subgruppen feststellen.

Die Kernaussagen des Pfadmodells mit 3 distinktiven Subtypen fanden Hayer et al. (2017) auch anhand einer klinischen Stichprobe aus Deutschland bestätigt. In erster Linie ist ein sukzessive ansteigender Belastungsgrad der einzelnen Subtypen zu beobachten. Der Subtyp 1 erscheint im direkten Vergleich mit den anderen beiden Subtypen als wenig belastet. Von Populationsnormen abweichende Werte in den Bereichen Depression, Stress und Selbstkontrolle sowie gehäuft auftretende ADHS-Symptome verweisen aber sehr wohl auf bedeutsame individuelle Vulnerabilitäten. Der Subtyp 2 weist wesentliche Merkmale des emotional anfälligen Subtyps auf. Offensichtlich mangelt es dieser Subgruppe – wie im Pfadmodell vermutet – an einem angemessenen Stressmanagement bzw. hinreichenden Problemlösefähigkeiten. In Einklang damit stehen erhöhte Werte auf Skalen, die psychische Belastungen abdecken. Der Subtyp 3 umfasst einen hochgradig belasteten Personenkreis. Hohe Ausprägungen in den Bereichen Depression, Ängstlichkeit und Stress treffen auf erhebliche Defizite im Bereich der Selbstkontrolle.

Unter Einbeziehung von Forschungsbefunden zu weiteren bedeutsamen Prädiktoren der Gambling Disorder, die nach der Veröffentlichung des Pfadmodells in 2002 publiziert wurden, haben Nower u. Blaszczynski (2017) vor kurzem eine Neukonzeption des Models vorgenommen, den »Gambling Pathway Questionnaire« (GPQ) entwickelt und an einer klinischen Stichprobe (N = 1176) validiert. Als neue Variablen wurden einbezogen: Formen der Stressverarbeitung, soziale Unterstützung, Motivation der Spielteilnahme, Essgewohnheiten, Ärger, Selbstverachtung und irrationale Kognitionen. Explorative und konfirmatorische Faktorenanalysen identifizieren die folgenden sechs Faktoren: Antisoziales, impulsives Risikoverhalten, Stressverarbeitung, Stimmungslage vor der Entwicklung des problematischen Spielverhaltens, Gefühlszustand nach der Entwicklung des Störungsbildes, Kindesmisshandlungen und bedeutsame Motivation der Spielteilnahme. Clusteranalysen bestätigen eine gute Anpassung des Pfadmodells an die Daten. Der Subtyp 3 erhält die zusätzliche Kennzeichnung über das Risikoverhalten (Pfad 3: der antisoziale Spieler mit impulsivem Risikoverhalten).

5.7 Zusammenfassung

Die verschiedenen Erklärungsansätze der Entstehung und Aufrechterhaltung süchtigen Spielverhaltens heben in Abhängigkeit von der jeweiligen wissenschaftlichen Ausrichtung die Bedeutung unterschiedlicher Bedingungsfaktoren hervor:

Die Entdeckung des **Belohnungssystems im Gehirn** liefert die Grundlage dafür, die Entwicklung von Suchtverhalten auf der Ebene **neurobiologischer Prozesse** zu beschreiben. Suchtmittel wie Alkohol, Drogen oder auch Glücksspiele stimulieren Systeme im Gehirn (insbesondere das limbische System), die über die Aktivierung von Botenstoffen, wie die **Neurotransmitter Dopamin, Serotonin, Noradrenalin, Glutamat und GABA**, in komplexen Interaktionen affektive Zustände regulieren, Lustempfinden und Entspannung hervorrufen. Registrie-

5.7 · Zusammenfassung

rung und Verarbeitung natürlicher Belohnungsereignisse, die mit positiven Gefühlen verbunden sind, erfolgen primär über das dopaminerge System. Dopamin fungiert als Signal für die Assoziation von Belohnung und bestimmten Ereignissen (und damit als Voraussage für Belohnung) und weniger als Belohnungsstoff selbst. Diese Funktion wird dem Opioidsystem zugeschrieben. Während das serotonerge System v. a. mit dem Anstoß zur Aufnahme des Spielverhaltens und der Enthemmung während des Glücksspiels in Verbindung gebracht wird, besteht eine wesentliche Funktion des Noradrenalins in der Vermittlung von Erregung und Aufmerksamkeit. Erworbene oder angeborene Fehlfunktionen der Systeme bzw. ein gestörtes Gleichgewicht zwischen verschiedenen Neurotransmittern können die Wirkung des Glücksspiels verstärken, da bei einem Mangel an Belohnungserleben, der sich in Missstimmungen äußert, die betroffen Personen ihr Verhalten auf eine Aktivierung der Belohnungssysteme ausrichten, um einen Stimmungsumschwung herbeizuführen. Die antreibende, belohnungsversprechende, erregende und euphorisierende Wirkung des Glücksspiels veranlasst süchtige Spieler, sich immer wieder in die Spielsituation zu begeben und dort (enthemmt) zu verweilen, trotz der negativen Konsequenzen. Neurobiologische Befunde zu einer normabweichenden, verringerten Sensitivität gegenüber Belohnung und Bestrafung bei den Betroffenen, einer erhöhten Reaktivität auf glücksspielassoziierte Reize sowie zu einem unvorteilhaften Entscheidungsverhalten und verminderten Hemmungsvermögen stützen diesen Erklärungsansatz.

Frühkindliche Störungen, insbesondere der Libidoentwicklung, und damit zusammenhängende unbewusste Motive liegen nach **psychoanalytischen Hypothesen** dem süchtigen Spielverhalten zugrunde. Ungelöste, v. a. ödipale Konflikte verursachen demnach selbstzerstörerische Schuldgefühle, die als **unbewusstes Strafbedürfnis** zum Spielen motivieren: Der »Zocker« spielt, um zu verlieren. Aber auch neurotische **Allmachtsphantasien**, der Drang nach Besitz und Macht, die Abwehr gegen Depressionen, der Schutz vor Gefühlen von Minderwertigkeit und innerer Leere, die zu einem ausgeprägten Spielverhalten und in dessen Folge zu Verlusten »als nicht erwünschte Konsequenz« führen, dienen der Erklärung. Ausgangspunkt **narzissmustheoretischer Deutungen** sind die bei Spielern häufig diagnostizierten narzisstischen Persönlichkeitsstörungen bzw. -züge (z. B. gestörtes Selbstwertgefühl, Allmachtsfiktionen). Diese werden auf frühkindliche emotionale Deprivation zurückgeführt. Spielsucht wird vor diesem Hintergrund als Ersatz/Ausgleich für die in der Kindheit zu wenig erfahrene Liebe und Sicherheit verstanden.

Lerntheoretische Ansätze betrachten die Spielsucht als erlerntes Fehlverhalten, dessen Erwerb und Aufrechterhaltung den allgemeinen Lernprinzipien folgt. Am Modell von Freunden oder Familienmitgliedern erlebt der (zukünftige) Spieler die positive Wirkung des Glücksspiels (**Modelllernen**), nutzt es in Zukunft jedoch nur dann häufiger, wenn ihm andere belohnende Aktivitäten nicht zur Verfügung stehen. Für die Verfestigung des Suchtverhaltens sind insbesondere Verstärkungsmechanismen von Bedeutung (**operantes Lernen**): Der Spieler erfährt infolge seines Spielverhaltens eine Reihe positiver Konsequenzen, sowohl in materieller (Geldgewinn) als auch emotionaler Hinsicht (Herbeiführen von lustbetonten Gefühlen, Abbau von Spannungen und depressiven Stimmungen, soziale Zuwendung der Bezugsgruppe). Finanzielle Verluste wirken nur begrenzt als Bestrafung, sie können sogar das Spielverhalten fördern, wenn kognitive Fehleinschätzungen (z. B. Akzeptanz von Verlusten auf der Basis zukünftiger Gewinnerwartungen) das Spiel bestimmen. Nach dem Prinzip der **klassischen Konditionierung** werden ursprünglich neutrale Reize (z. B. bestimmte Situationen, Personen, Handlungen, Gefühlszustände, Kognitionen) durch wiederholte Verknüpfung mit dem Spielverhalten zu diskriminativen Reizen, die im weiteren Verlauf eine erhöhte Erregung erzeugen und ein Verlangen nach dem Glücksspiel auslösen. Glücksspielassoziierte Reize erfahren (über die Aktivierung und Sensitivierung des dopaminergen Belohnungssystems) einen erhöhten Anreiz und können im Rahmen **implizierter Lernprozesse**, d. h. unbewusster, automatisierter Informationsverarbeitung und unwillkürlicher Reaktionstendenzen, zur erneuten Spielteilnahme führen. Die auf Dauer zwangsläufig eintretenden Verluste rufen Probleme in anderen Lebensbereichen hervor (Verschuldung, Verringerung des Selbstwertgefühls, Partnerkonflikte), die wiederum die Verfügbarkeit effektiver Bewältigungsstrategien (**sozialkognitive Lerntheorie**) reduzieren. Eine Fortsetzung des Glücksspiels, das die sofortige Aufhebung (Belohnung) der glücksspielbedingten dysphorischen Stimmungen verspricht, ist mangels potenter Alternativen die Folge. Das Spielverhalten nimmt zunehmend Suchtcharakter an.

Mit dem Ziel, das irrationale Verhalten von Spielern (insbesondere das Weiterspielen nach Verlusten) zu erklären, ziehen **kognitionstheoretische Ansätze** Prozesse der Informationsverarbeitung, Bewertung und Interpretation heran. Als übergeordnetes Rahmenmodell kann dabei die **Theorie der kognitiven Dissonanz** dienen, die ein allgemeines Bedürfnis postuliert, Diskrepanzen zwischen vorhandenen Überzeugungen und gegenteiligen Informationen abzubauen. Stehen die wahrgenommenen Folgen des Spiels (z. B. Verluste) im Widerspruch zu vorhandenen Glaubenssätzen, kann der Spieler die somit entstandene kognitive Dissonanz durch Modifizierung der Einstellung oder des Spielverhaltens abbauen, ohne mit dem Glücksspiel aufhören zu müssen.

Eine Reihe **kognitiver Mechanismen der verzerrten Realitätswahrnehmung** tragen ebenfalls dazu bei, negative Spielfolgen so zu verarbeiten, dass die Fortführung des Glücksspiels subjektiv gerechtfertigt erscheint. Dazu zählen illusionäre Kontrollüberzeugungen, unrealistische Gewinnerwartungen, Unterschiede in der Attribution von Gewinn und Verlust und die Bindung an die einmal gewählte Strategie.

Soziologische und sozialpsychologische Theorien bringen süchtiges Spielverhalten in Verbindung mit Bedingungen des sozialen Umfeldes (wie Schichtzugehörigkeit und gesellschaftliche Integration), die als Risikofaktoren fungieren. So wird das Glücksspiel bspw. als Möglichkeit der **Selbstdarstellung** (insbesondere der Demonstration von Macht und Männlichkeit) betrachtet, die v. a. dann in Anspruch genommen wird, wenn alternative Möglichkeiten fehlen. Anderen Ansätzen zufolge beeinflusst die **Zugehörigkeit zur Spielerszene** in bedeutsamer Weise die Verfestigung des Suchtverhaltens. Durch Stigmatisierungsprozesse sowie zunehmende Konflikte und Isolation innerhalb des früheren sozialen Umfeldes entwickelt sich das Spielermilieu zum einzigen und damit prägenden sozialen Bezugsfeld. Der **Labeling-Ansatz** betont die Bedeutung von Etikettierungsprozessen. Demnach wird abweichendes Verhalten dadurch hervorgerufen, dass es als »abweichend« bezeichnet und der Person damit eine bestimmte soziale Rolle innerhalb einer bestimmten Subkultur zugewiesen wird, was entsprechende deviante Verhaltensweisen nahelegt.

Während die einzelnen theoretischen Ansätze jeweils nur Teilbereiche der Genese süchtigen Spielverhaltens erfassen, verknüpfen **integrative Modelle** theorieübergreifend verschiedene Aspekte und werden damit der Komplexität des Störungsbildes eher gerecht. Genetische, neurobiologische und psychosoziale Prädispositionen (z. B. Impulsivität, sozialisationsbedingte Selbstwertproblematik, Beziehungsstörungen), die bei belastenden Lebenssituationen und aufgrund des starken Aufforderungscharakters sowie der hohen Verfügbarkeit von Glücksspielen eine Suchtentwicklung einleiten können, finden ebenso Berücksichtigung wie aufrechterhaltende Faktoren (z. B. Verstärkungsmechanismen, irrationale Kognitionen, soziale Einflüsse).

Ein integrativer Ansatz, der zunehmend an Bedeutung gewinnt, besteht in der Identifikation unterschiedlicher Entwicklungswege der Spielsucht. Es lassen sich 3 unterschiedliche Pfade aufzeigen, die sich in entsprechenden Spielertypen manifestieren:

- **unauffällige, verhaltenskonditionierte Problemspieler**, bei denen sich in erster Linie soziale Faktoren und Lernprozesse als ursächliche Bedingungen auswirken,
- **emotional anfällige Problemspieler**, die bereits vor dem Beginn des Spielens eine (primäre) psychische Störung (Depression, Angst) aufweisen und
- **antisoziale, impulsive Problemspieler**, bei denen eine psychische und biologische Anfälligkeit (Impulsivität) im Vordergrund steht.

Individuelle und soziale Folgen

Gerhard Meyer

6.1 Finanzielle Situation und Verschuldung – 170

6.2 Emotionale Belastung und Suizidrisiko – 171

6.3 Auswirkungen auf die Familie – 173

6.4 Beschaffungskriminalität – 175
6.4.1 Strafrechtliche Beurteilung – 180
6.4.2 Falldarstellungen – 188

6.5 Geschäftsfähigkeit – 194
6.5.1 Zivilrechtliche Beurteilung – 194

6.6 Kosten-Nutzen-Analyse für den Glücksspielmarkt – 196

6.7 Zusammenfassung – 199

G. Meyer, M. Bachmann, *Spielsucht*,
DOI 10.1007/978-3-662-54839-4_6, © Springer-Verlag GmbH Deutschland 2017

Die Spielsucht belastet nicht nur die betroffenen Spieler und ihr familiäres Umfeld, sondern verursacht auch soziale Folgeschäden. Aus der Vielfalt potenzieller, individuell und sozial schädlicher Auswirkungen sollen einige Aspekte im Folgenden näher erläutert werden:
- finanzielle Situation und Verschuldung,
- emotionale Belastungen und Suizidrisiko,
- Auswirkungen auf die Familie,
- Beschaffungskriminalität (einschließlich der strafrechtlichen Beurteilung),
- Geschäftsfähigkeit (zivilrechtliche Beurteilung),
- volkswirtschaftliche Kosten.

Der süchtige Spieler empfindet Belastungen v. a. in den Lebensbereichen: finanzielle Situation (91,8 % einer Stichprobe der »Anonymen Spieler«), Partnerschaft/Familienleben (80,2 %) und seelisches Wohlbefinden (79,5 %). Die körperliche Gesundheit wird dagegen »nur« von 31,1 % als beeinträchtigt erlebt (Meyer 1989a,b). Nach Angaben der Mitarbeiter von Suchtberatungsstellen nennen ihre Klienten (N = 1080) ebenfalls am häufigsten finanzielle Probleme/Schulden (81,2 %), gefolgt von Schuldgefühlen/ Depressionen (73,7 %), sozialer Rückzug/Einsamkeit (49,2 %), psychosomatische Beschwerden (30,0 %), Trennung vom (Ehe-)Partner (21,8 %) und Suizidversuche (9,8 %; FOGS 2010).

Körperliche Reaktionen bleiben nicht aus, da der Organismus eines »Zockers« ständig in Action ist, zwischen Erregung und Niedergeschlagenheit hin- und herpendelt, nur kurze Ruhephasen kennt und die »Ernährung« mitunter primär aus Koffein und Nikotin besteht. Das Glücksspiel und die Lebensbedingungen süchtiger Spieler stellen somit Stresssituationen dar (Coman et al. 1997), die in biologischen Parametern nachweisbar sind (▶ Abschn. 4.1.1). Pathologische und problematische Spieler berichten entsprechend über einen schlechteren physischen und psychischen Gesundheitszustand als Gelegenheits- und Nichtspieler (Morasco et al. 2006). Anhaltender Stress und erhöhter Blutdruck steigern das Risiko eines Herzinfarktes (Potenza et al. 2002). Über eine Reihe von – stressbezogenen – psychosomatischen Begleiterkrankungen berichten Lorenz u. Yaffee (1986).

6.1 Finanzielle Situation und Verschuldung

Mit dem verfügbaren Einkommen ist ein exzessives Spielverhalten auf Dauer in der Regel nicht finanzierbar. Schulden bei Kreditinstituten, Angehörigen und »Zockern« aus der Szene lassen sich für pathologische Spieler daher kaum vermeiden, auch wenn sie im Laufe der Spielerkarriere eine ausgesprochene Kreativität in der Erschließung von Geldquellen entwickeln (◘ Abb. 6.1). Sie befinden sich schließlich stets auf der Suche nach neuen Quellen, wobei ihnen die relativ unkomplizierte Kreditvergabe der Banken, Sparkassen und privaten Kreditvermittler zunächst entgegenkommt. Ein ständiges Hin- und Herschieben finanzieller Mittel zwischen den verschiedenen Gläubigern zögert zwar die Zahlungsunfähigkeit hinaus und sorgt immer wieder für Spielkapital, lässt aber die **Spielschulden** insgesamt steigen. Die Spielschulden von stationär behandelten Spielern und Mitgliedern aus Selbsthilfegruppen (◘ Tab. 6.1) lagen bei Behandlungsbeginn im Durchschnitt bei 18.800 € bzw. 14.300 €. Ein Vergleich ambulant betreuter Spieler (in 2015) mit stoffgebundenen Suchtkranken belegt eine deutlich höhere Verschuldung (Meyer 2017). Der Anteil der Betroffenen, die keine Schulden aufweisen, ist mit 33,6 % vergleichsweise gering. Bei 16,1 % betragen die Schulden mehr als 25.000 € (> 50.000 €: 6 %), während dies bspw. nur 4,2 % (1,9 %) der Alkoholabhängigen und 8,2 % (3,4 %) der Kokainabhängigen betrifft.

◘ **Tab. 6.1** Spielschulden von stationär behandelten Glücksspielern (N = 57) und Mitgliedern von Selbsthilfegruppen (N = 427; Meyer 1989a,b; Schwarz u. Lindner 1990)

Höhe der Spielschulden in EUR	Stationär behandelte Spieler		Spieler aus Selbsthilfegruppen	
	N	(%)	N	(%)
Keine Schulden	6	10,5	56	13,3
< 5000	13	22,8	139	32,8
5000–25.000	23	40,4	166	38,4
25.000–50.000	10	17,5	44	10,3
> 50.000	5	8,8	22	5,2

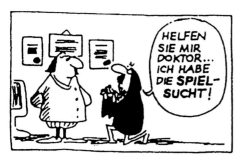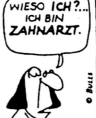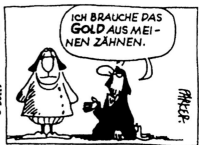

Abb. 6.1 Geldbeschaffung eines Spielsüchtigen. (Mit freundlicher Genehmigung der Bulls Press GmbH)

Eine Folge der Verschuldung kann die Anmeldung persönlicher Insolvenz sein. Nach amerikanischen Befunden liegt der Anteil pathologischer Spieler, die diesen Schritt unternehmen, bei 18 % bzw. 19,2 % (Gerstein et al. 1999; Grant et al. 2010). Pathologische Spieler mit Insolvenzerfahrungen waren eher alleinstehend, hatten früher mit dem Glücksspiel angefangen, mehr finanzielle, arbeitsplatzbezogene, eheliche und legale Probleme sowie eine höhere Rate von Depressionen und substanzbezogenen Störungen als die nichtinsolvente Vergleichsgruppe. In dem Schweregrad des Krankheitsbildes und den Ausgaben für die Spielteilnahme bestanden keine Unterschiede (Grant et al. 2010).

Auf einen signifikanten Zusammenhang zwischen der Insolvenzrate in der Bevölkerung und der Verfügbarkeit von casinotypischen Glücksspielen und Lotterien verweisen die Befunde von Daraban u. Thies (2010). Unter der Annahme einer linearen Beziehung führen die Spielangebote zu einer Erhöhung der Insolvenzrate um rund 2 %. Hinweise auf den »Export« von Insolvenzen in die Heimatstaaten der Casinobesucher liefern die Daten von Garrett u. Nichols (2008). Boardman u. Perry (2007) fanden dagegen keine bedeutsamen Effekte bezogen auf Casinospiele. In Bezug auf Gelegenheiten zu Pferdewetten (im Umkreis von 25 Meilen) war jedoch ein Anstieg der Insolvenzrate um 9,3 % erkennbar.

In angelsächsischen Ländern erwiesen sich Probleme mit dem Glücksspiel neben physischen und psychischen Gesundheitsproblemen und Alkoholmissbrauch als Einflussfaktoren auf die Obdachlosigkeit (Crane et al. 2005; Nower et al. 2015). Der Anteil von Problemspielern ist unter Obdachlosen deutlich höher als in der Allgemeinbevölkerung (Shaffer et al. 2002; Sharman et al. 2015; Nower et al. 2015).

6.2 Emotionale Belastung und Suizidrisiko

Die empfundenen Belastungen führen häufig zu **depressiven Verstimmungen**, in deren Rahmen es zu **Suizidgedanken** und **Suizidhandlungen bzw. -versuchen** kommt. Es lässt sich eine ähnlich hohe Suizidgefährdung von pathologischen Spielern feststellen wie allgemein bei Suchtkranken (Moran 1970d; McCormick et al. 1984; Ciarrocchi u. Richardson 1989; Meyer 1989a,b; Schwarz u. Lindner 1990; Frank et al. 1991; Sullivan 1994; Petry u. Kiluk 2002; Manning et al. 2015). Sie sehen keinen Sinn mehr in ihrem Leben, wenn ihnen bewusst wird, dass ihre persönliche Existenz, familiären Beziehungen sowie beruflichen und sozialen Bindungen zerstört sind (▶ »Spieler berichten«).

Spieler berichten

Herr D., 24 Jahre: »Sonnabend hab' ich die Nacht durchgespielt, und bis Sonntagabend hatte ich noch Geld. Dann war das Geld alle, und da wusste ich nicht mehr, was ich machen sollte. Ja, da hab' ich dann so 'ne halbe Stunde an der Alster gestanden, hab' schon, als das Geld alle war, angefangen, darüber nachzudenken, was machste jetzt und so, und da bin ich eben reingesprungen in die Alster. Hab' ich gedacht, jetzt bringste dich um, dann haste das wenigstens hinter dir. (…) Da war so 'n Vorsprung, so 'n Meter tief, da bin ich da einfach runtergesprungen. (…) Ich konnt' nicht mehr zu Hause anrufen, wollt' ich nicht' mehr. Ich wusste überhaupt nichts mehr und bin einfach reingesprungen.«

Herr M., 28 Jahre: »(…) Jetzt haste wieder 500 € verspielt, haste dich auch noch gestritten, hab' ich gedacht (…). Da war ich wieder leer, keine Lebenslust mehr gehabt. Da hab' ich 10 Autos abgewartet (…), und beim 12. bin ich davorgesprungen, es hatte keinen Sinn mehr, nichts mehr. Ich hab' 'ne gute Lebensversicherung, und meine Eltern, die sind dann abgesichert, die brauchen die Schulden nicht zu bezahlen. (…) Das Auto hat mich nur so'n bisschen gestriffen (…). Morgens bin ich schließlich im Krankenhaus aufgewacht.«

Unter den Anrufern einer Helpline in den USA, die eine glücksspielbezogene Suizidalität einräumten (N = 252; 25,6 %), waren familiäre, finanzielle, legale, mentale und substanzbezogene Probleme stärker ausgeprägt als in der Vergleichsgruppe (Ledgerwood et al. 2005). Wurden Suizidversuche bestätigt, waren illegale Geldbeschaffung, Behandlung wegen psychischer und stoffgebundener Erkrankungen sowie Alkoholprobleme in der Familie mit erhöhter Wahrscheinlichkeit erkennbar. Über Therapieerfahrungen wegen der Spielprobleme wurde eher selten berichtet. Die Suizidalität von Problemspielern ist mit einem erhöhten Schweregrad des Krankheitsbildes verbunden, wie auch Ledgerwood u. Petry (2004) sowie Battersby et al. (2006) in Stichproben aus Behandlungseinrichtungen ermittelt haben. Als weitere Indikatoren zeigten sich Fluchtverhalten, Aufmerksamkeitssuche, Impulsivität und dissoziative (vom Alltag abgehobene) Bewusstseinszustände (Ledgerwood u. Petry 2004) bzw. Spielschulden, Alkoholabhängigkeit und Depressionen (Battersby et al. 2006).

Folgende Faktoren können Wegbereiter der Suizidalität von Spielern sein:
- der suchtbedingte Verlust an Selbstachtung,
- der Zusammenbruch des Wertesystems,
- die Zerschlagung von Lebensentwürfen,
- die soziale Isolierung,
- die hohe Verschuldung,
- die anstehenden Strafverfahren.

Bei stärkerer Ausprägung des glücksspielbezogenen Suchtverhaltens kann darüber hinaus Alkoholkonsum Suizidgedanken fördern (Kim et al. 2016). Dem süchtigen und suizidalen Verhalten können gemeinsame ätiologische Bedingungen wie psychische Störungen zugrunde liegen (Newman u. Thompson 2003; Pfuhlmann u. Schmidtke 2002). In einer deutschen Bevölkerungsstudie haben Bischof et al. (2015) den Einfluss komorbider Faktoren auf suizidale Ereignisse bei pathologischen Spielern untersucht. Nach multivariaten Analysen sind Suizidgedanken assoziiert mit affektiven und substanzbezogenen Störungen sowie einem frühen Beginn des glücksspielbezogenen Suchtverhaltens. Bei Suizidversuchen zeigt sich ein Zusammenhang mit dem weiblichen Geschlecht, affektiven Störungen und Persönlichkeitsstörungen (antisoziale, narzisstische und Borderline, Cluster B). Die Differenzierung nach verschiedenen Spielformen und Analyse der Unabhängigkeit von komorbiden Störungen weist für Geldspielautomaten als einzige Spielform eine signifikant erhöhte Wahrscheinlichkeit für suizidale Ereignisse unabhängig von Begleiterscheinungen nach (Bischof et al. 2016). Nach Befunden von Hodgins et al. (2006) an einer kanadischen Stichprobe von Problemspielern aus der Bevölkerung hängt glücksspielbezogene Suizidalität mit früheren Störungen wie Depressionen und stoffgebundenen Suchterkrankungen zusammen.

In der Analyse von Suizidfällen (Lester u. Jason 1989; Blaszczynski u. Farrell 1998; Wong et al. 2010; Séguin et al. 2010) und Suizidversuchen (Penfold et al. 2006a,b) besteht ein weiterer Zugang zur Aufklärung potenzieller Relationen. Blaszczynski u. Farrel (1998) analysierten 44 Suizidfälle in Australien, in denen Hinweise auf Glücksspielprobleme vorlagen. Sie identifizierten neben komorbiden Depressionen eine Reihe psychosozialer Stressfaktoren, einschließlich finanzieller Probleme, Beziehungskonflikte, Kriminalität und Arbeitsplatzprobleme als potenzielle Ursachen. Herausragender Stressauslöser waren finanzielle Probleme infolge des Glücksspiels, bei Suizidfällen aus der Allgemeinbevölkerung bildeten dagegen Beziehungsstörungen die Hauptsache. Klinische Interviews zur Suizidalität mit pathologischen Spielern konnten jedoch keine eindeutigen Zusammenhänge verifizieren. Depressionen, Eheprobleme und Straftaten erwiesen sich als stärkere Einflussfaktoren (Maccallum u. Blaszczynski 2003). Ein Vergleich glücksspielbezogener Suizide (N = 49) mit Fällen ohne derartigen Bezug von Séguin et al. (2010) verweist auf psychopathologische Diagnosen in beiden Gruppen, der Anteil von Persönlichkeitsstörungen war unter den Problemspielern jedoch doppelt so hoch und die Behandlungsnachfrage deutlich geringer. Die geringe Nutzung von Versorgungseinrichtungen wird auch in den Befunden von Wong et al. (2010) deutlich. Sie fanden in allen Suizidfällen (N = 17) unbeherrschbare Schulden sowie komorbide Störungen wie Depressionen (N = 10) und stoffgebundene Suchterkrankungen (N = 3), die unbehandelt blieben. Ein erhöhtes Suizidrisiko bei Alkoholmissbrauch von Problemspielern belegt die Studie von Penfold et al. (2006a,b) aus Neuseeland, die unter 70 Patienten mit Suizidversuchen 12 Problemspieler identifiziert hat.

Phillips et al. (1997) gingen der Frage nach, ob in amerikanischen Städten mit einem außergewöhnlichen Glücksspielangebot eine erhöhte Suizidrate zu verzeichnen ist. Nach den ausgewerteten Statistiken weist Las Vegas die höchste Selbstmordrate in den USA überhaupt auf, sowohl unter den Einwohnern als auch unter den Besuchern. Während im Durchschnitt der USA bspw. 1,0 % der Todesfälle unter Besuchern auf Selbstmord zurückzuführen sind, lag die Rate in Las Vegas bei 4,3 %. In Atlantic City und Reno – weitere Hochburgen des Glücksspiels – betrug sie 2,3 % bzw. 1,9 %. Vor Eröffnung der Casinos in Atlantic City zeigten sich zudem keine signifikanten Abweichungen von den Erwartungswerten vergleichbarer Städte. Im Rahmen von Fallstudien begangener Suizide in den dortigen Casinos ermittelten darüber hinaus Lester u. Jason (1989), dass in 3 von 6 Fällen ein Zusammenhang mit dem Glücksspiel und dem Verlust hoher Summen erkennbar war. Die Daten legen nach Ansicht von Phillips et al. (1997) die Vermutung nahe, dass Glücksspieler einem erhöhten Suizidrisiko ausgesetzt sind. Eine moderat erhöhte Suizidrate unter den Einwohnern aus Casinostädten konnten McCleary et al. (2002) bestätigen. Zeitreihenvergleiche zwischen Verwaltungsbezirken mit und ohne Glücksspielangebote(n) belegten dagegen keine Effekte.

Als vermeintlichen Problemlöser setzen Spieler mitunter auch den Alkohol ein. Bei einigen Spielern verlagert sich das Suchtverhalten in diese Richtung, andere entwickeln eine Mehrfachabhängigkeit. Dieser Tatsache verdankt die Gemeinschaft der »Gamblers Anonymous« ihre Gründung (▶ Abschn. 7.1). Der Initiator hatte aufgrund glücksspielbedingter Probleme übermäßig Alkohol konsumiert. Er fand Hilfe bei den »Anonymen Alkoholikern«, lebte alkoholabstinent – spielte jedoch weiter. Daraufhin gründete er nach einigen fehlgeschlagenen Versuchen, das Glücksspiel aufzugeben, im Jahr 1957 in den USA die »Anonymen Spieler« (Gamblers Anonymous 1984a).

6.3 Auswirkungen auf die Familie

Ein pathologisches Spielverhalten führt zu einer starken Belastung der innerfamiliären Atmosphäre bis hin zum Zerfall der Familienstrukturen (▶ Abschn. 12.2). Die Ehe/Partnerschaft, das Verhältnis der Eltern zu den Kindern und die psychische Entwicklung der Kinder werden durch die immanenten finanziellen Probleme (verstärkt durch den Verlust des Arbeitsplatzes), ständig präsente Stressbedingungen (Vertrauensverlust, Inhaftierung) und soziale Isolationstendenzen (Schamgefühle) in besonderem Maße negativ beeinflusst

(Übersichtsartikel von Kalischuk et al. 2006; vgl. Shaw et al. 2007; Tepperman 2009). Lesieur u. Custer (1984) schätzen, dass ein typischer Spielsüchtiger zwischen 10 und 15 Personen einschließlich der Ehefrau, Kinder, Verwandten, Freunde und Arbeitgeber in Mitleidenschaft zieht. Lobsinger u. Beckett (1996) gehen von 8–10 geschädigten Personen im Umfeld des Spielers aus. Nach einer repräsentativen Bevölkerungsstudie leiden 2 % der Einwohner Norwegens als Angehörige unter spielsüchtigen Familienmitgliedern (Wenzel et al. 2008). In einer Studie aus Finnland identifizierten Salonen et al. (2014) 19,3 % der Bevölkerung als Angehörige oder enge Freunde von Problemspielern. Enge Freunde bildeten mit 12,4 % die größte Gruppe. Ohne nähere Spezifizierung des Verhältnisses zu Problemspielern ermittelten Svensson et al. (2013) für Schweden einen betroffenen Bevölkerungsanteil von 18,2 %.

Die angespannte finanzielle Situation – wie auch das exzessive Spielverhalten – bleibt der Familie teilweise über Jahre hinweg verborgen (◘ Abb. 6.2). Wird das wahre Ausmaß der Verschuldung dann bekannt, bricht für die Angehörigen oftmals eine Welt zusammen. Der jahrelang

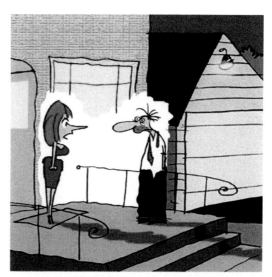

◘ Abb. 6.2 Die intelligente Ausrede. (Mit freundlicher Genehmigung von Jerry King Cartoons Inc.)

gehegte, aber verdrängte Verdacht, dass »etwas nicht stimmt«, findet jähe Bestätigung. Misstrauen macht sich breit, wenn es nicht schon vorher das Familienleben bestimmt hat, denn die Lüge gehört zum Leben des pathologischen Spielers. Ein Familienklima der Verunsicherung, Selbstzweifel und Enttäuschungen begleitet die ständigen Ausreden zur Erklärung der häufigen Abwesenheit und finanziellen Engpässe. Außerordentlich belastend für die Familie wirken sich außerdem die zunehmende **emotionale Distanzierung** des Spielers, die totale Vereinnahmung durch das Glücksspiel sowie die suchtimmanenten Persönlichkeitsveränderungen aus. Häusliche Gewalt infolge von Wutnfällen kann das Ergebnis sein (Lorenz u. Shuttleworth 1983; Muelleman et al. 2002; Korman et al. 2008; Suomi et al. 2013).

Custer u. Milt (1985) beschreiben drei Phasen, die Familienmitglieder (in der Regel die Ehefrauen) von pathologischen Spielern durchlaufen:

> **Drei Phasen, die Familienmitglieder von pathologischen Spielern durchlaufen**
> - In der **Verleugnungsphase** nehmen die Angehörigen bspw. die häufige Abwesenheit des Spielers mit Besorgnis wahr und äußern Verdachtsmomente, geben sich aber mit verharmlosenden Rationalisierungen zufrieden. Vorhaltungen, kurzfristige Besserungen des Spielverhaltens und Rückfälle in die alten Verhaltensmuster wechseln sich ab.
> - Eine außergewöhnliche Krisensituation leitet die **Belastungsphase** ein. Die familiären Probleme infolge des Glücksspiels lassen sich nicht länger verleugnen. Trotzdem glauben die Angehörigen weiter den Versprechungen des Spielers, werden sich aber letztlich ihrer Unfähigkeit bewusst, sein Verhalten zu beeinflussen. Schuldgefühle und Gefühle der Hoffnungslosigkeit kommen auf. Eltern glücksspielabhängiger Kinder bringen v. a. ihr vermeintliches Versagen in der Erziehung zum Ausdruck – Schuldgefühle, die die Spieler ausnutzen, um Geld für das Glücksspiel zu erhalten (Heineman 1989).
> - In der **Erschöpfungsphase** können sie den Belastungen nicht mehr standhalten. Ehefrauen unternehmen verzweifelte Befreiungsversuche (◘ Abb. 6.3), greifen zu Alkohol oder Beruhigungstabletten. Schlafstörungen verstärken sich. Depressionen, Suizidgedanken und psychosomatische Erkrankungen treten auf (Lorenz u. Yaffee 1988; Dickson-Swift et al. 2005). Gestörte Sexualbeziehungen werden in der Phase besonders deutlich (Lorenz u. Yaffee 1989). Schließlich suchen die Ehepartner Beratungsstellen auf. Dabei sind männliche Partner eher weniger bereit, diesen Schritt zu gehen (Crisp et al. 2001).

Hinweise auf schädliche Auswirkungen der Spielsucht auf die Kinder, die tiefgreifende Verlusterfahrungen machen (Darbyshire et al. 2001a) und mit Fortlaufen, Drogengebrauch, Depressionen und anderen psychosozialen Verhaltensstörungen reagieren (Custer u. Milt 1985; Lesieur u. Rothschild 1989; Franklin u. Thomas 1989; Jacobs et al. 1989),

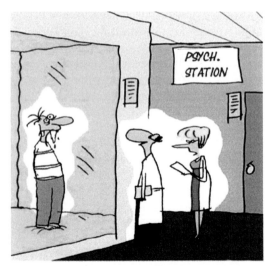

„ Das ist Herr Müller, Doktor. Er hat mehr Zeit beim Zocken im Internet verbracht, als mit seiner Frau. Deshalb hat sie seinen Computer verkauft. Jetzt ist er auf Entzug."

◘ **Abb. 6.3** Liebesentzug. (Mit freundlicher Genehmigung von Jerry King Cartoons Inc.)

liegen ebenfalls vor. Darbyshire et al. (2001b) fordern vor diesem Hintergrund eine stärkere Einbeziehung betroffener Kinder in zukünftige Forschungsprojekte.

Der Grad des inneren Zusammenhaltes in Familien von pathologischen Spielern ist entsprechend – wie bei Alkoholikern – geringer als in der Normalbevölkerung (Ciarrocchi u. Hohmann 1989). Scheidungen/Trennungen der Ehe-/Lebenspartner als Schlussstrich unter eine sich jahrelang entwickelnde emotionale Abwendung und familiäre Desintegration sind häufiger zu registrieren (Meyer 1989a,b).

6.4 Beschaffungskriminalität

In zahlreichen klinischen Studien über pathologische Spieler aus Behandlungseinrichtungen oder Selbsthilfegruppen zeigt sich fast ausnahmslos ein hoher Prozentsatz an Probanden, die strafbare Handlungen zur Beschaffung finanzieller Mittel für das Glücksspiel begangen haben. Der Anteil variiert – weltweit – zwischen 35 % und 90 %, wenn die Daten auf Selbstdarstellungen beruhen, oder zwischen 13 % und 48 %, wenn objektive Kriterien wie Inhaftierungen und registrierte Vorstrafen zugrunde gelegt werden (Politzer et al. 1981; Greenberg u. Rankin 1982; Ciarrocchi u. Richardson 1989; Schwarz u. Lindner 1990; Füchtenschnieder 1991; Kellermann u. Sostmann 1992; Lesieur 1993; Bergh u. Kühlhorn 1994; Denzer et al. 1995; Horodecki 1995; Meyer et al. 1998; Ledgerwood et al. 2007). Bei einer Telefonhotline räumten 20,7 % der Anrufer Straftaten und 11,5 % Inhaftierungen ein (Potenza et al. 2000).

Untersuchungen von Strafgefangenen und Straftätern (Maden et al. 1992; Templer et al. 1993; Walters 1997; Anderson 1999; Lahn 2005; Abbott u. McKenna 2005; Abbott et al. 2005; Turner et al. 2009, 2013; Zurhold et al. 2011, 2014; May-Chahal et al. 2016), Spielbankbesuchern (Fisher 1996) und an Bevölkerungsstichproben (Bland et al. 1993; Productivity Commission 1999; Clark u. Walker 2009; Momper et al. 2010) verweisen gleichfalls auf enge Verknüpfungen zwischen einem pathologischen Spielverhalten oder Spielverlusten (Clark u. Walker 2009) und der Begehung von Straftaten. Die Prävalenzrate glücksspielbezogener Störungen ist unter Strafgefangenen höher als in Bevölkerungsstudien.

Zurhold et al. (2011, 2014) haben ein Screening an einer repräsentativen Stichprobe von Untersuchungshäftlingen in Hamburger Gefängnissen vorgenommen und die Straftaten von Haftinsassen ausgewertet. 6,6 % der Untersuchungshäftlinge wurden als Problemspieler klassifiziert. In den Strafakten fanden sich bei 7,3 % der Insassen Hinweise auf ein problematisches Spielverhalten. Bei fast der Hälfte der Strafgefangenen mit Spielproblemen (46,7 %) standen die Verurteilungen im Zusammenhang mit dem Glücksspiel. In Großbritannien registrierten May-Chahal et al. (2016) mit 11,7 % einen vergleichsweise etwas höheren Anteil an Problemspielern (Bevölkerung: 0,7 %). Die Prävalenz der Spielteilnahme in dem Jahr vor der Inhaftierung war signifikant geringer als in der Bevölkerung. Wenn aber gespielt wurde, entwickelten sich häufiger Spielprobleme.

Die Bestätigungsrate für begangene Straftaten fällt in Bevölkerungsstudien üblicherweise (auch im Vergleich mit anderen diagnostischen Kriterien, vgl. Petry et al. 2014b) geringer aus. Es ist davon auszugehen, dass repräsentativ ausgewählte Personen eine derart sensible Thematik wie die Begehung strafbarer Handlungen eher zurückhaltend einräumen (▶ Abschn. 3.5.2).

Das delinquente Verhalten von pathologischen Spielern ist typischerweise nicht gewalttätig (APA 1980) und besteht in der Regel aus Eigentumsdelikten (Mergen 1981; Lesieur 1987b; Blaszczynski et al. 1989; Blaszczynski u. McConaghy 1994a; Productivity Commission 1999; Crofts 2003; Turner et al. 2009). Einen abweichenden Befund mit einem eher höheren Anteil von Gewaltdelikten ermittelten Laursen et al. (2016) in einer dänischen Studie. Ein Vergleich der Deliktstruktur von Spielern aus deutschen Behandlungseinrichtungen sowie Gelegenheits- und Häufigspielern (aus Bevölkerungsstichproben) mit den Daten der Polizeilichen Kriminalstatistik zu Tatverdächtigen zeigt für die Delikte Betrug und Veruntreuung die größten Diskrepanzen auf (◘ Abb. 6.4). Jeder Dritte (35,3 %) der befragten behandelten Spieler gibt bspw. an, in den letzten 12 Monaten mindestens ein Betrugsdelikt begangen zu haben, bei den Gelegenheits- und Häufigspielern sind es 4,7 %. Die Polizeiliche Kriminalstatistik registrierte dagegen in 1995 10,7 % Tatverdächtige wegen Betrugs.

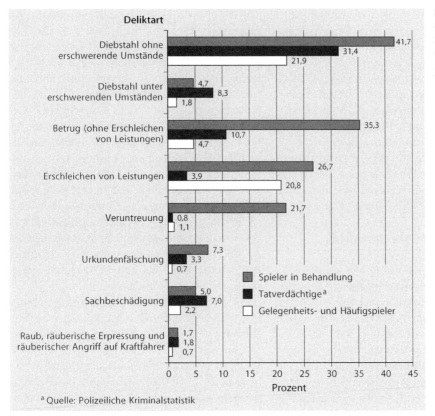

◘ **Abb. 6.4** Vergleich der Deliktstruktur von Spielern in Behandlung, Gelegenheits- und Häufigspielern sowie Tatverdächtigen. (Meyer et al. 1998)

In ähnlicher Weise ermittelte Brown (1987c) bei einer Stichprobe von »Gamblers Anonymous« ein abgrenzbares Muster von Eigentumsdelikten: Betrug, Fälschung, Unterschlagung und Diebstahl sind nach Ansicht des Autors die Delikte von Spielern par excellence. Nach seinen klinischen Erfahrungen erfolgten bei süchtigen Spielern fast ausnahmslos keine weiteren strafrechtlichen Verurteilungen mehr, sobald sich das Spielverhalten gebessert hatte.

Diese Daten dienen zahlreichen Wissenschaftlern als Basis für die Ableitung eines kausalen Zusammenhanges zwischen delinquenten Verhaltensweisen und pathologischem Glücksspiel (u. a. Rasch 1962, 1992; Custer u. Milt 1985; Lesieur 1979, 1987b; Blaszczynski et al. 1989; Rosenthal u. Lorenz 1992; Rosenthal u. Lesieur 1996).

Straftaten von Spielern lassen sich unter besonderer Berücksichtigung der Eigendynamik pathologischen Glücksspiels wie folgt erklären:

Eigendynamischer Prozess der Beschaffungskriminalität
— Infolge der **Steigerung der Spielintensität** wächst der finanzielle Aufwand, und mit der Entwicklung pathologischen Spielverhaltens erfolgt eine zunehmende **Wahrnehmungseinengung** auf die Beschaffung von Geldmitteln zur weiteren Teilnahme am Glücksspiel.
— Wenn einerseits die eigenen Ressourcen und legalen Wege zur Erlangung finanzieller Mittel erschöpft sind, andererseits aufgrund der (suchttypischen) totalen Vereinnahmung durch das Glücksspiel und des unwiderstehlichen Verlangens danach das Ziel der Geldbeschaffung aber beibehalten wird, wird der Handlungsdruck so hoch, dass die betreffenden Spieler immer höhere

6.4 · Beschaffungskriminalität

> moralische Hemmschwellen überschreiten und schließlich Straftaten begehen, um die benötigten Geldmittel zu erlangen.
> — Das Überschreiten einer moralischen Hemmschwelle ist dabei kein punktuelles Ereignis, sondern Ergebnis eines länger andauernden Prozesses, in dem Handlungsalternativen immer wieder gedanklich durchgespielt und verworfen werden. Schon beim Ausleihen finanzieller Mittel im Verwandtschafts- und Bekanntenkreis unter vorgetäuschten Vorwänden werden moralische Hemmschwellen überschritten, wobei diese im weiteren Verlauf immer leichter zu überwinden sind.
> — Wenn die moralische Hemmschwelle im Verlauf der Spielerkarriere sinkt, so lässt sich dies (als ein Prozess der Verwahrlosung) auf einen Habituationseffekt zurückführen. Im Anfangsstadium treten verinnerlichte Normen und Werte noch nicht völlig in den Hintergrund. So versuchen delinquente Spieler häufig, sich die Möglichkeit offenzuhalten, den angerichteten Schaden wiedergutzumachen.

Es handelt sich – ähnlich wie bei Drogenabhängigen – um eine Form **indirekter Beschaffungskriminalität**, die auf eine Zuspitzung des Widerspruchs zwischen den für die Teilnahme am Glücksspiel benötigten und den legal verfügbaren Geldmitteln der Spieler zurückgeführt werden kann. Da Glücksspiele und illegale Drogen – im Gegensatz zu Alkohol und Nikotin – teure Suchtmittel darstellen, die auf Dauer kaum mit legalen Mitteln zu finanzieren sind, ist die Beschaffungsdelinquenz umso intensiver (Kellermann 1996).

Suchtbedingte Persönlichkeitsveränderungen begünstigen den Verlauf (Meyer u. Fabian 1988), also etwa
- die Entdifferenzierung der Persönlichkeit,
- der Verlust sozialer Verantwortlichkeit,
- die Verringerung des Selbstwertgefühls und der Selbstachtung.

Lesieur (1979) hat diese Entwicklung im Rahmen der wachsenden Verschuldung von Spielern beschrieben. Indem der Spieler Verlusten hinterher jagt, gerät er in ein geschlossenes System, das zunehmenden Druck auf ihn ausübt, dem er sich durch Straftaten zu entziehen versucht (▶ Abschn. 5.5).

Empirische Daten belegen, dass Spieler, die Beschaffungsdelikte einräumen, im Vergleich zu denjenigen, die dies verneinen, signifikant häufiger und länger gespielt haben. Die Einsätze und Verluste waren höher, ebenso die Spielschulden. Sie zeigten eine ausgeprägte Symptomatik pathologischen Glücksspiels (Ledgerwood et al. 2007; Strong u. Kahler 2007), und das Glücksspiel diente ihnen eher als Flucht aus dem Alltag. Außerdem haben sie eher einen finanziellen Gewinn angestrebt und das Glücksspiel intensiver erlebt. Belastendere finanzielle und psychosoziale Folgeerscheinungen (bis hin zur Suizidalität; Potenza et al. 2000) sind erkennbar (Meyer 1989a,b; Meyer u. Fabian 1992). Granero et al. (2015) haben per Clusteranalyse vier Subgruppen ermittelt, die sich hinsichtlich soziodemographischer Variablen, des Schweregrades der Suchterkrankung, psychopathologischer Symptome und Persönlichkeitsmerkmale unterscheiden.

Nicht alle Delikte von pathologischen Glücksspielern sind allerdings glücksspielbedingt. Teilweise wurden bereits vor dem Beginn der »Spielerkarriere« Straftaten begangen, wie klinische (Blaszczynski u. McConaghy 1994b; Meyer et al. 1998), forensische (Kröber 1991; Schulte 1994; Meyer u. Fabian 1996) und Befunde aus Strafanstalten (Abbott u. McKenna 2005; Abbott et al. 2005) aufzeigen. Nach Meyer et al. (1998) hatten bspw. 41 % der untersuchten Spieler aus Behandlungseinrichtungen sowohl für den Zeitraum vor als auch nach dem Beginn des regelmäßigen Spielens Straftaten eingeräumt, 48,3 % ausschließlich nach Beginn des Spielens. In den Studien von Abbott u. McKenna (2005) sowie Abbott et al. (2005) gaben nur wenige der Befragten weiblichen und männlichen Gefängnisinsassen mit Spielproblemen an, dass frühe Straftaten und Verurteilungen bereits in Bezug zum Glücksspiel standen. Die Autoren ziehen daraus die Schlussfolgerung, dass die meisten Problemspieler aus Gefängnispopulationen als »criminals first and problem gamblers second« zu charakterisieren sind. Als vermittelnder Faktor erweist sich in diesen Fällen die Impulskontrolle (May-Chahal et al. 2016).

Dem delinquenten Verhalten sind daher neben der Eigendynamik der glücksspielbezogenen Störung weitere potenzielle Bedingungsfaktoren zuzuordnen, wie:
- Persönlichkeit des pathologischen Spielers,
- vorangehende und begleitende Sozialisationsbedingungen bzw. -störungen,
- delinquente Vorerfahrungen,
- Alter und sozialer Kontext bei Beginn der Spielerkarriere,
- Eigendynamik der Abhängigkeit von dem Milieu der Spielerszene,
- verstärkende oder abschwächende Einflüsse glücksspielpolitischer Kontrollstrategien und Praktiken (in Anlehnung an Kreuzer 1987).

Auf der Grundlage eines täterorientierten Mehrfaktorenansatzes haben Meyer et al. (1998) drei der kriminogenen Faktoren (Suchtverhalten, Persönlichkeits- und soziale Bindungsmerkmale) in eine Untersuchung einbezogen, um zu ermitteln, ob und in welchem Maße sie bei der Begehung von Straftaten im Rahmen pathologischen Glücksspiels von Bedeutung sind. Multivariate statistische Analysen (**Diskriminanz-, Cluster- und Lisrel-Analyse**) führten zu folgenden Ergebnissen:
- Das süchtige Spielverhalten stellt einen bedeutsamen kriminogenen Faktor dar. Die Symptomschwere erweist sich als wichtigstes Merkmal zur Vorhersage einer hohen Delinquenzbelastung (Diskriminanzanalyse).
- Dieser Bedingungsfaktor reicht allein jedoch nicht aus, strafbare Handlungen im Rahmen einer »Spielerkarriere« zu erklären, wie die Pfadkoeffizienten des empirisch bestätigten Kausalmodells der Delinquenz (◘ Abb. 6.5) belegen (Lisrel-Analyse).
- Persönlichkeitsmerkmale (wie Impulsivität, Risikomotivation und antisoziale Persönlichkeitsstruktur) nehmen ebenfalls direkt Einfluss auf die Delinquenzbelastung. Die soziale Bindung wirkt sich dagegen nur indirekt (über das Suchtverhalten) aus.
- Bei Eigentums- und Vermögensdelikten ist der direkte kausale Effekt des Suchtverhaltens größer als der der Persönlichkeit (Pfadkoeffizienten: 0,48 vs. 0,33).
- Subgruppen pathologischer Spieler erfordern differenzierte Erklärungen des delinquenten Verhaltens, wie ein abgrenzbares Cluster von pathologischen Spielern mit impulsiven und antisozialen Persönlichkeitsanteilen, die im Vergleich signifikant häufiger bereits vor Beginn der »Spielerkarriere« Straftaten begangen haben und eine höhere Delinquenzbelastung aufweisen, dokumentiert (Meyer u. Stadler 1998).

Eine Subgruppe pathologischer Spieler, bei denen gleichzeitig eine dissoziale bzw. antisoziale Persönlichkeitsstörung vorliegt, ließ sich in zahlreichen Untersuchungen in einer Größenordnung zwischen 15,4 % und 23,9 % identifizieren (Lesieur 1987b; Kröber 1991; Schulte 1994; Blaszczynski u. McConaghy 1994b; Meyer u. Fabian 1996; Pietrzak u. Petry 2005). Abweichend davon diagnostizierten Bland et al. (1993) in einer kanadischen Bevölkerungsstichprobe bei 40 % (N = 30) und Cunningham-Williams et al. (2000) unter Drogenkonsumenten bei 52 % (N = 217) der pathologischen Spieler eine derartige Störung.

Nach Blaszczynski u. McConaghy (1994b) hatten signifikant weniger Spieler dieser Subgruppe keine oder ausschließlich glücksspielbezogene Delikte verübt. Die Betroffenen waren bei der Begehung der ersten Straftat (sowohl in als auch ohne Zusammenhang mit dem Glücksspiel) jünger als die Gesamtgruppe pathologischer Spieler. Nach Beginn der »Spielerkarriere« waren sie schneller und konsequenter in Straftaten involviert.

Auf diesen Personenkreis bezogen liegt die Vermutung nahe, dass sowohl die antisozialen Persönlichkeitsanteile, die sich bereits in einer frühen Phase der Lebensentwicklung zeigen, als auch das spätere pathologische Spielverhalten Ausdruck der gleichen psychischen und sozialen Problematik sind. Eine derartige Persönlichkeitsstruktur, die nach einer Zwillingsstudie von Slutske et al. (2001) primär auf genetischen Faktoren beruht, ist als Risikofaktor zu werten, der die Wahrscheinlichkeit erhöht, Straftaten zu begehen.

Für die Mehrzahl der pathologischen Spieler besitzt dieser Erklärungsansatz einer hohen Delinquenzbelastung allerdings keine Relevanz (Crockford u. el-Guebaly 1998). Auch wenn Merkmale antisozialen Verhaltens erkennbar sind, handelt es sich in der Regel um Folgeerscheinungen der glücksspielbedingten, v. a. der finanziellen Probleme und des süchtigen Spielverhaltens, das in diesen Fällen als primärer kriminogener Faktor zu werten ist. So registrierten Blaszczynski u. McConaghy (1994b) einen signifikanten Anstieg in der Prozentzahl von pathologischen Spielern, die erst nach dem 15. Lebensjahr antisoziale Verhaltensweisen wie Lügen, Reizbarkeit und Nichteinhaltung finanzieller Verpflichtungen zeigten. Dies sind Verhaltensweisen, die unmittelbar mit dem pathologischen Spielverhalten verknüpft sind. Zudem war bei pathologischen Spielern, die nur über glücksspielbezogene Delikte berichteten, ein bedeutsamer

6.4 · Beschaffungskriminalität

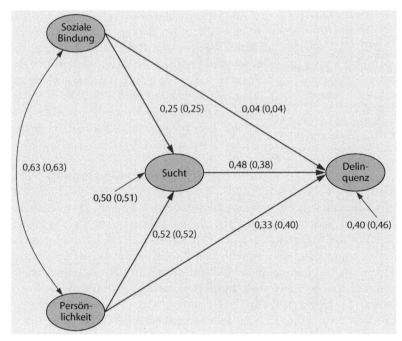

◘ **Abb. 6.5** Ergebnis der Lisrel-Analyse (Pfadkoeffizienten) unter Einbeziehung der Delinquenzbelastungswerte, bezogen auf Eigentums- und Vermögensdelikte (aufgeklärter Varianzanteil: 60 %) bzw. bezogen auf alle erfassten Deliktarten (Werte in Klammern; Meyer u. Stadler 1998)

Anstieg antisozialer Eigenschaften nach der Adoleszenz erkennbar (Blaszczynski et al. 1989). Meyer et al. (1998) ermittelten bei pathologischen Spielern nur geringe und mit sozialen Spielern vergleichbare Ausprägungen auf einer Skala zu antisozialen/aggressiven Verhaltensweisen vor dem 15. Lebensjahr, jedoch im Vergleich signifikant höhere Werte auf einer Skala, die suchtnahe antisoziale Verhaltensweisen wie häufiges Lügen, ohne feste Wohnung und häufige Fehlzeiten am Arbeitsplatz erfasst.

Eine Erklärung begangener Straftaten muss darüber hinaus berücksichtigen, dass die süchtigen Spieler das Unrecht der begangenen Handlungen in Frage stellen, indem sie ihnen andere Bedeutungen zuweisen.

> Diebstahls- oder Veruntreuungsdelikte werden als Ausleihen und Borgen definiert, Familienbesitz wird als persönliches Eigentum angesehen.

Diese Rechtfertigungsstrategie erlaubt den Spielern, Tadel abzuwenden, die begangene Normabweichung zu neutralisieren und in eine begründbare bzw. erklärende Normabweichung zu verwandeln. Die praktischen Erklärungen erhalten v. a. dann eine hohe Legitimität, wenn es zumindest theoretisch möglich war, den Schaden wieder rückgängig zu machen.

Wenn das Suchtverhalten einen Risikofaktor v. a. für die Begehung von Eigentums- und Vermögensdelikten darstellt, ist zu vermuten, dass die zunehmende Verbreitung von Glücksspielen zu einem Anstieg der Kriminalitätsrate führt. In den USA wurden Vergleiche der Kriminalitätsrate vor und nach Eröffnung von Casinos herangezogen, um diesen Zusammenhang zu analysieren. In Atlantic City erhöhte sich bspw. die Rate von 100,6 pro 1000 Einwohnern in 1977 (dem Jahr vor Eröffnung des ersten Casinos) auf 416,8 in 1983 (Albanese 1985; Curran u. Scarpitti 1991). Stitt et al. (2003) konnten die Effekte nur für einzelne Kommunen bestätigen. Friedman et al. (1989) ermittelten in einem quasiexperimentellen Design auch im Umkreis von 50 Kilometern eine höhere Kriminalitätsrate, was sie auf die Einführung der Spielgelegenheiten zurückführen. Ein Vergleich der Kriminalitätsraten aller amerikanischen Bezirke mit und ohne Casinos für den Zeitraum von 1977–1996, der durch eine starke Expansion der Spielstätten gekennzeichnet ist, belegt einen Anstieg der Raten in Folge der Casinoeröffnungen mit einer zeitlichen Verzögerung von 3–4 Jahren (Grinols u. Mustard 2006). 8 % der in 1996 beobachteten Kriminalität in Bezirken mit Casinos werden dem Spielangebot zugeschrieben. Berücksichtigt man jedoch die gestiegene Anzahl an Touristen, zeigt sich in mehreren Befunden keine Zunahme der Kriminalität (Albanese 1985; Ochrym 1990; Curran u. Scarpitti 1991; Chang 1996; Evans Group 1996; Margolis 1997; Barthe u. Stitt 2007). Die Aussagekraft dieser Studien ist allerdings begrenzt, da typische Beschaffungsdelikte pathologischer Spieler wie Fälschung, Betrug und Unterschlagung gar nicht erfasst wurden und die Betroffenen in der Regel keine Straftaten im Casino oder der unmittelbaren Umgebung begehen, sondern in ihrem sozialen und beruflichen Umfeld (Lesieur 1996).

Eine Studie aus Kanada (Bridges u. Williamson 2004) fand einen positiven Zusammenhang zwischen der Anzahl verfügbarer Glücksspiele und Raubüberfällen für das Jahr 2000, nicht jedoch für das Vergleichsjahr 1990. Die Anzahl der Spielautomaten korrelierte positiv mit Diebstahlsdelikten (Wert > 5000 CAD). In Südaustralien stieg mit den Pro-Kopf-Ausgaben für das Automatenspiel die Rate einkommensgenerierender Delikte (Wheeler et al. 2008).

Ein erkennbarer Forschungsbedarf besteht auch in Deutschland. Der erste Schritt wäre die Erfassung der Spielsucht als Tatmotiv in der Polizeilichen Kriminalstatistik – analog der Beschaffungskriminalität von Drogenabhängigen.

Das Alter und der soziale Kontext sind weitere potenzielle Bedingungsfaktoren des delinquenten Verhaltens von Spielern. Sie spielen schon bei der Wahl des bevorzugten Glücksspiels eine Rolle. Während Geldspielgeräte in Spielhallen vorwiegend ein jüngeres, einkommensschwächeres Publikum mit niedrigerem Sozialstatus ansprechen, sind die Besucher der Spielbanken (»große Spiel«) – im Vergleich – eher älter und kommen aus höheren sozioökonomischen Schichten (▶ Abschn. 4.2.3). In der Delinquenzentwicklung und den Deliktmustern bestehen zwischen diesen beiden Gruppen Unterschiede.

Die Roulettespieler betrachten die illegal beschafften Mittel häufig als »vorübergehend geliehen«. Sie träumen von einem großen Gewinn (der beim Roulette im Gegensatz zu Geldspielautomaten theoretisch realisierbar ist), mit dem sie den angerichteten Schaden wiedergutmachen wollen (Meyer 1988). Ihre berufliche und soziale Situation bietet Gelegenheit zu »**halblegalen« Zwischenlösungen** wie Verkauf von persönlichem Eigentum und Kreditaufnahme sowie zu spezifischen Deliktmustern wie **Betrug** und **Unterschlagung**, die einen stufenweisen Abbau moralischer Hemmschwellen – wie oben beschrieben – erst ermöglichen.

Die Automatenspieler befinden sich dagegen im Einstiegsalter (in der Regel 16–20 Jahre) noch in der Phase der Persönlichkeits- und Sozialentwicklung – mit einer höheren Risiko- und Experimentierbereitschaft, stärkerer Orientierung an der Peergroup und fehlender beruflicher, finanzieller und familiärer Absicherung (Kreuzer 1987). Die Adoleszenz gilt als Zeit des Egozentrismus und Austestens von Grenzen sozialer Restriktionen (Magoon et al. 2005). Das Normen- und Wertesystem ist noch nicht voll ausgeprägt, was den Zugang zur illegalen Geldbeschaffung (bei Automatenspielern häufig über **Diebstähle**) erleichtert. Spielhallen haben sich zu einer Subkultur herausgebildet. Über die Bezugsgruppe der Gleichaltrigen werden die potenziellen Spieler an das Glücksspiel herangeführt. Wenn sie dann als Folge intensiven Glücksspiels unter finanziellen Druck geraten, sind sie empfänglich für »einfache« Problemlösungen, die ihnen Spieler aus der Szene anbieten, die bereits über delinquente Erfahrungen verfügen.

6.4.1 Strafrechtliche Beurteilung

Illegale Handlungen, die mit einer psychischen Störung in Verbindung stehen, werfen die Frage nach der strafrechtlichen Beurteilung auf. Richter, Staatsanwälte, Strafverteidiger und forensische Gutachter sehen sich seit Mitte der 1980er-Jahre zunehmend mit dieser Fragestellung konfrontiert, da immer häufiger Angeklagte ihre Spielleidenschaft oder Spielsucht als Motiv für begangene Straftaten angeben – wie auch die gestiegene Anzahl wissenschaftlicher Abhandlungen dokumentiert (Kröber 1987; Weber 1987; Jost 1988; Meyer 1988; Müller u. Laakmann 1988; Meyer et al. 1990; Hand 1992; Rasch 1992; Schreiber 1993; Bork u. Foerster 2004; Schramm 2005; Meyer 2013; Müller 2015). Jost (2008) hat mehrere Gutachtenfälle aus der eigenen Praxis beschrieben. Lammel (2008) und Schneider (2016) haben die fortlaufende Rechtsprechung des BGH in dieser Sache nachgezeichnet.

Wie ist die strafrechtliche Verantwortlichkeit, die Schuldfähigkeit zu beurteilen? Verfügen süchtige Spieler noch über die Fähigkeit, das Unrecht begangener Straftaten einzusehen (Einsichtsfähigkeit) oder nach dieser Einsicht zu handeln (Steuerungsfähigkeit)?

> **Die gesetzlichen Bestimmungen zur Schuldfähigkeit (§§ 20, 21 StGB)**
> ▬ § 20 (Schuldunfähigkeit wegen seelischer Störungen)
> Ohne Schuld handelt, wer bei Begehung der Tat wegen einer krankhaften seelischen Störung, wegen einer tiefgreifenden Bewusstseinsstörung oder wegen Schwachsinns oder einer schweren anderen seelischen Abartigkeit unfähig ist, das

6.4 · Beschaffungskriminalität

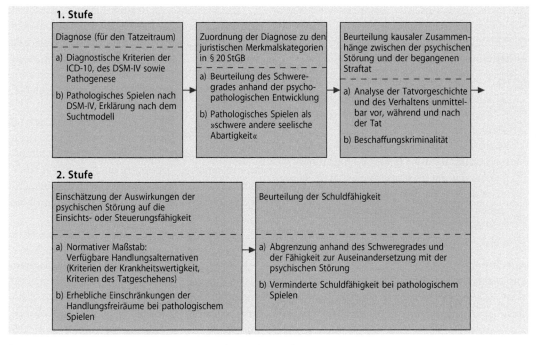

◘ Abb. 6.6 Zweistufiges Vorgehen bei der Schuldfähigkeitsbegutachtung

Unrecht der Tat einzusehen oder nach dieser Einsicht zu handeln.
– **§ 21 (Verminderte Schuldfähigkeit)**
Ist die Fähigkeit des Täters, das Unrecht der Tat einzusehen oder nach dieser Einsicht zu handeln, aus einem der in § 20 bezeichneten Gründe bei Begehung der Tat erheblich vermindert, so kann die Strafe nach § 49 Abs. 1 gemildert werden.

Nach dem Aufbau der Vorschriften erfordert die Beurteilung der Schuldfähigkeit ein zweistufiges Vorgehen (◘ Abb. 6.6). In einer ersten Stufe gilt es zu prüfen, ob zur Tatzeit bei dem Täter eine psychische Störung vorlag, die im Sinne der Bestimmungen Berücksichtigung finden kann. Lassen sich eines oder mehrere der in § 20 StGB genannten psychischen Merkmale nachweisen, ist in einer zweiten Stufe zu klären, ob die festgestellte(n) psychische(n) Störung(en) rechtlich relevante Auswirkungen auf die Einsicht- oder Steuerungsfähigkeit des Täters bei Begehung der Straftat hatte(n).

Die psychologisch-psychiatrische Diagnose »pathologisches Spielen« oder »Spielsucht« lässt sich der 4. Alternative des § 20 StGB, der juristischen Kategorie »schwere andere seelische Abartigkeit«, zuordnen. Diese Kategorie umfasst im Wesentlichen Persönlichkeitsstörungen (Psychopathien), Neurosen, sexuelle Deviationen, abnorme Erlebnisreaktionen und psychopathologische Entwicklungen im Rahmen von Suchterkrankungen. Mit der (klinischen) Diagnose sind allerdings noch keine forensischen Konsequenzen verbunden. Erst die Feststellung, dass das süchtige Spielverhalten in psychopathologische Bedingungen eingebettet ist, die auch im Rechtssinn als krankhaft anzusehen sind, kann zur Anwendung der §§ 20, 21 StGB führen. Als Folge der psychopathologischen Entwicklung sind bei süchtigen Spielern Auswirkungen auf die Steuerungsfähigkeit anzunehmen, die es anhand zusätzlicher Kriterien abzuklären gilt. Betroffen ist die Fähigkeit, die Anreize zur Tat und die ihr entgegenstehenden Hemmungsvorstellungen gegeneinander abzuwägen und danach einen Willensentschluss zu normgemäßem Verhalten zu bilden. Die Einsichtsfähigkeit, d. h. die Intaktheit der intellektuellen Funktionen und der Realitätswahrnehmung, dürfte dagegen im Allgemeinen im Zusammenhang mit dem süchtigen Spielverhalten nicht berührt sein (Foerster 1994).

> Nach der höchstrichterlichen Rechtsprechung (BGH 1 StR 544/88; Strafverteidiger 1988, S. 141) ist maßgebend für die Beurteilung der Schuldfähigkeit bei pathologischen oder süchtigen Spielern, inwieweit das gesamte Erscheinungsbild des Täters psychische Veränderungen der Persönlichkeit aufweist, die, wenn sie nicht pathologisch bedingt sind, als andere seelische Abartigkeit in ihrem Schweregrad den krankhaften seelischen Störungen gleichwertig sind.

Anhaltspunkte kann hier nach Auffassung des BGH die Rechtsprechung zur Frage einer erheblichen Verminderung der Steuerungsfähigkeit bei Drogenabhängigen geben: Diese Folge ist nur ausnahmsweise gegeben, wenn z. B. die Drogensucht zu **schwersten Persönlichkeitsveränderungen** geführt oder der Täter bei Beschaffungstaten unter **starken Entzugserscheinungen** gelitten hat.

Der zweistufigen Methodik einer schuldangemessenen Beurteilung folgend, gilt es zunächst eine Diagnose (für den Tatzeitraum) zu entwickeln. Die operationalen Kriterien der ICD-10 für »pathologisches Spielen«, v. a. aber die differenzierter formulierten (und damit nachvollziehbareren) diagnostischen Merkmale des DSM-5 bilden hier ein geeignetes Instrumentarium, auch wenn sie »lediglich« für klinische Fragestellungen relevant sind.

Da sich die Diagnose in der Regel auf die Angaben des Angeklagten selbst stützen muss und sich nicht durch körperliche Befunde (wie bei stoffgebundenen Abhängigkeiten) sichern lässt, können im Zweifelsfall Aussagen von Spielbankbediensteten, des Aufsichtspersonals der Stammspielhalle oder Auszüge aus dem Spielerkonto bei Online-Anbietern der Objektivierung zumindest der Spielintensität/-häufigkeit des Begutachteten dienen. Aussagekräftig sind auch die Besucherkarteien der Spielbanken, in denen die einzelnen Besuche der vergangenen Jahre registriert worden sind. Nur »gute« Kunden erhalten zudem eine Gäste- oder Ehrenkarte von der Spielbankdirektion.

Die Diagnose ist sodann durch psychosoziale Fehlentwicklungen und gegebenenfalls (zusätzliche) körperliche Störungen im Rahmen eines oder mehrerer aus der Lebensbiographie und (in eingeschränktem Maße) aus psychologischen Testbefunden ableitbarer Erklärungsansätze zu untermauern (Pathogenese).

Hier fließen die vielschichtigen Ursachen pathologischen Glücksspiels ein (▶ Abschn. 4.4), sodass eine derartige Diagnose als Grundlage forensischer Begutachtung – gegen die sich Kröber (1987) ausspricht – wie bei stoffgebundenen Abhängigkeiten in keiner Weise impliziert, den unterschiedlichen Kontext aus den Augen zu verlieren.

In diesem Zusammenhang stellt sich die auch bei anderen Störungen bedeutsame Frage nach dem **Schweregrad der psychischen Beeinträchtigung**. Dabei ist unter Bezug auf psychopathologische Fehlentwicklungen im Sinne von Persönlichkeitsdeformierungen infolge des pathologischen Spielens darauf einzugehen, inwieweit eine **krankheitswertige Störung** vorliegt. Im positiven Fall ist anzunehmen, dass die Voraussetzungen einer erheblichen Einschränkung der Steuerungsfähigkeit vorliegen.

Kriterien für eine schuldangemessene Beurteilung von Spielsüchtigen hat erstmalig im deutschsprachigen Raum Schumacher (1981) – in Anlehnung an die Ausführungen von Giese (1962) zum süchtigen Sexualverhalten – herausgearbeitet. Er verweist zunächst auf **Parallelen zu stoffgebundenen Abhängigkeiten** und nennt 5 Merkmale, die auch bei nichtstoffgebundenen Formen (Spielleidenschaft, Fetischismen, Hörigkeiten) den Charakter einer Sucht begründen können:
1. Symptomcharakter des Verhaltens,
2. Wiederholungszwang,
3. Progredienz,
4. Entdifferenzierung der Persönlichkeit,
5. Auftreten von Entzugserscheinungen.

Unter forensischen Aspekten erscheint das Merkmal der Symptomwertigkeit, d. h., der Aufbau der Störung gleicht dem eines neurotischen Symptoms, von besonderem Gewicht. Die **Zwanghaftigkeit**, das »Nicht-mehr-vom-Ich-Beeinflussbare«, die Eigengesetzlichkeit und Automatik, mit der das Geschehen abläuft, sowie die **Persönlichkeitsfremdheit** und **Abgespaltenheit** indizieren den

6.4 · Beschaffungskriminalität

Symptom- und damit den Suchtcharakter eines Verhaltens. Im ausgeprägten Falle sind die Freiräume des Handelns, die Fähigkeiten zum Widerstand und Entgegensteuern entsprechend eingeengt.

Wenn die Entzugssymptomatik bei einer psychischen Abhängigkeit (vom Glücksspiel) auch nicht so gravierend ist wie bei einer körperlichen Abhängigkeit, können die Symptome dennoch als starke Motivation fungieren und das Verhalten steuern. Es sind gerade die psychischen Entzugserscheinungen, die auch stoffgebundene Abhängige (nach dem körperlichen Entzug) immer wieder dazu bringen, erneut mit der Einnahme der Droge fortzufahren und mithin abhängig zu bleiben (Wanke u. Täschner 1985). Die Anwendung der §§ 20, 21 StGB vor dem alleinigen Hintergrund erlebter Entzugssymptome im Vorfeld der Straftat wird bei süchtigen Spielern allerdings kaum einmal in Betracht zu ziehen sein.

Folgende Merkmale erlauben nach Schumacher (1981) das Ausmaß der Einschränkung von Handlungsalternativen und damit der Schuldfähigkeit bei Glücksspielern abzuschätzen:

Beurteilungskriterien zur Schuldfähigkeit
1. Es ist zu beurteilen, ob die inkriminierte (beschuldigte) Handlung vom Ich abgespalten oder hierin eingebunden ist (**Symptom- vs. Strukturcharakter des Verhaltens**). »Wenn z. B. das Spielen oder das Sich-unrechtmäßig-Geld-hierfür-Beschaffen Ausdruck einer allgemeinen Verwahrlosung ist, wenn sich – bezogen auf die Gesamtpersönlichkeit – die Handlungsweise als struktureingebunden und damit persönlichkeitstypisch darstellt, wird man nicht vom Symptomcharakter und damit auch nicht ohne weiteres von Steuerungsunfähigkeit oder -einschränkung sprechen können« (S. 370).
2. Weiterhin ist die **Unmittelbarkeit des Handelns** zu prüfen. Das innere Wägen, das »Wenn-und-aber-Denken«, die Prüfung von Gefahr und Risiko, sind Zeichen einer Ich-gesteuerten Handlungsweise. Das von Sucht und Zwanghaftigkeit bestimmte Verhalten läuft impulshaft, meist wider alle Vernunft und sofort ab.
3. Bei Beschaffungsdelikten besteht ein für die forensische Bewertung wichtiges Merkmal in der **Ausschließlichkeit der Geldverwertung**. Bei Abhängigen wird das Geld sofort und ausschließlich für die Betätigung der dranghaft angestrebten Handlung verwendet. Es fehlen alle sonstigen Bereicherungsmotive.

Rasch (1992) sieht in der Gewohnheitsbildung, dem Umbau der Lebensführung und dem Destruktiven sowie in der charakteristischen eindimensionalen Ausrichtung der Person auf das Glücksspiel die entscheidende psychopathologische Qualität dieser Symptomatik. Er nennt in einer dynamischen Betrachtung dieses Prozesses als relevante Kriterien für die Identifikation einer solchen Entwicklung als psychopathologisch:
- ihre Progredienz evtl. mit Periodizität,
- eine zentrale Stellung des Spielens in der Lebensführung,
- Verarmung in anderen Lebensbereichen,
- Stereotypisierung des Verhaltens,
- subjektives Gefühl des Gezwungenseins,
- Depravation,
- Häufung sozialer Konflikte,
- Verlust allgemeiner sozialer Kompetenz,
- psychische/physische Entzugserscheinungen,
- typisierende Umprägung.

Es handelt sich demnach um eine Entwicklung, im Laufe derer der Spieler sich aus der lebendigen Realität herausbegibt oder herausgetrieben wird. Die steigende Bedeutung des Glücksspiels und die Zunahme des Glücksspielverhaltens sind unkreativ und bewirken trotz des hohen energetischen Aufwandes nichts Produktives, sondern engen die Erlebnis- und Lebensmöglichkeiten des betroffenen Individuums ein. Foerster (1994) verweist auf eine jahre- oder jahrzehntelange chronische Entwicklung, aufgrund derer keine alternativen Lösungsstrategien zur Verarbeitung des Grundkonfliktes und zur Lebensbewältigung zur Verfügung stehen.

Beurteilungskriterien für die Annahme von Persönlichkeitsveränderungen im Sinne eines Umbaus der Lebensführung und damit für die

Krankheitswertigkeit können dabei in folgenden Dimensionen gefasst werden:

Beurteilungsfaktoren für die Krankheitswertigkeit
- **Beschneidung/Verlust von Entwicklungsmöglichkeiten** als Bereich zentraler individueller Motive und Lebensziele (Zerstörung von Lebensentwürfen, Verlust langfristiger Perspektiven, Aufgabe von Zielen, berufliche Dequalifizierung und Entwicklungsstillstand)
- **Zerstörung der sozialen Person** als Bereich zentraler Umweltbeziehungen und sozialer Verankerung (generelle Verringerung sozialer Bezüge, Beeinträchtigung von Primärbeziehungen, Verringerung sozialer Verantwortlichkeit, Stereotypisierung sozialer Beziehungen in der Subkultur und Unverbindlichkeit in sozialer Interaktion)
- **Emotionale Befindlichkeit** als Bereich der Auswirkungen des Prozesses der glücksspielbedingten Persönlichkeitsentdifferenzierung auf das Gefühlsleben (Verlust von Selbstachtung, Verflachung von Gefühlsempfindungen und Antriebsverlust, Fabian u. Wetzels 1990)
- Weitere Anhaltspunkte stellen nach Saß u. Wiegand (1990) das Ausmaß der Kritikschwäche und das Zurücktreten hemmender Gegenvorstellungen im Motivationsgefüge dar

Die Voraussetzung »schwerster Persönlichkeitsveränderungen«, die der BGH zur Anwendung der §§ 20, 21 fordert (vgl. ständige Rechtsprechung des BGH in Schneider 2016) ist von psychiatrischer Seite kritisiert worden (Kellermann 2005b). Derart gravierende Veränderungen kommen auch bei »schwersten« Alkoholikern und Drogenabhängigen praktisch nicht vor, wenn die suchtbedingte Persönlichkeitsveränderung von hirnorganischen und intoxikationsbedingten Störungen, primärcharakterlichen Auffälligkeiten sowie Sozialisationsdefiziten abgegrenzt wird. Aus der juristischen Perspektive gibt Müller (2015) zu bedenken, dass weder der Wortlaut der §§ 20, 21 StGB für ein Erfordernis »schwerster« Persönlichkeitsveränderung spricht, noch diese Voraussetzung der Einordnung der Glücksspielsucht gerecht wird:»Ein Schwerekriterium wird der Glücksspielsucht als andere schwere Abartigkeit ohnehin voraus gestellt, so dass die Forderung (…) den Anwendungsbereich der §§ 20, 21 StGB in unbilliger Weise einengt und zu einer restriktiven Anwendung führt, die nicht angezeigt ist« (Müller 2015, S. 195).

Liegt eine »schwere andere seelische Abartigkeit« vor, ist der kausale Zusammenhang zwischen dem süchtigen Spielverhalten, den Persönlichkeitsveränderungen und den delinquenten Handlungen zu hinterfragen. In erster Linie sind Beeinträchtigungen der Steuerungsfähigkeit für Delikte in Betracht zu ziehen, die als **direkte oder indirekte Beschaffungskriminalität** (Meyer 1988) zu werten sind. Bei direkter Beschaffungskriminalität steht die illegale Geldmittelbeschaffung in unmittelbarem Zusammenhang mit der sofort anschließenden Suchtbefriedigung: Der Spieler spielt im Casino, bis das ganze Geld verzockt ist, verlässt die Spielstätte, begeht bspw. einen Raubüberfall, kehrt ins Casino zurück und spielt weiter (Jost 2008, S. 72). Die vergleichsweise häufiger vorkommende indirekte Beschaffungskriminalität ist durch ein kriminelles Handeln gekennzeichnet, das auf indirektem Wege die Beschaffung von Geldmitteln ermöglicht: Der Spieler begeht einen Einbruch, veräußert anschließend die gestohlenen Wertgegenstände und verwendet das erlangte Geld dann zur Befriedigung der Spielsucht. Im Rahmen der forensischen Begutachtung gilt es zudem, zwischen tatsächlichen Beschaffungstaten und nachträglicher sekundärer Motivierung einer herkömmlichen Straftat im Sinne einer Schutzbehauptung zu differenzieren (Jost 2008, S. 72). Eine schwere Persönlichkeitsdeformierung könnte nach Rasch (1992) auch bei anderen Delikten, die suchtunabhängig motiviert sind, eine entsprechende Beurteilung der Schuldfähigkeit veranlassen.

Eine Analyse der Tatvorgeschichte ermöglicht Einblicke in die Motivstruktur bzw. in die Entstehung der Handlungsbereitschaft. Unter Bezug auf den aufgezeigten typischen Verlauf der »kriminellen Karriere« pathologischer Glücksspieler (▶ Abschn. 6.4) ist hier auf die vorherige **Ausschöpfung der verfügbaren eigenen Ressourcen** und **legaler** sowie »**halblegaler**« **Möglichkeiten der Geldbeschaffung** hinzuweisen.

6.4 · Beschaffungskriminalität

Tab. 6.2 Potenzielle Merkmale einer erheblich verminderten oder aufgehobenen Steuerungsfähigkeit bezogen auf das Tatgeschehen. (Saß 1987; Baljer 1995)

Pro	Kontra
Emotionale Labilisierung in der Zeit vor dem Delikt	Tatvorbereitungen und planmäßiges Vorgehen bei der Tat
Aktuelle konstellative Faktoren (Alkohol, Ermüdung)	Fähigkeit zu warten
Motorische und/oder psychische Erregung	Lang hingezogenes Tatgeschehen
Situationsverkennung oder mangelhafte räumliche und zeitliche Orientierung	Komplexer Handlungsablauf in Etappen
Abrupter Tatverlauf in Bezug auf Beginn und Ende und enger Zusammenhang zwischen Auslöser und Tat	Modifikation des Handelns, um das Ziel zu erreichen
	Vorsorge gegen Entdeckung
Geringe oder fehlende Einstellung auf die wechselnden Erfordernisse der Situation	Möglichkeit anderen Verhaltens unter vergleichbaren Umständen
Ausagieren der spezifischen inneren Verfassung	Hervorgehen des Deliktes aus dissozialen Charakterzügen

Vor allem bei Spielern, die schon vor der Entwicklung des pathologischen Spielverhaltens durch illegale Handlungen auffällig wurden, ist eine potenzielle Verfestigung strafrechtlich relevanten Verhaltens unabhängig von der Spielsucht zu prüfen und eine tatbedingende gegenüber einer nur tatbegleitenden Bedeutung der Suchterkrankung zu unterscheiden. Hier gilt es im Einzelfall die Dynamik eines Tatgeschehens im Detail zu rekonstruieren und zu ermitteln, wie die festgestellte psychopathologische Entwicklung in der konkreten Ausführung wirksam wurde. Die notwendige Analyse des Verhaltens unmittelbar vor, während und nach der Tat schließt ein:

- die motivationale Ausgangssituation vor Begehung der Tat (z. B. Konfliktsituationen, anstehende Rückzahlung von Spielschulden),
- die prädeliktische Phase (Verfügbarkeit finanzieller Mittel, Verluste beim Glücksspiel),
- die unmittelbare Planung der Tat (impulshaftes Handeln, Nutzung von Gelegenheiten, Geldbeschaffung als eine Form des »Ausleihens«),
- die zeitliche Nähe zum Spiel (Glücksspiel vor und nach der Straftat),
- die Geldverwertung (Verwendung für Spieleinsätze, Begleichung von Spielschulden).

Potenzielle Merkmale, die für bzw. gegen die Annahme einer erheblich verminderten oder aufgehobenen Steuerungsfähigkeit beim Vorliegen einer »schweren anderen seelischen Abartigkeit« sprechen, zeigt – bezogen auf das Tatgeschehen – **Tab. 6.2** (Saß 1987, S. 199; Baljer 1995, S. 823).

Darüber hinaus sind hier gleichfalls die Beurteilungskriterien für den Schweregrad der psychischen Störung (wie Verhaltensstereotypisierung, Konflikthäufung, Kritikschwäche etc.) heranzuziehen.

Bei vorangeschrittener Suchtentwicklung ist allerdings zu beachten, dass meist das gesamte Alltagsleben auf die Sucht ausgerichtet ist und illegale Handlungen auch dann durch das Spiel motiviert sein können, wenn ein geringer Teil des so erhaltenen Geldes zur Sicherung der Befriedigung primärer Bedürfnisse dient, wie z. B. zum Kauf von Lebensmitteln. Werden die erlangten Mittel dagegen in größerem Umfang zur Finanzierung des Lebensbedarfs oder der Rückzahlung von Schulden eingesetzt, ist nicht von einer bestehenden Einengung des Verhaltensspielraums auf das Glücksspiel auszugehen.

Vorausgegangene Verurteilungen von Angeklagten stellen an sich noch kein Hindernis für die Bewertung von Delikten als suchtbedingte Beschaffungsdelikte dar, da nicht selten – nach gutachterlichen Erfahrungen – auch diese bereits im Zusammenhang mit dem Spielverhalten standen und dieser Umstand entweder von den Tätern nicht dargelegt oder von den betreffenden Gerichten nicht berücksichtigt wurde.

Die Diagnose »antisoziale Persönlichkeitsstörung« ist zwar nicht als Ausschlusskriterium für die Diagnose »pathologisches Spielen« relevant (▶ Abschn. 3.3), bei der forensischen Wertung ist darauf jedoch Bezug zu nehmen. Nur in Ausnahmefällen werden bei gleichzeitigem Vorliegen der Diagnosen die in Frage stehenden Delikte als suchtbedingte Beschaffungskriminalität mit entsprechenden Beurteilungskonsequenzen zu bewerten sein. Allerdings ist in diesen Fällen zu prüfen, ob nicht eine Persönlichkeitsstörung vorliegt, die selbst eines der Merkmale der §§ 20, 21 StGB erfüllt.

Zusammenfassend bleibt festzuhalten:

> Wenn in der forensischen Wertung ein unmittelbarer Zusammenhang zwischen dem pathologischen Spielen, das zu nachhaltigen Veränderungen der Gesamtpersönlichkeit geführt hat (und damit eine Zuordnung zur 4. Alternative des § 20 StGB rechtfertigt), und den begangenen Straftaten festgestellt werden kann, so ist in der Regel davon auszugehen, dass die Motivation zu den inkriminierten Handlungen durch die nicht mehr steuerbare Spielmotivation geleitet war.

In diesen Fällen liegen die Voraussetzungen für eine erhebliche Einschränkung der Steuerungsfähigkeit im Sinne des § 21 StGB vor. Nur in seltenen Ausnahmefällen (Kellermann 1996) dürfte eine vollständige Aufhebung der Steuerungsfähigkeit im Sinne des § 20 StGB in Erwägung zu ziehen sein. Das pathologische Spielen fällt über eine Persönlichkeit nicht herein wie eine Psychose, es überlässt ihr ein weitaus höheres Maß an Möglichkeiten, sich mit der als zwanghaft empfundenen Störung auseinander zu setzen (Rasch 1992). An Ausnahmefälle wäre zu denken, wenn die Handlungsschritte nicht mehr sinnvoll aufeinander abgestimmt erfolgen, die Erinnerungsfähigkeit beeinträchtigt ist und der zeitliche Rahmen, d. h., die unmittelbare Nähe zur Spielhandlung (direkte Beschaffungskriminalität; Jost 2008) so eng ist, dass ein Entgegensteuern nicht mehr möglich erscheint.

In der veröffentlichten Rechtsprechung finden sich nach Schneider (2016) zwar v. a. Fälle, in denen das Vorliegen einer Spielsucht verneint oder § 21 StGB bei bestehender Spielsucht abgelehnt wurde. Daraus lässt sich jedoch nicht ableiten, dass Gerichte eine erheblich verminderte Schuldfähigkeit nur in seltenen Fällen bejaht haben: Eine den Angeklagten begünstigende – gegebenenfalls auch rechtsfehlerhafte – Anwendung des § 21 StGB wird auf seine alleinige Revision hin nicht überprüft und erstinstanzliche Urteile bleiben meist unveröffentlicht; dasselbe gilt für Beschlüsse des BGH und der Oberlandesgerichte, mit denen Revisionen als »offensichtlich unbegründet« verworfen werden (Schneider 2016).

Nach eigenen Erfahrungen in der Begutachtung von mehr als 150 Straftätern, die Spielsucht als Motiv für Straftaten anführten, folgten die Gerichte in ihrem Urteilsspruch überwiegend der gutachterlichen Beurteilung der Schuldfähigkeit, auch dann, wenn aus psychologischer Sicht das Vorliegen der Voraussetzung für die Annahme einer verminderten Schuldfähigkeit gemäß § 21 StGB als gegeben angesehen wurde. Bei alleiniger Diagnose einer Spielsucht als tatbedingendem Faktor (ohne nachweisbare schwerste Persönlichkeitsveränderungen) fand die Beurteilung zudem mitunter Beachtung im Rahmen der Strafzumessung.

Unterbringung in einem psychiatrischen Krankenhaus oder in einer Entziehungsanstalt

Wurde ein rechtswidrige Tat von einem Spielsüchtigen im Zustand verminderter Schuldfähigkeit begangen, stellt sich die Frage nach der anzuwendenden Maßregel der Besserung und Sicherung, insbesondere nach der Unterbringung in einem psychiatrischen Krankenhaus (§ 63 StGB) oder in einer Entziehungsanstalt (§ 64 StGB).

Während die Anordnung nach § 63 StGB in erster Linie dem Schutz der Allgemeinheit vor einem als gefährlich eingeschätzten Straftäter dient (Maßregel der Sicherung), zielt der § 64 StGB vorrangig auf die Heilung des süchtigen Straftäters bzw. die Reduzierung der Rückfallgefahr (Maßregel der Besserung).

Die beiden Maßregeln unterscheiden sich zudem in den Voraussetzungen für deren Anwendung, den erforderlichen Kriminalitäts- und Behandlungsprognosen und den Belastungsgrad. Die Unterbringung nach § 63 StGB setzt voraus, (1) dass sich der Täter erwiesenermaßen während der Tat im Zustand der Schuldunfähigkeit oder verminderten Schuldfähigkeit befunden hat und (2) dass von dem Täter erhebliche rechtswidrige Taten zu erwarten sind und er deswegen eine Gefahr für die Allgemeinheit darstellt. Wegen des vorliegenden Sicherungscharakters des § 63 StGB stellt die Aussicht auf einen Behandlungserfolg kein Kriterium dar. Eine zeitliche Begrenzung der Unterbringung ist nicht gegeben (Schramm 2005a, b).

Der § 64 StGB gilt dagegen als weniger belastende Maßregel, da die Unterbringung in einer Entziehungsanstalt maximal 2 Jahre dauert. Die

Voraussetzungen der Anwendung sind außerdem geringer: Die Einweisung kann bereits bei nicht auszuschließender Anwendung der §§ 20, 21 StGB erfolgen, und es genügt die prognostizierte Gefahr weiterer Straftaten (ohne Gefahr für die Allgemeinheit). Die Anordnung des § 64 StGB setzt allerdings voraus, dass eine hinreichend konkrete Aussicht auf einen Behandlungserfolg besteht.

Nach der höchstrichterlichen Rechtsprechung kommt bei Spielsucht eine Einweisung gemäß § 63 StGB in Betracht (BGH 5 StR 411/04). Einer Unterbringung in der Entziehungsanstalt nach § 64 StGB steht entgegen, dass diese Maßregel nach dem Wortlaut nur dann Anwendung findet, wenn der Täter den Hang hat, alkoholisierende Getränke oder andere berauschende Mittel im Überfluss zu sich zu nehmen. In der ablehnenden Begründung einer analogen Anwendung des § 64 StGB auf die Spielsucht verweist der BGH neben der mangelnden planwidrigen Regelungslücke (bezogen auf Wortlaut und Systematik) auf die amtliche Begründung zur Einführung der Vorgängernorm des heutigen § 64 StGB, die den Fall des straffälligen Spielers bedacht und die Anordnung besonderer Maßregeln für ihn abgelehnt hat.

Die Bezugnahme auf die Entstehungsgeschichte des § 64 StGB in der ablehnenden Begründung des BGH erweist sich als wenig überzeugend (Schramm 2005b). Der Gesetzgeber hatte zwar bei der Gesetzesreform im Jahre 1933 den straffälligen Spieler bedacht. Die Gesetzesbegründung lässt jedoch erkennen, dass die Ablehnung besonderer Maßregeln auf straffällige Spieler abzielt, die sich an einem illegalen Glücksspiel beteiligt haben. Die Beschaffungsdelinquenz süchtiger Spieler wurde dagegen nicht thematisiert.

Die spezifische Ausrichtung der Gesetzesreform ist nicht zuletzt darauf zurückzuführen, dass zu dieser Zeit Glücksspiele in Deutschland weitgehend verboten waren (Ausnahmen: Klassen- und Soziallotterien, mit geringem Suchtpotential). Mit der inzwischen allumfassenden Verfügbarkeit von Glücksspielen und dem Anstieg pathologischen Spielverhaltens in der Bevölkerung stellt sich die Situation für den Gesetzgeber heute vollkommen anders dar. In der Rechtsprechung sind die Problematik der Spielsucht und die Finanzierung des Glücksspiels durch strafbare Handlungen sehr viel bedeutsamer geworden.

Wenn der Gesetzgeber offensichtlich den Schutz der Bürger vor den Gefahren der Spielsucht nicht mehr hinreichend realisieren kann, bedarf es einer Novellierung relevanter Gesetze (Meyer 2013).

Der Gesetzgeber ist gefordert, spielsüchtige Täter in den Anwendungsbereich des § 64 StGB einzubeziehen. Die Erweiterung ist sinnvoll und zweckmäßig. Sie entspricht der Akzeptanz der psychischen Störung als eigenständige stoffungebundene Suchterkrankung (▶ Abschn. 3.5).

Der Ansatz, den suchtkranken Straftätern und den Sicherheitsinteressen der Bevölkerung durch eine zeitlich befristete, weniger belastende Behandlungsmaßnahme gerecht zu werden, muss auch für Spielsüchtige gelten. Die Wahrscheinlichkeit der Gefahr weiterer Straftaten ist bei den Betroffenen nicht anders einzuschätzen als bei stoffgebundenen Suchtkranken. Nach Besserung des Spielverhaltens bzw. der Abstinenz vom Glücksspiel infolge von Behandlungsmaßnahmen ist ein deutlicher Rückgang strafbarer Handlungen erkennbar. Dies gilt allerdings nicht für Spielsüchtige, bei denen gleichzeitig eine dissoziale Persönlichkeitsstörung vorliegt. Sie sind therapeutisch sehr viel schwieriger zu erreichen und begehen signifikant häufiger auch Straftaten ohne Zusammenhang mit dem Glücksspiel.

Effektive Therapiekonzepte für Spielsüchtige basieren zudem auf denen für Substanzabhängige (Petry et al. 2014a,b). Häufig erfolgt eine gemeinsame, gegenseitig befruchtende ambulante oder stationäre Behandlung. Entziehungsanstalten sind deshalb besser auf diese Tätergruppe vorbereitet als psychiatrische Krankenhäuser. Zudem ist die Rückfallprophylaxe integraler Bestandteil suchttherapeutischer Konzepte. Auch vor diesem Hintergrund erscheint die Entziehungsanstalt besser geeignet, den Zielen des Gesetzgebers gerecht zu werden.

Die alternativ vom BGH vorgeschlagene Therapie von Spielsüchtigen im Rahmen des Strafvollzugs erscheint wenig erfolgversprechend. In den Justizvollzugsanstalten ist das Glücksspiel (Karten- und Würfelspiele, Wetten) elementarer Bestandteil der Freizeitgestaltung[1]. Abstinenz als Behandlungsziel

---
[1] Nach internationalen Befunden beteiligen sich im Mittel 40 % der Strafgefangenen während der Inhaftierung an Glücksspielen (Williams et al. 2005; vgl. auch Turner et al. 2013 mit 34 %).

lässt sich in diesem subkulturellen Umfeld, in dem Anregungen zum Spiel ständig präsent sind und ein starker Gruppendruck herrscht, nur schwer erreichen.

Schließlich muss eine Anwendung des § 64 StGB – wie bei der Alkohol- und Drogenabhängigkeit (Rasch 1992, S. 115) – unabhängig vom Vorliegen einer Einschränkung der Schuldfähigkeit möglich sein. Mitunter ist eine Anwendung der §§ 20, 21 StGB bei spielsüchtigen Straftätern nicht angezeigt, da keine suchtbedingten schwersten Persönlichkeitsveränderungen nachweisbar sind. Dennoch sind in diesen Fällen – wie die eigene forensische Gutachtenpraxis zeigt – therapeutische Interventionen als zielführende Maßnahme unabdingbar.

An die Möglichkeit der Zurückstellung der Strafvollstreckung, die bei Drogenabhängigen nach den §§ 35, 36 Betäubungsmittelgesetz (BtMG) angewendet wird (Therapie statt Strafe), ist ebenfalls zu denken (Müller 2015, S. 228f). Hier bedarf es allerdings gleichfalls der Überzeugungsarbeit, denn das BVerfG hat mit einem Beschluss vom 24.02.1993 (Az: 2 BVR 1663/92) entschieden, dass die fachgerichtliche Ablehnung, die Strafvollstreckung zur Therapie einer »pathologischen Spielsucht« zurückzustellen, verfassungsrechtlich nicht zu beanstanden sei.

6.4.2 Falldarstellungen

Der Studienrat für Mathematik und das Roulette

Der zur Tatzeit 38-jährige Herr R. war angeklagt, unter wahrheitswidrigen Angaben in zahlreichen Fällen Girokonten bei verschiedenen Banken und Sparkassen eröffnet und im Rahmen des eingeräumten Dispositionskredites belastet bzw. dieses versucht zu haben (Gesamtschaden: 56.000 €). Wegen der gleichen Delikte wurde er bereits 1 Jahr zuvor zweimal zu Bewährungsstrafen verurteilt (Der Spiegel 1993, 13, S. 101–110).

Herr R. war 7 Jahre alt, als sich seine Eltern trennten. Er wuchs mit seinem erheblich älteren Stiefbruder bei der Mutter auf, zu der eine enge Beziehung bestand, die jedoch als alleinerziehende, für den Unterhalt sorgende Frau übermäßig beansprucht wurde. Die familiäre Situation empfand er – überwiegend auf sich allein gestellt – als bedrückend und belastend. In den ersten Schuljahren zeigte er sehr gute Leistungen, war aktiv und vielseitig interessiert, fand aber nur oberflächliche Kontakte zu Gleichaltrigen. Zu einem Leistungsabfall und sozialen Auffälligkeiten wie die Entwendung kleinerer Geldbeträge, mit denen er sich die Anerkennung der Spielgefährten erkaufte, kam es im Alter von 13 Jahren. Nach dem Abgang von der Realschule und einer Lehre verfolgte er zielstrebig seine weitere berufliche Karriere, bis er schließlich das Studium der Mathematik und Biologie für das höhere Lehramt vorzeitig mit sehr gutem Examen abschloss und in den Schuldienst trat. Im letzten Studienjahr lernte Herr R. seine erste Frau kennen, die Ehe scheiterte nach 1 Jahr. Kurze Zeit später heiratete er erneut, da seine zweite Frau ein Kind erwartete.

Bereits im Kindesalter hatte Herr R. im Familienkreis Kontakt zum Spiel um Geld, das er äußerst lustvoll erlebte. Mit 18 Jahren begann eine ca. 6-jährige intensivere Spielphase, in der er häufig Skat, 17 und 4 und Poker im Freundeskreis um höhere Beträge spielte. 27-jährig besuchte er zum ersten Mal eine Spielbank, die sich kurz zuvor in der Nähe seines Wohnortes etabliert hatte, und gewann. Innerhalb des ersten Jahres gewann er mit steigenden Einsätzen ca. 50.000 €, die er zur Hälfte anlegte und zusammen mit seiner ersten Ehefrau für Konsumgüter ausgab. Der »Glückssträhne« folgten Verluste – nach einem halben Jahr war das finanzielle Polster aufgezehrt. Es entwickelte sich ein fast schon idealtypisches Erscheinungsbild pathologischen Glücksspiels. Mit »Gewalt« und »in äußerster Hektik« wollte er am Ende nur noch gewinnen. In einer Art »Fieberrausch« und »Trance« verfolgte er den Lauf der Kugel. Nach dem Verlust höherer Beträge lief er »verkniffen und hysterisch« durch das Casino und versuchte, sich aus dieser »depressiven Phase« herauszuspielen. Die Zeit ohne Geld zu überbrücken, erlebte er als »größte Katastrophe aller Zeiten« (»wenn man also wirklich in Brand ist und braucht Geld und will Geld haben, dann läuft man wirklich wie'n angeschossenes Reh da 'rum«). Herr R. erhielt »Ehrenkarten« verschiedener Spielbanken und häufte Spielschulden in Höhe von 200.000 € an. Noch heute ist er davon überzeugt, dass er gewonnen hätte, wenn er sich strikt an seine eigenen Vorsätze und Regeln gehalten hätte: »Es war vorher alles klar, es war alles durchdacht, und du bist da so durchdacht hingefahren. Und das wäre auch so gekommen, da hättest du auch die Erfolge gehabt. Warum machst du es denn nicht so? Warum wechselst du die Zahlen? Warum spielst du am anderen Tisch? Selbstvorwürfe, irgendwo? Und wenn man das so gesehen hat, dass das, was man sich vorgenommen hat, im Grundprinzip eingetroffen ist – man hätte zumindest gewonnen.«

Das Glücksspiel unterstützte und verstärkte das Bestreben von Herrn R., Konflikte zu verdrängen, emotionale Beziehungen zu vermeiden und eigene Gefühle abzuspalten. Durch das Spiel war er emotional nicht mehr von anderen Menschen, sondern vom – offensichtlich weniger bedrohlich erlebten – Zufall abhängig, den er durch magisches Denken zu kontrollieren versuchte. Beziehungsstörungen stellen einen Mosaikstein des Bedingungsgefüges dar, familiäre Belastungen, Schuldgefühle, Identitätsprobleme und v. a. die Eigendynamik der Entwicklung (u. a. die »Aufholjagd« bei wachsenden Verpflichtungen und deutliche suchtbedingte Persönlichkeitsveränderungen) liefern weitere Erklärungsansätze für das süchtige Spielverhalten.

Als alle legalen Wege zur Finanzierung des Glücksspiels erschöpft waren, eröffnete Herr R. mit wachsendem Radius um seinen Wohnort unter Vorlage seiner Gehaltsabrechnung und dem Hinweis, er werde an das Gymnasium des Ortes versetzt, insgesamt über 100 Girokonten. Die erhaltenen Euroschecks, die Scheckkarte sowie den jeweils eingeräumten Dispositionskredit nutzte er voll aus. Das Geld wanderte umgehend und fast ausschließlich in die Spielbank oder wurde zur Umschichtung der Schulden verwandt. »Völlig unerwartet« wurde der nicht vorbestrafte Herr R. dann nach einer fast 10-jährigen Spielerkarriere von einer der Banken wegen Kreditbetruges angezeigt. Obwohl durch diesen »Warnschuss« aufgerüttelt, änderte er sein Verhalten nicht: »Das war mit rationalen Gründen eigentlich nicht zu erklären. Eigentlich von meinem Intellekt her muss ich sagen oder vom logischen Standpunkt her als Mathematiker, hätte man kühl, nüchtern sagen und sehen müssen: Hier ist der Punkt erreicht, das geht so nicht weiter. Aber er war einfach nicht da!«

Herr R. hoffte auf den »großen Gewinn«, mit dem er das Geld zurückzahlen wollte. Hemmende Gegenvorstellungen wurden in den Hintergrund gedrängt, selbstkritische Beurteilungen des eigenen Handelns durch den »inneren Zwang« nach dem Glücksspiel überlagert: »Ich soll Kreditbetrug begangen haben! Das hat meine Anwältin mir auch immer vorgehalten, dass ich das nie erkannt oder gesehen hab'. Eigentlich hätte ich das erkennen müssen, ich hab's nicht erkannt (…). Ich bin auch nicht kriminell, nicht von meiner Motivation, von meiner Absicht her (…). Ich wollte das Geld ja zurückbezahlen – nach dem Coup.«

Unter Anwendung des § 21 StGB verurteilte das Gericht Herrn R. zu einer Haftstrafe von 1 Jahr und 6 Monaten, die auf 4 Jahre zur Bewährung ausgesetzt wurde. Als Auflage nahm das Gericht in das Urteil mit auf, dass Herr R. eine bereits begonnene ambulante Gruppentherapie sowie eine in Aussicht genommene stationäre Behandlung nicht ohne Zustimmung der Therapeuten abbrechen darf.

Die Flucht in die Spielhalle

Herr M., der zur Zeit der Begutachtung 43 Jahre alt war, hatte Unterschlagungen bei seinem Arbeitgeber in Höhe von ca. 56.000 € begangen. Er war zum ersten Mal strafrechtlich in Erscheinung getreten.

Als Nachkömmling einer Familie mit sieben Kindern lebte Herr M. in geordneten familiären Verhältnissen. Kindheitserinnerungen sind allerdings von dem Bild einer überforderten, allein in sich hinein weinenden Mutter geprägt. Angesichts der erlebten kindlichen Hilflosigkeit und Ohnmacht und eines familiären Milieus, in dem es »nicht üblich war, eigene Sorgen und Nöte zu thematisieren«, begann er schon sehr früh, seine Probleme zu verdrängen und anderen gegenüber in die Rolle des starken Optimisten zu schlüpfen. Im Alter von 24 Jahren heiratete Herr M., der inzwischen als gelernter Kaufmann arbeitete, 6 Jahre später wurde eine Tochter geboren. Wachsende Unzufriedenheit in der Ehe wagte er nicht offen anzusprechen, weil sie seinen Idealvorstellungen von einer »harmonischen und glücklichen Familie« diametral entgegenstanden. Schließlich zog er unter erheblichen Gewissenskonflikten und Schuldgefühlen aus der gemeinsamen Wohnung aus. In dieser für ihn äußerst konflikthaften, ambivalenten Situation spielte er erstmals an Geldspielautomaten. Die Angespanntheit ließ sich durch das Glücksspiel an den Automaten lindern. Er spielte immer häufiger, wobei sich die Tatsache, dass er anfänglich

»viel Glück« hatte, verstärkend auswirkte. Herr M. lernte dann seine zweite Ehefrau kennen, ein »Gefühl der Zerrissenheit« blieb (»Ich habe immer in diesem Spannungsverhältnis gelebt, und da hat mir die Spielerei die Ruhe gegeben und mich vergessen lassen …«). Er verlor zunehmend die Kontrolle über sein Spielverhalten, lieh sich »wahllos« Geld, nahm größere Kredite auf, vernachlässigte die berufliche Tätigkeit (im Außendienst) und erhielt die Kündigung. Nach familiären Auseinandersetzungen schloss er sich einer Selbsthilfegruppe an, begab sich in ambulante Behandlung bei einem »Nervenarzt« – ohne längerfristige Erfolge. Auch die zweite Ehe wurde geschieden. Herr M. besuchte fast täglich seine »Stammspielhalle« und bediente bis zu zwölf Automaten gleichzeitig. Vor der Kriminalpolizei bestätigte eine Spielhallenaufsicht, dass Herr M. dort viel Geld verloren habe. Immer dann, wenn sein Geld zu Ende gegangen sei, habe er sie angesprochen und sich weitere Beträge zum Spielen ausgeliehen.

Nachdem Herr M. das Gehalt einer neuen Arbeitsstelle restlos verspielt hatte, beging er erste Unterschlagungen, die sich in der Folgezeit aufsummierten. Eine realistische Risikoabwägung fand nicht statt. Die Delikte mussten über kurz oder lang auf ihn zurückfallen. Bis zur Aufdeckung hegte er die irrationale Hoffnung, die Beträge zurückzahlen zu können, indem er Lotto spielte.

Das pathologische Spielverhalten von Herrn M. entwickelte sich vor dem Hintergrund ehelicher Spannungen, die er aufgrund seines Harmoniestrebens und der Unfähigkeit, Konflikte offen auszutragen, nicht adäquat bewältigen konnte. Statt sich konstruktiv mit negativen Lebensaspekten auseinanderzusetzen, flüchtete er in die Spielhalle. Die glücksspielbedingten, stetig anwachsenden Probleme haben dann ihrerseits dazu beigetragen, das Spielverhalten zu verstärken und zu verfestigen. Für eine süchtige Persönlichkeitsentwicklung sprachen die zunehmenden Konflikte, die soziale Ausgliederung und berufliche Dequalifizierung (nach gesicherter Existenz verlor er mehrfach wegen des Spielens die Arbeitsstelle), die Zerstörung des Lebensentwurfes von einer »glücklichen Familie«, der Verlust an Selbstachtung, die Verflachung der Gefühlsempfindungen sowie die eingeengte Lebensführung.

In dem Urteil ging das Gericht von einer erheblichen Verminderung der Schuldfähigkeit aus und verurteilte Herrn M. – unter Berücksichtigung einer laufenden psychotherapeutischen Behandlung – zu einer Bewährungsstrafe.

Die Attraktivität der Sportwette

Herr S., zur Tatzeit 23 Jahre alt, war angeklagt, als Bankkaufmann bei seinem Arbeitgeber, einen Betrag in Höhe von 26.500 € veruntreut zu haben. Der Strafregisterauszug wies 10 Eintragungen auf. Neben Diebstahl und Betrug geringwertiger Sachen im Jugendalter handelte es sich seit dem 18. Lebensjahr um Körperverletzung, Sachbeschädigung und Beleidigung.

Herr S. wuchs in belasteten familiären Verhältnissen auf. Der Vater arbeitete in einer Gastwirtschaft, die Mutter versorgte als Hausfrau die Familie, in der zudem eine 4 Jahre ältere Schwester lebte. Im Alter von 6 Jahren fand Herr S. die tote Mutter erhängt in der Wohnung auf. Die Mutter hatte vorher bereits zweimal einen Suizidversuch unternommen und häufig den ganzen Tag auf der Couch gelegen. Eine Verarbeitung des traumatischen Erlebnisses fand in der Familie praktisch nicht statt. Das Thema wurde einfach totgeschwiegen.

In der Schule fiel Herrn S. das Lernen relativ leicht. In dem Lieblingsfach Mathematik nahm er auf Kreis- und Landesebene an Wettbewerben teil. Er fiel allerdings auch durch wiederholte Störungen des Unterrichts und Schulbetriebs auf. Zusammen mit Mitschülern beging er kleinere Diebstähle. Herr S. charakterisiert sich als »sehr dickköpfig und frech«: »Ich habe mir nichts sagen lassen und war bestimmt kein leichtes Kind«.

Nach dem Abitur absolvierte er eine Lehre als Bankkaufmann und fand im direkten Anschluss eine Anstellung. Ein halbes Jahr später schloss er einen Auflösungsvertrag mit der Bank, da er das Limit der eigenen Kreditkarte eigenmächtig schrittweise von 1500 € auf 36.000 € erhöht hatte. Mit dem Geld finanzierte er seine Einsätze bei einem Anbieter von Sportwetten im Internet.

Erste Kontakte mit dem Spiel um Geld gab es beim Automatenspiel in der Gastwirtschaft des Vaters. Mit 14 Jahren verspielte er bereits größere Beträge am Automaten, die für andere Dinge (wie dem Besuch der Kirmes) vorgesehen waren. Mit 16 Jahren begann Herr S., der seit seinem 5./6. Lebensjahr in einem Fußballverein aktiv war, regelmäßig

»Oddset« zu spielen. Ein älterer Freund gab die Spielscheine ab. Im Alter von 18 Jahren »ging es richtig los«. Bei verschiedenen Anbietern von Sportwetten im Internet tätigte er seine Einsätze. Nach dem Reiz der Sportwette befragt, benennt Herr S. v. a. sein grundsätzliches Interesse für den Fußball, die Hoffnung, über vorhandene Erkenntnisse dauerhaft erfolgreich sein zu können, und die schnellen Gewinnmöglichkeiten.

Wenn in Deutschland keine Fußballspiele stattfanden, setzte er auf Spiele im Ausland, auch auf untere Klassen. Herr S. berichtete, dass ein Einsatz von 9000 € bei einem Systemspiel fast zu einem Gewinn von 27.000 € geführt hätte, wenn nicht Austria Lustenau (2. österreichische Fußballliga) noch in der Nachspielzeit ein Tor zum Unentschieden kassiert hätte. Einen Gewinn von 5000 € konnte er dagegen durch ein Tor von Shonan Bellmare (2. japanische Fußballliga) in der Nachspielzeit realisieren.

Zur Finanzierung der Einsätze nutzte er alle verfügbaren Ressourcen. Waren die Konten ausgereizt, lieh er sich von Freunden und Verwandten unter Vorwänden Geld. Die Familie glich immer wieder entstandene Schäden aus. Schließlich entnahm er bei seinem Arbeitgeber die ersten 1000 € aus der Geldautomatenkasse: »Der Gedanke war, ich mach' was draus, wenigstens 2000 oder 3000, leg' die 1000 zurück und den Rest habe ich für mich zum Zocken«. Im Laufe der Zeit wuchs die entwendete Summe – trotz sporadischer Ausgleichszahlungen nach Gewinnen – auf den angeklagten Fehlbetrag.

Auf Drängen des Vaters nahm Herr S. bereits im Alter von 18 Jahren erstmalig wegen der glücksspielbezogenen Probleme Kontakt zu einer Suchtberatungsstelle auf. Es folgten weitere ambulante Behandlungsmaßnahmen sowie eine stationäre Therapie in einer Fachklinik. Auch nutzte er nach hohen Verlusten die Sperroption bei einzelnen Anbietern von Sportwetten: »Ich hab' das Konto sperren lassen, weil ich aufhören wollte, für ein halbes Jahr«. Einige Wochen nach der Sperre konnte er jedoch mit einer zweiten Emailadresse ein neues Konto eröffnen und Wetteinsätze tätigen.[2] Außerdem platzierte er seine Sportwetten zwischenzeitlich bei anderen Anbietern.

Eine Erklärung der pathologischen Entwicklung ist vor dem Hintergrund der erkennbaren Impulsivität und emotional-instabilen Persönlichkeitsanteile zu sehen. Nach traumatischen Kindheitserlebnissen, die nicht adäquat aufgearbeitet wurden, gelang es ihm nicht, angemessen mit emotionalen Spannungen umzugehen. Der Spielanreiz des Glücksspiels traf auf eine Persönlichkeitsstruktur, die zu spontanen Entscheidungen neigt, impulsiv handelt, ohne die schädlichen Konsequenzen hinreichend zu würdigen. Die Teilnahme am Spiel ermöglichte zudem den Abbau innerer Spannungen, diente der Affektregulierung. Eine Verstärkung erfuhr der Spielanreiz von Sportwetten durch die vorhandene Sportbegeisterung. In der weiteren Entwicklung kam die Eigendynamik exzessiven Spielens zum Tragen: Die psychotrope Wirkung von Wetten (Glücks- und Erfolgsgefühle, Stimulation und Entspannung) förderten den Kontrollverlust (bei ausgeprägter Impulsivität), zwangsläufig eintretende Verluste sollten durch erneute Spielteilnahme ausgeglichen werden, waren aber mit zusätzlichen Belastungen verbunden. Nur in der Fortsetzung der Wetten sah Herr S. eine realistische Chance, in kurzer Zeit genügend Geld für die Rückzahlung der »vorübergehend geliehenen« finanziellen Mittel zu erlangen. Diese Bedingungsfaktoren förderten in ihrer Wechselwirkung den Erwerb und die Aufrechterhaltung des pathologischen Spielverhaltens.

Als Folge sind gravierende Störungen in der Persönlichkeitsentwicklung erkennbar. Zum Zeitpunkt des Beginns exzessiven süchtigen Spielverhaltens war die Persönlichkeitsentwicklung noch nicht abgeschlossen. Die ohnehin emotional labile, noch nicht gefestigte Persönlichkeit wurde durch die schädlichen Auswirkungen des pathologischen Spielverhaltens stark beeinträchtigt. Konflikthäufungen im sozialen Nahraum (Familie, Arbeitsplatz), Schuld- und Schamgefühle sowie starke Stimmungsschwankungen und Suizidgedanken sind ebenso nachweisbar wie die Verringerung sozialer Bezüge und der Verlust an Zukunftsperspektiven (Beziehung, Beruf). Die Emotionen waren einzig und allein auf das Glücksspiel ausgerichtet, das als »oberster Daseinswert« angesehen wurde. Die ausgeprägte Kritikschwäche bezogen auf die

---

2 Auf Nachfrage bei Mitarbeitern eines betroffenen Anbieters wurde darauf verwiesen, dass die Überprüfung von Spielersperren erst im Fall der Auszahlungen an Spielteilnehmer erfolgt.

eigenen Handlungsmuster, die verzerrte Wahrnehmung der Realität (Bagatellisierung der inkriminierten Handlungen) und Stereotypisierung des Verhaltens deuten ebenfalls auf eine psychopathologische Entwicklung hin.

Das Gericht ist in seinem Urteil nicht von einer verminderten Schuldfähigkeit nach § 21 StGB ausgegangen. Gleichwohl wurde ein Zusammenhang der Taten mit der »massiven Spielsucht« des Angeklagten angenommen und aufgrund der verschiedenen Aktivitäten zur Bekämpfung der Spielsucht eine günstige Sozialprognose erstellt. Die besonderen Umstände ermöglichten eine Strafaussetzung zur Bewährung.

Der Alkohol und die Geldspielautomaten

Dem mehrfach vorbestraften 33-jährigen Herrn S. wurde von der Staatsanwaltschaft vorgeworfen, mehrere Videorekorder entwendet zu haben. In der ersten Instanz war er zu einer 10-monatigen Freiheitsstrafe ohne Bewährung verurteilt worden, wobei das Gericht (auch ohne Begutachtung) von einer verminderten Schuldfähigkeit ausgegangen war.

Wie sich in der Exploration herausstellte, hatte Herr S. schon sehr früh Geldspielautomaten ausprobiert, als er seine Eltern auf »Kneipentouren« begleitete und sie ihm Geld zum Spielen gaben, um ihn zu beschäftigen und abzulenken. Mit etwa 15 Jahren traf er sich häufiger mit seiner Peergroup in einer »Pommesbude«, in der sie gemeinsam Alkohol konsumierten und an Automaten spielten. Die notwendigen finanziellen Mittel organisierte er zunächst im familiären Umfeld, wenig später beging er auch Gelddiebstähle. Das weitere Leben wurde entscheidend durch die sich entwickelnden Abhängigkeiten vom Alkohol und vom Glücksspiel bestimmt. Phasenweise griff er auch zu illegalen Drogen. Drogenkonsum und Automatenspiele vertrugen sich aber – nach seinen Angaben – nicht: »Dieses totale Zumachen (...), das ging überhaupt nicht (...), ich musste mich ja auf Automaten konzentrieren.« Während des Spielens trank er deshalb auch nicht. Eine Lehre als Altenpfleger musste er nach einem Diebstahl abbrechen. In den ersten Verurteilungen wurde sein »extremes Spielverhalten« zwar thematisiert, ohne dass jedoch notwendige Konsequenzen in Form therapeutischer Maßnahmen gezogen wurden. Wohl ließ sich Herr S. später auf mehrere Alkoholentzugsbehandlungen ein und schloss sich einer Spieler-Selbsthilfegruppe an, vor einer grundlegenden Änderung seines Suchtverhaltens wich er aber aus.

Herr S. stammte aus ungünstigen Familienverhältnissen. Der Vater neigte zu hohem Alkoholkonsum (und verlor viel Geld beim Kartenspielen), die Mutter zeichnete sich durch einen ambivalenten Erziehungsstil aus (Prügelstrafen und Überprotektion). Die Eltern lebten in ständigem Streit und trennten sich, als Herr S. 13 Jahre alt war. Wegen epileptischer Anfälle und immer wieder auftretenden Magengeschwüren wurde er jahrelang behandelt. In der Schulklasse war er der Außenseiter und bisweilen sogar der Prügelknabe.

Emotionale Labilität, Unsicherheit, Ängstlichkeit und Introvertiertheit kennzeichneten seine Persönlichkeit. Anerkennung und Aufmerksamkeit erfuhr er erstmals in der Peergroup, auch vermittelt über den Alkohol und das Glücksspiel. Deren psychotrope Wirkungen trafen auf den »idealen« Nährboden einer (polyvalenten) Suchterkrankung.

Zur Zeit der Taten lebte Herr S. mit seiner medikamentenabhängigen Ehefrau, die er während einer Entziehungskur kennengelernt hatte, und der gemeinsamen Tochter von der Sozialhilfe. Die Eheleute tolerierten das Suchtverhalten des Partners, gingen gemeinsam zum Spielen, obwohl es infolge der finanziellen Engpässe häufig zu Auseinandersetzungen kam. Um Geld zu beschaffen, entwendete Herr S. – nachdem er sich jeweils Mut angetrunken hatte – nach und nach mehrere Videorekorder aus verschiedenen Supermärkten. Der Erlös wanderte größtenteils umgehend in die Automaten. Obwohl er zwischendurch von der Polizei vernommen worden war, fuhr er mit den Diebstählen fort: »Irgendwie war das Spielen wichtiger in dem Moment als das Erwischtwerden.«

Das Gericht verwarf die Berufung. Der § 21 StGB kam zwar zur Anwendung, eine Strafaussetzung zur Bewährung erfolgte jedoch nicht. Als Begründung führte die Strafkammer an, dass Herr S. zur Tatzeit unter vierfacher Bewährungspflicht stand und wieder einschlägig straffällig geworden war. Obwohl das Bewährungsversagen auf das exzessive Verlangen nach dem Glücksspiel zurückgeführt wurde, erschien eine in Aussicht gestellte Behandlung für eine günstige Sozialprognose nicht ausreichend, da mehrfache Versuche von Herrn S., durch Therapien und Gesprächsgruppen seine »Spielleidenschaft« in den Griff zu bekommen, gescheitert waren.

Die Spekulation an der Börse

Herr P., ein 38-jähriger leitender Mitarbeiter einer Volksbank, war angeklagt, Kundengelder veruntreut zu haben (Schaden: 1,43 Mio. €). Er stand das erste Mal vor Gericht.

Zusammen mit einer älteren und einer jüngeren Schwester wuchs Herr P. in geordneten familiären Verhältnissen auf. Zu beiden Elternteilen bestand eine feste emotionale Bindung, an notwendiger Zuneigung und Geborgenheit mangelte es ihm nicht. In der Beziehung zur älteren Schwester, die bessere Leistungen in der Schule zeigte, bestand ein ausgeprägtes Konkurrenzverhalten, das an seinem Selbstwertgefühl »nagte«. In den Erlebnisschilderungen aus der Kindheit und Jugend finden sich deutliche Hinweise auf eine erhöhte Risikobereitschaft sowie impulsive Verhaltensweisen. Im Alter von 3 Jahren trat erstmalig eine Asthmaerkrankung auf, die bis zum 18. Lebensjahr immer wieder zu Erstickungsanfällen führte. Dennoch konnte er viel Sport treiben und war in einen großen Freundeskreis integriert.

Nach Abschluss der Hauptschule, einer Lehre als Großhandelskaufmann und der 4-jährigen Verpflichtung zur Bundeswehr bewarb er sich auf eine Stellenanzeige der Volksbank. Im Selbststudium holte er die Ausbildung zum Bankkaufmann nach, nahm an Fortbildungsseminaren teil und machte bei der Bank Karriere. Er gründete eine Familie, zwei »Wunschkinder« wurden geboren, die Familie bezog ein Eigenheim. Bis zum Beginn spekulativer Börsengeschäfte führte Herr P. ein erkennbar glückliches Familienleben, finanzielle Sorgen bestanden nicht.

Im Rahmen der Ausbildung zum Bankkaufmann hatte er das Börsengeschäft kennengelernt und in den folgenden Jahren in sehr geringem Umfang mit eigenem Kapital Aktien erworben. In seiner späteren Funktion als Leiter der Vermögensberatung wickelte er zunehmend im Kundenauftrag Aktiengeschäfte ab. Sein Interesse für Börsentransaktionen wuchs, zumal er sehr erfolgreich tätig war. So gelang es ihm, durch geschickte Transaktionen das Depot eines Kunden im Laufe von 2 Jahren von 20.000 € auf rund 250.000 € zu erhöhen. Zu dem An- und Verkauf von Aktien gesellten sich risikoreichere Börsentransaktionen wie Warentermingeschäfte und Devisenspekulationen. Herr P. erlebte, dass mit Spekulationsgeschäften, für die er verantwortlich zeichnete, in kurzer Zeit sehr viel Geld zu verdienen war. Der Versuch, zusammen mit einem Arbeitskollegen eine Vermögensberatungsfirma zu gründen, scheiterte allerdings schon nach wenigen Monaten an einer – nach eigenen Angaben – v. a. zu geringen Kapitaldecke und verlustreichen Dollarspekulationen.

Nach der Einführung des »Dax-Future« an der Deutschen Terminbörse, einer hochspekulativen Wette auf fallende oder steigende Dax-Kurse, erwirtschaftete Herr P. zunächst für seine Bankkunden ansehnliche Gewinne, an denen er beteiligt wurde. Erste Verluste führten – ohne Wissen der Kunden – zu einer Erhöhung der Einsätze, mit der Folge, dass er immer tiefer in die Verlustzone geriet. Zwischenzeitliche Gewinne bestärkten ihn in seinem Spekulationsverhalten, die aufgewandte Zeit für die Einholung von Informationen und Abwicklung der Dax-Future-Geschäfte steigerte sich, das Spekulieren wurde zu einem wesentlichen Lebensinhalt. Die Anzahl der gehandelten Kontrakte erhöhte sich sukzessive von 2 auf bis zu 1500 im Monat (Gegenwert pro Kontrakt: 5000 €). Er verlor die Kontrolle über die Spekulationsgeschäfte. Über seine Gedanken und Gefühle nach erfolgreichen Transaktionen und Verlusten berichtet Herr P.: »Ob 50.000 oder 500.000 €, es war kein Unterschied. Man war froh, dass man gewonnen hat (…). Man hat das Gefühl, man kann nur gewinnen. Die Zufriedenheit, die Ausgeglichenheit in einem, wenn Sie im Plus drinstehen. Wenn Sie mit 200 (Kontrakten, d. Verf.) spielen und Sie machen 20 Punkte (Veränderungspunkte des Dax in der vorhergesagten Richtung, d. Verf.), haben Sie 400.000 € Gute. Dann sind Sie gut gelaunt. Dann kann Ihnen nichts mehr kommen, kann kommen wer will.«

Nach Verlusten: »Morgen ist ja noch ein Tag, 10.000 € ist keine Summe, so ging das (…). Ich habe ja nie mit weiteren Verlusten gerechnet, immer gedacht, bald kommt der große Gewinn. Da kommst du ohne Probleme wieder raus (…). Dat Kribbeln, wenn man im Minus liegt, wie kommt man wieder 'raus, ist 'ne Phase, ich will nicht sagen, dass die einem Spaß gemacht hat, aber die man irgendwie braucht.«

Um die Geschäfte finanzieren zu können, hatte Herr P. schließlich zumeist ohne Wissen der Kunden eingerichtete Konten benutzt, und um Verluste gegenüber dem Bankvorstand zu verbergen, eigenmächtig die Kreditlinien erhöht.

Bei Herrn P. war die Diagnose eines pathologischen Spielverhaltens zu stellen, dessen Entstehung und Aufrechterhaltung vor dem Hintergrund von Persönlichkeitseigenschaften wie eine ausgeprägte Risikobereitschaft und Impulsivität sowie dem Bedürfnis nach Stimulation zu betrachten sind. Er suchte Reize und Anerkennung, um sich wohl zu fühlen. Beides vermittelte ihm das Spekulieren an der Börse. Eine mangelnde Selbstkritik und Selbstüberschätzung, die Ausblendung von Misserfolgen und Schuldzuweisungen an äußere Bedingungen sowie illusionäre Kontrollüberzeugungen nach der intensiven Beschäftigung mit dem Börsengeschehen nährten die Hoffnung auf erfolgreiche Spekulationsgeschäfte. Die Übernahme der »Chase-Philosophie« als vermeintliches Erfolgsrezept nach ersten Verlusten förderte die Fehlentwicklung mit der ihr eigenen Dynamik – bis hin zur Begehung der Veruntreuungsdelikte. In der Fortführung der Spekulationsgeschäfte mit erhöhten Einsätzen, die er über die Manipulationen von Kundenkonten finanzierte, sah er die einzige erfolgversprechende Chance, die wachsenden Probleme zu bewältigen.

Da sich keine Anhaltspunkte für gravierende Persönlichkeitsveränderungen in Folge des pathologischen Spielverhaltens bei Herrn P. fanden, kam eine Anwendung der §§ 20, 21 StGB nicht in Betracht. Das Gericht verurteilte Herrn P. zu einer Freiheitsstrafe von 4 Jahren.

6.5 Geschäftsfähigkeit

Psychische Erkrankungen können zu einer Aufhebung der Geschäftsfähigkeit des Betroffenen führen. Die Geschäftsfähigkeit ist eine Voraussetzung für die Teilnahme am allgemeinen Rechtsverkehr, d. h. für den Abschluss von bindenden Verträgen mit einzuhaltenden Verpflichtungen. Die gesetzlichen Grundlagen liefern die §§ 104, 105 des Bürgerlichen Gesetzbuches (BGB). Die Bestimmungen gehen von dem Regelfall der Geschäftsfähigkeit eines volljährigen Menschen aus und benennen mögliche Aufhebungsgründe. Dabei wird juristisch einerseits nach der **Schwere** der psychischen Erkrankung unterschieden, mit der Folge, dass eine geistig erkrankte Person je nach der Schwere ihrer Krankheit entweder weiterhin geschäftsfähig bleibt oder als geschäftsunfähig behandelt wird; andererseits nach der **Dauer** der psychischen Beeinträchtigung, womit bloße Rauschzustände von der psychischen Erkrankung abgegrenzt werden (Diederichsen 1994). Rechtlich ist weiterhin bedeutsam, dass eine Geschäftsunfähigkeit im zivilrechtlichen Verfahren nachzuweisen ist, in Zweifelsfällen gilt das Gegenteil.

Geschäftsunfähig ist nach § 104 Nr. 2 BGB, wer sich in einem die freie Willensbestimmung ausschließenden Zustand krankhafter Störung der Geistestätigkeit befindet, sofern nicht der Zustand seiner Natur nach ein vorübergehender ist. Nach § 105 Abs. 2 BGB ist nichtig auch eine Willenserklärung, die im Zustande der Bewusstlosigkeit oder vorübergehenden Störung der Geistestätigkeit abgegeben wird.

6.5.1 Zivilrechtliche Beurteilung

In diesem Zusammenhang stellt sich die Frage, ob ein pathologischer Spieler noch in der Lage ist, seinen Willen frei und von Krankheit unbeeinflusst zu bilden und nach zutreffend gewonnenen Einsichten zu handeln.

Langelüddecke u. Bresser (1976) verweisen darauf, dass der Gesetzgeber nur bei eindeutig schweren Störungen, wie hirnorganischen Erkrankungen, Schwachsinnszuständen, akut psychotischen Zuständen oder manischen Syndromen, an eine Aufhebung der Geschäftsfähigkeit gedacht hat. Würde jede Abweichung von der Norm zur Geschäftsunfähigkeit führen, müsste das unerträgliche Konsequenzen im Geschäftsleben nach sich ziehen (ebd., S. 369). Bei Persönlichkeitsstörungen ist es nach Foerster (1994, S. 611) kaum möglich, konkrete Voraussetzungen für Geschäftsunfähigkeit zu benennen; bei Abhängigkeitserkrankungen nur dann, wenn diese zu Folgeerkrankungen mit eindeutiger hirnorganischer Symptomatik geführt haben. Schumann u. Lenckner

(1972) vertreten dagegen die Auffassung, dass bei hochgradiger Psychopathie (im allgemeinen Sinn von Persönlichkeitsstörungen) und Persönlichkeitsverfall bei chronischem Rauschmittelgebrauch eine Aufhebung der freien Willensbestimmung nicht auszuschließen ist. Ähnlich argumentieren von Oefele u. Saß (1994), die bei Neurosen und Persönlichkeitsstörungen in extrem zugespitzten und sehr seltenen Ausnahmefällen (etwa in suizidalen Krisensituationen) sowie bei Suchterkrankungen, die zu sekundären hirnorganischen Schädigungen oder aber zu einer überdauernden Wesensänderung geführt haben, eine Aufhebung der Geschäftsfähigkeit für denkbar halten.

Weitgehende Einigkeit besteht jedoch darin, dass eine Willenserklärung im Zustand der Volltrunkenheit (bei einem Blutalkoholgehalt > 3 ‰) oder anderer Rauschzustände unter die Vorschrift des § 105 Abs. 2 BGB fällt, ebenso wie Epilepsie und hirnorganische oder sonstige toxische, aber auch durch Fieber und Hypnose herbeigeführte Bewusstseinseinengungen (Langelüddecke u. Bresser 1976; Diederichsen 1994).

Die Vorschrift des § 104 Nr. 2 BGB kann sich auch auf einen bestimmten, gegenständlich abgegrenzten Kreis von Angelegenheiten beschränken. In diesem Fall äußert sich die Erkrankung nur bei bestimmten Vorgängen oder in einem bestimmten Lebensbereich – wie bspw. bei Wahnbildungen im Rahmen krankhafter Eifersucht. Eine solche **partielle Geschäftsunfähigkeit** wird bei Alkohol- und Drogenabhängigen nicht ausgeschlossen. Für die Feststellung, dass ein Alkoholsüchtiger partiell geschäftsunfähig ist, reicht allerdings die bloße Diagnose über den Grad des Alkoholismus regelmäßig nicht aus. Voraussetzung ist vielmehr, dass entweder die Sucht die Folge einer Geisteskrankheit ist oder der durch die Sucht verursachte Persönlichkeitsabbau bereits den Grad einer Geisteskrankheit erreicht hat (Diederichsen 1994; unter Bezug auf ein Urteil des BayObLG, Neue Juristische Wochenschrift 1990, 774). Vor dem Hintergrund der bisherigen Ausführungen kommt auch bei pathologischen Spielern eine Aufhebung der freien Willensbestimmung in Betracht, falls sich ein Persönlichkeitsverfall infolge der Suchterkrankung nachweisen lässt oder die Spielsucht die Folge einer krankhaften Störung ist. Gleichfalls ist in Erwägung zu ziehen, dass ein pathologischer Spieler im Zustand des Spielrausches partiell geschäftsunfähig ist. In dem von süchtigen Spielern erlebten und geschilderten Rauschzustand sind sie nachvollziehbar nicht mehr in der Lage, die Entscheidungen von vernünftigen Erwägungen abhängig zu machen. In dieser Situation sind die der Willensbestimmung zugrundeliegenden Denk- und Bewertungsabläufe nicht mehr rational und abwägend, sondern durch schwerwiegende psychische Störeinflüsse deformiert. Von der Sucht- und Rauschdynamik getrieben unterschreiben die Betroffenen alles, um an Geld zu kommen. So halten sich bspw. in bundesdeutschen Spielbanken private Kreditvermittler auf, die Bargeld an Spieler im Spielrausch zu einem Zinssatz von 10 % pro Tag vergeben – mit Erfolg. Dass sich Spieler auf derartige Geschäfte einlassen, deutet auf eine vorübergehende Störung der Geistestätigkeit hin. Eine partielle Geschäftsunfähigkeit, bezogen auf das Glücksspiel und die damit verbundenen Geschäfte, wäre in diesem Fall denkbar, ganz abgesehen davon, dass es sich hierbei um Wucher handelt und derartige Kreditvergaben ohnehin sittenwidrig sind.

Eine sichere Beurteilung der Geschäftsfähigkeit ist allerdings bei pathologischen Spielern mit erheblichen Schwierigkeiten verbunden, zumal der Erkenntnisgewinn retrospektiv erfolgen muss. Die Frage, ob eine krankhafte Störung der Geistestätigkeit vorliegt, lässt sich zwar in einem ersten Schritt über eine umfassende Diagnostik klären. Ob zu oder ab einem bestimmten Zeitpunkt infolge der Störung ein Ausschluss der freien Willensbestimmung anzunehmen ist, ist dagegen nur schwer nachzuweisen. Für glücksspielbezogene Rauschzustände fehlen zudem (bisher) physiologische Parameter, ein Verweis – wie beim Alkohol – auf den Blutalkoholgehalt ist nicht möglich. Dennoch lassen sich entsprechende Auswirkungen auf die freie Willensbestimmung bei pathologischen Spielern nicht von vornherein ausschließen, wie die vorliegenden Anhaltspunkte im Erleben und Verhalten der Betroffenen in der Spielsituation oder im Persönlichkeitsabbau nach jahrelangem chronischen Verlauf der »Spielerkarriere« dokumentieren.

Eine Bestätigung dieser Ansicht findet sich in einem Urteil des OLG Zweibrücken vom 12.03.1998 (Az: 4 U 182/96), in dem einem süchtigen Spieler partielle Geschäftsunfähigkeit zuerkannt wurde.

Der Spieler hatte einen auf ihn bezogenen Wechsel über 20.000 € unterschrieben, der bei Fälligkeit nicht eingelöst worden ist. Er hatte jahrelang von morgens bis abends an Geldspielautomaten in den Räumen des Wechselinhabers gespielt und Spielschulden angehäuft. Nach Auffassung des Gerichtes stehen dem Kläger die geltend gemachten Ansprüche aus dem Wechsel nicht zu, weil der der Hingabe des Wechsels zugrundeliegende Begebungsvertrag nichtig ist. Dabei beruft sich das Gericht auf ein Sachverständigengutachten, nach dem der Spieler zum Zeitpunkt des Vertragsabschlusses in Folge des für ihn nicht mehr kontrollierbaren und ohne fremde Hilfe nicht mehr steuerbaren Verlangens nach dem Glücksspiel im Sinne des § 104 Nr. 2 BGB partiell geschäftsunfähig war.

Die Nichtigkeit des Wechselbegebungsvertrages ergibt sich darüber hinaus nach Ansicht des Gerichtes aus der Sittenwidrigkeit der ihm zugrunde liegenden Darlehensverträge (§ 138 BGB). Der Kläger wusste um die Spielsucht des Beklagten und dass dieser die ihm zur Verfügung gestellten Beträge (in Höhe von bis zu 400 € pro Tag) zur sofortigen Befriedigung der Sucht an den Spielautomaten verwendete. Eine unter diesen Umständen erfolgte Darlehensgewährung verstößt gegen das Anstandsgefühl aller gerecht Denkenden.

Ein Zustand vorübergehender Störung der Geistestätigkeit im Sinne des § 105 Abs. 2 BGB war nach Auffassung des OLG Hamm (Urteil vom 07.10.2002, Az: 13 U 119/02) einer der Gründe, warum zwischen einem Spielsüchtigen und einer Spielbank keine wirksamen Spielverträge geschlossen werden können. Der süchtige Spieler hatte, obwohl bundesweit für Spielbanken gesperrt, ungehindert Zutritt zum Automatensaal des Casinos erlangt und dort mehr als 44.000 € verspielt. Das Geld zum Spielen wurde ihm im EC-Cash-Verfahren an der Kasse der Spielbank direkt vom Konto abgebucht. Der Fachverband Glücksspielsucht, an den der Spieler seine Ansprüche abgetreten hatte, verklagte das Casino auf Rückzahlung der Spieleinsätze: mit Erfolg. Das Casino musste den eingeklagten Teil der Einsätze zurückzahlen, weil aufgrund der Spielsperre kein wirksamer Spielvertrag zustande kam und der Spieler aufgrund seiner Spielsucht zur fraglichen Zeit partiell geschäftsunfähig war. Auf diese Option der Klagebegründung von Spielsüchtigen verweist auch ein Urteil des BGH vom 22.11.2007 (Az: III ZR 9/07).

In Österreich wurde der Glücksspielkonzern Novomatic verurteilt, einer süchtigen Spielerin eine Entschädigung in Höhe von 222.300 € zu zahlen. Die Frau hatte von 2010–2013 alles verfügbare Geld in den Automatencasinos des Unternehmens verspielt. Das Landgericht Wiener Neustadt sah es in einem Urteil (Az: 20 CG 70/14a) als erwiesen an, dass bei der Klägerin eine Spielsucht vorherrschte und sie daher teilweise geschäftsunfähig war. Der Gutachter hatte ausgeführt, dass die Frau in der Atmosphäre des Spielbetriebs zu einem vernunftgesteuerten Handeln nicht mehr in der Lage gewesen war. Das OLG Wien hat das Urteil Ende Oktober 2016 bestätigt und eine Revision an den Obersten Gerichtshof nicht zugelassen, weil es sich bei der Geschäftsunfähigkeitsfrage um eine typische Beurteilung eines Einzelfalls handle, gleichbedeutend mit einer Vollstreckbarkeit des Urteils. Dem Novomatric-Konzern stand aber noch der Weg offen, eine außerordentliche Revision zu erwirken. In einem ähnlich gelagerten Fall hat der Oberste Gerichtshof (OGH) mit einem Urteil vom 26. Januar 2017 (Az: 9 Ob 91/16x) diese Option zurückgewiesen. Nach dem rechtskräftigen Urteil muss der Konzern einem Spielsüchtigen den verspielten Betrag in Höhe von 372.220 € erstatten.

6.6 Kosten-Nutzen-Analyse für den Glücksspielmarkt

Die Bestimmung der Sozialkosten des Angebots von Glücksspielen befindet sich weltweit erst im Anfangsstadium. Kostenbelastungen entstehen durch Aufwendungen für ambulante und stationäre Behandlungsmaßnahmen süchtiger Spieler, durch Beschaffungskriminalität, Strafverfahren und Strafvollzug, den Ausfall an Arbeitsleistungen, notwendige Hilfen zum Lebensunterhalt der Betroffenen sowie durch präventive Maßnahmen, Regulierungs- und Überwachungsmaßnahmen und Forschungsförderung. Eine besondere Herausforderung besteht in der Quantifizierung immaterieller Effekte, die aus der Suchterkrankung resultieren, wie psychisches Leid, Depressionen oder ganz allgemein der Verlust an Lebensqualität. Diese **intangiblen Kosten** betreffen nicht nur die Spielsüchtigen sondern auch ihre Familien. Da bei der glücksspielbezogenen Störung im Vergleich zu stoffgebundenen Suchtformen wie der Alkohol- und Tabakabhängigkeit kaum physische Krankheiten entstehen, ist folglich ein Großteil der sozialen Kosten von Glücksspielen intangibler Natur (Fiedler 2016, S. 141).

Den sozialen Kosten stehen zweifellos auch vorteilhafte soziale Auswirkungen gegenüber, wie Einnahmen des Staates, Schaffung von Arbeitsplätzen,

6.6 · Kosten-Nutzen-Analyse für den Glücksspielmarkt

wirtschaftliche Impulse in den Angebotsregionen und Kanalisierung von illegalem Glücksspiel. Hinzu kommen immaterielle Nutzeffekte wie das Aufkommen von Spielfreude und erhöhte Lebensqualität.

Eine erste umfassende, interdisziplinäre Kosten-Nutzen-Analyse für den deutschen Glücksspielmarkt hat Fiedler (2016) vorgelegt. Bei der Berechnung werden unter Einbeziehung der intangiblen Kosten sowohl private Kosten, die der Spieler selbst trägt (monetäre Spielverluste, Einkommensverluste, Verlust an Lebensqualität etc.) als auch externe Kosten, die von der Familie, dem Umfeld und der Gesellschaft insgesamt zu tragen sind (erhöhte Sozialtransfers, Produktivitätsverlust, Schuldeneintreibung etc.), berücksichtigt. In Analogie erfolgt die Nutzenberechnung. Außerdem differenziert Fiedler (2016, S. 146f) zwischen verschiedenen **Rationalitätsgraden** bei den Entscheidungen von Glücksspielern im Allgemeinen und Spielsüchtigen im Besonderen.

Die Rationalität von Marktakteuren im Sinne der Nutzenmaximierung ist eine Grundannahme in der Ökonomie und häufig notwendige Bedingung für die Verwendung des wirtschaftswissenschaftlichen Instrumentariums. Nutzenmaximierung impliziert, dass ein Akteur nur dann eine Handlung ausführt, wenn der hieraus entstehende private Nutzen größer ist als die privaten Kosten. Während sich der rational handelnde Glücksspieler Vergnügen und Hoffnung kauft, erleben süchtige Spieler einen Kontrollverlust und können daher kaum noch selbstbestimmte Entscheidungen bezogen auf Glücksspiele treffen. Diese fehlende Rationalität widerspricht der Annahme der klassischen Ökonomik und hat weitreichende Konsequenzen für die Kosten-Nutzen-Analyse (zur Kritik an der Rationalitätsannahme bezogen auf süchtigen Konsum vgl. auch Adams u. Livingston 2015).

Aus der Differenz der facettenreichen Kosten- und Nutzeneffekte hat Fiedler (2016) den gesamtgesellschaftlichen **Wohlfahrtseffekt** von Glücksspielen bestimmt. Im Ergebnis zeigt sich, dass Glücksspiele auf gesamtgesellschaftlicher Ebene schädlich sind. In Abhängigkeit von den divergierenden Prävalenzraten problematischer und pathologischer Spieler liegt der Wohlfahrtseffekt, selbst bei Unterstellung vollständig rational handelnder Glücksspieler und Spielsüchtiger, zwischen minus 1,5 Mrd. € und minus 7,5 Mrd. € pro Jahr. Unter der wirklichkeitsnäheren Annahme eines gewissen Anteils an teilrationalen Spielteilnehmern verschlechtert sich die Bilanz auf minus 3,6–10,5 Mrd. € pro Jahr. Wenn intangible Effekte unberücksichtigt bleiben, verbessert sich die Wohlfahrtsbilanz zwar auf plus 0,5 Mrd. € bis minus 1,3 Mrd. € pro Jahr bei rationalen Spielteilnehmern und auf minus 1,1–3,1 Mrd. € bei teilrationalen Spielteilnehmern. Allerdings weist das Glücksspielangebot in Deutschland selbst dann nur in den günstigsten aller Szenarien eine positive Bilanz auf (Fiedler 2016, S. 502).

Bezogen auf einzelne Glücksspielformen sind deutliche Unterschiede in den Wohlfahrtseffekten feststellbar. Lotterien weisen als einzige Spielform mit plus 70–680 Mio. € pro Jahr eine positive Bilanz auf. Eine besonders negative Wohlfahrtsbilanz offenbaren Spielautomaten. Bei Annahme rational handelnder Spieler liegt der Wohlfahrtseffekt bei den Geldspielautomaten (in Spielhallen und Gaststätten) bei minus 1,8–3,9 Mrd. € und bei den Glücksspielautomaten (in Spielbanken) bei minus 32–930 Mio. € pro Jahr (teilrationale Spieler an Geldspielautomaten: minus 3,3–5,3 Mrd. €; Glücksspielautomaten: minus 93 Mio. € bis minus 1,2 Mrd. €). Die schlechte Bilanz resultiert aus dem hohen Anteil der Umsätze, der auf Spielsüchtige zurückzuführen ist.

Fiedler (2016, S. 359f) nutzt bei der anteiligen Berechnung Umsatzfaktoren, die aus australischen Studien stammen. Sie sind zwar nicht eins zu eins auf die deutschen Verhältnisse übertragbar, dennoch zeichnen sie ein erstes Bild. In Abhängigkeit von den Befunden verschiedener Prävalenzstudien (Buth u. Stöver 2008; Bühringer et al. 2007; BZgA 2012, 2014) liegt der Umsatzanteil, den pathologische Spieler generieren, bei über 50 %. Unter Einbeziehung der problematischen Spieler ergibt sich in den meisten Szenarien ein Umsatzanteil von > 70 % beim Spiel an Geldspielautomaten (80 %) und Glücksspielautomaten (75 %). Die qualitative Analyse bestätigt nach Fiedler (2016, S. 504) die gesamtgesellschaftliche Schädlichkeit von Automaten, die insbesondere aufgrund ihrer hohen Spielgeschwindigkeit und hohen Verfügbarkeit (gilt für Geldspielautomaten) ausgesprochen schlecht abschneiden. Nach den Ergebnissen stellen Spielsüchtige den **Kern des Geschäftskonzepts** von Automatenaufstellern dar. Diese Erkenntnis untermauern die (allerdings nicht repräsentativen) Befunde von Bühringer et al. (2010). Diagnostische Interviews mit Spielern aus Spielhallen weisen bei 36 % der Kurzzeitspieler (Spielerfahrung < 4 Jahre) und 42 % der Langzeitspieler ein pathologisches Spielverhalten nach. Auch nach den Berechnungen der sozialen Kosten des Glücksspiels in Deutschland, die Becker (2011) für das Jahr 2008 vorgelegt hat, verursachen Geldspielautomaten mit Abstand die höchsten Kosten. Der ermittelte Kostenanteil fällt jedoch mit 225 Mio. € deutlich geringer aus. Den gesamten Kostenbeitrag beziffert der Autor auf 326 Mio. €, ein Betrag, der allein vor dem Hintergrund der staatlichen Einnahmen aus Glücksspielen in Höhe von 3,4 Mrd. € in 2008 vernachlässigbar erscheint. Becker (2012) differenziert in seiner Schätzung bei den externen Kosten zwar zwischen direkten (Behandlungsmaßnahmen, Strafverfolgung, Prävention) und indirekten Kosten (Arbeitsplatzverlust, krankheitsbedingte Fehlzeiten, verringerte Arbeitsproduktivität), lässt jedoch private Kosten unter Verweis auf die Rationalitätsannahme völlig unberücksichtigt.

Die spezifische Umsatzverteilung, nach der eine kleine Anzahl von Konsumenten für einen Großteil der Umsätze sorgt, ist weltweit für unterschiedliche Glücksspielformen nachweisbar. Tom et al. (2014) haben die als **Pareto-Prinzip** bekannt gewordene Regel, **nach der 20 % der Konsumenten für 80 % der Umsätze verantwortlich sind**, für Glücksspiele im Internet (Sportwetten und casinotypische Spiele) bei einem Anbieter (bwin) untersucht. Zwischen 4,4 % und 17,7 % der Spieler sorgten für 80 % der Umsätze. Unter Zugrundelegung der Spielverluste waren es 7,3 % der Teilnehmer an Sportwetten mit festen Gewinnquoten, 5,7% der Teilnehmer an Live-Wetten und 4,9 % der Internet-Casinospieler. Den Anteil der Problemspieler in diesem Personenkreis beziffern die Autoren mit 24–35 %.

Beim Poker im Internet haben Fiedler u. Wilcke (2011, S. 79) ebenfalls eine starke Konzentration des Spielvolumens auf eine kleine Anzahl von Spielern festgestellt. 5 % der Spieler waren für 80 % der Umsätze verantwortlich. Von 10 % der Pokerspieler stammten 89 % der Einnahmen der Anbieter. In Nova Scotia (Kanada) entfielen 96 % der Einnahmen, die Spielautomaten generierten, auf 25 % der Spieler (Hayword 2004, zitiert nach Fiedler 2016).

In internationalen Studien liegt der **Umsatzanteil, den problematische und pathologische Spieler beitragen**, zwischen 15 % in den USA (Gerstein et al. 1999), 19 % in Neuseeland (Abbot u. Volberg 2000), 35 % in Kanada (Williams u. Wood 2007) und 40 % in Australien (Productivity Commission 2010). Eine Differenzierung nach unterschiedlichen Spielformen weist Spielautomaten mit Umsatzanteilen von 12–23 % in Großbritannien (Orford et al. 2013), 61–62 % in Kanada (Williams u. Wood 2007) und 42–75 % in Australien (Productivity Commission 2010) als besonders belastet aus. Bei Lotterien liegt der Anteil im Vergleich bei 1,5–19 %.

Die meisten internationalen Studien zu den ökonomischen und sozialen Effekten von Glücksspielen differenzieren nach Fiedler (2016, S. 501f) kaum oder gar nicht zwischen den unterschiedlichen Spielformen. Außerdem werden oftmals weder Methodik noch Begrifflichkeiten definiert und offen gelegt. Die Studien sind zudem unvollständig hinsichtlich der betrachteten Effekte. Intangible Effekte werden regelmäßig mit einem Wert von Null beziffert, da eine Bewertung gescheut wird. Schließlich gehen die Autoren bei den Berechnungen von rational handelnden Individuen aus (vgl. auch die Metaanalyse von Williams et al. 2011).

Diese Einschränkungen in der Aussagekraft sind bei der Betrachtung der internationalen Befunde zu berücksichtigen. Die **Quantifizierungen der sozialen Kosten** reichen für die USA von 9469 USD pro Spielsüchtigem bis hin zu einem Gesamtbetrag von 43 Mrd. USD (vgl. Überblick bei Fiedler 2016, S. 144f). Für Australien schätzt die Productivity Commission (2010, S. 6.3.4 und 6.4.2) die Kosten pro Problemspieler auf 10.000–30.000 AUD. Die sozialen Kosten belaufen sich auf insgesamt 4,7–8,4 Mrd. AUD, der Nutzen auf Seiten des Staates und der Konsumenten auf 12,1–15,8 Mrd. AUD. Daraus ergibt sich ein Nettonutzen in Höhe von 3,7–11,1 Mrd. AUD. Dieser könne nach Ansicht der australischen Kommission für den Staat durchaus höher ausfallen, wenn eine Umsetzung effektiver Präventionsmaßnahmen und eine Politik der Schadensminderung erfolgen. Ob sich die rosigen Prognosen in einem Land, das die höchsten glücksspielbezogenen Pro-Kopf-Verluste und einen vergleichsweise hohen Anteil von Problemspielern aufweist, tatsächlich bewahrheiten, muss bei Berücksichtigung aller relevanten Effekte doch bezweifelt werden.

6.7 Zusammenfassung

Die Folgen der Spielsucht betreffen sowohl den Spieler als auch dessen soziales Umfeld:

Finanzielle Situation und Verschuldung
Obwohl Spieler äußerst kreativ bei der Beschaffung von Spielkapital vorgehen, lässt sich ein süchtiges Spielverhalten auf Dauer meist nur durch massive Verschuldung bei Kreditinstituten, Angehörigen oder bei anderen »Zockern« aufrechterhalten.

Emotionale Belastungen und Suizidalität
Wie bei Suchtkranken allgemein ist auch bei pathologischen Spielern von einer erhöhten Suizidgefährdung auszugehen. Aufgrund von psychosozialen Belastungen (z. B. hohe Verschuldung, familiäre und berufliche Probleme) kann es zu depressiven Verstimmungen und negativer Selbstbewertung bis hin zu Suizidgedanken und -versuchen kommen.

Auswirkungen auf die Familie
Sowohl die innerfamiliären Beziehungen als auch die persönliche Entwicklung der einzelnen Familienmitglieder werden durch die Spielsucht in gravierender Weise beeinträchtigt. Zusätzlich zu finanziellen Engpässen stellt das konkrete Zusammenleben mit dem Spieler, der nicht nur häufig abwesend ist, sondern sich auch emotional zunehmend von der Familie distanziert, eine erhebliche Belastung dar. Anfängliche Besorgnis geht zunehmend in Misstrauen und Zweifel an der Glaubwürdigkeit des Spielers über, schließlich kennzeichnen Enttäuschung, Hoffnungslosigkeit und Schuldgefühle die Familienatmosphäre. Substanzmissbrauch, psychosomatische Symptome und Suizidgedanken von Familienangehörigen lassen sich als Anzeichen für die nicht mehr (anders) zu bewältigenden Belastungen verstehen. Scheidungen/Trennungen sind in Spielerfamilien überdurchschnittlich häufig.

Beschaffungskriminalität
Ein hoher Prozentsatz pathologischer Spieler begeht Eigentums- und Vermögensdelikte. Bei steigender Spielintensität und dem damit verbundenen Schwinden finanzieller Ressourcen stößt der Spieler zunehmend auf Schwierigkeiten, das benötigte Spielgeld zu beschaffen. Der Handlungsdruck infolge der süchtigen Bindung lässt Moralvorstellungen und individuelle Werte in den Hintergrund treten, illegale Möglichkeiten der Geldbeschaffung werden in Erwägung gezogen bzw. in die Tat umgesetzt (subjektiv jedoch häufig als »vorübergehendes Ausleihen« gerechtfertigt). Suchtbedingte Persönlichkeitsveränderungen (z. B. Verlust sozialer Verantwortlichkeit) erleichtern das Überwinden moralischer Hemmschwellen.

In empirischen Untersuchungen erweisen sich das Suchtverhalten und die Persönlichkeit als bedeutsame Prädiktoren strafbarer Handlungen im Rahmen einer »Spielerkarriere«. Vor allem antisoziale Persönlichkeitszüge legen eine differenzierte Betrachtungsweise nahe: Während bei der Mehrzahl der Spieler antisoziale Verhaltensweisen erst infolge des Spielverhaltens und damit verbundener finanzieller Probleme auftreten (sich Delinquenz also primär durch die Spielsucht erklären lässt), stellen antisoziale Persönlichkeitsanteile, die bereits früh in der Lebensentwicklung erkennbar sind, einen zusätzlichen Risikofaktor dar. Darüber hinaus sind jedoch weitere kriminogene Faktoren zu berücksichtigen, wie z. B. das Alter (d. h. die Entwicklungsphase, insbesondere der Stand der moralischen Entwicklung) und der soziale Kontext (soziale und berufliche Situation).

Strafrechtliche Beurteilung
Im Rahmen der strafrechtlichen Beurteilung delinquenter Spieler gilt es abzuklären, ob eine Anwendung der §§ 20, 21 StGB (Schuldunfähigkeit wegen seelischer Störungen bzw. verminderte Schuldfähigkeit) in Betracht zu ziehen ist. Die Beurteilung der Schuldfähigkeit erfordert ein zweistufiges Vorgehen. Zunächst ist zu prüfen, ob für den Tatzeitraum bei dem Täter die Diagnose eines pathologischen Spielverhaltens (nach ICD-10, DSM-5, gegebenenfalls untermauert durch die Pathogenese) zu stellen ist. Erst die Feststellung, dass das süchtige Spielverhalten in psychopathologische Bedingungen eingebettet ist, die auch im Rechtssinn als krankhaft anzusehen sind, kann jedoch zur Anwendung der §§ 20, 21 StGB führen. Ist eine Zuordnung zur juristischen Kategorie »**schwere andere seelische Abartigkeit**« gerechtfertigt (u. a. bedingt durch Persönlichkeitsveränderungen), sind kausale Zusammenhänge zwischen der psychischen Störung und der begangenen

Straftat zu hinterfragen. Als Folge der psychopathologischen Entwicklung sind bei süchtigen Spielern Auswirkungen auf die Steuerungsfähigkeit anzunehmen. Diese Auswirkungen gilt es in einem zweiten Schritt abzuklären, um zu einer schuldangemessenen Beurteilung zu gelangen.

Im Fall der Zubilligung verminderter Schuldfähigkeit stellt sich die Frage nach der anzuwendenden **Maßregel der Besserung und Sicherung** (§§ 63,64 StGB). Nach der höchstrichterlichen Rechtsprechung kommt eine Einweisung in ein psychiatrisches Krankenhaus in Betracht. Aufgrund der zugrundeliegenden Suchterkrankung ist allerdings vielmehr die Unterbringung in einer Entziehungsanstalt angezeigt.

Geschäftsfähigkeit
Je nach Schweregrad und Dauer können psychische Erkrankungen, die die freie Willensbestimmung ausschließen, einen Grund für die **Aufhebung der Geschäftsfähigkeit** des Betroffenen darstellen (§§ 104, 105 BGB). Dabei ist jedoch strittig, ob diese Paragraphen auch in Bezug auf Suchtkrankheiten allgemein bzw. Spielsucht im besonderen Anwendung finden sollten. Äußert sich die Erkrankung nur bei bestimmten Vorgängen oder in einem bestimmten Lebensbereich, kann die Geschäftsfähigkeit **partiell** aufgehoben sein. Dies setzt – bezogen auf pathologische Spieler – voraus, dass die Spielsucht entweder Folge einer krankhaften Störung ist oder in massiver Weise zum Verfall der Persönlichkeit geführt hat oder der Betroffene aufgrund eines Spielrausches nicht mehr in der Lage war, Entscheidungen von vernünftigen Erwägungen abhängig zu machen. Problematisch erscheint dabei, retrospektiv den Einfluss der Spielsucht auf die freie Willensbestimmung in der Situation des Vertrags- bzw. Geschäftsabschlusses nachzuweisen.

Kosten-Nutzen-Analyse des Glücksspielmarktes
Eine erste umfassende, interdisziplinäre Kosten-Nutzen-Analyse für den deutschen Glücksspielmarkt berücksichtigt unter Einbeziehung der intangiblen Kosten sowohl private Kosten, die der Spieler selbst trägt (monetäre Spielverluste, Einkommensverluste, Verlust an Lebensqualität) als auch externe Kosten, die von der Familie, dem Umfeld und der Gesellschaft insgesamt zu tragen sind (erhöhte Sozialtransfers, Produktivitätsverlust). Bezogen auf einzelne Spielformen sind deutliche Unterschiede in der Differenz der Kosten- und Nutzeneffekte feststellbar. Während Lotterien als einzige Spielform eine positive Bilanz aufweisen, **offenbaren Spielautomaten eine besonders negative Wohlfahrtsbilanz.**

Selbsthilfe

Gerhard Meyer

7.1 Ratgeber und Selbsthilfemanuale – 202

7.2 Selbsthilfegruppen – 204
7.2.1 Programm der Gamblers Anonymous (GA) – 205
7.2.2 Anonyme Spieler – 207
7.2.3 Analyse des Konzeptes von Spielerselbsthilfegruppen – 208

7.3 Zusammenfassung – 213

Nach empirischen Befunden nimmt nur ein kleiner Teil (maximal 12 %) der süchtigen Spieler professionelle Hilfeangebote in Anspruch (Slutske 2006; Clarke 2007; Clarke et al. 2007a; Suurvali et al. 2008; Ladouceur et al. 2009). Die Verhältnisse in Deutschland bestätigen diese Erkenntnis (Queri et al. 2007; Laging 2009). Nur 3–10 % der süchtigen Spieler haben im Jahr 2009 eine ambulante Suchtberatungsstelle aufgesucht (Meyer 2011). Von den pathologischen Spielern einer Telefonstichprobe hatten 76,9 % in ihrem Leben nie Kontakt zu irgendeiner Form von Hilfe wegen des Glücksspiels. Klinische Interviews belegen, dass nur etwa jeder Zehnte formelle Hilfe in mehr als geringfügiger Form in Anspruch genommen hat (Meyer et al. 2011a).

Es ist davon auszugehen, dass ein bedeutsamer Anteil der Menschen mit Spielproblemen Selbstheilungskräfte nutzt und ohne fremde Hilfe Genesung erzielt (Nathan 2003; Slutske 2006; ▶ Abschn. 3.2.4). Derartige Prozesse der **Spontanremission** sind von stoffgebundenen Suchtformen seit längerem bekannt (DiClemente u. Prochaska 1982). Die Erfolgsaussichten **natürlicher Genesungsprozesse** scheinen bei Spielern mit einer frühen subklinischen Symptomatik und fehlenden komorbiden Störungen ausgeprägter zu sein (Hodgins u. el-Guebaly 2000).

Um die vorhandenen **Selbsthilferessourcen** zu aktivieren, gibt es verschiedene niedrigschwellige Hilfeangebote, die von Ratgebern über Selbsthilfemanuale bis hin zu Selbsthilfegruppen reichen und auf großes Interesse bei Problemspielern treffen (Cunningham et al. 2008). Aktivierung meint in diesem Kontext, den Spieler darin anzuleiten,
- sich der Problematik seines aktuellen Spielverhaltens bewusst zu werden,
- sich verbindlich für ein neues Spielverhalten zu entscheiden,
- Änderungsabsichten in sichtbare Handlungen umzusetzen und
- sich dauerhaft in Einklang mit den eigenen Zielen zu verhalten (Meyer u. Dickow 2005).

7.1 Ratgeber und Selbsthilfemanuale

Schriftliche Informations- und Aufklärungshilfen verfolgen das Ziel, als ökonomische und leicht zugängliche Hilfsmittel das verfügbare Veränderungswissen sowie psychologisch fundierte Techniken an eine größere Anzahl bedürftiger Menschen weiter zu geben. Informationsbroschüren, Ratgeberbücher und Selbsthilfemanuale zählen zu den klassischen Instrumenten psychoedukativer Interventionsformen (Bibliotherapie) und gelten als nützliche, therapieergänzende Verfahren. Zielgruppe sind u. a. betroffene Personen, Angehörige oder Bekannte. Während Ratgeber idealtypisch über Erkennungsmöglichkeiten (Selbstdiagnose), Erklärungsansätze, Verlaufsformen, Risikofaktoren, persönliche und soziale Folgen und Möglichkeiten der Selbsthilfe informieren, regen Selbsthilfemanuale schwerpunktmäßig zu einer aktiveren Auseinandersetzung mit dem Problemverhalten an und können daher auch als Problemlösebücher bezeichnet werden (Angenendt 1999). Das Lesen eines Selbsthilfebuchs und die Durchführung der darin enthaltenen Übungseinheiten soll bestenfalls eine systematische Selbstbehandlung ohne weitere Behandlung ermöglichen. Selbsthilfemanuale gehen damit im Vergleich zu reinen Ratgebern über die sachlich informierenden Inhalte deutlich hinaus, indem sie konkrete und präzise Anweisungen zur selbstständigen Durchführung bestimmter Maßnahmen und Techniken geben.

Der Ansatz »**Hilfe zur Selbsthilfe**« berücksichtigt außerdem den ausdrücklichen Wunsch der meisten Spieler, das problematische Spielverhalten aus eigener Kraft verändern zu wollen (Hodgins u. el-Guebaly 2000). Ein deutschsprachiges Selbsthilfemanual[1] hat die Arbeitsgruppe Spielsucht der Charité in Berlin erstellt. Die Arbeit mit dem Manual vermittelt grundlegende Kenntnisse über das Glücksspiel und die Entstehung von Spielproblemen. Die Kernziele des Manuals sind das kritische Hinterfragen des eigenen Spielverhaltens und das Erkennen und Bearbeiten persönlicher Probleme. Das Manual ist in fünf Themenbereiche unterteilt (72 Seiten), die es selbstständig und in eigenem Tempo zu bearbeiten gilt:
- Einschätzung des eigenen Spielverhaltens,
- Geldmanagement,

---

[1] Verfügbar unter: https://ag-spielsucht.charite.de/gluecksspiel/selbsthilfemanual. Zugegriffen: 23. März 2017

7.1 · Ratgeber und Selbsthilfemanuale

- Spielverhalten und Auslöser für das Spielen,
- Alternativen zur Teilnahme an Glücksspielen,
- ein Leben ohne Spielprobleme.

Einen Überblick über verschiedene Selbsthilfemanuale, Ratgeber und ihre Bausteine aus dem angelsächsischen Sprachraum liefert ◘ Tab. 7.1.

Zur Wirksamkeit von Selbsthilfemanualen liegen erst wenige Befunde vor. Dickerson et al. (1990) führten als Erste eine kleine unkontrollierte Studie mit Problemspielern (N = 29) in Australien durch (vgl. Kritik in Raylu et al. 2008). Die Probanden erhielten entweder nur das Selbsthilfemanual oder zusätzlich zu dem Manual ein kurzes Beratungsgespräch. 6 Monate nach Durchführung der Intervention zeigte sich in beiden Untersuchungsgruppen eine signifikante Reduktion im Spielverhalten (Spielhäufigkeit und Einsatzhöhe pro Woche).

Hodgins et al. (2001) verglichen die Effekte eines Selbsthilfemanuals (Gruppe 1) und des Manuals in Kombination mit einer motivierenden Kurzberatung per Telefon (Gruppe 2) mit einer Kontrollgruppe (Warteliste). Das kognitiv-behaviorale Selbsthilfemanual *Becoming a Winner: Defeating Problem Gambling* beinhaltet folgende **Bausteine**:
- Teil A: Selbsteinschätzung
    - Fragebogen (Check-up) zum Spielverhalten,
    - negative Konsequenzen des Spielverhaltens (Schulden?),
    - Funktionen des Spielens (Weglaufen vor Problemen?),
    - Selbstbeobachtung (Tagebuch),
    - eigene Gründe für die Spielteilnahme,
    - Ausgaben für das Spielen (Tagebuch).
- Teil B: Entscheidungsfindung
    - Kosten-Nutzen-Bilanz,
    - Ziel: kontrolliertes Spielen vs. Spielabstinenz,
    - schriftliche Abmachung.
- Teil C: Strategien
    - Analyse irrationaler Denkmuster,
    - Basiswissen zum Thema »Wahrscheinlichkeiten«,
    - Umgang mit starkem Verlangen,
    - Stimuluskontrolle.
- Teil D: dauerhafte Zielerreichung.

Zur Wirksamkeitsüberprüfung der 4-wöchigen Maßnahme wurden die Spieler 1, 3, 6 und 12 Monate nach Durchführung der Maßnahme telefonisch zu ihrem Spielverhalten befragt. Als Kennwerte des Spielverhaltens galten dabei
- die monatliche Spielhäufigkeit,
- die monatlichen Spielverluste und
- die durchschnittlichen Spielverluste je Spieltag.

◘ Tab. 7.1 Selbsthilfemanuale und Ratgeber bei problematischem Spielverhalten

Titel	Jahr	Bausteine[a]	Seiten
Overcoming compulsive gambling (Blaszczynski 1998)	1998	a, b, c, e, f, i	212
Becoming a winner: Defeating problem gambling (Hodgins u. Makarchuk 1997)	1997 Reprinted 1999	a, b, c, d, e, i	31
A way to quit gambling (Chin 2000)	2000	a, b, e	109
Stop gambling (Milton 2001)	2001	a, b, c, d, e, f, i	173
The gambling addiction: Patient Workbook (Perkinson 2003)	2003	a, b, g, h, i	110
How to stop gambling (Symond 2003)	2003	a, b	200
You can control your gambling (URL.www.problemgambling.vic.gov.au)	Januar 2005 (Online)	a, b, c, d, e	49
Concerned about your gambling? (URL.www.gamblingproblem.co.nz)	Januar 2005 (Online)	a, b, e	27
Freedom from problem gambling (Fong u. Rosenthal 2008)	2008	a, b, c, e, g, h, i	37

[a] Abkürzungen: a Informationsvermittlung, b Anleitung zur Selbstbeobachtung, c Motivationsaufbau, d Vertragsmanagement, e Situations- u. Reizkontrolle, f Entspannung, g Selbstverstärkung, h Suche nach sozialer Unterstützung, i Rückfallprävention

Kennwerte, die mindestens 50 % unter den berichteten Ausgangswerten »pre-treatment« lagen, wurden als »verbessert« klassifiziert. 4 Wochen nach Beginn zeigten sich sowohl bei den Behandlungsgruppen 1 und 2 als auch in der Kontrollgruppe signifikante Veränderungen im Spielverhalten (Haupteffekt: Zeit). Während Spieler der Gruppe 2 in allen drei Kennwerten signifikante Unterschiede zur Kontrollgruppe aufwiesen, zeigten sich zwischen Gruppe 1 und der Kontrollgruppe keine signifikanten Differenzen. 4 Wochen nach Beginn konnte das Spielverhalten von insgesamt 74 % der Teilnehmer aus Gruppe 2, jedoch nur bei 61 % aus Gruppe 1 als verbessert bzw. abstinent eingestuft werden (Kontrollgruppe: 44 %). Die Remissionseffekte der Kontrollgruppe führen die Autoren auf den hohen Motivationsgrad der Spieler zurück und empfehlen für zukünftige Studien eine längere Wartezeit für die Kontrollgruppe. Hinsichtlich langfristiger Effekte wurde im zeitlichen Verlauf (3, 6 und 12 Monate) ein signifikanter Gruppeneffekt für die beiden Kennwerte »monatliche Spielhäufigkeit« und »monatliche Spielverluste« nachgewiesen. Während sich im Einzelvergleich nach 3 Monaten in allen Kennwerten eine stärkere Veränderung in Richtung einer Besserung im Spielverhalten in Gruppe 2 ergab, konnte 6 Monate nach der Maßnahme lediglich für den Kennwert »monatliche Spielhäufigkeit« ein tendenzieller Effekt abgebildet werden. Nach 12 Monaten waren die Unterschiede zur Gruppe 1 nur noch für Spieler mit geringer ausgeprägtem Störungsbild nachweisbar.

In einer Folgestudie konnten Hodgins et al. (2004) eine 2-Jahres-Katamnese realisieren (N = 52), deren Ergebnisse längerfristige Effekte zu Gunsten der Maßnahme »Selbsthilfemanual« und »telefonische Kurzberatung« abbilden (► Kap. 8). 2 Jahre nach Beginn der Intervention lag der Anteil abstinenter Spieler in beiden Untersuchungsgruppen etwa gleich hoch bei 30 %. Im anteiligen Vergleich nichtabstinenter Spieler beider Gruppen fanden sich jedoch deutlich mehr Spieler mit verbessertem Spielverhalten in Gruppe 2 (54 % bzw. 11 %). In Gruppe 1 zeigte sich dagegen ein signifikant höherer Anteil von Spielern, die als »nicht verbessert« eingestuft wurden (38 % bzw. 25 %).

Raylu et al. (2008) verweisen allerdings auf die fehlende Kontrollgruppe und die geringen Effektstärken im Vergleich mit anderen psychologischen Behandlungsstudien. Die Autoren unterbreiten zahlreiche Vorschläge zur zukünftigen Nutzung von Selbsthilfematerialien und Optimierung der Forschung, wie eine verstärkte Einbindung internetbasierter abgestufter Ansätze mit der Option kurzer Beratungskontakte sowie umfassende Eingangsuntersuchungen (Schweregrad der Spielsucht, Komorbidität, Persönlichkeitsmerkmale), um im Vorfeld nichtgeeignete Personen herausfiltern zu können.

Da Problemspieler häufig die Spielintensität anderer Spieler überschätzen, haben Cunningham et al. (2012) personalisierte normative Rückmeldungen in das Selbsthilfeprogramm (»Check Your Gambling«) aufgenommen, ohne signifikante Effekte. Rückmeldungen (ohne Normbezug) führten allerdings in der randomisiert-kontrollierten Studie 12 Monate nach der Intervention zu einer signifikanten Reduzierung der Spieltage. Über den erfolgreichen Einsatz von Materialien zur Selbsthilfe (»Your First Step to Change: Gambling«) berichten auch LaBrie et al. (2012) nach einem Follow-up von 1 und 3 Monaten. Bei belasteten Spielern ließen sich signifikante Verbesserungen in Richtung realistischer Einstellungen und Überzeugungen, reduzierter Spielfrequenz und verstärkter Nutzung von Hilfeangeboten und Bewältigungsstrategien nachweisen.

7.2 Selbsthilfegruppen

Die ersten psychologisch-therapeutischen Selbsthilfegruppen wurden in den Vereinigten Staaten gegründet (Moeller 1978). Als Pioniere auf diesem Gebiet gelten die »**Anonymen Alkoholiker**« (AA), deren Gründungsmeeting im Mai 1935 stattfand. Da sich der Alkoholismus zu einer nachhaltigen »Volksseuche« entwickelte, hat AA nach wie vor eine außerordentliche Verbreitung. Die Organisation basiert auf der Erkenntnis, dass von **gemeinsamen Gesprächen** eine **therapeutische Kraft** ausgeht.

Im September 1957 fand das erste Treffen der »**Gamblers Anonymous**« (GA) in den Vereinigten Staaten statt, wobei versucht wurde, das Genesungsprogramm der AA auf die Spielsucht anzuwenden (◘ Abb. 7.1). Inzwischen gibt es mehr als 1000 Gruppen; allein zwischen 1995 und 1998 ist die Anzahl der Meetings um 36 % angestiegen (National

7.2 · Selbsthilfegruppen

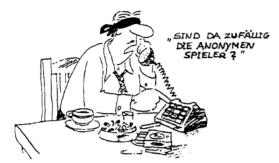

Abb. 7.1 Der Weg zu den Anonymen Spielern: bis zum Schluss ein Glücksspiel

Research Council 1999). In Anlehnung an die Angehörigengruppen der Anonymen Alkoholiker (Al-Anon) kam die Gründung von **Gam-Anon-Gruppen** hinzu, in denen Angehörige und Freunde der Spieler die Möglichkeit haben, ihre persönlichen Probleme im Zusammenleben mit dem suchtkranken Spieler zu bewältigen.

Neben den **Anonymen Spielern** (GA) haben sich weitere Selbsthilfegruppen und -vereinigungen für suchtkranke Spieler etabliert, wie das Selbsthilfenetzwerk »Self Management And Recovery Training (SMART)« in den USA (Schmidt 2001). Sie sind in Anlehnung an Suchtberatungsstellen und andere – von den AA unabhängigen – Alkoholiker-Selbsthilfeorganisationen entstanden (Arenz-Greiving 1989). Daneben gibt es auch Beispiele dafür, dass Spieler Freundeskreise für Suchtkranke besuchen, in denen hauptsächlich stoffgebundene Suchtformen vertreten sind.

7.2.1 Programm der Gamblers Anonymous (GA)

Den Grundsätzen der AA entsprechend bilden die **12 Schritte und 12 Traditionen**, mit geringfügigen Änderungen, das Genesungsprogramm der GA. Der suchtkranke Spieler soll sich in seinem täglichen Leben an diesen Schritten orientieren, um zu einem »neuen Leben« und neuem Selbstwertgefühl – ohne zu spielen – zu gelangen. Dabei sind die hier ausführlicher dargestellten 12 Schritte nicht als Gebote gedacht, sondern als Empfehlungen und Anregungen. Im Laufe der Jahre haben sich viele verschiedene Interpretationen zu den einzelnen Schritten ergeben (Neuendorff u. Schiel 1982; Gamblers Anonymous 1984b; Meyer 1989a; Anonyme Spieler 1996, 1998).

Schritt 1
Wir gaben zu, dass wir dem Spielen gegenüber machtlos sind – und unser Leben nicht mehr meistern konnten.

Im 1. Schritt soll der süchtige Spieler erkennen, dass er dem Spielen gegenüber machtlos ist, und lernen, die Wahrheit über die Abhängigkeit vom Glücksspiel zu akzeptieren – dass es eine **unheilbare fortschreitende Krankheit** ist, die durch völlige Abstinenz vom Glücksspiel lediglich zum **Stillstand** gebracht werden kann. Das Eingeständnis der persönlichen Ohnmacht gegenüber dem Glücksspiel, das sein Leben bestimmte und seine finanzielle, familiäre, berufliche und soziale Lebensgrundlage zerstört hat, sowie das Wissen, so nicht weiterleben zu können und es alleine nicht zu schaffen, sollen dem Spieler die innere Kraft geben (ihn motivieren), Hilfe von einer »höheren Macht« anzunehmen, Verantwortung zu übernehmen und Bereitschaft für weitere Lernprozesse zu zeigen. Durch die **bedingungslose Kapitulation** sollen nicht länger Phantasien genährt werden, das Glücksspiel kontrollieren zu können.

Schritt 2
Wir kamen zu dem Glauben, dass eine Macht, größer als wir selbst, uns unsere geistige Gesundheit wiedergeben kann.

Bisher war das Glücksspiel die Macht, die den Spieler beherrschte und zerbrach. Der Spieler soll jetzt entscheiden, ob er eine »**höhere Macht**« annehmen will, die eine von außen kommende Quelle der Kraft darstellt und stärker als Willenskraft und Selbstbestimmung ist. Mit der »höheren Macht« muss nicht »Gott« gemeint sein, sondern es kann darunter auch die psychologische und emotionale Unterstützung durch die Gemeinschaft oder die Gruppe verstanden werden.

Schritt 3
Wir fassten den Entschluss, unseren Willen und unser Leben der Sorge Gottes – wie wir ihn verstanden – anzuvertrauen.

Wenn das GA-Mitglied erst einmal sein Leben der Obhut einer »höheren Macht« anvertraut hat, ist eine große Last von seinen Schultern genommen. Im Glauben an die »höhere Macht« festigt sich seine **Sicherheit** und das **Zutrauen in die Zukunft**, die tiefsitzende und unbegründete Furcht schwindet, ein Gefühl der Erleichterung und der Befreiung tritt ein. Frei von den Beschränkungen des Egos soll der Spieler versuchen, nach den Idealen der Macht zu leben, die größer ist als er selbst. Glaube allein führt nicht zu einer normalen Lebensweise, aber Glaube verbunden mit dem positiven Entschluss, sich einer »höheren Macht« anzuvertrauen, bringt den Spieler auf den Weg der Genesung.

Schritt 4
Wir machten gründlich und furchtlos eine moralische und finanzielle Inventur in unserem Inneren.

Der 4. Schritt soll zu einer umfassenden **Selbsterkenntnis** anleiten, mit dem Ziel, sich selbst kennen zu lernen, das Selbstbild zu akzeptieren und auf dieser Basis anzufangen, sich zu ändern. Die moralische Bestandsaufnahme soll sich nicht nur auf negative Charaktereigenschaften wie Selbstsucht, Habgier, Neid, Selbstmitleid, Unehrlichkeit, Selbsttäuschung, Ungeduld und Intoleranz beschränken, sondern auch die positiven Seiten wie Freundlichkeit, Einfühlungsvermögen, Bescheidenheit, Güte, Würde, Toleranz und Ehrlichkeit aufdecken. Sie sollte schriftlich erfolgen und in einem Abstand von 1 oder 2 Jahren auch wiederholt werden, um den eigenen Genesungsprozess auf der Basis des GA-Programms zu verfolgen.

Im Gegensatz zu AA weist GA ausdrücklich auf die Bedeutung einer **finanziellen Inventur** hin. Der Spieler soll eine Liste aller Schulden erstellen, die sich als Folge des Glücksspiels angehäuft haben. Außerdem soll er noch vorhandene Vermögenswerte und das Einkommen anführen. Die Auseinandersetzung mit der finanziellen Situation gilt als eine **wesentliche Voraussetzung** für eine **wirkliche Wesensänderung**.

Schritt 5
Wir gaben Gott, uns selbst und einem anderen Menschen gegenüber unverhüllt unsere Fehler zu.

Nach der moralischen und finanziellen Bestandsaufnahme ist es nach Ansicht von GA erforderlich, dass der süchtige Spieler die Erkenntnis mit einem andern Menschen – einer Vertrauensperson innerhalb oder außerhalb der GA-Gemeinschaft – teilt. Indem er offen sein Fehlverhalten enthüllt, werden Druck und Angst von ihm genommen. Ein **bekennendes Gespräch** hat eine befreiende und erlösende Wirkung. Der Spieler praktiziert damit Bereitwilligkeit zur Verhaltensänderung und gewinnt neue Perspektiven.

Schritt 6
Wir waren völlig bereit, all diese Charakterfehler von Gott beseitigen zu lassen.

Im 6. Schritt soll der pathologische Spieler seine Bereitschaft zu einer allmählichen **Veränderung seiner Eigenschaften** zeigen. Er wird ermutigt, dem Veränderungsprozess aufgeschlossen entgegenzusehen und darauf zu vertrauen, dass ein neues und besseres Selbst zum Vorschein kommen wird. Eine völlige Beseitigung der Charakterfehler wird nicht erwartet.

Schritt 7
Demütig baten wir ihn, unsere Mängel von uns zu nehmen.

Der 7. Schritt empfiehlt, die erkannten Charakterfehler mit **Demut** aufzuarbeiten. Demut bedeutet Ablegen der Ichbezogenheit, Mut im Sinne von Bereitschaft und Aufgeschlossenheit. Durch Demut kann sich **aus Schwäche Kraft entwickeln**. Der Spieler braucht sich in dem fortwährenden Veränderungsprozess nicht allein zu fühlen, wenn er sich der »höheren Macht« anvertraut. Sie kann ihm eine ständige Quelle der Kraft und Hoffnung sein.

Schritt 8
Wir machten eine Liste aller Personen, denen wir Schaden zugefügt hatten, und wurden willig, ihn bei allen wiedergutzumachen.

Die meisten süchtigen Spieler sind sich bewusst, dass sie viele Menschen finanziell geschädigt haben, aber selten ist ihnen klar, wie viel **psychisches** Leid sie angerichtet haben. Auf der Liste sollen hinter den einzelnen Namen der geschädigten Personen die Verfehlungen aufgeführt werden und – soweit möglich – **Wiedergutmachung** erfolgen. Damit sollen die in der Vergangenheit gestörten zwischenmenschlichen Beziehungen neu geordnet, Verdrängung von Schuldgefühlen ausgeschlossen und Einsamkeit und Isolation aufgehoben werden.

Schritt 9

Wir machten bei diesen Menschen alles wieder gut – wo immer es möglich war, es sei denn, wir hätten dadurch sie oder andere verletzt.

Das GA-Mitglied wird angehalten, den im vorangegangenen Schritt enthaltenen Vorsatz nach besten Kräften **auszuführen**. Durch Wiedergutmachung befreit sich der Spieler von der Last seiner Schuldgefühle. Gleichgültig in welcher Form er sie leisten muss (um Verzeihung bitten, Schulden abtragen etc.), er soll darauf bedacht sein, seine eigene Leistungsfähigkeit nicht zu überschreiten. Er kann nicht alles auf einmal bewältigen, sondern nur langsam, wie im gesamten Programm: Schritt für Schritt. Manchmal ist eine Wiedergutmachung nicht möglich, weil sie anderen schaden würde oder beide Seiten unfähig sind, miteinander zu kommunizieren.

Schritt 10

Wir setzten die Inventur bei uns fort, und wenn wir unrecht hatten, gaben wir es sofort zu.

Dem Spieler wird empfohlen, die **Selbsterforschung zur Gewohnheit** werden zu lassen und die **Selbsterkenntnis zu erweitern**. Es soll eine **ständige Auseinandersetzung** mit den eigenen Reaktionen und den alltäglichen Problemen und Konflikten stattfinden. Das rechtzeitige Eingeständnis eines Fehlverhaltens führt zu einer Katharsis der Angst, Depression und des Gefühls der Verlassenheit, wie sie zuvor erlebt wurde. Die Ausführung des 10. Schrittes hilft, neue Lösungen für auftauchende Probleme zu finden, Selbstbeherrschung zu entwickeln und für Handlungen Verantwortung zu übernehmen. Sie fördert damit das **Selbstwertgefühl** sowie allgemein die **emotionale Stabilität**.

Schritt 11

Wir suchten durch Gebet und Besinnung die bewusste Verbindung zu Gott – wie wir ihn verstanden – zu vertiefen. Wir baten ihn, nur seinen Willen erkennbar werden zu lassen und uns die Kraft zu geben, ihn auszuführen.

Der pathologische Spieler soll im Glauben an eine »höhere Macht« neue Kräfte schöpfen. Der Schritt wendet sich gegen die Haltung, die das Leben aus eigener Kraft meistern und kontrollieren will. Über Gebete und Besinnung soll der Spieler den Zugang zu Gott, von dem jeder sein eigenes Verständnis einbringen kann, finden. Beten bedeutet auch: Sich öffnen, die Hand ausstrecken und In-Berührung-kommen – wichtige Eigenschaften, die für den Genesungsprozess benötigt werden. Durch **Besinnung** oder **Meditation** – das Zurückziehen in sich selbst – kann auf natürliche Weise die innere Unruhe abgebaut werden.

Schritt 12

Nachdem wir durch diese Schritte ein seelisches Erwachen erlebt hatten, versuchten wir, diese Botschaft an andere süchtige Spieler weiterzugeben und unser tägliches Leben nach diesen Grundsätzen zu richten.

In diesem Schritt kommt das wichtigste Ziel der Gemeinschaft zum Ausdruck: mit dem Spielen aufzuhören und anderen süchtigen Spielern zu helfen, es auch zu schaffen. Dem Spieler wird nahegelegt, ständig an sich weiterzuarbeiten und gleichzeitig mit seinen Erfahrungen anderen **Hilfe** und **Beistand** zu leisten. Etwas von sich zu geben, ohne damit die Erwartung zu verknüpfen, dass sofort eine Gegenleistung erfolgt, ist eine Erfahrung, die Spieler in ihrem bisherigen Leben, das durch »Nehmen« gekennzeichnet war, kaum erlebt haben. Um geben zu können, ist es nicht notwendig, dass alle vorhergehenden Schritte bereits vollständig vollzogen sind.

7.2.2 Anonyme Spieler

Die erste Selbsthilfegruppe der Anonymen Spieler in Deutschland gründete sich im Frühjahr 1982 in Tostedt bei Hamburg, wo eine zentrale Kontaktstelle eingerichtet wurde (▶ Anhang), die bis heute in Hamburg aktiv ist. Um eine Verwechslung mit den »Anonymen Sexaholikern« (AS) auszuschließen, wurde 1992 die Abkürzung GA von den Gamblers Anonymous auch in Deutschland übernommen. Inzwischen finden süchtige Spieler in 209 Selbsthilfegruppen in 143 Städten Hilfe und Unterstützung (◘ Abb. 7.2), davon sind 74 reine GA-Gruppen. Die Anonymen Spieler (GA) orientieren sich in ihrem Verständnis von Spielsucht und möglichen Verhaltensalternativen weitgehend an Gedanken der Gamblers Anonymous. Sie definieren »Spielen« wie folgt: Jeder Spiel- oder Wetteinsatz, sei er für uns selbst oder andere getätigt, dessen Ergebnis offen ist und vom Zufall oder der Geschicklichkeit abhängt, ist ein Glücksspiel, unabhängig davon, ob es dabei um Geld geht oder nicht und wie geringfügig und unbedeutend er uns auf den ersten Blick auch erscheinen mag.

> **Zusammenfassende Grundsätze der auf Erfahrungen beruhenden Sichtweise (Meyer 1989a, S. 35; Anonyme Spieler 1996, 1998)**
> — Spielsucht ist eine fortschreitende Krankheit, die niemals geheilt, aber zum Stillstand gebracht werden kann.
> — Das Akzeptieren der Krankheit ist der erste Schritt auf dem Weg der Genesung.
> — Es ist nicht unbedingt erforderlich, die Ursachen der Spielsucht zu kennen, um mit dem Spielen aufzuhören.
> — Als mögliche Ursachen für das Spielen werden Realitätsflucht, emotionale Unsicherheit, Allmachtsgefühle sowie das Verlangen nach unmittelbarer Bedürfnisbefriedigung ohne Anstrengung genannt.

Allen Mitgliedern der Anonymen Spieler (GA) wird empfohlen,
— die Meetings regelmäßig zu besuchen, mindestens aber 1-mal pro Woche,
— zwischen den Meetings miteinander zu telefonieren, nicht nur, wenn der Drang zum Spielen verspürt wird,
— keine Versuche zu unternehmen, sich selbst zu testen,
— jede Art von Glücksspiel und die Nähe von Spieleinrichtungen zu meiden,
— sich von Personen, die noch spielen, fernzuhalten,
— in kleinen Schritten vorzugehen (24-Stunden-Prinzip) und nicht alle Probleme auf einmal lösen zu wollen.

7.2.3 Analyse des Konzeptes von Spielerselbsthilfegruppen

Meyer (1989a) untersuchte die therapeutische Arbeitsweise der deutschen Spielerselbsthilfegruppen.

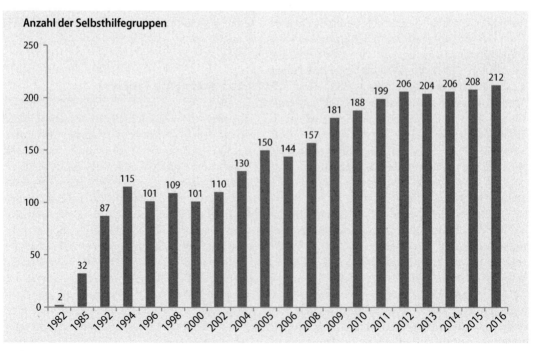

◘ Abb. 7.2 Anzahl der Selbsthilfegruppen für Glücksspieler. (Quelle: Adressenlisten der Anonymen Spieler und der Fachstelle Glücksspielsucht in Neuss)

Nach Angaben der jeweiligen Gruppensprecher dokumentieren die nachfolgenden Items in der angegebenen Reihenfolge die wichtigsten Aspekte der Gruppenarbeit:
- Erkennen der eigenen Probleme in den Schilderungen der anderen,
- Mitteilung von Erfahrungen, Gedanken und Gefühlen,
- Entlastung durch Aussprache,
- Nutzen der Gruppe für die eigene Problembewältigung,
- Äußerung von Gefühlen, Verständnis der anderen,
- gegenseitige Zuneigung und Anteilnahme,
- Ermutigung zur weiteren Problembewältigung.

Forderndes Auftreten und direktives analytisches Vorgehen stoßen hingegen eher auf Ablehnung. Die **hohe Fluktuation** gaben die Untersuchungsteilnehmer als häufigstes Problem der Gruppen an. Weiterhin ist es ein Nachteil, wenn Gruppen zu **groß** werden und einzelne das Gefühl haben, nicht mehr zu Wort zu kommen. Eine zu hohe **Rückfälligkeit** in der Gruppe kann den Zusammenhalt erheblich beeinträchtigen, wie auch Spieler, die nur auf **äußeren Druck** hin erscheinen und keine ausreichende Motivation entwickeln. Alle Beteiligten betonen immer wieder, dass nur eine **regelmäßige Teilnahme** und **kontinuierliche Mitarbeit** in der Selbsthilfegruppe zum notwendigen Erfolg führen. Gegenseitige Wertschätzung und Zuneigung steigen mit der Dauer der Gruppenzugehörigkeit.

Cromer (1978) nahm als teilnehmender Beobachter an der ersten GA-Gruppe in Israel teil. Dabei stellte er fest, dass Geldschwierigkeiten nicht der entscheidende Grund für die Spieler waren, das Glücksspiel aufzugeben. Es war eher das diffuse Gefühl, dass etwas in ihrem Leben nicht mehr stimmte. Die Zeit rann ihnen durch die Finger. Andere litten unter den negativen Konsequenzen, die das Spielen für ihre Familien oder für andere Bezugspersonen hatte. Geld ist nach ihrer Einschätzung leichter zu ersetzen, während die Folgen der **verlorenen Zeit** und **zerstörten Beziehungen** häufig irreparabel sind.

Jeder dieser Gründe kann zu dem Bewusstsein führen, dass das Spielverhalten und -erleben süchtig und infolgedessen problematisch geworden ist. Neue Mitglieder beschrieben sich oft als krank oder behandlungsbedürftig. Die einzige Bedingung für den Beitritt zur Gruppe war, den Wunsch zu haben, mit dem Spielen aufzuhören.

Der erste Schritt zur Hilfe besteht darin, auch wenn dies zunächst paradox erscheint, sich die eigene Niederlage einzugestehen und anzuerkennen, dass man krank ist (»Ich bin spielsüchtig«). Dabei wird die Überzeugung vertreten, dass es nur in der Gruppe möglich ist, das Spielproblem zu bewältigen.

Es ist nicht nur notwendig, das Glücksspiel aufzugeben, sondern auch alle Kontakte zu Personen einzustellen, die weiterhin Verbindung dazu haben. Neue Gruppenmitglieder können sich mit schon abstinenten, erfahrenen Mitgliedern identifizieren und Unterstützung bei der schwierigen Aufgabe erfahren, mit dem Spielen aufzuhören. Sympathie und einfühlendes Verständnis sind wichtige Voraussetzungen für den Identifikationsprozess. Konkrete Möglichkeiten und Verhaltensschritte können aufgezeigt werden, wie das exzessive Spielverhalten gestoppt werden kann.

Cromer (1978) beobachtete weiter, dass die Therapie häufig nicht diesen idealen Verlauf nimmt. Die Einsicht, ein pathologischer Spieler zu sein, und der Wunsch, mit dem Glücksspiel aufzuhören, sind von Selbsttäuschungen, Zweifeln und Illusionen begleitet. Im Gespräch über Glücksspiele und Spielstrategien wird sich plötzlich ereifert, Erregung entsteht und besonders gelungene »Schachzüge« werden bewundert. Zweifel treten auf, ob das Spielproblem wirklich schon so akut war, ob man die Entwicklung nicht doch zurückdrehen kann, um mit geringeren Einsätzen und einer besseren Taktik zu gewinnen. Gruppen werden mitunter nur besucht, um z. B. Angehörigen zu demonstrieren, dass man sich ja bemüht, etwas zu tun, sich ja redlich Mühe gibt, das Spielen einzustellen. Der Gruppenbesuch dient in einigen Fällen auch dazu, das eigene Gewissen zu beruhigen. Oft ist dann die nächste finanzielle Katastrophe oder ein langes nächtliches Fernbleiben der offensichtliche Beweis dafür, dass es dem Spieler noch nicht gelungen ist, sich zu ändern. Die Gruppe besucht er dann nicht mehr, weil Scham- und Schuldgefühle überwiegen oder weil er annimmt, es diesmal doch allein zu schaffen. Cromer (1978) kommt zu der Schlussfolgerung, dass GA nur einen Teil der hilfebedürftigen Spieler anspricht. Alternative Behandlungsmethoden müssen ergänzend hinzutreten.

Ferentzy u. Skinner (2003, 2008) analysieren das Programm von Gamblers Anonymous, stellen Vergleiche mit den Anonymen Alkoholikern an und werten wissenschaftliche Publikationen zu der Selbsthilfegemeinschaft aus. Das Genesungsprogramm basiert danach im Wesentlichen auf der Internalisierung von Glaubenssätzen, der Diagnostik von Spielproblemen, der Kombination von spirituellen und finanziellen Lösungskonzepten, der »Arbeit« an den 12 Schritten und den Geboten wie größere Demut und Zurückweisung der Ichbezogenheit, die an das soziale Umfeld weiter gegeben werden. Offensichtlich sorgen Organisationen wie GA und AA für eine Verbundenheit, die auf gemeinsamer Identität beruht: ganz gleich ob süchtiger Spieler oder Alkoholiker, die Mitglieder teilen ein gemeinsames Leid, das in vielerlei Hinsicht die Unterschiede zwischen den Betroffenen überdeckt. Nach einer Aktualisierung des Reviews (Schuler et al. 2016) bestehen die wichtigsten Aspekte der Genesungskultur von GA in der Betonung von Geduld und Ausdauer, dem Gelassenheitsgebet als Weg, die finanzielle Situation und Realität zu akzeptieren, sowie der absoluten Bekräftigung des Status eines Spielsüchtigen.

Nach Ferentzy et al. (2006) arbeitet die Gemeinschaft der AA möglicherweise effektiver, weil sie stärker das »ganzheitliche Selbst« des Süchtigen einbeziehe und die Mitglieder von AA das Krankheitskonzept (über körperliche Symptome) eher akzeptieren könnten. GA sei weniger spirituell als AA, dafür aber stärker fokussiert auf die Entwöhnung süchtigen Verhaltens. Die besondere Betonung der Geduld bei GA und der rigorosere Ansatz zur Vermeidung suchtauslösender Reize (z. B. Spielstätten) sind weitere Unterscheidungsmerkmale (Ferentzy et al. 2006).

Die Autoren diskutieren weiterhin die Frage, warum so viele Spieler die Teilnahme an den Meetings von GA abbrechen. Viele empfinden die Meetings als bedeutungslos. Es werde bei GA zu wenig Wert auf die Äußerung und Diskussion von Gefühlen gelegt bzw. allgemein ein Mangel an Aufmerksamkeit für emotionale Belange beobachtet. Ein zu konfrontativer Gesprächsstil schrecke Neueinsteiger ebenso ab wie das Dogma der Abstinenz. Außerdem werde zu wenig berücksichtigt, dass über die Hälfte der GA-Mitglieder zusätzlich Alkohol oder andere Drogen missbraucht. In diesen Fällen der Mehrfachabhängigkeit wie auch bei anderen spezifischen Bedürfnissen sei die Einbeziehung zusätzlicher Behandlungsmethoden indiziert. Zu wenig Aufmerksamkeit fänden zudem die wenigen weiblichen Gruppenmitglieder. In diesem Zusammenhang vernachlässige GA spirituelle, interpersonelle und emotionale Gesichtspunkte. Frauen benötigten möglicherweise mehr unterstützende Beratung und Psychotherapie. Die männliche »Clubatmosphäre« stoße sie ab. Es würden typische »Spielerkriegsgeschichten« erzählt. Die in jüngster Zeit steigende Anzahl weiblicher Gruppenmitglieder erhalte zudem kaum Unterstützung durch den Ehepartner, der häufig eine Anbindung an Gam-Anon verweigere (Ferentzy et al. 2009). Nach dem Fazit von Ferentzy u. Skinner (2003, 2008) bleibe es eine »black box«, warum GA einigen Spielern helfe und anderen nicht. Insgesamt zeige sich, dass Spieler, die ihre Problematik als besonders gravierend einschätzten, eher längerfristig in der Gruppe blieben. Die Effektivität von GA sei durch die Zusammenarbeit mit anderen Institutionen steigerungsfähig.

Wissenschaftliche Befunde zur Effektivität von Spielerselbsthilfegruppen gibt es kaum. Lediglich als Kontrollbedingung oder Ergänzung zur medikamentösen oder psychotherapeutischen Behandlung wurde die Effektivität überprüft (Schuler et al. 2016). Studien mit Kontrollgruppendesign sind bisher gar nicht durchgeführt worden. Hodgins u. Holub (2007) geben zu bedenken, dass derartige Nachweise der Wirksamkeit von GA mit besonderen Herausforderungen verbunden sind, wie die glaubensbasierte Ausrichtung des Programms, das geltende Prinzip der Anonymität und das primäre Gruppenziel der Hilfe für Spielsüchtige.

Die Fluktuation in den Gruppen ist hoch (Preston u. Smith 1985; Stewart u. Brown 1988). Nach einer empirischen Untersuchung von Meyer (1989a,b) in deutschen GA-Gruppen nahmen von 3100 Spielern, die in 1 Jahr eine der 54 untersuchten Gruppen aufgesucht hatten, nur 430 (13,9 %) regelmäßig an den Meetings teil. Eine Nachuntersuchung der Aussteiger aus den GA-Gruppen von Brown (1987d) zeigt allerdings, dass sich die Lebensqualität bei allen erreichbaren und zur Kooperation bereiten Spielern (13 % der Ausgangsstichprobe), die mindestens 2 Meetings besucht hatten, erheblich verbessert hatte. Außerdem sahen sie in GA eine Organisation, die einen großen Einfluss auf sie ausgeübt hatte, von nachhaltigem Nutzen war und auch nach ihrem Ausscheiden weiterhin hoch angesehen war. Fokussierend auf das Abstinenzziel der Gemeinschaft fanden Stewart u. Brown (1988) in einer schottischen Studie, dass von 232 Spielern, die sich GA angeschlossen hatten, 7,5 % nach 1 Jahr und 7,3 % nach 2 Jahren abstinent waren. Die Erkenntnisse verdeutlichen noch einmal, dass Selbsthilfegruppen nur für einen Teil der Hilfe suchenden Spieler das adäquate und alleinige Behandlungsangebot darstellen.

Die Integration des Besuchs einer Selbsthilfegruppe in ein professionelles Behandlungssetting erfolgt im Rahmen der Suchttherapie. Ziel ist nicht nur die Gewährleistung der Nachsorge, sondern auch die Nutzung der direkten therapeutischen Funktionen der Gruppen. Nach einer Analyse der einzelnen Schritte von GA und Vergleichen mit der kognitiven Verhaltenstherapie zeigen sich im Übrigen hohe Übereinstimmungen und Optionen gegenseitiger Ergänzungen (Toneatto 2008a). Follow-up-Untersuchungen (12 Monate) belegen, dass pathologische Spieler, die zusätzlich zur professionellen Behandlung Selbsthilfegruppen aufsuchen, häufiger Abstinenz erreichen als diejenigen ohne Anschluss an GA. Ein Vergleich von professionell behandelten Spielern mit und ohne zusätzlichen Besuch von GA weist diejenigen, die vorher aus eigener Initiative eine Gruppe besucht hatten, als älter, mit höherem Einkommen, in Partnerschaft lebend, mit ausgeprägter Symptomatik, längerer Dauer der Spielprobleme, höheren Schulden und häufigeren schweren familiären Konflikten aus (Petry 2003b). Nahmen die Ehefrauen an den Meetings der Angehörigengruppen (Gam-Anon) teil, waren bei den Spielern nach Johnson u. Nora (1992) – tendenziell – längere glücksspielfreie Zeiträume erkennbar. Zion et al. (1991) fanden dagegen keinen Zusammenhang zwischen der Einbeziehung der Ehefrauen und dem Rückfallgeschehen.

Hilfreiche und belastende Verhaltensweisen in Spielerselbsthilfegruppen

Unabhängig vom Konzept der GA lassen sich in der Arbeit von Spielerselbsthilfegruppen aus der wissenschaftlichen Perspektive eine Reihe von **grundsätzlichen Faktoren** benennen, die sich als hilfreich bzw. beeinträchtigend für den Gruppenprozess erwiesen haben.

Um die Arbeit in einer Selbsthilfegruppe effektiv zu gestalten, muss sich möglichst früh ein stabiler Stamm von Besuchern entwickeln, der regelmäßig an den Meetings teilnimmt und Aufgaben der Organisation übernimmt. Die Leitung der Gruppe und andere Aufgabengebiete (z. B. Kassenwart, Öffentlichkeitsarbeit) sind besser auf wechselnde Mitglieder zu übertragen, damit keine Hierarchieprobleme in der Gruppe entstehen und sich einzelne Mitglieder nicht überfordert fühlen.

Die Teilnehmer sollten aktuelle Probleme diskutieren, die in der Bewältigung des Alltagslebens entstanden sind. Erinnerungen an vergangenes zerstörerisches Verhalten dienen der Katharsis, erneuern immer wieder die Wachsamkeit gegenüber rückfallgefährdenden Situationen und vermindern die Gefahr erneuten Leichtsinns.

Neu hinzukommende Spieler sollten nicht durch massive Konfrontation vom weiteren Besuch abgeschreckt werden oder als Lückenbüßer für eine fehlende Gesprächsthematik herhalten. Die Diskrepanz zwischen dem, der es schon geschafft hat, und dem, der noch unter massiven Auswirkungen der Sucht leidet, sollte besonders berücksichtigt werden.

Spieler, die kurzfristig eine Selbsthilfegruppe wieder verließen, fühlten sich teilweise nicht angenommen, Gesprächsrituale befremdeten sie, und sie empfanden ältere Gruppenmitglieder als selbstherrlich. Hier bietet sich, wie bei den GA, zunächst eine »**Sponsorschaft**«, eine Art Patenschaft auf begrenzte Zeit an, durch die ein älterer Gruppenteilnehmer für das neue Mitglied zum persönlichen Ansprechpartner wird. Dabei ist aber eine überbehütende Haltung zu vermeiden, damit es nicht zu einem neuen Abhängigkeitsverhältnis kommt. Ein intensiver Kontakt zu Sponsoren führt im stoffgebunden Suchtbereich zu einer stärkeren Auseinandersetzung mit den 12 Schritten und 12 Traditionen und einer höheren Abstinenzrate (Kelly et al. 2016).

Des Weiteren sollte darauf geachtet werden, dass »**Hilfe zur Selbsthilfe**« eine wichtige Grundlage für die Abstinenzgruppe darstellt und auf Ratschläge, moralisierende Bewertungen, Vorwürfe sowie Belehrungen in den Gesprächssituationen möglichst verzichtet wird. Äußert ein Mitglied ein Problem, hat es sich als günstiger erwiesen, wenn nicht alle gleich mit Ratschlägen reagieren, wie man es besser machen könnte und dann möglicherweise noch in heftigen Streit darüber geraten, wer Recht hat. Die Gruppenmitglieder sollten eher darüber nachdenken, wie sie selbst eine ähnliche Situation bewältigt haben, von sich selbst berichten und es dem hilfesuchenden Mitglied überlassen, welche Anregungen es dann annimmt.

Damit nicht lähmendes und quälendes Stillschweigen die Gruppenstunde beherrscht, kann es durchaus günstig sein, **Gesprächsthemen** zu erarbeiten, die dann angesprochen werden, wenn sich aktuell nichts ergibt oder auch die Hemmungen, sich zu äußern, am Beginn der Stunde für einzelne Mitglieder zu groß sind. Häufige Gesprächsthemen sind

- das exzessive Spielen und seine Folgen,
- Alltagskonflikte,
- Freizeitgestaltung, d. h. Alternativen zum Spielverhalten,
- Partnerschaft,
- Sexualität,
- Eltern,
- Erziehung,
- Suchtverlagerung,
- Arbeitslosigkeit,
- Öffentlichkeitsarbeit,
- Wiedergutmachung,
- Schuld- und Schamgefühle,
- Selbsthilfegruppe,
- Zufriedenheit des Einzelnen mit der Gruppe und – nicht zuletzt –
- Ehrlichkeit und Vertrauen.

Mit Patienten, die unter massiven psychischen (z. B. Ängsten und Depressionen) oder psychiatrischen Störungen und Mehrfachabhängigkeiten leiden, fühlen sich Selbsthilfegruppen oft stark überfordert. Sie sollten den Hilfesuchenden zunächst an andere zuständige Stellen verweisen: Selbsthilfegruppen sollten generell Kontakte zu Beratungsstellen oder Ambulatorien halten und professionellen Rat in Anspruch nehmen, wenn es zu krisenhaften Situationen bei einzelnen Mitgliedern oder in der Gruppe insgesamt kommt. Spielern, die es mit Hilfe der Selbsthilfegruppe nicht schaffen, ihr Spielproblem zu lösen, müssen andere ambulante und stationäre Therapieformen zur Verfügung stehen.

Levy et al. (1977; Moeller 1978, S. 147) untersuchten **hilfreiche Verhaltensformen**, die sich in Selbsthilfegruppen ganz allgemein herausgestellt haben; dabei waren die 10 häufigsten:
1. sich einfühlen, die Gefühle anderer verstehen und teilen,
2. sich wechselseitig achten und anerkennen,
3. etwas erläutern und erklären,
4. teilnehmen lassen am eigenen Erleben,
5. anderen Hoffnung machen, dass sie ihre Probleme eines Tages durcharbeiten werden,
6. sich selbst öffnen,
7. andere bestärken und ermuntern, wenn ihnen etwas gelungen ist,
8. sich selbst neue Ziele setzen,
9. Gefühle offen zum Ausdruck bringen,
10. andere ermutigen, Probleme ausführlicher darzulegen.

Am wenigsten wurden jedoch genannt:
1. andere bestrafen,
2. andere in fordernder oder gar bedrohlicher Weise konfrontieren,
3. Rückmeldung erbitten, wie andere einen erleben,
4. das gestörte Verhalten (psychodramatisch) der Gruppe vorführen,
5. Rückmeldung geben.

In den ersten 10 Verhaltensbeispielen wird im Vergleich zu den letzten 5 in keiner Weise streng oder fordernd verfahren. Die in professionellen Gruppen häufig angewandten Rückmeldungen oder Feedback-Übungen passen anscheinend weniger in eine spontane und offener strukturierte Selbsthilfegruppe (Moeller 1978, S. 148).

Nach Moeller (1978, S. 192) sollten die Selbsthilfegruppen zu folgenden Personengruppen Außenbeziehungen unterhalten und Kontakte pflegen: zu noch unbekannten anderen Betroffenen, die der Gruppe möglicherweise gerne beitreten würden, zu anderen Gruppen, die möglicherweise gerade heranwachsen, zu anderen Selbsthilfeorganisationen in der Region und zu Experten und Institutionen (Beratungsstelle, Klinik, Telefonseelsorge sowie Presse), mit denen die Gruppen zusammenarbeiten können.

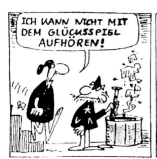 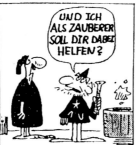 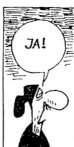 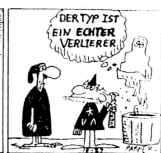

Abb. 7.3 Die einfachste Lösung des Problems: Zauberei. (Mit freundlicher Genehmigung von Creators Syndicate)

7.3 Zusammenfassung

Selbsthilfekräfte zu nutzen, haben die Ratgeber, Selbsthilfemanuale und Selbsthilfegruppen zum Ziel. Während Ratgeber über das Krankheitsbild informieren, regen Selbsthilfemanuale zu einer aktiven Auseinandersetzung mit der Spielsucht an. Der Ansatz »Hilfe zur Selbsthilfe« kommt dem Wunsch vieler Spieler entgegen, ihr Problem aus eigener Kraft zu lösen (Abb. 7.3).

Die Selbsthilfebewegung süchtiger Glücksspieler geht auf die Gamblers Anonymous (GA) in den USA zurück, die sich 1957 gründeten und stark an das Programm der Anonymen Alkoholiker (AA) anlehnten. Mit geringfügigen Änderungen bildeten parallel zu den AA die 12 Schritte und die 12 Traditionen das Genesungsprogramm der GA. Auch die Anonymen Spieler (GA) in Deutschland orientieren sich weitestgehend an diesem Programm. Wichtige Grundsätze der GA sind: (1) Spielsucht ist eine progressive Krankheit, die nicht geheilt, aber zum Stillstand gebracht werden kann. (2) Die Akzeptanz der Krankheit ist der erste Schritt auf dem Weg zur Genesung und eine wichtige Voraussetzung für eine konsequente Abstinenz vom Glücksspiel.

Es hat sich gezeigt, dass der Besuch von Selbsthilfegruppen dann erfolgreich ist, wenn
- eine regelmäßige Teilnahme stattfindet,
- sich der Teilnehmer in den Schilderungen der anderen wie in einem Spiegel wiedererkennt,
- die Spieler Erfahrungen, Gedanken und Gefühle offen und ehrlich austauschen,
- die Gruppe bei der Bewältigung von Problemen hilft,
- einfühlendes Verständnis, Zuneigung und solidarische Anteilnahme erfahren werden.

Direktives, analytisches und forderndes Verhalten scheint sich hingegen eher ungünstig auszuwirken. Die in professionellen Gruppen häufig angewandten Rückmeldungen oder Feedback-Übungen scheinen weniger zu einer offener strukturierten Selbsthilfegruppe zu passen.

Insbesondere die hohe Fluktuation in den Selbsthilfegruppen ist ein Indiz dafür, dass diese Maßnahme nicht für alle Ratsuchenden eine ausreichende Hilfe darstellt, die Spielsucht zu bewältigen. Bei zusätzlichen psychischen und psychiatrischen Komplikationen ist frühzeitig professioneller Rat in Anspruch zu nehmen.

Telefon-Hotline und Online-Beratung

Gerhard Meyer und Meinolf Bachmann

8.1 Telefonberatung – 216

8.2 Internetberatung – 218
8.2.1 Online-Programm für Angehörige – 219
8.2.2 Einschätzung und Perspektive – 220

8.3 Zusammenfassung – 221

Im Zuge des technischen Fortschritts und der veränderten Kommunikationsgewohnheiten haben telefon- und internetgestützte Beratungskonzepte weltweit an Bedeutung gewonnen (Überblick bei Clifford 2008; Monaghan u. Wood 2010). So gibt es inzwischen auch in Deutschland mehrere kostenlose Informations- und Beratungstelefone (»Helpline«) für Spieler und Angehörige, wie bspw. das **Glücksspielsucht-Telefon** der Bundeszentrale für gesundheitliche Aufklärung (BZgA: 08001372700) und die **Infoline Glücksspielsucht** in Nordrhein-Westfalen (08000776611). Durch das Merkmal der Anonymität garantieren sie jedem Anrufer ein hohes Maß an individueller Sicherheit, Distanz und Unverbindlichkeit. Weitere Vorteile telefonischer Beratung sind die hohe Verfügbarkeit des Angebots, seine einfache Zugänglichkeit sowie die niedrigen Kosten und der geringe Zeitaufwand.

8.1 Telefonberatung

Besonders im Kontext einer punktuellen, kurzzeitigen Beratung in Form von **Kurzinterventionen** bietet sich das Medium »Telefon« flächendeckend als ein für fast jedermann zugängliches Hilfsmittel an (Meyer u. Dickow 2005). In der telefonischen Gesprächssituation hat der Anrufer das Empfinden, sich weniger stark entblößen zu müssen als in der Face-to-Face-Situation, und ist damit in der Lage, seine Probleme und Ängste offen anzusprechen. Ungeachtet des unbekannten Gesprächspartners gelingt es einigen Personen besonders gut (anderen weniger) am Telefon offen über ein Tabuthema zu sprechen, eine bestehende Isolation (z. B. Vereinsamung, Arbeitslosigkeit oder Verschuldung) zu überwinden und um weitere Informationen zu bitten. Geschulte Mitarbeiter an den Beratungstelefonen hören aufmerksam zu, informieren bereitwillig über die verschiedenen Aspekte der jeweiligen Thematik und geben Auskünfte zu bestehenden Hilfsstrukturen. In ihrer Wahrnehmung sind jedoch beide Gesprächspartner ausschließlich auf ihr Gehör, die Wortwahl und die Ausdrucksweise der Stimmen beschränkt. Dieser Umstand ist ein Vorteil für den Anrufer (seine »Deckung«), jedoch ein erheblicher Nachteil für den Berater. Der Zugang zu Mimik und Gestik bleibt ihm verschlossen. Reagieren kann er nur auf das, was der Anrufer formuliert hat und wie er sich ausdrückt. Den Wegfall nonverbaler Hinweisreize muss der Berater mithilfe anderer Informationsquellen (z. B. Klangbild der Stimme) zu kompensieren versuchen, um so die reale Problemlage und aktuelle Verfassung des Ratsuchenden einschätzen zu können. Der wohl gravierendste Unterschied zur Person bezogenen (Face-to-Face) Behandlung besteht darin, dass der therapeutische Beziehungsaufbau, der in der Therapieforschung (vgl. Grawe et al. 1994) häufig als ein entscheidender Wirkfaktor eingestuft wird, beträchtlich eingeschränkt ist.

Anrufer einer Hotline können davon ausgehen, dass weder der Zustand, in dem sie sich momentan befinden, noch ihr Verhalten als gut oder schlecht, richtig oder falsch bewertet wird. Außerdem bestimmt einzig der Anrufer selbst den Zeitpunkt seiner Anfrage und behält während der gesamten Gesprächssequenz starken Einfluss darauf, wann und ob er das Gespräch beenden möchte (z. B. durch Auflegen; ◘ Tab. 8.1).

Angesichts dieser Besonderheiten sind die Anforderungen an die Mitarbeiter in der telefonbasierten Beratung als besonders hoch einzustufen und machen regelmäßige Schulungen erforderlich. Wie die Erfahrung zeigt, lassen sich telefonische Beratungsgespräche kaum planen und müssen »aus dem Stegreif« geleitet werden. Berater müssen daher grundsätzlich über eine positive Grundeinstellung zum Telefonieren verfügen und sich sehr schnell durch ein aktives und urteilsfreies Zuhören in den Anrufer hineindenken können, um auf diese Weise möglichst rasch sein Vertrauen zu gewinnen.

Besonders in den ersten Minuten der Kontaktaufnahme, Begrüßung und Gesprächseröffnung stehen Anrufer unter einer hohen physischen und psychischen Anspannung, da sie in diesem Augenblick ihr Problem einem Fremden gegenüber ansprechen müssen, ohne jedoch visuelle Hinweise über dessen Reaktion zu erhalten. Grundsätzlich ist zu beachten, jeden Anrufer bereits im Vorfeld einer telefonischen Beratung in angemessenem Umfang über das Beratungsangebot zu informieren. Dazu gehören Angaben über alle Leistungen, die im Rahmen der Beratung erbracht bzw. nicht erbracht werden können (Möglichkeiten und Grenzen telefonischer Hilfe), über die maximal mögliche Gesprächsdauer sowie über die Kosten für

Tab. 8.1 Vor- und Nachteile telefonbasierter Beratung. (In Anlehnung Meyer u. Dickow 2005)

Vorteile	Nachteile
+ *Gute Erreichbarkeit bestimmter Zielgruppen*, die u. U. andere Hilfeeinrichtungen nicht besuchen würden oder können (z. B. in Regionen mit schlechter Infrastruktur, bei körperlichen Behinderungen, psychischer Beeinträchtigung oder bei hochspezifischen Problemen, für die kein Fachmann vor Ort konsultierbar ist) + *Standortunabhängigkeit:* Wegfall langer Wege + *Anonymität der Kommunikationssituation:* subjektiv unverbindlichere Kontaktaufnahme, erleichterte Kontaktaufnahme bei Schwellenängsten; bietet »Sicherheit« bei Themen, die gesellschaftlich und/oder persönlich als unangenehm empfunden werden; Herabsetzung der Hemmschwelle bei der Kontaktsuche + *Beschleunigte Selbstöffnung* bei sensiblen Themen + *Schnelle und höher frequentierte Konsultation:* geringe Wartezeit zwischen akutem Beratungsbedarf und Realisierung (»bei Anruf Rat!«) + *Wegfall von Kosten* (durch gebührenfreie Rufnummer (»free call«) + *Datenschutz* (Wegfall von Einzelverbindungsnachweisen durch gebührenfreie Servicenummer) + *Einmaligkeit der Situation* (Fortsetzung optional) + *Flexible Terminierungsmöglichkeiten:* Gespräche bequem von zu Hause aus + *Zeitgenaue Abrechnung* bei kostenpflichtigen Beratungsgesprächen	– *»Filterung« der Kommunikation* durch ein technisches und daher unpersönliches Medium – *Eingeschränkter therapeutischer Beziehungsaufbau* – *Mangelndes Selbstvertrauen* bzw. *»Übung«* sich telefonisch mitzuteilen – *Sprachprobleme* bei Migrationshintergrund – *Weniger Feedbackmöglichkeiten* je Kommunikationssequenz; der Gesprächspartner und sein Verhalten können nicht beobachtet werden (Wegfall nonverbaler Kommunikation wie Blick, Haltung, Gestik, Mimik, Kleidung etc.) – *Qualität paralinguistischer Elemente* (Ton, Rhythmus, Stimmmodulation, Artikulation etc.) abhängig von den technischen Gegebenheiten (Genauigkeit und Empfindlichkeit des Telefonapparates, Güte der Verbindung, Funklöcher) – *Keine räumliche Nähe* zwischen den Beteiligten (Berater und Ratsuchender), falls doch eine Face-to-Face-Beratung notwendig wäre – *Störungen* durch Anrufe ohne ernsthaften Hintergrund; Verlockung »Zeitersparnis«; stereotyper Einsatz des Telefons ohne Reflexion und Verbindlichkeit – *Logistische Probleme* für Personen, die kein eigenes Telefon haben oder nicht genügend Geld besitzen, um ein öffentliches Gerät bzw. ein Mobiltelefon zu benutzen – *Ungeeignete Gesprächsmomente* (Anrufe aus Straßenbahn, Spielstätten, Bistro usw.) – *Sonstige Probleme:* Starke Emotionalität (anhaltendes Weinen), akute seelische Krisen (»Dann bring ich mich jetzt um!«), Sprachfehler, geringes Bildungsniveau, schlechte Verständlichkeit bei Sprachproblemen (Stottern etc.)

den Anruf. Um trotz der unvorhersehbaren Schwierigkeiten Gespräche möglichst reibungslos durchführen zu können, wird grundsätzlich die Verwendung eines standardisierten Interviewleitfadens empfohlen. Erstanrufer sind außerdem zu Beginn darüber aufzuklären, nicht ihren wahren Namen verwenden zu müssen, sondern eine selbst gewählte Identität (z. B. Spitznamen).

Das **niedrigschwellige Angebot** der Hotlines soll die vorhandenen Beratungs- und Behandlungsbarrieren überwinden und gleichzeitig als Brücke zwischen primärer, sekundärer und tertiärer Prävention fungieren (Potenza u. Griffiths 2004). In einer österreichischen Stichprobe von Hotline-Anrufern (Zanki u. Fischer 2010) berichteten 84,9 % der Spieler, dass sie über keine Therapieerfahrungen verfügen (vgl. Potenza et al. 2001, mit einem Prozentsatz von 85,8 %).

In der Online-Beratung der Spielsuchthilfe Wien ermittelten Berger u. Horodecki (2013), dass sich über die Hälfte der Spieler (55 %) durch die Glücksspielproblematik psychisch sehr stark, weitere 23 % sich stark belastet fühlten. Angehörige der Beratungssuchenden schilderten zu 65,8 % eine sehr starke, weitere 8,6 % eine starke Belastung durch die Glücksspielproblematik. Neben der emotionalen Belastung der Angehörigen spielt auch die finanzielle Belastung eine Rolle. 44,7 % der Angehörigen gaben 2013 in ihren Online-Anfragen an, dem betroffenen Spieler finanziell zu helfen. 20,4 % hafteten für Schulden der Spieler.

Eine erste Analyse der Inanspruchnahme von ambulanten Beratungsdiensten durch Anrufer bei den genannten deutschen Hotlines zeigt allerdings auf, dass der Vermittlungsbeitrag der beiden Angebote (im Jahr 2007) mit bis zu 3,5 % als gering und ausbaufähig einzuschätzen ist (Görgen u. Hartmann 2009).

Die Fortentwicklung der Hotlines ist auf Mischformen aus Beratung und Behandlung ausgerichtet (Clifford 2008). In Kanada ist ein Programm auf Basis der kognitiven Verhaltenstherapie entwickelt worden, das aus 3 Modulen besteht:
1. selbstständiges Vorgehen für Klienten mit höherem Selbstvertrauen in die eigenen Fähigkeiten (Arbeitsmaterialien einschließlich Online-Versionen),
2. geringe Beratungsintensität für Klienten, die eine gewisse Sicherheit durch Berater bei auftretenden Schwierigkeiten anstreben (Arbeitsmaterialien plus 4–6 kurze Beratungsgespräche),
3. hohe Beratungsintensität für Klienten, die erhebliche Probleme bei den Verhaltensänderungen erwarten und ein starkes Bedürfnis nach Hilfe äußern (intensive Beratungskontakte zur Problemlösung).

Die Klienten können zwischen den Modulen wechseln, falls der ursprünglich gewählte Ansatz nicht zum Erfolg führt, das Tempo des Programms selbst bestimmen und zusätzliche Sitzungen bei fortbestehenden Problemen nach Abschluss des Programms in Anspruch nehmen (Clifford 2008).

> Für die überwiegende Mehrheit ebnet die Hotline den Einstieg in die Beratungssituation. Neben der telefonischen Beratung ist die Weitervermittlung in Behandlungseinrichtungen eine wichtige Aufgabe dieses Moduls im Hilfesystem.

8.2 Internetberatung

Internetgestützte Beratungskonzepte nutzen die Vorteile dieses Mediums wie Benutzerfreundlichkeit, selbstbestimmte und abgestufte Vorgehensweise, leichte Modifizierbarkeit und Kosteneffektivität (◘ Abb. 8.1). Sie erreichen v. a. junge Menschen, die diese Technologie zunehmend für ihre Kommunikation wählen (Monaghan u. Wood 2010). Die Nutzer bewegen sich allerdings auf einer Plattform, die sich durch die Nähe zu neuen Glücksspielangeboten auszeichnet. Rückfallgefahren sind dadurch möglicherweise erhöht, insbesondere dann, wenn die problematische Teilnahme am Glücksspiel ohnehin über das Internet erfolgte. Zu den wesentlichen Bestandteilen internetbasierter Interventionen gehören Screening und Rückmeldung (vgl. auch Cunningham et al. 2009), Ausrichtung auf individuelle Problemlagen, Verhaltensregeln und interaktives Aufklärungsmaterial.

Die BZgA offeriert bspw. auf der Internetseite »www.check-dein-spiel.de« Selbst- und Wissenstests, ein interaktives Beratungsprogramm sowie Hinweise auf Hilfeangebote vor Ort (Jonas et al. 2012). Beim Vorliegen eines riskanten Spielmusters erhält der Spieler eine Rückmeldung und praktische Tipps zur Reduzierung des Risikos. Zudem wird dem Spieler empfohlen, eine **Online- oder Telefonberatung** in Anspruch zu nehmen. Bewährt haben sich Online-Tagebücher, die der Spieler selbst im Internet in einem geschützten Bereich führt, so dass er anonym bleiben kann und – außer dem Beratungsteam – niemand Einsicht in sein Tagebuch hat. Zu den Einträgen erhält er regelmäßig Rückmeldungen. Ziel des

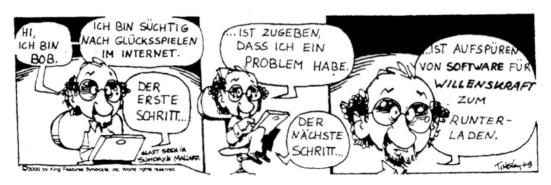

◘ Abb. 8.1 Glücksspiele im Internet: schnelle Hilfe bei Problemen. (Mit freundlicher Genehmigung der Bulls Press GmbH)

Tagebuchs ist das Reflektieren des eigenen Spielverhaltens, um auf diese Weise eine ungefährlichere Spielweise zu entwickeln. Die Entwicklung erfährt durch Rückmeldung des Beratungsteams Unterstützung, z. B. durch Verhaltenstipps und durch Verstärkung positiver Veränderung. Die Beratung beruht u. a. auf den lerntheoretischen Prinzipien der Selbstregulation und Selbstkontrolle sowie dem Konzept der motivierenden Gesprächsführung und lösungsorientierten Beratung. Aufgrund der Anzahl der verfügbaren Übungsmodule wurde standardmäßig eine Beratungsdauer von 4 Wochen angesetzt, die optional auf 50 Tage verlängerbar ist. Eine erste Evaluation auf der Basis der Haltequote (55,8 %) und Nachbefragungen deutet eine gute Akzeptanz und Wirksamkeit an. Die Daten der Nachbefragung können allerdings nur als grobe Orientierung dienen, da nur 24 % der Nutzer daran teilgenommen hatten (Jonas et al. 2012).

In einer Pilotstudie aus Großbritannien (Clifford 2008) zeigten sich die Spieler über das Internet offener als in Face-to-Face-Situationen. Die Beratungen waren kürzer als am Telefon und Angehörigen fiel es leichter, auf diesem Weg Hilfe zu suchen. Zwei qualitative Studien zur Wirksamkeit von **Internetforen** für Problemspieler bestätigen, dass die Mehrzahl der Mitglieder ihr Spielverhalten besser unter Kontrolle halten konnte (Cooper 2004; Griffiths u. Wood 2007). Die Nutzung eines internetbasierten Selbsthilfemanuals mit kognitiv-verhaltenstherapeutischen Modulen – verbunden mit minimalen Beratungskontakten per E-Mail oder Telefon – führte bei Problemspielern (ohne komorbide schwere Depressionen) zu einer signifikanten Reduktion glücksspielbedingter Probleme und Verbesserung der Lebensqualität bis zu 36 Monate nach der Intervention (Carlbring u. Smit 2008; Carlbring et al. 2012). Ähnliche Programme und erfolgversprechende Befunde mit einem Follow-up von 3 bzw. 12 Monaten finden sich bei Myrseth et al. (2013) und Castrén et al. (2013). Luquiens et al. (2016) ermittelten dagegen in einer randomisiert-kontrollierten Studie mit problematischen Internet-Pokerspielern, die online rekrutiert wurden und vorher keine Hilfe gesucht hatten, keine signifikanten Effekte der psychotherapeutischen Maßnahmen (persönliche Rückmeldung zum Spielverhalten per E-Mail, Selbsthilfemanual mit kognitiv-verhaltenstherapeutischen Elementen, professionelle Beratung mit entsprechender Ausrichtung). Die professionelle Begleitung erwies sich – entgegen der Hypothese – als Drop-out-Faktor.

8.2.1 Online-Programm für Angehörige

Bei der Entwicklung eines Online-**Entlastungsprogramms für Angehörige** (EfA) griffen Buchner et al. (2013b) auf Erfahrungen mit dem von ihnen entwickelten Entlastungstraining für Familienmitglieder ETAPPE zurück, das im Rahmen der ambulanten Suchthilfe (▶ Kap. 10) zur Anwendung kommt und bereits in ersten Schritten evaluiert sei. Hinsichtlich der Beratungsangebote und Fallzahlen in weniger dicht besiedelten Gebieten sei eine flächendeckende Versorgung der Angehörigen durch ambulante Beratung nicht gewährleistet. Daher bietet es sich an, die Behandlungsmaßnahme durch ein Online-Angebot zu erweitern, da Ratsuchende mit psychosozialen Problemen das Internet häufig sowohl als Informationsquelle als auch bei der Recherche nach Hilfemöglichkeiten nutzen. Es stellt ein besonders niedrigschwelliges Angebot dar, dass anonym, zeit- und ortsunabhängig ist. Unter dem Motto »Verspiel nicht mein Leben, dein Einsatz mein Leben« ermuntert EfA Angehörige online **selbst Hilfe zur Bewältigung ihrer psychisch belastenden Situation** in Anspruch zu nehmen und sich mit der Erkrankung ihrer Angehörigen auseinanderzusetzen. Das Online-Programm umfasst die Bearbeitung folgender Themen:

- Modul 0: Grundlagen der Glücksspielsucht (Grundlagenwissen zu Glücksspielen, rechtlichen Rahmenbedingungen und Diagnose der glücksspielbezogenen Störung).
- Modul 1: Stress (Erläuterung von problem- und emotionsfokussierten Bewältigungsmöglichkeiten, Einübung eigener Strategien zum Umgang mit Belastungen).
- Modul 2: Verantwortung, für welche Bereiche des gemeinsamen Lebens (Angehörige, Glücksspieler, wer trägt die Verantwortung?), hierzu gehört die finanzielle Verantwortungsübernahme und finanzielle Absicherung.
- Modul 3: Kommunikation (Grundregeln einer gelungenen Kommunikation und Vertiefung des Wissens an alltagsnahen Beispielen).

- Modul 4: Soziale Unterstützung (Relevanz sozialer Unterstützung und ihre aktive Nutzung für die Problembewältigung, Frage nach Offenlegung des pathologischen Glücksspielens im Familien- und Freundeskreis, Übungen, die Vor- und Nachteile einer Offenlegung zu reflektieren und Schlussfolgerungen für eigenes Handeln abzuleiten).
- Modul 5: Zukunftsplanung (Möglichkeiten und Grenzen bei Rückfälligkeit, eigene Ziele und Prioritäten bewusst machen).

Im Rahmen einer Pilotstudie steht das Programm unter »www.verspiel-nicht-mein-leben.de« kostenfrei für betroffene Angehörige zur Verfügung; eine Evaluierung findet bereits statt.

8.2.2 Einschätzung und Perspektive

Eichenberg u. Ott (2011) sowie Cuijpers et al. (2008, 2010a) legen dar, dass u. a. bei internetbasierten Interventionsprogrammen (IBI) für Suchtkranke mit beträchtlichen Drop-out-Raten zu rechnen ist, sodass der Anteil der zufriedenen Nutzer tendenziell überschätzt wird. Durch regelmäßige therapeutische Kontakte, z. B. eine E-Mail pro Woche, sei dem entgegenzuwirken. Zweifel bestehen außerdem an der Wirksamkeit von IBI insgesamt. Ein Publikationsbias wird festgestellt, bevorzugt Studien mit positiven Ergebnissen zu veröffentlichen. Ein weiteres Problem sei, dass die Ergebnisse hauptsächlich durch Methoden des experimentellen Gruppenvergleichs (»randomized controlled trials«) zustande kommen. Es seien zudem »Kreuzvalidierungen« notwendig und zusätzlich Feldstudien und systematische Einzelfallstudien einzubeziehen. Nur durch die Kombination von 2, möglichst aber aller 3 Methoden, seien Artefakte auszuschließen.

Bei Suchtkranken kommt hinzu, dass die Fähigkeit zur Einsicht in den eigenen Krankheitsverlauf mit steigender Chronifizierung häufig eher abzunehmen scheint. Irrationale Kognitionen betreffen nicht nur den Spielablauf, sondern ebenfalls Illusionen über eigene Bewältigungsmöglichkeiten, sich z. B. bald mit einem großen Gewinn aus allen Problemen zu befreien, »morgen aufzuhören«, bei anderen sei es schlimmer« und außer der weiteren Spielteilnahme keine Lösungsmöglichkeiten, für z. B. finanzielle Notlagen, zu sehen. Trotz wachsender psycho-sozial-ökonomischer Probleme nimmt die Bereitschaft zu einer Behandlung häufig eher noch ab, bzw. ist höchst ambivalent. **Erste Informations- oder Therapieversuche sind deshalb von hohem Wert**, so dass bei Online-Angeboten obligatorisch sein sollte (Bachmann u. Bachmann 2017):

- zunächst durch **Face-to-Face-Sitzungen mit geschulten Fachleuten eine differenzierte Diagnose** zu erstellen,
- den **Hausarzt** oder einen niedergelassenen **Psychotherapeuten** in die Behandlung einzubeziehen,
- **Informationen über Offline-Glücksspielberatungs- und Therapieangebote zu vermitteln**: z. B. auf Verzeichnisse hinzuweisen, in denen die nächste örtliche Suchtberatungsstelle, stationäre Suchtklinik, Krisenintervention und Selbsthilfegruppe zu ermitteln sind,
- bei gegebener Indikation für das Internetangebot ca. 1-mal wöchentlich wiederum Live-Kontakte anzubieten, um eine Überprüfung des Fortschritts im Programm vorzunehmen,
- bei indizierter Offline-Behandlung Möglichkeiten abzuwägen, die Arbeitsmaterialien aus dem Online-Programm in die Therapie einzubeziehen.

Drop-Outs von Online-Programmen können ebenso nachhaltige negative Folgen haben wie von konventionellen Behandlungen, da ein Scheitern (»wieder nicht durchgehalten, versagt«) zusätzlich das Selbstwertgefühl beeinträchtigt und sich auf andere Hilfeangebote (»hat ja alles keinen Zweck, bringt mir nichts«) übertragen kann.

Burgdorf (2014, vgl. DGVT 2016) erläutert die rechtlichen und berufsrechtlichen Aspekte von Online-Angeboten, woraus hier einige Gesichtspunkte fragmentarisch (es sei ausdrücklich auf die Primärquelle verwiesen) wiedergegeben sind:

- Die Begriffe »Internettherapie«, »Internetpsychotherapie«, »Online-Therapie« oder »computergestützte Behandlung« sind nicht legal definiert.
- Es werden derzeit sehr verschiedene therapeutische Angebote unter diese Begriffe subsumiert. Im Kontext der berufsrechtlichen

Debatte hat sich der Begriff der »**psychotherapeutischen Fernbehandlung**« herausgebildet, um **internetgestützt**e neue Therapieformen zu bezeichnen.
- Die **Psychotherapie-Richtlinie sieht derzeit keinen Ansatz für Fernbehandlungen vor.**
- Es sind haftungsrechtliche Rahmenbedingungen einzuhalten.
- Psychotherapeutische Behandlung findet jederzeit in einem rechtlich geprägten Rahmen statt und sollte sich an den haftungsrechtlichen Standards orientieren.
- Aus rechtlicher Sicht ist insbesondere die Einhaltung der Sorgfaltsregeln der Psychotherapie entscheidend für die Beurteilung, ob eine richtige oder falsche Behandlung gewählt wurde, vgl. die Rechtsprechung zum Behandlungsfehler bzw. zur »**schuldhaften Standardunterschreitung**«.
- An diesen Sorgfaltsregeln haben sich alle internetbasierten Therapieformen zu orientieren, auch wenn derzeit noch keine expliziten Gesetzesregelungen für Fernbehandlung existieren.
- Was ist der aktuelle berufsfachliche Standard? Dieser ist durch den Berufsstand zu definieren.

onlinebezogen ist, birgt zusätzliche Gefahren. Bei diesen Verfahren ist schon zu Beginn der Kontaktaufnahme auf ergänzende Beratungs- und Behandlungsangebote hinzuweisen. Liegt nach diagnostischer Abklärung eine Glücksspielsucht vor, ist der Patient frühzeitig zusätzlich in ein ortsnahes medizinisch-psychotherapeutisches Hilfesystem einzubinden. Unter diesen Bedingungen sind berufsrechtliche Richtlinien (z. B. Rechtsprechung zum Behandlungsfehler bzw. zur »schuldhaften Standardunterschreitung«) zu beachten. Spezifische Normen und Standards zur Telefon- und Internetbehandlung sind in der Ausarbeitung bzw. bei den entsprechenden Vereinigungen und Kammern zu erfahren.

8.3 Zusammenfassung

Telefon- und internetgestützte Beratungskonzepte zeichnen sich durch eine gute Verfügbarkeit aus, wenngleich Sprachprobleme (bei Migrationshintergrund) nicht auszuschließen sind bzw. sozial unsichere Personen häufiger Schwierigkeiten beim Telefonieren haben. Bei Telefon- und Internetkonzepten handelt es sich um Beratungs- und Behandlungsangebote, edukative Informationen, Aufklärungsmaterial und vielfältige Präventionsmaßnahmen. Die vorhandene Distanz und Unverbindlichkeit ist für die erste Kontaktaufnahme vermutlich zunächst vorteilhaft. Der wohl gravierendste Unterschied zur Person bezogenen (Face-to-Face) Behandlung besteht darin, dass der therapeutische Beziehungsaufbau, in der Therapieforschung als ein entscheidender Wirkfaktor eingestuft, eingeschränkt ist. Im Internet auf Glücksspielangebote zu stoßen, zumal wenn die Spielproblematik

Grundsätzliches zur Spielsuchttherapie

Meinolf Bachmann

9.1 Behandlungsangebote und ihre Vernetzung – 226

9.2 Suchtmodell als Therapieplan – 226

9.3 Therapieschritte und Fragestellungen – 228
9.3.1 Motivation – 229
9.3.2 Krankheitseinsicht und Abstinenzüberlegungen – 234
9.3.3 Therapie der Ursachen – 237
9.3.4 Alternativen – neurobiologisches Verhaltens-/Konditionierungsmodell und die Rekonstruktion des Belohnungssystems – 248
9.3.5 Die Suchtformel – 259
9.3.6 Individuelle Therapieplanung – 259

9.4 Theoretische Ansätze – 260
9.4.1 Historie und Überblick verschiedener Behandlungsansätze – 260
9.4.2 Integrativer Behandlungsansatz – 262

9.5 Gruppentherapeutische Behandlung – 265
9.5.1 Kritische Fragestellungen zur Gruppentherapie – 267
9.5.2 Manual gestaltete, strukturierte vs. konfliktorientierte zieloffene Gruppentherapie – 267
9.5.3 Schädigendes Therapeutenverhalten – 268
9.5.4 Effektives, kooperatives Lernen unter Einbeziehung von Kleingruppen – 269
9.5.5 Allgemeine Wirkfaktoren der Gruppenarbeit – 271

9.6 Individualtherapie – 272

9.7 Besonderheiten in der Klientel – 273

9.7.1 Pathologisches Spielverhalten bei (Roulette-)Glücksspielen im Internet – 273

9.7.2 Therapie von spielsüchtigen Frauen – 277

9.7.3 Migration – 279

9.7.4 Gestörtes Glücksspielverhalten bei Kindern und Jugendlichen – was es eigentlich nicht geben darf – 282

9.7.5 Ältere Menschen mit Glücksspielproblemen – blamieren kann sich nur, wer nichts tut – 290

9.8 Erfolgskriterien – 292

9.9 Zusammenfassung – 294

Von Beginn der Spielsuchttherapie 1985 an stand das Erscheinungsbild der Erkrankung im Vordergrund und es wurde deutlich, dass es zu einer konsequenten Orientierung am Suchtmodell keine Alternative gab. Dessen theoretische Ausgestaltung war insgesamt noch klarer zu fassen und auszuarbeiten. Wichtige Anregungen dazu kamen von den deutschen Suchtexperten Feuerlein, Kellermann und Böning sowie den »Spielsuchtpionieren« Custer und Lesieur aus den USA. Die Zielsetzung war, Grundlagen für eine differenzierte Suchtbehandlung auszuarbeiten und gleichzeitig spezifische Erfordernisse der Spielsucht einzubeziehen. Die Dichotomie der Einstufung des »pathologischen« Glücksspiels als Impulskontrollstörung und dem Suchtansatz in der Behandlung ist nun durch die Aufnahme des pathologischen Glücksspiels in das Suchtkapitel des DSM-5 (American Psychiatric Association 2013) beendet.

Mann et al. (2013) formulieren zum Konzept der Verhaltenssucht, insbesondere die **epidemiologische wie neurowissenschaftliche Forschung** habe dazu einen wichtigen Beitrag geleistet, bei gestörtem Glücksspielverhalten: »Überzeugende Übereinstimmungen zwischen ›substanzgebundenen‹ und ›nichtsubstanzassoziierten Süchten‹ wurden sowohl hinsichtlich des Krankheitsverlaufs (chronisch rezidivierender Verlauf mit höherer Verbreitung und Prävalenz unter Jugendlichen und jungen Erwachsenen), der Phänomenologie (positive Verstärkerwirkung der Substanz oder des Verhaltens zumindest in den ersten Stadien der Störung, subjektives Craving, Toleranzentwicklung und Entzug), möglicher Komorbiditäten, des Behandlungsverlaufs als auch im Hinblick auf genetische Veranlagung und neurobiologischen Mechanismen berichtet.«

Grüsser et al. (2005) untersuchten lerntheoretische Erklärungsansätze zur Suchtentstehung bei (n = 40) **abstinenten** pathologischen Glücksspielern, indem sie reizinduziertes (standardisierte visuelle Glücksspielanreize) Verlangen nach dem Glücksspiel erfassten und den Einfluss von Stress, Ängstlichkeit und Depressivität darauf ermittelten. Die Untersuchungsergebnisse weisen darauf hin, dass auch **nach jahrelanger Abstinenz eine**, im Vergleich zur Kontrollgruppe, **störungsspezifisch** (n = 40) **veränderte psycho-neurologische Verarbeitung von glücksspielassoziierten Reizen stattfindet** und diese bei psychischen Beeinträchtigungen noch erhöht ist. Dabei stellten sie bei den abstinenten Glücksspielern im Vergleich zur Kontrollgruppe ein signifikant **höheres Verlangen** bei der Darbietung von **Glücksspielanreizen** sowie eine signifikant **andere emotionale Verarbeitung** (emotional erregender, dominanter, angenehmer) derselben fest.

Das folgende Kapitel informiert über die **Grundpositionen** und »Eckpfeiler« des hier vertretenen Behandlungsansatzes (Bachmann 2004b; Bachmann u. El-Akhras 2014).

Aufbauend auf den Ausführungen der vorhergehenden Kapitel, bilden die Abschnitte über
- Behandlungsangebote und ihre Vernetzung,
- das Suchtmodell als Therapieplan,
- Therapieziele und Fragestellungen,
- den theoretischen Behandlungsansatz,
- die Behandlung in Gruppen und
- Besonderheiten in der Klientel,

den **konzeptionellen Rahmen** von sowohl **ambulanter** als auch **stationärer Therapie**. Die Zielsetzungen sind:
- Motivation zu einer umfassenden Behandlung,
- Krankheitseinsicht/Abstinenzwunsch,
- Ursachenforschung/Bearbeitung.

Ein Therapieansatz wird dargestellt, der schwerpunktmäßig **kognitiv-verhaltenstherapeutisch** ausgerichtet ist und einen integrativen methodischen Ansatz (Anwendung unterschiedlicher Therapieschulen) einbezieht.

Die genannten suchttherapeutischen Zielsetzungen (Behandlungsmotivation, Krankheitseinsicht/Abstinenzwunsch, Ursachenforschung/Bearbeitung) stellen die ersten Schritte dar, dem komplexen Bedingungsgefüge der Abhängigkeitserkrankung zu entsprechen. Weitere Überlegungen und Zielsetzungen treten hinzu.

Auf der Grundlage der bisherigen wissenschaftlichen Erkenntnisse sind folgende Faktoren, die sich stärker auf die Zukunft ausrichten, zusätzlich in die therapeutischen Überlegungen einzubeziehen:
- Aufbau von Alternativen (Rekonstruktion des Belohnungssystems),

- Rückfallprävention, Einleitung einer längerfristigen Nachbetreuung durch Suchtberatungsstellen und Selbsthilfegruppen,
- auf Komorbiditäten, die dem Krankheitsverlauf vorausgingen oder sich als Folgeerscheinung entwickelten (z. B. Ängste, Depressionen, ungünstige Stressverarbeitungsstile), ist ein besonderes Augenmerk zu richten. Sie sind möglicherweise, über die Entwöhnungsmaßnahme hinausgehend, einer weiteren Behandlung zuzuführen.

Nach Ladouceur u. Lachance (2007) sind in verschiedenen Behandlungsinstitutionen bei 30–70 % der pathologischen Glücksspieler zusätzliche Probleme mit einer oder mehrerer **psychotroper Substanzen**, in erster Linie Alkohol, festzustellen. Bei 30–76 % war außerdem eine affektive Störung, ganz überwiegend **Depressionen**, vorhanden. Bei 36–50 % kam es zu **Suizidgedanken** und bei 12–16 % zu **Suizidversuchen**. Es gibt Anhaltspunkte dafür (Whelan et al. 2007), dass ein recht großer Teil (33–76 % in verschiedenen Studien) der Spieler **schon vor Ausprägung der Suchterkrankung** unter Depressionen litt bzw. diese Symptomatik eine deutliche Begleit- und Folgeerscheinung der Glücksspielproblematik darstellt. Hinweise auf Komorbiditätsraten liefert die derzeit umfassendste Studie zum pathologischen Glücksspiel in Deutschland (PAGE; Meyer et al. 2011a). Besonders häufig vertreten waren unipolare affektive Störungen (63,1 %), wie depressive Episoden (57,2 %). Auch Angststörungen (z. B. soziale Phobie mit 13,4 %) waren mit 37,1 % häufig vertreten sowie Abhängigkeitserkrankungen (89,9 %), insbesondere die Alkoholabhängigkeit (54,9 %).

Von medizinischer und psychotherapeutischer Seite ist zu klären, ob zunächst andere Symptome (z. B. akute Suizidalität, Psychose) als das pathologische Glücksspiel einer Behandlung bedürfen und erst wenn diese abgeklungen sind, die eigentliche (Sucht-)Entwöhnungsbehandlung erfolgt (▶ Abschn. 11.8).

9.1 Behandlungsangebote und ihre Vernetzung

Suchttherapie findet generell in enger Zusammenarbeit statt. Vom Erstkontakt bis hin zur Nachsorge bilden die unterschiedlichen Institutionen ein Netz bzw. einen **Behandlungsverbund**, durch den beispielsweise die notwendige Vorbereitung und Beantragung eines stationären Aufenthalts sowie dessen wichtige Nachbetreuung gewährleistet sind. Gesundheitsämter, Ärzte oder soziale Dienste von Betrieben vermitteln pathologische Glücksspieler in Beratungsstellen, Kliniken und Selbsthilfegruppen. Die während der Therapie aufrechterhaltenen Kontakte zwischen **Entsendestellen** und **Behandlungsstätten** garantieren eine optimale Reintegration und Nachsorge und stabilisieren damit den Behandlungserfolg. Die notwendige Integration der Angehörigen in den Therapieprozess muss gewährleitet sein und eine gemeinsame Gesundung und individuelle Entfaltung, z. B. Abgrenzung und Ausprägung von Rollenmustern, in der Familie ist zu fördern. ◘ Abb. 9.1 zeigt eine nicht den Anspruch auf Vollständigkeit erhebende Darstellung der unterschiedlichen Kontakt- und Behandlungsmöglichkeiten und ihrer Vernetzung.

9.2 Suchtmodell als Therapieplan

Die Herangehensweise, das gestörte Glücksspielverhalten von einer gewissen Ausprägung an als **Suchtkrankheit** aufzufassen, folgt nicht nur einer theoretischen Problemstellung, sondern führt zu praktisch-therapeutischen Schlussfolgerungen. Kellermann u. Sostmann (1992, S. 173) formulieren dazu grundsätzlich:

> Bei einer Suchtkrankheit zielt die therapeutische Arbeit nicht nur auf die zugrunde liegenden psychischen Probleme bzw. Defizite, sondern ebenfalls auf die Sucht selber, nämlich die süchtige psychische Fehlentwicklung mit ihrer typischen, eigenständigen Symptomatik, welche eine spezifische Therapie erfordert.

Faktoren der Genese des süchtigen Glücksspielverhaltens haben unmittelbare Auswirkungen auf das therapeutische Vorgehen. Wie aus ◘ Abb. 9.2 hervorgeht, gibt es dabei entscheidende Unterschiede zwischen den Faktoren, die den Krankheitsprozess in der »Einstiegsphase« in **Gang gesetzt** haben, und denen, die das süchtige Spielverhalten in der »Suchtphase« **aufrechterhalten** (Bachmann 1999).

9.2 · Suchtmodell als Therapieplan

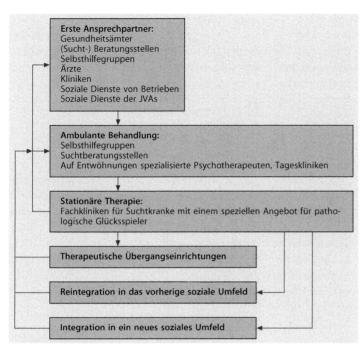

◘ Abb. 9.1 Kontakt- und Behandlungsmöglichkeiten sowie ihre Vernetzung. (Bachmann 1999)

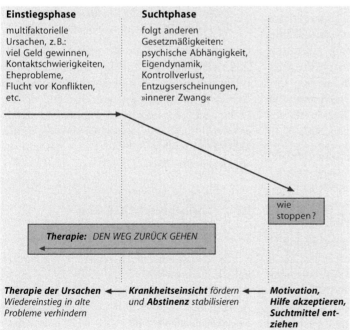

◘ Abb. 9.2 Suchtmodell pathologisches Spielverhalten: Stationen der Suchtentwicklung und des Therapieprozesses. (Bachmann 1999, 2004b)

> Beobachtungen zeigen, dass es multifaktorielle Ursachen gibt, die zum Einstieg und zu einem verstärkten Interesse am Glücksspielen führen (► Kap. 4).

Hierzu gehört häufig der Wunsch, mit wenig Einsatz **viel Geld** zu gewinnen. Früh kommt eine irrationale Einschätzung hinzu, besondere Fähigkeiten oder Glück bei bestimmten Spielen zu besitzen. Der

»Nervenkitzel« bzw. die »drogenartige Wirkung« des Glücksspiels, Ablenkung/Entlastung von drückenden Problemen und Steigerung positiver Gefühle, ist nicht nur durch die Gewinnaussichten, sondern einer Ambivalenz, der gleichzeitig vorhandenen Gefahr der ökonomischen Existenzbedrohung bestimmt. Während des gesteigerten, problematischen Glücksspielverhaltens treten psychische Belastungen in den Hintergrund und vorhandene Einschränkungen (z. B. Defizite im Selbstvertrauen, der Kontaktfähigkeit, den sozialen Kompetenzen) nimmt der Spieler nicht mehr so bewusst wahr. Im Spielrausch entstehen sogar **Omnipotenzgefühle**.

Schon in der Einstiegsphase sind erhebliche Auffälligkeiten zu beobachten. Der Betroffene spielt über seine eigenen finanziellen Verhältnisse, überschreitet einen zeitlichen Rahmen und beginnt, seine familiären oder beruflichen Pflichten zu vernachlässigen. Therapeutische Bemühungen in dieser Phase zielen wie bei einer Neurosenbehandlung darauf ab, Ursachen für die Spielproblematik einzusehen, zu bearbeiten und alternative Verhaltensweisen zum Glücksspielen zu entwickeln. Nicht jedes abweichende Glücksspielen ist als süchtig zu bezeichnen. Damit eine weitergehende Suchtgefährdung unterbleibt, und weil ein völliger Verzicht auf Glücksspielen leichter zu verwirklichen ist als ein »kontrollierter« Umgang, dürfte schon bei einem **problematischen Spielen** Abstinenz als Therapieziel angebracht sein (Bachmann 2004b; Grüsser u. Albrecht 2007).

> In der Suchtphase ist das Spielverhalten durch eine starke psychische Abhängigkeit, einer physiologischen Veränderung des Belohnungssystems, den Kontrollverlust bzw. die Unfähigkeit zur Abstinenz gekennzeichnet.

Das Glücksspielen hat eine starke **Eigendynamik** bekommen (symbolisiert durch die abfallende Linie in ◘ Abb. 9.2), und der Spieler verspürt einen **unwiderstehlichen Drang** oder »Zwang« zum Weiterspielen. Selbst erhebliche ökonomische, soziale und psychische **Nachteile und Folgeerscheinungen** stoppen sein Spielverhalten meist nicht, verschlimmern die süchtige Bindung häufig eher noch. Berufliche und häusliche Pflichten, andere Interessen und Verhaltensweisen, die bisher zu Entspannung und psychischem Ausgleich beigetragen haben, vernachlässigt er stark (Interessenabsorption). Der Spieler ist so immer stärker auf das Glücksspielverhalten angewiesen. Wie bei Drogen tritt eine Toleranzveränderung ein, muss der abhängige Spieler die »Dosis« steigern, um die erwartete psychische Wirkung durch das Glücksspielen zu erreichen.

> In der Suchttherapie sind die zuletzt gezeigten Symptome als erstes in die Behandlung einzubeziehen, d. h., die Krankheitsentwicklung wird zurückverfolgt.

Dies ist in ◘ Abb. 9.2 als »den Weg zurückgehen« beschrieben. Um das Suchtverhalten zu stoppen, benötigt der Spieler zunächst Unterstützung, **Motivation** zur Veränderung zu entwickeln, Hilfe anzunehmen und Kontakte zum Hilfesystem, dem Hausarzt, einer Suchtberatungsstelle, Selbsthilfegruppe, aufzunehmen.

> Eine wachsende Krankheitseinsicht bzw. Akzeptanz festigt zunächst die Abstinenz, während dann im weiteren Entwöhnungsprozess die Aufarbeitung der ursprünglichen Ursachen der Krankheitsentwicklung eine dauerhafte Stabilisierung einleitet.

Die **Ursachen** für die Entstehung einer Suchtkrankheit sind wohl so vielfältig wie die Persönlichkeiten der Patienten und deren soziale Hintergründe. Durch die Bearbeitung der Hintergründe der Suchtentwicklung **verhindert** der Patient, dass er **an den Ausgangspunkt** (Einstiegsphase) **seiner Erkrankung zurückkehrt** und schafft so erste Voraussetzungen für eine anhaltende Abstinenz.

9.3 Therapieschritte und Fragestellungen

Bei der Erreichung der Therapieziele (Kontaktaufnahme/Motivation/Entzug; Krankheitseinsicht; Psychotherapie der Ursachen/Perspektive) ist in Anlehnung an das Suchtmodell eine gewisse Reihenfolge einzuhalten (◘ Abb. 9.3). Es macht kaum Sinn, mit dem Patienten an den Ursachen seiner Erkrankung zu arbeiten, wenn dieser die Behandlung für sich noch ablehnt oder keine Krankheitseinsicht zeigt.

Bei der Therapie handelt es sich um einen Prozess, in dem die **einzelnen Schritte** immer wieder

9.3 · Therapieschritte und Fragestellungen

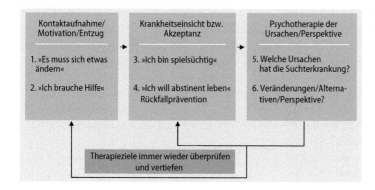

Abb. 9.3 Therapieschritte und Fragestellungen. (Bachmann 2004b)

zu **überprüfen** und **vertiefen** sind (untere Pfeile in ◘ Abb. 9.3).

Der Schwerpunkt liegt darauf, Lösungen für Probleme zu finden, die Eigenverantwortung des Spielers zu stärken, an Ressourcen anzuknüpfen und nicht in einem Defizitdenken zu verharren. Suchttherapie ist kein Restriktionsprogramm. Verabredete Einschränkungen, z. B. bei der Verfügbarkeit des Geldes oder den Ausgangsbeschränkungen im stationären Bereich, dienen dem Ziel, Abstinenz zu erreichen und für die erste schwierige Entwöhnungszeit zu sichern. Es ist immer wieder zu prüfen, in wieweit die Verabredungen zeitlich zu begrenzen sind, sodass sich Eigenverantwortung und Selbstständigkeit des Suchtkranken wieder entfalten. Die Abhängigkeit zu überwinden bedeutet, vielfältige Interessen zurückzugewinnen und neu aufzubauen, positive Lebensperspektiven zu entwickeln, die den bisherigen Stellenwert des Glücksspielens stark herabsetzen. Andere Lebensinhalte treten ins Zentrum der Aufmerksamkeit, den letztlich das Glücksspielen eingenommen hat. Nur wenn die Abstinenz langfristig einen Vorteil gegenüber dem Spielverhalten darstellt, stabilisiert sie sich (Bachmann 2004b).

Die Therapieziele in **ambulanten** und **stationären Einrichtungen** unterscheiden sich **schwerpunktmäßig**. In der ambulanten Behandlung ergibt sich die Schwierigkeit, einen Suchtkranken überhaupt erst an die Annahme von Hilfe heranzuführen, dann den Kontakt aufrechtzuerhalten und das Abstinenzziel in der **realen Lebenssituation** mit den dort zahlreich vorhandenen Suchtauslösern zu bewerkstelligen. In stationären Einrichtungen sind Rückfall- und Abbruchquoten aufgrund der Rahmenbedingungen (z. B. freiwilligen Ausgangsbeschränkungen) meist geringer, aber keineswegs zu vernachlässigen.

Obwohl sich in Abhängigkeit von der jeweiligen Behandlungsinstitution unterschiedliche Schwerpunkte setzen, sind doch grundsätzlich – entsprechend dem Suchtmodell – folgende **Therapieziele** anzustreben:
- **Motivation** zu einer umfassenden Behandlung, Heranführen an die Annahme von Hilfe,
- Aufrechterhaltung des Kontaktes, der Therapie, Hilfestellung bei der Regulierung von Schulden und anderer rechtlicher Probleme, Entzug des Suchtmittels,
- Förderung der **Krankheitseinsicht** bzw. -akzeptanz und Stabilisierung des Abstinenzwunsches, Reduktion irrationaler Überzeugungen zum Glücksspielverlauf, Programme zur Rückfallprävention, suchtspezifische Nachsorge, Selbsthilfegruppen,
- **Aufarbeitung der Hintergründe und Ursachen** der Krankheitsentwicklung, Entwicklung von Alternativen, Erweiterung des Interessenspektrums, Klärung der sozialen und beruflichen Perspektive.

9.3.1 Motivation

Ein Suchtkranker scheint zunächst die Erfahrung machen zu müssen, dass die negativen Suchtmittelkonsequenzen die positiven überwiegen. Die angedrohte Scheidung oder der Verlust des Arbeitsplatzes haben häufig letzte Anstöße gegeben, in eine Therapie einzuwilligen. Der Betroffene gibt die **Illusion auf, mit dem Problem allein fertig zu** werden. Hier kann der Angehörige den ersten Schritt machen: Indem er selbst Hilfe in Anspruch nimmt, für sich etwas tut, regelmäßig zu Gesprächen geht, verändert er das innerfamiliäre »System« und beeinflusst damit das Verhalten des Suchtkranken.

Der **Entzug** vom Suchtmittel stellt den nächsten Therapieschritt dar. Was hat den Patienten in früheren Zeiten dazu befähigt, das Spielen zu reduzieren oder kurzfristig einzustellen? Um das **Glücksspielverhalten** zu **stoppen**, ist überwiegend notwendig: vorübergehende Fremdverwaltung des Geldes, Bilanz über Verschuldung ziehen, Rückzahlungsmodalitäten klären, Spielanreize meiden, Alternativen zum Spielen und Selbstkontrollmethoden (z. B. Tagesablaufstruktur) erarbeiten. Durch **Glücksspielangebote im Internet**, wie Roulette und andere, ist quasi das »eigene Wohnzimmer« zum Spielcasino geworden. In der Entwöhnungsbehandlung zeichnen sich beträchtliche Schwierigkeiten ab, die notwendige **Abgrenzung und Distanz zum Suchtmittel** zu erreichen, zumal Glücksspielformen (»großes Spiel«) ständig verfügbar sind, die ein besonders hohes Suchtpotenzial besitzen (▶ Abschn. 9.7.1).

Es gibt nur wenig Literatur (Hänsel 1980; Petry 1991) über den schwierigen Bereich der Motivation bei Suchtkranken.

Petry (1991) ist der Überzeugung, dass es sich bei der Motivation nicht um eine stabile Disposition handelt und dass der Suchtkranke **Gründe für den Ausstieg** aus einem Suchtverhalten und den (Wieder-)**Einstieg** in gewisser Weise gegeneinander aufrechnet (Motivbilanz).

Bachmann (1989) weist auf die **ambivalenten Gefühle** von Suchtkranken hin, einerseits mit dem selbstzerstörerischen Suchtverhalten aufhören zu wollen und andererseits ein mehr oder weniger starkes Verlangen danach zu verspüren, was sich in der ersten Zeit der Therapie von Situation zu Situation verändert (▶ »Ein Spieler berichtet«). Grüsser u. Albrecht (2007), die das Suchtmodell in dieser Form übernehmen, betonen, dass im ersten Schritt und oft über die gesamte Dauer der Behandlung hinweg (s. untere Pfeile in ◘ Abb. 9.3) an der meist vorhandenen motivationalen Ambivalenz zwischen glücksspielfreiem Leben und erneuter Glücksspielaktivität zu arbeiten sei. Sie bezeichnen es als **Drama, dass die Krankheitseinsicht oft schon nach kurzer Zeit der Abstinenz schwinde**, wenn unmittelbare Symptome und der Leidensdruck zurückgegangen seien. Sowohl eine Überlastung durch Problemdruck (Glücksspielen als Stressbewältigungsstrategie), als auch ein Abklingen des Leidensdrucks und erneutes Auftreten von Kontrollillusionen seien in den Motivationsprozess als andauernde Gefahrenquellen einzubeziehen.

Ein Spieler berichtet
Mann, 32 Jahre, männlich, polyvalent abhängig (Roulette, Automaten etc., Alkohol), ledig, Realschulabschluss, beruflich u. a. Bankkaufmann und Croupier.
»Warum habe ich mir während der Behandlung Bücher über Lotto und Roulette ausgeliehen? Im Nachhinein gibt es nur eine sinnvolle Erklärung dafür. Ich wollte ohne Geld, Karten oder ähnliche Hilfsmittel spielen, oder besser, ich suchte wieder einmal eine Widerlegung oder Bestätigung der von mir ausgeklügelten Theorien über das Lotto bzw. Roulettespiel. Oft muss ich mich zwingen, die Gedanken an eine Karriere als Systemspieler zu verdrängen. Es klingt total verrückt, dass ich mich überhaupt noch gelegentlich damit auseinandersetze. Dieses Thema hatte ich vor Jahren bereits abgehakt, weil es für einen Spieler unmöglich ist, diszipliniert nach einem festgesetzten Schema zu setzen. Trotzdem denke ich gerade hier in der letzten Zeit oft daran, dass es eine Möglichkeit gibt, kontrolliert zu spielen. Absurd, doch in drei Wochen fängt für mich ein vollkommen neues Leben an: ohne Alkohol, neuer Arbeitsplatz, eine neue Umgebung. Meistens denke ich voller Zuversicht an die auf mich wartenden Herausforderungen, doch manchmal überkommt mich eine eigentlich unbegründete Panik, und ich zweifle an mir und bilde mir ein, dass ich nicht fähig sein werde, alle Schwierigkeiten zu überwinden. Schulden, die Angst davor, im neuen Beruf zu versagen, Einsamkeit und meine neue Rolle als seriöser ›nüchterner‹ Neuanfänger versetzen mich in Angst. Dann kommt's wieder: du könntest ja noch ... Es ist momentan die bequemste Lösung aller Probleme. Doch im nächsten Gedanken wird mir klar, dass eine solche Entscheidung das sichere Ende für mich bedeuten würde. Immer wieder habe ich diese Möglichkeit durchdacht und dabei meine ganzen negativen Erfahrungen und die Tatsache, dass ich nicht mehr kontrolliert spielen kann, in Betracht gezogen. Es ist wie ein Teufelskreis, in dem ich mich befinde. Sobald ich draußen meine mir gesteckten Ziele und meine Pläne in Angriff nehmen kann und sich die ersten Erfolge einstellen, werde ich bestimmt den Spielteufel in mir besiegen können, oder? Bisher wollte ich das Roulette nur als Mittel zur Geldbeschaffung und nicht als Suchtmittel wie andere Spiele für mich erkennen. Es ist ein Vorwand, der mir die letzte ›Chance‹, aus logischen Gründen zu zocken, offengehalten hat.«

Müller et al. (2013) untersuchten zu Behandlungsbeginn **anhaltende glücksspielbedingte Stressbelastungen**. Die **nachwirkenden Folgen** des Glücks-

9.3 · Therapieschritte und Fragestellungen

spiels tragen nach Ansicht der Autoren zu einer ambivalenten Therapiemotivation und Therapieabbrüchen bei, da die von der Spielsucht selbst verursachten Sorgen und Nöte immer wieder Rückfälligkeit auslösten. Der Ursprung der psychischen Belastung liege einerseits in der **anhaltenden finanziellen Drucksituation** und andererseits in einem **vielfach verstrickten Geflecht aus Lügen und Täuschungen** gegenüber nahestehenden Personen (bspw. der Partnerschaft). Es sei dem Umstand Rechnung zu tragen, dass der Betroffene das exzessive Spielverhalten häufig über einen sehr langen Zeitraum verheimlicht und einen erheblichen Aufwand betrieben habe, den **Schein einer »heilen Welt« zu bewahren**. Fällt dieses Kartenhaus aus Lügen in sich zusammen, reagiere der Partner häufig mit Unverständnis und Ablehnung. Nicht selten **zerbrechen langjährige Partnerschaften** und **ganze Familiensysteme** unter dem Druck des erlittenen Vertrauensverlustes. Das Ausmaß eingetretener Belastungssituationen und deren subjektiver Schweregrad ist mit einer standardisierten Selbsteinschätzungsskala zu ermitteln: »Fragebogen zu glücksspielbezogenen negativen Konsequenzen«, welcher 28 Items verschiedener glücksspielbedingter Stressoren umfasst: z. B. »Ich fühlte mich schuldig, meine Familie hatte kein Vertrauen mehr zu mir« oder »Ich tat alles, um an Geld zu kommen«. Ausgehend vom individuellen Belastungsprofil sind möglichst kurzfristig wirksame Maßnahmen einzuleiten, den anhaltenden psychischen Belastungen entgegenzuwirken, in dem z. B. Termine für Familiengespräche und Schuldnerberatung anberaumt bzw. frühzeitig stattfinden.

Suurvali et al. (2009) sichteten in einer **Metaanalyse 19** seit 1998 erschienene Studien im englischen Sprachraum, die sich mit **Motiven von Glücksspielern befassten, Hilfe zu suchen bzw. Spielprobleme zu lösen oder zu reduzieren**. Dabei hatten 10 Studien zur Zielsetzung, Gründe für eine Lösung bzw. Reduktion des Glücksspiels zu ermitteln. Motive zur Suche von Hilfe ermittelten 5 Studien und 4 untersuchten Gründe für eine Selbstsperre in Casinos. Hilfesuche war stark durch »Folgeschäden« des Glücksspielens wie finanzielle Probleme, Beziehungsstörungen, negative Emotionen (Depressionen, Scham, Ängste, psychische Gesundheit, Suizidalität – »am Tiefpunkt angekommen zu sein«) motiviert. Diese Probleme bestanden bereits oder drohten. Motive für eine Aufgabe oder Reduktion des Glücksspiels waren wiederum Folgeschäden und in noch stärkerem Maße Faktoren der »Bewertung und Entscheidungsfindung« bezüglich der Spielproblematik (Furcht vor weiteren Konsequenzen; Spielen zu vermeiden, um sich vor größeren Problemen zu schützen; Abwägen von Vor- und Nachteilen des Spielens und dem Bewusstsein, selbst einen Entschluss gefasst zu haben). Hinzu kamen »veränderte Lebenseinstellungen und Umstände« (wie die Aufgabe anderer Abhängigkeiten, veränderter Zugang zu Spielstätten und geringe Verfügbarkeit von Geld). Die Gründe für Selbstsperren bei Casinospielen lagen wiederum in erster Linie bei den schon genannten Folgeschäden, im Faktor »Bewertung und Entscheidungsfindung« und dem zusätzlichen Wunsch, verloren gegangene »Kontrolle wiederzuerlangen«. Es sind v. a. Krisensituationen, die zur Aufnahme einer Behandlung veranlassen und weniger die Überzeugung, es sei ein Problem vorhanden (Evans u. Delffabro 2005).

Suurvali et al. (2009) untersuchten in diesem Zusammenhang englischsprachige Studien, die zur Fragestellung hatten, was **Problemspieler daran hindert, Hilfe zu suchen**. Es kamen 19 Studien in die Auswertung. Die häufigsten geschilderten Hemmnisse waren:
- der Wunsch, das Problem selbst zu lösen,
- Scham/Verlegenheit/sich stigmatisiert fühlen,
- Unwille, ein Problem einzusehen.

Zusätzliche Punkte, drehten sich darum, sich selbst helfen zu wollen. Die Autoren vermuten, dass die Problematik, nicht zu einem Spielproblem zu stehen, möglicherweise relevanter ist, als bisher durch die Studien deutlich wurde. Weitere Äußerungen bezogen sich auf mangelnde Kenntnisse über Hilfsangebote und praktische Fragen, wie man eine Behandlung bekommt.

Rockloff u. Schofield (2004) befragten in Australien mittels Telefoninterview 1203 zufällig ausgesuchte Personen der **Normalpopulation** mit einem Durchschnittsalter von 45,8 Jahren nach **potenziellen Barrieren gegenüber einer Spielerbehandlung**. Mittels Faktorenanalyse ergaben sich fünf Gründe gegen eine Behandlungsaufnahme: mangelnde **Verfügbarkeit von Behandlungsmöglichkeiten**, befürchtete **Stigmatisierung, Kosten, Unsicherheit** und **Vermeidung**. Die Personen, die erhebliche Spielprobleme aufwiesen, machten sich größere Sorgen um die Kosten, Verfügbarkeit und Effektivität der Behandlung. Ältere Personen hatten generell höhere Vorurteile gegenüber Personen, die eine Behandlung suchten. Höher gebildete Befragte zeigten positivere Einstellungen gegenüber problematischen Spielern und einem Therapiebedarf.

Melville et al. (2007) betonen, dass es sich bei frühzeitigen **Therapieabbrüchen, ohne Erzielung ausreichender Fortschritte**, bei pathologischen Glücksspielern um ein bedeutendes Problem handle. Die Autoren untersuchten das

Abbruchgeschehen von psychologischen Behandlungen mittels einer Metaanalyse in 12 Studien aus fünf verschiedenen Ländern. Die Abbruchrate betrug 14–50 % (Median 26 %) und es ergab sich eine Gesamtquote von 31 %. Dabei gebe es nur wenige Studien, die erkennen ließen, bei welchem Stand des Therapiefortschritts der Abbruch erfolgt sei. Die Aussagen über eine verlässliche Vorhersagbarkeit von Abbrüchen seien limitiert oder wenig konsistent. Es wird angeregt, folgende Faktoren bei zukünftigen Studien näher in Betracht zu ziehen:

- Präsenz von Stressoren aus der Umwelt und verfügbarer Bewältigungsstrategien,
- der Einfluss unterstützender sozialer Beziehungen,
- glücksspielbezogene Kognitionen,
- Verlusten nachzujagen,
- Drang zum Spielen,
- Selbstwirksamkeit, Spielen zu stoppen oder zu kontrollieren,
- Motivation zur Veränderung,
- Impulsivität, Neurotizismus, psychotische Symptome,
- Furcht, stigmatisiert zu werden,
- Schamgefühle, Verlegenheit bzw. Vermeidung, sich dem Problem zu stellen,
- anfänglicher Therapiefortschritt,
- Erwartungen an die Therapie und therapeutische Allianz.

Therapeutische Programme, die sich auf eine Verbesserung der Motivation und Intensivierung der therapeutischen Allianz beziehen, sind nach Meinung der Autoren stärker auf ihre Wirksamkeit zu überprüfen und weisen möglicherweise in die richtige Richtung, Abbruchraten zu reduzieren.

In einer Untersuchung an einer Stichprobe von 105 (n = 54 Spielort-, n = 51 Telefon-Rekrutierte) pathologischen Glücksspielern ermittelten Bischof et al. (2012) in Deutschland **mittels vertiefender klinischer Interviews die Inanspruchnahme verschiedener Hilfemaßnahmen**. Von den Befragten berichteten 20 % über einen Kontakt zum Hilfesystem im Verlauf ihres Lebens. Weitergehenden Kontakt berichteten 10,5 %, am häufigsten wurden Suchtberatungsstellen (5,7 %), Selbsthilfegruppen (4,8 %) und ambulante Psychotherapie (3,8 %) genannt. Die Inanspruchnahme formeller Hilfen war mit der Problemschwere assoziiert (p = 0,022). Außerdem zeige sich ein Zusammenhang zwischen bestimmten DSM-IV-Kriterien und dem Kontakt zum Hilfesystem. Insbesondere sind negative soziale Konsequenzen mit der Inanspruchnahme formeller Hilfen assoziiert. Menschen, die Hilfen in Anspruch nahmen, hatten häufiger negative soziale und berufsbedingte Konsequenzen durch das Glücksspielen erfahren und waren häufiger in Legalitätsprobleme verstrickt. Die Autoren schlussfolgern, dass von einer gravierenden Unterversorgung pathologischer Glücksspieler auszugehen ist und Hilfeangebote die Betroffenen bislang nicht in ausreichendem Maße erreichen.

Braun et al. (2014) untersuchten in Deutschland, **wer in Therapie geht und wer nicht**. In Übereinstimmung mit ihren Erwartungen führten stärkere Spielprobleme und ein höheres Problembewusstsein und/oder externer Druck zu einem häufigeren Therapieeintritt. Bei anderen Gruppen war die Chance geringer, dass sie in Behandlung gehen: Frauen, ethnische Minderheiten und Spieler, die noch keine klinischen Werte im DSM-IV erreichen. Die Autoren schlagen vor, in stärkerem Maße unter Einbeziehung des Internets spezielle Behandlungsofferten für diese Zielgruppen zu entwickeln.

Externer Druck (Angehörige, Arbeitgeber, Banken, staatliche Stellen, drohende Anzeigen/Strafverfahren), der letztlich den Anstoß zur Einwilligung in die Therapie gab, hinterlässt beim Patienten häufig erhebliche psychische Verletzungen, Kränkungen des Stolzes und des Selbstwertgefühls. Sie sind ebenso wie das Gefühl, möglicherweise ungerecht und zu hart behandelt worden zu sein, in den Therapieprozess aufzunehmen.

> In einer therapeutischen Bearbeitung dieser psychischen Belastungen lernt der Patient, die schwierige Situation der Angehörigen und sonstigen Kontaktpersonen zu verstehen, und erkennt, dass ihm Angehörige und Bezugspersonen emotionale Verletzungen aus Gefühlen der eigenen Hilflosigkeit gegenüber dem Suchtverhalten zufügten.

Während der akuten Phasen des pathologischen Glücksspiels nimmt der Spieler die negativen Konsequenzen des Spielverhaltens nur bedingt wahr. Das **wahre Ausmaß** des Spielens, der Geldverluste und die psychischen Belastungen, die auf allen Beteiligten lasten, **bagatellisiert** und **leugnet er**. Diese Symptome sind krankheitsinhärent. Sie stehen oft völlig konträr zu den ethischen Normen, Moralvorstellungen und der Persönlichkeit des pathologischen Glücksspielers. Es entsteht daraus ein **innerer Zwiespalt**, der einen beträchtlichen Leidensdruck ausübt. Dennoch fällt es den Spielern meistens schwer, sich offen damit auseinanderzusetzen, eher berichten sie über positive Spielerlebnisse oder klagen über verpasste Spielchancen. Es ist daher eine therapeutische Zielsetzung, die Aufmerksamkeit und Wahrnehmung behutsam auf die **negativen Konsequenzen des Suchtverhaltens** (de Jong-Meyer et al. 1989) zu lenken, da sie einen wichtigen Faktor für die weitere Behandlungsmotivation und die Krankheitseinsicht darstellen und die Bereitschaft dazu fördern, Hilfe insgesamt zu akzeptieren.

Gespräche in einem therapeutischen Rahmen – im Vergleich zu vorausgegangenen innerfamiliären Auseinandersetzungen, die oft von einer verzweifelten Stimmung geprägt waren – ermöglichen dem Klienten, in einer **einfühlenden und verstehenden**, d. h. **vorwurfsfreien Atmosphäre** sein eigenes Verhalten ohne Selbstbetrug wahrzunehmen und mitzuteilen.

Eine **konfrontative** oder gar vorwurfsvolle **Haltung** führt häufig eher dazu, **Abwehrhaltungen** zu **verstärken** und negative Konsequenzen generell zu leugnen. Die Erkenntnis, dass sich die Krankheitsverläufe der anderen Patienten kaum von eigenen Erfahrungen unterscheiden, entlastet erheblich, trägt zur Aufgabe der Abwehrhaltung und zu einer Öffnung und Gesprächsbereitschaft bei.

> Während in der Zeit zuvor allmählich das Glücksspiel die Funktion der psychischen Entlastung übernommen hatte, macht der Spieler nun die wichtige Erfahrung im Beratungs- und Therapiegespräch, dass er mit seinen Problemen nicht allein dasteht und Gespräche an sich den Leidensdruck schon beträchtlich mindern.

Prochaska et al. (1992) teilen den Motivations- und Veränderungsprozess in fünf Phasen ein:
- Präkontemplation (geringste Einsichts- und Veränderungsbereitschaft),
- Kontemplation (bereit über Probleme zu reden, nachzudenken, ohne jedoch praktische Handlungen vorzunehmen),
- Vorbereitung (Veränderungen wollen, Hilfe suchen),
- Aktivwerden (für Veränderungen entschieden und begonnen, Verhältnisse zu ändern),
- Aufrechterhaltung (Veränderungsprozesse weiterführen).

Im Behandlungsverlauf ist darauf zu achten, dass sich Therapeut und Patient auf der gleichen Ebene befinden, d. h., der Therapeut sollte den **Patienten da abholen, wo er sich befindet**.

Feuerlein (1989, S. 177) beschreibt 6 verschiedene Stufen des Motivationsprozesses bei substanzgebundenen Süchten, die wir in Anlehnung daran auf pathologisches Glücksspiel übertragen:
1. Erkennen, dass sich etwas an der gegenwärtigen Situation ändern muss: »So geht es mit mir nicht mehr weiter.«
2. Eingeständnis der eigenen Hilfsbedürftigkeit: »Ich schaffe es nicht mehr allein, ich brauche Hilfe.«
3. Akzeptieren der angebotenen Hilfe: »Nachdem ich mich ausreichend informiert habe, nehme ich die Hilfe an, lasse ich mir helfen.«
4. Akzeptanz der Spielsucht: »Es ist wichtig für mich, dass ich akzeptieren lerne, spielsüchtig zu sein.«
5. Anerkennung des Abstinenzzieles: »Ich möchte auf alle Spiele um Geld verzichten und auf Spiele mit ähnlichen Wirkungsmustern, die einen Rückfall provozieren können.«
6. Anerkennung des Zieles der grundsätzlichen Verhaltensänderung: »Ich muss mein Leben anders gestalten, um abstinent zu bleiben.«

Diese Motivationsziele reichen weit über die erste Kontaktphase hinaus und bieten eine zusätzliche **Leitlinie** für den weiteren Therapieverlauf.

Es ist zu erwarten, dass es in den einzelnen Punkten immer wieder zu Rückschlägen kommt. Negative Konsequenzen des Spielens geraten leicht in Vergessenheit. So entsteht erneut das Gefühl, dass es möglicherweise »noch gar nicht so schlimm« war. Die jahrelang gehegte Hoffnung, das Problem doch allein zu bewältigen, keimt immer mal wieder auf. Auch an der **Effektivität des Hilfsangebots** treten Zweifel auf:
- Hält der Patient den Therapeuten für kompetent in Bezug auf Spielsucht?
- Befremden den Spieler psychotherapeutische Methoden, auf die er nicht vorbereitet ist?
- Verhindert eine dem Patienten unverständliche Fachsprache eine ausreichende Vertrauensbasis?

Die **Einsicht**, ein Spielproblem zu haben und Hilfe zu benötigen, ist in vielen Fällen ein äußerst **schwieriger kognitiver Prozess**, der mit starken emotionalen Problemen verbunden ist: »Wie reagieren andere darauf? Bin ich nun abgestempelt?« Diese und ähnliche Fragen, die in starkem Maße das Selbstwertgefühl des Klienten betreffen, sind in die Behandlung einzubeziehen. Es kann Wochen und auch Monate dauern, bis sich Einsichten festigen und sich der Abstinenzwunsch stabilisiert. Der Wunsch, das Glücksspielen aufgeben zu wollen, ist zunächst eine ausreichende Voraussetzung für die Aufnahme einer Behandlung.

Mit folgenden beispielhaften Fragestellungen ist die vorhandene Motivation zu überprüfen und zu fördern:

Fragen zur Motivation
1. »Es muss sich etwas ändern«:
   - Leiden Sie unter Ihrem (Glücks-)Spielverhalten?
   - Gab es Behandlungsversuche?
   - Was war der auslösende Anlass, um eine Therapie zu beginnen?
   - Was erwarten Sie von der Therapie?
   - Haben Sie den Wunsch, mit dem Spielverhalten aufzuhören?
   - Hat das Spielverhalten nahe stehende Personen in Mitleidenschaft gezogen?
   - Finden andere wichtig, dass Sie eine Therapie machen?
   - Hat Sie jemand zur Therapie gedrängt?
   - Fühlen Sie sich durch den ausgeübten Druck verletzt?
   - Stehen Ihre Familie und der Arbeitgeber hinter Ihnen?

2. »Ich brauche Hilfe«:
   - Schaffen Sie es allein, Ihr Spielverhalten zu stoppen?
   - Woran merken Sie, dass Sie Hilfe brauchen?
   - Woran sind Ihre eigenen Versuche gescheitert, mit dem Spielen aufzuhören?
   - Besteht die Möglichkeit, Ihre Angehörigen bzw. Bezugspersonen in die Behandlung einzubeziehen?
   - Gab es in der Vergangenheit Umstände, die zeitweise zu einer Reduktion oder Abstinenzphase beigetragen haben? Lässt sich hier erfolgreich anknüpfen?

Diese Fragestellungen sind im Therapiemanual »Glücksspielfrei« (Bachmann u. El-Akhras 2014) als Selbsteinschätzungsskalen vorhanden, die eine intensive Auseinandersetzung damit ermöglichen.

9.3.2 Krankheitseinsicht und Abstinenzüberlegungen

Ein nächster Therapieschritt besteht darin, die Einsicht und Akzeptanz zu vertiefen, suchtkrank zu sein, und dass davon bisher keine vollständige Heilung möglich ist. Bevor der Spielsüchtige sich zur Behandlung entschließt, hat er oft schon Jahre mit sich gekämpft, hat immer wieder geschwankt, ob es bei ihm »wirklich schon so weit ist«, er die Kontrolle verloren hat. Der Spieler leidet sowohl unter dem Spielverhalten, als auch unter der Vorstellung, es aufgeben zu müssen (Miller 1986).

Die **Krankheitseinsicht** (»Ich bin spielsüchtig«) und die daraus abgeleitete Konsequenz der lebenslangen Abstinenz sind die zentralen therapeutischen Zielsetzungen in der vom Suchtmodell ausgehenden Spielerbehandlung und wohl zugleich die am kontroversesten diskutierte.

Insbesondere aus verhaltenstherapeutischer Sicht (Hand 1988; Marlatt 1980, 1985; Brengelmann u. Waadt 1985) wird dazu kritisch angemerkt, dass dem Patienten hier ein negatives Selbstbild vermittelt würde, dass man ihm damit suggeriere, keine Verantwortung für sein Verhalten zu übernehmen, dass das Konzept vom Kontrollverlust und dem damit verbundenen negativen Selbstbild sich zudem fatal auf Rückfallsituationen auswirke. Der Patient sei lebenslang etikettiert und abgestempelt, da eine Sucht nicht heilbar sei, sondern lediglich zum Stillstand komme. In diesem Zusammenhang wird immer wieder die Idee ins Spiel gebracht, dass es möglicherweise doch eine Rückkehr zum kontrollierten oder sozial unauffälligen (Glücks-)Spielverhalten gebe. Diese Hoffnung wird von der lerntheoretischen Überlegung getragen, dass Glücksspielverhalten ein gelerntes Verhalten ist, das wieder zu verlernen sei. Im Suchtbereich fehlen dazu bisher auch bei substanzgebundenen Abhängigkeiten die schlüssigen Beweise (Feuerlein 1989, S. 173). Lerntheoretische Erkenntnisse zum Suchtgedächtnis und neurobiologische Modelle zum »Belohnungssystem« (Grüsser et al. 2005) unterstützen hingegen die Überlegungen zu einer fortdauernden (Sucht-)Problematik, die eine längerfristige Wachsamkeit und Vorsicht gegenüber (inneren oder äußeren) glücksspielinduzierenden Anreizen und Rückfallgefahren notwendig macht. Ob die Kontroverse durch die Aufnahme des gestörten Glücksspielverhaltens in das Suchtkapitel des DSM-5 beendet ist, mag dahingestellt sein.

Viele leidvolle Erfahrungen der Spieler zeigen, dass trotz guter Vorsätze und intensiver Eingrenzungsversuche die Kontrolle über das Glücksspielverhalten nicht wiederzuerlangen war.

Die Krankheitsakzeptanz oder -einsicht ist wie die Motivation kein statischer Zustand. Erste Ahnungen des Spielers, dass mit seinem Glücksspielverhalten etwas nicht stimmt, liegen teilweise Jahre zurück. Immer wieder hat er Möglichkeiten und Ausreden gefunden, diese **Einsicht** wieder zu **verdrängen**. Nicht zuletzt war das Spielen selbst ein probates Mittel dazu, eigene Bedenken zu zerstreuen.

Verschiedenste Einflüsse führen dazu, dass die Einsicht immer wieder bröckelt oder verloren geht. In der vergangenen Spielerkarriere hat es teilweise abstinente Phasen gegeben, bis die Hoffnung wieder aufflammte, es doch noch einmal mit einem kleinen »Einsatz« zu versuchen. Es scheint das Verhängnis der Suchtkrankheit zu sein, dass schon nach recht kurzer Zeit der Abstinenz keine unmittelbaren Krankheitssymptome mehr zu spüren sind, kein Leidensdruck mehr vorhanden ist und dadurch die Krankheitsakzeptanz verloren geht, somit scheinbar auch kein Grund mehr besteht, ganz auf das Suchtmittel zu verzichten.

Der langfristige Besuch von **Selbsthilfegruppen** steuert dieser Entwicklung am ehesten entgegen. Voraussetzung dafür ist aber, dass in der Behandlung Therapiekonzepte bestehen, die mit denen in der Selbsthilfegruppe annähernd in Einklang zu bringen sind.

> Therapiekonzepte für Spielsucht beruhen daher auf den Annahmen der fortdauernden Krankheit, Kontrollunfähigkeit und des Abstinenzgebotes.

Negative Folgen des Suchtbegriffs

Die Argumentation, dass der Suchtbegriff negative Assoziationen hervorruft, ist jedoch nicht ganz von der Hand zu weisen. Diese Faktoren sind in den Therapieprozess einzubeziehen. Es ist für die therapeutischen Zielsetzungen wichtig, deutlich zu machen, dass sich der **Begriff des Kontrollverlustes** nur auf das Spielen um Geld bezieht und nicht auf andere Bereiche der Persönlichkeit. Sich mit der Abhängigkeitserkrankung zu identifizieren und sie zu akzeptieren, heißt keinesfalls, dass dies nun den wichtigsten Teil des Selbstbildes bestimmt. Durch die erfolgreiche Abstinenz und weiterreichende Genesung sind im Gegenteil die Voraussetzungen dafür geschaffen, die Persönlichkeit wieder frei zu entfalten, Identifikationen als Vater, Ehemann und z. B. in beruflicher Hinsicht wieder zu stärken und den Stellenwert des Suchtverhaltens im eignen Bewertungssystem erheblich zu reduzieren. Ein wenn auch geringer Trost für den Betroffenen mag es sein, dass es auch andere somatische und psychiatrische Erkrankungen gibt, die nicht vollständig heilbar sind und ebenfalls mit erheblichen Selbstwertproblemen verbunden sind. Es scheint insgesamt nicht »unmenschlich« zu sein, über ein gewisses »Handicap« zu verfügen.

Das Konzept der Krankheitseinsicht oder Akzeptanz ist weitgehend aus dem Genesungsprogramm der Gamblers Anonymous (Meyer 1989a) adaptiert. Es entspricht damit ebenfalls den Auffassungen der Anonymen Alkoholiker, womit eine »**gemeinsame therapeutische Plattform**« gegeben ist.

> Dieser Gesichtspunkt ist im Zusammenhang mit der häufig zu beobachtenden Mehrfachabhängigkeit von erheblicher Bedeutung.

Gefahr des Umsteigens

Es hat schon eine Reihe von Patienten gegeben, die als trockene Alkoholiker auf das Spielen umgestiegen sind, und Spieler, die nach der Abstinenz vom Spielen eine Alkoholabhängigkeit entwickelt haben.

So sind bei einem nicht unerheblichen Anteil der pathologischen Glücksspieler gleichzeitig **substanzgebundene Abhängigkeitsprobleme** vorhanden, in erster Linie in Bezug auf Alkohol. Dabei besteht die Gefahr, die stoffliche Abhängigkeitsproblematik zu vernachlässigen. Zudem haben die Patienten oft Schwierigkeiten, sich zusätzlich eingestehen zu müssen, mit Alkohol nicht kontrolliert oder in Maßen umgegangen zu sein. Das Selbstwertgefühl kann erheblich unter dieser Vorstellung leiden, der Spieler empfindet zusätzliche Scham, den Angehörigen und dem sozialen Umfeld gegenüber weitere Probleme zu offenbaren. Einige Patienten fragen, was ihnen denn dann noch bliebe, wenn sie auf Alkohol auch noch verzichten »müssten«. Es ist häufig zu beobachten, dass Patienten Schwierigkeiten mit Alkohol stark bagatellisieren oder leugnen. Auf die Frage nach dem Umgang mit Alkohol äußerte beispielsweise ein Patient zunächst, dass er bisher keinerlei Schwierigkeiten damit habe, nur selten überhaupt Alkohol trinke. Bei weiterem Nachfragen stellte sich heraus, dass er schon mindestens zweimal wegen einer Alkoholvergiftung im Krankenhaus war und nach dem Überschreiten einer gewissen Menge leicht die Kontrolle über das Trinkverhalten verlor. Allerdings hatten diese negativen Erfahrungen ihn so abgeschreckt, dass er dann phasenweise nichts mehr anrührte. Spieler berichten, dass Alkohol die Hemmschwelle senke, wieder mit dem Spielen zu beginnen, wenn sie längere Zeit abstinent vom Spielen gewesen seien.

Es kann nicht Ziel der Therapie sein, Abstinenz vom Glücksspiel zu erreichen, während sich eine stoffliche Abhängigkeitsproblematik möglicherweise weiter ausprägt. Es ist deshalb notwendig, das Problem der **Mehrfachabhängigkeiten** zu thematisieren. Wie zahlreiche Fälle zeigen, besteht auch für Alkoholiker die **Gefahr des »Umsteigens«** auf Glücksspiele.

> **Es muss Sinn der Behandlung sein, nicht nur von den primären, sondern auch vor potenziellen Suchtgefahren zu schützen.**

Die kognitive und emotionale Akzeptanz einer mehrfachen Abhängigkeit scheint allgemein schwieriger zu sein. Im Verlauf des Therapieprozesses setzt sich in den meisten Fällen die Einsicht durch, dass es keine negativen Konsequenzen für das Selbstbild haben muss, wenn zusätzlich auf Alkohol verzichtet wird, sich der Patient keine sog. Hintertürchen offen lässt und konsequent zu der eigenen Abhängigkeitsproblematik steht.

Abstinenzüberlegungen

Mann et al. (2013) betonen ebenfalls, insbesondere vor dem Hintergrund der biologischen Korrelate (Suchtgedächtnis, automatisierte Reaktionsmuster), dass die Erreichung und Erhaltung der **Abstinenz ein wesentliches Therapieziel** sei. Erkennt ein Patient, dass ein abstinentes Leben gravierende Vorteile hat, die er nicht zugunsten von **kurzfristigen** positiven Effekten eines Suchtmittelgebrauchs (nichts anderes mehr wahrnehmen; sich in eine andere Welt flüchten) aufgeben möchte, ist ein wichtiges therapeutisches Ziel erreicht.

In kritischen **rückfallgefährdenden Situationen** muss ihm dieser Zusammenhang bewusst sein, dass positive Abstinenzmotive die zu erwartenden kurzfristigen positiven Effekte des Glücksspielens überwiegen. Anhand einer Waage lassen sich die gegenüberstehenden Aspekte konkret veranschaulichen (Bachmann u. El-Akhras 2014). Beruhen die Abstinenzgründe ausschließlich auf den Vorstellungen, das Glücksspielen habe negative Konsequenzen, dominieren leicht die kurzfristigen positiven Suchtmitteleffekte und Rückfälligkeit ist die Folge.

Denn zu leicht geraten die negativen Folgeschäden in den Hintergrund, wie das schon häufiger der Fall war, wenn gute Vorsätze scheiterten, mit dem Spielen aufzuhören. Kurzfristig wirksame positive Effekte des Suchtmitteleinsatzes (augenblicklich abschalten; plötzlich in einer anderen Welt sein) überwiegen möglicherweise zu leicht eine ausschließlich auf negativen Motiven fußende Abstinenz. Die **Vorteile der Abstinenz**, das, was sich positiv durch den Verzicht auf Glücksspielen verändert, muss deshalb als ein wichtiger Aspekt hinzukommen, um in einer rückfallgefährdenden Situation den Ausschlag für die Abstinenz zu geben.

> **Es gilt der Grundsatz, dass eine Veränderung dann von Dauer ist, wenn sie einen Vorteil darstellt.**

Um die eingeleitete Abstinenz nicht zu gefährden, verzichtet der Spieler in der schwierigen Zeit des Entzugs und der Entwöhnung auf Spiele, z. B. »Gesellschaftsspiele«, die ähnliche Wirkungsmuster haben und die menschliche Kommunikation zu sehr unter den Einfluss des Mediums Spielen stellen und damit Glücksspielverlangen hervorrufen. Notwendige Abgrenzungen sind je nach Schwerpunkt der Glücksspielform individuell zu erarbeiten, und es ist die Frage zu beantworten, wie das Verhalten langfristig auszurichten ist. Dies sollte jedoch immer unter dem Aspekt erfolgen, Wege aufzuzeigen, das Interessensspektrum insgesamt stark auszubauen, Alternativen zum Suchtverhalten zu entwickeln und nicht den Verzicht in den Mittelpunkt des therapeutischen Geschehens zu stellen.

Die Arbeitsdefinition für die Abstinenz mit Zusatzregel lautet:
- **Abstinenz:** Der Spieler verzichtet auf alle Geld- und Automatenglücksspiele (z. B. auch Pokerautomaten um Punkte).
- **Zusatzregel:** Für die schwierige Zeit der Entwöhnung verzichtet er außerdem auf alle Glücksspiele (z. B. Karten- und

9.3 · Therapieschritte und Fragestellungen

Würfelspiele, Dartautomaten, Video- und Bildschirmspiele) mit ähnlichen Wirkungsmustern, um keinen Rückfall in altes Verhalten zu provozieren.

Mit steigender Behandlungsmotivation lassen Fragen nach, ob man z. B. mit den eigenen Kindern noch »Mensch, ärgere dich nicht« spielen könne, weil der Spieler selbst eine **Sensibilität** dafür entwickelt, wo Rückfallgefährdungen entstehen, und er sich selbst beobachten muss, um Gefahrenquellen zu erkennen. Obwohl wir hier noch keine endgültig befriedigenden Formulierungen gefunden haben, dürfen diese Probleme nicht ausgeklammert werden, und es sind weitere Diskussionen darüber notwendig.

Rückfälle sind sorgfältig zu analysieren und aufzuarbeiten, zumal die Spieler in diesen Situationen häufig mit Schuldgefühlen und depressiven Verstimmungen reagieren und die Gefahr groß ist, dass sie in den alten Teufelskreis der Abhängigkeit zwischen psychischer Belastung durch Spielen und Flucht in die Spielsituation zurückkehren, der sich quasi selbst aufrechterhält.

Beispielhafte Fragen, mit denen die Krankheitseinsicht und der **Wunsch nach Abstinenz** zu überprüfen und zu fördern sind, lauten:

Fragen zur Krankheitseinsicht und Abstinenz
»Ich bin spielsüchtig«:
- Haben Sie die Kontrolle über das Spielverhalten verloren?
- Welches Ausmaß hat Ihr Geldspielverhalten angenommen?
- Wann und in welchen Situationen spielen Sie (morgens, abends, den Tag über verteilt)?
- Wie hoch war Ihr Spieleinsatz (pro Tag/Woche/Monat)?
- An welchen Glücksspielen haben Sie sich beteiligt?
- Gab es abergläubische Ideen (Techniken des Drückens, Auswahl bestimmter Geräte), den Zufall zu überlisten?
- Hatten Sie den Gedanken, über besondere Fähigkeiten, Tricks oder ein System zu verfügen?
- Spielen Sie heimlich?
- Fühlen Sie sich von anderen ertappt, wenn Sie spielen?
- Sind Sie schon einmal von anderen auf Ihr Spielverhalten angesprochen worden (Ehefrau, Kinder, Arbeitgeber, Umfeld)?
- Hatten Sie Entzugserscheinungen?
- Müssen Sie oft an (Glücks-)Spielen denken, wenn ja, in welchen Situationen?
- Haben Sie körperliche Beschwerden durch mangelnde Ernährung, hohen Kaffee- und Nikotinmissbrauch?
- Hat sich Ihr persönliches Umfeld verändert?
- Welche Auswirkungen hatte das Spielen auf die Familie, den Beruf?
- Haben Sie sich auf illegale Weise Geld beschafft? Gibt es Straftaten wegen der Geldbeschaffung?
- Sind Schulden vorhanden?
- Können Sie sich als spielsüchtig akzeptieren?

»Ich will abstinent leben«:
- Was bedeutet für Sie Abstinenz?
- Können Sie sich vorstellen, auf Dauer (glücks-)spielabstinent zu leben?
- Wollen Sie bestimmte Gewohnheiten (z. B. exzessives Video-, Computerspielen, Fernsehen) verändern, um keinen Rückfall zu provozieren?
- Wie verliefen bisherige Rückfälle und wie können Sie diese Risiken zukünftig vermeiden?
- Wollen Sie eine Selbsthilfegruppe besuchen, um sich bewusst zu machen, dass die Suchterkrankung trotz Abstinenz weiter fortbesteht?

9.3.3 Therapie der Ursachen

Zum Verständnis der Zusammenhänge zwischen den verschiedenen Therapiephasen ein kurzer Rückblick:

Bisherige Annahmen zum Suchtverlauf und Therapieprozess
- Während der Krankheitsentwicklung hat das Spielverhalten immer stärker eine

Eigendynamik entwickelt, die von Entzugserscheinungen, einer veränderten Realitätswahrnehmung und sich selbstverstärkenden Wirkungszusammenhängen aufrechterhalten wird (Bindung an das Suchtmittel).
- **Phänomenologisch** lässt sich dies als innerer Zwang oder unwiderstehliches Verlangen beschreiben. Ursprüngliche ätiologische Bedingungen (z. B. Spielen als Mittel zur Lösung von Kontaktproblemen) stehen möglicherweise nicht mehr in einem kausalen Zusammenhang mit dem Glücksspielen.
- Die **ursprünglichen Schwierigkeiten** haben sich durch das Spielen zumeist noch massiv verschlimmert (z. B. weitere Isolation durch Schulden) und das Spielen trägt keineswegs mehr zu ihrer Lösung bei. Verstärkt treten Folge- und Begleiterscheinungen des Suchtverhaltens in den Vordergrund der Krankheitssymptomatik (Bachmann 1989).
- Es wird postuliert, dass sich der Fokus der Therapie zunächst auf die **Eigendynamik und Folgeerscheinungen des Suchtverhaltens** richtet. Krankheitseinsicht und Akzeptanz tragen dazu bei, dass sich das Abstinenzverhalten zunächst stabilisiert.
- Dies entspricht ebenfalls Grundgedanken der Anonymen Spieler, wonach der Spieler dazu in der Lage ist, das **Suchtverhalten einzustellen**, ohne dass schon ursprüngliche Ursachen der Krankheitsentwicklung aufgearbeitet sind. Es entspricht aber auch dem »natürlichen« Therapieablauf, z. B. der stationären Einrichtungen, wo der Patient das Suchtverhalten zunächst durch mangelnde Spielmöglichkeit aufgibt.

Damit der Spieler jedoch nicht an den Ausgangspunkt der Spielproblematik zurückkehrt und sich somit eine neue Krankheitsdynamik entwickelt, besteht der nächste Schritt (◘ Abb. 9.3) darin, Krankheitsfolgen und die weiterhin vorhandenen ursprünglichen individuellen und sozialen Faktoren der **Krankheitsentwicklung psychotherapeutisch zu behandeln**.

Denkbar ist durchaus, dass ursprüngliche Spielursachen und Anlässe nicht mehr existieren, sich z. B. soziale Umstände im Verlauf der Suchtentwicklung stark verändert haben. Häufig sind dem Suchtkranken die ursprünglichen Spielanlässe und auslösenden Faktoren nur wenig bewusst.

Schon vor dem Einsetzen der Suchtproblematik litten Spieler unter Kontaktschwierigkeiten, fehlte es an Bewältigungsstrategien, mit Konflikten und alltäglichen Problemen umzugehen. Überwiegend ist mit einem langfristigen **Lernprozess** zu rechnen, Zusammenhänge aufzudecken und Änderungen einzuleiten. Keine andere Patientengruppe hat bisher einen solchen Bedarf an Einzelgesprächen angemeldet und in keiner anderen Gruppe waren derartig viele Kriseninterventionen notwendig, die mit starken Stimmungsschwankungen, Ängsten und Depressionen einhergingen (▶ »Ein Spieler berichtet«).

Ein Spieler berichtet
Der Patient ist 23 Jahre, männlich, Automatenspieler, ledig, hat Abitur, abgebrochenes BWL-Studium, abgebrochene Lehre.
»Irgendwann im Verlaufe meiner Kindheit muss ich einmal entschieden haben, dass es in Stresssituationen besser ist abzuschalten, als sie auszuhalten oder sie bis zum Ende durchzustehen. Wird mein Ego durch irgendeinen Umwelteinfluss zu stark belastet (und die Belastungsgrenze ist sehr gering), macht es in meinem Verstand ‚klick', und er schaltet einfach ab. Dazu habe ich zwei voneinander stark abhängige Mechanismen entwickelt. Einmal die Lüge und Gefühlsbetrug und zum anderen den Rückzug aus der Wirklichkeit mithilfe von Phantastereien. Lüge und Betrug benutze ich als Abwehrwaffe meiner Umwelt gegenüber, so in Elternhaus, Schule – Arbeitgeber, Freundeskreis. Die übermäßige Flucht in die Phantasie brauche ich v. a. für mich selbst. In den Phantasien ist immer alles zum Besten geregelt, geht alles gut für mich aus, ein ewiges Happy End. Die Situationen, bei denen ich abschalte, sind z. B. bei Fehlern, die ich mache, oder Niederlagen, die ich einstecken muss, zu suchen. Ich habe nie gelernt, Rückschläge zu verarbeiten und zu verkraften. Ich leugne sie einfach. So habe ich früher z. B. (ich war ungefähr 10 Jahre alt) schlechte Arbeiten versteckt, nicht nur vor meinen Eltern, sondern auch vor mir selbst! Ich habe so getan, als wäre nichts geschehen, habe aus einer 5 nicht gelernt und mich nicht darum bemüht, meinen Wissensmangel zu beheben. Das führte dann schließlich so weit, dass ich überhaupt nichts mehr für die Schule tat, bis hin zum Abitur ... Bei all diesen Situationen unterdrücke ich natürlich meine Gefühle nach außen hin. Innen arbeiten sie jedoch weiter. Ich putsche sie noch künstlich auf, sie summieren sich dann bis zur Unerträglichkeit. Früher, bevor ich süchtig war, habe ich sie in meinen Phantasien entladen. Die Sucht machte es mir leichter, die inneren Spannungen abzubauen. Je nachdem, wie viel

ich angestaut hatte, wurden daraus manchmal tagelange Exzesse. Nachdem der Rausch erst einmal verflogen war, stand ich natürlich wieder einem ganzen Haufen von Situationen gegenüber, die unangenehm waren. Die Lügen und das Schamgefühl legten schon den Grundstein zum nächsten Exzess. Für mich ist es v. a. wichtig, dass ich nicht in mein »vorsüchtiges« Verhalten zurückfalle, also mich in meine Phantasien zurückziehe. Ich muss lernen, mich mit unangenehmen Situationen und Niederlagen auseinanderzusetzen und nicht einfach abzuschalten, sonst ist mein Rückfall vorprogrammiert.«

In vielen Fällen gibt es Konflikte, die mit Ablösungsproblemen gegenüber den Eltern zusammenhängen und ihren Ursprung teilweise in traumatischen Kindheitserlebnissen haben. Hinzu treten starke Verlusterlebnisse, die mit Beziehungs- bzw. Trennungsproblemen in Partnerschaften und Zerwürfnissen in der Herkunftsfamilie einhergehen. Die Jahre des Suchtverhaltens scheinen diese innerpsychischen und zwischenmenschlichen Konflikte lediglich betäubt oder gar konserviert zu haben. Es sind teilweise aktuelle Konflikte und Ablösungsprozesse durchzustehen, die möglicherweise schon in erheblich früheren Jahren hätten stattfinden müssen.

Wie bei anderen Abhängigkeitserkrankungen lassen sich bisher nur sehr **vage Hypothesen** darüber bilden, was eine Spielsucht verursacht. Bisher lassen sich empirisch keine Kausalzusammenhänge zwischen Persönlichkeitsauffälligkeiten, biographischen Besonderheiten und der Genese des pathologischen Glücksspiels nachweisen.

Vielmehr ist davon auszugehen, dass die Ursachen der Erkrankung **multifaktoriell** sind und infolgedessen sowohl Faktoren des sozialen Umfeldes (Vorhandensein des Suchtmittels, Peergroup, Familienbiographie etc.) und des Individuums (z. B. mangelndes Selbstvertrauen, Flucht vor Konflikten, Kontaktschwierigkeiten) in eine Behandlungsstrategie einzubeziehen sind (▶ Kap. 4). Eine sorgfältige sozialanamnestische und klinisch-psychologische Exploration und Diagnostik dient dazu, den Patienten bei seiner Ursachenforschung zu unterstützen. Es gilt jedoch nicht, sich zu sehr an Defiziten zu orientieren, sondern bereits vorhandene günstige Ressourcen, **positive** (persönliche) **Fähigkeiten und vorteilhafte** (externe) **Bedingungen**, zu aktivieren und auszubauen, um damit eine raschere und effektivere therapeutische Vorgehensweise zu ermöglichen.

Einige Aspekte, die in der Ursachenforschung zunächst spielerspezifisch erscheinen mögen, z. B. die Hypothese von den »dominanten Vätern«, relativieren sich sehr wahrscheinlich, wenn Kontrollgruppen **von altersmäßig angeglichenen** Alkoholikern oder Drogenabhängigen zum Vergleich herangezogen werden. Ebenso problematisch ist die These von dem »mangelnden Selbstwertgefühl« des Spielers (Petry 1996). Phänomenologisch ist dies eine häufige **Folge von Suchterkrankungen** ganz allgemein. Als Ergebnis des Kontrollverlustes empfindet der Spieler starke Defizite, das eigene Handeln zu bestimmen, er zeigt Verhaltensweisen, die massiv gegen eigene Normen und Wertvorstellungen verstoßen, was einen starken inneren Zwiespalt und Selbstzweifel auslöst. Hinzu kommt, dass der Spieler die wichtigsten Bezugspersonen stark in Mitleidenschaft zieht, was sein **Selbstwertgefühl** zusätzlich belastet. Selbst vor Ersparnissen der Kinder machten sie meistens nicht halt. Die Suchtgenese verändert die Persönlichkeit. Ein großer Fehler in der epidemiologischen Forschung ist wohl der, Krankheitsfolgen für Ursachen zu halten.

»Ich konnte zum Schluss nicht mehr in den Spiegel schauen«, ist eine häufige Aussage der Patienten. Die Frage bleibt unbeantwortet, ob das Selbstwertgefühl schon vor der Suchtentwicklung oder erst als dessen Folge beeinträchtigt ist. Dies trifft ebenfalls für Untersuchungsergebnisse mit dem Persönlichkeitstest 16 PF zu, die darauf hinweisen, dass Spieler **leicht emotional störbar** und **spontaner** sind. Vorzeitige Schlussfolgerungen ziehen möglicherweise einseitige Behandlungsausrichtungen nach sich und führen dazu, dem individuellen Krankheitsverlauf und dem komplexen Sozialgefüge zu wenig Aufmerksamkeit zu schenken. Liegt bei pathologischen Glücksspielern tatsächlich häufiger eine »Broken-Home-Situation« vor (Petry 1996) als z. B. bei gleichaltrigen anderen Suchtkranken? Bei einer Stichprobe von 130 Spielern (Altersdurchschnitt ca. 30 Jahre) stellten wir z. B. »nur« eine Scheidungsrate von 22,3 % fest.

> **Allzu einfache Ursachenmodelle täuschen möglicherweise darüber hinweg, dass von der zunehmenden Verbreitung des Glücksspiels, insbesondere durch Geldspielautomaten, eine breite Gefahr für die Bevölkerung ausgeht.**

So stellt sich u. a. die Frage, ob Jugendliche bei entsprechendem Zugang nicht generell vulnerabler für Glücksspielgefahren sind. Trotz des Verbots, unter 18 Jahren an den »Unterhaltungsautomaten mit Gewinnmöglichkeiten« zu spielen, machten pathologische Glücksspieler oft schon in der frühen Jugendzeit erste Erfahrungen mit dieser Spielform (▶ Abschn. 9.7.4).

Der **freie Zugang zum Internet** wirft völlig neue Fragen auf, was Möglichkeiten des Jugendschutzes angeht. Ein anderes Problem ist, dass andere Drogen, wie Alkohol, die Hemmschwelle zu senken scheinen, sich verstärkt am Geldspielautomaten zu betätigen. Der Einstieg, am Automaten zu spielen, erfolgte nicht selten in Gaststätten. Die häufige Kombination von Alkohol- und Glücksspielabhängigkeit erhielte so eine zusätzliche Erklärung.

Häufiger berichten Patienten, vor der Glücksspielproblematik aktiv im **Leistungssport** tätig gewesen zu sein (Bachmann u. El-Akhras 2014). Durch Verletzung oder andere Hinderungsgründe sei es zu einem **abrupten Abbruch** gekommen. Das so entstandene Unausgefülltsein und eine starke innere Leere hätten zu einem verstärkten Interesse an Glücksspielen geführt. Der zuvor im Mittelpunkt der Freizeit oder der Lebensgestaltung stehende Leistungssport habe Ersatz im »Adrenalin-Junking« des Glücksspiels gefunden. Dabei scheint von Bedeutung zu sein, dass der Sport selbst ein hohes »Belohnungspotenzial« (große emotionale Erregung bei Sieg/Niederlage, erhoffter Ruhm, soziale Anerkennung, finanzielle Anreize) aufwies, wenig Raum für anderes ließ und so kaum Alternativen vorhanden waren, als es zur Aufgabe kam.

Nach McCormick (1994) trägt es wesentlich zur Rückfallprävention bei, wenn pathologische Glücksspieler ihre **Bewältigungsstrategien** erweitern, mit belastenden (externen oder internen) Ereignissen besser umzugehen. Noch mehr als andere substanzgebundene Suchtkranke neigen Spielsüchtige zu **Flucht- und Vermeidungsstrategien** sowie in stärkerem Maße zu konfrontativen und distanzierenden Bewältigungsstrategien. Dabei sind konfrontative Strategien durch den Einsatz von aggressivem, feindlichem und risikoreichem Verhalten gekennzeichnet, während sich der Spieler mithilfe von distanzierenden Strategien von der Situation entfernt bzw. deren Bedeutung herabsetzt.

Sowohl Spielsüchtige als auch stoffgebundene Abhängige weichen eher vor Problemen aus und haben geringere Fähigkeiten, emotionale Unterstützung zu suchen sowie Probleme zu lösen. Ledgerwood u. Petry (2006b) regen an, in Spielertherapien Bewältigungsstrategien zu trainieren, d. h. die Patienten zu befähigen, organisierter, planvoller, weniger zufällig, reflexiver und stärker auf die Lösung von Problemen bedacht vorzugehen (▶ »Exploration in Abzug auf Anfänge bzw. Ursachen des pathologischen Glücksspiels«).

Exploration in Bezug auf Anfänge bzw. Ursachen des pathologischen Glücksspiels
28-jähriger Patient, verheiratet, Polizeibeamter.
Th.: »Wann ist denn das problematische Spielen überhaupt aufgetreten? Wie lange ist das her?«
P.: »Wann wird das gewesen sein? Da muss ich schätzen. 1981.« (Vor ca. 4 Jahren)
Th.: »1981. Was sind denn die Auslöser dafür gewesen, dass Sie überhaupt Interesse gehabt haben? Also öfter zum Spielen gegangen sind?«
P.: »Einerseits, weil ich mich irgendwie aufgeregt habe.«
Th.: »Über was denn?«
P.: »Über alles Mögliche. Da klappte etwas nicht, da wollte ich hier anfangen und da, und es ging nicht so, wie ich es mir gedacht habe. Dann musste ich auf die Schnelle noch etwas besorgen, was ich dazu brauchte, und dann bin ich dort immer vorbeigekommen. Ich habe mir immer fest vorgenommen, da willst du nicht hin, dann fuhr der Wagen praktisch von allein bis vor die Tür (der Spielhalle), dann war es gut.«
Th.: »Dann waren Sie ruhig?«
P.: »Ja.«
Th.: »War dieses bei besonderen Problemen so, die Sie zu der Zeit hatten? Haben Sie da geheiratet?«
P.: »Geheiratet habe ich schon 1976. Probleme gab es mit den Schwiegereltern, mit denen wir im gleichen Haus gewohnt haben. Zwei Jahre lang. Da bin ich auch schon zwischendurch abgehauen.«
Th.: »Auch zum Spielen?«
P.: »Nicht unbedingt. Ganz selten, aber auch schon mal. Aber auch schon mal zur Mutter, da haben wir ein bisschen was gemacht, auf dem Hof. Meine Frau war zu der Zeit noch in der Lehre. Dann bekam ich abends immer vorgehalten, was verkehrt war – hat mir die Schwiegermutter (persönlich) nie gesagt. Hat sich nicht getraut. Nach 2 Jahren zogen bei meiner Mutter nebenan die Nachbarn aus, da habe ich die Wohnung gemietet, wo wir Knall auf Fall einzogen. Haben meiner Schwiegermutter gar nichts gesagt, sind einfach ausgezogen. Da war erst einmal für 1 Jahr Ruhe. Sie hat sich nicht mehr sehen lassen. Dann war das zweite Kind unterwegs, und die Wohnung wurde zu klein. Dann musste ich eine größere Wohnung suchen, die ich dann auch 1981 gefunden habe.«
Th.: »Waren Sie da nicht zufrieden?«
P.: »Da waren aber schon die Schulden da, die ich nicht mehr zurückzahlen konnte, weil sie zu viel waren.«

9.3 · Therapieschritte und Fragestellungen

Th.: »Was denn für Schulden?«
P.: »Für die erste Wohnung und für die größere, da mussten wir Möbel kaufen. Ein Auto wollten wir auch noch haben. Dann konnte ich 4 Monate nicht zahlen. In der Zeit bin ich auch schon spielen gegangen. Ich musste monatlich 600 € zurückzahlen, was jedoch nicht ging. Es kamen Mahnungen über Mahnungen, die ich dann versteckte, damit meine Frau sie nicht zu sehen bekam.«
Th.: »Lag denn vielleicht eine Motivation für das Spielen darin, dass Sie Geld brauchten?«
P.: »Zum Teil. Wir wollten auch immer nur das Beste haben und nicht gerade das Schlechteste. Dann musste dies sein, dann das sein. Die Wohnung musste tapeziert werden u. a. Da sind schon 3500 € bei drauf gegangen. Dann wurde das Konto überzogen.«
Th.: »Sie sagten mal, dass Sie die Raten für das Auto mit Spielgewinnen bezahlen wollten.«
P.: »Ja, als wir in V. gewohnt haben, haben wir uns ein neues Auto gekauft. Was heißt neu, gebraucht. Da hat sie (die Frau) mich schon immer gefragt, ob wir überhaupt das Geld dafür haben, weil sie zu dieser Zeit von meinem Konto noch keine Ahnung hatte. Ich habe gesagt: ›Jaja‹. Sie hat aber schon gewusst, dass ich öfter einmal spielen ging. Sie wusste aber nicht, wie viel ich da verspielt habe. Als sie einmal dabei war, habe ich nicht mehr als 20 € reingesteckt. Dann wurde es jedoch immer mehr. Ich habe gedacht, wenn wir das Geld nicht über haben, dann gehst du in die Spielhalle und holst das Geld aus dem Automaten, was ich für das Auto brauchte. Da ist der einzige Satz, wo ich mich erinnere, dass ich das einmal wirklich gesagt habe.«
Th.: »Sie haben aber über Jahre verheimlicht, wie das mit den Finanzen aussieht?«
P.: »Ja, eine ganze Zeit. Als wir geheiratet haben, habe ich ihr gesagt, so und so viel muss ich noch für das Auto bezahlen, und das mit dem großen Kredit hat sie ja auch mitgekriegt. Dann habe ich den anderen Kredit abgelöst, ein paar Neuanschaffungen und ein Auto. Danach hat sie nie wieder etwas mitgekriegt.«
Th.: »War es nicht eine große Belastung für Sie, das zu verheimlichen, wenn da Rechnungen offen waren?«
P.: »Ich wurde schon immer nervös, wenn meine Frau eher aus dem Auto stieg oder wiederkam und die Post dort lag. Dann habe ich immer alles weg gepackt und gesagt, dass alles für mich sei, nichts für sie.«
Th.: »Was haben Sie denn mit dieser Nervosität gemacht?«
P.: »Ich habe verstärkt angefangen zu rauchen und eben alles runtergeschluckt. Wenn dann Terror war, habe ich mich umgedreht und bin weggelaufen. Ich habe schon öfter gesagt: ›Ich haue ganz ab‹, hatte den Koffer schon gepackt und ins Auto geschmissen, dreimal um den Block gefahren und bin dann wieder nach Hause gekommen. Ich habe es nicht fertiggebracht, so einfach abzuhauen.«
Th.: »Hat das Spielen sie auch immer beruhigt?«
P.: »Ja, sobald ich davor saß, da war Ruhe. Keine Aufregung mehr und nichts.«
Th.: »Kann es sein, dass es so eine Art Beruhigungsmittel für Sie war?«
P.: »Hinterher. Die letzte Zeit bin ich da angekommen und war merkwürdigerweise ganz ruhig, und es regte mich nichts mehr auf. Erst einmal ein paar gespielt, dann war Ruhe. Man denkt an nichts anderes mehr. Es ist so, als wenn jemand einen Balken davorschiebt, und alle Probleme sind weg.«
Th.: »Ist es Ihnen schon generell schwergefallen, über Ärger zu sprechen?«
P.: »Das habe ich noch nie gemacht. Wenn ich im Dienst Ärger hatte, habe ich meiner Frau auch nichts gesagt. Ich habe praktisch mit keinem über meine Probleme gesprochen. Es war auch keiner da. Freunde hatte man keine, mit den Kollegen unterhält man sich privat auch kaum. Mit den Nachbarn hat man auch wenig zu tun. Mit denen man im Haus wohnt, hatte man ein wenig mehr zu tun.«
Th.: »Hatten Sie das während Ihrer Kindheit auch schon nicht gekonnt, über Schwierigkeiten zu sprechen?«
P.: »Da hatte ich nie Freunde, immer nur einen in der Volksschule. Danach hatte ich keinen mehr.«
Th.: »Wie war es mit den Eltern?«
P.: »Nein, nie. Mit meinem Vater konnte ich nicht reden, weil ich genau wusste, wenn irgendetwas herauskam, gab es den Arsch voll.«
Th.: »Hat er viel geschlagen?«
P.: »Ja, für jeden Mist, oder wenn ich etwas falsch gemacht habe, habe ich gleich etwas hinter die Ohren bekommen. Er fing an zu schreien, dann klatsch, klatsch. (Aus einem späteren Gesprächsausschnitt dazu: Die Peitsche habe ich noch zu Hause. Wenn ich hier fertig bin, dann schmeiße ich sie weg. Ich möchte mich an nichts mehr erinnern.) Zu meiner Mutter bin ich damals auch nicht gegangen.«
Th.: »Warum nicht?«
P.: »Ich hatte immer Angst, dass sie es dem Vater weitererzählt, da gibt es dann trotzdem noch Schläge.«
Th.: »Würden Sie es als Problem bezeichnen, dass sie so wenig aus sich herausgehen können?«
P.: »Deswegen sitze ich ja hier, damit ich lerne, mehr aus mir herauszukommen, was mich dann freier macht. Dass mich alles nicht so belastet.«

Bühringer (1992a) stellt fest, dass es eine Teilgruppe von Personen gibt, die bereits vor Beginn des Spielens deutlich unter **Kontaktstörungen** litten, die unbewusst den Besuch von Automatenhallen und das Spielen als eine völlig ungeeignete Form für die Lösung ihrer Probleme mit anderen Menschen wählten. Die therapeutische Arbeit gibt Hinweise darauf, dass sich vorhandene psychische Belastungen durch das aufkommende Suchtverhalten eher noch verstärken. Wie auch immer diese Störungen entstanden sind, sie sind mit dem Absetzen des Spielens nicht einfach beseitigt.

Oft handelt es sich um einen **längerfristigen Erkenntnisprozess**, bei dem Antworten auf folgende Fragen gefunden werden sollten:

- Warum war ein verstärktes Interesse am Glücksspielen vorhanden?

- Welche Funktion hat das Spielen bekommen, was hat es dem Spieler anfangs »gegeben«, für was war es »gut«, bevor der Teufelskreis der Abhängigkeit entstand?
- War z. B. der »Gewinnanreiz« wichtig? Mit wenig Einsatz viel Geld zu machen? Gab es z. B. Schwierigkeiten im sozialen Kontakt, bei der Bewältigung von Konflikten und Problemen?

Die **Krankheitsgenese** zurückverfolgend, lassen sich Einsichten noch vertiefen, wo Ursachen für die genannten Beispiele liegen, ob z. B. Ursprünge dafür im Familienleben, in der Erziehung des Patienten, in Verlusterlebnissen etc. zu suchen sind.

Es geht darum, **Zusammenhänge zu erkennen**, besser über sich Bescheid zu wissen, um effektiv Veränderungen zu planen, umzusetzen und die Verantwortung für sich zu übernehmen. In den Therapiegruppen und Einzelgesprächen erhält der Spieler vielfältige Anregungen für die Ursachenbearbeitung und Aktivierung günstiger Ressourcen, und gleichzeitig findet dort **intensives soziales Lernen** statt.

Fragestellungen, die den Patienten unterstützten, die **Ursachen** seiner Krankheitsentwicklung zu erkennen, daraus Änderungen abzuleiten und Alternativen zum (Glücks-)Spielen zu entwickeln, damit er nicht an die Anfänge seiner Spielproblematik zurückkehrt, lauten z. B.:

> **Fragen nach den Ursachen bei der Entstehung des Spielproblems**
> »Welche Ursachen hat die Suchterkrankung?«:
> - Was müssen Sie künftig konkret anders machen, um auf das (Glücks-)Spielen verzichten zu können?
> - Hatten Sie die Idee, mit dem Glücksspielen viel Geld zu machen?
> - Haben Sie angenommen, besondere Fähigkeiten für ein Glücksspiel zu besitzen?
> - Haben Sie Glücksspielen verstärkt eingesetzt, um Spannungs- und Belastungssituationen (familiär, beruflich) besser zu bewältigen, sich zu betäuben und zu erleichtern?
> - Wie würden Sie Ihr Befinden beschreiben, wenn Sie gespielt haben?
> - Möchten Sie Ihre Fähigkeiten ausbauen über belastende Gefühle, Sorgen und Nöte zu sprechen und mit Konflikten umzugehen?
> - Möchten Sie kontaktfähiger werden, und wie lässt sich dies konkret üben?
> - Hatten Sie ein besonderes Erlebnis, wodurch Sie verstärkt gespielt haben?
> - Gibt es Belastungen in Ihrem Leben, über die Sie bisher nicht reden konnten und die Sie nicht ausreichend verarbeitet haben?
> - Welche konkreten Verhaltensänderungen, neue Interessen und Hobbys sind zu entwickeln und umzusetzen, um den Stellenwert des Glücksspiels insgesamt stark zu reduzieren?

Geld zum Thema machen

Nach der ausführlichen Sozial- und Suchtanamnese folgen die Gespräche über die
- augenblickliche finanzielle Situation,
- konkrete Schritte zu ihrer Regulierung sowie bei Bedarf
- konkreten Planung außerhäuslicher Schuldenberatung durch entsprechende Institutionen und Experten.

> Das Suchtverhalten des pathologischen Glücksspielers ist unmittelbar mit einem problematischen Umgang und einer gestörten Beziehung zum Geld verbunden (Petry 1998).

Die **Schuldensituation** zu Beginn der Therapie ist oft sehr **unübersichtlich**; die Spieler haben **verdrängt**, sich näher damit zu beschäftigen. Diese Situation hatte u. a. zur Folge, dass der Spieler unter einem **latenten psychischen Druck** stand, ständig damit rechnen musste, dass ihn **Gläubiger bedrängten**. Vor diesen Konflikten flüchtete er wiederum ins Spielen, wodurch sich der Teufelskreis schloss. Um dieses Muster zu durchbrechen, den zunehmenden psychosozialen Belastungen entgegenzuwirken und die Aufnahmefähigkeit für eine umfassende Therapie zu erhöhen, ist es unbedingt notwendig, sich zunächst **völlige Klarheit** über die finanzielle **Situation** und die daraus resultierenden **Maßnahmen** zu verschaffen.

9.3 · Therapieschritte und Fragestellungen

In der Behandlung findet eine intensive Auseinandersetzung mit den problematischen Einstellungen und Verhaltensweisen dem Geld gegenüber statt, die eine bessere Planung und konkrete Verhaltensänderungen zur Zielsetzung haben. Die drogenartige Wirkung des Spielens besteht darin, die eigene ökonomische Existenz zu riskieren. Geld verliert den eigentlichen Wert, wird zur »Spielmünze« und das Bewusstsein geht verloren, dass es die Gegenleistung meist harter Arbeit darstellt.

Es gibt spezielle Beratungsstellen und Institutionen, die bei der **Schuldenregulierung** behilflich sind und an die sich der Patient möglichst selbst wendet. Es ist nicht notwendig, dem Klienten alle Schritte abzunehmen, er ist vielmehr zu befähigen, selbstständig zu handeln und Verantwortung für die Regelung seiner Belange zu übernehmen. Bei GA gibt es dafür spezielle »pressure group meetings«, die dazu dienen, den Druck, der wegen ungelöster Probleme auf dem Spieler lastet, zu vermindern. Die Spieler erstellen unter Anleitung sorgfältig und gewissenhaft eine Liste über Schulden, unbezahlte Rechnungen, die notwendigen finanziellen Mittel für den Lebensunterhalt und das verfügbare Einkommen. Insbesondere drückende **finanzielle Belastungen führen dazu, dass der Spieler wieder in seine Traum- und Phantasiewelt flüchtet**, mit einem großen Gewinn alle Sorgen los zu sein. Ist für den Spieler nach einer genauen Bilanz zu erwarten, dass sich seine finanzielle Misere auf sehr lange Zeit hin nicht wesentlich beheben lässt, sind erhebliche Störungen in der Behandlungsmotivation zu erwarten. Die Patienten beschäftigen sich mit Fragen wie z. B. »Lohnt es sich denn dann noch zu arbeiten?« oder »Was kann ich mir denn dann noch leisten?«. Aus ihrer Phantasiewelt, mit wenig Einsatz einen möglichst großen Gewinn zu erzielen, erwacht, finden sich hoch verschuldete Spieler häufig nur schwer damit ab, dass sie sich nun evtl. für einige Zeit mit einem **Existenzminimum** zu begnügen haben.

Größere verfügbare Beträge lösen, ebenso wie drückende finanzielle Probleme, einen erheblichen Spielanreiz aus. Oft erlebte der Spieler nach größeren Verlusten eine gewisse kurzfristige Erleichterung, da das Geld nun weg, der starke »Spieldruck« beseitigt und zunächst mal Ruhe eingekehrt ist (gefolgt dann von massiven Depressionen, nun wieder versagt und sich in eine finanziell ausweglose Situation gebracht zu haben). In Abstinenzzeiten neigen Spieler nicht selten dazu, impulsive Einkäufe zu tätigen, Geld nicht längere Zeit in der Hand haben zu können oder noch Phantasien nachzugehen, sich größere **Träume in Form von höherwertigen Konsumgütern** zu erfüllen. Dies hat zur Folge, dass die Spieler unüberlegt hohe Summen bei sich führen. Geldausgaben – wiederum über den eigenen Verhältnissen – erfolgen; es zum **männlichen Rollenverständnis** gehört, **nicht nach dem Preis zu fragen**; der Umgang mit dem Geld ist mühsam zu erlernen. Einstellungen über die eigenen Möglichkeiten und realisierbaren Ausgaben sind kritisch zu hinterfragen, wobei sich **unrealistische Kognitionen** oft hartnäckig halten.

> **Maßnahmen zum Geldmanagement**
> - Genaue Auflistung aller Schulden
> - Erstellung eines Haushaltsplans, in dem die monatlich zur Verfügung stehenden Einnahmen den zu tätigenden Ausgaben (einschließlich der Schuldenrückzahlung) gegenüberzustellen sind
> - Ungefähre Festsetzung des Taschengeldes und der Höhe des Geldbetrages, der mitgeführt werden kann, ohne dass es zu einer Rückfallgefährdung kommt
> - Tagebuch über die täglichen Geldausgaben
> - Maßnahmen über die Verfügbarkeit des Geldes bzw. Scheck- und Kreditkarten wie z. B. von Hilfestellungen durch den Partner bei der Einteilung des Geldes, Überprüfung der Kontoauszüge bis zur Einrichtung einer gesetzlichen Betreuung

Obeloer u. Sprado (2011) entwickelten für die Spielertherapie ein umfangreiches Konzept für ein Wirtschafts- und Finanztraining. Zielgruppe sind alle Patienten, die sich in besonderem Maße in finanziellen Problemlagen befinden und voraussichtlich von einem Workshop profitieren, der sich schwerpunktmäßig mit den Themen Geld und Schulden befasst.

Als Leitgedanken formulieren die Autoren:
- Geld und Schuldenthematik in den Vordergrund rücken,
- Motivationssteigerung, um an der Entschuldung zu arbeiten,

- Reduzierung von Ohnmachtsgefühlen,
- Veranschaulichung von Regulierungswegen,
- Sicherheit im Umgang mit Geld und Schulden finden,
- kennenlernen der Strategien von Geld- und Schuldenmanagement,
- Kompetenzerweiterung,
- Struktur- und Planungsverbesserungen im Umgang mit Geld,
- Erarbeitung von Grundlagen zur Schuldenregulierung,
- bessere Selbsteinschätzung,
- Verstärkung der Veränderungswünsche,
- realistische Einschätzung der wirtschaftlichen Verhältnisse.

**Wirtschafts- und Finanztraining
(nach Obeloer u. Sprado 2011)
Inhalte der Gruppensitzungen 1–4**

Gruppensitzung 1: Mein finanzielles Verhalten
- Woran liegt es, dass ich mit meinem Geld nicht auskomme?
- Bewertungen und Einstellungen zum Thema Geld
- Wie gehe ich mit Post, Dokumenten, Kontoauszügen etc. um?
- Problematische Geldstile
- Emotionale Bedeutung des Geldes
- Benennung konkreter Veränderungswünsche im Umgang mit Geld
- Erstellung einer Geld- und Schuldenbiografie (Hausaufgabe)

Gruppensitzung 2: Geldmanagement
- Hausaufgabenbesprechung: Vorstellung einer Geld- und Schuldenbiografie durch Patienten
- Geld zum Thema machen
- Zusammenhang zwischen Konsumgewohnheiten und Selbstwert
- Haushaltsplanung: Eine wesentliche Grundlage zur Schuldenregulierung
  - Haushaltsplan
  - Tagesausgabenprotokoll
  - Geldeinteilung, Kontoführung und Finanzverwaltung durch Dritte als vorübergehende Maßnahme
  - Kreditkarten
  - Höhe des Barbetrags
  - Verleihen von Geld
  - Rücklagen bilden
  - Verzichten lernen und sich trotzdem etwas gönnen
- Gesetzliche Betreuung: Was ist das? Wann ist diese sinnvoll? Kleine Einführung ins Betreuungsrecht

Gruppensitzung 3: Schuldenmanagement
- Hausaufgabenbesprechung: Vorstellung eines Haushaltsplans durch Patienten
- Ordnung als Grundlage zum Schuldenmanagement
- Forderungsübersicht
- Schufa-Auskunft und Schuldnerverzeichnis
- Kontaktaufnahme zu Gläubigern
- Darstellung des Mahnverfahrens
- Sanierungsmodelle
- Schulden und ALG II
- Pfändungsschutzkonto

Gruppensitzung 4: Abschluss
- Was ist eine Privatinsolvenz?
- Wartezeit: Was kann ich jetzt schon tun?
- Zusammenfassung vorheriger Themen
- Was nehme ich aus diesem Seminar zum Thema Geld- sowie Schuldenmanagement mit?

Maßnahmen sind auf die individuelle Befindlichkeit und die noch vorhandene Selbstkontrolle abzustimmen und Kontrollen, ob durch Familienmitglieder oder Fremdpersonen, nur so lange bestehen zu lassen, wie sie unbedingt erforderlich sind. In Teamgesprächen ist der Sinn dieser Maßnahmen deshalb routinemäßig zu hinterfragen.

Ein gemeinsam mit den Patienten erarbeitetes Merkblatt zum Thema »Geld« sieht so aus:

Merkblatt zum Thema »Geld«
- Überblick über Ausgaben verschaffen
- Anschaffungen an das Ende des Monats legen (Haushaltsbuch, kontrollierte Ausaben, Einkaufzettel usw.)
- Rücklagen bilden – Geld nie bis auf null ausgeben

- Keine spontanen oder sinnlosen Einkäufe
- Keine unüberlegten Kredite und Vorsicht beim Geldverleihen
- Unnötige Kosten vermeiden (Größe des Autos, Wohnung, Telefon, Strom usw.)
- Guthabenkonto
- Nicht über die eigenen Verhältnisse leben
- Bei Bedarf professionelle Schuldnerberatung
- Rechnungen und Schulden bezahlen
- Keine Rateneinkäufe
- Klare Absprachen über Einnahmen und Ausgaben mit dem Lebenspartner treffen
- Altersvorsorge betreiben
- Verzichten lernen, sich trotzdem etwas gönnen
- Lernen zu sparen
- Überblick über Kreditkarten behalten
- Finanzielle Freiräume für Hobbys einplanen
- Höhe des eigenen Taschengeldes abwägen
- Wenn notwendig, vorübergehende Fremdverwaltung des Geldes
- Überflüssige Kreditkarten und Konten aufgeben
- Untereinander keine »Deals«, gemeinsamen »Geschäfte«, Verträge o. Ä. abschließen

Verzerrte Kognitionen (aberglaubisches Denken)

Durch das Suchtverhalten sind aberglaubische Gedanken (irrationale Kognitionen) und Ideen zum Glücksspielverlauf entstanden oder haben sich verstärkt, die in Frage zu stellen und zu verändern sind (kognitives Umstrukturieren). Es scheint besonders schwer zu sein, die **Überzeugung** aufzugeben, in dem oft jahrelang bis zur Selbstaufgabe ausgeübten (Glücks-)Spiel **ein Experte zu sein**. Die oft völlig oder stark vom Zufall abhängigen Spiele täuschen sehr geschickt vor (**Kompetenzsuggestion**), dass der Spieler während des Spiels Fähigkeiten erwirbt, das »Schicksal« zu besiegen oder das Glück zu beeinflussen. Die hohe Intensität des Spielverhaltens hat zur Folge, dass nur schwer zu glauben ist, dabei nichts gelernt zu haben. Eine solche Annahme scheint unter diesen Bedingungen der menschlichen Natur zu widersprechen. Deshalb dauert es manchmal Wochen oder sogar Monate, bevor irrationale Gedanken zurückgehen oder eine Aufgabe möglich ist, bei Glücksspielen über Kompetenzen zu verfügen.

Die aberglaubische Gedankenwelt ist ein wichtiger Faktor zur Aufrechterhaltung des Suchtverhaltens. Es ist eine offene und intensive Auseinandersetzung über Illusionen und falsche Hoffnungen im Zusammenhang mit dem (Glücks-)Spielverhalten notwendig, die aber mit viel Geduld und nicht verletzend zu führen ist.

Von der Einstiegs- bis zur Suchtphase vertiefen und verfestigen sich die irrationalen Überzeugungen weiter und sind deshalb frühzeitig in den Therapieprozess einzubeziehen. Nicht selten beziehen sich die irrationalen Kognitionen auf besondere Spiele. So sind Illusionen vorhanden, dass es bei bestimmten Spielen möglich sei, den Lebensunterhalt damit zu bestreiten, wenn man Einsätze nur streng genug limitiere.

Die Zielsetzungen, verzerrte Kognitionen einem Veränderungsprozess zu unterziehen, lauten wie folgt (Ladouceur u. Lachance 2007):
- Ergebnisse zufallsabhängiger Spiele sind nicht vorhersehbar.
- Eine Erhöhung der Spieleinsätze oder Spielvorgänge ändert nichts an der Voraussagbarkeit der Resultate.
- Jedes neue Spiel ist völlig unabhängig vom vorherigen.
- Die Wahrscheinlichkeit des Gewinnens bleibt immer die gleiche.

In diesem Zusammenhang betonen Whelan et al. (2007) treffend, dass auch Personen, die keine Spielprobleme haben, mit vielfältigen aberglaubischen Ideen an Glücksspiele herangehen und den Zufall zu überlisten versuchen. Der Phantasie sind dabei kaum Grenzen gesetzt. Es ist deshalb fraglich, ob ein Kausalzusammenhang zwischen den verzerrten Kognitionen und der Entwicklung eines Spielproblems besteht. Dies widerspricht jedoch nicht der Erkenntnis, dass sich die verzerrten Kognitionen im Krankheitsverlauf tiefer ausprägen und mit zur Entstehung und Aufrechterhaltung des pathologischen Spielverhaltens beitragen. Rückfällige Patienten berichten häufig, dass sie sich wiederum irrationale Hoffnungen gemacht hätten, bei einem speziellen Spiel über

Abb. 9.4 Ausschnitt: Auseinandersetzung mit den abergläubischen Ideen zu Glücksspielen

1. **Ich kann mit dem Spielen Geld verdienen.**

Bedeutung Aussage in der Spielphase	Bedeutung dieser Aussage im Jetzt
sehr gering — sehr stark 1 - 2 - 3 - 4 - 5 - 6 - 7	sehr gering — sehr stark 1 - 2 - 3 - 4 - 5 - 6 - 7

   Stichworte wie die Gedanken entstanden sind und wann und wie sie auftraten:

   Kritische Anmerkungen dazu:

2. **Ich habe soviel verloren, jetzt muss der Gewinn kommen.**

Bedeutung Aussage in der Spielphase	Bedeutung dieser Aussage im Jetzt
sehr gering — sehr stark 1 - 2 - 3 - 4 - 5 - 6 - 7	sehr gering — sehr stark 1 - 2 - 3 - 4 - 5 - 6 - 7

   Stichworte wie die Gedanken entstanden sind und wann und wie sie auftraten:

   Kritische Anmerkungen dazu:

3. **Ich muss spielen, um die Verluste wieder hereinzuholen.**

Bedeutung Aussage in der Spielphase	Bedeutung dieser Aussage im Jetzt
sehr gering — sehr stark 1 - 2 - 3 - 4 - 5 - 6 - 7	sehr gering — sehr stark 1 - 2 - 3 - 4 - 5 - 6 - 7

   Stichworte wie die Gedanken entstanden sind und wann und wie sie auftraten:

   Kritische Anmerkungen dazu:

4. **Ich kann den Zufall bzw. den Apparat überlisten und besiegen.**

Bedeutung Aussage in der Spielphase	Bedeutung dieser Aussage im Jetzt
sehr gering — sehr stark 1 - 2 - 3 - 4 - 5 - 6 - 7	sehr gering — sehr stark 1 - 2 - 3 - 4 - 5 - 6 - 7

   … etc.

besondere Fähigkeiten zu verfügen und nur weiteres Spielen überhaupt die Chance biete, sich aus einer hoffnungslosen finanziellen Situation zu befreien.

In der ◘ Abb. 9.4 ist zu den abergläubischen Gedanken ein Ausschnitt aus dem Manual zur Glücksspieltherapie (Bachmann u. El-Akhras 2014) dargestellt, das die therapeutische Arbeit verdeutlicht. Darin sind Einschätzungen von den Patienten über die verzerrten Kognitionen zur Zeit des Spielens und möglichst unterschiedlichen Therapiezeitpunkten vorzunehmen, und es ist in Stichworten darzulegen, wie die Gedanken entstanden sind und wann und wie sie auftreten.

Auch Taber u. McCormick (1987) weisen darauf hin, dass die durch das Suchtverhalten entstandenen **irrationalen Kognitionen** und die entsprechende Gedankenwelt dazu dienen, an dem Glücksspielverhalten festzuhalten. Zu diesen spielsuchtspezifischen Abwehrhaltungen gehört der Glaube: »Ich muss spielen, um meine Verluste hereinzuholen.« Verluste hinzunehmen, scheint gerade dann besonders schwierig zu sein, wenn sie vom Ausmaß her große finanzielle Schäden bedeuten. Umso fataler ist es, die Problemlösung im Weiterspielen zu sehen. Der eigentliche Spielantrieb, die Stimmung auszugleichen, gerät so ins Unbewusste, der Spieler hat aber eine (wenn auch irrationale) Erklärung für sein Verhalten.

9.3 · Therapieschritte und Fragestellungen

> Die wohl entscheidendsten irrationalen Kognitionen sind die Annahmen des pathologischen Glücksspielers, die Gesetze der Wahrscheinlichkeit außer Kraft zu setzen, das Zufallsspiel durch eigene Fähigkeiten zu überlisten und Verluste wären nur durch Weiterspielen wettzumachen.

In den Gruppenstunden kommt es zu heftigen Kontroversen, bei welchen Spielen »überlegt-taktisches« Verhalten die Gewinnchancen besonders erhöht.

Walker (1992a) nennt eine Reihe von irrationalen Ideen, mit denen (Automaten-)Spieler ihre Gewinnchancen zu erhöhen suchten. Jeder Spieler entwickle ganz spezielle Vorstellungen davon, wie das Spielgerät zu überlisten sei. Folgende abergläubische Vorgehensweisen führt er an:
- einen besonderen Platz in der Spielhalle einzunehmen, der gewinnversprechend ist,
- ein spezielles Gerät zu wählen, das einem besonders liegt,
- Rituale, die mit dem Spielen verbunden sind,
- andere nicht an den Apparat zu lassen, bevor man fertig ist,
- spezielle Spielmethoden (besondere Formen des Drückens, der Geldeingabe etc.),
- die Fähigkeit, große Gewinne vorauszusehen.

Toneatto (1999, nach Albrecht 2006) ordnet **kognitive Verzerrungen** bestimmten Kategorien zu.

Kategorien der kognitiven Verzerrungen (nach Toneatto 1999)

Hervorheben eigener Kompetenzen:
- Hervorheben der eignen Fähigkeiten zum Glücksspielen und im Vergleich zu Mitspielern

Abergläubische Überzeugungen:
- Rituale, »Glücksbringer« (Gegenstände), positive eigene Gefühlszustände

Interpretationsfehler:
- Erfolge haben mit der eigenen Person (interne Attribuierung), Misserfolge mit äußeren Umständen (externe Attribuierung) zu tun
- Zukünftige Spielereignisse haben mit vergangenen zu tun

- Eine Steigerung des Risikos kann Verluste wieder kompensieren
- Lernerfahrungen mit Verlusten helfen, wieder Gewinne zu machen
- Gewinne vorhersagen und Verluste vermeiden zu können, wenn man auf die innere Stimme gehört hätte

Zeitliches Fokussieren:
- Glaube, dass der Gewinn kommen muss, unmittelbar bevorstehe (▶ »Ein Spieler berichtet«)

Selektive Gedächtnisleistungen:
- Bessere Erinnerung von Gewinnen als von Verlusten – deshalb weitere Gewinnerwartung

Vorhersagefähigkeit:
- Äußere Hinweisreize für Gewinne – z. B. bestimmte Spielhalle/Geräte

Kontrollillusionen:
- Annahme von guten und schlechten Zeiten (unkontrollierbare Variable)
- Beeinflussbarkeit durch bestimmtes Verhalten (kontrollierbare Variable)
- Glück übertragbar von anderen Situationen auf das Glücksspiel oder Vermeidung von Mitspielern, die Pech hatten (Glück/Pech als Ansteckung)
- Abergläubische Konditionierungen zwischen Lebensereignissen und Spielausgängen

---

Ein Spieler berichtet

30 Jahre, männlich, Automatenspieler, ledig, Hauptschulabschluss, beruflich Elektroinstallateur

»Schon beim Betreten der Spielhalle verspürte ich ein leichtes Kribbeln in den Fingern. Irgendwo juckt das, das Portemonnaie schon in der Hand, sodass ich nur noch aufklappen musste, Geldschein raus und wechseln. Mit einem Apparat anfangen, steigern, bis 2, 3 oder sogar 4 Automaten gleichzeitig laufen. Wachsendes Kribbeln und Nervenkitzeln und die Erwartung, dass ich doch nicht immer verlieren kann, doch auch mal gewinnen muss. Und immer wieder die Hoffnung, wenn du jetzt noch einmal 5 € reinwirfst, hast du vielleicht Glück. Allmählich mündet das Kribbeln in pure Nervosität, so richtig hektisch, so dass ich mal mehrere Zigaretten gleichzeitig anmachte. Große Mengen Kaffee dazu. Irgendwie weggetreten, gar nicht da. Zwar da sitzend, aber geistig ganz woanders. Nicht mehr in der realen Welt, sondern irgendwo in Träumen versunken, wenn es jetzt etwas bringt, sich einigen Luxus leisten und die Schulden bezahlen.

Etwas später
Anfangs habe ich bei dem Apparat vielleicht mal Ersatz gesucht für Freunde. Dieses Gefühl, so ganz allein zu Hause zu sein, die Einsamkeit, habe ich nicht ausgehalten. In der Spielhalle ist da z. B. der Automat, da konnte ich mich an den halten, solange ich den gefüttert habe, ist der für mich gelaufen, hat der für mich die Scheibchen gedreht.«

Im Nachhinein wundern sich die Spieler selbst über ihr **abergläubisches Verhalten**, ohne es jedoch damit wesentlich zu verändern. In der Therapie bietet sich die Möglichkeit, Vorstellungen und Phantasien offen auszusprechen, und sie längerfristig zu überprüfen und zu bearbeiten. Der Disput darüber darf nicht verletzend sein. Vielmehr ist es wichtig, sich in den Spieler einzufühlen:

> **Fragen an den Spieler**
> — »Sie können sich von diesen Ideen noch nicht lösen, das richtige Spielsystem zu finden?«
> — »Warum können Sie diese Gedanken noch nicht aufgeben?«
> — »Wie wichtig ist das Spielen insgesamt zurzeit noch für Sie?«
> — »Welche Alternativen haben Sie bisher zum Glücksspiel entwickelt?«
> — »Was würde Sie sonst interessieren?«
> — »Wie können konkrete Schritte aussehen, sich stärker auf andere Dinge zu konzentrieren?«

Das abergläubische Verhalten und die Frage nach der Funktion oder dem Stellenwert, den es im Augenblick noch hat, ist ein dauerhaftes Thema in der Spielergruppe.

> Es ist zu verdeutlichen, dass es keine Systeme oder spezielle Rituale gibt, das Glücksspielergebnis zu beeinflussen.

Die Methode der **rational-emotiven Therapie** (Ellis u. Harper 1975; Beck u. Emery 1977) bietet eine gute theoretische Grundlage für eine therapeutische Auseinandersetzung mit diesen irrationalen Vorstellungen und eine allmähliche kognitive Umstrukturierung. Nachdem sich das Glücksspielen zu einem zentralen Lebensinhalt beim Abhängigkeitskranken entwickelt hat, ist die Einsicht, dass es sich oft um triviale, stupide, zum größten Teil **vorprogrammierte Spielabläufe** handelt, schwer zu vermitteln. Wie früh eine »Spielerkarriere« begonnen und wie lange sie gedauert hat, scheinen ganz entscheidende Faktoren dafür zu sein, mit welchem Schwierigkeitsgrad die irrationale Gedankenwelt zu korrigieren ist.

9.3.4 Alternativen – neurobiologisches Verhaltens-/Konditionierungsmodell und die Rekonstruktion des Belohnungssystems

Insbesondere die neurobiologischen Befunde zur Aktivierung des Belohnungssystems waren ein maßgebliches Argument für einen Paradigmenwechsel (Sucht vs. Neurose) und trugen zur Aufnahme in das Suchtkapitel des DSM-5 bei (Kiefer et al. 2013; Thomasius et al. 2014). Dem entsprechend ist der Rekonstruktion des Belohnungssystems, der Reaktivierung und dem Neuaufbau alternativen belohnungsfähigen Verhaltens eine angemessene Bedeutung in der Suchttherapie beizumessen, was in der Erweiterung und neuen Gliederung dieses Kapitels zum Ausdruck kommt. Wie bei der Substanzabhängigkeit wird auch bei der **Entstehung** und Aufrechterhaltung der Glücksspielsucht dem **verhaltensverstärkenden Belohnungssystem** eine **zentrale Rolle** zugeschrieben (Grüsser et al. 2002; Bachmann u. El-Akhras 2014). Lindenmeyer (2004) bezeichnet diese theoretischen Überlegungen als das wohl **am besten verifizierte Paradigma** der Genese des Suchverhaltens. Dieser Ansatz betont v. a. die »**belohnende**« **Wirkung eines Suchtverhaltens und die damit in Verbindung stehenden Lernerfahrungen**, z. B. mehr Selbstvertrauen zu haben, gut gelaunt zu sein (operantes Konditionieren = positive Verstärkung), aber auch den Wegfall bzw. die Linderung von unangenehmen Gefühlszuständen wie depressive Verstimmungen und Ängsten (= negative Verstärkung). Aufgrund der positiven Erfahrungen kommt es zum erneuten Glücksspiel: »Wenn ich spiele, fühle ich mich besser« (Lernen durch positive Konsequenzen; Elsesser u. Sartory 2001) und letztlich zum Kontrollverlust.

Wodurch entstehen aber diese belohnenden Wirkungen? Psychisch wirksame Substanzen (Alkohol, Drogen) und exzessives Verhalten wie pathologisches Glücksspielen beeinflussen den **Botenstoffhaushalt des Gehirns**. Körpereigene »Glücks- oder

9.3 · Therapieschritte und Fragestellungen

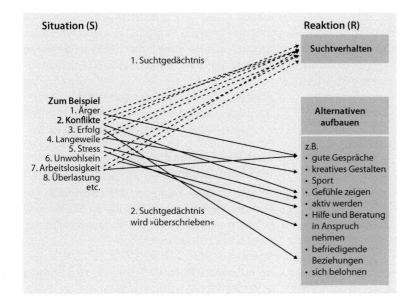

Abb. 9.5 Strahlenmodell-Entstehung und »Überschreibung« des Suchtgedächtnisses. (Bachmann u. El-Akhras 2014)

Wohlfühlhormone« (z. B. Endorphine, Dopamin) sind u. a. in einem kleinen, aber sehr bedeutsamen Teil des Gehirns aktiv: dem **Belohnungszentrum**. Es steuert die emotionale Befindlichkeit des Menschen, belohnt mit guter Laune und Schwung bei der Bewältigung täglicher Aufgaben. Das Belohnungszentrum ist sozusagen der Sitz aller Lust- bzw. Unlustgefühle des Menschen. Durch das anhaltende und gesteigerte Glücksspielen vollziehen sich grundlegende Veränderungen im Gehirn, indem Wohlbefinden in immer stärkerem Ausmaß von der Ausübung des Glücksspiels abhängig ist. Man spricht in diesem Zusammenhang von dem Suchtgedächtnis. Es merkt sich, in welcher Situation, in welcher Umgebung, bei welchen Gefühlszuständen etc. (Ereignisse, die mit dem Suchtverhalten – klassische Konditionierung – verknüpft sind) Spielen eine bestimmte angenehme Wirkung hatte (Böning u. Grüsser-Sinopoli 2008). Hierzu Böning u. Grüsser-Sinopoli (2009, S. 54):

> In diesem gewissermaßen autonom gewordenen Prägungszustand vermag der für ›Vernunft‹ und Handlungsplanung zuständige Präfrontalkortex die tiefen subkortikalen Hirnstrukturen (u. a. ventrales Tegmentum, Striatum und Amygdala) nicht mehr zu kontrollieren.

Bei Aktivierung des Suchtgedächtnisses sind die unerwünschten Nebenwirkungen ausgeblendet, und stattdessen treten die positiven Erfahrungen hervor (Lindenmeyer 2005). Es besteht die Annahme, dass das Suchtgedächtnis (auch nach langer Zeit der Abstinenz) nicht erlischt und in bestimmten Situationen (◘ Abb. 9.5, 1. Suchtgedächtnis) »**blitzschnell**« **ein starkes Verlangen** (Craving) nach dem Suchtverhalten auslösen und einen **Rückfall** initiieren kann.

Die erste therapeutische Schussfolgerung: Wie ist es möglich, auf anderem Wege das Belohnungszentrum zu aktivieren bzw. den Stellenwert des Glücksspielens wieder zu reduzieren? Auch andere als angenehm empfundene Verhaltensweisen, z. B. Erfolgserlebnisse in Schule/Beruf, »gute« Gespräche, befriedigende Beziehungen, Bewegung, Sport treiben, funktionale Problem- und Stressbewältigungsstrategien, eigene Gefühle benennen und ausdrücken, Musik hören, Musizieren, Tanzen, Singen, Schauspielen usw., sind dazu in der Lage, den Belohnungsschaltkreis anzuregen. Bei der Entwicklung von **Alternativen** zum Suchtverhalten sind selbstverständlich individuelle Bedürfnisse und Neigungen zu berücksichtigen. Die **Überwindung der Abhängigkeit** bedeutet, an vielen anderen Lebensaspekten wieder Interesse und Freude zu haben. Gute Vorsätze und Absichten sind in die Tat umzusetzen, um alternative Verhaltensweisen aufzubauen, die belohnende Wirkung des Suchtverhaltens durch den Effekt von anderen positiv wirksamen Verhaltensweisen, neuen, reflexartigen gut eingeübten Gewohnheiten«, zu ersetzen und das

Suchtgedächtnis sozusagen zu »überschreiben« (◘ Abb. 9.5, 2. Suchtgedächtnis wird überschrieben). Bei den meisten Patienten ist eine beträchtliche Anstrengung notwendig,
- Alternativen zum Suchtverhalten zu entwickeln,
- das Interessenspektrum insgesamt, an den vorhandenen Ressourcen anknüpfend, zu erweitern,
- dazu notwendige neue Tagesstrukturen aufzubauen und
- das alternative Verhalten kontinuierlich einzuüben und »reflexartig« zu verankern.

Rückfällige Patienten äußern häufig, dass sie eigentlich alles wussten, aber gute Vorsätze nicht in Verhalten umsetzen konnten. Therapie darf deshalb nicht bei der Schaffung erforderlicher Einsichten und guter Vorsätze stehen bleiben, sondern muss den Aufbau des gewünschten Verhaltens einbeziehen. Nur so ist es möglich, die Prozesse im Gehirn langfristig zu verändern und die **Abstinenz** nicht dauerhaft als unangenehmen Verzicht zu erleben. Eine allgemeine Regel lautet, dass es sich am besten abschalten und entspannen lässt, wenn man sich auf etwas anderes stark konzentriert.

Die weitere therapeutische Fragestellung: Wie ist auf übereinstimmende Untersuchungsergebnisse (Grüsser u. Wölfling 2003; Lindenmeyer 2004) zu reagieren, dass es sich bei der Spielsucht um eine durch Lernen entstandene, **dauerhafte neurostrukturelle Veränderung des Gehirns** handelt und das Suchtgedächtnis aktivierbar bleibt? **Zum Aufbau von Alternativen zum Suchtverhalten muss hinzukommen:** die Betroffenen **in Form einer gezielten Rückfallprävention** dazu zu **befähigen**, in persönlich relevanten Rückfallrisiko-Situationen **die automatisch reaktivierende Tendenz** zu ihrem Suchtverhalten zu **überwinden bzw. unter Kontrolle zu halten**. Da es sich bei einer solchen Sensitivierung des Belohnungssystems durch störungsspezifische Suchtauslöser um unterschwellige Wahrnehmungs-, Aufmerksamkeits- und Gedächtniseffekte handelt, ist den Betroffenen mitunter nicht bewusst, warum sie ihr Problemverhalten immer wieder ausführen. Sie verstehen sich oft selbst nicht, wenn sich nach längerer Abstinenz wieder Rückfälligkeit einstellt, obwohl sie die Schädlichkeit dieses Handelns längst erkannt haben. Risikosituationen frühzeitig zu erkennen und über genügend Bewältigungsstrategien zu verfügen, es gegenüber suchtauslösenden (inneren und äußeren) Reizen nicht an **Wachsamkeit** und **Vorsicht** fehlen zu lassen, ist deshalb ein zusätzlicher wichtiger Schritt. Der Bedeutung der Rückfallprävention und den inzwischen vorhandenen Forschungsergebnissen angemessen, ist hierzu ein eigenes Kapitel eingerichtet (► Kap. 13).

Suchtthese: ungünstiger (dysfunktionaler) Umgang mit Gefühlen

Als ein wichtiger **Faktor bei der Entstehung von Suchtverhalten** wird die Störung des Selbstregulationssystems angesehen. Einen zentralen Stellenwert nimmt dabei ein unzureichender Umgang mit Emotionen ein (Gross u. Munoz 1995; Gross 2002; Schröder u. Petry 2003; Gross u. Thompson 2006). Kräplin et al. (2014b) untersuchten Entscheidungsverhalten bei pathologischen Glücksspielern und die Rolle der Impulsivität. Sie fanden heraus, dass problematische Spieler im Vergleich zu Kontrollpersonen ein höheres Risiko eingingen und auf eine unmittelbare Belohnung fokussiert waren. Schlussfolgerungen daraus für die Behandlung lauten: den Patienten zu helfen, emotionale Schwierigkeiten für eine gewisse Zeit zu akzeptieren, auszuhalten, keine zu schnelle Entlastung zu suchen und sie nicht durch weiteres Glücksspielen zu kompensieren. Potenzielles Suchtverhalten ist anfangs sehr kurzfristig und in gravierender Weise dazu in der Lage, von emotionalen Belastungen zu erleichtern. Böning u. Grüsser-Sinopoli (2008) nehmen an, dass der **Betroffene** über die Zeit **verlerne, seine Gefühle anders als durch das Suchtverhalten zu regulieren**. Als sehr entlastend empfunden und häufig wiederholt, verankere sich das Glücksspiel fest im Gedächtnis. Strukturelle Veränderungen im Belohnungssystem führen dazu, das bestimmte Reizkonstellationen (z. B. internal und/oder external ausgelöste Stressempfindungen) nun dazu in der Lage sind, das gestörte **Glücksspielverhalten autonom**, ohne klar formulierte Willensentscheidung, **auszulösen**. In der Verhaltenshierarchie des Belohnungssystems nimmt das gestörte Verhalten eine dominierende Position ein. Da es sich um ein »neurobiologisch untermauertes Reaktionsmuster« handelt, kommt der tatsächlich erlebten Belohnung im Verlauf der Krankheitsentwicklung eine immer geringere Bedeutung zu (Mann et al. 2013).

9.3 · Therapieschritte und Fragestellungen

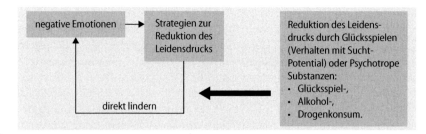

Abb. 9.6 Suchthypothese: Kurzfristige, direkte Reduktion des Leidensdrucks durch Glücksspielen (Verhaltensweise mit Suchtpotenzial) und/oder psychotrope Substanzen. (Bachmann u. El-Akhras 2014)

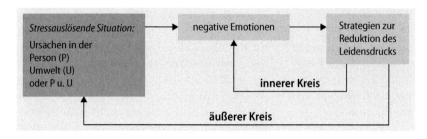

Abb. 9.7 Regulationsprozesse negative Gefühle zu reduzieren. (Bachmann u. El-Akhras 2014)

In die Betrachtung einzubeziehen ist außerdem, dass durch die Stressbewältigungsstrategie der »kurzfristigen affektiven Erleichterung« **stressinduzierende (umwelt-/personenbedingt) Faktoren ausgeklammert bzw. nicht beseitigt** sind und negative Folgeerscheinungen des gestörten Glücksspielverhaltens, wie sozial-ökonomische Schäden und psychische Störungen (z. B. Beziehungsprobleme, finanzielle Schäden, affektive Störungen), die Gesamtbelastung weiter erhöhen. Suchtverhalten wird deshalb häufig als eine »gescheiterte Problemlösung« bezeichnet.

Diese Überlegungen sind in ◘ Abb. 9.6 und ◘ Abb. 9.7 grafisch dargestellt (Bachmann u. El-Akhras 2014): Die unmittelbare und kurzfristige Strategie, emotionale Belastungen unter Einsatz von Glücksspielverhalten (oder psychotropen Substanzen) zu reduzieren (»direkt lindern«), ist durch den »inneren Kreis« charakterisiert, der eine umfangreichere Betrachtung der Ursachen (person- oder umweltbezogen) des Unwohlseins außer Acht lässt. Geschieht dies über längere Zeit und/oder in bestimmter Intensität, kommt es zu einem gewissen Entwicklungsstillstand, der dazu führt, eigene Kompetenzen nicht weiter auszubauen und auf ungünstige Umweltbedingungen nicht angemessen einzuwirken (◘ Abb. 9.7 – äußerer Kreis).

Schreitet dieser Prozess fort, ist ein immer stärker werdendes »Darauf-angewiesen-Sein« zu erwarten, da andere Ressourcen zur »Problemlösung« weiter zurückgehen, negative (Sucht-)Folgeerscheinungen stark zunehmen und auch die soziale Umgebung in die Beeinträchtigung einbezogen (Freunde und Bekannte ziehen sich zurück) ist.

Grundsätzlich lassen sich negative Emotionen in eher konstruktiver entwicklungsfördernder oder (längerfristig) beeinträchtigender Weise herabregulieren:

A. Missglückte Problemlösung:
1. Zur unmittelbaren Reduktion einer **längerfristig anhaltenden negativen Gefühlslage** bzw. Stresssituation kommt es fortgesetzt zu einem Einsatz von Glücksspielen. Die emotionale Belastung lässt sich dadurch schnell aber nur kurzfristig bewältigen.
2. In diesem Zusammenhang findet keine realistische Einschätzung und/oder Bearbeitung der stressinduzierenden Situation statt. Durch eine Nichtbearbeitung der zur Lebensbewältigung erheblich relevanten stressinduzierenden Situation sind erhebliche negative Folgen zu erwarten (z. B. Zunahme von Ängsten, Beziehungsprobleme, Aufgabe von beruflichen Entwicklungschancen, Nichtbearbeitung von Verlustsituationen, soziale Isolierung etc.).
3. Fortschreitende Reduktion anderer Bewältigungsstrategien und des gesamten Interessens- und Aktivitätsspektrums.

B. Konstruktive Herangehensweise:
1. **Identifizierung** (möglichst weit vorausschauend) von Belastungs- und Entlastungssituationen.
2. Einsatz »unschädlicher« **kurzfristig wirkender Entlastungsstrategien**, um eine stressbedingte Einengung des Wahrnehmungs- und Reaktionsfeldes zu verhindern: »Dampf ablassen« durch z. B.: vor sich hin schimpfen, sich etwas von der Seele reden, Imagination (sich in der Phantasie in eine positiv entspannende oder erregende Situation versetzen), Sport und andere Entspannungsmöglichkeiten wie z. B. autogenes Training.
3. **Längerfristig wirksame Entlastungs- und Erleichterungsstrategien** als starke Gewohnheiten verankern. Ausbau eines differenzierten und vielfältigen Aktivitäts- und Interessensspektrums. Eine gute Tagesstruktur und bestmögliches Verhältnis zwischen Be- und Entlastungsfaktoren – eine ausgewogene Lebensgestaltung – anstreben.
4. Plus eine nutzbringende **Bearbeitung der (P) person- und/oder (U) umweltbedingten Ursachen**: durch z. B. Steigerung der eigenen sozialen Kompetenzen und Konfliktfähigkeit (p), Verbesserung z. B. von Arbeitsbedingungen, Paargespräche etc. (u).
5. Die Kombination der 4 Strategien führt dazu, sich auf schwierige Situationen gut einzustellen (1.) und unter einem schon spannungsreduzierten Zustand (2.), eine optimale Lösung zu erarbeiten (3. u. 4.).
6. Eine verzichtbare, ursächlich schädigende Situation verlassen (z. B. Spielerszene, beruflicher Wechsel).

Hayer et al. (2014c) gingen in einer empirischen Untersuchung von der Hypothese aus, dass ein ungünstiger Umgang mit Stress eine bedeutende Risikobedingung für die Entwicklung glücksspielbezogener Probleme darstelle. Mithilfe eines standardisierten Fragebogens SVF (Erdmann u. Janke 2008) erhoben sie Selbsteinschätzungen bei Glücksspielern in ambulanter Behandlung, die Auskünfte zu ihrem Bewältigungsverhalten in belastenden Situationen beinhalteten. Die Ergebnisse erbrachten signifikante Unterschiede bei den »Negativstrategien« (Fluchttendenz, gedankliche Weiterbeschäftigung, Resignation, Selbstbeschuldigung) sowie den »Positivstrategien« (Kontrolle über belastende Situation gewinnen, Reaktionskontrolle, positive Selbstinstruktion) und außerdem bei der »mehrdeutigen Strategie« durch ausgeprägtere Vermeidung. Eine Cluster-analytische Betrachtung erbrachte 3 Coping-Gruppen: Gruppe 1 befand sich weitgehend **im Normbereich und umfasste knapp die Hälfte der Untersuchungsteilnehmer**. Gruppe 2 war sogar durch hohe Werte bei Negativ- und ausgewählten Positivstrategien gekennzeichnet. Im Gegensatz dazu sind für Gruppe 3 gravierende Defizite im Umgang mit Stress charakteristisch. Sie ist durch ein »Zuviel« an Negativstrategien und einem »Zuwenig« an Positivstrategien gekennzeichnet. Die empirischen Befunde deuten an, dass die Gruppe 3 von einem umfassenden Stressbewältigungstraining sowie einer Stärkung der Selbstmanagementfähigkeiten profitieren dürfte. Als mögliche konfundierende Variable sei die Dauer der bisherigen Behandlung zu betrachten.

Behandlungsansätze zur Stressbewältigung

Anhaltende Stressoren sind potenzielle Ursachen einer Vielzahl somatischer und psychischer Erkrankungen (Klauer 2012). Laut Drexler (2013) entsteht Stress, wenn Individuen oder Gruppen Ressourcenverluste erleben, Ressourcen als instabil oder gefährdet wahrnehmen, keine Handlungsmöglichkeiten zur Förderung oder zum Schutz vorhandener Ressourcen durch eigene Anstrengung sehen und/oder sich Ressourcen nach erheblichen Investitionen nicht wieder auffüllen lassen. Die Ressourcenerhaltungstheorie geht davon aus, dass Menschen eine grundlegende Motivation haben, für sie wertvolle Ressourcen zu erwerben, zu erhalten und zu schützen. Dies können materielle (z. B. ein Zuhause, Kleidung, Einkommen), persönliche Ressourcen (z. B. Selbstwertgefühl, Optimismus), soziale (z. B. Beziehungen, soziale Unterstützung, Anerkennung) und Energieressourcen (z. B. Zeit, Geld, Wissen, körperliche und mentale Fitness) sein.

Nach Klauer (2012), der einen Überblick zu Grundlagen und Interventionen bei Stressbewältigung gibt, sind steigende Belastungen am Arbeits-

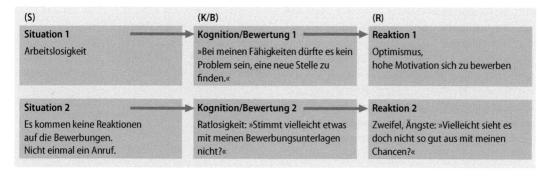

Abb. 9.8 Zusammenhänge zwischen (behavioralen) Handlungsresultaten, kognitiven Bewertungen und neuen Situationseinschätzungen

platz in den letzten Jahren immer häufiger die Ursachen für psychische Belastungen. Die **unmittelbare physiologische Reaktion** auf Stress verlaufe auf der Hypothalamus-Sympathikus-Nebennierenmark-Achse schnell erfolgender Adrenalinausschüttung (»fight or flight«, Notfallreaktion), wobei sich die langsame Reaktion über eine »Kaskade« von 3 Hormonen vollziehe. Das wichtigste effektorische (Energie freisetzend, z. B. Erhöhung des Blutzuckerspiegels) Hormon dabei sei Kortisol, das mit etwa 70 % den Hauptanteil der freigesetzten Kortikosteroide beim Menschen ausmache und in Blut, Urin sowie Speichel nachzuweisen sei. Von zentralem Interesse für die psychosomatische Forschung sei die immunsuppressive Wirkung von Kortisol, die verschiedentlich mit Autoimmun- oder Infektionserkrankungen einhergehe.

Auf der **kognitiven Ebene** seien die subjektiv eingeschätzte **mangelnde Vorhersagbarkeit** und **Kontrollierbarkeit** von Belastungsereignissen diejenigen Kriterien (s. ebenda), die den individuell empfundenen Stressgehalt am stärksten determinieren. Aus diesem Grund wären die (Stress-) **Bewältigungsstrategien auf kognitive Faktoren zu richten**, um insbesondere internale Kontrollüberzeugungen, Selbstwirksamkeitserwartungen und Optimismus aufzubauen oder wiederherzustellen.

In seiner weiteren Reflektion betont Klauer, es sei mehr als fraglich, ob beispielsweise allein das Erlernen von Atementspannung ausreiche oder wie die »achtsamkeitsbasierte Stressreduktion«, die sich schwerpunktmäßig auf **meditative** und aufmerksamkeitslenkende Techniken begründe, einen dauerhaft verbesserten Umgang mit den oft chronischen und unkontrollierbaren Belastungsbedingungen des modernen Lebens zu erreichen. Stattdessen sei **an den messbaren Merkmalen des** individuellen **Belastungsprofils** und des natürlich ablaufenden **Bewältigungsverhaltens** anzusetzen.

Im Anschluss an Klauers Darlegungen stellt sich die Frage, ob die Bedeutung der kognitiven stressinduzierenden Faktoren nicht zu hoch angesetzt ist, da negative Handlungsresultate (= neue Ausgangssituation), insbesondere diejenigen, die andauernd sind, positive Erwartungen leicht unterminieren. Am Beispiel einer längerfristigen Arbeitslosigkeit ist in ◘ Abb. 9.8 dargestellt, wie Handlungsresultate (S, R) die kognitive Bewertung (K) beeinflussen. Auf eine längerfristige therapeutische Behandlungssituation bezogen, ist mit einer sehr langen »**S-K-R-Kette**« zu rechnen, bis Handlungsresultate (S, R) und kognitive Bewertungen (K) in einem besseren Verhältnis zueinander stehen.

Generell dürfte menschliches Verhalten stärker von **Wechselwirkungen** zwischen **Handlungsresultaten** (hier Erfolg der Bewerbung) und **Kognitionen** als von mehr oder weniger stabilen kognitiven Schemata abhängig sein. Reaktionen beeinflussen die neue Ausgangssituation (Bewerbungsunterlagen sind erheblich verbessert – Situation 3 – »neue Hoffnung keimt auf« etc.).

Bei anhaltenden Stresssituationen, wie z. B. längerfristiger Arbeitslosigkeit, dient eine multiple kognitiv und aktional ausgerichtete Vorgehensweise dazu, Bewältigungskompetenzen zu erweitern, die beruflichen Chancen zu verbessern (z. B. Fortbildungsmaßnahmen, Bewerbungstraining). Zudem sind stressreduzierende Strategien zu entwickeln, die über die Arbeitssuche hinausgehen und eine gewisse **Kompensation** darstellen. Außerhalb des Berufsfeldes stattfindende Aktivitäten und damit verbundene positive Erfahrungen und Erfolgserlebnisse (z. B. Aktivierung sozialer Beziehungen, Bewegung, Sport – gut dosierter Wettkampf, Mitarbeit in Vereinen, soziales Engagement, Entspannungstechniken) sind dazu in der Lage, das Selbstvertrauen und Selbstwertgefühl immer wieder neu zu stärken und zusätzliche Schäden durch weitere Misserfolge bei den Bewerbungen abzumildern (»abzupuffern«). Der Ausbau oder die Neuinitiierung **nicht zum Problembereich gehörender** stressreduzierender **Handlungen** und **Erlebnisse**, erhöhen das psychische und physische Potenzial, die chronische Belastungssituation insgesamt besser durchzustehen, zu überwinden und in die Lage zu versetzen, grundsätzliche Änderungen oder Neuorientierungen vorzunehmen. Diese Ausführungen lassen sich auf häufig auftretende massive Partnerprobleme, Beziehungsabbrüche und andere schwere Belastungssituationen übertragen. In chronischen Belastungssituationen dürfte es vorteilhaft sein, entspannende kognitive und behaviorale Herangehensweisen in sinnvoller Weise zu ergänzen.

Alternativen – Rekonstruktion, Neuaufbau des Belohnungssystems

Im Laufe der Krankheitsentwicklung findet eine starke **Interessen- und Aktivitätenabsorption** statt, das Spielen wird zum zentralen Lebensinhalt, die die gesamte Lebensgestaltung beeinflusst und verhindert, andere Ereignisse ausreichend wahrzunehmen, daran teilzuhaben und sie mitzuerleben. Ist das gestörte Glücksspielen unterbrochen und Abstinenz eingeleitet, klagen die Spieler nicht selten über eine quälende innere Leere und Langeweile. Diese entzugsähnlichen Erscheinungen sind nicht durch reines Abwarten oder Entwöhnen zu überwinden. Mann et al. (2013) betonen, das in einem therapeutischen Prozess der Aufbau sozialer und psychischer Ressourcen zu gewährleisten ist, um das Abstinenzvorhaben »im Sinne eines Umlernprozesses« effektiv zu unterstützen. Eine **Unterforderung** ist wie eine Überforderung emotional belastend und ist ebenso als stressinduzierender Faktor einzustufen, der nicht nur als Folge des Entzugs, sondern auch als Ursache der Krankheitsentwicklung in Betracht zu ziehen ist. In der Behandlung ist zudem zu berücksichtigen, dass

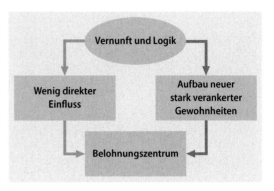

○ **Abb. 9.9** Aufbau neuer Gewohnheiten zur Rekonstruktion bzw. zum Neuaufbau des Belohnungssystems

der Spieler **Entwicklungschancen**, persönliche, soziale und berufliche Ressourcen in erheblichem Maße eingebüßt hat. Es geht nicht allein darum, z. B. Stressbewältigungsstrategien zu verbessern, sondern **Interessen** und **Aktivitäten insgesamt neu zu beleben**, zu erweitern und in ein ausgewogenes Verhältnis zu bringen. Nicht von einem Extrem in das andere geraten, statt dessen Vielfältigkeit (unterschiedlicher Kategorien: z. B. Basisstrukturen, soziale Beziehungen, Sport, Kultur) und Differenziertheit (z. B. Beziehungsgestaltung in Familie, Beruf) erreichen. Wobei ein besonderer Focus auf die vorhandenen Beziehungen, Familie, Kinder, soziales Umfeld und die beruflichen Aspekte, der Tages- und Freizeitgestaltung zu richten ist. Marlatt (1985) hebt hervor, dass eine »unausgewogene Lebensgestaltung« ein Hauptgrund für Rückfälligkeit sein kann (▶ Kap. 13).

Wieviel Anstrengung bedarf es aber, ein quasi **autonom, reflexartig ausgelöstes gestörtes Glücksspielverhalten** (auf internal oder external ausgelöste stressinduzierende Reize) zu unterbinden bzw. alternativ zu reagieren? Wie schwer ist es häufig schon, lieb gewonnene aber eher ungewünschte Gewohnheiten (z. B. sich zu wenig zu bewegen, ungesunde Ernährung, zu spät aufzustehen, unangenehme Verpflichtungen aufzuschieben etc.) aufzugeben?

Ziel der therapeutischen Arbeit ist, dass andere belohnungsfähige Verhaltensweisen, die es schon früher gab und/oder die neu aufzubauen sind, die Funktion des Ausgleichs und der Erleichterung übernehmen (○ Abb. 9.9) und damit das Glücksspielen **dauerhaft aus der beherrschenden Rolle im Belohnungssystem verdrängen**, das Suchtgedächtnis sozusagen überschreiben. Es ist plausibel, dass eine ausgeprägte Gewohnheitsbildung, häufige Wiederholung und Regelmäßigkeit, eine Voraussetzung dafür ist, dass dominierende dysfunktionale Verhalten abzulösen und die **Alternativen fest im Belohnungssystem zu verankern**. Erst die Ausbildung suchtinkompatibler Alternativen, die Initiierung von Handlung, Bewegung und positiver Erlebnisse eröffnen die Chance, eine innere Balance von psychischer Be- und Entlastung aufrecht zu erhalten und das Wohlbefinden insgesamt zu steigern. Patienten hatten in einer Gruppenstunde den Auftrag, in einer großen Liste verschiedenster Interessen und Aktivitäten (Interessen und Aktivitätsspektrum – IAS) aus dem Alltag herausragende »**Highlights**« herauszusuchen und zu markieren. In 3er/4er-Kleingruppen machten sie sich an die Arbeit. Die Besprechung gestaltete sich unerwartet emotional, sehr bewegend. Fast durchgehend erschienen ganz »alltägliche Dinge« als Höhepunkt: »Wann habe ich denn zuletzt mit der ganzen Familie gemeinsam gefrühstückt, geschweige denn einen Ausflug unternommen oder gar ein Freibad besucht – was Sie mit dieser ›Liste‹ bei uns angestellt haben«, viele waren tief bewegt, einige hatten Tränen in den Augen.

Das Interessens- und Aktivitätsspektrum reicht dabei von »**Basisaktivitäten**« (z. B. Haushalt, Ordnung) bis hin zu einer Freizeitgestaltung, die mal für einen richtigen »Adrenalinschub« sorgt, damit nicht der graue Alltag Einzug hält.

Die Überwindung der Abhängigkeit bedeutet, an vielen anderen Lebensaspekten wieder Interesse und Freude zu entwickeln und **von der kognitiven Ebene in zielgerichtetes aktionales Verhalten zu gelangen**. Individuelle Neigungen und persönliche Bedürfnisse sind zu berücksichtigen, **belohnungsfähiges Verhalten wieder oder neu zu entdecken**.

Scheibenbogen et al. (2014) implementierten eine Gruppe zum Genusserleben (»Orpheusprogramm«) in das Entwöhnungskonzept. Die Zielsetzung ist, Betroffenen die (Wieder-)Aufnahme eines »autonomen« und »freudvollen« Lebens zu ermöglichen. Im Fokus der therapeutischen Bemühungen steht die langfristige Integration von Erlebniswerten. Das genussinduzierte eigene Wohlbefinden diene der Vermeidung und dem Abbau von Stressfaktoren in alltäglichen Lebenssituationen und in weiterer Folge der Rückfallprävention. Mit Suchterkrankungen stehe oft in Verbindung, »**keine Worte« für Gefühle** zu finden (Alexithymie) und der **Verlust »freudvollen Erlebens«** (Anhedonie). Verschiedene Module behandeln Faktoren wie Lebenseinstellung, Bewältigungskompetenz und soziale Ressourcen (z. B. Beziehungen leben), die Aktivierung von Sinneseindrücken (wie riechen, schmecken, tasten), um den allgemeinen Gesundheitszustand positiv zu beeinflussen und die Lebensqualität insgesamt zu verbessern (Kaluza 2011). Die Gruppe zum Genusserleben fordert dazu auf, sich neue »Verstärkungsmöglichkeiten« zu suchen und **nicht mehr im Suchtmittel den omnipotenten Verstärker zu sehen**. Je größer die Variationsbreite des positiven Erlebens ist, umso eher seien Menschen mit Abhängigkeitserkrankungen gegenüber den suchtmittelspezifischen Lockrufen und Versuchungen gefeit.

Auf Grund der häufigen Komorbidität und Folgeerscheinungen des gestörten Glücksspielverhaltens mit Depressivität und der damit verbundenen übermäßigen Aktivität im kognitiven Bereich sind die Behandlungsansätze **in stärkerem Maße auf aktionale, exekutive Bereiche abzuzielen** und Bewältigungsstrategien aufzubauen, die Handlung und Bewegung einbeziehen.

Hautzinger u. Wolf (2012) untersuchten die Wirksamkeit von Sport auf psychische (Selbstwirksamkeit, Ablenkung von Gedanken), soziale (soziale Unterstützung) und biologische Symptome (Monoamine, Kortisolspiegel, Neurogenese, immunologische Prozesse) der Depression. Dieser empirischen Untersuchung zur Folge hatte Sport einen positiven Effekt. Die Stärke des Effekts und die beeinflussenden Faktoren seien jedoch noch nicht ausreichend geklärt. Moderates Training scheine bessere Ergebnisse zu bringen als ein zu intensives. Nach Fuchs u. Schlicht (2012) sei sowohl der positive **Effekt von Sport auf das psychische Wohlbefinden allgemein als auch auf Depressionen** (Mead et al. 2009; Rethorst 2009) ausreichend bestätigt. Außerdem zeigte sich, dass sich die Behandlungsergebnisse der Kognitionstherapie signifikant verbesserten, wenn sie mit Sport bzw. anderen Handlungsaktivitäten (z. B. Erhöhung sozialer Kompetenzen) kombiniert waren (de Jong-Meyer 1980; Cuijpers et al. 2010b).

Reiner et al. (2013) schreiben Sport und körperlicher Aktivität aufgrund ihres gesundheitlichen Nutzens protektive Wirkungen in Bezug auf gesundheitliche Folgen von Stress zu. Sie überprüften »Puffereffekte«, negative Auswirkungen von Stress abzumildern, von Sport und »alltäglicher« körperlicher Aktivität bei verschiedenen Arten von physischen und psychischen Beschwerden. Hierzu wurden in einer Studie 453 Personen zu chronischem Stress (Perceived Stress Scale), gesundheitlichen Beschwerden (Gießener Beschwerdebogen) sowie ihrem subjektiven Aktivitätsverhalten (Energieverbrauch durch sportliche Aktivitäten – z. B. Fußball, Joggen; Energieverbrauch durch körperliche Aktivität – tägliche Geh- und Radstrecke) befragt. Eine Pufferwirkung von **körperlicher Aktivität im Allgemeinen**, ob sich eine Person in ihrem Alltag viel oder wenig bewegt (»renne sowieso schon viel herum«), scheint für den Zusammenhang zwischen Stress und Beschwerdewahrnehmung **nicht relevant** zu sein. Hingegen wirke **Sport bei Personen, die viel Stress erleben, beschwerdereduzierend**, d. h. höherer Energieverbrauch durch Sport steht in Zusammenhang mit geringeren physischen und psychischen Beschwerden. Dieses Ergebnis entspräche weitestgehend der Datenlage aus der Literatur. Der Puffereffekt von Sport sei allerdings nicht für alle Beschwerdearten (z. B. Magenbeschwerden und Herzbeschwerden) gleichermaßen signifikant.

Der körperlichen »Fitness« ist generell eine angemessene Aufmerksamkeit zu schenken, damit (z. B. im Anschluss an Therapien) zu erwartende Belastungen in Familie und Beruf bewältigbar sind. Den Gefahren einer erneuten Überforderung, »fühlte mich nach den ersten Tagen am Arbeitsplatz völlig erschlagen etc.«, ist deshalb frühzeitig entgegenzuwirken. Häufiger attribuieren die Betroffenen unerwartete Erschöpfungszustände irrtümlich auf psychisch-motivationale Gründe (»war wohl doch nicht die richtige Entscheidung«) und nicht auf eine fehlende körperliche Leistungsfähigkeit.

Ist der Umgang mit Stress erlernbar? In kritischen belastenden Situationen möglichst ruhig und überlegt zu reagieren, nicht so leicht aus der Fassung zu geraten, einen kühlen Kopf zu bewahren – gute Entscheidungen zu treffen und Probleme besser zu bewältigen? Hilft es, sich spielerisch in ähnliche Situationen zu bringen, so widerstandsfähiger zu reagieren, nicht so leicht aufzugeben, Belastungen und Konflikte bis zu einem gewissen Grad als Herausforderung anzunehmen?

Insbesondere Sportvereine bieten die Möglichkeit den »**Adrenalinkick**« des Gewinnens und Verlierens in einer sehr **konstruktiven spielerischen Weise ohne existentielle Bedrohung zu erleben**. Die Leistung oder finanzielle Vergütung dürfen dabei allerdings nicht im Vordergrund stehen. Oft bieten sie zudem »Hobbygruppen« an, wo weder Abstieg noch Aufstieg eine Bedeutung haben. In gänzlich freiwilliger und jederzeit zu kontrollierender Weise sind **Hoffnung** und **Enttäuschung, Freude** und **Frustration** dennoch **unmittelbar erlebbar**. Ein anderer Effekt ist, dass ein solches starkes Engagement und Involviertsein in besonderer Weise dazu in die Lage versetzt, von alltäglichen Nöten abzulenken, eine aktive Auszeit vom Stress zu erleben. Unter diesen Umständen dürfte der Erholungseffekt besonders hoch sein, verlorengegangene Energie kehrt zurück und die Resilienzfähigkeit wächst, schwierige Situationen durchzustehen oder sie gar positiv zu erleben. Das Ziel ist, in vielfältiger und komplexer Weise positive psycho-sozial-biologische Prozesse in Gang zu setzen, das Belohnungssystem umzustrukturieren und reichhaltiges soziales Lernen zu initiieren (z. B. gleichzeitig soziale Kontakte knüpfen, soziale Kompetenzen erweitern, Fairness erlernen, Frustrationen und Erfolgserlebnisse zu bewältigen, Konflikte bestehen, Durchsetzungsvermögen verbessern, Regeln einhalten). Von spannenden Kanutouren, Ritterspielen, in der Mannschaft (moderat) an Wettkämpfen teilzunehmen, Debattierclubs, bis hin als Zuschauer (vielleicht im Bekanntenkreis) bei Live-Sportereignissen dabei zu sein, sind die **Möglichkeiten beinahe unendlich**, auf **spannende spielerisch und möglichst aktive Weise** einen notwendigen Ausgleich zu finden und die Kompetenzen zu erweitern, psychisch belastende Situationen zukünftig besser zu bewältigen. Es macht weder Sinn, psychische Probleme zu »atomisieren«, immer stärker anwachsende Kataloge von negativen Begleit- und Folgeerscheinungen von Suchtverhalten anzulegen, noch sie dann sukzessive abbauen zu wollen. Vielmehr ist davon auszugehen, dass komorbide Symptome mit Einsetzen der Abstinenz nachlassen und **multimodale Therapieverfahren** (sozial-psycho-biologisches Modell) dazu in der Lage sind, **umfangreichere Krankheitsbilder eher in ganzheitlicher Weise zu behandeln**.

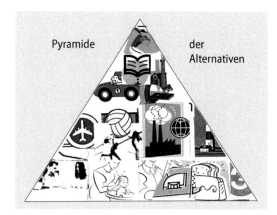

Abb. 9.10 Pyramide der Alternativen. (Bachmann u. El-Akhras 2014)

Therapeutische Interventionen sind von der Art und der graduellen Ausprägung der Stressbelastung, den Ressourcen an Bewältigungsstrategien und dem damit verbundenen Interessens- und Aktivitätsspektrum abhängig. Je nach vorgenommener Stressanalyse ist zu entscheiden, ob Strategien z. B. Aktion, Bewegung, kognitives Engagement oder Kompetenzerwerb (regelmäßiges Üben/Training) erforderlich machen oder eher passiv konsumtiv angelegt sind, allein oder in Gemeinschaft stattfinden. Es ist zu vermuten, dass je größer die psychische Belastung ist, umso anspruchsvoller die Bewältigungsstrategien sein müssen, und/oder eine gute Kombination von Strategien den größten Erfolg bringt. Außerdem ist anzunehmen, dass eine gut strukturierte vielfältige und ausgewogene Lebensgestaltung einen gewissen Schutz vor Überforderung bietet. An Hand einer Pyramide (◘ Abb. 9.10) ist symbolisch dargestellt, dass es ein wichtiges Behandlungsziel ist, an vielen anderen Lebensaspekten wieder Interesse und Freude zu haben. Durch den Aufbau **belohnungsfähiger Alternativen von Basisstrukturen bis Highlights** erfolgt eine Rekonstruktion des Belohnungssystems, die gewährleistet, eine zufriedene Abstinenz zu entwickeln. Die bildliche Darstellung erleichtert die Kommunikation und lässt dieses Behandlungsziel weniger abstrakt erscheinen. Eventuell ist der Patient an einer Kopie interessiert?

Zurzeit finden bei uns wissenschaftliche Untersuchungen zum Interessens-/Aktivitätsspektrum (IAS) und zur Umsetzbarkeit gewünschten Verhaltens statt. Das IAS lässt sich bisher etwa wie folgt kategorisieren: schulische/berufliche Perspektive, soziale Kontakte und Aktivitäten (z. B. intensive Gespräche/debattieren, Gefühle zum Ausdruck bringen, an Licht und Luft sein, körperliche Betätigung, geistige Betätigung, Kultur/Kunst, Kreativität, Spiritualität, Gesang, Musik).

Die Erfassung monistischer vs. vielfältiger belohnungsfähiger Interessens- und Verhaltensausprägungen sowie Vergleiche auf dieser Ebene zwischen Kontrollpersonen und verschiedenen Störungsgruppen stehen zunächst im Mittelpunkt unserer empirischen Untersuchungen, vorhandene Hypothesen zu verifizieren.

Therapeutische Ziele verwirklichen, Aufschiebeverhalten (Prokrastination) – es gibt nichts Gutes, außer man tut es[1]

Wie häufig scheitern gute Vorsätze, sei es der Besuch des Fitnessstudios, das Ernährungsverhalten zu optimieren oder nur einmal frühzeitig ins Bett zu kommen, um am nächsten Tag ausgeschlafen zur Arbeit zu gehen – wäre da nicht noch der späte »spannende skandinavische Krimi« (…)? Es muss keine psychische Erkrankung vorliegen, um sich in diesen Sachverhalt hineinzuversetzen. Trotzdem fehlt den Außenstehenden da häufig völlig das Verständnis, »**warum gibt die/der Betroffene das selbst- und fremdschädigende Verhalten nicht einfach auf?**« Die hier ausgeführten neurobiologischen Annahmen zu strukturellen Veränderungen des Belohnungssystems, die eine ausgeprägte monistische Verhaltenspräferenz fundieren, tragen wesentlich zur Erklärung einer Ziel-Umsetzungs-Problematik bei. Das Aufschieben ist möglicherweise eine Reaktion auf das Vorhandensein sowohl psychischer (z. B. Erfahrungen des Scheiterns, einen leistbaren »Einstieg« – kleine Schritte – nicht zu finden) als auch der beschriebenen physiologischen Widerstände (Dominanz bestimmter Verhaltensweisen im Belohnungssystem). Die **mangelnde Zielumsetzung** und das damit verbundene **Aufschieben** treten nicht selten in Folge oder als wesentliche Bestandteile psychischer Krankheiten auf. Diese Problematik ist möglicherweise sowohl bei Depressionen als auch anderen Störungsbildern ein **stark unterschätztes Phänomen** und wissenschaft-

---

[1] Erich Kästner

liche Erkenntnisse aus diesem Bereich dürften zum Erfolg von Behandlungen wesentlich beitragen. Aufschieben beeinträchtigt das Selbstwertgefühl und verhindert die notwendigen Verhaltensänderungen, psychische Beeinträchtigungen zu überwinden und die Lebenssituation ausreichend zu verbessern (◘ Abb. 9.11).

Untersuchungsergebnisse zur Prokrastination geben Hinweise darauf, dass für eine Verbesserung der Umsetzbarkeit von Zielen nicht entscheidend ist, erst die Einstellung zu den gesteckten Zielen zu verändern und zu erwarten, dass damit quasi eine automatische Umsetzung des gewünschten Verhaltens erfolgt. Sondern eher umgekehrt: Eine Umsetzung der Verhaltensänderung in kleinen Schritten und die damit verbundenen ersten **Erfolgserlebnisse führen zu einer Veränderung der Einstellung** »macht ja sogar Spaß, so schlimm ist das ja gar nicht«) und einem gesteigerten Selbstvertrauen, das gesteckte Ziel zu verwirklichen, so dass sich positives Denken, Selbstbewusstsein und Selbstwertgefühl durch erfolgreiches Handeln ausprägt. Während der andere Weg, »wenn ich nur lange genug nachdenke, verändert sich das Verhalten«, weniger positive Resultate zeigt. Der Erfolg stellt sich also eher im Sinne eines »**Bottom-up**« (von unten nach oben) statt »**Top-down**« (von oben nach unten) Prozesses ein (Rist et al. 2006). Therapeutische Bemühungen zielen deshalb darauf ab, konkrete Pläne zu entwickeln, das gewünschte Verhalten umzusetzen, den Tagesablauf sinnvoll zu strukturieren, Wochenpläne zu erstellen und alltäglich für Ausgleich und Entspannung zu sorgen. Dabei sind »Highlights« (Höhepunkte) einzuplanen, damit nicht der »graue Alltag« Einzug hält. Eine in diesem Sinne ausgewogene Lebensgestaltung ist der beste Garant dafür, Rückfallgefahren zu reduzieren.

Eine möglichst gute Vorausschau des zu erwartenden Belastungsniveaus und regelmäßige »Bilanzierung« des Stressaufkommens und der Entspannungsmöglichkeiten liefern ausreichende Erkenntnisse, einerseits Pflichten und andererseits eine interessante abwechslungsreiche Tages- und Wochengestaltung in ein gutes Verhältnis zueinander zu bringen. Die Frage der **realistischen Zielsetzung** ist eine wichtige Voraussetzung für die Umsetzbarkeit und ist deshalb früh in den Therapieprozess einzubeziehen. Die **Belohnungsfähigkeit**, eines für die psychische Gesundheit und Stabilität der Abstinenz besonders wertvollen Verhaltens, **erschließt sich** häufig nicht unmittelbar, sondern erst **nach einer Phase des Lernens**, der Einübung und Erhöhung von Kompetenzen. Je nach Schwierigkeitsgrad sind bei diesem Vorgang beträchtliche **Frustrationen zu überwinden**, so dass sich der gewünschte positive Effekt des neuen oder wieder aktivierten Verhaltens auf die Gefühlslage erst allmählich – dann aber besonders effektiv und anhaltend – einstellt. Die Verankerung und ausreichend hohe Etablierung des Verhaltens im Belohnungssystem verlangt nicht selten ein erhebliches **Durchhaltevermögen**, wozu der psychisch Kranke noch nicht selbständig fähig ist, und macht deshalb ein beträchtliches Ausmaß an sozialer, psychotherapeutischer und medizinischer Hilfestellung notwendig. In dieser Phase des Therapieprozesses mangelt es oftmals an therapeutischen Konzepten und ausreichender Unterstützung, eine langfristig wirksame Verhaltensänderung herbeizuführen. **Weicht** bei dem Verhaltensaufbau der erlebte **Widerstand** allmählich **einer Anziehungskraft**, scheint die Etablierung eines gewünschten Verhaltens gelungen. Faktoren der **Motivation, der Freude an Bewegung, dem Aufbau positiver Erlebnisse** unter Einbeziehung **moderaten Wetteiferns**, mit besonders hohem Ablenkungs- und Entspannungseffekt – **Sport/Spiel/Spannung** – zu zweit oder in kleinen Gruppen (z. B. »Tennis« mit einem Softball), wo der Leistungsaspekt zunächst keine oder nur eine geringe Bedeutung hat, wurden bisher zu sehr vernachlässigt.

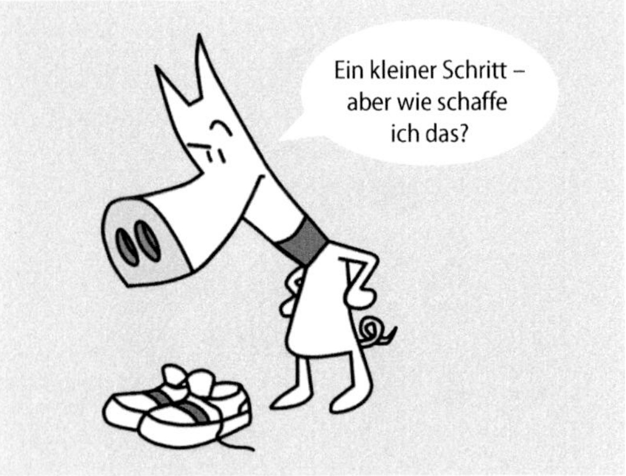

◘ **Abb. 9.11** Psychische und neurophysiologische Widerstände überwinden. (Aus Bachmann u. El-Akhras 2014)

9.3 · Therapieschritte und Fragestellungen

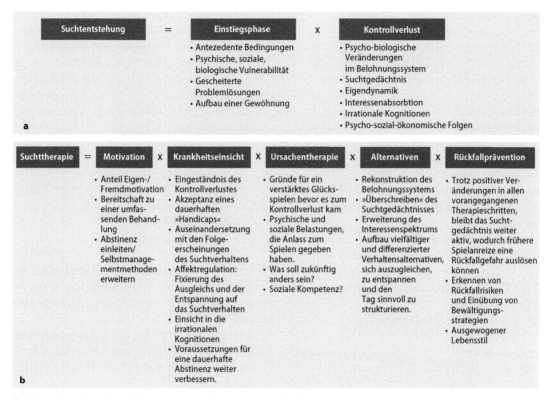

◘ Abb. 9.12ab Suchtformel (in Anlehnung Bachmann 2011, 3. Aufl. Spielsucht)

9.3.5 Die Suchtformel

In der Suchtformel sind, unter Einbeziehung des Einstiegs und der Aufrechterhaltung der Spielsucht, die grundlegenden therapeutischen Implikationen (Motivation, Krankheitseinsicht, Therapie der Ursachen, Alternativen, Rückfallprävention) zusammengefasst. Die multiplikative Verknüpfung bedeutet, dass kein Faktor verzichtbar ist (◘ Abb. 9.12a,b).

9.3.6 Individuelle Therapieplanung

Gemeinsam mit dem Patienten und dem therapeutischen Team sind die ersten Konturen einer **individuellen Therapieplanung** anhand der folgenden beispielhaften Fragestellungen zu entwerfen. Die Zielsetzungen möglichst danach unterscheiden, ob und in welcher Ausprägung sie lang- oder kurzfristig zu verwirklichen und wie sie in das alltägliche Leben zu transferieren sind.

Fragestellungen zur individuellen Therapieplanung (Beispiele)

Zum Thema »Abhängigkeit«:
- Therapiemotivation?
- Krankheitseinsicht?
- Abstinenzerfordernisse?
- Ursachenforschung?
- Irrationale Kognitionen?
- Alternativen zum Suchtverhalten?
- Umsetzbarkeit von Zielen?
- Rückfallprävention?

Zum Thema »finanzielle Regelungen«:
- Finanzielle Situation?
- Schuldnerberatung notwendig?
- Haushaltsplanung erforderlich?
- Taschengeldregelung?

Zum Thema »Gesundheit«:
- Fitness und Kondition verbessern?
- Vernachlässigte ärztliche Versorgung?
- Zahnbehandlung?

- Gesunde Ernährung?
- Rauchkonsum?
- Essstörungen?

Zum Thema »psychotherapeutische Ziele«:
- Ängste?
- Depressionen?
- Andere psychische Probleme?
- Mehr aus sich herausgehen?
- Über Gefühle sprechen?
- Hemmungen abbauen?
- Übermäßiges Reden?
- Soziale Kompetenzen?
- Stressbewältigungsstrategien?
- Beziehungsprobleme?
- Psychische Vergangenheitsbewältigung?

Zum Thema »Partnerschaft/Angehörige«:
- Vertrauen?
- Paar-/Angehörigengespräche?
- Trennungsprobleme?
- Kontakte?

Zum Thema »soziales Umfeld«:
- Freunde?
- Bezugspersonen?
- Einstellungen zum Suchtproblem?

Zum Thema »Freizeitgestaltung/Tagesstruktur«:
- Persönliche Gespräche?
- Interessenspektrum ausbauen?
- Kontakte?
- Sport?
- Lesen?
- Unterhaltung?
- Entspannung?

Zum Thema »Beruf/Wohnung«:
- Beratungsbedarf?
- Arbeitssuche?
- Wohnungssuche?

Zum Thema »Nachsorge«:
- Ambulante Nachsorge?
- Psychotherapeutische Weiterbehandlung?
- Adaption?
- Betreutes Wohnen?
- Betreuungen?

Häufig ist eine Hilfestellung dabei notwendig, Maßnahmen rechtzeitig einzuleiten, Problemsituationen nicht weiter zu vermeiden, sondern direkt anzugehen. Frühzeitiges Nachfragen und eine gewisse Begleitung bei der Umsetzung sind indiziert. Eine auf die persönliche Situation zugeschnittene Checkliste ist hilfreich, Vorhaben und gute Vorsätze nicht aus dem Auge zu verlieren.

9.4 Theoretische Ansätze

9.4.1 Historie und Überblick verschiedener Behandlungsansätze

In der wissenschaftlichen Literatur sind inzwischen eine Reihe von Studien über Behandlungsformen und -ergebnisse pathologischen Glücksspiels erschienen. Waren es anfänglich überwiegend Einzelfalldarstellungen (häufig ohne Nachuntersuchungen), liegen mittlerweile Therapiestudien mit höheren Fallzahlen und Kontrollgruppen vor.

Bis in die 1960er-Jahre hinein wurden pathologische Spieler fast ausschließlich mittels **psychoanalytisch orientierter Therapien** behandelt (u. a. Matussek 1953; Fink 1961; Harris 1964; Überblick in Toneatto u. Ladouceur 2003). Ihre Wirksamkeit überprüfte lediglich Bergler (1958) – allerdings ohne hinreichende Dokumentation. Er berichtet über eine erfolgreiche Behandlung bei den in der Therapie verbleibenden Spielern, wobei er zwischen der erfolgreichen Aufarbeitung der neurotischen Entwicklung und der Beendigung des Symptomverhaltens unterscheidet. Sind intrapsychische Konflikte bewusst gemacht und die Ursachen der Krankheitsentwicklung aufgearbeitet, erlischt die Spielsymptomatik nach den Vorstellungen der Psychoanalyse quasi automatisch – das Spielen selbst wird nur oberflächlich in die Behandlung einbezogen.

Im Mittelpunkt **verhaltenstherapeutischer Techniken** stand zunächst die **Aversionstherapie**, deren Wirkung darauf beruhen soll, dass Verhaltensweisen seltener auftreten, wenn sie mit **negativen Reizen** gekoppelt werden und somit selbst negative Gefühle auslösen (beispielsweise schmerz-

9.4 · Theoretische Ansätze

hafte elektrische Reize während des Spielens). Nicht zuletzt aufgrund der insgesamt unbefriedigenden Ergebnisse – auch nach Ergänzung durch zusätzliche stützende Maßnahmen – kommen derartige Techniken heute kaum noch zur Anwendung.

Als effektiver erwies sich in Therapievergleichsstudien (McConaghy et al. 1983, 1991) **die imaginäre Desensibilisierung**, bei der sich die Spieler lustbetonte Reize des Glücksspiels vorstellen, die dann mit gegenläufigen Vorstellungen beispielsweise von Langeweile verknüpft werden.

Der Einsatz von **Selbstkontrolltechniken** soll die Spieler befähigen, das Spielverhalten nach ihrer Wahl zu stoppen oder zu kontrollieren. Das Vorgehen beinhaltet v. a. die Kontrolle der finanziellen Mittel durch eine nahestehende Bezugsperson oder entsprechende Verträge mit dem Therapeuten sowie den Aufbau alternativer Verhaltensweisen zum Glücksspiel.

Während die bisher skizzierten verhaltenstherapeutischen Verfahren individuelle und umweltbezogene Funktionen des exzessiven Spielverhaltens weitgehend aus der Therapie ausklammern, besteht die Hauptaufgabe der **systemisch-strategischen Verhaltenstherapie** gerade in der Aufdeckung der auslösenden und aufrechterhaltenden Bedingungen und Funktionen.

Klepsch et al. (1989a) verweisen auf eine Besserung im Symptomverhalten sowie in anderen Lebensbereichen bei 46,4 % (bezogen auf die Gesamtstichprobe) bzw. 65,8% (bezogen auf die nachbefragten Spieler) der Patienten. Sie schränken die Anwendung ihrer Methode allerdings auf Spieler ein, die noch keinen »sozioökonomischen Suizid« durch hohe Verschuldung begangen haben. Möglicherweise profitieren Spieler mit einem zwar problematischen, aber noch nicht süchtigen Spielverhalten eher von einem derartigen Therapieansatz, der auf ein ausdrückliches Abstinenzgebot verzichtet und die Ursachen des Spielens aufarbeitet (Kritik äußerten u. a. Thomas 1989a; Horodecki 1992).

Kognitive Therapien versuchen, die Gedankenmuster und Glaubenssätze von Spielern zu modifizieren, die Entscheidungsfreiheit und Selbstverantwortung zu stärken, um sie zu befähigen, das Spielverhalten zu begrenzen oder einzustellen. Den irrationalen Kontrollüberzeugungen werden beispielsweise die Realitäten des Glücksspiels gegenübergestellt. Die individuellen Strategien, die der Rechtfertigung des Spielverhaltens dienten, wurden herausgearbeitet und hinterfragt (Harris 1989; Walker 1992b). In einer kontrollierten Therapiestudie konnten Sylvain et al. (1997) die Effektivität kognitiv-verhaltenstherapeutischer Behandlungstechniken (Korrektur falscher Erwartungen, Training von Bewältigungsstrategien und sozialen Fähigkeiten, Rückfallprävention) belegen. Bereits ein besseres Verständnis von Zufallsentscheidungen reduzierte das Verlangen nach dem Glücksspiel und steigerte die subjektiv empfundene Kontrolle über das Spielverhalten (Ladouceur et al. 1998a,b). Im Therapievergleich erwies sich die Vermittlung von Selbstkontrollstrategien (Einzelbehandlung) als effektiver als kognitive Umstrukturierungen (in Gruppensitzungen) oder die Kombination beider Ansätze (Echeburúa et al. 1996). Interventionen zur Erhöhung der Compliance (des konsequenten Befolgens der Behandlungsmaßnahmen) führten zu einer Senkung der Drop-out-Rate (Milton et al. 2002).

Auf gestörte Partnerbeziehungen als Begleit- oder ursächliches Problem ist die **Paartherapie** ausgerichtet, mit dem Ziel,
- das Misstrauen des Partners abzubauen und ihm unterstützende Maßnahmen zu übertragen,
- die Kommunikation zu verbessern,
- die Funktionen des Spielens in der Ehe aufzuzeigen (Pokorny 1972).

Die **ambulante und stationäre Suchttherapie** integriert Elemente der verschiedenen Methoden, allerdings in einer eher eklektischen Weise – unter weitgehender Vernachlässigung der theoretischen Grundannahmen. Die jeweiligen Vorteile werden ebenso genutzt wie die Erfahrungen aus der Behandlung stoffgebundener Suchtformen. Einen Schwerpunkt des breit angelegten Therapiekonzeptes bildet die Gruppentherapie (Taber u. Chaplin 1988) – häufig gemeinsam mit anderen Suchtkranken.

Weitere in der Literatur beschriebene Therapieansätze pathologischen Glücksspiels sind die **paradoxe Intention** (Victor u. Krug 1967), die Individualpsychologie (Aubry 1975), die **Stimulussättigung** (Peck u. Ashcroft 1972) und **Hypnose** (Griffiths 1982; Coman et al. 1996).

9.4.2 Integrativer Behandlungsansatz

> Um dem komplexen Bedingungsgefüge des pathologischen Glücksspiels gerecht zu werden, erscheint ein integrativer Psychotherapieansatz angebracht.

Methoden kognitiver Verhaltenstherapie werden mit gesprächspsychotherapeutischen und psychodynamischen Therapieverfahren sinnvoll verknüpft. Die »kognitive Wende« in der Verhaltenstherapie, die zukünftig möglicherweise noch durch eine stärkere Hervorhebung der Bedeutung von Emotionen zu erweitern ist, hat die klassischen Therapieverfahren näher zusammengerückt und in stärkerem Maße Ergänzungen verschiedener wohldefinierter Techniken möglich gemacht (Doubrawa 1992).

Psychische Störungen sind immer mit emotionalen Schwierigkeiten verbunden, sodass Konzepte in diesem Bereich als »Klammer« zwischen den unterschiedlichen Ansätzen dienen. Nach Tausch (zit. nach Grawe et al. 1994 S. 743):

> » Ein klientzentriertes Vorgehen bedeutet daher heute für mich ein multimodales Vorgehen, also eine Kombination verschiedener geprüfter therapeutischer Angebote. Ich fühle die Verpflichtung, alles das, was wissenschaftlich überprüft und von den allgemeinen theoretischen Grundlagenkenntnissen her einsichtig ist, zu verwenden.

In einer Metaanalyse untersuchten Gooding u. Tarrier (2009) 25 Studien nach der **Effektivität kognitiver Verhaltenstherapie** (KVT) bei problematischem Glücksspiel. Sie stellen einen hochsignifikanten positiven Effekt der KVT fest, Spielverhalten in den ersten 3 Monaten nach Therapiebeendigung zu reduzieren. Dies war unabhängig davon, welche Art Glücksspiel praktiziert wurde. Der positive Effekt blieb auch bei den Nachuntersuchungen nach 6, 12 und 24 Monaten signifikant. Dabei waren die positiven Therapieergebnisse von Individual- und Gruppentherapie im Zeitfenster von 3 Monaten gleichermaßen signifikant, wobei jedoch nur die Gruppentherapie einen signifikanten Effekt über 6 Monate Follow-up beibehielt, was vermuten ließe, so die Autoren, dass sich Individualtherapie als weniger dauerhaft erweise. Weitere Studien dazu seien notwendig. Bei einem Vergleich verschiedener KVT-Methoden zeigte sich, dass kognitive Ansätze einen zusätzlichen Vorteil hatten.

Pallesen et al. (2005) untersuchten mittels **Metaanalyse** (Studien von 1966–2004) **Kurz- und Langzeiteffekte von verschiedenen Psychotherapiemethoden** bei pathologischen Glücksspielern, wobei sie entsprechend ihrer Gütekriterien 22 Studien in die Auswertung aufnahmen. Das durchschnittliche Alter betrug insgesamt 40,1 Jahre, und 71,5 % der gesamten Stichprobe waren Männer. Alle Daten beruhten auf Selbsteinschätzungen (Therapeuten, Patienten), und es gingen Baseline-Untersuchungen, Post-treatment-Untersuchungen und Daten der letzten berichteten Follow-up-Untersuchung in die Metaanalyse ein. Die Ergebnisse zeigen, dass Psychotherapie bei pathologischen Glücksspielern gegenüber keiner Therapie einen hochsignifikant positiven Effekt hat – dies galt sowohl für Post-treatment- als auch für Follow-up-Daten.

Merkouris et al. (2016b) untersuchten **50 Aufsätze** (1990–2016) zur Behandlung gestörten Glücksspielverhaltens auf Erfolgsindikatoren. Auf der psychologischen Ebene seien niedrige Depressionswerte der wichtigste Erfolgsindikator, gefolgt von geringer Spielsymptomstärke, niedrigeren Werten bei glücksspielbezogenem Verhalten und Alkoholtrinken sowie eine höhere Teilnahme an Therapiesitzungen.

Es ist jedoch darauf hinzuweisen, dass durch das Vorhandensein von Störvariablen (Cuijpers et al. 2008; Eichenberg u. Ott 2010; Leibesteder et al. 2011), **positive Ergebnisse von Metaanalysen** möglicherweise zu **hinterfragen** sind und es zu einer Überschätzung des Therapieerfolgs von Behandlungsmethoden kommt. Hierzu gehören zu kurzfriste Katamnesezeiträume, nicht ausreichend berücksichtigte Drop-out-Raten, eine bevorzugte Veröffentlichung von Studien mit positiven Ergebnissen sowie die Methode des experimentellen Gruppenvergleichs. Letzteres macht zusätzliche »Kreuzvalidierungen« (z. B. Feldstudien und systematische Einzelfallstudien) notwendig. Die Methoden zur Erfolgsmessung sind häufig zu heterogen und z. B. Selbsteinschätzungen nicht ausreichend valide.

Ein in diesem Sinne integratives Vorgehen ermöglicht es, **Schwachstellen einzelner Verfahren auszugleichen**. Beispielsweise scheinen Gesprächspsychotherapie und psychodynamische Verfahren dann weniger effektiv zu sein, wenn es um die konkreten Fragen der Lebensgestaltung, also der Handlungskompetenz (Einübung einer neuen suchtfreien Tagesstruktur und Verhaltensalternativen als Ersatz des Suchtverhaltens) geht. Verhaltenstherapeutischen Techniken mangelt es demgegenüber an Anleitung zur Gesprächsführung und an Erklärungen für psychische Störungen. Während die Psychoanalyse und Gesprächspsychotherapie z. B. eher den Aspekt behandeln, sich selbst, sein eigenes Verhalten besser zu verstehen, die Frage nach dem »Warum« zu beantworten (Einsichts- bzw. Klärungsperspektiven), lassen sich durch verhaltenstherapeutische Maßnahmen direkt Strategien zur Bewältigung eines Problems erlernen. Beide Aspekte werden von Grawe et al. (1994) als wichtige Wirkfaktoren in der Therapie angesehen, die sich gegenseitig vervollständigen müssen, aber auf den einzelnen Patienten bezogen unterschiedlich zu gewichten sind.

> Ein effektives Therapiekonzept ist so zu gestalten, dass neu entwickelte Methoden verschiedener Schulen nach Bedarf integrierbar sind.

Es geht darum, dass sich Module verschiedener Ansätze ergänzen, was nicht heißt, auf theoretische Rahmenkonzepte ganz zu verzichten. Ohne Rückgriff auf Theoriegebilde ist eine sinnvolle Interpretation von Therapieergebnissen häufig noch nicht befriedigend. Durch eine Veränderung innerhalb der therapeutischen Paradigmen ist es zu Annäherungs- und Ergänzungsmöglichkeiten gekommen, die früher kaum vorstellbar waren. In der Psychoanalyse geht z. B. die Ich-Psychologie über ursprüngliche Freud-Modellvorstellungen weit hinaus. Ideologisch-dogmatische Gegensätze scheinen einer Flexibilität zu weichen, die ein effektiveres therapeutisches Vorgehen ermöglicht.

Die Basisvariablen der Gesprächspsychotherapie (Bommert 1982) sind
- Echtheit,
- unbedingte Wertschätzung und
- Empathie (Verbalisieren emotionaler Erlebnisinhalte).

Diese stellen eine allgemeingültige Grundlage des Therapeutenverhaltens dar. Miller u. Rollnick (2015) heben hervor, dass es keine bessere **grundsätzliche Haltung** dem Suchtpatienten gegenüber gebe als die »klientenzentrierte Psychotherapie«. Die Autoren fordern, zunächst eine Gesprächs- bzw. Arbeitsgrundlage zu schaffen, dem Patienten außerdem zu erläutern, dass er keine bösen Überraschungen zu erwarten habe, und darzulegen, worauf es in der Therapie ankäme.

Nach Grawe et al. (1994) ist die Bedeutung der **Therapiebeziehung** ein für das Behandlungsergebnis über alle Zweifel erhabener Wirkfaktor, sie sei die empirisch am besten abgesicherte Determinante überhaupt. Weitere Gesichtspunkte eines möglichst effektiven Vorgehens in der Behandlung von psychischen Störungen, die mit der Suchterkrankung einhergehen, sind (Doubrawa 1992):
- Erlebnis- und Ressourcenaktivierung (z. B. auch durch nonverbale Methoden, wie kreatives Gestalten und Ergotherapie),
- Prozess der Bewusstmachung: Wahrnehmen, Erkennen, Anerkennen und Ausdruck von Gefühlen (z. B. Methoden der Katharsis, Konfrontation),
- Differenzierung der Wahrnehmungs-, Erlebens- und Verhaltensmöglichkeiten,
- Veränderung von Bewertungen bzw. Bewertungskriterien (Veränderung von Emotionen aufgrund der Erfahrung neuer Bewertungen),
- Aufbau eines gemeinsamen Erklärungssystems für die Ursachen der Schwierigkeiten des Patienten,
- die vom Therapeuten ausgestrahlte Überzeugung, helfen zu können,
- die Erwartung des Patienten, wirksame Hilfe zu erfahren.

Ressourcenaktivierung
Grawe (2004, 1998) entsprechend ist die Ressourcenaktivierung der erfolgversprechendste und gleichzeitig der am stärksten vernachlässigte Wirkmechanismus. Das therapeutische Bemühen zielt darauf ab, die bereits vorhanden Potenziale in der Therapie gezielt zu nutzen.
Individuelle Ressourcen sind (Heiniger Haldimann 2007):
- »Können«: Fähigkeiten, Kompetenzen, Eigenschaften und Stärken,
- »Wissen«: Bewusstsein für etwas und Erfahrungen,
- »Wollen«: persönliche Ziele, Absichten, Motive sowie Bereitschaften,
- »Umstände«: Arbeitsplatz, Wohnverhältnisse, Finanzen, Ausbildung, Aussehen, Körper u. a.

Davon unterscheiden sich **interpersonelle Ressourcen**:
- vertrauensvolle Beziehungen,
- Loyalität, Zusammenhalt,
- Hilfsbereitschaft anderer u. a.

Vorhandene Ressourcen stehen dem Klienten per definitionem bereits zur Verfügung und ihr unmittelbarer Einsatz und Ausbau verspricht schnelle Linderung. Erste Fortschritte machen Mut und stärken das **Selbstwertgefühl**. Belastende Situationen und schwierige psychische Zustände erscheinen weniger bedrohlich, und die Hoffnung des Patienten, dass er schon über vorhandene Bewältigungsstrategien verfügt, vermittelt ihm das Gefühl, sich selbst zu helfen und sich aus einer schwierigen Situation zu befreien. Es steigt die Hoffnung, die Problemsituation zu bewältigen, und der Patient tritt aktiver, zielorientierter und sicherer auf. Durch diese Haltung zeigen sich erste Erfolge, und eine zuversichtliche Haltung bestätigt und verstärkt sich. So entsteht eine positive Kettenreaktion, und die Motivation zu einer aktiven Mitarbeit nimmt zu. Nach Grawe (1998, 2004) sind unter der Vielzahl möglicher Ressourcen jene ausfindig zu machen und zu aktivieren, die sich positiv auf das Selbstwertgefühl auswirken, da sie besonders geeignet sind, den Veränderungsprozess zu mobilisieren und zu beschleunigen. Je mehr der Therapeut die individuellen Ressourcen in die Therapie einbezieht, die ja schon Teil des Patienten sind, zu ihm gehören, umso mehr identifiziert er sich mit der Therapie und fühlt sich im Selbst aufgewertet, angenommen und akzeptiert. Eine Annahme ist, dass schon eine Ressourcenaktivierung, die eine positive Bedürfnisbefriedigung hervorruft, negative Emotionen (z. B. Ängste) hemmt, da sich das Gehirn durch diese Aktivierung in einem entspannten, wenig angstbereitem Zustand befindet (Feselmayer et al. 2008).

Psychotherapie bedeutet **aktive Hilfe zur Problembewältigung** und **Verhaltensänderung**, zumal Suchtverhalten weitestgehend als das Ergebnis einer gescheiterten Problemlösung zu betrachten ist. Psychotherapeutisches Arbeiten zielt zudem darauf ab, dass der Patient sich selbst, sein eigenes Erleben und Verhalten besser zu erklären sowie Fragen nach dem »Warum« zu beantworten vermag. Es hat sich z. B. gezeigt, dass bei sehr gut ausgebildeten Patienten der Klärungsaspekt in der Regel wichtiger ist als der Erwerb von Fähigkeiten zur Überwindung konkreter Schwierigkeiten (Grawe et al. 1994).

Nur eine sehr grobe Annäherung stellt der nachfolgende Versuch dar, psychotherapeutische Methoden besonderen Aspekten des Suchtverhaltens zuzuordnen: Gesprächspsychotherapeutische Verfahren sind insbesondere dann nützlich, wenn der Klient in der Phase der Urteilsbildung ist, in der er Vor- und Nachteile eines weiteren Suchtmittelgebrauchs abwägt.

Zur Vermittlung von Einsichten (z. B. der Vertiefung der Krankheitseinsicht) und zur **Hinterfragung irrationaler Annahmen** (z. B. besonders viel Glück zu haben) sind gesprächspsychotherapeutische und kognitive Ansätze einsetzbar.

Psychodynamische Ansätze kommen zur Anwendung, wenn traumatische **Kindheitserlebnisse** aufzuarbeiten sind. Die Behandlungen dürften häufig nicht mit der Entwöhnungstherapie beendet sein, notwendige Anschlussbehandlungen sind rechtzeitig zu beantragen. Es ist sorgfältig zu beachten, dass der Patient, nachdem die Abstinenz eingeleitet ist, letztlich nicht an den Ausgangspunkt seiner Suchterkrankung zurückkehrt.

Verhaltenstherapeutische Methoden (Sachse 1990; Ferstl u. Bühringer 1991; Grawe et al. 1994, S. 754; Wulfert u. Blanchard 2003) sind bei folgenden Zielsetzungen indiziert:
- konkrete Veränderung von Lebensgewohnheiten, Aufbau von Alternativen,
- zukünftige Lebensgestaltung, Erweiterung sozialer Kompetenzen, Selbstbehauptung,
- Entwicklung von Selbstkontrolltechniken (z. B. in der Motivations- bzw. Entzugsphase),
- Erregungspotenzial bestimmter Spielanreize zu reduzieren (systematische Desensibilisierung und Entspannungsverfahren),
- Bewältigung von rückfallgefährdenden Situationen (Situationsanalysen und Bewältigungsstrategien erarbeiten),
- Exposition – z. B. Konfrontation mit dem Spielgerät/Spielstätte (dabei treten Spielanreize auf, ohne dass der Patient einer steigenden Erregung und einem aufkommenden Spielverlangen nachgibt; die damit verbundene Gegenkonditionierung fördert den Entwöhnungsprozess und vermittelt Sicherheit, in der Zukunft auftretende Spielanreize und Wünsche zu bewältigen).

Zu Letzterem ist hinzuzufügen, dass Exposition in vielfältiger und teilweise zu massiver Weise z. B. Verbreitung der Automaten, Fernseh- und Internetwerbung, im therapeutischen Gespräch und im »alltäglichen Leben« stattfindet, ohne dass in den meisten Fällen zusätzliche »therapeutische Konfrontationen« mit Glücksspielanreizen notwendig wären. Jimenez-Murcia et al. (2012) verglichen kognitive Verhaltenstherapie (16 Wochen Gruppen Intervention) **mit und ohne Exposition/Reaktionsprävention** (CBT + ERP vs. CBT). Das Rückfallrisiko während der Behandlung war in beiden Gruppen etwa gleich hoch. Die CBT allein Gruppe zeigte jedoch eine höhere Kooperationsbereitschaft (Compliance) im Rahmen der Therapie und geringere Drop-out-Werte.

Dabei ist zu betonen, dass Methoden sich an der individuellen Krankheitssymptomatik des Spielsüchtigen zu orientieren haben und nicht umgekehrt.

Die **medikamentöse Behandlung** von pathologischen Spielern befindet sich zwar noch in den Anfängen, in jüngster Zeit ist aber eine deutliche Zunahme an pharmakologischen Studien zu beobachten (Überblick in Grant et al. 2003; Rosenthal 2004; Petry 2005). In den publizierten Studien kamen 3 Klassen von Medikamenten mit unterschiedlicher Wirksamkeit zur Anwendung: Serotoninwiederaufnahmehemmer (SSRI), Opioidantagonisten und Phasenprophylaktika (»mood stabilizer«). Die Indikation wird aus der Diagnose komorbider Störungen, wie

Depressionen, bipolare Störungen und Aufmerksamkeitsdefizit-/Hyperaktivitätsstörungen, abgeleitet oder soll der Behandlung spezifischer Symptome und der Reduzierung des Verlangens dienen. Eine Kombination medikamentöser Behandlung und Psychotherapie wird als erfolgversprechende Strategie zukünftiger Ansätze dargestellt (Grant u. Kim 2001). Whelan et al. (2007) bemängelt in diesem Zusammenhang, dass es sich bei den meisten Studien zur Pharmakotherapie des pathologischen Glücksspiels um Einzelfallstudien oder kleinere Stichproben ohne Kontrollgruppe, mit geringer psychometrischer Unterstützung, handle. Es fehle außerdem an Langzeitnachuntersuchungen. Die Pharmakotherapie sei deshalb bisher als weitgehend experimentell einzustufen. Festzuhalten sei außerdem, dass die amerikanischen FDA (Food and Drug Administration) bislang kein Medikament für die Behandlung des pathologischen Glücksspiels zugelassen habe. Es bedarf weiterer, breit angelegter Studien, um die kurz- und langfristige Wirksamkeit und Verträglichkeit der Substanzen bezogen auf spezifische Subgruppen pathologischer Spieler genauer zu bestimmen. Aus neurobiologischer Sicht betont Hüther (2008), dass der Schwerpunkt in der Suchttherapie auf der Überwindung dysfunktionaler Bewältigungsstrategien liege und Versuche, das »Suchtgedächtnis« (► Abschn. 9.4.2) durch pharmakologische oder gar neurochirurgische Eingriffe aufzulösen, wenig sinnvoll seien.

Es ist festzustellen (Derevensky et al. 2004), dass in der Spielerbehandlung häufiger Antidepressiva, wie dies bei traditionellen Psychotherapien der Fall ist, zum Einsatz kommen.

Leibetseder et al. (2011) schlussfolgern aus einer Metaanalyse zur Wirksamkeit psychologischer und psychopharmakologischer Interventionen, dass bezüglich der Frage nach Indikatoren für eine Standardtherapie bisher keine verbindlichen Aussagen möglich sind. Es mangle insbesondere bei den pharmakologischen Methoden an längeren Katamnesen. Außerdem seien die Indikatoren für den Therapieerfolg sehr heterogen. Mittels Selbsteinschätzungen sei z. B. eine sichere Bewertung des Spielverhaltens nicht vorzunehmen.

Casson (1968) berichtet kritisch von einer gerichtlich verfügten Leukotomie (gehirnchirurgischer Eingriff) bei einem Spieler, der durch Diebstähle aufgefallen war.

9.5 Gruppentherapeutische Behandlung

Darüber hinaus gibt es viele Hinweise darauf, dass Glücksspielabhängigkeit am besten in Gruppenverfahren zu behandeln ist. Hier sind reiche Übertragungs- und Aktualisierungsmöglichkeiten vorhanden. Von besonderer Bedeutung dabei ist die Beachtung der »atmosphärischen« Wirkfaktoren: **Gruppenkohäsion, Vertrauen** und **Arbeitshaltung.**

Coman et al. (2002) beschäftigen sich aus **kognitiv-verhaltenstherapeutischer Sicht** mit der **gruppentherapeutischen Zielsetzung** für Problemspieler. Der **allgemeine therapeutische Nutzen** der Gruppentherapie bestehe in folgenden Punkten:
- Förderung sozialer Kompetenzen,
- Erlernen und Praktizieren neuer Einstellungen und Verhaltensweisen sowie Anwendung in realen Lebenssituationen,
- Steigerung der Selbsteinschätzung und des Selbstvertrauens,
- Förderung von Problemlöseverhalten durch Modelllernen,
- Erlernen und Übernahme verschiedener Rollen,
- Informationsvermittlung,
- Einsatz von Techniken der Verhaltenstherapie (soziales Kompetenztraining, Bewältigungsstrategien, Selbstbehauptung und Durchsetzungsfähigkeit, Stressmanagement).

Auf die **Glücksspielproblematik bezogen** komme insbesondere hinzu:
- Informationen zum Glücksspielen vermitteln:
  - Identifikationsmöglichkeiten mit anderen Spielern,
  - Abbau von Scham- und Schuldgefühlen,
  - kognitive Umstrukturierung irrationaler Gedanken zum Glücksspielen,
  - Alternativen zum Glücksspielen entwickeln.
- Problemlöseverhalten:
  - sich Konflikten und Problemen stellen,
  - Bewältigungsstrategien.
- Glücksspielprobleme:
  - psychosoziale Folgen erörtern und beseitigen,
  - Kontrollillusionen diskutieren und aufgeben.

Das **Hauptaugenmerk** lag für uns in den letzten Jahren darauf, die Gruppentherapie zu strukturieren, zu einer planvollen zielgerichteten **Manualarbeit** überzugehen, anhand dieser die einzelnen Therapieschritte systematischer umzusetzen, Wiederholbarkeit zu ermöglichen und damit eine gewisse Form der Standardisierung, im Sinne einer wissenschaftlichen Überprüfbarkeit, zu erreichen. Es darf nicht vorenthalten bleiben, dass zieloffene und wenig strukturierte Gruppenprozesse in der Suchttherapie äußerst schwierig steuer- und voraussagbar sind. Eine solche Gruppentherapie birgt außerdem die Gefahr in sich, dass substanzielle Faktoren des Krankheitsgeschehens keine ausreichende Berücksichtigung finden. Hinzu kommt, dass sich die zur Verfügung stehende Therapiezeit z. B. in der stationären Behandlung verkürzt hat und der Therapeut nicht darauf vertrauen darf, dass sich im Verlauf einer wenig planvollen Gruppenarbeit erforderliche Themen mehr oder weniger zufällig zur Bearbeitung anbieten.

Es ist deshalb außerdem angebracht, Projekte oder Themen über mehrere Gruppenstunden hinweg planvoll zu bearbeiten und die Patienten auf diese **kontinuierliche zielgerichtete Arbeitsform** einzustellen.

Dennoch ist den Patienten zu Beginn der Gruppenstunde, in einer »teiloffenen« Vorgehensweise, zunächst die Möglichkeit zu geben, drückende Schwierigkeiten und akute psychische Belastungen anzusprechen. Es ist jedoch sorgfältig zu prüfen, inwieweit sich hieraus das Hauptthema für die Gruppenstunde ergibt oder es sinnvoller ist, Konflikte oder persönliche Belastungen zum Anfang kurz zu besprechen, die Probleme weiter im Einzelgespräch zu bearbeiten oder abzuwägen, ob sie sich in die geplante Manualarbeit integrieren lassen. Dies gilt ebenso für sog. Störungen, die angeblich immer Vorrang hätten und nicht selten dazu führen, dass oberflächliche Diskussionen über Rahmenbedingungen (z. B. warum Urlaube nicht genehmigt wurden) oder angebliches Fehlverhalten von Mitpatienten (der oder die arbeiten nicht ausreichend mit) zu viel Raum einnehmen. Dementsprechend sollte der Therapeut die Gruppenstunde mit folgenden oder ähnlichen Fragestellungen einleiten:

> **Einleitende Fragen zur Gruppenstunde**
> ─ »Möchte jemand etwas in die Gruppe einbringen?«
> ─ »Hat jemand ein Problem, das er gerne in der Gruppe ansprechen möchte?«
> ─ »Fahren wir mit der Projektarbeit fort« bzw. »Beginnen wir ein neues Thema?«

Es ist kein Widerspruch, manualbezogen zu arbeiten und die Gruppenstunde gleichzeitig offen zu beginnen, den Patienten damit eine wichtige Plattform zu bieten, Rückmeldungen und Information darüber auszutauschen, wie es dem Einzelnen im Augenblick geht und ob er in der Therapie zurechtkommt. Vorstrukturierungen und überschaubare Zielsetzungen der Gruppenstunden vermitteln den Patienten häufig erst die notwendige Sicherheit, sich über drückende persönliche Belange mitzuteilen. Es erweist sich nicht als sinnvoll, jede spontane Äußerung eines Patienten zum Thema für die ganze Gruppenstunde zu machen, in der dieser dann im Mittelpunkt steht. Die Patienten haben öfter das Bedürfnis, von akuten Erlebnissen zu berichten oder eine Erfahrung mitzuteilen, ohne dass sie im Augenblick eine intensivere eineinhalbstündige Auseinandersetzung darüber wünschen. Geschieht es aber mehrfach, dass spontane Äußerungen dazu genutzt und sprichwörtlich »breitgetreten« werden, gehen diese spontanen Rückmeldungen immer weiter zurück. Gesprächsthemen sollen generell nicht zu oberflächlichen Diskussionen anregen. Gefragt ist die ganz persönliche Einstellung und konkrete Erfahrung (»Bei mir ...«), die einzelne Patienten mit den Gesprächsinhalten verbinden. Es ist zu beachten, dass Suchtkranke zum Teil erheblich ängstlicher reagieren als z. B. gesunde Teilnehmer an Selbsterfahrungs- oder Encounter-Gruppen, in denen der Gruppenleiter Verunsicherung und anfängliches Schweigen zum Teil bewusst einsetzt, um Gruppenprozesse in Gang zu bringen.

Schon Liberman (1975, 1977) bezweifelt, dass der Gruppenleiter dazu in der Lage ist, die Situation in der Gruppe genau unter Kontrolle zu halten und Verhalten beliebig (z. B. durch verbales Lob) zu modifizieren. Zu Recht führt er an, dass Macht und

Einfluss in der Beziehung mehrerer Personen zueinander breiter gestreut sind als in der Einzeltherapiesitzung. Nach seiner Ansicht schränkt dies die Brauchbarkeit verhaltenstherapeutischer Ansätze in der Gruppe ein. Diese Einschränkung dürfte jedoch dann weniger gültig sein, wenn der Therapeut verhaltenstherapeutische Techniken (z. B. Manuale, soziales Kompetenztraining) einsetzt. Lazarus (1978) unterscheidet zwischen der Verhaltenstherapie in einer Gruppe, wo sich individuelle Verhaltenstherapie an **jedes einzelne Mitglied** richtet (Einzeltherapie in der Gruppe), und Gruppenverhaltenstherapie, bei der **alle Gruppenmitglieder aktiv** zu Veränderungen bei sich selbst und bei anderen beitragen. Als Voraussetzung für eine angstfreie Zusammenarbeit führt er folgende Punkte an: Zusammenarbeit, Zusammenlegung der verfügbaren Hilfsmittel, konstruktive statt destruktive Kritik, Erfahrung des hilfreichen Zusammenseins, Vertrauen, Vermeiden ungesteuerter Ärgergefühle.

Steht ein Patient im Gruppensetting zu sehr im Vordergrund (Einzeltherapie in der Gruppe) klagen die Mitpatienten nicht selten über Langeweile oder sind überfordert, wenn es sehr ins Detail psychischer Probleme geht, leiden zu sehr mit, da Abgrenzungsfähigkeiten fehlen.

9.5.1 Kritische Fragestellungen zur Gruppentherapie

Die nach wie vor beträchtlichen (Therapie-)**Abbruch- und Rückfallquoten** und nicht zuletzt das **hohe psychische Belastungsniveau** für Patienten und Therapeuten fordern im Grunde dazu heraus, sich kritisch mit **gruppentherapeutischen** Fragestellungen auseinander zu setzen. Der Suchtbereich scheint nicht der bevorzugte Arbeitsbereich junger Kollegen und Kolleginnen zu sein. Nicht selten wird die Frage gestellt: »Was mache ich denn 12 Wochen und mehr mit den Patienten, kann ich mit den auftretenden Konflikten umgehen und Gruppenprozesse ausreichend steuern?« Nur die Anzahl und Dauer der Therapiestunden sind häufig verbindlich vorgegeben, während alles andere offen bleibt.

Anders ist die Situation bei den sog. **edukativ ausgerichteten Indikationsgruppen** (z. B. Angst- und Depressionsgruppen, Raucherentwöhnung, Ernährungsberatung, Genussgruppen etc.), die zahlenmäßig explodieren und nach vorgefertigten Konzepten und Manualen durchzuführen sind. Hier zeigt sich ein erheblich größeres Zutrauen, dass diese therapeutischen Aufgaben auch von weniger erfahrenen Mitarbeitern zu bewältigen sind.

9.5.2 Manual gestaltete, strukturierte vs. konfliktorientierte zieloffene Gruppentherapie

In den »offenen« Gruppentherapien ist, je nach therapeutischer Ausrichtung oder persönlicher Neigung, ein Spektrum vorhanden, dass von **individuellen Themenvorgaben** (z. B. »heißer Stuhl«, Arbeitsmaterialien zu Suchtthemen, Selbst- vs. Fremdeinschätzungen etc.) bis hin zu einer starken therapeutischen »Enthaltsamkeit« reicht, Gruppenarbeit anzuleiten. Vorab sei hervorgehoben, dass an dieser Stelle aus kognitiv-verhaltenstherapeutischer Sicht eine **gut strukturierte und manualbezogene Gruppentherapie** bevorzugt wird (Fiedler 2005; Bachmann u. El-Akhras 2014).

Eine konfliktträchtige Gruppenarbeit entsteht leicht, wenn der Therapeut wenig Struktur oder Themenvorgaben macht und dadurch eine gewisse Frustration hervorruft. Es besteht die Hoffnung, dass sich aus der Analyse und Bearbeitung dieser Konflikte erwünschte **substanzielle Veränderungen** ergeben, die sich auf den Beziehungsalltag des Patienten übertragen lassen. Fiedler spricht in diesem Zusammenhang von einem »Mythos«, anzunehmen, dass diese Auffassung generalisierbar sei. Nach seiner Ansicht seien keine empirischen Befunde vorhanden, die eine Überlegenheit dieses Ansatzes gegenüber einer gut strukturierten manualisierten Gruppenarbeit belegen. Jedoch sei festzustellen, dass die Beteiligten größtenteils eine konfliktträchtige Gruppendynamik als sehr belastend erleben und die Bereitschaft, sich zu öffnen und aktiv mitzuarbeiten, nachlasse. Außerdem sei zu bezweifeln, dass Therapiegruppen und die in ihr stattfindenden Interaktionen ein ungefähres Abbild der Realität des Patienten (»Mikrogruppen«/»Makroumwelt-Zusammenhang«) darstellen. Konfliktträchtige Gruppensituationen vermitteln zu wenig Sicherheit und gewährleisten nicht, dass notwendiges Vertrauen entsteht. Ängste bezüglich einer Öffnung in einer zunächst sehr ungewohnten Gesprächssituation ließen sich so nicht ausreichend reduzieren und gewünschte Lernbedingungen einer regen und konstruktiven Beteiligung nicht verwirklichen.

So ergeben sich z. B. durch **viele Neuzugänge** in der Gruppe Phasen, in denen es ohne Strukturierung besonders schwer ist, überhaupt zu einem konstruktiven Gespräch zu kommen. Durch langes Schweigen entstehen erhebliche **Ängste** und **Unsicherheiten**. In der Arbeit mit Suchtkranken ist keineswegs davon ausgehen, dass Verunsicherungen positive psychische Prozesse beim Einzelnen oder in der Gruppe anstoßen. Stattdessen entstehen häufig Aggressionen, die sich in einer Ablehnung gegenüber dem therapeutischen Vorgehen äußern oder sich nicht selten auf schwächere oder neue Gruppenmitglieder richten. Eine Gruppe neigt dazu, »**Sündenböcke**« für eine belastende Situation verantwortlich zu machen und ihrerseits Druck auszuüben, dass sich andere doch endlich beteiligen müssten, und es findet eine Aufrechnung statt, wer bisher wie viel in die Gruppe eingebracht hat. So verstärken sich noch die Schwierigkeiten der eher gehemmten und weniger sprachgewandten Mitglieder in der Gruppe, die sich nun in einer solchen Situation erst recht nicht öffnen.

In den weniger angeleiteten und strukturierten Gruppentherapien ist zu beobachten, dass die letzten 20–30 min einer 90-minütigen Sitzung lebhafter und effektiver verlaufen. Ein weiterer Mythos ist wohl der, dass der teilweise zähe und angespannte Gruppenprozess davor notwendig sei, diesen positiven Effekt zu erzielen. Patienten äußerten bei Nachfragen ganz überwiegend, dass die entspannte, gewinnbringendere Schlussphase der zieloffenen Gruppenstunde damit zusammenhinge, dass das Ende der Sitzung nahe sei, man sich dadurch deutlich erleichtert fühle und deshalb entspannter und aktiver mitarbeite. In gut strukturierten, zielorientierten und interessant gestalteten Gruppenstunden ist eine engagierte und effektive Mitarbeit oft schon von Beginn an zu erreichen.

9.5.3 Schädigendes Therapeutenverhalten

Ein weiterer Gesichtspunkt einer kritischen Betrachtung von Gruppenprozessen sind Untersuchungsergebnisse, dass Therapeutenverhalten nicht nur positive, sondern auch schädigende Wirkungen verursacht bis hin zu massiven psychischen Beeinträchtigungen. Hier sind besonders hervorzuheben (Fiedler 2005):

> **Schädigendes Therapeutenverhalten in der Gruppenarbeit**
> - Therapeuten sprechen Patienten ungefragt (vorwurfsvoll) auf Interaktionsprobleme an (z. B. einzelne Patienten sollten sich stärker beteiligen bzw. hätten eine mangelnde Motivation zur Mitarbeit) und/oder der Therapeut zeigt unterschwellig negative Gefühle oder gar Feindseligkeiten einzelnen Patienten gegenüber
> - Therapeuten lassen wechselseitige Aggressionen unter den Patienten zu oder zeigen keine Solidarität gegenüber Außenseitern bzw. Schwächeren und schreiten nicht ein, wenn einzelne Mitglieder ausgegrenzt werden
> - Therapeuten überfordern Patienten und fordern eine strikte Orientierung an vorgegebenen Gruppennormen und Zielen ein (z. B., dass sich alle Mitglieder öffnen und beteiligen müssen)

Fiedler betonte in diesem Zusammenhang, dass Patienten immer selbst entscheiden, wie und wann sie mitmachen. Aus verhaltenstherapeutischer Sicht ist Gruppentherapie Einzeltherapie in der Gruppe. Die **individuelle Situation** und psychische und physische **Befindlichkeit** des einzelnen Patienten stehen auch in der Gruppe im Vordergrund.

Negative Rückmeldungen, Vorwürfe und Vorhaltungen, insbesondere wenn diese eine aggressive bedrohliche Form annehmen, haben stets eine Auswirkung auf alle Gruppenmitglieder, die sich fragen, wie sie selbst in einer solchen Situation empfinden und reagieren würden, ob sie dazu in der Lage seien, diese zu bewältigen. Dies ist selbst dann so, wenn der direkt angesprochene Patient eine Rückmeldung als hilfreich akzeptiert. Derartige Konflikte lassen sich besser in parallel stattfindenden Einzelgesprächen klären, wobei dennoch der Grundsatz nicht aufzuheben ist, dass der Patient Art und

Umfang der Beteiligung selbst bestimmt. Falls sich in einem empathisch, konstruktiv geführten Einzelgespräch herausstellt, dass die Gruppe nicht die indizierte Behandlungsform ist, kann eine zeitweise Unterbrechung dieser Maßnahme angezeigt sein oder Patient und Therapeut suchen gemeinsam nach alternativen Behandlungsmöglichkeiten.

9.5.4 Effektives, kooperatives Lernen unter Einbeziehung von Kleingruppen

Erkenntnisse aus der Pädagogik, Erwachsenenbildung und Gehirnforschung unterstützen die Forderung nach einer möglichst entspannten, guten Lernatmosphäre, um Therapieziele in Gesprächsgruppen optimal zu erreichen (Heckt 2010; Konrad u. Bernhart 2010; Schachl 2005; Huber 2004; Grawe 2004).

Die Arbeit in Kleingruppen (ca. 3–4 Personen), die aus den Therapiegruppen von 10–12 Personen zu bilden sind, ermöglicht ein besonders effizientes Lernen, Themen und Problemstellungen intensiv durchzuarbeiten und zu bewältigen (Heckt 2010; Huber 2004). Insbesondere Patienten, die in größeren Gruppen gehemmt und angespannt reagieren, was anfangs bei fast allen der Fall ist, sozial unsicher sind und über eine geringere sprachliche Ausdrucksweise verfügen, profitieren davon und verbessern ihre sprachliche Beteiligung so beträchtlich. Die Atmosphäre ist häufig erheblich entspannter, und bei einer interessanten und gut vermittelten Aufgabenstellung ist ein erstaunlich engagiertes, kooperatives und eifriges Arbeiten festzustellen. Neueren Patienten wird so die Aufnahme in die Therapiegruppe (10–12 Personen) erleichtert, sie finden schneller intensivere Kontakte. Dieses Setting dürfte außerdem stärker den gewohnten alltäglichen kommunikativen Gegebenheiten entsprechen und gewährleistet dadurch eine höhere Transferleistung des Erlernten in das reale Leben. Aufzeichnungen von Ergebnissen in der Kleingruppe haben in erster Linie den Zweck, den ganz individuellen Standpunkt des einzelnen Kleingruppenmitgliedes festzuhalten, und sollten nur bei besonders dafür geeigneten Themen die (Klein-) Gruppenauffassung wiedergeben. Patienten äußern häufig stolz, dass man sich intensiv mit dem Thema auseinander gesetzt hat und sie sich dann ganz **persönlich für einen Standpunkt entschieden** hätten. Anschließende Diskussionen in der 10er-Gruppe haben bei dieser Vorarbeit oft ein hohes Niveau und ermöglichen allen, sich mit ihren Beiträgen zu beteiligen. Zu betonen ist auch hier, dass immer das persönliche Leistungsniveau zu berücksichtigen ist und bisher kein Patient wegen geringer intellektueller oder sprachlicher Fähigkeiten auszuschließen war, sondern Klienten mit Beeinträchtigungen eher besonders von den Kleingruppen profitierten.

> **Phasen der Kleingruppenarbeit**
> 1. Einführung und Vorbereitung des Themas in der Therapiegruppe. Austeilen der Arbeitsmaterialien und Festlegung der Bearbeitungszeit. Die Aufgabe und Lösungsmöglichkeiten sind in der Kleingruppe intensiv zu besprechen, wobei sich jedoch jeder einzelne eine individuelle Bewertung und Lösung erarbeitet. Der Therapeut betont, dass die sprachliche »Durcharbeitung« schon ein wesentliches Ziel ist. Der einzelne Patient entscheidet sich für eine ganz persönliche Antwort und Einschätzung und hält diese schriftlich fest
> 2. Gruppenbildungsmodus: Hier benötigen die Patienten häufiger Unterstützung – niemanden ausgrenzen! Es schadet keineswegs, wenn sich relativ konstante Kleingruppen bilden, in denen sich eine gute Arbeitsatmosphäre entwickelt hat. Oft haben sich die Patienten in der größeren Therapiegruppe schon in etwa so zusammengesetzt, wie es für die Kleingruppe günstig wäre
> 3. Es sollte während der Kleingruppenarbeit möglich sein, bei Unstimmigkeiten über die Aufgabenstellung Rückfrage zu halten. Der Therapeut schaut zwischendurch vorbei und informiert sich über den Fortgang
> 4. Zurück in der Therapiegruppe berichten die einzelnen Patienten von ihren Arbeitsergebnissen. Der Therapeut oder ein Patient hält sie möglichst an einem Flip-Chart fest und es findet dann eine gemeinsame Diskussion und Einschätzung der Ergebnisse statt

Physiologische Aspekte des Lernens
Das Belohnungssystem des Gehirns hat einen starken Einfluss auf das menschliche Lernen. Wenn eine Aufgabe mit Erfolg gelöst wird, entsteht ein Glücksgefühl, das mit der Ausschüttung von Dopamin zusammenhängt. So kann beim Lernen eine Kettenreaktion erfolgen, indem mehr Lernen und mehr Erfolg mehr Dopamin und somit mehr Glücksgefühle hervorrufen. Nach Albrecht (2006) sind bei der Entstehung der Abhängigkeit und in Folge dessen in der Therapie, insbesondere die Hirnstrukturen involviert, die mit Lern- und Gedächtnisprozessen in Zusammenhang stehen.

Sind **Voraussetzungen für kooperatives, spielerisches und Vorbild orientiertes Lernen geschaffen, funktioniert das Lernen besonders gut.** Die Aufnahmefähigkeit ist dann besonders hoch, wenn das Gehirn im Bereich der Betawellen (20–25 Hertz) oder noch besser im Alphawellenbereich (8–13 Hertz) arbeitet (Birbaumer u. Schmidt 2003; Kleber 2007; Kleber u. Birbaumer 2005; Schachl 2005; Wuchrer 2009).

Der Alphabereich liegt noch unter dem alltäglichen Normalzustand und tritt in einer Situation leichter Entspannung auf. Im Vergleich dazu bedeuten Deltawellen die Tiefschlafphase, Gammawellen Stress und Alarmbereitschaft. **In einem möglichst »wach-entspannten« Zustand werden Informationen am besten aufgenommen und der Mensch ist am kreativsten.**

Nach Grawe (2004; Csikszentmihalyi 2010) ist aus neuropsychotherapeutischer Sicht das optimale innere Befinden mit dem besten Zugriff auf die Daten des Gehirns der Zustand des »Flows« (im Fluss). Idealtypisch sind in diesem Zustand **Herzschlag und Atmung optimal miteinander abgestimmt,** und Verstand und Gefühl liegen nicht im Widerstreit. Fähigkeiten und Anforderungen sind gut aufeinander abgestimmt. Es besteht eine klare Zielsetzung und Rückmeldungen erfolgen unmittelbar. Das Verhalten wird eher der Sache selbst willen, aus einer inneren Befriedigung heraus (intrinsisch) und weniger wegen einer äußeren Belohnung (extrinsisch) ausgeübt. Dieser positive Zustand wirkt direkt auf das »Gefühlzentrum« (limbisches System) und veranlasst die Ausschüttung ausgleichender, beruhigender und Vertrauen herstellender (belohnender) »Körperchemie«. **Wird der Zustand des inneren Wohlfühlens oft und regelmäßig hergestellt, gestaltet sich das Gehirn »neu« (neuronale Netzwerke, Synapsen) in Richtung bevorzugter Aktivierung der »Wohlfühlkörperchemie«.** Während der Situationen des Flow-Zustands und Wohlgefühls verändern sich die bestehenden Synapsen, und der Prozess des Veränderns hat zusätzlich eine Nachwirkzeit von einigen Stunden. Es ist demnach vorteilhaft, konsequent und regelmäßig einen Zustand dieses Wohlgefühls herzustellen, damit die Veränderungen persistieren. Es wird angenommen, dass etwa 3 Monate nötig sind, um das Wachstum neuer Synapsen zu ermöglichen und damit eine einschneidende Veränderung zu erreichen.

Es gibt keine Begründung dafür, dass ausgerechnet in der (Gruppen-)Psychotherapie die Erkenntnisse aus der neueren Gehirnforschung, optimale Lernbedingungen zu gewährleisten, keine Bedeutung haben. In der **Behandlung** pathologischer Spieler und anderer Suchtformen ist ein **komplexes Lernen** notwendig, das sich mit der Bearbeitung der Ursachen und Folgen des Suchtverhaltens, Verhaltensänderungen zur Sicherung der Abstinenz und der Rückfallprävention befasst. Gute Lernbedingungen sind dazu unerlässlich.

Das meistens beträchtlich entspanntere Arbeiten in der Kleingruppe (3–4 Patienten) überträgt sich auf die Arbeit in der Therapiegruppe und schafft insgesamt eine bessere Atmosphäre und stärkere Kohäsion. Bei der Zusammenfassung der **Ergebnisse in der größeren Therapiegruppe** (10–12 Patienten) zeigt sich, wie **kreativ** und sorgfältig die Patienten gearbeitet haben und **stolz** von ihren Aufzeichnungen **berichten**. Es wird deutlich, dass die Ergebnisse durch eine andere Arbeitsform so nicht zustande gekommen wären. Hier lassen sich möglicherweise Erkenntnisse aus der Pädagogik und pädagogischen Psychologie auf die Gruppentherapie übertragen: Schon lange gibt es die Diskussion vom »Frontalunterricht« (hier »Frontalgruppentherapie«?) hin zu einem kooperativeren, selbstständigeren Arbeiten an Projekten und in Kleingruppen, wo sowohl ein intensives soziales als auch ein inhaltliches (konstruktivistisches) Lernen stattfindet.

> **Schlussfolgerungen aus verhaltenstherapeutischer Sicht**
> - Konflikträchtige, konfrontative Gruppenprozesse sind aus verhaltenstherapeutischer Sicht kontraproduktiv und störend
> - In der Verhaltenstherapie stehen Methoden einer zielorientierten Gruppenarbeit im Vordergrund
> - Finden und Formulieren persönlicher Ziele
> - Vorgehensweisen und Ziele der Therapie inhaltlich klar strukturieren und wiederholt erklären und verdeutlichen (hohe Transparenz)
> - Schaffung eines konstruktiven Arbeits- und kooperativen Lernklimas z. B. durch Integration von Kleingruppen
> - Manualisierte, projektfähige gut strukturierte Gruppenarbeit vermittelt Vertrauen und Sicherheit und Klarheit über Ablauf und

9.5 · Gruppentherapeutische Behandlung

> Zielsetzung und stärkt die Eigenverantwortung des Patienten
> - Der Therapeut nimmt eine »wiederholt« veranschaulichende Haltung ein und vermeidet Druck, dass seine Auffassungen zu teilen sind
> - Gruppenkonflikte durch eine gewisse Zeit des Abwartens und Nichteinmischung auflösen bzw. in parallel stattfindenden Einzelgesprächen behandeln

9.5.5 Allgemeine Wirkfaktoren der Gruppenarbeit

Die Krankheitssymptomatik des süchtigen Spielers selbst führt zu erheblichen Konflikten im zwischenmenschlichen Bereich und hat oft eine starke Isolation zur Folge. Gegenseitiges Misstrauen und sogar Feindseligkeit haben vorhandene Beziehungsstrukturen immer mehr bestimmt. Eine gute Gruppenkohäsion bietet eine optimale Voraussetzung dafür, soziale Kompetenzen weiter auszubauen und ein **neues Gemeinschaftsgefühl** zu entwickeln.

Im manualisierten zielgerichteten Gruppenverfahren lassen sich die nachfolgend skizzierten, allgemein wirksamen Faktoren besonders gut zur Anwendung bringen. Sie kommen auch dann zur Geltung, wenn die Thematik nicht direkt darauf abzielt (z. B. Kontaktfähigkeit zu verbessern), sondern in einem Projekt z. B. Fragen der Rückfallprävention zu bearbeiten sind und dabei eine gute Atmosphäre und intensives soziales Miteinander entstehen (▶ »Ein Spieler berichtet«).

> Es ist für den Behandlungserfolg von ganz entscheidender Bedeutung, dass sich der Patient ausreichend in die Therapiegruppe integriert, akzeptiert und angenommen fühlt.

Ein Spieler berichtet
23 Jahre, männlich, Automatenspieler, ledig, Abitur, abgebrochenes BWL-Studium, abgebrochene Lehre.
»Das Feedback durch die Gruppe führte zu dem von mir eigentlich schon vermuteten Resultat: Sie hielten mich für redegewandt, überzeugend bis dominant, manchmal andere überfahrend. Meine Geschicklichkeit in der Rhetorik wird teilweise bewundert, wenn auch zum ersten Mal hinterfragt, der einzige Gegensatz zu früher. Und dass die Leute hier zugeben, dass sie bei mir oft nicht wissen, wie sie mich einschätzen sollen. Früher hätte mich so ein Feedback mit purem Stolz erfüllt, Wasser auf meine Mühlen. Ich wäre in meiner fast schon arroganten Haltung bestärkt worden. Diesmal war ich aber ziemlich enttäuscht. Ich dachte, jeder müsse die Veränderungen, die ich hier in den letzten eineinhalb Monaten durchzumachen geglaubt habe, sehen können. Ich habe eine meiner Verhaltensweisen, die es abzubauen gilt, fleißig weiterbetrieben: Mithilfe meiner ›Laberei‹ schaffe ich ein Feld der Distanz zwischen mir und den anderen Patienten. Noch konkreter: Ich schulmeistere, analysiere und kritisiere andere Gruppenmitglieder, um von meinen eigenen Fehlern und Verletzlichkeiten abzulenken. Diese Methode habe ich mir schon so anerzogen und verinnerlicht, dass auch sie, wie vieles andere, automatisch abläuft. Oft merke ich viel zu spät, dass ich mich schon wieder vergaloppiert und mich in ein Thema verrannt habe, das für mich selbst eigentlich völlig uninteressant ist. Ich steigere mich auch deshalb in manche Sachen so hinein, um von mir selbst, von meinen ureigensten Problemen abzulenken. Jetzt, wo ich im Moment auch wieder Ehrlichkeit mir selbst gegenüber walten lasse, muss ich zu meinem eigenen Bedauern feststellen, dass ich bisher schnell dabei war, anderen beim Analysieren ihrer Probleme zu helfen, selbst aber mit der Sprache selten herauskomme, und wenn, dann versuche ich die Sache oft schnell wieder zu verharmlosen (z. B. gespielte Gleichgültigkeit, vorgetäuschter Optimismus usw.). Mittlerweile aber kotzt es mich schon an, immer nur Bewunderung über meine Selbstsicherheit zu hören. Ich will, dass ich mich dazu in die Lage bringen kann, meine Schutzschilde zu öffnen. Das wird eine harte Nuss werden.«

Nicht nur zwischenmenschliche Verhaltensstörungen, sondern auch innerpsychische Konflikte sind in der Therapiegruppe zu behandeln, wobei häufig durch **selbstexploratives Verhalten** modellhafter Mitpatienten Anstöße erfolgen, eigene Konflikte aufzudecken und zu bearbeiten. Weiter fortgeschrittene Patienten haben hier eine wichtige **Vorbildfunktion**, die weniger dadurch zum Tragen kommt, dass sie das Verhalten anderer analysieren, beurteilen und mit passenden Ratschlägen versehen, sondern vielmehr durch Verbalisierung **eigener emotionaler Erlebnisinhalte** diesen Prozess auch beim Mitpatienten fördern.

> Ein günstiger Gruppenprozess zeichnet sich dadurch aus, dass viele Mitglieder ein Thema oder einen Gedanken aufnehmen, bei sich selbst überprüfen, welche emotionalen und kognitiven Reaktionen sie damit verbinden, und dies laut aussprechen.

Dazu gehört, den anderen auf Schwachstellen (»blinde Flecken«) hinzuweisen, die dieser selbst nicht sieht, wobei jedoch darauf zu achten ist, dass dies nicht in verletzender Weise geschieht und sich dadurch Abwehrhaltungen verstärken.

Yalom (1989; Grawe u. Fiedler 1982) unterscheidet 12 »therapeutische Faktoren«, die je nach Art des Vorgehens in der Gruppentherapie zur Wirkung kommen. Von ausgewählten Patienten, **die an psychodynamisch-interaktionell orientierten Gruppentherapien teilnahmen,** wurden die Faktoren nach ihrer Bedeutung eingeschätzt, und es ergab sich folgende Reihenfolge:

> **Zwölf wirksame therapeutische Faktoren (nach Yalom 1989)**
> 1. Interpersonelles Lernen – die Patienten geben sich Rückmeldung darüber, welche Wirkung das eigene Verhalten bei anderen hervorruft
> 2. Offene Äußerung von Gefühlen in der Gruppe
> 3. Gefühle der Zusammengehörigkeit in der Gruppe – Gruppenkohäsion
> 4. Einsicht und Akzeptanz des eigenen seelischen Funktionierens – Selbstverständnis
> 5. Interpersonelles Lernen – Möglichkeit in der Gruppe, neues zwischenmenschliches Verhalten zu lernen und zu erproben
> 6. Existenzielle Faktoren
> 7. Erkenntnis, dass man mit seinem Leiden nicht allein dasteht
> 8. Hoffnung schöpfen durch die Beobachtung, wie andere ihre Probleme allmählich bewältigen
> 9. Das Erlebnis, anderen helfen zu können und für sie wichtig zu sein
> 10. Das Wiederbeleben von Beziehungs- und Familiensituationen, wie sie früher bestanden
> 11. Vorschläge und Anleitungen, die von anderen Patienten und Therapeuten ausgehen
> 12. Identifizierung – die Möglichkeit, sich mit anderen Gruppenmitgliedern gleichzusetzen und durch Nachahmung von ihnen zu lernen

9.6 Individualtherapie

Nicht vorwiegend aus ökonomischen Gründen, sondern in erster Linie wegen der Möglichkeit des Modelllernens und gegenseitiger Identifikation findet der weitaus größte Teil der therapeutischen Arbeit mit pathologischen Glücksspielern im stationären und ambulanten Bereich in Gruppen statt.

Konzeptionell als auch bei persönlichem Bedarf finden in ambulanten und stationären Einrichtungen zusätzlich Einzeltherapiegespräche statt.

> **Das Themenspektrum in Einzeltherapiegesprächen**
> – Individuelle Krisen
> – Finanzielle Probleme
> – Intra- und interpsychische Konfliktsituationen
> – Beziehungsprobleme
> – Bearbeitung von Ängsten, Depressionen und traumatischen Erlebnissen
> – Hilfestellungen bei Fragestellungen zum Suchtmodell (Motivation, Krankheitseinsicht/Abstinenz und Hintergründen der Krankheitsentwicklung)
> – Entwicklung von Alternativen zum Suchtverhalten

Familiäre Beziehungsprobleme spitzen sich während der Behandlungszeit krisenhaft zu, indem Partnerbeziehungen zu scheitern drohen oder z. B. Elternteile massive Kontrollfunktionen und Einmischungen durchzusetzen versuchen. Durch den Wegfall des Suchtmittels treten innerpsychische Konflikte und Identifikationsprobleme zutage, die starke Ängste und depressive Verstimmungen auslösen.

Entwöhnungssymptome der inneren Leere, nicht in der Lage zu sein, sich zu beschäftigen, abzulenken und zu entspannen, sowie nun ins Bewusstsein tretende massive Schuldgefühle aufgrund ethisch und moralisch abweichender Verhaltensweisen im Zusammenhang mit der Geldbeschaffung führen zu erheblichen psychischen Belastungen, die einzeltherapeutische Interventionen notwendig machen.

Im Sinne einer zielgerichteten und weniger konfliktorientierten Gruppenarbeit sind in besonderen Situationen Einzelgespräche (und nach Bedarf therapeutische Interventionen mit kleineren beteiligten Patientengruppen) notwendig, auftretende Konflikte in der Gruppe zu bereinigen.

Taber (1981, S. 62f.) weist darauf hin, dass die Glücksspielpatienten ein großes Bedürfnis nach individueller Aufmerksamkeit mitbringen:

> Nicht nur, dass die meisten Spieler eine individuelle Aufmerksamkeit wünschen, sie wollen den besten Therapeuten für ihre Einzelgespräche.

Individualtherapeutische Interventionen dürfen den Patienten keine unrealistische Versorgungsage suggerieren, die für die reale Lebenssituation völlig unrealistisch ist und eher Abhängigkeitsbedürfnisse befriedigt als zur Selbstständigkeit und Selbstverantwortung anregt. Allerdings gibt es Krisensituationen und neurotische Verhaltensstörungen, wie z. B. Ängste, Depressionen, sexuelle Problematiken, die zum Teil längerfristige einzeltherapeutische Maßnahmen parallel zur Gruppentherapie notwendig machen und eine zu suchen, die Gruppe an der Entwicklung des einzelnen teilhaben zu lassen.

Ebenso wie Gruppentherapie- sind auch Einzeltherapiegespräche von den unterschiedlichen psychologischen Schulen der Therapeuten beeinflusst. Häufig macht es die praktische therapeutische Arbeit notwendig, Elemente aus unterschiedlichen therapeutischen Richtungen zu vereinen, um eine komplexere Situation in der Gruppe oder im Einzelgespräch zu bewältigen. So ist es z. B. neben gesprächspsychotherapeutischen Maßnahmen notwendig, ganz konkrete Verhaltensziele zu definieren, z. B. die »Hausaufgabe« zu vereinbaren, einen genauen Schuldenplan und Rückzahlungsmodalitäten zu erstellen, und diese Aktivitäten positiv zu verstärken.

> Ein vielfältiges methodisches Können eröffnet die Möglichkeit, sich stärker auf das individuelle Krankheitsbild des jeweiligen Patienten einzustellen.

Es setzt eine umfangreiche methodische Kenntnis und Flexibilität voraus, dem komplexen Krankheitsbild des pathologischen Glücksspielers zu entsprechen, was zum einen durch die Eigendynamik des Suchtverhaltens mit all den Abwehrhaltungen und Folgeerscheinungen und zum anderen in der multikausalen Verursachung der Krankheitsentwicklung (▶ Kap. 4) begründet ist.

9.7 Besonderheiten in der Klientel

9.7.1 Pathologisches Spielverhalten bei (Roulette-)Glücksspielen im Internet

Rush et al. (2002) präsentieren Daten von insgesamt 2224 Personen aus Ontario, Kanada, die im Zeitraum von Januar 1998 bis April 2000 als Betroffene oder Angehörige zur Versorgung wegen pathologischem Glücksspiel nachfragten. Von 1195 selbst betroffenen Spielern bezeichneten 1,4 % das Internet als eine der drei »Hauptspielstätten«. Befunde des britischen Wohlfahrtsverbandes GamCare weisen auf einen erheblichen Anstieg des Anteils »Online-Problemspieler« hin, die im Zeitraum zwischen 2001 und August 2003 die verschiedenen Beratungsangebote dieser Einrichtung in Anspruch nahmen (GamCare Care Services Report 2003).

Berger u. Horodecki von der Spielsuchthilfe Wien stellen in ihrem Jahresbericht für 2013 fest, dass die Zahlen für **Online-Glücksspiel über Computer oder Mobiltelefone eine rasante Zunahme** aufweisen (Berger u. Horodecki 2013). So hatten im Jahr 2013 bereits 34 % der Betroffenen, die die »Spielsuchthilfe« aufsuchten, Probleme mit Formen des Online-Glücksspiels. Dies stellte eine deutliche Steigerung im Vergleich zum Jahr 2012 (24 %) dar.

Die vorliegenden Studienergebnisse liefern bislang erhebliche Hinweise für das Gefährdungspotenzial von Glücksspielen im Internet. Bei der Interpretation der Befunde ist zu berücksichtigen, dass der Anteil der Internetbenutzer zum Zeitpunkt der Durchführung der meisten Studien gering ausfiel und darüber hinaus nur ein Bruchteil der befragten Personen überhaupt Glücksspiele im Internet nachgefragt hatten. Es handelt sich beim Online-Gambling um eine relativ neue Form des Glücksspiels, und Erfahrungen mit anderen Glücksspielformen zeigen, dass **die Entwicklung von glücksspielbezogenen problematischen Erlebens- und Verhaltensweisen gewöhnlich mehrere Jahre andauert** (z. B. Denzer et al. 1995; Productivity Commission 1999) und das Problemausmaß demnach erst mit einer gewissen Verzögerung dokumentierbar ist. Griffiths u. Parke (2002) antworten auf die Frage, ob die **Internetnutzung** an sich süchtige Formen annehmen kann (auch Griffiths 1995, 1996, 1998;

Griffiths u. Wood 2000; Young 1996, 1998, 1999), dass das Internet eher ein Medium ist, um Süchte wie Sexsucht, Beziehungssüchte, Online-Gambling, Kaufsucht etc. zu praktizieren. Die **freie** und äußerst **bequeme Verfügbarkeit** des Glücksspiels im Internet sei ein entscheidender Faktor zur erheblichen Steigerung des Potenzials für problematisches Glücksspiel (Hayer et al. 2005).

In der Behandlung dieser speziellen Art des pathologischen Glücksspiels ist die Frage zu stellen, inwieweit hier **Einschränkungen des Zugriffs** möglich sind, um gerade die erste Zeit der Abstinenz und Entwöhnung nicht durch Rückfälligkeit zu gefährden. In vielen Haushalten, insbesondere Geschäftshaushalten, wie in dem unten beschriebenen Fallbeispiel, ist die PC-Nutzung alltägliche Praxis. So kam es bei dem ersten in der Klinik behandelten Patienten vor der Therapie trotz guter Vorsätze und teilweise längerer Abstinenzzeiten immer wieder zu Rückfällen, weil er unter Vorwänden (z. B. Bahnverbindungen herauszusuchen) am PC arbeitete. Dadurch senkte er die Hemmschwelle so sehr, dass er dem gesteigerten Verlangen dann nicht mehr widerstand, die (Roulette-) Glücksspielseiten aufzurufen und weiterzuspielen. Die von ihm selbst in der Familie vorgeschlagene Möglichkeit, ihm unbekannte Kennworte für den Internetzugang einzusetzen, umging er damit, dass er den PC gezielt abstürzen ließ und sich durch ein ausgeklügeltes System erneut Online-Zugang verschaffte. Es kam zu der Vereinbarung, sich bis auf weiteres nicht ohne Anwesenheit von Angehörigen am PC zu betätigen und überhaupt nur das Notwendigste dort zu erledigen.

Zu berücksichtigen ist in diesem Zusammenhang, das Glücksspiel-Webseiten ungewollt auf dem Bildschirm erscheinen, weil Spielanbieter Stichworte verwenden, die allgemeiner Art sind oder sogar Verwendung finden (»compulsive gambling«), um Hilfe wegen des Spielproblems zu suchen. Oft sind Erotikangebote und andere Fenster mit Glücksspielseiten verknüpft, sodass sich häufiger unbeabsichtigt so viele Angebote hochladen, dass Nutzer nur den Ausweg sehen, den Apparat auszuschalten.

Kasuistik

Die nachfolgende Kasuistik veranschaulicht die Wirkung der beschriebenen strukturellen Merkmale von Online-Glücksspielen im Rahmen der Glücksspielerkarriere und dokumentiert ausgewählte Problemfelder (wie etwa die Zugriffsmöglichkeit von Online-Glücksspielen für gesperrte Spieler). Bei dem Patienten handelt es sich um Herrn G., der im April 2002 zu seiner ersten stationären Spielerentwöhnungstherapie kam. Die **Zuweisungsdiagnosen** von Herrn G. lauten »pathologisches Glücksspiel« (nach DSM-IV und ICD-10) sowie »Morbus Parkinson«. Der Patient war Ende 50 und in zweiter Ehe verheiratet. Laut Herrn G. habe die Ehefrau zwei Kinder aus erster Ehe mitgebracht. Der Stiefsohn sei jugendlich und die Stieftochter gerade erwachsen. Aus erster Ehe habe er zwei erwachsene Töchter. Die Ehe sei durch seine Spielsucht stark belastet, aber die Partnerin halte zu ihm und unterstütze ihn in der Therapie. Seine Ehefrau sei erfolgreich selbstständig. Zur Wohnsituation erklärte Herr G., dass seine Familie und er in einem eigenen Haus wohnen; dies sei aber noch nicht abbezahlt. Zum Zeitpunkt der Aufnahme arbeitete der Patient in ungekündigter Stellung als Verwaltungsangestellter.

In Bezug auf das **Roulettespiel** berichtete Herr G. von einem Erstkontakt im Jahr 1990. Von 1990–1995 sei er etwa 5- bis 6-mal in Spielcasinos gegangen. Ab 1995 habe sich das Glücksspielen beträchtlich verstärkt, bis zu etwa 2-mal wöchentlich. Der von ihm erinnerte höchste Gewinn habe bei 3500 €, der höchste Verlust bei 900 € gelegen. Zu Beginn der Therapie schätzte er (wohl erheblich zu niedrig) seine gesamten Spielverluste auf ungefähr 35.000 €. Im November 2001 habe er sich in den Casinos sperren lassen und seitdem im Internet Roulette gespielt. Zunächst sei dies phasenweise geschehen, bis er über 3–4 Tage und ganze Nächte durchgespielt habe. Dann sei er wieder einige Tage spielfrei geblieben. Zuletzt habe er noch am Aufnahmetag auf der Fahrt zur Klinik nach Gütersloh in Hamburg haltgemacht und dort im Casino am Automatenspiel teilgenommen. Herr G. schilderte, für die Glücksspiele keine Kredite aufgenommen zu haben und nicht beschaffungskriminell geworden zu sein. Durch Kontoüberziehungen habe er insgesamt 3000 € Schulden. Ambulante Versuche, das exzessive Glücksspielverhalten zu stoppen, seien bisher gescheitert. Die psychiatrische Anamnese ergab außerdem, dass Herr G. im Alter von 30 Jahren ambulant psychotherapeutisch wegen einer Phobie vor Windgeräuschen und Depressionen in Behandlung war.

Die Beschwerden reduzierten sich laut Patientenangaben in den Jahren danach merklich. Im Januar 2002 sei es zu einem **Suizidversuch mit Tabletten** gekommen, da Herr G. keinen Ausweg mehr aus seinem Glücksspielproblem gesehen habe. Nachdem seine Partnerin ihn morgens gefunden habe, sei er auf die Intensivstation gekommen, wo ihm der Magen ausgepumpt wurde. Dort habe er eine Weile jede Behandlung abgelehnt, bis er sich dann zu dieser Maßnahme gegen seine Spielsucht entschieden habe.

Darüber hinaus war der Patient zum Zeitpunkt der Aufnahme wegen seiner Parkinson-Erkrankung medikamentös eingestellt. Bei Herrn G. kam es zur Diagnose einer Parkinson-bedingten Steifigkeit. Ebenso litt Herr G. unter Rückenschmerzen mit Verspannungen, Gehschwierigkeiten mit Kniegelenkbeschwerden sowie Störungen der Feinmotorik. Herr G. schilderte, dass durch die Parkinson-Erkrankung viele seiner Interessen nachgelassen haben. Zudem seien starke **Selbstwertprobleme** entstanden, kein richtiger Mann mehr zu sein. Demzufolge gebrauche er das Glücksspiel, um einen Kick zu bekommen. Er habe **Beziehungsprobleme**, und es gebe häufiger Streit wegen der Kinder. In der Familie fühle er sich häufig wie das fünfte Rad am Wagen.

Der nachfolgende Bericht (▶ »Herr G. berichtet«) spiegelt die Rolle des Online-Gambling im Rahmen des fehlangepassten Entwicklungsverlaufes aus Sicht des Patienten wieder. Um die Authentizität nicht zu zerstören, wurden keine gravierenden sprachlichen Korrekturen vorgenommen.

Herr G. berichtet

»Zum ersten Mal kam ich mit dem Roulette nach meiner Erinnerung im Jahr 1987, anlässlich eines ›Westbesuches‹ bei einem Cousin in Großhansdorf bei Hamburg in Berührung. Ich erinnere mich noch ganz deutlich an jede Einzelheit. Wir fuhren mit dem PKW nach Hittfeld, machten die üblichen Angaben und entrichteten 10 DM, die mir als »DDR-Bürger« übrigens erlassen wurden, und betraten das Casino. Trotz dieser sozialen Geste ließ sich die Spielbank auch von mir bescheinigen, dass mein Einkommen ausreichen würde, um am Glücksspiel teilzunehmen, oder so ähnlich. Mein Cousin gab mir 50 Westmark und ließ mich setzen. Das System war mir im Großen und Ganzen klar, was ich an Details wissen musste, hatte ich schnell heraus. Nun, nach ca. 60 min war ich trotz ›überlegtem‹ Setzen auf die einfache Chance meine Jetons los, was mich jedoch nicht daran hinderte, über »nichtgenutzte« Gewinnchancen nachzudenken. Noch lange kehrten meine Gedanken immer wieder zu diesem Erlebnis zurück. Ich habe auch oft und begeistert davon gesprochen. Und was mir ebenfalls deutlich erinnerlich blieb: Schon damals sagte ich mir selbst, dass mir das Roulette gefährlich werden könnte, ja es war mir dabei sogar deutlich, dass ein Gewinn die größere Gefahr sein würde.

Das Interesse am Roulette wurde dann für einige Jahre zwangsläufig konserviert, in der damaligen DDR gab es keine Spielbanken. Aber bei der ersten, sich bietenden Gelegenheit, es war ein Urlaub, etwa 1993 in Sharm El Sheikh, folgte dann der zweite Besuch. Dem Schema, das ich von meinem Cousin übernommen hatte, folgend, nahm ich eine feste Summe, hier 100 $, mit, nach deren Verlust ich die Spielbank auch noch konsequent verließ. In den folgenden Jahren, etwa bis 1997, gab es durchschnittlich nicht mehr als einen Casinobesuch pro Jahr, an die ich mich auch noch im Einzelnen erinnere: In Bremen mit Verwandten gewann ich 640 €, in Schwerin wiederum mit Verwandten, mit Vereinsmitgliedern und das erste Mal allein! Jedes Mal oder mindestens fast jedes Mal gewann ich einige 100 €, wobei ich noch immer nicht mehr als maximal 100 € mitnahm.

Dies Prinzip verließ ich erstmalig, als ich in Hittfeld verlor und den Verlust unbedingt ausgleichen wollte. Von dem Zeitpunkt an nahmen die Spielbankbesuche zu, und bei immer schlechter werdender Verlustbilanz, von einer Gewinnbilanz konnte man nicht mehr sprechen, erhöhten sich auch die Einsätze. Das Spielen war für mich zum Problem geworden. Dies war mir von Anfang an völlig klar, weil ich im Verlaufe des Lebens genug über Spielabhängigkeit und Spielerschicksale erfahren hatte, um die Symptome einordnen zu können. Aber auch meine Frau spürte schon zu diesem Zeitpunkt die heraufziehende Gefahr. Sie begann mir Vorhaltungen zu machen, sowohl bezüglich des verlorenen Geldes als auch wegen der vergeudeten Zeit, Zeit die ihrer Meinung nach der Familie fehlte. In der Tat war es unmerklich dazu gekommen, dass ich mich dem Familienleben immer öfter entzog. 1996 an Morbus Parkinson erkrankt, nahm mein Interesse, die Anteilnahme an der Umwelt merklich ab. Ich zog mich zum Computer zurück und suchte die Anregung, den ›Kick‹ am Roulettetisch. In den Beziehungen zwischen meiner Familie und mir war es ohnehin schon zu Spannungen gekommen, die ich seinerzeit mit meinem sozialen Abstieg in Verbindung brachte. Gleichzeitig war meine Frau mit 2 physiotherapeutischen Praxen, an deren betriebswirtschaftlicher Einrichtung und Führung ich Anteil hatte, sehr erfolgreich. Beide veränderten wir uns mit dem vermeintlichen oder wirklichen Erfolg oder Misserfolg natürlich. Es war nur noch der Hund, der seinen Platz in der Rangordnung der Familie hinter mir hatte. Eine Feststellung, die ich nur teilweise scherzhaft meinte. Ob es nun so war, oder anders, dies war meine Projektion der Situation und infolgedessen häuften sich meine Casinobesuche. Den beschriebenen Reaktionen meiner Frau begegnete ich mit Heimlichkeiten, aus denen schnell Lügen wurden. Lügen auf die Fragen nach meinem Verbleib, Betrug zur Beschaffung des Geldes. Mein Leben wurde immer mehr von diesen Umständen bestimmt. Ständig versuchte ich, den Postkasten als Erster zu leeren, um z. B. Kontoauszüge oder Telekomrechnungen abzufangen, auf dem PC löschte ich die Auszüge ebenfalls oder blockierte das Konto dieser oder jener Bank, das dann angeblich nicht funktionierte.

Die Atmosphäre in der Familie war durch die ständigen Auseinandersetzungen gestört, besonders die Kinder suchten

Fluchtpunkte, gingen ihre eigenen Wege. Im August des Jahres 2001 entdeckte ich dann mehr oder weniger zufällig die **Möglichkeit, im Internet spielen** zu können. Nach dem Herunterladen der kostenlosen Software war nur die Kreditkartennummer mit einigen persönlichen Daten einzugeben, und schon war mit einer tadellosen Grafik die Illusion eines Spielsaales fast perfekt. Im Unterschied zum wirklichen Casino ging nur alles viel schneller. Ein Coup dauerte nur Sekunden, während mit Setzen, dem Lauf der Kugel im Kessel und dem anschließenden Auszahlen dafür an einem gut besuchten Tisch sonst eine Viertelstunde vergehen kann. Ich gewann, verlor, kaufte neue Jetons und kam in eine Art Spielrausch. Es war mir bewusst, dass ich die Übersicht über den bisherigen Einsatz verloren hatte, weshalb ich die neuen Käufe auf jeweils 20 $ verringerte. Die Befürchtungen über die Höhe des bereits eingetretenen Verlustes bewogen mich immer wieder zu einem ›allerletzten‹ Kauf von nur noch 20 $ bis plötzlich die Nachricht: ›Sie haben das Tageslimit von 900 $ ausgeschöpft, zu Ihrer eigenen Sicherheit können wir Ihnen leider ...‹ dem ein Ende setzte. 900 $!!! Mich durchfuhr ein eisiger Schrecken, hatte ich doch angenommen, etwa bei der Hälfte, 400 $ bis höchstens 500 $ angekommen zu sein! Dieser hohe Verlust löste die erste ernsthafte Krise in unserer Ehe aus. Ich nahm mir vor mit dem Spielen aufzuhören, was ich meiner Frau auch zusicherte, es dann aber nach längstens 3 Tagen auf das Spielen im Internet abmildere.

Auf langsam, aber stetig steigendem Niveau spielte ich also im Casino weiter und war im November 2001 bei 2 Besuchen in der Woche mit jeweils etwa 150 € Verlust, also ca. 1200 € monatlich angekommen. Zu dem Zeitpunkt war es noch nicht einmal die verspielte Summe, die etwa unsere Existenz gefährden würde. Vielmehr war es die Erkenntnis, dass ich das Spielen nicht mehr beherrschte und die damit verbundenen Perspektiven, die mir und natürlich meiner Frau Angst machten. Meine ganze Persönlichkeit hatte sich verändert. Unter anderem begann ich aggressiv Auto zu fahren. Ständig hatte ich neue Strafmandate in der Post und insgesamt 3 Anzeigen mit drohendem Fahrverbot. Ende November verließ ich unter dem Vorwand, meine Medikamente nicht genommen zu haben, eine Tanzveranstaltung und verspielte im Casino das mitgenommene Geld. Völlig deprimiert kehrte ich zurück und unterzeichnete noch am selben Abend eine Selbstsperre für den Besuch aller Casinos in Deutschland und der EU. Ich habe im darauffolgenden Monat einmal in Berlin und einmal in Hittfeld ›nachgeprüft‹, ob diese Sperre beachtet wurde. Dies war der Fall und nach meiner heutigen Erinnerung begann ich mich mit der Situation abzufinden.

Dann kam das Weihnachtsfest, das besinnlich begann, ich konnte auch mit anwaltlicher Hilfe ein Fahrverbot nicht mehr abwenden und war deshalb bereits ab 15.12. im Urlaub zu Hause. Da schickte mir das Internetcasino eine Mail mit Neujahrswünschen und der Nachricht, auf meinem Konto (bei der Spielbank) 100 $ als Neujahrsgratifikation gutgeschrieben zu haben. Trotz eindringlicher Warnungen meiner Frau, sah ich nach und hatte nach einigen Spielstunden 3600 $ gewonnen! Jetzt begann der eigentliche Leidensweg für mich. Das Spielen wurde exzessiv. Aus dem Gewinn, der auch wirklich auf meinem Konto ankam, wurde schon am letzten Weihnachtstag 9000 $ Verlust und zur Jahreswende 12.000 $. In den Nächten fielen für mich Schranken, die ich bis dahin für feststehend hielt. Bei Erreichen des Limits benutzte ich die Kreditkarte meiner Frau und schließlich die meiner 17-jährigen Tochter, um weiterspielen zu können. Es war immer nur am Anfang schrecklich! Alle wichtigen moralischen Grundsätze waren nichts wert! Ich bekam eine Ahnung davon, wohin mich das Spielen führen kann (oder wird?). Nach Neujahr ließ ich mich von unserem Hausarzt in eine Suchtklinik in Schwerin einweisen. In der Vorhalle der Klinik stand ein Internet-Terminal! Für mich also eine Möglichkeit »alles wiedergutzumachen«. Glaubte ich das wirklich? Wahrscheinlich nicht, ich kann es heute wirklich nicht mehr sagen, weiß nur, dass ich spielte und die Hoffnungslosigkeit den Gedanken, das Leben zu verlassen, immer konkreter werden ließ. Schon vorher hatte ich mir von meinem Herzmedikament eine Reserve angelegt. Gedanklich erschien mir diese Aussicht immer verlockender. Mein Ende war ja eigentlich gar nicht mein Problem. Da ich nicht mehr da sein würde, hätte ich mit meinem Tod ja nichts zu tun. Es war also lediglich eine sichere und möglichst leichte Methode zu finden, und der Beipackzettel des Medikamentes schien dies zu garantieren. Also setzte ich mir selbst eine Frist. Wie schon oft hatte ich in den vorangegangenen Tagen mit meiner Frau, die ich doch so liebte, vereinbart, einen neuen Anfang zu versuchen. Dem stand nur entgegen, dass da noch eine Spielnacht war, von der sie nichts wusste. Kurz, ich musste diese 600 $ oder 800 $ ›hereinholen‹, um ihr die neue Schreckensnachricht zu ersparen. Wenn das nicht gelingen würde, hatte ich mir vorgenommen, die Tabletten zu nehmen, was dann am 15.02.2002 zu der Einlieferung in die Intensivstation führte.«

Im Fall von Herrn G. steht die Suchtverlagerung von einer exzessiven Spielbeteiligung offline zu einer exzessiven Spielbeteiligung online im Vordergrund seiner Schilderungen. Nachdem sich der Patient zum Selbstschutz in den Casinos hatte sperren lassen, entdeckte er die Möglichkeit, über das Internet leicht und schnell auch von zu Hause aus mit hohen Einsätzen zu spielen. Die Verwandlung des eigenen Wohnzimmers in ein Spielcasino passierte vorwiegend in den Abend- und Nachtstunden, da Herr G. sich zu diesen Zeitpunkten unbeobachtet fühlte. Beim Spielen konnte der Patient sich zurückziehen, abschalten und die alltäglichen Sorgen und **Belastungen ausblenden**. In Kombination mit dem bargeldlosen Zahlungsverkehr (inkl. dem Kreditkartenwechsel) und der hohen Ereignisfrequenz leistete das Online-Gambling Phänomenen des Kontrollverlusts Vorschub. Infolge der Steigerung der Spielfrequenz und der Einsatzhöhe wurde ein Teufelskreis aus Verheimlichung, Verschuldung und Lügen ausgelöst; hierbei garantierte das Aufsuchen von Online-Casinos nicht zuletzt aufgrund der mit der Parkinson-Erkrankung zusammenhängenden körperlichen Beeinträchtigung eine günstige Möglichkeit zur Teilnahme an Glücksspielen. Die nach den Spielexzessen oftmals auftretenden depressiven Verstimmungen, die von **Suizidgedanken** begleitet wurden, konnte Herr G. quasi jederzeit durch eine erneute Spielteilnahme – zumindest temporär – »therapieren«. Daneben intensivierte sich die irrationale Überzeugung, sich anhäufende Verluste durch ein Weiterspielen auszugleichen (»chasing«). Gezielte Marketingstrategien, wie die Zusendung der »Neujahrsgratifikation«, förderten darüber hinaus die Gefahr eines Rückfalls. Schließlich lässt sich die leichte Verfügbarkeit und Griffnähe von Glücksspielen im Internet in besonderer Weise dadurch veranschaulichen, dass der Patient sein Verlangen nach einer Spielbeteiligung sogar in der Eingangshalle einer Suchtklinik nachkam.

Daneben offenbart der vorliegende Erlebnisbericht weitere **risikoerhöhende Bedingungen** pathologischen Spielverhaltens, die ebenso auf andere Glücksspielformen zutreffen (z. B. der Kick, ausgelöst durch das Roulettespiel in Casinos offline) oder die Aspekte berühren, die Herrn G. selbst und sein soziales Umfeld betreffen. Zu nennen sind unter anderem die zugrunde liegende Selbstwertproblematik und **depressive Erkrankung** des Patienten, seine beruflichen Probleme sowie **Spannungen und Konflikte in der Ehe**. Weiterhin von herausragender Bedeutung erscheint die Parkinson-Erkrankung, die eine Einnahme von Parkinson-Medikamenten notwendig machte, die ihrerseits am dopaminergen System ansetzen, um den vorhandenen Mangel des Botenstoffs Dopamin auszugleichen. Der Neurotransmitter Dopamin spielt jedoch auch bei riskanten, auf Erregung ausgerichteten Verhaltensweisen, wie etwa dem Glücksspiel, eine gewichtige Rolle, indem die Neurotransmission durch die erhöhte Ausschüttung antreibender und erregender Neurotransmitter, wie eben Dopamin, beschleunigt wird (▶ Abschn. 4.1.1). Entsprechend führt eine medikamentöse Therapie bei Parkinson-Patienten zu einer übermäßigen Stimulation der mesolimbischen Dopaminrezeptoren und infolgedessen zu einem pathologischen Spielverhalten (Gschwandtner et al. 2001).

9.7.2 Therapie von spielsüchtigen Frauen

Erscheinungsbild

In den USA schätzt man, dass etwa ein Drittel der pathologischen Glücksspieler weiblich sind. (Auf die erwachsene Bevölkerung bezogen, werden insgesamt 1,4–3,4 % Spielsüchtige vermutet.) Erstaunlich ist, dass aber nur 2–7 % der Hilfesuchenden (Anonyme Spieler) Frauen sind (Lesieur u. Blume 1996). Dies bedeutet eine beträchtliche Unterversorgung der Spielerinnen. **Anzunehmen ist, dass es für Frauen einen größeren Makel darstellt, sich zu einer Spielproblematik zu bekennen.** (Der magische Glücksspieler oder Glücksritter ist männlich.) Spielerinnen sind zudem öfter ledig, getrennt oder geschieden, so dass weniger sozialer Druck vorhanden sein dürfte, sich in Behandlung zu begeben. Dies bedeutet außerdem, dass auch in der Therapie mit weniger sozialem Rückhalt zu rechnen ist. Quantschnig et al. (2012) betonen ebenfalls den bei Frauen stärker ausgeprägten **Widerspruch von Glücksspielen und den spezifischen Rollenerwartungen der Gesellschaft**. Sie stellen ebenfalls fest, dass das Glücksspielen bei Frauen verstärkt die Funktion habe, vor überwältigenden Lebensproblemen zu flüchten. Weniger sei hier der große Gewinn im Vordergrund. Dabei sei bei 20–30 % der pathologischen Spielerinnen eine Traumatisierung in der Jugend und eine suchtspezifische Vorbelastung vorhanden. Als Spielformen bevorzugten sie eher Automaten und Kartenspiele. Im Verhalten neigten sie eher dazu, typische weibliche Verhaltensmuster zu vermeiden. Ihre Unterrepräsentanz in Therapien, im Vergleich zu epidemiologischen Daten, sei wahrscheinlich auf eine stärkere Tendenz zurückzuführen, das Glücksspielen geheim zu halten.

Bei Untersuchungen (Lesieur u. Blume 1996), allerdings von kleineren Stichproben (n = 32; n = 50), zeigte sich zudem, dass Glücksspielerinnen häufiger eine **problematische Kindheit** hatten:
- Vater alkoholabhängig 28 %,
- Mutter alkoholabhängig 10 %,
- Vater spielsüchtig 20 % oder Mutter 4 %,
- andere gravierende Probleme, wie psychisch kranke Eltern/sexueller Missbrauch 12 %.

Gehäuft traten zudem Schwierigkeiten in der Partnerschaft und in den übrigen Bereichen des Erwachsenenlebens auf:
- niemals verheiratet 16 %,
- geschieden/getrennt 30 %,
- verheiratet 52 %,
- verwitwet 2 %.

Die Ehen der Glücksspielerinnen waren dadurch stark gestört, dass 62 % der Ehemänner spielsüchtig, alkohol- oder drogenabhängig waren oder andere gravierende Probleme hatten; 29 % der Frauen wurden von den Männern (meist Alkoholiker) körperlich misshandelt. Aus beruflichen Gründen waren bei 44 % der Frauen die Ehemänner häufig abwesend, was zu einer **chronischen Einsamkeit** führte. Über 50 % der Frauen sahen im Glücksspiel zunächst eine Möglichkeit, vor überwältigenden Problemen zu flüchten. Die andere Hälfte hoffte hauptsächlich auf einen hohen Gewinn. Alle Frauen hätten im Glücksspiel »Action« (Aufregung, Erregtsein, Spannung), ein drogenähnliches Hochgefühl, das den Adrenalinspiegel ansteigen lasse, gesucht. Alles andere trete dann in den Hintergrund.

Die Folge war immer eine **desolate finanzielle Situation**, bis hin zur Beschaffungsdelinquenz (zwei Drittel). Im Vergleich zu den männlichen Glücksspielern hätten die Frauen häufiger ungedeckte Schecks ausgestellt und sich prostituiert. Im Verlauf der Krankheitsentwicklung komme es oft zu starken depressiven Einbrüchen. Weitere Auffälligkeiten bei den Spielerinnen seien übermäßiges Geldausgeben (24 %) und **zwanghaftes Überessen** (20 %) sowie ein **süchtiges Sexualverhalten** (12 %). Insgesamt sind beträchtliche Parallelen zu Entwicklungsverläufen bei Alkoholikerinnen und drogenabhängigen Frauen vorhanden.

Vogelgesang (2010) verglich zwei Stichproben von je 100 stationär behandelten Glücksspielern und Glücksspielerinnen mit der Hypothese, dass bei den Spielerinnen höhere Quoten psychischer Komorbidität zu verzeichnen seien, die außerdem über die Inzidenzraten in der Bevölkerung hinausgingen. Es zeigte sich, dass in beiden Spielerstichproben **erhöhte Depressionswerte** vorhanden waren und diese **nochmals hochsignifikant höher bei den weiblichen Patienten** ausfiel. Hinzu kam, dass nur bei der weiblichen Stichprobe erhöhte Angstwerte auftraten. Bei den Frauen lagen außerdem signifikant mehr emotional instabile Persönlichkeitsstörungen vor. Geschlechtshomogen waren erhöhte Werte von Tabak- und Alkoholabhängigkeit festzustellen. Soziodemographische Daten (Vogelgesang 2010) zeigten zudem, dass weibliche Spieler einen späteren Krankheitsbeginn, eine raschere Progression des Krankheitsverlaufs und, amerikanische Untersuchungen bestätigend, eine wesentlich **stärkere Traumatisierung** (Vernachlässigung, körperliche Misshandlung, sexueller Missbrauch) zu verzeichnen hatten. Im Vergleich zur männlichen Stichprobe hatten ihre Mütter häufiger Gewalt erfahren, waren sie jünger bei der Scheidung ihrer Eltern, hatten mehr Gewalt in der Partnerschaft und häufiger suchtkranke Partner erlebt.

Feministischer Behandlungsansatz

> Im Zentrum der Therapie steht die Glücksspielabstinenz. Bei der Motivlage und Krankheitsakzeptanz müssen die tiefer gehenden Scham- und Schuldgefühle der Patientinnen besondere Berücksichtigung finden. Bei der Aufarbeitung der Ursachen sind die frauenspezifischen Hintergründe zu berücksichtigen.

Häufig ist externer Druck aufgrund krimineller Taten ausschlaggebend für den Behandlungsantritt gewesen. Das **Selbstwertgefühl** ist oft so gering, dass die Patientinnen sogar daran zweifeln, überhaupt **gut genug für eine Therapie zu sein**. Möglichst früh muss eine rückhaltlose Bilanz der finanziellen Verhältnisse erfolgen, damit der massive psychische Druck nachlässt. Das Chaos ist oft so groß, dass es nicht ohne die professionelle Hilfe einer Schuldnerberatung geht, um z. B. eine kontinuierliche Rückzahlung der Schulden zu beginnen.

Sind ausreichend Fortschritte dabei erzielt, die Motivation zu einer umfassenden Behandlung zu legen und die Krankheitsakzeptanz der Patientin zu festigen und damit die ersten Voraussetzungen für eine dauerhafte Abstinenz zu schaffen, treten **Ursachen der Suchtentwicklung** in den Vordergrund der Behandlung. In der Therapiephase »Ursachen der Suchtentwicklung« ist eine reine Frauengruppe besonders hilfreich.

Themenschwerpunkte in einer Frauengruppe (Vogelgesang u. Petry 1996)
- **Probleme, die aus der Herkunftsfamilie resultieren:** Sexueller Missbrauch? Grenzverletzungen? Rollentausch und Überforderung durch zu viel Verantwortung? Verbergen, verdrängen, vertuschen als frühe »Überlebensstrategie«? Weltmeister im Flüchten?
- **Inadäquate Problemlösungsstrategien:** Möglichst viel Entscheidungs- und Gestaltungsspielraum geben, Entscheidungen zur Veränderung des sozialen Umfelds vorbereiten (z. B.: Die Schwiegermutter gibt den Schlüssel für die Wohnung der Patientin ab).
- **Aktuelle Partnerkonflikte:** Abhängige Partner selbst zur Therapie bewegen, Wünsche und Bedürfnisse an den Partner artikulieren, Ressourcen und Gefahren der Beziehung darstellen.
- **Einsamkeit:** Objektive oder eher subjektive Empfindung (z. B. »Ich kann nicht allein sein«)? Findet eine extreme Beschäftigung mit anderen apersonalen Kommunikationsmitteln, wie PC-Spiele, Fernsehen, Gameboy etc., statt? Sinnvolle Tagesstrukturierung und Freizeitgestaltung planen, die soziale Kontakte ermöglichen?
- **Schuld- und Schamgefühle:** Frühe Interventionsmöglichkeiten werden so versäumt. Schuld setzt Handlungsfreiheit voraus! Verantwortliche Lebensführung anstreben. Wo ist Wiedergutmachung möglich?
- **Widersprüchliche weibliche Rollenerwartungen:** Vorurteile, die Schuldgefühle auslösen: Gibt es eine schlechtere Mutter als jene, die das Geld für das Essen verspielt? Welche Ideale werden angestrebt? Überforderungen? Negative Modellerfahrungen? Sich selbst loben können?
- Verbesserung der **Körperwahrnehmung**.
- Frauenspezifische Aspekte von **Abhängigkeitserkrankungen**.

9.7.3 Migration

Unter Migranten versteht man Ausländer mit unterschiedlichem Aufenthaltsstatus (Bätz 2002) sowie Aussiedler. In einer Studie ermittelten Kastirke et al. (2015), dass unter Einbeziehung demographischer Daten und präferierter Spiele, der Migrationshintergrund ein unabhängiger Risikofaktor darstelle, ein Glücksspielproblem zu entwickeln. Ihre Daten dazu stammten aus der PAGE-Erhebung »Pathologisches Glücksspiel und Epidemiologie« (Meyer et al. 2011a). Es seien deshalb sowohl kulturspezifische präventive als auch therapeutische Maßnahmen notwendig. Kastirke et al. (2016) wiesen zudem nach, dass Menschen aus einzelnen Herkunftsländern verstärkt von Glücksspielproblemen betroffen sind. Die höchsten Werte erzielten Menschen aus der Türkei, Jugoslawien und asiatischen Länder.

Bei einem Vergleich zwischen unterschiedlichen Ausprägungen problematisch spielender Deutscher und Migranten (Jacoby et al. 2013) zeigte sich, dass Migranten eine höhere Motivation und ein stärkeres Verlangen nach Glücksspielen aufwiesen als die Vergleichsgruppe. Außerdem, dass akkulturativer Stress mit einer stärkeren Ausprägung der Spielprobleme einherging. Ein weiterer Risikofaktor bestand darin, dass in der Migrationsgruppe ein stärkeres Spielverhalten in der Familie und der Peer-Gruppe vorhanden war. Religiosität schien bei Migranten eher einen schützenden Einfluss zu haben.

Nach Berger u. Horodecki (2013) falle in der Suchthilfe Wien auf, dass zunehmend mehr Patienten mit Migrationshintergrund dazu in der Lage seien, ihre Scheu zu überwinden, Hilfe bezüglich der Spielsucht, sei es als Betroffene/r oder Angehörige/r, in Anspruch zu nehmen. Im Jahr 2013 hatten 38 % der Patienten Migrationshintergrund (nicht in Österreich geboren) und bei 52 % waren die Eltern nicht in Österreich geboren. Dies mag zum Teil darauf zurückzuführen sein, das die Suchthilfe Wien zum Beispiel eine türkischsprachige Gruppentherapie sowie Einzeltherapie in mehreren Sprachen anbietet (Türkisch, Serbisch, Kroatisch, Slowakisch, Tschechisch, Polnisch, Russisch, Englisch, Französisch).

Die Frage bleibt dennoch offen, ob es in allen Therapiebereichen in genügender Weise Berücksichtigung findet, dass bei einem größeren Teil der

Migranten Sprachschwierigkeiten vorhanden sind? Bei einer Untersuchung von 51 Drogen- und Suchtberatungsstellen in NRW wurde festgestellt, dass im Jahr 1994 702 ausländische Suchtkranke in 26 nichtdeutschen Sprachen zur Beratung kamen. Der größte Teil erfolgte in Türkisch (34,2 %), gefolgt von Polnisch (19,9 %), Italienisch (9,7 %), Russisch (9,1 %), Arabisch (5,1 %), Spanisch (3,3 %) und Kroatisch (3,3 %).

Bühringer u. Türk (2000) ermittelten in verschiedenen Spielstätten repräsentativ ausgewählter Gemeinden der BRD unter 717 Spielern einen **Ausländeranteil von 16 %**. Die türkischen Staatsbürger bildeten mit ca. 7 % die mit Abstand größte Gruppe bei den Migranten. Zudem hatte ein größerer Personenkreis (n = 121) die Befragung wegen Sprachschwierigkeiten von vornherein abgelehnt.

In der **Population der Klinikglücksspieler** ist in den letzten Jahren ein steigender Anteil an Migranten festzustellen. Nach groben Schätzungen dürfte er inzwischen bei ca. 15 % liegen, und der größte Teil ist ebenfalls türkischer Abstammung. Aus dem nachfolgenden Fallbeispiel sind möglicherweise sinnvolle Hypothesen abzuleiten, warum der Anteil dieser Bevölkerungsschicht an der Patientenschaft der Glücksspieler besonders hoch ist. Die Spielstätten bzw. Spielhallen scheinen ein wichtiger Treffpunkt einer gewissen Altersgruppe, ca. 18–40 Jahre, der männlichen Mitglieder dieser Bevölkerungsgruppe zu sein. Zentrale Lage und Aufmachung der Spiellokalitäten sowie das Angebot an Spielgeräten scheinen dem spezifischen Freizeitverhalten, der gewünschten Geselligkeit unter Männern und von der sozialen Struktur bestimmten männlichen Rollenerwartungen stark entgegenzukommen. In der Behandlung der türkischen pathologischen Glücksspieler treten nicht selten erhebliche **soziokulturelle Probleme** der gesellschaftlichen Integration und des Zusammenlebens in den Vordergrund, die mit ursächlich für die Krankheitsentwicklung zu sein scheinen. In diesem Zusammenhang nimmt Bensel (2007) ebenfalls an, dass **soziokulturelle Besonderheiten und daraus resultierende psychosoziale Belastungen**, teilweise gepaart mit so genannten Anfangsgewinnen, eine erhöhte Disposition zur Entstehung einer Glücksspielproblematik darstellen. Hinzu kämen ein starker Gemeinschaftssinn und ein ausgeprägtes patriarchalisches Rollenverständnis. In die Therapieüberlegungen seien die Faktoren einer stärkeren Bedeutung der Familie, der Meinung des Vaters, der dominierenden Rolle des Mannes, der Einfluss der Religion und ein eher extern attribuiertes Krankheitskonzept (das Spielen z. B. auf »höhere« Einflüsse zurückzuführen) einzubeziehen.

Nach Tuncay (2010) passen die Angebote der Glücksspielbranche auffällig gut zum Freizeitverhalten der Zielgruppen in orientalischen Milieus. An die Stelle der klassischen Teestube, der innerhalb des Milieus eine enorme soziale Bedeutung zukam, träten immer mehr Wettbüros, die überwiegend über Konzessionen für das Aufstellen von Geldspielgeräten verfügten. Sie ersetzten die sozialen Funktionen der klassischen Teestube, seien meistens modern eingerichtet und lockten die überwiegend männliche Kundschaft mit Live-Übertragungen vielfältiger Sportereignisse (v. a. aus den Heimatländern), kostenlosem Tee und der Möglichkeit zu sozial verbindendenden Gesellschaftsspielen (Karten, Backgammon, türkisches Rommee etc.).

In der Therapie von Suchtverhalten sind Beeinträchtigungen von Ehre, Stolz und Schamgefühle generell wichtige Faktoren (Bensel u. Tuncay 2013), die eine Akzeptanz und Einsicht in das Krankheitsgeschehen behindern. Sie haben oft über lange Zeit dazu beigetragen, dass keine reale Auseinandersetzung mit dem tatsächlichen Glücksspielproblem stattfand. Persönliche und innerfamiliäre Konflikte sollen möglichst nicht nach außen dringen. Gesellschaftliche und kulturelle Gegebenheiten einzelner Länder verstärken diese Problematik teilweise erheblich. Dies noch in besonderer Weise, wenn zu den selbstwertmindernden normabweichenden Verhaltensweisen der Glücksspielsymptomatik Verluste von Beziehungen und höhere materielle Schäden (z. B. Scheidungen, höhere Schulden in der engeren und weiteren Verwandtschaft) hinzukommen. Nicht selten misst man den Migrationserfolg an materiellen Werten, gehört es zum männlichen Rollenverständnis, der Familie einen teilweise hohen und dem Einkommen nicht immer angemessenen Lebensstandard zu ermöglichen oder »großzügige« Einladungen etc. auszusprechen. Glücksspielangebote »gaukeln« hier eine allzu einfache »Problemlösung« vor.

Scheibenbogen u. Franzke (2011) heben hervor, dass bei Patienten mit Migrationshintergrund, die oft schon wegen ihrer Herkunft Stigmatisierung im Sinne einer negativen Merkmals- und Eigenschaftszuschreibung erfahren, die nach wie vor vorhandene negative Voreingenommenheit bezüglich der Abhängigkeitserkrankung hinzukäme. Daher addierten oder multiplizierten sich bei abhängigkeitserkrankten Personen mit Migrationshintergrund diese »Verunglimpfungen« und die sich aus der Erkrankung ergebenden, negativen gesellschaftlichen Konsequenzen wögen zumeist stärker als die Krankheit selbst. Bei der Inanspruchnahme von multimodalen Behandlungsmaßnahmen zeige sich bei Patienten mit Migrationshintergrund generell die Tendenz, verstärkt jene Angebote in Anspruch zu nehmen, welche keine komplexen Kenntnisse der deutschen Sprache benötigen. Das seien v. a. kreative Angebote im Bereich der Werkstätte, aber auch Fortbildungsangebote im Lernzentrum zum Erwerb von Basisfertigkeiten am PC sowie Sprachkurse.

Die nachfolgende Wiedergabe von Gesprächsausschnitten (▶ »Herr K.«) stammt aus einer Paartherapie mit einem türkischen pathologischen Glücksspieler und seiner deutschen Ehefrau. Die Einzelfallwiedergabe darf nicht zu voreiligen Verallgemeinerungen führen, auch wenn Mitpatienten diese Schilderungen durchweg bestätigen. Weitere systematische Untersuchungen auf diesem Gebiet sind dringend erforderlich.

Herr K.
Herr K., Automatenglücksspieler, mittleren Alters, türkische Staatsangehörigkeit, verheiratet mit einer deutschen Ehefrau, drei Kinder, zurzeit wegen eines Bandscheibenvorfalls krankgeschrieben, arbeitslos, zuvor in der Baubranche beschäftigt. Die nachfolgend dokumentierten Gesprächsausschnitte wurden im Rahmen einer Paartherapie aufgenommen.
Er habe viel Angst vor den alten Kontakten. Dazu gehöre in erster Linie sein älterer Bruder. Er sei der jüngste in der Familie, und bei seinen Landsleuten bedeute dies, dass der jüngste immer »ja« sage, Respekt vor dem älteren Bruder haben müsse. Hier täten sich beträchtliche Gefahren auf, weil der ältere Bruder ebenfalls sehr stark dem Spielen verfallen sei. Die anderen hätten über ihn gelästert, wenn seine Frau ihn in der Spielhalle angerufen oder ihn dort rausgeholt habe. Er habe sich vor den anderen geschämt. Sie habe angerufen und gesagt, er müsse nach Hause kommen. Dann habe er sich eher stur gestellt und gedacht, jetzt spiele er erst recht. Oft sei es dann bis 3 Uhr morgens gegangen. Er sei sich zu klein vorgekommen, ihr nachzugeben. Seinem Bruder hätte er es nicht sagen können, dass er nach Hause müsse. Er wolle sich nicht kleiner machen, sein Gesicht nicht verlieren. »Guck mal dieses Weichei da, lässt sich von der Frau alles sagen«, hätten die anderen gelästert. Er müsse ja selber entscheiden. Er sei dann wieder frustriert gewesen, habe dann wieder »scheißegal« gedacht und weitergemacht. Wenn er das Geld in den Automaten geworfen habe, hätte er wieder abgeschaltet. Von der Seite des Bruders sei Druck ausgeübt worden und von ihr. Ihr Anrufen hätte schon gereicht. Da hätte er schon gedacht, was denken die jetzt wieder von mir. Er habe mit dem Bruder und einem anderen Mitspieler über die Therapie gesprochen. Die seien ganz unruhig geworden und hätten schon bald geäußert, sie müssten jetzt gehen. Außerdem hätten sie betont, irgendwas hätte man wohl mit ihm gemacht, weil er auf einmal ganz anders denke. Als ob sich die beiden anderen geschämt hätten.
Meiden könne er seinen Bruder nicht. Wenn die wieder losgehen wollten, könne er nur sagen, dass er nicht mit in die Spielhalle gehe. Wenn man stattdessen spazieren gehe oder ein Café besuche, käme er mit. Alles andere, nein. Er habe sich viel Gedanken darüber gemacht. Er könne ihm nicht sagen, hier sei die Tür. Er könne nur zu Hause bleiben, etwas anderes vorhaben, fertig. Er wolle sie nicht verlieren, aber ihnen deutlich machen, dass er aus dem Spielermilieu komplett wegbleiben wolle. Jeder hänge an seiner Familie. Einladungen, z. B. zum gemeinsamen Picknick, so etwas würde er weiter annehmen, das liebe er. Wenn alle zusammen etwas unternehmen, mit Frau und Kindern, das sei, was er auch brauche. Das sei die Sache, die ihn stärke. Von Seiten seiner Landsleute sei die Familie das A und O. Das Zentrum vom Ganzen. Sei das nicht da, fehle ihm etwas.
Die Landsleute, die nicht im Café säßen, hielten sich in der Spielhalle auf. Da seien alle jüngeren. Die hätten auch ihren Sport, z. B. Fußball, aber ihre Zeit sei oft nicht ausgefüllt. Dann hätten sie Langeweile. Bei den Deutschen sei das anders, die gingen auch essen, mal dies, mal das am Sonntag. Und das sei bei den Türken nicht so. Die Deutschen würden mehr mit den Partnern, der eigenen Familie unternehmen. In der Türkei sei das wieder etwas anderes. Die Frauen seien unter sich, und die Männer seien unter sich. Da seien keine Spielotheken, da gäbe es eine Männerwelt. Dort würden sich die Männer unterhalten, wie in einem Café.
Im Alter von 18–40 hielten sich die Landsleute in den Spielhallen auf, weil dies auch eine Männerwelt sei. Danach sage es häufig klick, sie gingen dann eher in ihre Cafés, spielten dort (ohne Geld) Poker, bis ca. 45–50, und dann würden viele eher fromm, sich der Religion zuwenden. Von einem Tag auf den anderen würde dann oft das Spielen und (Alkohol-)Trinken aufgegeben. Häufig sei dies aber unter dem Druck anderer Familienmitglieder geschehen, wenn einer zur Vernunft gekommen sei. Man würde dann v. a. auf die Älteren hören.
In der Spielhalle würde durchweg unkontrolliert gespielt. Einer pumpe vom anderen, und bei den Banken sei man hoch verschuldet. Die (Token-)Punkteautomaten seien das Schlimmste. Da sei das Geld nicht da, sondern die Punkte. Fünfzig Punkte seien 1 €. Das ginge dann in einer Sekunde rauf und runter. In kurzer Zeit sei 1 € weg. Von anderen würden dann wieder neue Punkte gekauft. Bei der Bank habe

man seiner Ehefrau gesagt, die sich dort um die Bereinigung der finanziellen Situation gekümmert und dieses Thema dort angesprochen habe, jetzt wisse man auch, warum viele türkische Landsleute so hoch verschuldet seien.

Das Problem liege an der fehlgeschlagenen Selbstständigkeit der jungen Türken. Sie würden früh zum Heiraten gedrängt und hätten das Gefühl, nun ein Mann sein zu müssen. In der Türkei würde man trotz Heirat weiter zusammenleben, und der Vater würde weiter Kontrolle ausüben. Hier würden sie alleine wohnen. Mit dieser Verantwortung kämen die jungen Männer nicht klar. Problematisch sei aber auch, wenn die Väter die Konten der noch nicht verheirateten jungen Leute verwalteten und dieses Geld dann verspielten.

Zunächst sei eine starke Bevormundung da, und dann würden die Kinder völlig losgelassen. Dann hätten sie den Eindruck, nun hätten sie das Sagen. Die Freiheit sei dann zu groß für sie. Sie würden zu sehr ins kalte Wasser geworfen.

In der Spielhalle würden sie dann ausleben, was sie sonst nicht könnten. Es würden fast nur die hohen Sachen gespielt, das andere dauere ihnen zu lange. Die Punkteautomaten kämen ihnen da gelegen. Spielhallen seien inzwischen 24 Stunden geöffnet.

Auch in der näheren Verwandtschaft seien bei den jüngeren Leuten drastische Geldprobleme sowie Jugendarrest aufgetreten. Es sei eine extreme Verschuldung zu beobachten, die kämen da einfach nicht mehr heraus. Die Banken würden getäuscht, man könne ja lügen. Es käme zu erheblicher Beschaffungskriminalität (Drogenhandel, Diebstähle etc.). Die Situation der Glücksspieler gestalte sich oft völlig ausweglos. Die Schulden könne man irgendwann nicht mehr bezahlen. In der Spielhalle fänden sich leicht gute Ratgeber, wie man auf illegale Weise wieder zu Geld komme.

Meistens würde man diesen »Typen« dann auch noch Geld schulden, und die würden illegale Handlungen vorschlagen, damit man ihnen das Geld zurückgeben könne. So komme man in die Kriminalität hinein. In der Spielhalle würde man ohnehin alles bekommen. Man brauche nur zu sagen, was man haben wolle, dann spreche sich das herum, und jemand würde es besorgen.

Die verschuldeten Spieler hätten ja keine andere Wahl. Erst werde der eigene Verdienst verspielt, dann werde halt geliehen. Gespielt werde immer, bis nichts mehr da sei. Er schätze, dass sich ca. 80 % der 18- bis 40-Jährigen in diesem Teufelskreis befänden. Von denen, die er in seiner Umgebung kenne, und er kenne viele, seien alle betroffen. Er kenne keine Ausnahme.

Seine Frau und er seien sehr froh, heute über all diese Erlebnisse offen sprechen zu können. Er fühle sich viel ruhiger, weil er nicht mehr lügen müsse. Sie möchte von ihm wissen, ob er auch die Eheringe verkauft hätte, weil er plötzlich neue besorgt habe. Dies sei nicht der Fall gewesen, er habe ihr aus einem schlechten Gewissen heraus eine Freude machen wollen. Sie habe noch viele Fragen an ihn.

Er selbst habe vor dem Alkohol Angst und sei froh, nicht in Brutalität gegenüber Familienangehörigen hineingeraten zu sein. In seiner Herkunftsfamilie habe er dies im Zusammenhang mit der Glücksspielproblematik seines Vaters am eigenen Leibe zu spüren bekommen.

Es habe aber mit seiner Frau vor der Therapie einen so heftigen Streit gegeben, dass sie ihm welche »geknallt« habe. Sie habe sich völlig hilflos gefühlt. Er habe es sich aber verboten, ihr gegenüber körperlich gewalttätig zu werden. Er habe die Schuld nur bei sich gesehen. Hätte sie ihm eine Pistole in die Hand gedrückt, hätte er Schluss gemacht, fertig, soweit sei er gewesen. Das sei das i-Tüpfelchen gewesen, von der eigenen Frau geschlagen zu werden.

9.7.4 Gestörtes Glücksspielverhalten bei Kindern und Jugendlichen – was es eigentlich nicht geben darf

Im Jugendschutzgesetz gilt als Kind, wer noch nicht 14 Jahre alt ist, und als Jugendlicher, wer mindestens 14, aber noch nicht 18 Jahre alt ist.

In der Studie von Meyer et al. (2011a, PAGE-Studie) zeigt sich, dass diese Altersklasse, obwohl per Gesetz vom Glücksspielen ausgeschlossen, 1,5-mal mehr betroffen ist als der Bevölkerungsdurchschnitt, ein pathologisches Glücksspielen zu entwickeln.

Die Autoren stellen fest, dass die Jugendlichen in den vergangenen 12 Monaten fast alle Glücksspielangebote genauso häufig genutzt hatten, wie die Befragten aus der Gruppe der 18- bis 64-Jährigen. Lediglich die Spielangebote von Lotto wurden von den über 18-Jährigen signifikant häufiger in Anspruch genommen. Aufgrund der Daten schätzen sie, dass 1,0 % der 14- bis 64-Jährigen im Laufe des Lebens die Kriterien (5 von 10) für pathologisches Glücksspielen nach DSM-IV erfüllten. Zusätzlich ermitteln sie 1,4 % problematisches Glücksspielen mit 3–4 Kriterien und weitere 5,5 % risikoreiches Glücksspielen mit 1–2 Kriterien im Laufe des Lebens. Im Vergleich dazu zeigen die 14- bis 17-Jährigen eine Prävalenz von 1,5 % für pathologisches, 1,1 % für problematisches und 3,9 % für risikoreiches Glücksspielen. Thomasius et al. (2014) betonen, dass die Übernahme des gestörten Glücksspielverhaltens in den Kriterienkatalog des DSM-5 weitreichende Folgen für die Versorgung suchtgefährdeter und süchtiger Kinder und Jugendlicher in Deutschland habe. Die diagnostische Schwelle sei so niedriger und es würden mehr Patienten einen Behandlungsanspruch erhalten. Aus kinder- und jugendpsychiatrischer Sicht sei die damit verbundene Stärkung von Frühinterventionen bei den Suchtstörungen zu begrüßen. In der Jahresstatistik der Spielsuchthilfe Wien (Berger u. Horodecki 2013) zeigt sich, dass das Glücksspiel bei deutlich

9.7 · Besonderheiten in der Klientel

mehr als einem Drittel (42 %) der Betroffenen schon **im jugendlichen Alter** (Spielbeginn unter 18 Jahren) **begonnen** hatte.

In den nachfolgenden zwei Abschnitten sind Erkenntnisse aus **2 epidemiologischen Untersuchungen aus Nordrhein-Westfalen dargestellt, die in der Behandlung hilfreich sind.** Die Informationen stammen in erster Linie aus einer epidemiologischen Untersuchung des Gesundheits- und Jugendforschers Hurrelmann (et al. 2003), zudem handelt es sich um Ergebnisse einer erweiterten Nachuntersuchung von Müller et al. (2014) ebenfalls in NRW.

Epidemiologische Studie NRW 2003 (Hurrelmann et al.)

Der Jugend- und Gesundheitsforscher Hurrelmann (2003) betont, dass im Übergang von der Kindheit in den Erwachsenenstatus elementare Entwicklungsaufgaben zu bewältigen seien. Dies könne sich so belastend und überfordernd auswirken, dass verstärkt Mittel zum Einsatz kämen, die zu einer Flucht aus der Realität verhelfen. Ein Mangel an persönlichen Ressourcen, der in einem geringen Selbstwertgefühl und einer defizitären Ausformung effektiver Bewältigungsstrategien zum Ausdruck komme, begünstige den Prozess, ein süchtiges Verhalten auszuprägen.

Möglicherweise fehle es in Schulen, Familien und Urbanität an entsprechenden konstruktiven Anreizen und Herausforderungen, die weder bildschirm- noch glücksspielbezogen sind.

Die Glücksspielteilnahme korrespondiere zudem mit einer spezifischen Bedürfnislage vieler Jugendlicher (Engel u. Hurrelmann 1993):
- Ansprüche an seelische und sensorische »Sensationen« seien hoch,
- die Erwartungen von Glück und Lebenserfüllung bewegten sich oft auf einem extrem hohen Niveau und
- die Toleranzgrenze sei niedrig, Anforderungen als belastend zu empfinden,
- Anregungen der Umwelt als unzureichend und restriktiv wahrzunehmen und
- Entfaltungschancen als kümmerlich und eingrenzend zu empfinden.

Nicht nur Gefühle von Überforderung, sondern ebenfalls Unausgefülltsein, Langeweile und Unterforderung seien in diesem Zusammenhang als psychische Bedingungslage von Problemverhaltensweisen Jugendlicher zu identifizieren, die auch in Hinblick auf die Glücksspielteilnahme relevant sein dürften. Das Streben nach Unabhängigkeit stelle eine ebenfalls nicht zu vernachlässigende Größe dar. Eine ethnografische Feldstudie junger Automatenspieler zeigte, dass sie sich beim Glücksspielen älter bzw. erwachsener fühlen (Fisher 1993).

Weitere eher übergeordnete Risikofaktoren (Hurrelmann 2003) seien der hohe **gesellschaftliche Stellenwert des Geldes**, die Akzeptanz und **Verfügbarkeit des Glücksspiels** und dies in einer Konsum- und Leistungsgesellschaft, die auf **sofortige Bedürfnisbefriedigung** ausgerichtet sei, soziale Konfliktlagen wie **Arbeitslosigkeit und Ausgrenzung** schaffe, sowie die zu verzeichnende **Spannung zwischen gesellschaftlichen Normen und unterschiedlichen kulturellen Wertvorstellungen**.

Nachfolgend zunächst die sozial-psychologischen Befunde aus der Hurrelmann Studie von 2003, die sowohl hinsichtlich anamnestischer und psychodiagnostischer Fragestellungen im Behandlungsrahmen jugendlicher Glücksspieler von Bedeutung sind. Es ist ausdrücklich zu betonen, dass die therapierelevanten Informationen zwar einen Hinweischarakter haben, jedoch jeder Patient eine ganz individuelle Krankengeschichte vorzuweisen hat und ganz auf die einzelne Person ausgerichtete Zielsetzungen zu erarbeiten sind.

Beim Vergleich jugendlicher Problemspieler mit einer Kontrollgruppe (Hurrelmann et al. 2003) ergeben sich folgende Befunde hinsichtlich sozialer Bedingungen, Freizeitverhalten, Schule/Beruf:
- Belügen wegen ihres Spielverhaltens weitaus häufiger Familienmitglieder oder ihre Freunde und haben **weitaus häufiger Streit** mit ihnen.
- Geben etwa zu 40 % an (Vergleichsgruppe 4 %), schon einmal Geld entwendet zu haben, um ihr Glücksspielen zu finanzieren.
- Das Glücksspielen hat bei ihnen negative **Auswirkung auf die schulische Ausbildung**. So liegt der Anteil der »Schulschwänzer« unter den Problemspielern (30 %) wesentlich höher als unter den Kontrollpersonen (3 %).
- Sie weisen sowohl einen **erhöhten wöchentlichen Fernseh-/Videokonsum** auf, als auch längere Zeiten, die **Freizeit am Computer** zu

verbringen. Zwischen Mädchen und Jungen zeigen sich in Bezug auf den Fernseh- und Videokonsum keine Unterschiede. Jungen verbringen jedoch wesentlich mehr Zeit am Computer als Mädchen. Müller et al. (2014): »Hinsichtlich der **genutzten Internetinhalte** wird deutlich, dass problematisch Spielende Internetglücksspiele, OnlineComputerspiele, Online-Sexangebote, Chats und Mails sowie Online-Einkaufsportale signifikant häufiger nutzen als Kontrollpersonen, welche wiederum Rechercheportale häufiger besuchen als problematisch Spielende.«

- Innerhalb der letzten 6 Monate traten häufiger **Probleme mit den Eltern oder mit den Freunden** auf.
- Ihre Familienmitglieder waren häufiger von Arbeitslosigkeit betroffen.
- Sie hatten mehr Schwierigkeiten, einen Freund oder eine Gruppe zu finden.
- Mussten häufiger eine Schulklasse wiederholen.
- Die Jugendlichen sind gleichzeitig durch eine Vielzahl von Belastungssituationen aus den Bereichen Schule, Familie, Freundeskreis betroffen.
- Die Untersuchung verdeutlicht, dass sie wesentlich **unzufriedener mit der eigenen Lebenssituation** sind und ihr eigenes psychisches Wohlbefinden als wesentlich schlechter einschätzen als die Vergleichsgruppe.
- Dies gelte noch stärker für weibliche Problemspieler.

An psychologischen Befunden stellen sich dar:
- Das Risiko unter täglich bis wöchentlich auftretenden **psychosomatischen Beschwerden** zu leiden, ist um den Faktor 2,7 erhöht. Mädchen sind stärker als Jungen betroffen.
- Jugendliche mit einer gering ausgeprägten **Selbstwirksamkeitserwartung** haben ein **3-mal so hohes Risiko**, ein problematisches Glücksspielverhalten zu entwickeln. Personen mit hoch ausgeprägter Selbstwirksamkeitserwartung lassen sich im Gegensatz dazu folgendermaßen charakterisieren: Sie sehen schwierige Aufgaben als Herausforderung an, halten an ihren Zielen fest, sind neugierig und handlungsorientiert, geben auch bei schwierigen Aufgaben nicht so schnell auf und erholen sich von Rückschlägen (Schwarzer 1994).

Epidemiologische Studie NRW 2014 (Müller et al.)

Müller et al. überprüften die Daten von Hurrelmann et al. und erhoben zusätzliche Daten zum Konsum und der Verbreitung des Glücksspiels bei Kindern und Jugendlichen in NRW. Zu diesem Zweck wurde ein Multimethodenansatz konzipiert, welcher die quantitative Erhebung an 5976 Schülerinnen und Schülern des Landes Nordrhein-Westfalen, im Alter zwischen 12 und 19 Jahren, mit qualitativen und experimentalpsychologischen Forschungsansätzen verbindet.

Sie ermitteln eine **Prävalenz** von 1,7 % für problematisches Glücksspielen und von 3,5 % für gefährdete Nutzer.

Eine besondere Gefahr stelle in neuester Zeit dar, Glücksspielelemente in moderne Computerspiele zu implementieren. Es handle sich um Spiele, in deren Verlauf es den Spielenden optional freigestellt wird, an bestimmten Glücksspielangeboten (virtuelle Spielautomaten, Roulette, Black Jack) teilzunehmen und dort z. B. Gegenstände zu erspielen, die für den weiteren Spielverlauf nützlich sind. Der Weg dabei auch Geld zu erspielen, findet sich z. B. im Spiel Second Life, wo der Spieler echtes Geld in virtuelle Währung tausche, um dieses u. a. in verschiedene Glücksspielmöglichkeiten zu investieren. Im Spiel gewonnenes virtuelles Geld lasse sich wiederum in Tauschbörsen in echtes Geld umwandeln. Es zeige sich, dass die Glücksspielformen Spiele an Geldautomaten, Internet-Sportwetten, Spiele in Internetcasinos, andere Spiele im Internet und Internetpoker die **problematische Nutzung von Glücksspielen zuverlässig vorhersagen**.

Hervorzuheben sei die Nutzung von Geldspielautomaten: Die Wahrscheinlichkeit, dass glücksspielende Jugendliche problematisch spielen, erhöht sich um den Faktor 10,4, wenn Geldspielautomaten genutzt werden.

Zum Motiv für die Erstnutzung von Glücksspielen ergeben sich weitere signifikante Unterschiede: Der häufigste Nutzungsgrund bei problematisch Spielenden liege in der Hoffnung auf einen Geldgewinn (85,1 %), gefolgt davon, dass Freundinnen und Freunde spielen (68,3 %) und Langeweile (51,5 %).

14,9 % der problematisch Spielenden geben zudem Werbung für Glücksspiele als spielauslösendes Motiv an. Insgesamt 94,8 % der Befragten gehen von einem **Suchtpotenzial** durch Glücksspiele aus.

Es zeigen sich Unterschiede im Konsum von **Nikotin** (51,4 % vs. 39,5 % Vergleichspersonen) und **Alkohol** (71,0 % vs. 60,0 %), ähnliche Unterschiede ergeben sich auch hinsichtlich des regelmäßigen Konsums von **Cannabis** (41,1 % vs. 28,2 %) und Stimulanzien (8,5 % vs. 3,7 %).

Familiäre Hintergründe und ethnische Herkunft
Problematische Glücksspieler geben mit 39,6 % signifikant häufiger an, dass mindestens ein weiteres Familienmitglied ebenfalls Glücksspiele nutzt. Dies sei wesentlich seltener bei gefährdeten (32,4 %) und unauffälligen Spielern (14,3 %) der Fall. Entgegen anderweitiger Hypothesen seien keine statistisch bedeutsamen Zusammenhänge zwischen Glücksspielverhalten und der Herkunft aus Broken-Home Familien festzustellen.

Jugendliche, bei denen ein Elternteil oder beide Eltern nicht aus Deutschland stammen, entwickeln deutlich häufiger ein problematisches Glücksspielen (2,5 % bzw. 4,1 %) als Jugendliche, deren Eltern keinen Migrationshintergrund aufweisen (1,1 %).

Zusätzliche psychische Befunde
Dies zeige, dass Glücksspielen mit einem großen Leidensdruck in verschiedenen psychosozialen Bereichen assoziiert sei. Die Jugendlichen leiden unter Übelkeit oder Kopfschmerzen, sind besorgt, niedergeschlagen, ruhelos, nervös, leicht ablenkbar, oft in Konflikte verstrickt und haben viele Probleme mit Gleichaltrigen.

Gleichzeitig offenbare die Analyse der DSM-Kriterien, dass **40,4 %** der problematisch Spielenden schon von einem Familienmitglied **ohne Erlaubnis Geld genommen** hat, um spielen gehen zu können.

Eine gesteigerte psychische Belastung (emotionale Probleme, Verhaltensauffälligkeiten, Hyperaktivität/Konzentrationsprobleme, prosoziales Verhalten) finde sich bei ihnen in allen erfassten Bereichen des SDQ-Strengths and Difficulties Questionnaire. Die Subgruppenanalyse ergebe, dass problematisch Spielende und gefährdet Spielende signifikant höhere Werte in negativer Affektivität z. B. Gereiztheit, Angst und Verwirrtheit erleben (Positive and Negative Affect Schedule, PANAS) als unauffällig Spielende und Nichtspielende.

In gewisser Weise bestätigen diese Ergebnisse die in der Literatur häufig aufgestellte Hypothese (z. B. Grüsser u. Albrecht 2007; Bachmann u. El-Akhras 2014; Bachmann et al. 2015), dass problematisch Spielende Glücksspiele u. a. dazu nutzen, negative Gefühlszustände zu regulieren.

Sie erleben höhere **Stressbelastungen** als unauffällig Spielende und Nichtspielende. Der signifikante Interaktionseffekt weist aus, dass weibliche Jugendliche insgesamt eine stärkere Stressbelastung erleben als männliche Jugendliche. Die höchste Belastung ergibt sich für Problemspielerinnen. Insgesamt 40 % der Befragten geben als eine aufrechterhaltende Bedingung für das Verlangen nach Glücksspielen den Wunsch nach Ruhe an.

Für die Copingstrategien (Subskalen des Brief CopeMED) Selbstablenkung, Aufgabe, positives Umdeuten, Verleugnung und medienfokussiertes Coping ergaben sich signifikante Haupteffekte. Allerdings berichten weitere 20 % der Problemspieler, dass Stress keine spielauslösende Funktion hat, sondern eher eine Folge des fortgesetzten Spielens darstellt. Auf qualitativer Untersuchungsebene erweist sich Stress im Allgemeinen sowohl als spielauslösende Bedingung als auch als direkte Konsequenz aus dem Glücksspielverhalten.

Als prädisponierende Faktoren des Auftretens von Glücksspielstörungen finden Müller et al. (2014): Problematisch spielende Jugendliche
- sind sozial unsicherer bzw. haben weniger Vertrauen in soziale Beziehungen,
- erleben sich als weniger sozial aufgeschlossen,
- empfinden sich anderen gegenüber als benachteiligt,
- sie sind sozial zwar nicht isolierter als ihre Altersgenossen, möglicherweise erleben sie jedoch die Qualität unterhaltener Sozialbeziehungen als weniger befriedigend,
- weisen unabhängig vom Geschlecht deutlich erhöhte Werte in gewaltlegitimierenden Männlichkeitsnormen auf,
- haben ein höheres Risiko, mit dem Gesetz in Konflikt zu geraten.

Das **Risiko für ein problematisches Glücksspielverhalten** nehme nach Müller et al. (2014) u. a. dann deutlich zu, wenn
- ein Migrationshintergrund bei gleichzeitiger ungenügender Einbindung in die Kultur des Gastlandes vorläge,
- v. a. Geldspielautomaten bzw. Internetcasinos genutzt würden,
- eine positive Einstellung der Familie gegenüber Glücksspielen bzw. eine erhöhte Teilnahmerate von Familienangehörigen vorläge,
- die Einbindung in soziale Gemeinschaften mit Schwierigkeiten bzw. Vorbehalten verknüpft sei,
- verminderte Stresstoleranz und dysfunktionale Stressbewältigung bestünde,
- die Jugendlichen sich häufiger in negativen emotionalen Zuständen befänden,
- eine erhöhte Gewaltakzeptanz vorherrsche,
- in der Schule eine geringere Anstrengungsbereitschaft vorhanden sei,
- Schwierigkeiten vorhanden seien, sich selbst zu strukturieren.

Weitere Erkenntnisse aus der wissenschaftlichen Literatur

Hayer (2012), der die wissenschaftliche Literatur zu Glücksspielproblemen bei Jugendlichen umfangreich sichtete, kommt zu der Schlussfolgerung, dass es **ungewiss** bleibe, ob bestimmte **Persönlichkeitseigenschaften** überhaupt (kausale) **Vorläufer** eines problematischen Spielverhaltens darstellen **oder** sich diese erst im Zuge einer Fehlanpassung über spezifische Rückkopplungsprozesse bemerkbar machen bzw. sogar eher eine **Folge** des exzessiven Spielens darstellen. Außerdem sei es sinnvoll, Fehlanpassungen im Zusammenhang mit dem Glücksspiel als Resultat des Zusammenwirkens multipler Faktoren zu begreifen, die den Ebenen des Individuums, der Umgebung und des Glücksspiels (Suchttriade) zuzuordnen sind. Nicht auszuschließen sei außerdem das Auftreten von Konfundierungseffekten bzw. Scheinkorrelationen und anderen methodischen Artefakten.

Zu den häufig zu beobachtenden Persönlichkeitsmerkmalen, die mit der Entwicklung von glücksspielbezogenen Problemen im Jugendalter in Verbindung stehen, zähle das
- **Sensation Seeking**, eine damit verbundene Risikobereitschaft und ein ausgeprägtes Stimulationsbedürfnis bzw. das permanente Streben nach Abwechslung und Erregung unter Inkaufnahme gesundheitlicher und sozialer Gefahren.
- Als vergleichsweise gut erforscht, gelte die prädiktive Rolle von **Impulsivität** bei der Entwicklung glücksspielbezogener Probleme.

Da Individuen mit einer mangelhaften Impulskontrolle per Definition zur sofortigen Bedürfnisbefriedigung neigen, spontan handeln und mögliche nachteilige Konsequenzen nicht in angemessener Weise berücksichtigen, läge die konzeptuelle Nähe von impulsiven Persönlichkeitszügen und exzessiven Spielmustern auf der Hand.

Schlussfolgerungen für die Behandlung

Epidemiologische **Daten geben Hinweise, mit welchen Krankheitsausprägungen**, vorauslaufenden und aufrechterhaltenden Bedingungen sowie Folgeschäden, **zu rechnen ist**. Diese Informationen stellen Patienten oft nicht ohne weiteres zur Verfügung. Störungsinhärente Scham- und Schuldgefühle, z. B. auf Grund starker Vertrauensbrüche, innerfamiliärer Diebstähle, Täuschungen, haben zur Folge, dass eine notwendige **offene Kommunikation** darüber häufig zunächst unterbleibt. Den richtigen Zeitpunkt im Behandlungsprozess anvisierend, ist durch emphatisches Thematisieren und Nachfragen eine entlastende Auseinandersetzung im Einzel-, Gruppenverfahren und in der Angehörigenarbeit indiziert. Hier sind **positive Gruppenprozesse**, (»bei vielen war es ähnlich – wie schwer war es, die eignen normabweichenden Verhaltensweisen emotional zu verarbeiten?«) besonders hilfreich, vertiefen das Krankheitsverständnis und ermöglichen eine konstruktive Bereinigung von Beziehungskonflikten, die Schaffung neuen Vertrauens und eine Stärkung des stützenden sozialen Umfeldes. Es ist sowohl eine **Entlastung von Schuld** als auch die **Übernahme von Verantwortung** für das eigene Handeln beabsichtigt.

Es gilt der Grundsatz, dass ein frühes Einstiegsalter das Risiko für eine Problementwicklung nachhaltig erhöht (Hayer 2012). Dies gilt besonders dann, wenn zusätzlich stoffgebundene psychoaktive Missbräuche (Alkohol, Drogen, Medikamentenmissbrauch) involviert sind.

Wesentlich für den Erfolg ist die Verbesserung und Entwicklung von effektiven Bewältigungsstrategien (»coping strategies«). Hierbei ist kein prinzipieller Unterschied zur Therapie von Erwachsenen festzustellen (Derevensky et al. 2004).

In den meisten Behandlungskonzepten ist die **Einbeziehung der Familie obligatorisch**. Dabei **treffen** teilweise die **elterlichen Suchtprobleme mit denen der Kinder aufeinander**. Elterliches Suchtverhalten hat beträchtliche gesundheitsschädliche familiäre Belastungs- und Überforderungssituationen für die Kinder zur Folge sowie auch das problematische Glücksspielen der Kinder für die Eltern äußerst belastend ist. Im ▶ Kap. 12 ist ausführlicher dazu Stellung bezogen.

Mehr noch als in der Erwachsenentherapie ist bei Kindern und Jugendlichen darauf zu achten, dass es grundsätzlich weniger um eine Verzichtsphilosophie sondern um ein »Angewöhnen« (nicht Entwöhnen) geht. Zielsetzung ist der **Aufbau attraktiver belohnungsfähiger Alternativen**, die sich auf die unterschiedlichsten Lebensbereiche (z. B. Stressbewältigung, Kommunikations- und Beziehungsgestaltung, soziale Kompetenzen, Verbesserung der Schul- bzw. Berufssituation, Tagesstruktur und Freizeitgestaltung) beziehen.

Die »**Bewältigung**« **der therapeutischen Rahmenbedingungen**, wie das Einhalten von Terminen im ambulanten Bereich oder oft vielfältigen Regeln und Verbote in stationären Einrichtungen, ist als Bestandteil der Therapie und nicht als Voraussetzung zu betrachten. So ist die Situation im Vorhinein ins Auge zu fassen, dass Termine versäumt oder beispielsweise in stationären Einrichtungen das Aufstehen noch nicht in der »vorgeschriebenen« Weise gelingt. Dies bedeutet, erste primäre therapeutische Aufgabe ist, fehlende **Selbstkontrollfähigkeiten** zum Durchhalten der Behandlung zu **entwickeln**, wobei Mitpatienten, die bereits in einem fortgeschrittenen Stadium sind, wertvolle Hilfestellung dabei leisten. Die viel beschworene »konsequente Haltung« macht dann erst einen Sinn und vorzeitige Therapiebeendigungen, die unter Umständen sehr weitreichende schädliche Folgen haben, sind so zu vermeiden. Nach Behandlungsabbrüchen ist Rückfälligkeit meist vorprogrammiert, Chancen in Schule/Beruf sind möglicherweise vertan, der soziale Halt geht verloren und gravierende Legalitätsprobleme drohen.

Es ist in diesem Zusammenhang kritisch zu hinterfragen, ob es am Alter liegt, wenn therapeutische Maßnahmen bei Jugendlichen nicht ausreichend greifen, oder an den Behandlungsmaßnahmen, die nicht altersentsprechend konzipiert sind.

In den Behandlungseinrichtungen darf gelacht werden. Zu den **Alternativen** gehören **konstruktive Spiele**, die **Sport, Spannung, Risiko** einschließen, und mit Freude und Begeisterung ausgeführt werden. Durch häufige Wiederholung sind die suchtinkompatiblen **neuen oder aktualisierten Gewohnheiten im Belohnungssystem zu etablieren**. Es sind v. a. Bewegung und psychomotorische Geschicklichkeit einzubeziehen, die wenig mit Bildschirmtätigkeiten vergleichbar sind und z. B. Haltungsschäden und Defizite im Bereich der Motorik beheben. Schon bei einfachsten Quiz-, Problemlöse- und sportlichen Aufgaben (in guter Balance von Kognition und Handlung) sind Experimentierfreude und Risikobereitschaft inhärente Bestandteile und dürften, unter Berücksichtigung motivationaler Faktoren, hoch mit entsprechenden neurobiologischen Funktionen des Belohnungssystems korrelieren. Sich aus einer Abhängigkeit zu lösen, bedeutet, neue »Spielräume« zu eröffnen, die in konstruktiver Weise sowohl die körperliche Bewegung, das positive Erlebnis bis hin zum (schwarzen) Humor beinhalten. Bei der Bewältigung komplexer Aufgaben ist sowohl das **Selbstwertgefühl**, die Sozial- wie **Alltagskompetenz** (Schule/Beruf) zu stärken und die Tagesstruktur und Freizeitgestaltung so einzubeziehen, dass der **Transfer in das reale Leben** im Mittelpunkt steht.

Wesentliche Bestandteile der Behandlung (s. o. »Die Suchtformel«) sind
- Diagnose:
    - detailliertes ärztlich-psychotherapeutisches Aufnahmegespräch und Anamnese/ Identifikation und Einbeziehung persönlicher Probleme.
- Motivation – Behandlung durchhalten/ fortbestehende Belastungen reduzieren:
    - Einbeziehung der Familie und des stützenden sozialen Umfeldes (z. B. Vertrauen zurückgewinnen, sprachlichen Austausch wiederbeleben),
    - Schuldentilgungspläne, Legalitätsprobleme.

- Krankheitseinsicht:
  - Akzeptanz des Spielproblems durch altersbezogene positive Abstinenzerwartungen fördern (»es fehlt nichts – im Gegenteil«).
- Krankheitsursachen und Folgen bearbeiten:
  - Entwicklung effektiver Bewältigungsstrategien und adaptiver Verhaltens-, Emotions-, Stressregulation,
  - Umstrukturierung irrationaler Kognitionen,
  - Familientherapie.
- Alternatives belohnungsfähiges Verhalten ausbauen:
  - vielfältiges Interessens- und Aktivitätenspektrum entwickeln: in Bewegung kommen, positive Erlebnisse suchen, Gemeinschafts- und Zugehörigkeitsgefühl, konstruktive Spiele, moderate Wettbewerbe, Erleben von Erfolg und Frustration,
  - Basisstrukturen, Alltagskompetenzen, Problemlösung (z. B. Erledigung dringender Formalitäten, Ordnungsaspekte, suchtfreie Tagesstruktur),
  - Restrukturierung freier Zeit (z. B. Cafébesuch, Tanzveranstaltungen, Sport, Vereinsmitgliedschaft, Quiz/Ratespiele).
- Rückfallprävention:
  - längerfristige Kontakte zu Selbsthilfegruppen und Behandlern,
  - Wachsamkeit gegenüber spielanreizenden Situationen,
  - ausgewogene Lebensgestaltung anstreben.

Eine Kommunikationsbrücke stellt die **sprachliche Begleitung gemeinsamer positiver (Handlungs-) Erlebnisse** in der Kinder- und Jugendtherapie dar. Sie trägt in besonderer Weise zur notwendigen Vertrauensbildung und Verlässlichkeit in der Patient/Therapeutenbeziehung bei.

Sucht verändert die Persönlichkeit. Das ist eine Erkenntnis, die in der therapeutischen Auseinandersetzung nicht von der Hand zu weisen ist. Spieler berichten von Verhaltensweisen, die sie als Ich-fremd (-dyston) wahrnehmen. Sie erleben Beziehungen distanzierter, befürchten ständig kritisches Nachfragen nach ihrem Verhalten, reagieren in Gesprächen nervös und oft äußerst gereizt auf Vorhaltungen bezüglich Fernbleiben, Geldangelegenheiten und nicht erfüllter Pflichten. Das Interesse an schulischen und beruflichen Leistungen und die Konzentration darauf lassen stark nach. Die Fähigkeit sich in Konfliktsituation adäquat auseinander zu setzen ist erheblich eingeschränkt, so dass psychische Verletzungen im Beziehungsgefüge häufig alltäglich sind.

Epidemiologische Untersuchungen geben jedoch auch Hinweise darauf, dass bei Problemen im **Sozialverhalten, der Arbeitshaltung, Gewissenhaftigkeit** sowie anhaltend **negativer Gefühlszustände** Vorbelastungen zu vermuten sind. Außerdem seien bei problematischen Glücksspielenden erhöhte Werte in Zusammenhang mit **gewaltlegitimierenden Männlichkeitsnormen** festzustellen (Müller et al. 2014). Die genannten Persönlichkeitsmerkmale seien demnach als potenzielle Risikofaktoren in Betracht zu ziehen. Risikofaktoren, die mutmaßlich dazu beigetragen haben, gestörtes Glücksspielen zu initiieren, sich dann im Verlauf der Krankheitsentwicklung möglicherweise noch vertieft haben, sind in jedem Falle als **potentielle Rückfallgefahren** einzustufen, die in der Behandlung einer besonderen Aufmerksamkeit bedürfen.

Die epidemiologische Sichtweise hat jedoch immer einer ganz persönlichen Diagnostik und individuellen therapeutischen Zielsetzung zu weichen.

Das allgemeinste Ziel in der Psychotherapie ist unzweifelhaft, **ein möglichst hohes Maß an psychischer Gesundheit und Wohlbefinden** zu erreichen, und dies lässt sich ohne Zweifel auf die Kinder- und Jugendtherapie übertragen. Nach Merod u. Petermann (2006) kommt hinzu, dass **verzögerte oder unterbrochene Entwicklungsprozesse erneut zu aktivieren oder zu beschleunigen** seien. Dabei sind bei Jugendlichen mit Glücksspielstörungen jedoch nicht nur die psychischen sondern ebenso die beeinträchtigten sozialen, schulischen und beruflichen Entwicklungschancen zu berücksichtigen. Das intellektuelle Potential scheint häufig nicht annähernd ausgeschöpft, so dass Glücksspielen nicht selten eine Kompensation fehlender Herausforderung und Unterforderung darstellt. Frühkindlich auftretende psychische Belastungen sowie auftretende maladaptive Begleiterscheinungen des problematischen Glücksspielens hatten zur Folge, dass sogar ungewöhnliche Befähigungen nicht wahrgenommen wurden und sich nicht entwickeln konnten.

Was ist das Besondere in der Therapie von Kindern und Jugendlichen? Nach Merod (2016) steht die

Prozess- und Ergebnisqualität der Kinder- und Jugendpsychotherapie noch am Anfang, was ebenso für die Wirkfaktorenforschung gelte. Therapeuten sollten insbesondere über beziehungspflegende Fähigkeiten bei Jugendlichen verfügen und darin geschult sein, sinnvoll mit potenziellen Brüchen in Beziehung umzugehen. Vorhandene Programme in der Psychotherapie für Erwachsene (Muran et al. 2010) müssten dazu auf Jugendliche adaptiert werden. Die Therapiebegleitforschung stelle einen wichtigen Ansatzpunkt dar, worin die Eltern einzubeziehen und entsprechende Messverfahren zu entwickeln seien.

Des Weiteren profitieren junge Glücksspieler in besonderer Weise von einer Ausweitung ihrer Handlungskompetenzen (Busch-Hettwer u. Hayer 2013).

Nachfolgend sind zu diesen Fragestellungen (Gewaltakzeptanz, Arbeitshaltung) 2 Studien (Training mit aggressiven Kindern u. Jobtraining für Jugendliche) wiedergegeben, die möglicherweise in stationäre, wenn nicht ambulante Behandlungssettings von Kindern und Jugendlichen zu implementieren sind. Die Ergebnisse dieser Trainings geben Anhaltspunkte dafür, dass sie in einer komplexen Form dazu in der Lage sind, Entwicklungsschritte ganzheitlich voranzutreiben.

Nach Petermann et al. 2013 gelten aggressiv-oppositionelle Verhaltensweisen als Vorläufer einer Vielzahl an psychischen Störungen, darunter affektiven Störungen, Angststörungen sowie Substanzmissbrauch und Abhängigkeit, und sind eng mit der Aufmerksamkeitsdefizit-/Hyperaktivitätsstörung verknüpft. Sie untersuchten die Effekte vom »Training mit aggressiven Kindern« (TaK; Petermann u. Petermann 2012) zur Behandlung von Kindern mit gestörtem Sozialverhalten. Das Training ist manualisiert und für Kinder im Alter des 6–12 Jahren gedacht, die nach DSM-IV-TR eine Störung des Sozialverhaltens oder eine Störung mit oppositionellem Trotzverhalten aufweisen. Das Training sei auf lerntheoretischen Prinzipien aufgebaut und basiere auf kognitiv-verhaltenstherapeutischen Methoden. Der Kontakt mit Gleichaltrigen in diesem kontrollierten und geschützten Rahmen ermögliche den Kindern, neu erlerntes Verhalten direkt umzusetzen und zu bewerten, wie sich dieses auf andere auswirkt. Von dem Training wurde gefordert, dass es den Kindern hilft, ihr aggressives Verhalten zu verringern und stattdessen prosoziales Verhalten aufzubauen. Dies solle sich in einer Abmilderung von Schwierigkeiten mit dem sozialen Umfeld niederschlagen, einen angemessenen Umgang mit Wut und das Einfühlungsvermögen fördern. Zur Einübung sozialer Fertigkeiten wurden strukturierte Rollenspiele durchgeführt. Außerdem fand eine Elternberatung statt. Auf den CBCL- (Child Behavior Checklist) und den SDQ- (Strengths and Difficulties Questionnaire) Skalen zeigte sich erwartungskonform eine Reduktion aggressiven Verhaltens nach Therapieende. Die Eltern bestätigten verfahrensspezifisch einen Rückgang an zwischenmenschlichen Komplikationen und delinquenten Verhaltensweisen sowie eine Abnahme bei »Hyperaktivität« und dem »Gesamtproblemwert«. Überraschend seien die mittelstarken Abnahmen auf der Skala »Hyperaktivität«. Diese stünden möglicherweise in Zusammenhang mit der Förderung der Impulskontrolle und den verbesserten Selbstregulationsfertigkeiten durch den Einsatz von Entspannungsverfahren und Selbstinstruktionen, die im Rahmen des Trainings stattfinden (Petermann et al. 2007). Das Ausbleiben eines Effektes auf der Skala »prosoziales Verhalten« sei möglicherweise durch den geringen zeitlichen Abstand zwischen Abschluss des Trainings und Posttest zu erklären.

In diesem Zusammenhang stellt sich die Frage, ob sich aggressiv-oppositionelles Verhalten auch dadurch verringern ließe, wenn ein ressourcenorientiertes Training zum Ausbau prosozialen Verhaltens stattfände. Möglicherweise wären die maladaptiven Bewältigungsstrategien dann entbehrlich, die in gewisser Weise inkompatibel mit dem gewünschten Sozialverhalten sind.

Koglin et al. (2010) untersuchten in einer quasi-experimentellen Studie (104 Gesamtschüler im Alter zwischen 13,2 und 17,3 Jahren) die Wirksamkeit des schulbasierten JobFit-Trainings unmittelbar nach Abschluss des Programms und 6 Monate später. Es wurde überprüft, ob die Jugendlichen der Interventionsgruppe (n = 60) durch das Programm ihre sozialen Kompetenzen verbessern und sich Verhaltensprobleme aus Sicht der Lehrkräfte verringern.
Es ergaben sich signifikante Unterschiede (Strengths and Difficulties Questionnaire, SDQ-L) zwischen den Gruppen auf den Subskalen »emotionale Probleme«, »Verhaltensprobleme«, »prosoziales Verhalten« und »Gesamtproblemwert«. Aus Sicht der Lehrkräfte haben die Jugendlichen weitaus seltener Wutausbrüche, streiten sich seltener und verhalten sich sozial angemessener. Das JobFit-Training habe in kurzer Zeit dazu geführt, persönliche Ressourcen der Jugendlichen zu stärken und den Grundstein für den Erwerb umfassender sozialer Ressourcen zu legen. Das prosoziale Verhalten habe sich durch die Intervention (ES = 0,55) verbessert. Die Jugendlichen hätten sich rücksichtsvoller, hilfsbereiter und kooperationsbereiter verhalten und verstärkt soziale Verantwortung für ihre Mitschüler übernommen. Dieser Effekt sei längerfristig im Vergleich zur Kontrollgruppe nicht stabil.

Es scheint generell ein weiter Weg zu sein, zu einer mehr ressourcenorientierten Haltung zu gelangen. So fällt in einer epidemiologischen Untersuchung die Gruppe von Kindern und Jugendlichen aus der weiteren Exploration heraus, die keinerlei Glücksspielavancen haben. Aus dem Blickwinkel der Gesundheitsforschung verwundert das umso mehr, da ja in vielfältiger Weise Informationen verloren gehen, was in dieser Gruppe anders ist, was machen diese Kinder und Jugendlichen möglicherweise »besser« (z. B. im Freizeitverhalten, Arbeitshaltung, Sozialverhalten), was sind die psychosozialen Effekte davon. Daten darüber, was die Gesundheit fördert, geben ja unmittelbar Aufschluss darüber, was in Therapiemethoden und Präventionsmaßnahmen von Bedeutung ist.

Unter Einbeziehung der Faktoren der Suchtformel ist projekt- und manualbezogenes therapeutisches Arbeiten (Bachmann u. El-Akhras 2014) in kleinen Gruppen bei Kindern und Jugendlichen besonders indiziert. Darüber hinaus ist vorteilhaft, die Behandlung nicht zu sehr kognitiv »kopflastig« auszurichten und gemeinsames Handeln, das in die »Tat umsetzen«, besonders zu betonen. Positive gemeinsame Erlebnisse (als Kommunikationsbrücke) und der Ausbau und die intensive Verankerung belohnungsfähigen Verhaltens stehen dabei im Vordergrund. **In der weiteren Entwicklung der Kinder und Jugendlichen ist der Erweiterung des Interessens- und Aktivitätsspektrums** bzw. **aus psychoneurologischer Sicht der Rekonstruktion und Neuausprägung des dysfunktionalen Belohnungssystems eine entscheidende Rolle zuzuweisen.**

9.7.5 Ältere Menschen mit Glücksspielproblemen – blamieren kann sich nur, wer nichts tut

In der Pagestudie (Meyer et al. 2011a) zeigt sich in Bezug auf die Untergruppe der 48- bis 64-Jährigen sowohl bezogen auf die Lebenszeit als auch auf 12 Monate eine deutlich verminderte Prävalenz für glücksspielbezogene Störungen im Vergleich mit den jüngeren Erwachsenen.

Neben den in der Suchtformel s. o. umrissenen therapeutischen Fragestellungen sind bei älteren Glücksspielern besondere Thematiken in der Behandlung zu berücksichtigen. Eine gewisse Parallele ergibt sich zu den Kindern und Jugendlichen in der Weise, dass spezifische altersbedingte Aufgaben zu bewältigen sind. Hier sind in erster Linie **Verlusterfahrungen** zu nennen wie (Schwager 2011, 2013; Schmidbauer 2001):

- der Tod einer nahestehenden Person,
- der Austritt aus dem Berufsleben,
- der Auszug der Kinder aus dem gemeinsamen Haushalt,
- das Nachlassen der körperlichen Leistungsfähigkeit.

Als Glücksspielmotive nannten ältere Glücksspieler über 60 Jahre (Martin et aI. 2011) die Suche nach der Bewältigung von Traurigkeit und Verlusterlebnissen, neben den auch bei anderen Spielergruppen ermittelten Bedürfnissen, Geld zu gewinnen, sich zu unterhalten und Langeweile zu vermeiden.

Schwager (2013) betont, dass das gestörte Glücksspielen im Alter bisher jedoch Neuland in Forschung und Wissenschaft ist. Von den Patienten werde von der Behandlung erwartet

- eine der Alterssituation entsprechende Tagestruktur aufzubauen sowie
- gesundheitsdienliche Alternativen zum Glücksspielen zu entwickeln.

Letztlich kämen die Patienten häufig zu der Erkenntnis, dass die Lebenszeit zu kostbar sei, um sie einfach »tot zu schlagen« bzw. in der Spielhalle zu verbringen. Am Beispiel eines Gedichts von Theodor Fontane »Ja, das möchte ich noch erleben« lasse sich das therapeutische Vorgehen verdeutlichen. Das Vorlesen des Gedichts sei eine gute Möglichkeit, sich der Altersthematik zu nähern. Die Patienten hätten dann die Aufgabe, ihre Assoziationen, Bilder, Gefühle oder Erinnerungen zu dem Gedicht mitzuteilen.

> Ja, das möcht' ich noch erleben
> Eigentlich ist mir alles gleich,
> der eine wird arm, der andre wird reich,
> aber mit Bismarck – was wird das noch geben?
> Das mit Bismarck, das möcht' ich noch erleben.
> Eigentlich ist alles so so,
> heute traurig, morgen froh,
> Frühling, Sommer, Herbst und Winter,
> ach, es ist nicht viel dahinter.
> Aber mein Enkel, soviel ist richtig,
> wird mit nächstem vorschulpflichtig,
> und in etwa vierzehn Tagen
> wird er eine Mappe tragen,
> Löschblätter will ich ins Heft ihm kleben
> Ja, das möcht' ich noch erleben.
> Eigentlich ist alles nichts,

heute hält's und morgen bricht's,
hin stirbt alles, ganz geringe
wird der Wert der ird'schen Dinge;
doch wie tief herabgestimmt
auch das Wünschen Abschied nimmt,
immer klingt es noch daneben:
Ja, das möcht' ich noch erleben.

Nach Schwager (2013) illustriere der Text die gewünschten Therapieziele und den Prozess der Heilung, der in der Zuversicht liegt, im Alter
- die **Neugier**,
- das **Interesse** und die **Freude** am Leben
- sowie neue **Herausforderungen** und
- **positive Erlebnisse zu erhalten bzw. zurückzugewinnen**,
- mit Verlusterfahrungen umzugehen,
- **Einschränkungen** zu **bewältigen und** als Teil des Alters zu **akzeptieren**.

Bei »Besonderheiten in der Klientel« geht es nicht nur um spielsuchtspezifische Gesichtspunkte, sondern ebenso Person- und Umweltfaktoren einzubeziehen, die eine »ausgewogene« Lebensgestaltung fördern und vor Rückfälligkeit schützen. Nachfolgend sind 2 Projekte dargestellt, die sich einerseits auf psychisch-gesundheitliche, andererseits auf sportlich-gesundheitliche Aspekte beziehen.

In diesem Zusammenhang stellen Martin et al. (2015) ein **edukatives Projekt der Universität Zürich** vor, das sich mit unbearbeiteten Kränkungen und Konflikten, sog. **Altlasten**, nach einem längeren Leben auseinandersetzt. Sie gehen von der These aus, dass durch **unbearbeitete Kränkungen** verursachte psychische Belastungen das **Wohlbefinden erheblich beeinträchtigen**. Der Erhalt enger sozialer Beziehungen gewinne mit dem Alter zunehmend an Wichtigkeit. Im Durchschnitt nehmen das soziale Netzwerk und die Anzahl der Kontakte im Alter ab und die Relevanz der verbleibenden Kontakte für das eigene Wohlbefinden steige an. Insgesamt nahmen 75 Senioren und Seniorinnen zwischen 57–82 Jahren (86 % Frauen) an der psychoedukativen Gruppenintervention teil. Die Teilnehmenden waren gesund, mobil und bewältigten die 4-stündigen Sitzungen ohne Probleme. Sie wurden über eine Ankündigung an der Seniorenuniversität Zürich und durch diverse Ausschreibungen an Seniorenresidenzen, an Altersheimen sowie an privaten und öffentlichen Seniorenvereinen im Kanton Zürich für das Angebot gewonnen. Das Projekt umfasste eine Nachmittagssitzung pro Woche über 3 Wochen hinweg im Seminarformat. Es seien auch kürzere Sitzungen auf ein anderes Zeitintervall denkbar. Die Gruppengröße variierte zwischen 9 und 16 Personen. Insgesamt wurde die Intervention mit 7 Gruppen durchgeführt. Die Gruppenmitglieder berichteten von **Kränkungen, die von Vernachlässigungen durch die Eltern im Kindesalter über Mobbing durch Kollegen am Arbeitsplatz bis zu Untreue des Partners reichten**. Die meisten Verletzungen wurden durch nahestehende Personen, hauptsächlich durch Familienmitglieder, Partner, Partnerinnen und Freunde verursacht. Über die Hälfte der Verletzungen lag mehr als 5 Jahre zurück, ein Großteil sogar schon mehr als 20 Jahre. Die Teilnehmenden gaben an, auch **heute noch spürbar unter den Verletzungen zu leiden**, wenn auch deutlich geringer als zum Zeitpunkt des Auftretens. Die Ergebnisse der Gruppensitzungen hätten deutlich gemacht, dass nicht das Verzeihen primäres Ziel sei, sondern die **Auseinandersetzung mit der Kränkung** und das **Erlernen von adaptiven Bewältigungsstrategien** im Mittelpunkt stehe. Die Gruppenmitglieder hätten sich häufig noch nicht bereit gefühlt, die Vorkommnisse zu verzeihen. Zudem sei eine wichtige Erfahrung in den Sitzungen gewesen, dass **andere weitaus Schlimmeres erlebt hätten als man selber**. Das Projekt stelle vieles in einer anderen Perspektive dar und gebe die Kraft, Probleme und Enttäuschungen neu anzugehen.

Es ist davon auszugehen, dass in Folge einer häufig langjährigen Spielsuchtproblematik mit einem höheren unbearbeiteten Kränkungspotential zu rechnen ist, als in dieser Studie mit »zufällig« ausgewählten gesunden älteren Personen. Eine Implementierung dieses Projekts oder Teilen davon in die Suchtbehandlung ist durchaus denkbar.

In der nachfolgenden Kollage (◘ Abb. 9.13), angelehnt an ein Projekt der Stadt Hanau, sind **Sportarten** dargestellt, die sich besonders **für ältere Menschen** eignen. Voreilig wird oft angenommen, »das lerne ich nicht mehr«, da oft herausragende Hochleistungssportler und z. B. musikalische »Genies« schon in ganz jungen Jahren angefangen haben. Clevere Vereine, die wegen Nachwuchsmangel unter Existenzsorgen leiden, haben neben

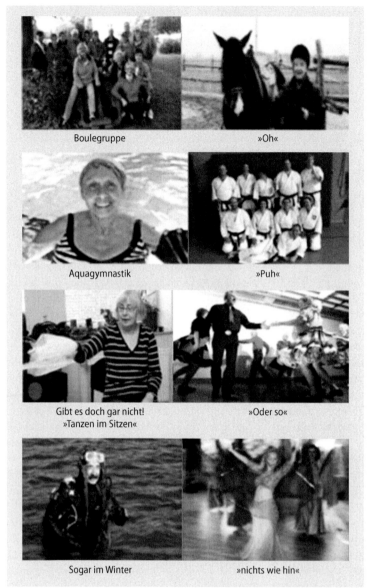

◘ **Abb. 9.13** Sportarten für ältere Menschen

den Leistungs- zusätzlich Hobbygruppen eingerichtet, wo sich oft jedes Alter tummelt. Warum sich nicht sagen, »das hätte ich gerne einmal ausprobiert« (z. B. Tennisanfänger mit 60 Jahren oder bei der Volkshochschule ein Musikinstrument lernen?!). Sich nicht davon abhalten lassen, es erst einmal zu versuchen und sich langsam ran zu tasten. Blamieren tut sich nur, wer nichts tut. Manche wissen nicht einmal, dass es beinahe in jedem Ort Seniorengruppen gibt, die außer »Kaffeeklatsch« viel mehr bieten und gemeinsame Aktivitäten planen. Mit Einsamkeit ist es da schnell vorbei.

9.8 Erfolgskriterien

Mithilfe der folgenden wichtigsten **Erfolgskriterien** lässt sich der Therapiefortschritt beurteilen (in Anlehnung an Custer u. Milt 1985):

9.8 · Erfolgskriterien

1. Der Patient gesteht ein (Motivation, Krankheitseinsicht), dass er ein Spielproblem hat, suchtkrank ist. Bei einem suchtkranken Spieler ist es nicht mehr das Bedürfnis, Geld zu gewinnen und seine Schulden zu begleichen, was ihn antreibt (Kontrollverlust, Eigendynamik). Er entscheidet sich zur Abstinenz.
2. Der Patient aktiviert Ressourcen, Hintergründe der Krankheitsentwicklung zu überwinden und fehlangepasste Einstellungen, Gefühle und Verhaltensweisen einzusehen, und erkennt, wie sie zur Aufrechterhaltung des Spielens beigetragen haben. Er entwickelt vielfältige Alternativen zum Glücksspielen und setzt sie intensiv in konkretes Verhalten und neue (reflexartige) Gewohnheiten um. Dabei achtet er besonders auf eine gute Tagesstruktur, sorgt für viel Abwechslung und besondere Anreize.
3. Er versucht, seinen alten Arbeitsplatz zurückzubekommen, oder bemüht sich um Unterstützung, eine neue Stelle zu finden, und nimmt so schnell wie möglich wieder eine Arbeit auf.
4. Der Patient entwickelt klare Vorstellungen davon, wie er seine finanziellen Belange in der Zukunft regelt und Schulden zurückzahlt.
5. Er strebt eine aktive Mitgliedschaft in einer Selbsthilfegruppe an und ist bereit, anderen mit den gleichen Problemen zu helfen und wachsam gegenüber Rückfallrisiken zu bleiben.
6. Für die Bedürfnisse seiner Familie zeigt der Patient ein aufrichtiges Interesse und demonstriert dies durch konkretes Verhalten.
7. Er entwickelt zunehmend Fähigkeiten, spezielle Probleme zu isolieren, sie zu handhaben und Lösungen einzuleiten.
8. Es treten weniger Krisen und Probleme in seinem Leben auf.
9. Er trifft eindeutigere Entscheidungen.
10. Der Patient entwickelt einen gewissen Stolz darüber, was er tut und wohin ihn sein Weg führt.
11. Es sind Fortschritte in der Beziehung zu Frau, Kindern und anderen Familienmitgliedern festzustellen.
12. Der Patient kann sich selbst mit seinen Stärken und Schwächen besser akzeptieren, ohne das eine oder andere zu sehr hervorzuheben.
13. Das Glücksspiel tritt mehr und mehr in den Hintergrund, und das Interesse daran schwindet.

Die bloße Abstinenz vom Spielen bedeutet noch nicht, dass das Problem beseitigt ist. In der Vergangenheit mag es häufiger zu kürzeren oder längeren Spielpausen gekommen sein, die in Wirklichkeit keine Veränderung gebracht haben.

> **Custer u. Milt (1985)** betonen, dass ohne fundamentale Änderungen in Verhalten, Gefühlen, Einstellungen und in der Persönlichkeit Abstinenz vom Spielen nur von vorübergehender Natur ist und erste Krisen wieder altes Glücksspielverhalten auslösen.

Therapiefortschritte sehen die Autoren dann gefährdet, wenn ein Patient nicht einsieht, dass er ein Problem hat und Hilfe benötigt. Stattdessen haben die Eltern oder die Ehefrau die Schwierigkeiten gesehen und ihn zur Behandlung gedrängt.

Die von den Autoren dargestellten Merkmale zur Beurteilung des Therapieerfolgs lassen sich ohne Probleme in das bereits ausführlicher besprochene Schema der Therapieschritte (Motivation, Krankheitseinsicht und Psychotherapie der Ursachen) und Fragestellungen einordnen. Weitere Prinzipien der Spielertherapie sind:

Die noch vorhandene Selbstkontrolle, Selbstständigkeit und Selbstverantwortung des Patienten sind möglichst wenig einzuschränken, somit ist die **Entscheidung zwischen ambulanter und stationärer Therapie kritisch abzuwägen** (▶ Kap. 10 und ▶ Kap. 11). Die Behandlung sollte in enger Kooperation mit der Familie stattfinden (▶ Kap. 12). Übereinstimmend berichten Studien zu den Auswirkungen des pathologischen Glücksspiels auf die Familien, dass bei Kindern von Spielsüchtigen ein erhöhtes Risiko besteht, selbst eine Suchtkrankheit oder andere Störungen zu entwickeln. Im Vergleich zu substanzgebundenen Abhängigkeiten **treten latent massive existenzielle Probleme** hinzu, und häufig sind lebensnotwendige Ausgaben nicht gesichert. Besondere Aufmerksamkeit ist der **Rückfallprophylaxe** zuzuwenden (▶ Kap. 13).

> Als ein hervorragender Schritt zur Prophylaxe ist daher die Einbeziehung der Kinder in den Therapieprozess anzusehen.

9.9 Zusammenfassung

Folgende Aspekte werden – unabhängig vom Behandlungssetting – als grundsätzlich für die therapeutische Arbeit mit Spielern erachtet:

Eine enge Kooperation zwischen den verschiedenen Institutionen, die an der Beratung und Behandlung Spielsüchtiger beteiligt sind, ist von hoher Relevanz für eine effektive und langfristig erfolgreiche Betreuung.

Das **Suchtmodell unterscheidet zwischen Faktoren** des **Einstiegs** und der **Aufrechterhaltung** süchtigen Glücksspielverhaltens. In der »Einstiegsphase« ist von einer multifaktoriellen Verursachung auszugehen. Die Aufrechterhaltung des gestörten Glücksspielverhaltens in der »Suchtphase« ist hingegen durch eine starke psychische Abhängigkeit, die Dysfunktionalität des Belohnungssystems, den Kontrollverlust bzw. die Unfähigkeit zur Abstinenz bestimmt. Es besteht ein unwiderstehlicher Drang oder »Zwang« weiterzuspielen. Für das **therapeutische Vorgehen** ist daraus zu schlussfolgern, dass sich der Fokus der Therapie zunächst auf das Suchtverhalten selbst richtet. Die zuletzt aufgetretenen Krankheitssymptome sind als erste in die Behandlung einzubeziehen und die Therapieziele dementsprechend in einer gewissen Reihenfolge anzustreben: Motivation/Entzug des Suchtmittels, Krankheitseinsicht bzw. Akzeptanz – Festigung des Abstinenzwunsches, Therapie der Ursachen, Entwicklung und Umsetzung von Alternativen sowie Rückfallprävention.

Abstinenzverhalten stabilisiert sich langfristig nur, wenn es letztlich einen Vorteil darstellt, d. h. sich an vorhandenen Ressourcen anknüpfend **neue positive Lebensperspektiven** entwickeln, die den Stellenwert des Glücksspielens als zentral gewordenes Interesse ablösen bzw. stark in den Hintergrund treten lassen.

In der Behandlung findet eine intensive Auseinandersetzung mit den **problematischen Einstellungen** und **Verhaltensweisen** dem Geld gegenüber statt, die eine bessere Planung und konkrete Verhaltensänderungen zur Zielsetzung haben. Die drogenartige Wirkung des Spielens besteht darin, die eigene Existenz zu riskieren. Geld verliert den eigentlichen Wert, das Bewusstsein geht verloren, dass es die Gegenleistung meist harter Arbeit darstellt.

Die oft völlig oder stark vom Zufall abhängigen Spiele täuschen sehr geschickt vor (**Kompetenzsuggestion**), dass die Spieler während des Spiels Fähigkeiten erwerben, um so das »Schicksal« zu besiegen oder das Glück zu beeinflussen. Sie gehen dem Spielverhalten mit einer solchen Intensität nach, dass für sie nur schwer zu akzeptieren ist, dabei nichts gelernt zu haben. Eine solche Annahme scheint unter diesen Bedingungen der menschlichen Natur zu widersprechen. Deshalb dauert es manchmal Wochen oder sogar Monate, bevor irrationale Kognitionen zurückgehen oder löschen.

Wie bei der Substanzabhängigkeit ist auch bei der Entstehung und Aufrechterhaltung der Glücksspielsucht dem **verhaltensverstärkenden Belohnungssystem** eine zentrale Rolle zuzuschreiben. Diese theoretischen Überlegungen sind als das wohl am besten verifizierte Paradigma der Genese des Suchverhaltens zu bezeichnen. Dieser Ansatz betont v. a. die »belohnende« Wirkung eines Suchtverhaltens und die damit in Verbindung stehenden Lernerfahrungen, z. B. mehr Selbstvertrauen zu haben, gut gelaunt zu sein (= positive Verstärkung), aber auch den Wegfall bzw. die Linderung von unangenehmen Gefühlszuständen (depressiven Verstimmungen, Ängsten) (= negative Verstärkung). Aufgrund der positiven Erfahrungen kommt es zum erneuten Glücksspiel: »Wenn ich spiele, fühle ich mich besser« (Lernen durch positive Konsequenzen) und letztlich zum Kontrollverlust. Die Überwindung der **Abhängigkeit** bedeutet, an vielen anderen Verhaltensalternativen wieder Interesse und Freude zu haben. **Gute Vorsätze und Absichten sind in die Tat umzusetzen**, um neue reflexartige Gewohnheiten aufzubauen und damit die belohnende Wirkung des Suchtverhaltens durch den Effekt von anderen positiv wirksamen Verhaltensweisen zu ersetzen und das Suchtgedächtnis sozusagen zu »überschreiben«. Da das Suchtgedächtnis jedoch anhaltend wirksam ist, kommt eine langfristig angelegte Rückfallprävention hinzu, ist eine gewisse Wachsamkeit und Vorsicht gegenüber Suchtanreizen zu erhalten.

In der **Suchtformel** sind die in der Behandlung zu berücksichtigenden Faktoren der Entstehung (Weg in die Sucht) und des Therapieprozesses (Überwindung der Abhängigkeit) zusammengefasst.

Um dem komplexen Bedingungsgefüge des pathologischen Glücksspiels zu entsprechen, ist eher

9.9 · Zusammenfassung

ein **integrativer Psychotherapieansatz** angebracht: Kognitive, verhaltenstherapeutische, gesprächspsychotherapeutische und psychodynamische Ansätze sind dabei sinnvoll miteinander zu verknüpfen. Schwächen der einen Therapierichtung lassen sich so durch Stärken der anderen ausgleichen. Hierbei sollte eine Orientierung an den generellen therapeutischen Wirkfaktoren stattfinden. Hypothetisch lassen sich einzelne Therapiemethoden bestimmten therapeutischen Prozessen und Zielsetzungen zuordnen. Wesentlich zum Therapieerfolg trägt bei, an den Ressourcen des Patienten anzuknüpfen, sie zu aktivieren und damit das **Selbstwert- und Selbstwirksamkeitsgefühl** zu erhöhen. Eine damit einhergehende hohe Identifikation mit der Therapie bildet die Voraussetzung für eine vertrauensvolle und aktive Mitarbeit.

Nicht nur aus ökonomischen und pragmatischen, sondern auch aus therapeutischen Gründen ist die **Gruppentherapie** zentraler Bestandteil der Spielerbehandlung, die suchtspezifischen Therapieschritte und Fragestellungen zu bearbeiten. Es wurde postuliert, dass aus kognitiv-verhaltenstherapeutischer Sicht eine gut strukturierte und manualbezogene Gruppenarbeit vorzuziehen ist. Hierzu fand eine kritische Betrachtung einer gruppendynamisch zieloffenen konfliktorientierten vs. einer strukturierten zielorientierten Vorgehensweise statt. Bedingungen eines **kooperativen und effektiven Lernens**, unter Einbeziehung entsprechender physiologischer Faktoren, ergänzten die Erörterung, und es wurde die bisher möglicherweise zu wenig beachtete besonders **förderliche Integration von Kleingruppenarbeit** in die Gruppentherapie betont.

Allgemeine **Wirkfaktoren der Gruppentherapie**, wie interpersonales Lernen (Verhaltensfeedback, Erproben neuer Verhaltensweisen, Lernen am Vorbild anderer), das Äußern von Emotionen sowie die Erfahrung, dass andere ähnliche Probleme haben, sind nur einige Beispiele für die vielfältigen Zielsetzungen gruppentherapeutischer Behandlung. Damit die wichtigen Elemente der Suchttherapie ausreichend zur Sprache kommen, machen kürzere Therapiezeiten eine insgesamt stärkere Therapiestrukturierung und Themenorientierung notwendig.

Zahlen legen nahe, dass **Spielerinnen** nicht in dem Maße um Therapie nachsuchen, wie es der vermuteten Erkrankungsrate entsprechen müsste. Höhere Schamgefühle und Schwellenängste scheinen dies zu verhindern. Bei spielsüchtigen Frauen ist zudem ein ungünstigeres soziales Umfeld vorhanden und eine schwierige psychodynamische Krankheitsentwicklung festzustellen, die einen **frauenspezifischen Therapieansatz** erforderlich machen.

Körperliche oder psychische Erkrankungen, die den räumlichen Bewegungsspielraum einschränken, machen möglicherweise zusätzlich anfällig dafür, **Internet-Glücksspielen** nachzugehen. Untersuchungsergebnisse sprechen dafür, dass bei einem generellen Anstieg der Internetnutzung die Teilnahme an Online-Glücksspielen zunimmt und damit das Gefahrenpotenzial einer Erkrankung steigt. In der Therapie stellt sich das Problem der äußerst leichten **Verfügbarkeit des Glücksspiels**, quasi aus dem Wohnzimmer heraus. Wie ist der notwendige Abstand bzw. wie lässt sich die Verfügbarkeit einschränken, um eine Entwöhnungstherapie nicht zu gefährden?

Ein erheblicher Teil der Spielerklientel sind **Migranten**; hierbei machen türkische Glücksspieler den Hauptanteil aus. Sprachbarrieren sind zu überwinden und kulturelle sowie sozial-psychologische Besonderheiten zu berücksichtigen. Faktoren der gesellschaftlichen Integration, männliches Rollenverhalten und vorhandene Familienstrukturen stellen ebenfalls zu beachtende Hintergründe der Suchtentwicklung dar. In diesen Problemfeldern mangelt es bisher an wissenschaftlichen Untersuchungen, den Praktikern in der Behandlung die notwendige Hilfestellung zu geben.

Sowohl **Kinder und Jugendliche als auch ältere Erwachsene** weisen besondere Problemlagen auf und es sind spezifische therapeutische Herangehensweisen notwendig, der jeweiligen Patientengruppe gerecht zu werden. Während bei den Jüngeren den nicht wahrgenommenen Entwicklungschancen, dem Aufbau von Vertrauen und dem Durchhalten in der Behandlung ein besonderes Gewicht zukommt, sind es bei den Älteren nicht verarbeitete Trauer und Verluste bzw. die Herausforderung, sich mit z. B. gesundheitlichen Einschränkungen zu arrangieren und dennoch neuen Erfahrungen und daraus resultierenden positiven Erlebnissen und Erwartungen einen hohen Stellenwert einzuräumen.

Zur Einschätzung des **Therapieerfolges** lassen sich eine Reihe von Kriterien heranziehen, z. B.:

- Der Spieler nimmt Hilfe an, akzeptiert sich als suchtkrank, entscheidet sich zur Abstinenz, arbeitet an den Ursachen seiner Suchtentwicklung.
- In Bezug auf die familiäre und berufliche Situation hat er Zukunftsperspektiven entwickelt und begonnen, an deren Umsetzung zu arbeiten.
- Es besteht Kontakt zu einer Selbsthilfegruppe.
- Seine Problemlösekompetenzen hat er verbessert.
- Vielfältige Alternativen zum Glücksspielen sind erprobt und dauerhaft etabliert.

Symptomfreiheit reicht noch nicht aus, um von einem Therapieerfolg zu sprechen. Vielmehr müssen grundlegende Veränderungen in Bezug auf Verhalten, Einstellungen, Emotionen, die Persönlichkeit und das soziale Umfeld hinzutreten, um einen stabilen und langfristigen Behandlungserfolg zu prognostizieren.

Therapeutische Zielsetzungen und Leitlinien dürfen nicht darüber hinwegtäuschen, dass die Entwöhnung vom Glücksspielen ein äußerst zäher und zeitaufwändiger Prozess ist, in dem Rückschläge und Krisen zum therapeutischen Alltag gehören.

Weitere Grundsätze in der Therapie süchtigen Glücksspielverhaltens bestehen darin, noch vorhandene Selbstkontrolltechniken und Selbstverantwortung möglichst wenig einzugrenzen, an Ressourcen anzuknüpfen, die Familie, insbesondere die Kinder, frühzeitig einzubeziehen sowie ein besonderes Augenmerk auf den Aufbau suchtinkompatibler Alternativen und die Rückfallprophylaxe zu legen.

Ambulante Behandlung

Meinolf Bachmann

10.1 Gespräche mit Mitarbeitern von Spielerberatungsstellen – 299

10.2 Formen und Aufgaben der Spielerberatung – 303

10.3 Phasen und Schwerpunkte der ambulanten Spielerbehandlung – 304

10.3.1 Kontaktaufnahme – 304
10.3.2 »Nur« eine Etappe – 305
10.3.3 Abholen statt Abwarten: die Methode der »Familienintervention« – 305
10.3.4 Besonderheiten der Motivation, Krankheitseinsicht, Abstinenz und Therapie der Ursachen im ambulanten Therapieprozess – 306
10.3.5 Konzepte gegen Gruppenfluktuation und Schwellenängste – 309

10.4 Themen in der Nachsorge stationär behandelter Spieler – 311

10.5 Möglichkeiten und Grenzen ambulanter Therapie – 313

10.6 Zusammenfassung – 313

G. Meyer, M. Bachmann, *Spielsucht*
DOI 10.1007/978-3-662-54839-4_10, © Springer-Verlag GmbH Deutschland 2017

Ambulante Behandlungsstellen gehören neben den Selbsthilfegruppen zu den wichtigsten ersten Anlaufstellen im Behandlungssystem pathologischen Glücksspiels. Das therapeutische Angebot reicht von der Entwöhnungsbehandlung im Einzel- oder Gruppensetting, der Vorbereitung, Vermittlung und Nachsorge stationärer Therapieaufenthalte bis hin zur Begleitung und Unterstützung von Selbsthilfegruppen.

Nach einer Aufstellung von Düffort (1989) verteilte sich die Klientel 1988, wie folgt auf das therapeutische Angebot der Beratungsstelle:
- Gruppen 64,3 %,
- Beratung 27,9 %,
- Information 10 %,
- Familientherapie 3,7 % (Mehrfachnennungen waren möglich).

Tasseit (1992, S. 10) warnt im Zusammenhang mit ambulanter Suchtbehandlung vor Hinweisen auf »feste Programme«, da es letztlich um ein Konzept gehe, das auf ein bestimmtes Individuum ausgerichtet sei, und vor der Einnahme dogmatischer Positionen:

> Die Therapie darf nicht primär Programm sein, sondern ist eine Frage der Indikation, je nach (Krankheits-)Stadium, Einsicht oder Motivation. (Kryspin-Exner 1990, S. 185, zit. nach Tasseit 1992, S. 10)

Obwohl genauere Untersuchungen dazu nicht vorliegen, orientieren sich die ambulanten Beratungsstellen in der Spielertherapie überwiegend am **Suchtmodell**. Wie bereits in ▶ Kap. 9 erläutert, bedeutet dies
- Abstinenz als Therapieziel anzustreben,
- das Symptomverhalten dementsprechend in die Behandlung einzubeziehen,
- Leitgedanken der Gruppenarbeit (GA) in die Therapie aufzunehmen,
- je nach individuellem Störungsbild Ursachen der Suchtentwicklung und psychosoziale Folgen der Erkrankung aufzuarbeiten.

Die Umsetzung dieser Therapieziele im Kontext ambulanter Behandlung sowie die damit einhergehenden Chancen, Probleme und Grenzen stehen im Mittelpunkt dieses Kapitels.

Verhoeven u. Nebel (2004), Fachstelle Glücksspielsucht, Neuss, führen zur **Empfehlungsvereinbarung** der Krankenkassen und Rentenversicherungsträger aus, dass sich die ambulanten Behandlungsmöglichkeiten durch die »Empfehlung der Spitzenverbände der Krankenkassen und Rentenversicherungsträger für die medizinische Rehabilitation bei pathologischem Glücksspielen« zum 26.03.2001 um das Angebot der Ambulanten Rehabilitation Glücksspielsucht (ARGS) erweitert haben.

Ambulante Rehabilitation Glücksspielsucht (ARGS)
Nachfolgend sind die zentralen Inhalte der Empfehlung und deren Umsetzung beispielhaft anhand des Therapiekonzeptes der Fachstelle Glücksspielsucht des Caritasverbandes Neuss dargestellt (Verhoeven u. Nebel 2004). Die Fachstelle schloss als eine der ersten Einrichtungen bundesweit einen Behandlungsvertrag mit den Rentenversicherungsträgern ab.
An ARGS-Einrichtungen werden folgende Anforderungen gestellt:
- Wissenschaftlich begründetes Therapiekonzept
- Störungsspezifische Gruppentherapie (100 min wöchentlich)
- 14-täglich Einzelgespräche (50 min)
- Sicherstellung der Glücksspielabstinenz
- Katamnese
- Angehörigenarbeit
- Einbindung eines Psychiaters (Honorarkraft möglich)
- Mindestens ein angestellter approbierter Psychotherapeut, insgesamt mindestens drei hauptamtliche therapeutische Mitarbeiter

Bewilligungsfähig sind derzeit 40 Einheiten für Therapiegespräche mit den Versicherten sowie 4 weitere Einheiten für die Angehörigenarbeit. Der Bewilligungszeitraum beträgt 26 Monate. Die Grundbehandlungsdauer in der Fachstelle Glücksspielsucht beträgt 12 Monate und ist bis auf 18 Monate zu verlängern.

Der Rentenversicherungsträger erwartet im Antrag neben einer Diagnosestellung nach ICD-10 (F63.0) eine Zuordnung des Klienten nach einer

Typologie (Empfehlungen vom 26.03.2001). Die Fachstelle Glücksspielsucht Neuss setzt derzeit zur Diagnosestellung folgende Instrumente ein:
- Kurzfragebogen zum Glücksspielverhalten (Petry u. Baulig 1995),
- Trierer Persönlichkeitsfragebogen (TPF) sowie
- einen einrichtungsspezifischen Fragebogen zur Lebenszufriedenheit.

Die **Umsetzung der ARGS** in der Fachstelle Glücksspielsucht erfolgt über ein Phasenmodell:

Das Phasenmodell der ARGS
Eingewöhnungsphase
- Abbau von Kontrollillusion und verzerrten Informationsverarbeitungen (z. B. aus Verlusten »Fast-Gewinne« zu machen)
- Erlangen von Krankheitseinsicht und Veränderung der Impulskontrolle
- Aufbau einer Verantwortungsübernahme für das Glücksspielverhalten
- Abbau von möglichen devianten Verhaltensweisen
- Aufbau einer tragfähigen Beziehung zum/ zur Therapeuten/Therapeutin

Haupttherapiephase
- Entwicklung von Verständnis für die eigene Lebensgeschichte im Kontext zur Suchterkrankung (Wie wurde ich der, der ich heute bin?)
- Reflexion der aktuellen Beziehungen der Patienten
- Möglichkeit, korrigierende Beziehungserfahrungen im therapeutischen Prozess zu erleben
- Entwicklung von Konfliktfähigkeit
- Bearbeitung traumatischer Beziehungserfahrungen
- Aufbau einer angemessenen Frustrationstoleranz
- Sensibilisierung für körperliche Wahrnehmungsphänomene
- Erkennen und Einsetzen von Ressourcen
- Umsetzung neu erworbener Handlungsalternativen im Alltag

Ablösephase
- Rekapitulation des in der Gruppe Erlebten und Erarbeiteten

- Möglichkeit, bisher vermiedene Themen und Konflikte in der Gruppe anzusprechen
- Bewusstes Erleben des Loslösungs- und Trennungsprozesses aus der Gruppe
- Entwicklung von individuellen Perspektiven, die die Patienten im Anschluss an die Behandlung verfolgen wollen (Selbsthilfegruppe)

10.1 Gespräche mit Mitarbeitern von Spielerberatungsstellen

Bevor wir Fragen der ersten Kontaktaufnahme des Spielers und der anschließenden Beratung und Therapie vertiefen, sind nachfolgend Ausschnitte aus zwei Gesprächen mit Mitarbeitern von ambulanten Beratungsstellen über ihre Vorgehensweisen und Probleme in der Spielerbehandlung wiedergegeben. Es fehlen bisher Überblicke darüber, welche Gruppenformen (z. B. Spielergruppen, Paargruppen) bei welchen Indikationen zur Anwendung kommen. Ein weiterer Erfahrungsaustausch ist deshalb wünschenswert. Die nachfolgenden Gespräche geben keinen repräsentativen Überblick, sondern sind beispielhaft.

Gespräch mit J. Trümper und Ch. Müller, Mitarbeiter der Spielerberatungsstelle in Unna
Ein Spieler ruft erstmalig an. Was geschieht dann?
Das ist eine falsche Vorstellung. Im Regelfall (80 %) melden sich nicht die Spieler selbst, sondern **Partnerinnen, Angehörige, andere Einrichtungen, Krankenhäuser, Sozialstellen von Betrieben**, die Probleme mit einem Spieler haben. Spieler werden in Betrieben dadurch auffällig, dass sie verstärkt um Lohn- und Gehaltsvorschüsse nachsuchen. Bei ledigen Spielern melden sich vorrangig die besorgten Mütter; Väter waren so gut wie keine darunter, oder bei Verheirateten halt die Ehefrauen bzw. Lebenspartnerinnen.
Wie verläuft ein solches Telefongespräch dann weiter?
Ehefrauen entdecken Darlehensverträge, erfahren, dass der Mann größere Kredite aufgenommen hat oder dass er das Auto verspielte. Vermutungen, dass der Ehemann wegen andauernden Fernbleibens, häufiger Fehlzeiten und ständiger Geldnöte eine Geliebte hat, klären sich dann auf, und die Verstrickung in das Glücksspiel ist nicht länger zu verheimlichen. Eine andere Gruppe von Anrufern ist schon längere Zeit mit dem Suchtverhalten konfrontiert: Mütter wollen Probleme abladen, erzählen von ihrem Leiden unter dem Spielverhalten, wie der Sohn sie wieder bestohlen und enttäuscht hat. In Fällen, wo sich die Spieler selbst melden, ist häufig ebenfalls ein Angehöriger beteiligt, der aus dem Hintergrund zu

vernehmen ist: »Du, sag die Wahrheit!« Eine kurz bevorstehende Revision im Sparclub oder andere auswegslose finanzielle Situationen sind häufig Anlass für die Anrufe von Spielern.

Wenn der Angehörige anruft, wie kommt dann der Kontakt zum Spieler zustande?
Wir versuchen, die Spieler und ihre Angehörigen über die (Therapie-)**Schwelle** zu bekommen. Es wird ein Termin abgesprochen. Die Ehefrau schätzt ab, wann ihr Mann in den nächsten Tagen mit ihr gemeinsam kommen könnte. Dann bleibt es dem Spieler überlassen, ob er einwilligt oder nicht. **Zeigt der Spieler keine Bereitschaft, den Termin wahrzunehmen, raten wir der Partnerin dringend, dann allein zu kommen.**
Wir bieten den Angehörigen die Gruppen an, sagen ihnen, dass sie die **Therapieangebote** konsequent für sich nutzen sollen und dann feststellen werden, dass der Mann, der bisher auf dem Sofa lag und sagte, er habe keine Probleme mit dem Spielen sondern nur ein teures Hobby, mitkommt. Die Angehörigen sind als **Koabhängige** (sich zu sorgen, zu behüten, zu bemuttern) in die Spielerkarriere mit eingebunden. Vielfältige Versprechen, mit dem Spielen aufzuhören, haben zu keiner Veränderung geführt, und der Spieler kann letztlich damit kalkulieren, dass alle Enttäuschungen keine nachhaltigen Konsequenzen haben. Erst dann, wenn der Angehörige, der den letzten Rest der sozialen Versorgung darstellt, die Miete zahlt, dafür sorgt, dass noch etwas im Kühlschrank ist, die notwendige Zuwendung gibt, **sich entzieht**, eine **konsequente Haltung** einnimmt, dann tritt eine Verunsicherung beim Spieler ein. **Er bekommt Ängste und geht mit zur Therapie, um zumindest festzustellen, was da passiert.**

Sind auch die Mütter dazu bereit, das Therapieangebot zunächst allein wahrzunehmen?
Von ca. 30 Kontakten mit Müttern kam es nur zu einem Erstgespräch mit der Mutter, die dann einen Termin für den Sohn machte, den dieser allerdings nicht einhielt. Mütter haben wohl größere Schwierigkeiten, den »Status quo« aufzugeben trotz des Leids, das damit verbunden ist. Die Söhne dürfen manchmal gar nicht erfahren, dass die Mutter anrief. Mütter melden sich nach einigen Wochen wieder, klagen darüber, dass alles noch schlimmer geworden sei, sind aber nicht bereit, den entscheidenden Schritt aus ihrer Lebenssituation hinaus zu machen.

Wie verläuft ein Erstgespräch, z. B. mit einem Ehepaar?
Wir prüfen zunächst, ob wir die berufliche Kompetenz haben, da tätig zu werden. Äußert der Spieler **suizidale Tendenzen**, erklären wir uns für nicht zuständig und überlegen gemeinsam, welche alternativen Möglichkeiten es gibt. Es wird mit **Fachärzten** und mit **stationären Einrichtungen** enger Kontakt gehalten. Ist die Frage der Zuständigkeit positiv entschieden, prüfen wir, ob ein **aktueller Problemdruck** vorliegt: Hat die Familie den Räumungsbefehl in der Tasche, läuft der Strom oder das Gas noch und ähnliche Dinge mehr, die der Existenzsicherung dienen. Konkrete Maßnahmen, **Schuldnerberatung** etc. werden eingeleitet, die aktuelle Notsituation zu beheben. Als nächstes bieten wir die »**angeleiteten Gruppen**« für Paare an, wobei im Augenblick die große Schwierigkeit darin besteht, dass die drei vorhandenen Gruppen (zwei angeleitete Paar- und eine Selbsthilfegruppe) bereits überfüllt sind.

Gibt es Gründe dafür, weitere Einzelgespräche anzubieten?
Ein vorrangiger Grund ist im Augenblick, dass wir die Hilfesuchenden in den Gruppen nicht mehr unterbringen können. Die Versorgung in Einzelgesprächen ist allerdings sehr arbeitsaufwändig. Weitere Anlässe ergeben sich aus der Gruppenarbeit, indem wir feststellen, jemand kommt dort nicht weiter, »spielt falsch«, d. h. ist **nicht ehrlich** oder kann die **Realität noch nicht ausreichend wahrnehmen**. Die Betroffenen melden sich zudem aus dem Bedürfnis nach Einzelgesprächen an, haben Probleme, sich in der Gruppe zu äußern, und möchten ihr Anliegen zunächst in einer **vertrauteren Atmosphäre** reflektieren. Spieler können Schwierigkeiten haben, ihre Anonymität aufzugeben, sich einer Gruppe anzuschließen, wenn sie im öffentlichen Leben stehen, berufliche Konsequenzen befürchten, weil sie bei der Arbeit z. B. mit viel Geld umgehen müssen. Bei uns melden sich außerdem Spieler, die wegen **psychischer Auffälligkeiten** in fachärztlicher Behandlung sind. Hier haben wir das Gefühl, dass die Gruppe damit überfordert wäre.

Was ist mit Spielabstinenz? Gibt es da bestimmte Hilfen?
Wir verlangen keine Abstinenz als Voraussetzung für die Therapie, und bei uns führt der Rückfall nicht zum Behandlungsabbruch. Die Spieler, die einen regelrechten Zusammenbruch erleben, mit einem Mal ihre Schein- und Lügenwelt aufgeben können, fühlen sich oft erheblich erleichtert, und es fällt ihnen eher leicht, abstinent zu sein. Bei anderen währt die Suchtkarriere jahrelang, und der Spieler soll in der Gruppe angstfrei darüber berichten können, wenn er gespielt hat.

Gibt es das langfristige Ziel, abstinent vom Spielen zu sein?
Es ist für uns schwierig, hier Ratschläge zu geben, bestimmte Regeln zu empfehlen, nach denen dann die Abstinenz eintritt. Bestimmte Erfahrungswerte sind vorhanden, die wir den Angehörigen anraten, wenn sich die Notwendigkeit ergibt. Die Angehörigen übernehmen z. B. für einen absehbaren Zeitraum die **Verwaltung der finanziellen Mittel**, so dass die Verfügbarkeit des Geldes für den Spieler stark eingeschränkt ist. Außerdem können die Angehörigen mit dem Spieler Vereinbarungen treffen, dass bei unvorhergesehenem Fernbleiben in jedem Fall anzurufen ist. Bei Roulettespielern kommt die **Sperre** vom Spielcasino hinzu. Diese Maßnahmen nehmen dem Spieler jedoch nicht unbedingt den Spieldruck und die Spielgelegenheit, so dass das Spielen dann möglicherweise zunächst auf einem niedrigeren Level stattfindet.

Wie hoch ist etwa die Abstinenzrate in der Gruppe?
In der Gruppe, die wir etwa 9 Monate angeleitet und dann in die Selbsthilfe entlassen haben, waren insgesamt 22 Spieler, und es besteht noch Kontakt zu 16. Der harte Kern, der sich regelmäßig trifft, besteht aus 10 Spielern, von denen 8 **spielfrei** sind und 2 ihr Spielverhalten gravierend verringert haben.

Welche unterschiedlichen Gruppenformen gibt es?
Insgesamt 3. Zwei **Paargruppen**, die nicht von vornherein so geplant waren, sondern sich durch die Reihenfolge, in der sich die Menschen an uns wandten, entwickelt haben. Die 2 angeleiteten Gruppen haben inzwischen 20 bzw. 18 Mitglieder. Einige einzelne Spieler befinden sich ebenfalls in diesen Gruppen. Hinzu kommt die kürzlich in die **Selbsthilfe** entlassene Gruppe, die beschlossen hat, keine neuen Mitglieder aufzunehmen.

10.1 · Gespräche mit Mitarbeitern von Spielerberatungsstellen

Ist es gut, einzelne Spieler in der Paargruppe unterzubringen?
Von den Gesprächsthemen her ist es wahrscheinlich besser, einzelne Spieler und Paare zu trennen. Spieler kommen aber manchmal anfangs nur allein in die Gruppe, weil noch Ängste da sind, sich vor dem Partner zu entblößen.

Welche Themen werden in den Paargruppen besprochen?
Zum Beispiel das **Misstrauen** von Seiten des Angehörigen, das beim Spieler mit dem Gefühl korrespondiert, Vertrauensverluste erlitten zu haben. Ehefrauen thematisieren die **mangelnde Aufmerksamkeit und Nähe** des Spielers gegenüber ihnen und den Kindern. Es kann allerdings mehrere Stunden dauern, bevor Angehörige ihre Scheu überwinden, sich in der Gruppe zu Wort zu melden. Je länger eine Gruppe zusammen ist, umso weniger steht das Spielen im Mittelpunkt der Gespräche. Nur anfänglich werden ausführliche **Spieleranekdoten** berichtet, und es wird sich ab und zu in **Spielerlegenden** gesuhlt. In späteren Sitzungen werden eher Themen aufgegriffen, die hinter dem Spiel stecken, **Probleme** beinhalten, die zum Spielen geführt haben. Ängste und **Gefühle** kommen zur Sprache, vor denen man flüchtete, und die Gruppe steigt dabei intensiv in die **Lebensgeschichte** des einzelnen ein. Noch später in der Gruppenentwicklung kommt Interesse auf, sich über die eigene Betroffenheit hinaus in der **Öffentlichkeit** zu betätigen, um anderen zu helfen, aufzuklären und zu informieren.

Haben die Gruppenstunden einen bestimmten Ablauf, eine bestimmte Struktur?
Zu Beginn des Abends behandeln wir die **Höhen und Tiefen der Woche**. Niemand wird gezwungen, nur wer will, sagt etwas. Häufig zeigt sich schon bei dieser ersten Runde ein **Problembereich** oder ein **persönlicher Konflikt**, der dann gemeinsam vertieft wird. Manchmal bespricht die Gruppe **vorbereitete Themen**, die in der Gruppenstunde zuvor angeregt wurden. Zum Abschluss kann jeder noch einmal seine Empfindungen mitteilen oder was ihm sonst wichtig ist. Diese Stellungnahmen bleiben dann unkommentiert. Sind neue Mitglieder da, gibt es eine kurze **Vorstellungsrunde**, ohne dass das neue Mitglied gezwungen ist, ausführlicher von sich zu erzählen.

Ist es Pflicht, an den Sitzungen teilzunehmen?
Es gibt die Regel der **Verbindlichkeit**, d. h., wer 2-mal hintereinander unentschuldigt fehlt, darf nicht in die Gruppe zurückkehren.

Was wären Gründe, einen Spieler in einer stationären Therapie unterzubringen?
Der Spieler selbst äußerst stark diesen Wunsch, betont, dass er ambulant nicht weiterkommt, ihm dies alles bisher nichts gebracht hat. Geraten wir von unserer Kompetenz an Grenzen, suchen wir zunächst **fachärztliche Hilfe**, von wo aus dann weitere Maßnahmen zu veranlassen sind. Wenn sich in der Gruppe und in flankierenden Einzelgesprächen zeigt, dass der Spieler **tiefergehende psychische Probleme** hat und dringend **Abstand von seiner alltäglichen Umgebung** braucht, raten wir zu einer stationären Behandlung.

Was geschieht, wenn keine Besserung im Spielverhalten eintritt, sich Erfolglosigkeit in der Behandlung abzeichnet?
Wir haben die Erfahrung gemacht, dass diejenigen Leute, für die wir anscheinend nicht die adäquate Form der Hilfe darstellen, wegbleiben.

Haben wir in diesem Gespräch etwas Wichtiges vergessen?
Wichtig ist vielleicht noch, dass es unerwartete **Schwierigkeiten** gab, die angeleitete Gruppe abzunabeln, in die **Selbsthilfe** zu entlassen. Die Gruppe fühlte sich im Stich gelassen:»Der lässt uns jetzt alleine und setzt sich ab.« Immer wieder machten sie den Versuch, uns wieder am Gruppenleben zu beteiligen.

In einem weiteren **Gespräch mit I. Füchtenschnieder, Diakonie, Herford** (s. auch Füchtenschnieder 1992), schilderte die Suchtberaterin folgendes **Therapieangebot** in ihrer Spielerberatungsstelle:

- psychosoziale Beratung in Einzel-, Paar- bzw. Familiengesprächen,
- zwei therapeutisch angeleitete Gruppen für Spielsüchtige, eine Angehörigengruppe,
- Betreuung von Klienten, die aufgrund von Beschaffungskriminalität inhaftiert sind,
- Betreuung von Haftentlassenen, die die gerichtliche Auflage haben, sich an eine Beratungsstelle zu wenden,
- Beratung und Vorbereitung von stationären Therapiemaßnahmen.

Sie legt Wert darauf, dass sich die Spieler selbst um einen Gesprächstermin bemühen und dies nicht von Angehörigen erledigen lassen. Nach ihren Erfahrungen schafft etwa ein Drittel der Spieler den Ausstieg beim ersten Anlauf, ein zweites Drittel nach mehreren, teilweise massiven Rückfällen, und das letzte Drittel schafft ihn nicht.

Gruppenregeln in Herford

1. Der Spieler muss glaubhaft vertreten, dass er den wirklichen Wunsch hat, mit dem Spielen aufzuhören.
2. Der Spieler muss regelmäßig an den Gruppenstunden teilnehmen. (Es wird von vornherein vereinbart, dass er zu einem Abschlussgespräch kommt, wenn er aufhören will).
3. Der Spieler entscheidet, wie viel er von sich erzählt. Aber was er erzählt, soll der Wahrheit entsprechen.
4. Was in der Gruppe besprochen wird, bleibt in der Gruppe.
5. Rückfälle werden besprochen.

Die Gruppengröße soll 12 Personen nicht überschreiten. Als ein Hauptproblem in der Spielerberatung bezeichnet Füchtenschnieder die Belastungen in den Gesprächsgruppen durch **stark fremdmotivierte Klienten**, die z. B. **gesetzliche Auflagen** zum Besuch der Beratungsstelle erhalten haben. Gruppenprozesse seien dadurch erheblich beeinträchtigt, und sie schlägt vor, nach etwa 10 Gruppenstunden jeweils Bilanz zu ziehen und Klienten, die dann immer noch keine Eigenmotivation zeigen, d. h. Hilfe aus eigenem Bedürfnis zu akzeptieren und das Spielen von sich aus aufgeben zu wollen, von der weiteren Gruppenbehandlung auszuschließen. In Einzelgesprächen findet dann eine weitere Motivklärung statt. Das Konzept der Beratungsstelle für Glücksspielabhängige und Angehörige in Herford (Füchtenschnieder u. Gauls 1998) unterscheidet zwischen obligatorischen, indikativen und supplementären Behandlungsbausteinen (◘ Abb. 10.1).

Die Ambulante Behandlungseinrichtung **Spielsuchthilfe Wien** (Berger u. Horodecki 2013) stellt zum Jahre 2013 einen ausführlichen Tätigkeits- und Forschungsbericht vor.

In dieser Einrichtung wurden in diesem Jahr insgesamt 791 Personen beraten, behandelt und betreut. Das wohl beispielhaft umfassende Angebot beinhaltet:
- Information und Beratung online sowie telefonisch,
- psychologische/psychotherapeutische Beratung,
- Psychotherapie (im Einzel-, Paar-, Familien- und Gruppensetting; Methoden: systemische Therapie, Verhaltenstherapie, Gestalttherapie, Hypnotherapie, Traumatherapie),
- Sozial- und Schuldnerberatung,
- Unterstützung beim Geldmanagement,
- psychiatrische Behandlung,
- therapeutisch geleitete Gruppen für SpielerInnen,
- Gruppentherapieprogramm für SpielerInnen,
- therapeutisch geleitete Gesprächsgruppe für Angehörige,
- Musiktherapiegruppe,
- begleitete Freizeitangebote,
- Vermittlung in stationäre Therapie,
- Nachbetreuung nach stationärer Therapie,
- Webseite www.spielsuchthilfe.at,
- Präventions- und Informationsveranstaltungen für Fachleute, Schulen und Jugendliche auf Nachfrage.

Die meisten Parameter der Spielsucht wie die Problemdauer, die Belastung durch finanzielle und andere Folgen der Spielsucht seien in den Jahresverläufen 2003–2013 kaum verändert:
- 81,9 % der im Jahr 2013 betreuten Spieler waren infolge ihres Glücksspielverhaltens

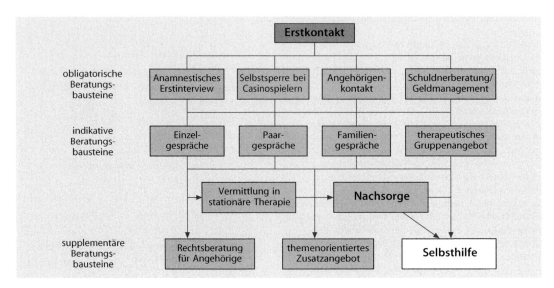

◘ Abb. 10.1 Adaptives Indikationsmodell zum Beratungsangebot. (Nach Füchtenschnieder u. Gauls 1998)

verschuldet. Die durchschnittliche Verschuldung läge bei 37.909 €, die höchsten Schulden hätten 800.000 € betragen.
- Auch der Anteil der Frauen zeige über die Jahre relativ konstante Werte: 225 Frauen (28,4 %) und 566 Männer (71,6 %).
- Unverändert blieb leider auch der Umstand, dass die Hilfesuchenden häufig erst nach mehrjähriger **Problemdauer** eine Behandlung aufsuchen (< 1 **Jahr Problemdauer** 9,6 %, **1–3 Jahre** 22,7 %, **3–7 Jahre** bildeten mit 32,4 % die größte Gruppe, **7–11 Jahre** 13,8 %, **11–15 Jahre** 7,7 %, **15–20 Jahre** 6,6 %, **20– 30 Jahre** 4,9 %, **> 30 Jahre** 2,3 %).

Zu Behandlungsbeginn gaben 78,5 % der Klienten an, dass sie mit dem Glücksspielen völlig aufhören wollen. 5,7 % nannten kontrolliertes Spielen als ihr Ziel. Die negativen Folgen des problematischen Spielverhaltens minimieren wollten 1,9 % der Spieler. Weitere 1,5 % äußerten verschiedene andere Ziele, 12,4 % konnten zum Zeitpunkt der Kontaktaufnahme keine eigenen Ziele angeben. Eine Frage ist, ob sich Zielsetzungen im Therapieverlauf möglicherweise noch veränderten? Im Hinblick auf die Notwendigkeit der Rekonstruktion des Belohnungssystems, Aufbau eines vielfältigen und differenzierten Interessens- und Aktivitätsspektrums, ist die betreute Form der Freizeitaktivitäten (98 Teilnahmen von 20 Personen) möglicherweise noch ausbaufähig?

10.2 Formen und Aufgaben der Spielerberatung

Teilweise lassen sich Formen der Selbsthilfe und die Organisation von Spielergruppen in ambulanten Beratungsstellen nicht leicht voneinander trennen.

> **Insbesondere in der Aufbausituation ist häufig notwendig, intendierte Selbsthilfegruppen von Experten zu unterstützen.**

Die professionellen Helfer haben teilweise einen erheblichen Erfahrungsschatz in der Arbeit mit stofflich Suchtkranken erworben und verfügen deshalb über die notwendigen Voraussetzungen für die therapeutische Arbeit mit pathologischen Glücksspielern.

Obwohl genaueres Zahlenmaterial noch fehlt, ist davon auszugehen, dass im Bereich der Suchtberatungsstellen **expertengeleitete Spielertherapiegruppen**, lediglich an diese Institution (z. B. räumlich) angelehnte Selbsthilfegruppen und Mischformen davon existieren, die sog. **expertengestützten Selbsthilfegruppen**. Außerdem ist festzustellen, dass im ambulanten Bereich auch Einzelbehandlungen stattfinden, da bei dieser Klientel bisher nicht in allen Bereichen eine Gruppenstärke zu erreichen ist. Darüber hinaus haben sich Spieler erfolgreich in Alkoholikergruppen integriert, zumal dann, wenn außer der Suchtproblematik eine stoffliche Abhängigkeit vorliegt.

In Anlehnung an die Behandlung von substanzgebundenen Suchterkrankungen (Feuerlein 1989) hat der **ambulante Versorgungsbereich** in der Behandlung von pathologischen Glücksspielern folgende **Aufgaben**:

> **Aufgaben des ambulanten Versorgungsbereichs**
> - **Erste Kontaktaufnahme** mit den Patienten, Erfassung und Diagnosestellung. Dabei insbesondere auf **Mehrfachabhängigkeit** achten. In die diagnostische Exploration die Angehörigen, sozialen Dienste der Betriebe, Selbsthilfeorganisationen sowie überweisende Ärzte und Sozialarbeiter einbeziehen. Die Klienten bei der Schuldenerfassung und -regulierung unterstützt bzw. an kompetente Beratungseinrichtungen verweisen
> - Ambulante **Entwöhnungsbehandlung** ohne Einschaltung einer stationären Behandlungsphase
> - **Vorbereitung der stationären Behandlung.** Der Spielsüchtige erhält Informationen über das Krankheitsbild und die sozialen und kriminogenen Folgen, seine Motivation zu einer umfassenden Behandlung ist zu fördern
> - **Betreuung** während der stationären Behandlung, Hilfe bei der Wiedereingliederung und **Nachsorge** nach Entlassung aus der stationären Behandlung

Wie bei substanzgebundenen Abhängigkeitsformen haben ambulante Spielerbehandlungen gegenüber stationären beträchtliche **Vorzüge** (Feuerlein 1989; Tasseit 1992):

> **Vorteile der ambulanten Spielerbehandlung**
> — Der Patient verbleibt in seinem sozialen Umfeld, führt, was besonders bei jungen Spielern wichtig ist, eine begonnene Ausbildung weiter, geht einer Berufstätigkeit nach und bleibt in seiner Familie integriert
> — Suchtfördernde oder auslösende Faktoren des alltäglichen Lebens, die zu einer Rückfallgefährdung beitragen, gehen unmittelbar in die Therapie ein. Die Beratungsstelle kann z. B. familientherapeutische Maßnahmen effektiver planen und durchführen
> — Die in der Therapie gewonnenen Einsichten und Verhaltensweisen sind ohne zeitliche Verzögerung umsetzbar, ihre Bewährung findet dabei unter realistischen Umweltbedingungen statt
> — Probleme der Wiedereingliederung in die Primär- und Sekundärgruppen entfallen, wie dies nach stationären Aufenthalten der Fall ist, ebenso die Schwierigkeit der Ablösung aus stationären Einrichtungen
> — Insbesondere berufliche und familiäre Umstände sind ausschlaggebend dafür, dass ein stationärer Aufenthalt zunächst nicht in Betracht kommt (▶ Abschn. 10.5)

Um diese Aufgaben zu bewältigen, sind z. B. in NRW **Schwerpunktberatungsstellen** gebildet, die über eine notwendige Ausstattung verfügen, die Spielerberatung im Sinne der »Empfehlungsvereinbarung der Rentenversicherungen« zu übernehmen.

10.3 Phasen und Schwerpunkte der ambulanten Spielerbehandlung

10.3.1 Kontaktaufnahme

Neben den örtlichen Selbsthilfegruppen sind die **Suchtberatungsstellen** häufig erste Ansprechpartner für ratsuchende Betroffene und Angehörige. Ob nun die Beratungsstellen selbst schon Entwöhnungsprogramme durchführen, eine enge Kooperation mit Selbsthilfegruppen besteht oder ein stationärer Aufenthalt in Betracht gezogen werden muss – die schwierige **erste Kontaktphase** fällt häufig in ihren Bereich. Wie bei anderen Suchtkranken vergehen von dem ersten Herantasten bis zu konkreten Behandlungsschritten Tage, Wochen, wenn nicht Jahre. Zunächst sind es oft Angehörige, die sich informieren wollen, unter einem erheblichen **Leidensdruck** stehen, in starken **finanziellen Nöten** stecken und häufig nicht wissen, wie der nächste Engpass zu überbrücken ist.

Es melden sich verzweifelte Eltern, deren heranwachsende Jugendliche mit dem **Gesetz** in Konflikt gekommen sind, die unter starken **innerfamiliären Spannungen** leiden, weil sich **Diebstähle** im engeren Angehörigenkreis ereignet haben und sie ein massives **soziales Abgleiten** des Spielers befürchten. Teilweise hat die Familie dann schon Ersparnisse aufgebraucht, Kredite aufgenommen, um z. B. drohende Strafanzeigen zu vereiteln. Wegen oft fehlgeschlagener Versuche, den Spieler zu überwachen, Geldgeschäfte zu kontrollieren, um weiteres Spielen auf jeden Fall zu verhindern, sind die Angehörigen mit ihren Kräften häufig völlig am Ende und haben sich nicht selten schon selbst wegen psychischer Belastungen in ärztliche Behandlung begeben. Dementsprechend hoch sind die Erwartungen aller Beteiligten an die Therapie: Das Glücksspielverhalten »wegzuzaubern« oder ungeschehen zu machen, wäre dabei wohl die einfachste und angenehmste Lösung.

Dennoch wenden sich Angehörige meistens erst recht spät an zuständige Stellen und haben lange versucht, nach außen hin das Bild von der »intakten« Familie aufrechtzuerhalten.

Die immer wieder überzeugend vorgetragenen **Versprechungen** der Spieler, nun endlich aufhören zu wollen, gehören zum Krankheitsbild des pathologischen Glücksspiels und haben ihr Übriges dazu beigetragen, dass sich **konkrete Schritte zu einer Behandlung** immer wieder **verzögert** haben. Ein oft über **Jahre dauerndes Wechselspiel** aus **Hoffnung** und **Enttäuschung** hat das gegenseitige **Vertrauen** in der Familie stark erschüttert, wobei Rückfälligkeit bei pathologischem Glücksspiel zunächst schwieriger festzustellen ist als bei substanzgebundenen Suchtformen. Erst weitere finanzielle

Engpässe geben letzte Gewissheit darüber, dass der Spieler erneut seinem Suchtverhalten nachgeht.

Düffort (1989), der in der Bundesrepublik Deutschland eine der ersten Therapiegruppen im ambulanten Bereich für Spieler gründete, stellte fest, dass sich Angehörige häufig erst nach einem längeren Zeitraum bewusst sind, in welche Situation sich die Spieler gebracht haben.

Zu Beginn der Krankheitsentwicklung ist das Symptomverhalten eher **psychosozial unauffällig**, die Spieler berichten anfangs teilweise noch von erfolgreichen Spielabläufen. Stärker abweichende Verhaltensweisen, wie häufiges Verlassen der Spielstätte mit leeren Taschen, lassen erste Schuldgefühle entstehen, das Gesprächsthema Spielen wird zunehmend gemieden. Vernachlässigung schulischer und beruflicher Belange wegen des häufigen Spielens, erstes Geldleihen und Verschuldung treiben den Spieler immer stärker in die Heimlichkeit. Diese Symptome haben zur Folge, dass die erste Kontaktaufnahme oft erst in einem **fortgeschrittenen Krankheitsstadium** erfolgt. Mangelndes Wissen über diese Form der Suchterkrankung in weiten Teilen der Bevölkerung ist auch ein Grund dafür, dass die Hilfsmaßnahmen nicht früher einsetzen.

10.3.2 »Nur« eine Etappe

Buchner et al. (2013a) fokussieren ihre Angehörigenarbeit (ETAPPE), konzipiert für die **ambulante Beratung**, auf die psychische und soziale Problemlage der Familienmitglieder. Es handelt sich dabei um ein manualisiertes edukatives Programm, das aus verschiedenen Bausteinen wie der Information zum Krankheitsbild, der Bewältigung von Stresssituationen und suchtspezifischen Folgen und Begleiterscheinungen besteht. Zielsetzung ist, die **Angehörigen mittels eines Entlastungstrainings (7 Bausteine à 90 min) dazu in die Lage zu versetzen, Überforderungen und eigenen gesundheitlichen Schädigungen entgegen zu wirken, wenngleich das problematische Glücksspielen der Bezugsperson noch nicht zu einem Stillstand gekommen ist**. Die Teilnehmer sind aufgefordert, zum Beispiel in kleinen Gruppen, situationsangemessene individuelle Lösungen zu entwickeln, diese gemeinsam zu diskutieren und sich Feedbacks über erreichte Veränderungen zu geben. Hierbei sind Themen wie Verantwortung, Vertrauensverlust, Kommunikationsstile, Schuld, negative Selbstzuschreibung und soziale Isolation einbezogen und es wird versucht auf die besondere Problemlage des Einzelnen einzugehen. Die Wirksamkeit des Programms sei bereits durch eine Pilotstudie und Katamnese (3-Monats-Follow-up) nachgewiesen und es zeige sich, dass entlastende Effekte bezüglich der Selbsteinschätzung der Belastetheit (z. B. Somatisierung und Ängstlichkeit) anhielten, obwohl ein Großteil der Teilnehmer einen Fortbestand des Spielverhaltens ihres Angehörigen berichteten und damit die stressauslösenden Lebensumstände bestehen blieben. Erfreulicherweise **hätten sich** bei einem Teil der einbezogenen Beratungsstellen **im Anschluss Selbsthilfegruppen gegründet**, die diese Arbeit fortsetzten.

Unter systemischen Gesichtspunkten ist zu vermuten, dass positive Veränderung im Verhalten der Bezugsperson, den Spieler nicht unberührt lassen und sich Chancen einer Änderung in seinem Verhalten, z. B. ebenfalls Hilfe in Anspruch zu nehmen, eher erhöhen. Auszuschließen ist allerdings nicht, dass ein Fortschreiten des problematischen Spielverhaltens (z. B. gravierende Legalitäts-, desaströse finanzielle Problematiken und eine Vertiefung psychischer Probleme – Depression und Suizidalität) die familiär entlastenden Effekte der Maßnahme gefährden.

10.3.3 Abholen statt Abwarten: die Methode der »Familienintervention«

Schon seit über 20 Jahren (Reichelt-Nauseef u. Hedder 1985; Heineman 1994) stellt die »Familienintervention« in Amerika bei Alkoholikern eine effektive Methode dar, jemanden zu einer Behandlung zu bewegen.

> **Suchtspezifische Abwehrhaltungen der Verleugnung und Bagatellisierung des Problems sind bei pathologischen Glücksspielern nicht geringer als bei substanzgebunden Abhängigkeitskranken, sodass Familien oft mit dem Problem allein dastehen und stark überfordert sind, adäquate Hilfsmaßnahmen einzuleiten.**

Auf therapeutischer Seite herrscht teilweise noch die Mentalität vor, der Abhängige müsse zunächst einen Tiefpunkt erreichen, bevor er zur Besinnung komme und etwas ändere. Dies kann leicht bedeuten, dass Familienstrukturen bereits zerstört, die finanziellen Verhältnisse hoffnungslos, Straffälligkeit und massive psychische Schäden eingetreten sind, bevor jemand bereit ist, Hilfe zu akzeptieren.

> Die Familienintervention ist ein strukturiertes Verfahren, in dem ein Berater mit den Angehörigen in mehreren Sitzungen ein gemeinsames Treffen mit dem Suchtkranken vorbereitet, das dazu dient, ihn in einer unterstützenden, wertschätzenden, aber gleichzeitig konfrontativen Weise zu bewegen, ein konkretes Behandlungsangebot anzunehmen.

Die Anwendung dieser Methode auf pathologische Glücksspieler beschreibt Heineman (1994) ausführlicher. Hier einige kurze Auszüge: Zunächst meldet sich ein Familienmitglied oder ein Freund des Spielers in der Beratungsstelle. Motive des Ratsuchenden, seine Beziehung zum Glücksspieler und erste persönliche Daten des Betroffenen sind festzuhalten. Ein Beratungstermin wird vereinbart, zu dem auch andere Personen (Familienmitglieder, Freunde, Arbeitskollegen u. a.) erscheinen, die dem Spieler nahe stehen. Zunächst ist zu überprüfen (Nachfrage beim Hausarzt, Berichte über Vorbehandlungen etc.), ob der Glücksspieler psychisch und gesundheitlich dazu in der Lage ist, von einem konfrontativen Gespräch zu profitieren, und nicht etwa Schaden davonträgt. In mehreren Gesprächen bereitet der Berater die Teilnehmer auf das gemeinsame Treffen mit dem Suchtkranken vor. Jedes Mitglied schreibt als persönlich formulierten Brief an den Spieler auf, was es dem Betroffenen mitteilen möchte. Dies liest es zunächst den anderen vor, eine gemeinsame Diskussion über den Inhalt findet statt. Die Teilnehmer bringen zum Ausdruck, warum sie Hilfe gesucht haben, was sich in der letzten Zeit oder in den letzten Jahren durch das Spielen verändert hat, wie es ihnen dabei gegangen ist, was sie dabei empfunden haben, wie sich die Beziehungen veränderten, welche weiteren Befürchtungen sie haben, was ihre Hoffnungen sind, wenn das Glücksspielen aufhört, sowie was passiert, wenn der Spieler sein Suchtverhalten nicht einstellen kann.

Die Angehörigen sollen in erster Linie von ihren Gefühlen berichten und vermeiden, Belehrungen und Vorwürfe zu machen, um nicht die Abwehrhaltung des Spielers zu verstärken. Die Beteiligten legen eine Reihenfolge fest, in der sie ihre Briefe vorlesen. Das Ablesen garantiert, dass jeder wirklich das vorbringt, was er sich vorgenommen hat und kein Rückfall in destruktive Auseinandersetzungen geschieht. Nachdem alle ihre Briefe vorgelesen haben, fasst der Therapeut die Inhalte kurz zusammen und stellt die Frage nach der Bereitschaft, eine Behandlung zu machen. Ist die Intervention erfolgreich, werden konkrete Schritte eingeleitet, das Vorhaben möglichst direkt in die Tat umzusetzen (z. B. gemeinsames Packen des Koffers, um eine stationäre Therapie zu beginnen).

10.3.4 Besonderheiten der Motivation, Krankheitseinsicht, Abstinenz und Therapie der Ursachen im ambulanten Therapieprozess

Motivation

Vor allem in der ersten Kontaktphase der ambulanten Therapie sind Rückfälle nicht auszuschließen, und die Enttäuschung bei den Angehörigen (»Er hat ja doch wieder gespielt«) und beim Betroffenen selbst ist groß.

Rückschläge sind jedoch zu erwarten, und es ist daher angebracht, Spieler und Bezugspersonen nicht auf einen schnellen Behandlungserfolg einzustellen, sondern von Anfang an darauf vorzubereiten, dass mit einem **schwierigen** und **längerfristigen Behandlungsprozess** zu rechnen ist.

Motivationshemmende Faktoren, wie starke **Scham- und Schuldgefühle**, können in ersten Kontaktgesprächen reflektiert und durch den Spieler erstmalig in einer angstfreien Situation zur Sprache kommen, was schon mit einer gewissen Erleichterung von oft über lange Zeit angewachsenen psychischen Belastungen einhergeht.

Für den Spieler sind es häufig zunächst die massiven **finanziellen Probleme**, die ihn motivieren, mit dem Spielen aufzuhören.

Es bedarf daher eines erfahrenen und geschulten Therapeuten, um in dieser kritischen Anfangsphase eine **tragfähige Beziehung** zum Klienten

10.3 · Phasen und Schwerpunkte der ambulanten Spielerbehandlung

aufzubauen. Die starke **soziale Isolation**, in der sich der pathologische Glücksspieler befindet, ist ganz allmählich abzubauen. Aus der Arbeit mit substanzgebundenen Abhängigkeitskranken weiß man, dass es in der ersten Kontaktphase zu erheblichen Abbruchraten kommt. Die Erfahrungen mit Spielern unterstützen diese Erkenntnisse teilweise dramatisch. So führt häufig nur ein kleiner Teil von Erstkontakten zu konkreten längerfristigen Behandlungen.

Erste Ansätze, um diese Entwicklung einzugrenzen, sind (Baekeland et al. 1971):
- feste, absehbare Termine zu Erstgesprächen,
- gründliche Informationen über Zielsetzung und Therapieablauf,
- möglichst baldige Kontaktaufnahme zu Bezugspersonen und deren Einbeziehung in die Behandlung,
- Verabredungen treffen, wie der Kontakt nach versäumten Terminen und Rückfällen wieder aufzunehmen ist.

Zur Abbruchgefahr liegt eine Selbsteinschätzungsskala vor, die zusätzlich Möglichkeiten zur offenen Beantwortung bietet (TAG, Bachmann u. El-Akhras 2014). Dabei sind sowohl belastende Gefühle als auch Einsichten thematisiert, z. B. ob man in der Therapie vorankommt, Ängste vorhanden sind, Vertrauen besteht und man sich ernst genommen fühlt? Die Skala bietet eine Grundlage, Abbruchgefahren frühzeitig zu thematisieren und entgegen zu wirken. Ein Ausschnitt aus TAG ist in ◘ Abb. 10.2 dargestellt.

Brenk-Schulte et al. (1992) entwickelten für den ambulanten Bereich der substanzgebundenen Abhängigkeiten einige grundsätzliche Leitlinien für die Motivationsarbeit, die im Einzel- wie im Gruppentherapieverfahren anzuwenden sind und für pathologisches Glücksspiel uneingeschränkt Gültigkeit besitzen:

> **Leitlinien für die Motivationsarbeit**
> - Die Motivation des Patienten ist ein dynamischer Prozess, d. h., er kann erheblichen Veränderungen unterliegen: Einen Patient **nie** wegen fehlender oder nicht ausreichender Motivation ablehnen
> - Der Therapeut sollte den Patienten dort abholen, **wo dieser steht** – Motivierung ist ein Interaktionsprozess zwischen Therapeut und Patient
> - Wenn der Therapeut dem Patienten negative Seiten rückmeldet, ihm gleichzeitig **erreichbare Wege** für eine Veränderung aufzeigen
> - **Vorstellungen des Patienten** über seine Krankheit und seine Behandlungserwartungen ernst nehmen und in der Motivationsarbeit aufnehmen
> - In einer **akzeptierenden Atmosphäre** sollte sich der Therapeut die notwendige Zeit nehmen, um eine **vertrauensvolle Beziehung** aufzubauen
> - Dem Patienten ermöglichen, frühere **Therapieerfahrungen** anzusprechen sowie Gedanken und **Ängste** der jetzigen Behandlung gegenüber offen zu äußern
> - Übergeordnetes Ziel ist die **Bereitschaft zu weiteren Gesprächen**. Das Erstgespräch soll so verlaufen, dass für den Patienten Unsicherheiten reduziert und das Wiederkommen attraktiver ist als das Fortbleiben

Krankheitseinsicht und Spielabstinenz

Im Gegensatz zur stationären Behandlung kann es in der ambulanten Therapie zunächst erheblich schwieriger sein, **Spielabstinenz** zu erreichen. Der Spieler leidet sowohl unter dem Spielverhalten als auch unter der Vorstellung, es aufgeben zu müssen (Miller 1986). Während im stationären Bereich der Schutz der Klinik und die Rahmenbedingungen den Patienten unterstützen, das Spielen einzustellen, sind im ambulanten Bereich **Methoden der Selbstkontrolle** (z. B. Verfügbarkeit des Geldes einschränken, Tagesablauf strukturieren, an Ressourcen anknüpfen – was hat bei früheren erfolgreichen Versuchen geholfen?) zu entwickeln, Alternativen zum Glücksspielen vehement auszubauen, um das Suchtverhalten zum Stillstand bringen.

Düffort (1986, 1989) schlägt für das weitere Vorgehen in der Behandlung vor, zunächst eine genaue **Anamnese des Spielverhaltens** vorzunehmen. Dann gilt es zu ermitteln, wann der Klient

	trifft gar nicht zu	trifft eher nicht zu	trifft eher zu	trifft genau zu
01 Ich fühle mich hier ernst genommen. persönliche Notiz (Erfahrungen, Alternativen, Lösungen):	☐	☐	☐	☐
02 Vor Therapiegesprächen habe ich keine Angst. persönliche Notiz (Erfahrungen, Alternativen, Lösungen):	☐	☐	☐	☐
03 Gruppengespräche bringen mir nichts. persönliche Notiz (Erfahrungen, Alternativen, Lösungen):	☐	☐	☐	☐
04 Bei vielen Maßnahmen denke ich, das schaffe ich nicht. persönliche Notiz (Erfahrungen, Alternativen, Lösungen):	☐	☐	☐	☐
05 Der Gedanke an das Suchtverhalten lässt mich nicht los. persönliche Notiz (Erfahrungen, Alternativen, Lösungen):	☐	☐	☐	☐
06 Ich trete auf der Stelle, komme nicht voran. persönliche Notiz (Erfahrungen, Alternativen, Lösungen):	☐	☐	☐	☐
07 Ich habe Vertrauen zu Mitpatienten und Therapeuten. persönliche Notiz (Erfahrungen, Alternativen, Lösungen):	☐	☐	☐	☐

Abb. 10.2 Ausschnitte aus der Selbsteinschätzungsskala Therapieabbruchgefahr (TAG). (Bachmann u. El-Akhras 2014)

mit Spielen begonnen hat, wie sich sein Spielverhalten über den Tag, die Woche verteilt:
- Gibt es Phasen, in denen er intensiver oder weniger intensiv spielt?
- Gibt es Umstände, unter denen er z. B. leichter auf Spielen verzichten kann?

Möglicherweise gab es frühere Versuche, bei denen es schon einmal eine Zeit lang gelungen war, das Spielen einzustellen, und es lässt sich nun daran anknüpfen.

Es ist festzustellen, inwieweit der Spieler vielleicht schon selbst über Möglichkeiten verfügt, das Spielverhalten einzuschränken oder zu stoppen. Meistens sind es wiederkehrende Abläufe, die zu Spielsituationen führen.

Therapie der Ursachen und Aufbau von Alternativen

Sind ausreichend Therapiefortschritte in den Bereichen Motivation und Krankheitseinsicht erzielt, sind Ursachen der Krankheitsentstehung zu bearbeiten und folgende Fragestellung zu beantworten: Was soll zukünftig konkret anders sein? An Ressourcen anknüpfend entscheidet sich der Glücksspieler zu einer umfassenden Veränderung, die sein gesamtes Lebensspektrum einbezieht und auf den Weg zu einer zufriedenen Abstinenz führt. Die in Wien (s. o.) **im Beratungskonzept angebotene betreute Form der Freizeitaktivitäten** ist möglicherweise ein noch ausbaufähiger Weg, belohnungsfähige Alternativen direkt im Alltag als Ersatz für das Glücksspielen zu etablieren und dabei **auf die gesamte »Palette des örtlichen Angebots«** (von Volkshochschule bis Vereinsleben) **zurückzugreifen**. Im Gegensatz zur stationären Therapie hat der Spieler auf direktem Wege die Möglichkeit, sich z. B. Vereinen anzuschließen, neue Interessen und Aktivitäten direkt zu erproben und mit therapeutischer Unterstützung fest im Verhaltensrepertoire zu verankern. Die möglichst realistische Zielsetzung ist dabei so wichtig, wie potenzielle anfängliche Frustrationen bei der Umsetzung zu überwinden und ein Vorhaben durchzuhalten. Dabei ist zudem hilfreich, wenn sich **kleine Gruppen für besondere Zielsetzungen (z. B. Erlernen einer neuen Sportart) bilden**, dadurch gegenseitige Unterstützung, »mehr Spaß« und Hilfestellung möglich ist – sich gleichzeitig ein neues soziales Miteinander, insgesamt komplexere Freizeitstrukturen und Lebensgewohnheiten entwickeln.

> Für die langfristige Stabilisierung der Abstinenz und Gesundung der Persönlichkeit ist es dann im nächsten Schritt notwendig, die Störungen aufzuarbeiten, die der Krankheitsentwicklung zugrunde liegen.

Bei Düffort (1989) sind dazu in einer Befragung von ambulanten Spielern vier verschiedene Problemfelder genannt worden, die unterschiedlich stark betroffen sind (Mehrfachnennungen waren möglich):
- Kommunikation/Partnerschaft 74,2 %,
- Schule/Beruf 42,7 %,
- Eltern-/Kindkonflikte 27,5 %,
- Depressionen/Angst 27 %.

Zur Bearbeitung dieser Problemfelder ist angeraten:
- testdiagnostische Verfahren einzusetzen,
- frühe und enge Einbeziehung der Angehörigen und des sozialen Umfeldes,
- soziale Kontakte auszubauen (z. B. einem Verein beitreten),
- zu vielfältigen Alternativen und Interessen anzuregen (z. B. sich für eine oder mehrere sportliche Betätigungen entscheiden),
- Hilfestellungen dabei zu gewähren, gute Vorsätze in die Tat umzusetzen,
- gleichzeitig Kontakte zur Selbsthilfegruppe auszubauen,
- die Notwendigkeit einer wohnlichen und finanziellen Betreuung zu prüfen,
- zusätzliches Expertenwissen (z. B. Ärzte, Psychotherapeuten) zur Therapie heranzuziehen.

10.3.5 Konzepte gegen Gruppenfluktuation und Schwellenängste

Für die Bildung von Gruppen im ambulanten Bereich sind mindestens 4 interessierte Spieler notwendig (Düffort 1989; Beckemeyer-Schweer 1986; Reuter 1989). Mit einer Gruppenstunde pro Woche ist die Anzahl jedoch erheblich geringer, als in der stationären Therapie üblich ist (3 und mehr, aber auch z. B. zusätzliche Indikationsgruppen). Fehlt ein **stützendes soziales Netz**, dürfte es für den Glücksspieler besonders schwierig sein, die Zeit zwischen den Therapieangeboten (Einzel-, Gruppentherapie, Selbsthilfegruppe) zu »überbrücken« und die Symptomabstinenz aufrechtzuerhalten. Beratungsstellen berichten fast einhellig davon, dass eine hohe Fluktuation die Gruppenprozesse in der Behandlung pathologischer Glücksspieler stört.

Nicht selten ist zu beobachten, dass sich **örtlich über mehrere Jahre hinweg keine feste Gruppe etabliert**. Thomas (1992) beschreibt die Bildung **zweier Arten von Spielergruppen**, von denen er eine eher geschlossen und die andere offener konzipierte. Obwohl in der weniger strukturierten Gruppenform ebenfalls eine regelmäßige Teilnahme erwünscht ist, wird Fernbleiben nicht so streng thematisiert oder bearbeitet wie in der geschlossenen Gruppenform. Da für die offene Gruppe der **zeitliche Rahmen weiter gesteckt** ist, müssen die Patienten nicht pünktlich sein und treffen zu der ihnen möglichen Zeit ein. Ziel ist, den Einstieg in die ambulante Therapie zu erleichtern und ein Beisammensein in einer aufgelockerten Atmosphäre zu gewährleisten. Dabei sollten Getränke gereicht werden und auch belanglose Gespräche möglich sein. Durch kleinere Rollenspiele und sonstige Anstöße setzt der Gruppenleiter die punktuelle intensivere

»Therapie« in Gang. Thomas führt weiter aus, dass gerade ein nicht klar umgrenztes zeitliches und thematisches »Setting« einen besonders guten Anklang findet und weniger Abbrüche und ein geringes Angstniveau zu verzeichnen sind. Die Teilnahme erstreckt sich meist über mehrere Monate, bevor der Patient eine feste Therapiegruppe findet.

Die Einrichtung von offen konzipierten **Motivations- oder Vorbereitungsgruppen** hat die Vorteile,
- die eigentlichen Therapiegruppen vor allzu starker Fluktuation zu schützen,
- die Schwellenängste bezüglich einer ambulanten Therapie abzubauen und
- in der weniger angstbesetzten Atmosphäre einer offenen Gruppenstruktur die Fluktuation insgesamt zu verringern.

Patienten, die beispielsweise durch einen Rückfall längere Zeit aus der Therapiegruppe fernbleiben, wird so der Wiedereinstieg in die Behandlung erleichtert.

Wohl tatsächlich beispiellos ist in der Frage der Senkung der Schwellenangst und der Kontaktaufnahme das Café Beispiellos, das in Berlin von Düffort (1989) und seinen Mitarbeitern eigens für pathologische Glücksspieler gegründet wurde, ein Projekt der Beratungsstelle Jugend-Drogen-Süchte. Das Café wird inzwischen von den Spielern stark frequentiert und dient als Anlaufstelle für Krisensituationen, auch dann, wenn der Spieler gerade wieder alles verspielt hat. Hemmschwellen gegenüber professionellen Therapieangeboten sinken und Räumlichkeiten für Gruppentreffen auch außerhalb der offiziellen Zeiten sind vorhanden.

Neben den niedrigschwelligen Kontaktmöglichkeiten ist im Café Beispiellos ein umfangreiches Behandlungsangebot für Glücksspieler vorhanden, in das Maßnahmen zur Prävention, Fortbildung von Mitarbeitern und Öffentlichkeitsarbeit einbezogen sind (Janke u. Koch 2007).

Auch Einzelgespräche können die Funktion der Motivklärung und Vorbereitung auf die Therapiegruppe oder Selbsthilfegruppe übernehmen. Allerdings darf dem Suchtkranken nicht über allzu lange Zeit die Möglichkeit genommen sein, sich gerade in der ersten schwierigen Zeit des Ausstiegs aus dem Spielverhalten über Erfahrungen mit anderen Spielern auszutauschen (▶ »Ein Spieler berichtet«).

Ein Spieler berichtet

Stefan, 24 Jahre, verlobt, 2 Kinder, seit 10 Jahren Spieler, 40.000 € Schulden, Alkoholprobleme, berichtet über die Zeit seiner Kontaktaufnahme und erfolgreichen Teilnahme an einer expertengestützten ambulanten Selbsthilfegruppe für Paare in Unna. Er ist seit 10 Wochen spielabstinent und besucht die Gruppe weiterhin regelmäßig. Bevor er den ersten Kontakt mit der Beratungsstelle aufnahm, hatte sich die familiäre Situation erheblich verschlechtert:

»Diese Wochen und Monate waren eine schlimme Zeit für uns beide, weil ich ja nicht zugeben wollte, dass ich das Geld verspielt hatte. Also musste ich lügen, lügen und nochmal lügen. Sei es, um zu erklären, warum ich schon wieder zu spät nach Hause kam, warum ich nicht arbeiten war oder wo das ganze Geld geblieben ist. Hinterher hat meine Verlobte es dann doch rausgekriegt, und es gab ein Riesentheater. Klar, der Streit machte mir ganz schön zu schaffen, aber in diesem Moment war ich doch froh, dass sie es endlich wusste. Als der Streit vorüber war, habe ich ihr natürlich versprochen, nie wieder zu spielen. Doch dieses Versprechen hielt vielleicht eine Woche, und dann habe ich wieder 200 € verspielt. Das Geld war weg, und ich war wieder 3 Stunden von zu Hause fort, obwohl ich nur kurz in die Stadt gehen wollte. Also ging die ganze Lügerei wieder von vorne los, doch sie wusste jetzt, dass ich log. Anstatt jetzt aufzuhören, wurde es eher noch schlimmer.

Dann, eines Tages im September 1992, sagte meine Verlobte zu mir, sie hätte bei der (angeleiteten) Spieler-Selbsthilfegruppe angerufen und dort für den nächsten Tag einen Termin ausgemacht. Sie verlangte, dass wir zusammen dort hingehen, ansonsten könne sie meine Koffer packen, denn sie könnte das einfach nicht mehr aushalten. Diese ewigen Enttäuschungen und Ängste, die sie immer auszuhalten hätte, wenn ich nicht nach Hause komme. Ich habe dann diesem Termin zugestimmt, weniger um mir helfen zu lassen, sondern mehr um sie zu beruhigen. Klar, ich wollte auch von dieser verfluchten Sucht des Zockens runterkommen, aber ich war immer noch der Überzeugung, dass ich es allein schaffen könnte. Na ja, wir sind dann am nächsten Tag zu diesem Termin hingegangen, wo wir uns mit einem Sozialarbeiter unterhielten.

Das Gespräch dauerte über eine Stunde. In dieser Zeit hat mir der Mitarbeiter der Beratungsstelle so viel von mir widergespiegelt, über meine Ängste, meine Gefühle, was ich so beim Zocken alles durchmache, dass ich mir gedacht habe, der Mann weiß, wovon er spricht. Am Ende sagte er dann, dass er demnächst eine neue Paargruppe gründet und sich freuen würde, wenn wir daran teilnehmen. Als meine Verlobte und ich dann zu Hause waren, sind wir das Gespräch noch mal in aller Ruhe durchgegangen und haben beschlossen, besser gesagt meine Verlobte hat dann beschlossen, zu diesem ersten Termin hinzugehen.

An einem Mittwoch war es soweit, mit gemischten Gefühlen gingen wir zu diesem Termin. Es gingen mir allerlei Gedanken durch den Kopf, was sind das wohl für Leute und was soll ich dort sagen, vor allen Dingen die eine Frage, was soll ich da. Es war schon ein unbehagliches Gefühl, da zu sitzen und zu wissen, dass das alles auch Zocker sind, aber ich schätze, so ging es jedem an diesem Abend. Der Mitarbeiter der Beratungsstelle stellte sich noch mal vor und sagte uns, dass wir es auch tun sollten. Der erste Abend verlief dann so mit belanglosen Gesprächen, was ja eigentlich verständlich ist, weil man sich ja erst beschnuppern muss und keinem fremden Menschen seine persönlichen Dinge erzählt. Auf jeden Fall war der erste Abend dann beendet und ich habe gemerkt, dass es ja gar nicht so schlimm war, wie ich gedacht hatte, und dass es mir ja ganz gut gefallen hat.

Jetzt sind wir schon über 4 Monate in dieser Gruppe, und ich fühle mich wohl, weil ich mittlerweile gemerkt habe, dass ich nicht alleine dastehe mit meinem Problem. Das Gute an dieser Gruppe ist, dass ich über alles reden kann, was mich bedrückt und mir Schwierigkeiten bereitet, und wenn man mal nichts sagen will, so geht das auch. Mittlerweile freue ich mich auf jeden neuen Abend. In der Gruppe kann ich meinen Gedanken und Gefühlen freien Lauf lassen, ohne dass mich jemand auslacht oder mir Vorwürfe macht, wie man nur so viel Geld verspielen kann. Ich finde es gut, dass eigentlich nie über das Zocken selber gesprochen wird, sondern über das ›Warum‹. Das Wichtige an diesen Gesprächen ist, zu ergründen, warum man spielt, denn kein Mensch ist zum Spielen geboren. In der Gruppe kann man mit Gesprächen dieses ›Warum‹ klären, und man hilft sich gegenseitig dabei. Klar, die Gruppe ist kein Allheilmittel, wo man hingeht und spielt nicht mehr. Ich persönlich habe in den ersten 2 Monaten noch genauso weitergespielt wie zuvor. Doch mittlerweile habe ich jetzt seit 10 Wochen keinen Automaten mehr angefasst, und darüber sind ich und meine Verlobte sehr froh. Ab und zu kribbelt es immer noch in den Fingern, aber bis jetzt konnte ich es überwinden. Wenn dieses Gefühl mal wieder da ist, bringe ich das in der Gruppe zur Sprache, und wir setzen uns damit auseinander. Diese Gespräche haben mir sehr viel geholfen, mit mir selbst besser klarzukommen. Das Verhältnis zu meiner Verlobten und zu meinen Kindern ist intensiver geworden. Ich nehme meine Familie und die Umwelt viel mehr wahr als sonst und merke erst jetzt, wie sehr ich meine Familie im Stich gelassen habe. Auch meine persönlichen Probleme, die ich durch das Zocken verdrängt habe, sind allmählich zum Vorschein gekommen. So langsam komme ich hinter dieses ›Warum‹, und dabei haben mir die Gespräche in der Gruppe sehr geholfen und helfen mir noch. Ich kann nur jedem raten, der mit dem Zocken aufhören will, sich einer Gruppe anzuschließen, denn Spielen ist eine Sucht, und kein Süchtiger kann ohne fremde Hilfe davon loskommen.«

10.4 Themen in der Nachsorge stationär behandelter Spieler

Erfahrungen zeigen, dass die erste Zeit nach der Entlassung aus einer stationären Therapie eine besonders kritische Phase darstellt.

> Die Rückkehr von der »geschützten« Klinikumgebung in »alte« familiäre und berufliche Strukturen stellt das Abstinenzziel und die neu gewonnene Stabilität des Betroffenen auf eine harte Probe.

Spieler, die aus diesen Gründen eine ambulante Beratungsstelle aufsuchen, finden eine professionelle Begleitung und Unterstützung, um einen langfristigen Therapieerfolg zu gewährleisten und die Reintegration zu fördern. Die von Küfner (1991) für die Arbeit mit Alkoholkranken entwickelten Themen und Fragestellungen lassen sich in hervorragender Weise auf pathologische Glücksspieler übertragen und geben wertvolle Anregungen für die Nachsorge stationär behandelter Spieler.

Alles ist zunächst neu

Infolge des Klinikaufenthaltes ist der Spieler der Überzeugung, Dinge nun besser zu durchschauen, was ihm manchmal ein **Gefühl von Überlegenheit** vermittelt. Andererseits treffen neue Ideen und Verhaltensweisen beim Partner, Verwandten, Freunden und Kollegen nicht immer auf Verständnis und der Betroffene reagiert erschreckt und tief verletzt. Der Spieler nutzt diese Gelegenheiten, um zu überprüfen, was oder wer zu ihm passt und was oder wer nicht.

Die Rückkehr in den Alltag

Die Wiederaufnahme der gewohnten regelmäßigen Alltagsabläufe vermitteln dem Spieler einerseits Sicherheit und Stabilität, andererseits treten im Vergleich zur vorangegangenen Behandlung Gefühle von Isolation, zumal bei alleinstehenden, Überforderung (z. B. bei Rückkehr in den Beruf) und/oder Langeweile im Freizeitbereich auf. Folgende Fragen dienen zur weiteren Exploration der augenblicklichen Situation:

- Sind Sie in der Regel mit Ihrem Tagesablauf zufrieden?
- Gibt es sowohl ausreichend Struktur, aber auch Freiheit zwischen dem morgendlichen Aufstehen und dem Ins-Bett-Gehen am Abend?
- Balance Arbeit/Freizeit?
- Belastungen durch Arbeits-/Wohnungssuche, Schuldenregulierung, anhaltende Beziehungsprobleme?
- Stimmt für Sie das Verhältnis von Bewegung und Ruhe, von Essen und Trinken, von Sich-Pflegen und Über-Sich-Nachdenken?

Ist der Spieler deutlich unzufrieden mit der Tagesstrukturierung, zunächst die **Neugestaltung des Tagesablaufs** zum Gesprächsthema machen. Dabei dienen die bereits während der stationären Therapie erarbeiteten Tagespläne als Orientierung. Als hilfreich hat sich ebenfalls der rege Austausch mit der Selbsthilfegruppe, dem Partner, Freunden oder Bekannten erwiesen. Auf eine **gute Balance** von geistiger und körperlicher Betätigung achten und Phasen der Entspannung bewusst einplanen. Dazu eignen sich Tätigkeiten, die Spaß machen und trotzdem eine recht hohe Konzentration bzw. Aktivität erfordern. Einer zu hohen Erwartungshaltung des Spielers ist jedoch unbedingt entgegenzuwirken: Die Ausübung neuer Hobbys muss nicht von Anfang an mit angenehmen Empfindungen und Entspannung verbunden sein, vielmehr ist eine gewisse Übergangszeit zu überbrücken, bis gewisse Fertigkeiten angeeignet sind und Freude und Befriedigung im Vordergrund stehen.

Unsicherheit – kann ich das Gelernte anwenden?

Das Selbstbewusstsein, neue Erkenntnisse und Verhaltensweisen, die der Spieler im Rahmen des stationären Aufenthaltes erworben hat, sind noch nicht stabil. Die Übertragung und Anwendung auf neue Situationen führt zunächst zu Unsicherheiten.

Die **Unsicherheit nicht unterdrücken**, sondern **offen darüber reden**, bringt schon eine gewisse Erleichterung. Der Patient macht sich bewusst, dass auch die Situationen in der Klinik nicht immer völlig gleich waren, er es dennoch geschafft hat, sich auf verschiedene Personen und Bedingungen einzustellen und neue Fähigkeiten unterschiedlich anzuwenden.

Freude, etwas geschafft zu haben

Das Erreichen und Aufrechterhalten der Spielabstinenz macht stolz – daran will der Spieler **andere teilhaben lassen**.

Das neue Selbstbewusstsein hilft über Situationen hinweg, in denen Zweifel auftreten. Leitgedanken, wie z. B. »Dieses gute Gefühl gebe ich nicht auf, ich halte an meinem Ziel fest«, geben wertvolle Hilfestellung in kritischen Situationen.

Erste Kontakte mit Freunden

In der Begegnung mit Freunden und Bekannten treten häufig Gefühle der Fremdheit und Verunsicherung auf. Nach dem stationären Aufenthalt erlebt der Spieler soziale Situationen sensibler: Vorzüge und Schwächen des Gegenübers sowie Gemeinsamkeiten mit anderen Personen erlebt er deutlicher. Aufgrund der Distanz vom Spielen leidet der Betroffene nicht mehr unter permanenten Schuldgefühlen, der Suche nach neuen Geldquellen und der Angst vor den Kreditgebern, was zu einem intensiveren Erleben des Zusammenseins führt, an das er sich jedoch erst gewöhnen muss.

Situationen, die an das Spielen erinnern

Der Alltag konfrontiert den Spieler permanent mit glücksspielbezogenen Situationen. Begegnungen mit Bekannten aus der Spielerszene, der Aufenthalt an Orten, an denen der Patient früher gespielt hat, die Beobachtung, wie jemand im Restaurant am Automaten spielt oder allgemein der Umgang mit Geld erinnern den Patienten an sein Spielverhalten.

Die mehrfache Bewältigung derartiger Ereignisse verschafft Sicherheit und bestätigt ihn in seiner Überzeugung, sich dadurch nicht mehr erschüttern zu lassen. Rückfällige Patienten berichten jedoch häufig, dass sie sich **zu sicher** gefühlt haben, Leichtsinn entwickelten, den Besuch der Selbsthilfegruppe vernachlässigten, frühere Spielorte aufsuchten und sich dann unter der **Annahme, das Spiel im Griff** zu haben, der Gedanke einschlich, es mit einem kleinen Geldbetrag zu versuchen. Eine gewisse Wachsamkeit und Vorsicht dauerhaft erhalten.

Gedanken an die Vergangenheit und Zukunft

Die Last der Vergangenheit, die nicht rückgängig zu machen ist, sowie die erst in ferner Zukunft erreichbaren neuen Wünsche und Pläne üben einen beträchtlichen Druck auf den Spieler aus. **Berufliche Rückschläge** oder **weiterhin vorhandene Schulden** sollten nicht zum Anlass genommen werden, überhastet alles in kürzester Zeit revidieren zu wollen und neue Ziele zu hoch zu stecken. Leicht entstehen so eine starke Überaktivität und Überlastung, die mit dem Spielen vergleichbar sind. In dieser Stresssituation ist das Bedürfnis nach einer erneuten Teilnahme an Glücksspielen schnell wieder geweckt, stellt es doch für den Spieler ein bewährtes Mittel dar, um abzuschalten und die Sorgen zu verdrängen. Nicht erst die Erreichung besonderer Ziele, sondern jeder einzelne Tag mit seinen Höhen und Tiefen, »habe mein Bestes getan«, bildet die Grundlage des Wohlbefindens. Der Spieler übernimmt zusehends selbst die Verantwortung dafür, Glück und Zufriedenheit im »Hier und Jetzt« zu erfahren, ohne dabei zukünftige Pläne und Vorstellungen aus dem Auge zu verlieren.

Der entlassene Patient ist darauf vorzubereiten, dass alte und neue Krisen auftreten. Küfner (1991) hat dazu für Alkoholiker eine Prüfliste entwickelt, die zum größten Teil für pathologische Glücksspieler anwendbar ist. Der Therapeut betont ausdrücklich, dass auch nach einer erfolgreichen Therapie es nicht nur möglich, sondern sogar zu erwarten ist, dass erneut Probleme auftreten. Entscheidend ist daher nicht, Probleme zu vermeiden, sondern diese durch geeignete **Bewältigungsstrategien** anzugehen bzw. zu lösen. Grundsätzlich ist dabei so zu verfahren, das Problem zunächst richtig zu identifizieren, ihm einen treffenden Begriff zu geben, nach Lösungen zu suchen, sich für einen Weg zu entscheiden und sich mit anderen darüber auseinanderzusetzen.

10.5 Möglichkeiten und Grenzen ambulanter Therapie

> Ambulante Behandlungen haben erhebliche Vorteile, die insbesondere darin liegen, dass sich der Patient in seiner realen Umgebung von der Spielsucht entwöhnt, dort neue Lebensstrategien entwickelt und direkt erprobt.

Aus der EBIS-Statistik (Meyer 2003) geht hervor, dass 45,6 % der Klienten der Suchtberatungsstellen, die eine Therapie im engeren Sinne durchlaufen oder planmäßig abgeschlossen haben, aus Sicht der Therapeuten als abstinent und 34,9 % als gebessert eingestuft wurden. Bei vorzeitiger Beendigung der Behandlung zeigte sich bei 53,3 % der Klienten keine Veränderung im Suchtverhalten. Der Anteil der Abbrüche durch die Klienten war mit 49,4 % (Männer) bzw. 47,7 % (Frauen) – auch im Vergleich mit stoffgebundenen Abhängigkeiten – nach wie vor relativ hoch (Meyer 2005).

Die teilweise hohe Quote von Therapieabbrüchen zeigt, dass es Spieler gibt, denen es in ihrer momentanen Situation mit der Unterstützung einer ambulanten Therapie nicht gelingt, das selbstschädigende Spielverhalten einzustellen.

Scheitern alle ambulanten Bemühungen, das Suchtverhalten des pathologischen Glücksspielers zu stoppen und grundlegende Änderungen zu erzielen, ist eine stationäre, evtl. auch erneute **Entwöhnungsbehandlung** unvermeidlich (letztere, falls ein Rückfallgeschehen nicht einzugrenzen ist).

Die weitgehende Anerkennung der Suchttherapie pathologischer Glücksspieler durch die Krankenkassen und Rentenversicherungsträger hat dazu geführt, dass sich sowohl die ambulanten als auch die stationären Rehabilitationsmaßnahmen zu einer alltäglichen Praxis entwickelt haben, wenn Suchttherapie je »alltägliche Routine« sein kann.

10.6 Zusammenfassung

Berichte von Mitarbeitern zweier Beratungsstellen über ihre Vorgehensweise und Probleme in der Spielerberatung zeigen, dass neben den Selbsthilfegruppen ambulante Sucht- und Familienberatungsstellen häufig erst Ansprechpartner für pathologische Glücksspieler und ihre Angehörigen sind. Beratungsstellen haben Pionierarbeit dabei geleistet, (expertengestützte) Selbsthilfegruppen aufzubauen. Es entstanden erste expertengeleitete Therapiegruppen, die vorwiegend nach dem **Suchtmodell** arbeiten und Angehörige einbeziehen. Von der ersten, oft schwierigen **Kontaktaufnahme** bis hin zur umfassenden **Entwöhnungsbehandlung** sowie **Nachsorge** nach stationärer Therapie decken die Beratungsstellen in Zusammenarbeit mit den Selbsthilfegruppen wohl den größten Behandlungsbedarf ab. Mit der sog. Empfehlungsvereinbarung der Spitzenverbände der Krankenkassen und Rentenversicherungsträger kam es zum 26.03.2001 zu einer Erweiterung der Spielertherapie um das Angebot der Ambulanten Rehabilitation Glücksspielsucht (ARGS). Es fand dadurch eine erhebliche Konkretisierung inhaltlicher Konzepte, der personellen Ausstattung und deren Finanzierung statt.

Dabei gehört es zu den schwierigsten Aufgaben ambulanter Beratungsstellen, den Patienten nach der ersten Kontaktaufnahme zu einer umfassenden Therapie zu motivieren und ihn zu unterstützen, im realen Umfeld Symptomabstinenz zu verwirklichen. In der ersten Kontaktphase ist alternatives Verhalten zum Glücksspielen kaum vorhanden,

Spielanreize sind aber nach wie vor wirksam, und obwohl der Spieler einen erheblichen Leidensdruck verspürt, sind Rückfälle und hohe Therapieabbruchquoten die auffälligsten Indikatoren dieser Problematik.

Daher ist die Motivation, das Suchtverhalten verändern und die Behandlung erfolgreich weiterführen zu wollen, ein wesentliches Thema der Therapie und gleichzeitig Grundvoraussetzung für deren Erfolg. Die Unterscheidung verschiedener Motivationsstufen weist darauf hin, dass es sich hierbei um einen dynamischen Prozess handelt, in dem sich der Therapeut auf die aktuelle Situation des Patienten einstellen muss.

Für Spielsucht gilt ebenso wie für andere Krankheiten, dass die **Prognose** umso günstiger ist, je früher ein Krankheitsverlauf zum Stillstand kommt. Zunehmend setzt es sich daher durch, aktiv zu intervenieren und auf den Spieler zuzugehen (z. B. Methode der Familienintervention), wodurch sich die Zeitspanne verkürzt, bis der Abhängigkeitskranke selbst Veränderungsbereitschaft zeigt. Auch geht man dazu über, die Familie frühzeitig in die Behandlung einzubeziehen, um damit den Veränderungswunsch des Patienten zu unterstützen und den Angehörigen selbst die notwendige Hilfestellung zu gewähren.

Der Vorteil der ambulanten Behandlung besteht darin, dass der Spieler in seinem sozialen Umfeld bleibt und dort notwendige **Verhaltensänderungen** lebensnah entwickelt und erprobt. Die Spielerbehandlung findet möglichst in Gruppen statt. Hier tauschen sich die Patienten über ihre **Erfahrungen** aus,
- wie Spielabstinenz in der realen Lebenssituation zu erreichen ist,
- welche Empfindungen dabei zu verarbeiten sind,
- worin mögliche Alternativen zum Spielen liegen (alle örtlichen Angebote prüfen) und wie diese konkret umzusetzen (z. B. in kleinen Gruppen) sind,
- wie die Krankheitseinsicht und -akzeptanz gefördert und der Abstinenzwunsch gefestigt und Rückfälle zu verhüten sind.

Zusätzliche Gruppenangebote, die einen eher offenen, weniger zeitlich und therapeutisch strukturierten Rahmen bieten, wirken dem Problem der ersten **Hemmschwelle**, der starken Fluktuation und des schwierigen Wiedereinstiegs nach einer längeren Rückfälligkeit erfolgreich entgegen.

Die erste Zeit nach einer stationären Therapie ist besonders kritisch, und Spieler benötigen Unterstützung, um den »Sprung ins kalte Wasser« ohne Rückfälligkeit zu überstehen. Therapeutische Angebote, die die spezifische Situation des Spielers nach stationärer Behandlung aufgreifen, leisten einen wichtigen Beitrag, einen dauerhaften Therapieerfolg zu gewährleisten. Tätigkeits- und Forschungsberichte geben detaillierte Auskünfte zur Komplexität von Behandlungsprogrammen und dem Krankheitsbild der behandelten Spielsüchtigen.

Wenn alle **ambulanten Therapieversuche scheitern**, das Suchtverhalten zu stoppen, starke psychische und psychiatrische Probleme vorhanden sind sowie irreparable soziale und existenzielle Schäden drohen, ist eine stationäre Behandlung indiziert. In diesem Fall hat die Beratungsstelle die **Aufgabe, den Spieler in eine stationäre Therapie zu vermitteln**, auf die dortige Konzeption und Arbeitsweise vorzubereiten, ihn in dieser Zeit zu begleiten und in der Phase der Reintegration zu unterstützen.

Spieler in stationärer Therapie

Meinolf Bachmann

11.1 Historisches: die Anfänge stationärer Therapiekonzepte – 317

11.2 Indikation – 319

11.3 Phasen und Schwerpunkte der stationären Spielerbehandlung – 320
11.3.1 Vorgespräche – Kontraindikationen – 320
11.3.2 Individuelle Therapieplanung – 322
11.3.3 Besonderheiten der Motivation, Krankheitseinsicht, Abstinenz, Ursachentherapie und Alternativen in der stationären Behandlung – 327
11.3.4 Motivation – 328
11.3.5 Krankheitseinsicht – 330
11.3.6 Abstinenz – 330
11.3.7 Therapie der Ursachen und Entwicklung alternativer Verhaltensweisen in der stationären Therapie – 332

11.4 Gruppentherapie als zentraler Bestandteil eines stationären Therapiekonzepts – 333

11.5 Sport, kreatives Gestalten, Ergotherapie – 335
11.5.1 Sport – 336
11.5.2 Kreatives Gestalten – 337
11.5.3 Ergotherapie – 338

11.6 Probleme des Therapieabbruchs in der stationären Therapie – 338

11.7 Reintegration und Nachsorge – 342
11.7.1 Therapeutische Wohngruppen – 342
11.7.2 Reintegration in die Arbeitswelt – 343

G. Meyer, M. Bachmann, *Spielsucht*
DOI 10.1007/978-3-662-54839-4_11, © Springer-Verlag GmbH Deutschland 2017

11.8	Katamnese – Rehabilitationsbehandlung in Deutschland – 344
11.9	Probleme bei der Behandlung von Spielern in der Akutpsychiatrie – 345
11.10	Der Therapieverlauf – ein Fallbeispiel – 346
11.11	Zusammenfassung – 347

Insbesondere wenn ambulante Behandlungsversuche erfolglos bleiben oder die Spielsucht von massiven psychosozialen Problemen begleitet wird, ist eine stationäre Therapie in Betracht zu ziehen. In verschiedenen Fachkliniken besteht inzwischen die Möglichkeit, pathologische Glücksspieler in speziellen Gruppen oder gemeinsam mit anderen Suchtkranken zu behandeln.

> Der mehrwöchige Klinikaufenthalt außerhalb der gewohnten familiären und beruflichen Bezüge, das höhere Ausmaß an (freiwilliger) Fremdkontrolle sowie die strukturierten Angebote des multimodalen Therapieprogramms sind nur einige Aspekte, in denen sich die stationäre von der ambulanten Behandlung unterscheidet.

Zu Beginn ein kurzer Einblick in die Entstehungsgeschichte stationärer Therapie für Spieler. Der Darstellung des Behandlungsablaufs und den Bausteinen des multimodalen Therapiekonzeptes (Gruppen-, Individual-, Sport-, Beschäftigungs-, Ergotherapie) folgen besonders relevante Themen wie Therapieabbruch und Reintegration. Anhand des folgenden Kapitels werden die Chancen, Herausforderungen und Grenzen der stationären Spielerbehandlung aufgezeigt.

11.1 Historisches: die Anfänge stationärer Therapiekonzepte

Anfang der 1970er-Jahre wurden in den USA erste stationäre Therapiekonzepte für Spielergruppen angeboten. Pionierarbeit hat dabei der amerikanische Psychiater Custer geleistet (Custer u. Milt 1985), Direktor des Alkoholbehandlungsprogramms des Veterans Administration Hospital in Becksville. Damals wurde Custer von Mitgliedern der Gamblers Anonymous (GA) angesprochen, weil große Probleme bei der Behandlung einiger Mitglieder entstanden waren, die mit Suizidversuchen und gesetzlichen Schwierigkeiten zu tun hatten. Für Custer war entscheidend, dass es sich bei dem von ihm untersuchten pathologischen Spielverhalten um ein **Suchtverhalten** handelt und dass dies der Ausgangspunkt für seine konzeptionellen Überlegungen sein sollte. Was ihn zunächst sehr beeindruckte, war die starke Ähnlichkeit zwischen pathologischen Glücksspielern und Alkoholikern, sowohl was die Persönlichkeit als auch das Krankheitsbild anging und dass es so viele Gemeinsamkeiten zwischen der Abhängigkeit von einer Droge und einem Verhaltensproblem, dem süchtigen Glücksspiel, gab. Nach ersten Untersuchungen der Krankheitsberichte der neuen Klienten begann sich ein **Krankheitsverständnis** zu bilden, das viele Parallelen zum progressiven Verlauf des Alkoholismus aufwies.

Beide Verhaltensweisen, Alkoholismus und pathologisches Glücksspiel, beginnen meistens mit einem harmlosen Symptomverhalten, das sich langsam, aber progressiv, destruktiv gegenüber dem Betroffenen selbst und der Familie entwickelt. Besitz geht verloren und die finanzielle Existenzgrundlage wird gefährdet und zerstört. Physisch erschöpft und psychisch entkräftet, sind Depressivität und Suizidalität die Folge. Ähnlich wie beim Alkoholismus kommt es beim pathologischen Glücksspiel zum Kontrollverlust bis zu dem Punkt, wo das Verhalten selbstzerstörerisch wirkt.

Ähnlichkeiten sah Custer außerdem auf der **Persönlichkeitsebene**. In beiden Symptomgruppen sah er die Tendenz der Realitätsflucht, v. a. wenn Spannungen auftreten, Anforderungen oder Krisen entstehen, von denen der Betroffene annimmt, sie seien nicht zu bewältigen. Beim Alkoholiker dient der Alkohol zur »Lösung« dieser Probleme, während es beim pathologischen Spieler das Glücksspiel ist.

Therapieziele nach Custer
- Den Spieler dazu befähigen, das pathologische Glücksspiel zu stoppen.
- Das Selbstvertrauen und Selbstwertgefühl stärken, sodass der Patient pathologisches Glücksspiel nicht mehr dazu einsetzen muss, vor den realen Lebensproblemen zu flüchten und in eine Welt von Illusionen auszuweichen.
- Hilfestellung dabei geben, andere Möglichkeiten der Befriedigung, des Vergnügens und der Selbsterfüllung zu entwickeln, die das Vakuum füllen, das bei Wegfall des Spielverhaltens entstanden ist.
- Dem Patienten bei dem Bedürfnis helfen, entstandenes Unrecht wiedergutzumachen, und dies auf realistische Weise.

> — Für die Zeit nach der Entlassung aus der 4-wöchigen stationären Behandlung soll eine ausreichende ambulante Nachsorge geplant sein.

Um diese Therapieziele zu erreichen, entwickelte er folgendes **Therapieprogramm**, das der Notwendigkeit Rechnung trägt, die Angehörigen mit einzubeziehen:

> **Das Therapieprogramm nach Custer**
> — Gruppentherapie mit den Spielern
> — Individualtherapie
> — Individualtherapie für Ehefrauen/Partner
> — Gemeinsame Paartherapie
> — Entspannungstherapie und Beschäftigungstherapie
> — GA für die Spieler und Gam-Anon für die Partner

Das gesamte Therapieprogramm orientierte sich stark an der Alkoholismustherapie. Die Spieler erhielten zunächst individuelle Beratung, das Glücksspielverhalten einzustellen, Eheprobleme, Schulden und finanzielle Haushaltsplanungen anzusprechen und Änderungen einzuleiten. In Ergänzung dazu fand Gruppentherapie statt, in der die Spieler darüber sprachen, wie ihr **Weg in die Spielproblematik** ausgesehen hatte und welche Probleme dadurch entstanden waren. Es kamen Gefühle der Hilflosigkeit und subjektive Vorstellungen über notwendige Persönlichkeitsveränderungen zur Sprache. Während in der Einzelberatung in erster Linie Fakten zu regeln waren, diente die Gruppentherapie eher dazu, die **Gefühle** der Spieler **anzusprechen**, um ihnen die Möglichkeit zu geben, sich von psychischen Spannungen zu befreien und ihre Einsicht in ihr fehlangepasstes Verhalten zu vertiefen. Es wurde Totalabstinenz angestrebt, wobei es aber erlaubt war, konkurrierende Spiele (z. B. Schach) ohne Einsatz zu spielen. Custer stellte starke **Entzugsphänomene** fest: Die Patienten reagierten äußerst unruhig, nervös, rastlos, ängstlich und depressiv verstimmt. Im weiteren Verlauf der Behandlung zeigte sich, dass das Spielen starke negative Eigenschaften und Verhaltensweisen hervorgebracht hatte. Sie waren unsensibel gegenüber anderen Personen geworden, hatten andere getäuscht und waren unehrlich, um sich das nötige Geld für den Spieleinsatz zu beschaffen. Diese Eigenschaften hatten vor der Entwicklung des pathologischen Glücksspiels nicht bestanden.

Es kam häufig zu erheblichen Auseinandersetzungen mit dem therapeutischen Team. Die Spieler provozierten und manipulierten, nicht etwa um Geld zu erhalten, sondern um spezielle Privilegien und Vorteile zu erlangen, das Behandlungsregime zu lockern. Obwohl die Spieler erhebliche Anstrengungen unternommen hatten, einen Behandlungsplatz zu bekommen, sträubten sie sich gegenüber Behandlungsmaßnahmen, lehnten psychologische Interpretationen ihres Verhaltens ab und sahen sich nicht als krank oder süchtig.

> **Obwohl ein Spieler bereits eine Behandlung begonnen hat, sind Abwehrhaltungen, das Ausmaß und die Folgen der Erkrankung realistisch wahrzunehmen und zu akzeptieren, weiterhin als inhärente Bestandteile des gestörten Glücksspielverhaltens aufzufassen und in die therapeutische Arbeit einzubeziehen.**

Außerdem zeigten die Patienten erhebliche Schwierigkeiten dabei, **alltägliche Probleme** zu bewältigen, finanzielle Belange zu klären, Schulden zu regulieren, sich mit gesetzlichen Schwierigkeiten auseinanderzusetzen, Pläne zu machen und Entscheidungen zu treffen. Das Behandlungsteam um Custer kam weiterhin zu der Überzeugung, dass es nicht ausreichend ist, das pathologische Spielverhalten zu stoppen.

> **Zusätzlich sind Persönlichkeitsstörungen und fehlangepasstes Verhalten aufzuarbeiten, damit der Patient nicht in sein Suchtverhalten zurückfällt.**

Im Mittelpunkt der therapeutischen Bemühungen stand die Gruppentherapie, in der auch eine offene Konfrontation stattfand, die weniger vom Therapeuten ausging als vielmehr von den Patienten selber.

Bis 1987 hatten sich in den USA schon etwa 16 spezielle Therapieprogramme für pathologische Glücksspieler entwickelt (Franklin u. Ciarrocchi 1987). Sie strebten häufig einen engen gegenseitigen **Erfahrungsaustausch** zwischen professionellen Behandlungsteams und Gamblers Anonymous an. Es wurden erste genesene ehemalige **Glücksspieler-Patienten** in den stationären Einrichtungen beschäftigt, die 3–5 Jahre abstinent waren, regelmäßig bei den GA mitgearbeitet und erfolgreich ein professionell geleitetes Seminar absolviert hatten, wie dies häufig auch in Alkoholismustherapien üblich ist. Das Behandlungskonzept sah eine gewisse Arbeitsteilung vor, wobei die professionellen Teammitglieder eher psychotherapeutisch, die Peers (ehemalige Glücksspieler) eher beratend, beim Aufdecken der tatsächlichen finanziellen Lage, Schuldenregulierung, Haushaltsplanung, gesetzlichen Schwierigkeiten und suchtspezifischen Abwehrhaltungen gegenüber der Therapie, tätig waren. Wie dies auch in der Selbsthilfegruppe der Fall ist, haben die abstinenten ehemaligen Glücksspieler eine wichtige Vorbildfunktion. Sie sind der »lebende Beweis« dafür, dass es tatsächlich möglich ist, das Glücksspielverhalten aufzugeben, schwierige soziale und psychische Folgeprobleme zu überwinden und ein zufriedenes Leben ohne Suchtmittel zu führen.

11.2 Indikation

Es ist keine Frage, dass eine Krankheit immer mit dem möglichst geringsten persönlichen und ökonomischen Aufwand zu behandeln ist. Dieser allgemeine Grundsatz macht jedoch die Entscheidung für Betroffene und Behandelnde nicht einfacher, welche Therapieform die individuell richtige ist. Dabei stellt eine mittelfristige oder Langzeitentwöhnungsbehandlung, wie sie vornehmlich Fachkliniken für Suchtkranke (▶ Anhang A2) durchführen und die ca. 12 Wochen dauert, den tiefsten Eingriff in die Persönlichkeit und in das soziale Netz des Patienten dar. Inzwischen gibt es etwa ein halbes Dutzend Kliniken in Deutschland, die spezielle Konzepte für die Therapie von pathologischen Glücksspielern entwickelt haben.

Welche **Kriterien** sind nun ausschlaggebend dafür, dass eine **stationäre Behandlung** indiziert ist? Es reicht noch nicht aus, dass auf der Grundlage der Diagnosekriterien des DSM-5 oder der ICD-10 eine Behandlungsbedürftigkeit festzustellen ist. Nimmt ein Spieler mit einem Hausarzt, einer Suchtberatungsstelle oder einer anderen sozialpsychologischen Einrichtung Kontakt auf, so besteht neben der üblichen Erfassung und akuten Hilfe die oft gar nicht leichte Aufgabe, eine örtliche oder zumindest gemeindenahe Behandlungseinrichtung oder Selbsthilfegruppe ausfindig zu machen, die die spezielle Spielerbehandlung übernimmt. Für eine frühzeitige Kontaktaufnahme mit einer stationären Einrichtung spricht:

- der Umstand, dass dringend therapeutische Hilfe indiziert ist, aber örtlich keine ambulanten Behandlungsmöglichkeiten gegeben sind,
- die Tatsache, dass alle ambulanten Versuche gescheitert sind, den Krankheitsverlauf zu stoppen,
- die Situation, dass starke psychische Schwierigkeiten, z. B. Suizidversuche, ausgeprägte neurotische Symptome wie Ängste, depressive Verstimmungen sowie starke soziale Notlagen oder drohende Delinquenz, eine frühzeitige Einbeziehung einer stationären Einrichtung notwendig machen.

In akuten Krisensituationen, wie Suizidversuchen, ist zunächst eine Vorbehandlung in einer psychiatrischen Einrichtungen notwendig (▶ Abschn. 11.6). Auf dem Hintergrund der Studie von Petry u. Jahrreiss (1999) ist ein Diskussionsprozess in Gang gekommen, der im Interesse der Betroffenen zu einer Absicherung der Suchtrehabilitation geführt hat. Vereinfachend ausgedrückt, sind stationäre Suchtbehandlungen für pathologische Glücksspieler dann indiziert, wenn das gestörte Glücksspielverhalten primär ist, ein Kontrollverlust vorliegt oder das gestörte Glücksspielen gemeinsam mit einer stoffgebundenen Abhängigkeit auftritt. Falls Depressionen oder andere psychische Erkrankungen im Vordergrund stehen, sind darauf spezialisierte Einrichtungen in Betracht zu ziehen.

Von etwa Mitte der 1980er-Jahre an erschienen erste **Erfahrungsberichte** über die stationäre Behandlung von pathologischen Glücksspielern in Deutschland aus Suchtkliniken, psychiatrischen Versorgungseinrichtungen und psychosomatischen Abteilungen, in denen Spieler in erster Linie in **gemeinsamen Gruppen mit Alkoholikern** behandelt wurden (Kellermann 1987; Mazur 1988; Bachmann 1989, 1998; Jahrreiss 1989; Bellaire u. Caspari 1989;

Schuhler 1989; Schwarz u. Lindner 1990). Die theoretische Diskussion war dabei stark von Problemen bestimmt, die mit der Klassifikation des pathologischen Glücksspiels als **Sucht** oder als **Neurose** zusammenhing (▶ Abschn. 3.5.2). Der Disput ist inzwischen durch die Änderungen im DSM-5 zu Gunsten der Suchtauffassung beendet worden.

Bachmann (1989) sowie Windgassen u. Leygraf (1991) unterschieden früh zwischen einem problematischen und einem süchtigen Glücksspielverhalten, was in der Regel Konsequenzen für die Zuweisung einer bestimmten Behandlungsform hatte. Beim **problematischen Spielverhalten** sind primär die Funktionalitäten oder Beweggründe zu bearbeiten, die Ursachen des Spielens, wie dies auch bei Neurosen der Fall ist. Bei süchtigen Spielern ist dagegen zunächst Abstinenz, die Unterbrechung des Kontrollverlusts, vorrangiges Behandlungsziel, da die Gefahr besteht, dass weiteres Spielen zu irreparablen psychosozialen und existenziellen Schäden führt.

Wie schon von Custer u. Milt (1985) dargelegt, ist die Aufarbeitung der Ursachen der Krankheitsentwicklung dann ein weiterer Schritt in der Behandlungskonzeption des Suchtkranken. Jahrreiss (1989) weist daraufhin, dass auch bei den behandelten Patienten in ihrer Klinik, bei denen sich das Spielverhalten noch nicht im Sinne einer Sucht verselbstständigt hat, bisher **nicht der Wunsch nach Weiterführung des Glücksspielens** aufgetreten sei. Die Behandlung dieser Spieler findet allerdings in der psychosomatischen, nicht in der Suchtabteilung der Klinik statt. Für diese Klientel mag es ebenfalls leichter sein, ganz auf das Glücksspielen zu verzichten, als einen »kontrollierten« Umgang damit auszuüben. Dies würde der Gefahr einer Krankheitsverschlimmerung entgegenwirken.

11.3 Phasen und Schwerpunkte der stationären Spielerbehandlung

In der Regel verfügen spezielle Einrichtungen für Suchtkranke in Deutschland über ein breitgefächertes **multimodales Behandlungsprogramm**, das aus Folgendem besteht:
- medizinische Therapie,
- Gruppentherapie,
- Individualtherapie,
- Familientherapie,
- Indikationsgruppen,
- Beschäftigungstherapie bzw. kreatives Gestalten,
- physikalische Anwendungen,
- Sport und Gymnastik,
- Entspannungstraining,
- Informationsstunden zu Fragen der Abhängigkeit und allgemeinen Gesundheitsfragen.

Soweit dies bekannt ist, bieten alle Fachkliniken, die Spielsüchtige gemeinsam mit Alkoholikern behandeln, außer den gemeinsamen Gruppengesprächen mit Patienten anderer Suchtformen und dem sog. Basisangebot eine spezielle Gruppentherapiestunde nur für Spieler an. Mit Zunahme der Behandlungszahlen ist es zudem möglich geworden, die Programme, insbesondere was das gruppentherapeutische Angebot angeht, **speziell auf die Glücksspieler** auszurichten. Sämtliche Gruppentherapien finden so ausschließlich mit Glücksspielern statt, wobei sich bei entsprechenden Fallzahlen sogar eine Untergruppe bilden lässt, in der Spieler behandelt werden, die zusätzlich unter einer stoffgebundenen Abhängigkeit leiden.

Bevor Möglichkeiten der gruppen-, individual-, sport- und beschäftigungstherapeutischen Arbeit mit pathologischen Glücksspielern ausführlich erläutert werden (▶ Abschn. 11.4 und ▶ Abschn. 11.5), ist im Folgenden zunächst der Behandlungsablauf in seinen wichtigsten Phasen zu skizzieren.

11.3.1 Vorgespräche – Kontraindikationen

In einigen Kliniken finden vor der Aufnahme **Informationsgespräche** mit den Entsendestellen und/oder Betroffenen statt, die die Behandlungsindikation klären und den Patienten auf den Aufenthalt vorbereiten.

Taber (1985) beschreibt diese erste Kontaktaufnahme mit dem Patienten detailliert und weist dabei auf Schwierigkeiten hin. Bei 253 erfolgten Aufnahmen hatte er 101 Kontaktaufnahmen zu verzeichnen, bei denen es nicht zu einem Klinikeintritt kam. Von diesen 101 Patienten lehnten 77 selbst die Behandlung ab, bei den übrigen erwies sich die Klinik bzw. das Behandlungsprogramm als kontraindiziert. Vonseiten der Behandlungsstätte ergab sich im Vergleich zu den tatsächlichen Aufnahmen eine Rate von ca. 10 % Patienten, bei denen eine Kontraindikation vorlag. In der Regel wurden die Gespräche telefonisch durchgeführt (95 %) und dauerten oft bis zu 1 h. Taber spricht sich dabei ausdrücklich gegen Notaufnahmen z. B. bei Suizidverhalten aus, da hierzu, wie dies auch in den meisten Suchtkliniken in Deutschland der Fall ist, keine ausreichende psychiatrische und pflegerische Versorgung vorhanden ist. Insbesondere dann, wenn längerfristige Wartezeiten für einen Aufnahmetermin vorhanden sind, üben die Betroffenen und verzweifelte Angehörige teilweise einen erheblichen Druck auf die Klinik aus, vorzeitig ein Bett zur Verfügung zu stellen. Die übereilte und oft zu wenig vorbereitete Aufnahme führt nicht selten zu einem ebenso spontanen Behandlungsabbruch. Taber (1985, S. 25) dazu: »There is no impulsive cure for a disorder of impulse control.«

Der recht hohe Anteil von Patienten, die nach einem Informationsgespräch von sich aus eine Behandlungsaufnahme ablehnen, zeigt die Relevanz von **Vorabinformation**, ohne die mit einer erheblichen Zahl von Therapieabbrüchen gerechnet werden musste. Die Gesprächshaltung dem Patienten gegenüber muss in jedem Fall therapeutisch und unterstützend sein. Der Therapeut vermittelt wichtige Informationen über die Behandlungsdauer und das Therapiekonzept. Die Frage sollte nicht lauten, ob der Patient für eine bestimmte Klinik oder Therapie geeignet ist, sondern ob die Klinik oder das vorhandene Therapiekonzept das geeignete Mittel darstellen, dem Patienten zu helfen.

Für die Patienten bedeutet das Gespräch meistens eine große psychische Belastung, da andere ambulante Behandlungsversuche häufig schon gescheitert sind und ein hoher **Erwartungsdruck**, z. B. von Seiten der Angehörigen oder der Arbeitsstätte auf ihnen lastet. Es ist in diesem Augenblick noch nicht zu erwarten, dass sich der Spieler schon voll öffnen kann und dazu in der Lage ist, seine suchtspezifischen Abwehrhaltungen (Bagatellisierung, Verleugnung) ganz aufzugeben. Es sind die Grenzen einer stationären Behandlung aufzuzeigen und die Notwendigkeit einer aktiven Mitarbeit des Patienten und seines sozialen Umfeldes zu betonen. Obwohl der Therapeut Hoffnungen vermittelt, dass die stationäre Therapie ein wichtiger Schritt zur Genesung darstellt, sind jedoch keine falschen Erwartungen einer schnellen Besserung zu wecken.

Es ist selbstverständlich, dass bei diesen ersten telefonischen oder persönlichen Kontakten wichtige Routineinformationen (Adresse, Telefonnummer, Geburtsdatum, Beratungsstelle, potenzieller Kostenträger etc.) festzuhalten sind. Häufig findet der erste Kontakt über eine Beratungsstelle, Selbsthilfegruppe oder den Hausarzt statt. Falls dies nicht der Fall ist, sollte der Bewerber diese Kontakte zunächst knüpfen, um vorhandene ambulante Therapiemöglichkeiten auszuschöpfen. Taber erhebt des Weiteren folgende Informationen:
- Berufstätigkeit: Hat es häufige Wechsel gegeben?
- Partnerschaftliche Entwicklung: Befürwortet der Partner die Therapie? Übt er Druck aus?
- Beziehung zu den Kindern?
- Entstehungsgeschichte des pathologischen Glücksspiels unter Berücksichtigung der diagnostischen Kriterien: Abstinenzunfähigkeit, Kontrollverlust, Progression des Spieleinsatzes, Kreditaufwand/Verschuldung etc.?
- Teilnahme an Selbsthilfegruppen (Beratungsstellenkontakte)?
- Bisherige Behandlungsversuche?
- Psychiatrische Krankheitsgeschichte?
- Allgemeine Krankheitsgeschichte (Herz-Kreislauf-Probleme, Diabetes, Übergewicht, Alkoholismus, Drogenabhängigkeit etc.)?
- Medikationen mit genauer Anwendung?

Diese Informationen geben Aufschluss darüber, ob eine entsprechende Weiterbehandlung in der Klinik gewährleistet und ob der Patient physisch und psychisch dazu in der Lage ist, das Therapieprogramm ausreichend für sich zu nutzen. Konflikte mit dem Gesetz geben öfter den Anstoß dafür, eine Klinikaufnahme anzustreben. Dabei treten auch panische Reaktionen und beträchtliche depressive Verstimmungen auf. Dennoch muss der Therapeut deutlich machen, dass der stationäre Aufenthalt nicht vor einer weiteren Strafverfolgung schützt. Es stellt sich das Problem, dass drohende gerichtliche Verfahren oder zu erwartende Hafturteile die Behandlungsmotivation und das Konzentrationsvermögen auf das Therapiegeschehen entscheidend stören. Verhängte Haftstrafen sind eher vor als nach Therapiemaßnahmen zu absolvieren.

Dem Patienten ist im Anschluss an dieses Erstgespräch weiteres vorhandenes **Informationsmaterial** über die Klinik und das Therapiekonzept zur Verfügung zu stellen.

Erhebliche psychische Belastungen sind aufseiten der beteiligten Therapeuten zu verzeichnen, wenn sie auf lange Wartezeiten vorbereiten oder eine Behandlungsaufnahme ablehnen müssen. In letzterem Fall hat der Therapeut die Verpflichtung, auf andere Behandlungsmöglichkeiten hinzuweisen und bei der Kontaktfindung behilflich zu sein.

Generell ist die Aufnahme dann zu unterlassen, wenn ein anderes Gesundheitsproblem zunächst der Behandlung bedarf. Taber gibt weiter folgende Gründe für **Ablehnungen** an:
- soziopathischer Lebensstil,
- Weigerung, eine Drogeneinnahme aufzugeben,
- offene Psychose,
- Weigerung flüchtiger Straftäter, die Behörden zu informieren,
- starke gesundheitliche Beeinträchtigungen,
- die Ablehnung, GA in die Behandlung einzubeziehen,
- es ist kein pathologisches Glücksspiel zu diagnostizieren,
- Uneinigkeit über ein konkretes Aufnahmedatum,
- Uneinigkeit über die Länge der Behandlungszeit.

Abschließend dazu Taber (1985, S. 34): »Es ist nie leicht, einen Bewerber abzuweisen, aber es ist ein Fehler, jedermanns Probleme lösen zu wollen, wenn man nicht dazu in der Lage ist.«

Es dürfte nicht in jedem Einzelfall ein so ausführliches persönliches Gespräch möglich sein. Diese Informationen lassen sich dann in schriftlicher Form oder in enger Zusammenarbeit mit der zuständigen Suchtberatungsstelle abklären.

11.3.2 Individuelle Therapieplanung

Vorteil der stationären Therapie ist, dass **Verhaltensbeobachtungen** und **Interventionen** quasi über 24 h erfolgen, verschiedene Berufsgruppen daran beteiligt sind und sich so ein umfassendes Bild von den Ressourcen und Behandlungsmöglichkeiten des Spielers erschließt. Da der Patient zudem in einem intensiven Zusammenleben einer Gruppengemeinschaft integriert ist, ergeben sich hieraus zusätzliche Informationen über das Sozialverhalten und es erschließen sich vielfältige Erprobungsmöglichkeiten zur Steigerung der sozialen Kompetenz, Abbau sozialer Ängste und einer allgemeinen Aktivierung und Teilhabe am gesellschaftlichen Leben innerhalb und außerhalb der Klinik.

Zu Beginn des Aufenthalts wird dem Patienten ein Bezugstherapeut zugewiesen, der für die Therapieplanung, Individualtherapie, Gruppengespräche, Dokumentation und Einsätze im nonverbalem Therapiebereich (Sport, kreatives Gestalten, Ergotherapie) federführend ist. Hierzu gehört die Anmeldung zu Indikationsgruppen (Angstreduktion, Depression), die anhand von Explorationsgesprächen und Testergebnissen erfolgt. Er ist quasi als »Fallmanager« für den gesamten Therapieablauf verantwortlich, stellt die Kontakte zu den Angehörigen her, sorgt für die notwendige Zusammenarbeit mit der Entsendestelle und ist für die zeitnahe und individuell abgestimmte Nachsorge verantwortlich.

Psychologische Diagnostik

Neben einer gründlichen medizinischen Untersuchung führen Fachkliniken für Suchtkranke eine **umfassende psychologische Diagnostik** durch, die aus einer Reihe von Testverfahren (Identifikation psychischer Störungen, Persönlichkeit, Leistungsvermögen) besteht.

Häufig angewandte Tests sind z. B. der FPI-R (Freiburger Persönlichkeitsinventar, Fahrenberg et al. 1984; Meyer 1989a,b), der 16 PF (16-Persönlichkeits-Faktoren-Test, Schneewind et al. 1986), NEO-PI-R (Ostendorf u. Angleitner 2003) sowie Skalierungen zur Erfassung von Angst als klinische Erkrankungsform wie z. B. SAS (Selbstbeurteilungs-Angst-Skala, CIPS 1986) oder Skalen zur Messung von depressiven Stimmungen SDS (Selbstbeurteilungs-Depressions-Skala, CIPS 1986) oder BDI (Beck-Depressions-Inventar, Beck et al. 1981).

Eine gründliche **Krankheitsanamnese** und **psychologische Diagnostik** ist unverzichtbar, die Therapieplanung zu vervollständigen und die notwendigen sozialen und psychotherapeutischen Interventionen zu bestimmen.

Die **tabellarisch dargestellten soziographischen und krankheitsanamnestischen Daten** (Tab. 11.1; Tab. 11.2; Tab. 11.3) stützen sich auf Untersuchungen von Schwarz u. Lindner (1990) und Bachmann u. Banze (1992). Durch ungelöste

11.3 · Phasen und Schwerpunkte der stationären Spielerbehandlung

Fragen der Kostenbewilligung zu diesem Zeitpunkt, wodurch der Zugang zu einer stationären Behandlung für Spieler nicht eindeutig geregelt war, können Verzerrungen in der Stichprobe aufgetreten sein.

Die aufgeführten testdiagnostischen Ergebnisse (◘ Tab. 11.3: SAS, SDS, MWT-B; ◘ Abb. 11.1: 16 PF) beziehen sich auf eine Stichprobe von 116 Patienten (Bachmann u. Banze 1992). Die Stichprobengrößen variieren bei den einzelnen Tests, weil Tests z. T. nicht vollständig ausgefüllt oder Testverfahren im Laufe der Jahre ausgewechselt wurden. Erhebungszeitraum war die 1- bis 2-wöchige Aufnahmezeit. Die Werte der Testergebnisse in ◘ Tab. 11.3 zeigen, dass ein hoher Anteil der Spieler Angst- und Depressionswerte aufweist, die Krankheitswert haben.

Der 16 PF (◘ Abb. 11.1) ist ein objektiver Test zur mehrdimensionalen Persönlichkeitsdiagnostik im Erwachsenenalter. Er enthält in der jetzigen deutschen Fassung 16 Skalen mit je 12 Items. Mit diesen Skalen werden 16 Primärdimensionen der Persönlichkeit erfasst (Schneewind et al. 1986).

Aufgrund dieser Testergebnisse zeigen pathologische Glücksspieler eine **erhöhte emotionale Störbarkeit** (C in ◘ Abb. 11.1). Sie sind leichter zu beunruhigen, ärgern sich leichter über alltägliche Schwierigkeiten, bewältigen Enttäuschungen weniger rasch, empfinden Störungen bei der Arbeit stärker und neigen eher dazu, in kritischen Situationen aufzugeben.

Glücksspieler sind im Durchschnitt **spontaner** (Q3, ◘ Abb. 11.1), lassen sich eher von momentanen Einfällen leiten, richten ihr Verhalten weniger an langfristigen Zielen aus, lassen sich leichter von einer Sache abbringen, geben bei Schwierigkeiten schneller auf, bereiten sich weniger sorgfältig auf Arbeiten vor und vergessen unter Belastungen eher, was sie eigentlich wollten.

Quantschnig et al. (2012) informieren über Daten von 327 stationär behandelten Glücksspielern in einem Zeitraum von 1987–2011 in **Österreich**:
- 84,4 % seien männlich, 15,6 % weiblich und ein Durchschnittsalter von 41 Jahren.

◘ Tab. 11.1 Soziographische Daten

			Bachmann u. Banze 1992	Schwarz u. Lindner 1990
Patienten insgesamt			116	58[b]
Geschlecht		Männlich	114	58[b]
		Weiblich	2[b]	
Altersdurchschnitt (Jahre)			29	32
Familienstand (%)		Ledig	60	48
		Verheiratet	24	33
		Geschieden	16	19
Staatsangehörigkeit (%)		Ausländer	n. e.[a]	14
Schulausbildung (%)		Abitur und mittlere Reife	25	21
		Hauptschule	59	67
		Ohne Abschluss	16	12
Beruf (%)		Beamte/höherer Abschluss	12	5
		Kaufmännische Angestellte und Facharbeiter	48	53
		Ohne	40	41

[a] Nicht erfasst
[b] Anzahl der Patienten

Tab. 11.2 Krankheitsverlauf

	Bachmann u. Banze 1992	Schwarz u. Lindner 1990
Spielart		
Geldspielautomaten (%)	n. e.[a]	83
Geldspielautomaten, Roulette und Glücksspielautomaten (%)		12
Roulette		3
Illegales Glücksspiel (%)		2
Spieldauer, durchschnittlich (Jahre)	8	10
Exzessiv, durchschnittlich (Jahre)	n. e.[a]	6
Alter bei Spielbeginn, durchschnittlich (Jahre)	21	n. e.[a]
Monatliche Spieleinsätze, durchschnittlich (€)	n. e.[a]	1400
Insgesamt Spieleinsätze, durchschnittlich (exzessive Phase) (€)	n. e.[a]	118.000
Schuldenlast bei Aufnahme, durchschnittlich (€)	29.000	36.700
Ausschließlich pathologische Glücksspieler (%)	46	36
Zusätzlicher Alkoholmissbrauch bzw. Abhängigkeit (%)	42	50
Mehrfachabhängigkeit (%)	12	14
Suizidversuche (%)	32	38
Beschaffungskriminalität		
Illegale Geldbeschaffung (%)	n. e.[a]	51
Verurteilungen (%)	27	35
Zusätzliche psychiatrische Diagnosen (%)	8	n. e.[a]
Vorhandensein aktueller Beziehungskonflikte		
Partner	13[b]	n. e.[a]
Eltern	11[b]	
Besonders ausgesprochen zum Vater	46[b]	
Besonders ausgesprochen zur Mutter	9[b]	
Abhängigkeit der Eltern (%)	40	n. e.[a]
Abhängigkeit der Väter (%)	35	
Abhängigkeit der Mütter (%)	10	

[a] Nicht erfasst
[b] Anzahl der Patienten

- 58,1 % lebten in einer Lebens- oder Ehegemeinschaft.
- 47,4 % waren zum Therapiezeitpunkt arbeitslos.
- 55,4 % hätten nach eigenen Angaben eine über 10 Jahre dauernde Spielproblematik.
- 28,1 % wiesen ein delinquentes Verhalten auf – meistens Unterschlagungen.
- Verschuldung: ca. 28 % 7000–35.000 € und ca. 20 % sogar > 70.000 €.

11.3 · Phasen und Schwerpunkte der stationären Spielerbehandlung

Tab. 11.3 Angst-, Depressions- und Intelligenzwerte (vgl. Bachmann u. Banze 1992)

Angst (n = 68)	60 %	Nicht vorhanden	(SAS; Zung 1971)
	40 %	Vorhanden	
Depression (n = 80)	48 %	Nicht vorhanden	(SDS; Zung 1965)
	25 %	Leicht	
	21 %	Mäßig schwer	
	6 %	Schwer	
Intelligenz (n = 86)	45 %	< 90	(MWT-B; Merz et al. 1975)
	45 %	90–110	
	10 %	> 110	

- Ein hoher Anteil (44 %) weise zusätzlich einen Substanzmissbrauch bzw. eine Substanzabhängigkeit auf.
- Bei 41 % sei eine familiäre Vorbelastung vorhanden.
- Komorbidität bei 40,6 % und 15,9 % hätten von Suizidversuchen berichtet.
- Weiterhin dominiere das Automatenspiel, dann kämen Wetten, gefolgt von Online-Glücksspielen.

Die Motive, sich in Behandlung zu begeben, seien im Besonderen durch psychische (74 %), finanzielle (69,1 %) und familiäre (64,5 %) Problematiken beeinflusst.

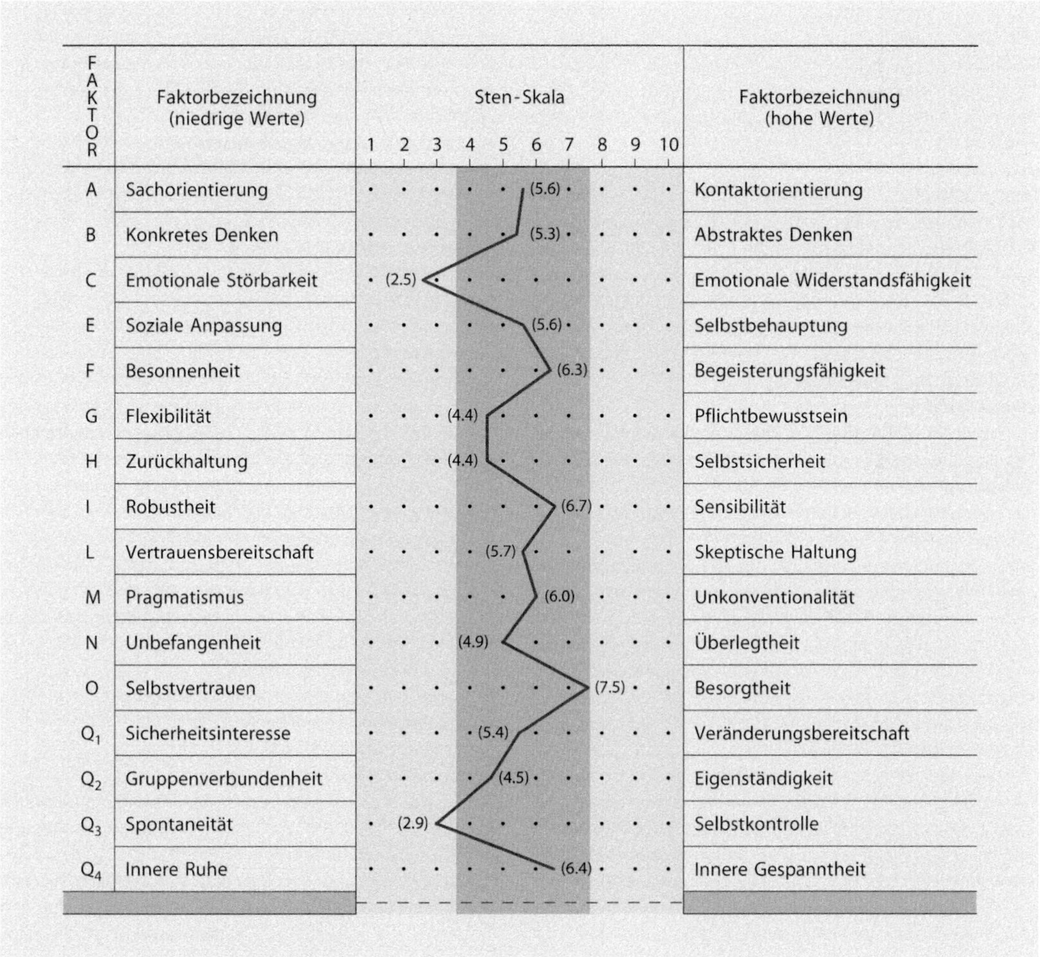

Faktor	Faktorbezeichnung (niedrige Werte)	Sten-Skala	Faktorbezeichnung (hohe Werte)
A	Sachorientierung	(5.6)	Kontaktorientierung
B	Konkretes Denken	(5.3)	Abstraktes Denken
C	Emotionale Störbarkeit	(2.5)	Emotionale Widerstandsfähigkeit
E	Soziale Anpassung	(5.6)	Selbstbehauptung
F	Besonnenheit	(6.3)	Begeisterungsfähigkeit
G	Flexibilität	(4.4)	Pflichtbewusstsein
H	Zurückhaltung	(4.4)	Selbstsicherheit
I	Robustheit	(6.7)	Sensibilität
L	Vertrauensbereitschaft	(5.7)	Skeptische Haltung
M	Pragmatismus	(6.0)	Unkonventionalität
N	Unbefangenheit	(4.9)	Überlegtheit
O	Selbstvertrauen	(7.5)	Besorgtheit
Q_1	Sicherheitsinteresse	(5.4)	Veränderungsbereitschaft
Q_2	Gruppenverbundenheit	(4.5)	Eigenständigkeit
Q_3	Spontaneität	(2.9)	Selbstkontrolle
Q_4	Innere Ruhe	(6.4)	Innere Gespanntheit

Abb. 11.1 Persönlichkeitsprofil pathologischer Spieler: Mittelwerte der 16 Persönlichkeitsfaktoren (n = 91), Auswertungsbogen des 16 PF. (Nach Bachmann u. Banze 1992)

Sozial- und Suchtanamnese

Damit schon zu Beginn der Behandlung ein umfassendes psychosoziales Bild von der **Krankengeschichte** des Patienten entsteht, ist möglichst früh eine ausführliche Sozial- und **Suchtanamnese** zu erstellen, die dem behandelnden Arzt und dem gesamten therapeutischen Team zur Verfügung stehen muss. Hierzu ein Fallbeispiel (Jäcksch 1992), dessen Informationsaufbau in etwa dem Fragenkatalog von Taber entspricht (▶ »Der Automatenspieler«). Der Patient (25 Jahre, männlich, Automatenspieler, Hauptschule mit mittlerer Reife, handwerkliche Lehre abgeschlossen) wurde 1991 zur längerfristigen Entwöhnungsbehandlung aufgenommen.

Der Automatenspieler
Sozial- und Suchtanamnese
Für Herrn … geb. am …
wohnhaft: …
Vertrauensperson: …
Beratungsstelle: …
Hausarzt: …
Zur Situation
Herr … kam am … 1991 in Begleitung seines Vaters und seines Schwagers zu einer ersten, freiwilligen, längerfristigen Suchtmittelentwöhnungsbehandlung in unser Fachkrankenhaus. Herr … ist spielsüchtig. Von Januar bis Juni 1991 besuchte er die ambulante Spielergruppe in … Anschließend ging er zur Beratungsstelle des Caritas-Verbandes in …, nahm dort drei Einzelgespräche bei Herrn … und besuchte 2-mal die dortige Spielergruppe.
Eigenanamnese
Frühkindliche Entwicklung – Primärfamilie: Herr … ist als zweites Kind geboren worden, seine Schwester ist 2 Jahre älter und mittlerweile verheiratet. Die Mutter habe während der Schwangerschaft an einer schweren Lungenentzündung gelitten, sie habe ihn aber unbedingt gewollt, obwohl es für die Mutter riskant gewesen ist, ihn zu bekommen. Er sei in einer Mietwohnung aufgewachsen und könne sich an die ersten Jahre seiner Kindheit nicht erinnern. Man habe ihm aber erzählt, dass er ein sehr braves Kind gewesen sei, immer korrekt angezogen – ein Vorbild für die ganze Verwandtschaft. Mit der Schwester habe er sich sehr gut verstanden, es sei eine richtige Geschwisterliebe vorhanden gewesen. Auch sei er ein guter Schüler gewesen, worauf er und seine Eltern stolz gewesen seien. In den ersten Jahren sei es so gewesen, wie es sich seine Eltern vorgestellt hätten. Schon als Kind sei er sehr nervös gewesen, wie heute noch immer. Von der Art und Weise komme er ganz auf die Mutter heraus. Die Mutter sei ebenfalls nervös, verdränge ihre eigenen Gedanken und Gefühle, schlucke alles hinunter und könne niemanden verletzen. Sie denke dabei kaum an sich. Seine Mutter habe anfangs noch im erzieherischen Bereich gearbeitet, sich aber später aus dem Beruf zurückgezogen, um ganz für die Kinder da zu sein. Die Mutter sei für ihn die Anlaufstation gewesen, jemand der ihn verstanden habe und zärtlich gewesen sei. Diese Liebe und Zuneigung habe aufgehört, als er im 6. oder 7. Schuljahr gewesen sei. Da sei er des Öfteren weggewesen, mit Freunden. Erst in den letzten 2 Jahren sei die Mutter öfters aus sich herausgegangen, habe ihm auch die Meinung gesagt, weil er mit seiner Spielsucht viele Probleme in die Familie gebracht habe.

Seinen Vater beschreibt der Patient als machtgierig, der sein und das Leben der Mutter bestimmt hätte. Bis zu ihrem Auszug mit 18 Jahren habe er auch das Leben der Schwester bestimmt. Er habe immer ein Druckmittel gehabt, um das zu erreichen, was er wollte. Dabei sei er stark von sich überzeugt, der Vater, und glaube immer, das Richtige zu tun. Er habe viel gearbeitet und sich alles selbst aufgebaut und wolle, dass es seinem Sohn besser ginge. Der Vater habe immer gewollt, dass er so werde wie er. Ein Gespräch zwischen beiden habe nie existiert, kein Austausch und keine Gemeinsamkeiten. In den ersten Jahren, in denen er zur Schule gegangen sei, habe der Vater selbst eine Ausbildung gemacht und somit keine Zeit für die Familie gehabt. Seit neun Jahren habe er (der Patient) einen guten Freund, der ein Stück Ersatz für ihn (den Vater) sei. Dieser habe ihn aufgeklärt, und mit ihm könne er sich wirklich unterhalten und austauschen. Sexualität sei in der Familie tabuisiert gewesen. Er habe seinen Vater und seine Mutter nie nackt gesehen – die Türen seien immer abgeschlossen gewesen. Auch sei er häufig von seinem Vater geschlagen worden, teilweise zu recht, teilweise zu unrecht. Anfangs habe er etwas auf den Hintern bekommen, später, als er größer gewesen sei, auf den Kopf. Auch sei mit Gegenständen nach ihm geworfen worden.

Die Ehe seiner Eltern sei bis auf die letzten Jahre recht gut verlaufen. Dann hätten beide angefangen, sich häufig zu streiten. Die Mutter habe ihm helfen wollen, der Vater sei dagegen gewesen.

Der Vater habe sehr früh begonnen, sein Geld zu verwalten, und auch ansonsten habe er ihm viele Vorschriften gemacht. Nach einer schweren Krankheit, 1987, habe er sich ernsthaft Gedanken gemacht und sein Leben mehr nach eigenen Wünschen gestalten wollen. Dies sei aber nicht gegangen, weil der Vater wieder Druck auf ihn ausgeübt habe. Er habe die ganze Zeit zu Hause gewohnt, bis auf zwischenzeitlich etwa ein Jahr. Da habe er bei einer erheblich älteren Freundin gelebt. Oft habe er sich Gedanken darüber gemacht, von zu Hause wegzulaufen, habe sich aber zu abhängig gefühlt. Er sei oft ins Spielen geflüchtet, da er die Gespräche seines Vaters nicht habe ertragen können.

Herr … gibt an, seinen Vater und seine Mutter mit in die Therapie einbeziehen zu wollen. Nach Beendigung der Therapie müsse er von zu Hause ausziehen.
Berufliche Entwicklung
Herr … gibt an, nach dem Besuch des Kindergartens und der Grundschule für 2 Jahre das Gymnasium besucht zu haben, er sei dann auf die Hauptschule gewechselt, die er dann nach der 10. Klasse mit der mittleren Reife abgeschlossen habe. Danach habe er eine Lehre begonnen und diese auch abgeschlossen. Vier Jahre habe er danach als Geselle gearbeitet, sei dann kurze Zeit arbeitslos gewesen und zur Bundeswehr gegangen. Er habe sich für längere Zeit verpflichten wollen, habe dann aber aufgrund seiner Spielsucht und einer Verletzung aufhören

müssen. Seitdem sei er nun arbeitslos. Er wolle sich umschulen lassen.

Sozialverhalten – Partnerschaft – Ehe
Im Sozialbereich sei er ein Mensch, der die Gemeinschaft sucht, aber auch Ruhe zum Abschalten brauche. Er habe Schwierigkeiten, in Kontakt zu kommen, aber wenn er erst angefangen habe zu reden, ginge es ihm gut dabei. Bei Enttäuschungen neige er dazu, dies in sich hineinzufressen und es zu anderen Gelegenheiten heimzuzahlen. Er habe Probleme, anderen Menschen seine Meinung zu sagen und sich durchzusetzen. Besonders vor Leuten, die ihm körperlich überlegen seien, habe er Angst und Respekt.
Mit 17 Jahren habe er angefangen, sich für Frauen zu interessieren. Die erste längere Freundin habe er mit 23 Jahren gehabt. Sie sei erheblich älter gewesen, habe zwei Kinder gehabt und in Scheidung gelebt. Etwa 3 Monate nach dem Kennenlernen sei er zu ihr gezogen. Bei dieser Beziehung sei er nicht selbst aktiv geworden, sondern die Freundin sei auf ihn zugekommen und habe die Beziehung gesteuert. Er habe sich Frauen gegenüber immer unterlegen gefühlt – er sei auch nie richtig aufgeklärt worden. Die Beziehung sei auseinandergegangen, weil die Frau sich einen älteren Mann gesucht habe. Im Nachhinein habe sich dann herausgestellt, dass sie bereits seit längerer Zeit ein Verhältnis mit ihm gehabt habe. Dies habe ihn sehr verletzt, er habe sich ausgenutzt gefühlt. Auch habe sie ihm anschließend vorgeworfen, dass er in ihr nur einen Mutterersatz gesucht habe. In der Zeit der Beziehung habe er nur 2-mal gespielt, einmal, als sie eine Verabredung nicht eingehalten habe, und einmal, als sie sich mit ihrem Exmann getroffen habe.
Zurzeit bestehe keine Beziehung.

Suchtverlauf
Mit ca. 15½ Jahren habe er zum ersten Mal gespielt. Nach der Schule sei er mit Freunden zum Billardspielen gegangen und habe einmal probiert, 5 € in den Automaten zu stecken, und habe 130 € gewonnen. Dies sei ein gutes Gefühl gewesen. Die ersten 5- bis 6-mal habe er nur gewonnen. Über längere Zeit habe er sich eingebildet, das Spielen habe etwas mit Können zu tun und dies sei etwas, worin er gut sei. Nach 3 Monaten Spielen habe sein Vater davon Wind bekommen, da er immer viel Geld bei sich gehabt habe. Der Vater habe sich sehr darüber geärgert und probiert, ihm das Spielen auszureden, was ihm aber egal gewesen sei. Er habe weiter gespielt, und bald darauf habe der Vater sein Konto verwaltet. Hierzu habe er das Druckmittel benutzt: »Entweder du unterschreibst, oder du ziehst aus.« In den darauffolgenden Jahren habe er ihm ab und an wieder größere Mengen Geld überlassen, die er dann aber aus Trotz verspielt habe. Auch habe er keine Möglichkeit gehabt, die Bankvollmacht wieder zurückzuziehen, da die Bankangestellten sich immer bei seinem Vater rückversichert hätten.
Regelmäßig spiele er seit seinem 20. Lebensjahr. Er habe immer 10 € am Tag von seinem Vater bekommen. Häufig habe er Verabredungen nicht eingehalten und dann auch bis zum letzten Euro gespielt. Dann habe er angefangen, bei einer Frau Schulden zu machen, die 3 Jahre älter gewesen sei als er und die etwas von ihm gewollt habe. Sie habe ihn kaufen wollen, dafür habe er sie gelegentlich in den Arm genommen und mal einen Kuss gegeben. Für das geborgte Geld habe er Schuldscheine unterschrieben, die der Vater von seinem Geld (des Patienten) zurückgezahlt habe.
Zu Beginn der Behandlung habe sein Vater bereits begonnen, seinen Therapieplan zu gestalten und einzuteilen, wer ihn besuchen solle und wer nicht. Hier habe er es geschafft, seinem Vater mitzuteilen, dass er dies in Zukunft nicht mehr wolle.
Auch erinnere er sich noch daran, dass er von seinem Vater einmal in der Spielhalle geschlagen worden sei. An dem Tag habe er vergessen, zu einer Beerdigung zu kommen, da er noch Spiele gehabt habe. Beim Spielen habe er sich bestätigt gefühlt, habe Glücksgefühle gehabt und seine Aggressionen abbauen können, auch sei es für sich allein gewesen.

Selbstdarstellung
Herr … beschreibt sich als einen Menschen, mit dem eigentlich jeder gut auskommen könne. Er sei locker und lustig und für jeden Spaß zu haben. Wenn er erst einmal in Kontakt mit Leuten komme, komme er auch gut mit ihnen klar. Er sei zurückhaltend und überlege erst, bevor er etwas sage. Dabei könne er sich schnell in andere hineinversetzen und habe nie **Schlägereien gehabt.**
Besonderheiten im sozialen und beruflichen Umfeld
Da Herr … keine Arbeit hat, muss er sich schon während der Therapie um einen Arbeits- oder Ausbildungsplatz bemühen, um dem Wunsch nach mehr Selbstständigkeit nachgehen zu können. Des Weiteren muss er sich von hier aus um eine Wohnmöglichkeit bemühen.

Zusammenfassung
Während des Anamnesegesprächs zeigt sich Herr … aufgeschlossen und offen. Er berichtet ausführlich über den Konflikt mit seinem Vater, und es wird deutlich, wie sehr er unter dieser Beziehung gelitten hat. Auf unterschiedlichen Persönlichkeitsebenen hatte er keine ausreichende Möglichkeit zur selbständigen und freien Entwicklung bekommen. So hat er große Defizite in jeglicher Art von sozialer Beziehung und Abgrenzung, besonders im partnerschaftlichen Bereich, da er sich auch auf sexueller Ebene sehr unsicher fühlt.
Er hat für sich erkannt, dass eine Ursache für seine Suchterkrankung in seiner Primärfamilie liegt, darum strebt er an, seinen Vater und seine Mutter in die Therapie mit einzubeziehen.
Des Weiteren muss er die Möglichkeit haben, in Einzel- und Gruppengesprächen eine realistische Lebensperspektive zu entwickeln.

11.3.3 Besonderheiten der Motivation, Krankheitseinsicht, Abstinenz, Ursachentherapie und Alternativen in der stationären Behandlung

Aus vorherigen ambulanten Therapieerfahrungen und dem Besuch von Selbsthilfegruppen bringen die Patienten ganz ähnliche Konzeptionen und Begriffe mit in die stationäre Einrichtung. Dennoch liegen bei den Patienten auch in der stationären

Therapie ganz unterschiedliche Voraussetzungen vor, was die graduelle Erreichung der unterschiedenen Therapieziele angeht. Therapieschritte und Fragestellungen (▶ Kap. 9) ändern sich in der stationären Therapie nicht, sondern ermöglichen eine genauere Analyse bisheriger Fehlschläge, spielfrei zu sein:
- Was könnte bisherige (z. B. ambulante) Misserfolge begründen,
- Förderung der Motivation, sich nun den Besonderheiten eines stationären Behandlungskonzepts zu öffnen,
- Bedingungen des Suchtmittelentzugs in der Klinik,
- Rahmenbedingungen des Aufenthalts (z. B. höheres Maß an Fremdkontrolle) ausführlich erklären und begründen,
- Gefühle des »Eingesperrt seins« nicht aufkommen lassen (Ausgänge mit Therapeuten/fortgeschrittenen Mitpatienten von Beginn an),
- Vermittlung bzw. Vertiefung der Krankheitseinsicht,
- Festigung der Abstinenz,
- Rückfallprävention,
- Psychotherapie der Ursachen,
- Entwicklung alternativer Verhaltensweisen zum Glücksspielen (Was soll künftig anders sein?).

Die einzelnen Therapieziele sind an Hand der vorhandenen Arbeitsmaterialien (Bachmann u. El-Akhras 2014) wiederum zu überprüfen und intensiv durchzuarbeiten (▶ Kap. 9; ◘ Abb. 9.3 untere Pfeile). Der beschriebene Behandlungsablauf ist kein einmaliger Vorgang sondern ein dynamischer Prozess.

11.3.4 Motivation

Ähnlich wie sich dies für den ambulanten Bereich darstellt, ist auch für den **stationären Bereich** zunächst der Wunsch des pathologischen Glücksspielers, das Suchtverhalten einstellen zu wollen, als hinreichende Voraussetzung für die Aufnahme einer Behandlung anzusehen. Statistiken über Behandlungsabbrüche im stationären Bereich zeigen, dass v. a. in der ersten Zeit der Aufnahme die **Abbruchquoten** am höchsten sind. Neben dem Wunsch, das Suchtverhalten einstellen zu wollen, ist in der stationären Einrichtung ein weiterer Vorsatz besonders wichtig: die Behandlung durchzuhalten. Der **Abbruch** einer stationären Therapie **hat weitreichende Konsequenzen** (▶ Abschn. 11.7). Er ist zunächst endgültig, und es ist nicht mit einer kurzfristigen Wiederaufnahme zu rechnen. Aber nicht nur formell, sondern auch psychisch sind schwerwiegende Folgen vorhanden. Starke Versagensgefühle, es wieder nicht geschafft zu haben, sind mitverantwortlich dafür, dass nach dem Abbruch häufig der Rückfall folgt. Um den Aufenthalt des Patienten in der ersten Therapiezeit zu stabilisieren, sind folgende Faktoren besonders zu beachten:

Stabilisierungsfaktoren in der ersten Therapiezeit
- Vorhandensein eines guten therapeutischen Klimas
- Entwicklung einer Vertrauensbasis zu den Mitpatienten und Gruppentherapeuten
- Sich-verstanden-Fühlen und die Gewissheit zu entwickeln, in Krisensituationen, die durch Heimweh, familiäre Schwierigkeiten und andere Faktoren entstehen, einen Ansprechpartner zu haben
- Patienten, die sich in einem fortgeschrittenem Stadium der Therapie befinden, sind gute Modelle für krisenhafte Patienten, Bewältigungsstrategien zu vermitteln, schwierige Phasen durchzustehen
- Eine hohe Gruppenkohäsion trägt erheblich dazu bei, Schwierigkeiten des Einlebens zu überwinden und den Aufenthalt überwiegend positiv zu erleben

Erhebliche Störungen in der Patientengruppe treten dadurch auf, dass
- einzelne Patienten unter **Anpassungsstörungen** leiden und dies zu wenig unter therapeutischen, sondern zu sehr unter disziplinarischen Gesichtspunkten in die Behandlung einfließt,
- sich therapeutische Interventionen zu sehr auf äußere Rahmenbedingungen des Konzepts, die Einhaltung der Regeln konzentrieren (z. B. Hausordnung) und nicht an einer

ressourcenorientierten Haltung (welche Fähigkeiten auszubauen sind – Reglementierungen ersetzen keine Therapie),
- bei Beschwerden von Patienten über Mitpatienten eine notwendige »Neutralität« und Vorsicht gegenüber der »Objektivität« der Sachverhalte verloren geht und die Gefahr groß ist, einseitig »Partei« zu ergreifen,
- ein zu konfrontatives Gruppenklima entsteht und psychisch schwächere Patienten ängstlich und vermeidend reagieren,
- keine ausreichende Vertrauensbasis vorhanden ist – **die beste Form der Kontrolle ist Vertrauen**,
- Patienten in die Rolle von »Sündenböcken« geraten und ausgegrenzt werden,
- ein hoher Angstpegel in der Gruppe eine hohe Aggressionsbereitschaft hervorruft, sich dadurch neu aufgenommene Patienten nicht mehr ausreichend in die Gruppe integrieren und Abbrüche und Rückfälle zwangsläufig die Folge sind (▶ »Da macht man nichts falsch«).

Das therapeutische Team ist für ein gutes Klima in der Gruppe verantwortlich, auch wenn dies nur in einem gemeinsamen Bemühen aller Beteiligten herzustellen ist. Um Störungen frühzeitig zu erkennen und aufzuarbeiten, macht der Therapeut die Atmosphäre in der Gruppe selbst öfter zum Gesprächsthema und weist auf die negativen Auswirkungen eines zu hohen Konfliktpotenzials hin. Der Behandlungsbeginn darf nicht durch unnötig schwierige **Aufnahmerituale** belastet sein, denen sich der Patient möglicherweise noch nicht gewachsen fühlt. Hierzu gehören psychisch belastende Vorstellungsgespräche in **Großgruppen** (> 12 Patienten: Zusammenfassungen von mehreren Gesprächsgruppen), die schon Tage zuvor starke Angstgefühle bei den neu aufgenommenen Patienten erzeugen und einen vergleichsweise geringen oder keinen Nutzen haben. Großgruppen eignen sich generell nur für die Besprechung gut strukturierter Aufgaben und organisatorischer Fragen und sind ein Forum, sich diesbezüglich der Kritik der Patienten zu stellen. Sie sind ungeeignet für Vorstellungen/Verabschiedungen durch den Patienten, Konfliktbewältigung oder gar Rückfallbearbeitung. Es ist zu berücksichtigen, dass die Patienten oft aus Berufen und sozialen Verhältnissen stammen, in denen sie mit dem Sprechen vor größeren Gruppen und das über privateste Dinge, keineswegs vertraut sind. Das Klinikmilieu ist ihnen zunächst völlig fremd und massiv auftretende Nervosität und Angstgefühle führen zu Therapieabbrüchen und machen therapeutisch keinen Sinn. Außerdem bestehen für die allermeisten Patienten, was das soziale Lernen in Großgruppen angeht, kaum Transfermöglichkeiten in das alltägliche Leben.

> **In der Motivbilanz (Petry 1991) stellt die Erwartung des Patienten, ob er sich subjektiv den zu erwartenden Behandlungsanforderungen gewachsen fühlt, einen wichtigen Faktor dar.**

Bis der Patient in die stationäre Behandlung einwilligt, den Entschluss gefasst hat (»Es muss sich etwas ändern«), ein längeres Von-zu-Hause-Fortsein akzeptiert, sind manchmal Monate, wenn nicht Jahre massiver innerfamiliärer Auseinandersetzungen vorausgegangen und Hoffnungen einer ambulanten Therapie gescheitert. Dennoch fällt die Trennung oft schwer, bestehen Verletzungen und Beziehungsprobleme in Folge des Suchtverhaltens fort, fühlen sich Angehörige mit den hinterlassenen Problemen allein gelassen, und der Patient hat beträchtliche emotionale Belastungen zu überstehen. Positive Anreizpotenziale in der Klinik (empathische Gesprächsmöglichkeiten, sozialer Rückhalt, intensiver Sport- und interessant gestaltete Freizeitmöglichkeiten) sollten in starkem Maße die notwendigen Restriktionen (Hausregeln, kontrollierter Internetzugang) überwiegen. Nicht der Verzicht oder die Verhaltenseinschränkungen dürfen im Mittelpunkt stehen, sondern der Aufbau neuer Interessen und Verhaltensalternativen, die dazu führen, dass die Bedeutung des Suchtverhaltens stark zurückgeht (▶ »Ein Spieler berichtet vom Umgang mit Geld«). Nur so sind das notwendige Durchhaltevermögen und der Entzug des Suchtverhaltens (Entwicklung von Alternativen und Umstrukturierung des Belohnungssystems) längerfristig abzusichern.

Da macht man nichts falsch
In einer Suchtklinik, Kleinstadt in Ostwestfalen, sitzen ein Fachpfleger für Suchtkranke (Aufnahme) und der zuständige Psychologe zusammen und erörtern eine »schwierige« Situation: »Warte, der Kaffee läuft. Es hat sich der Stadtdirektor ... (einer Großstadt) zur Aufnahme angemeldet! Der Träger, der Chef,

alle kennen ihn! Kann man die Therapie doch gleich vergessen, wenn der deshalb eine ›Extrabehandlung‹ bekommt.«
»Da haben die uns wieder was Schönes eingebrockt.«
»Hm, oh, hm.«
»Den können wir auf keinen Fall anders behandeln als die anderen. Sonst kannst Du die Behandlung gleich abhaken.«
»Hm, hm.«
»Du bist doch der Psychologe!«
»Da gibt es nur eine Möglichkeit, wir behandeln alle Patienten wie Stadtdirektoren und machen keinen Unterschied.«
Die Therapie soll ganz unauffällig und normal verlaufen sein.

Ein Spieler berichtet vom Umgang mit Geld
(30 Jahre, männlich, Automatenspieler, ledig, Hauptschulabschluss, Elektroinstallateur.)
»Dann vor einigen Monaten, nach so einer Spielhallentour, als ich mal wieder vor einem Scherbenhaufen stand, dachte ich: Irgendwas musst du ändern! In der letzten Zeit habe ich erheblich an Gewicht verloren, wog bei einer Größe von 176 cm zeitweise nur noch 53 kg, weil ich keine Nahrungsmittel mehr kaufen konnte. Ich habe es nicht mehr geschafft, mit dem Geld zunächst einzukaufen und dann in die Spielhalle zu gehen. So war aber nichts mehr da zum Einkaufen. Zum Schluss vor der Therapie hungerte ich öfter bis zu 2 Tagen. Den Hunger verdrängte ich durch viel Rauchen und ich besuchte Leute, um mich da ›durchzuschnorren‹. Trotzdem arbeitete ich noch voll, war aber geistig nicht immer dabei. Obwohl ich mir schon 1000-mal gesagt hatte, ich könne es allein schaffen, es aber nie mehr als eine Woche aushielt, habe ich mir dann selbst die Pistole auf die Brust gesetzt, meine Schwestern angerufen und ihnen alles erzählt. Sie rieten mir dringend, den Hausarzt aufzusuchen und fragten jeden Tag nach, ob ich es schon getan hätte. Nach 14 Tagen habe ich es tatsächlich geschafft, den Hausarzt aufzusuchen. Zwischendurch spielte ich weiter. Der Arzt schickte mich dann zu einem Psychologen, und dieser leitete erste Schritte zu einer stationären Therapie ein.«

11.3.5 Krankheitseinsicht

Bevor es zum Klinikaufenthalt kam, haben die Spieler teilweise mit Unterstützung von Angehörigen, der Selbsthilfegruppe und Beratungsstelle verzweifelte Versuche unternommen, die Geldausgabe und damit den Spieleinsatz zu begrenzen, den Tageslauf und die Spielmöglichkeiten zu kontrollieren, oft nur mit kurzfristigen oder gar keinen Effekten (»Ein Spieler berichtet von Suizidideen«).

Nachdem die Spieler in der stationären Suchttherapie Abstand von ihrem Suchtverhalten gewonnen und sich intensiv mit den stark belastenden sozialen und psychischen Folgen bis hin zum Suizidversuch auseinandergesetzt haben, wird der Gedanke von den Spielern und Angehörigen oft vorschnell als völlig abwegig und makaber empfunden, das Glücksspielen hätte weiterhin eine Bedeutung. Da der Spieler in der Klinik weitgehend abgeschirmt ist von früheren Spielstätten und Spielauslösern, wird das Rückfallrisiko schnell erheblich unterschätzt. Sich mit der Erkrankung zu identifizieren, fällt in der Klinik leichter und unter guten Voraussetzungen einer geringen Rückfälligkeit in der Klinik wird es zur Normalität, suchtkrank und spielfrei zu sein und gewisse Einschränkungen hinzunehmen (z. B. bezüglich der Verfügbarkeit des Geldes). Die dadurch gefestigte Krankheitseinsicht und Abstinenzfähigkeit lässt sich nicht in einem 1:1-Verhältnis auf die häusliche Situation übertragen. Heimfahrten und Ausgangsmöglichkeiten sind trotz der wichtigen Erprobung »Ausnahmen« von der Klinikrealität. Es ist deshalb eine ständige Auseinandersetzung mit der Fragestellung notwendig, inwieweit Therapiefortschritte auf die Zeit nach dem Klinikaufenthalt übertragbar sind.

Ein Spieler berichtet von Suizidideen
(30 Jahre, männlich, Automatenspieler, ledig, Realschulabschluss, zwei abgebrochene kaufmännische Lehren.)
»In der Zeit vor der Behandlung habe ich oft genug den Gedanken gehabt, mir etwas anzutun, habe am Bahngleis gestanden, dann aber die Züge vorbeirattern lassen, weil ich nicht den Mut dazu hatte. Am Schluss bin ich dann 3 Tage durch die Gegend gelaufen, habe im Wald geschlafen. Meine Eltern und Geschwister suchten mich, aber ich wollte nicht gefunden werden. Dabei habe ich nichts gegessen, kaum getrunken und sogar auf das Rauchen verzichtet. Ich wollte mir Klarheit über mich selbst verschaffen – die Zeit hat mir gut getan. Es war dann noch sehr schwierig und hat längere Zeit gedauert, bis ich einen Therapieplatz bekommen habe.«

11.3.6 Abstinenz

Der Spieler, der sich mit seiner freiwilligen Aufnahme gleichzeitig dazu verpflichtet, die hausinternen Regeln einzuhalten, ist zunächst durch z. B. Einzelausgangsbeschränkungen, eingegrenztem bzw. kontrolliertem Internetzugang etc. daran gehindert, sein ursprüngliches Suchtverhalten auszuüben. Das stationäre Therapiekonzept hat sich auch bei pathologischen Glücksspielern dazu bewährt, kurzfristig Symptomabstinenz zu gewährleisten. Dies kann unter massiven **»Entzugssymptomen«** wie Nervosität, Unruhe, Ängste, depressive Verstimmungen, aggressive Impulse, Schweißausbrüche und andere physiologische Reaktionen geschehen, bis hin zum Herzrasen. Die Spieler fühlen sich

11.3 · Phasen und Schwerpunkte der stationären Spielerbehandlung

unter diesen Belastungen leicht »eingesperrt«, und es entsteht – wie unter der aktiven Glücksspielzeit ausgeprägt – leicht der **Drang**, diese Zustände dadurch zu lindern, **die Situation zu verlassen**. Dem Glücksspielen ging ganz überwiegend zunächst das Verlassen der häuslichen Umgebung voraus, dann folgte häufig ein zielloses Umhergehen, bis sie wieder dem Impuls zum Spielen folgten: Die Vermeidung einer belastenden Situation ist deshalb eng mit dem Suchtverhalten und der damit verbundenen kurzfristigen Erleichterung konditioniert. Hier ist ein Unterschied zu stoffgebundenen Abhängigkeiten vorhanden, bei denen der Entwöhnungs- immer eine Entzugsbehandlung vorausgeht. Patienten und Therapeuten sollten darauf vorbereitet sein, dass der Anfang der Therapie, je nach Ausgangslage, stark durch den Entzug vom Glücksspielen geprägt und deshalb verstärkt mit **krisenhaften Situationen** zu rechnen ist. Die massive Eigendynamik des Suchtverhaltens ist nun unterbrochen, und die selbstzerstörerischen ökonomischen, psychischen und sozialen Folgeerscheinungen des süchtigen Verhaltens kommen zum Stillstand. Die Ambivalenz des Suchtverhaltens zeigt sich in der stationären Therapie besonders deutlich, indem negative und positive Kognitionen und Gefühlszustände eng beieinander liegen (▶ »Ein Spieler berichtet von Abbruchgedanken«).

Zum Teil hat es in Suchtkliniken schon vor der Behandlung von pathologischen Glücksspielern Hausordnungen gegeben, in denen **Spiele um Geld untersagt** waren, wodurch eine wichtige Voraussetzung für die Abstinenz gegeben war. In der praktischen therapeutischen Arbeit zeigte sich, dass z. B. Automatenspieler großes Interesse an Karten- oder Würfelspielen entwickelten und ihre gesamte Freizeit in der Klinik damit verbrachten, d. h. nur über Gesellschaftsspiele mit anderen kommunizierten. Diese Form der Kommunikation entsprach in etwa der während des süchtigen Spielverhaltens, und es kam vereinzelt vor, dass sich plötzlich doch kleinere Geldeinsätze in die Spiele einschlichen und Schwierigkeiten der Kontrolle auftraten. Erste Heimlichkeiten traten auf, und einzelne Spieler steigerten sich so in ihr altes Verhalten hinein, dass sie letztlich am Automaten rückfällig waren. Außerdem war festzustellen, dass andere Patienten zwar nicht mitspielten, aber äußerst angeregt und fasziniert zuschauten

(»kibitzten«). In ihrer aktiven Spielphase hatten Patienten dies teilweise getan, wenn z. B. das Geld ausgegangen und der Drang zu spielen noch nicht befriedigt war. Sie hatten dann versucht, »im Geiste« mitzuspielen, und waren überglücklich, wenn sie Ratschläge geben oder selbst einmal »hochdrücken« durften.

Mit den Spielern gemeinsam konzipierten wir die **therapeutischen Rahmenbedingungen** und einen Vertrag, der für den Klinikaufenthalt, d. h. für die wichtige Zeit der Entwöhnung von Glücksspielen und der Entwicklung alternativer Verhaltensweisen, festlegt, zusätzlich auf Gesellschaftsspiele ohne Geldeinsatz wie Würfel- und Kartenspiele zu verzichten (Bachmann et al. 1998). Entsprechende Spiele sind von der gesamten Station verbannt, zumal mittlerweile einzelne pathologische Spieler primär von Kartenspielen (wie Bakkarat) abhängig sind. Die Regeln händigen wir den Spielern zu Beginn der Therapie oder schon bei einem Vorstellungsgespräch aus, der Vertrag ist von ihnen zu unterschreiben. Eine Intention der Vereinbarungen ist es, dass der Spieler neue Kommunikationsmöglichkeiten entdeckt und erprobt, ohne auf das bewährte Medium Glücksspiel zurückzugreifen.

Ein Leitgedanke bei der Erstellung dieser Regeln ist, dass die Spieler in der Klinik lernen, **ohne das Medium Glücksspiel miteinander zu kommunizieren** und Kontakte aufzunehmen. Wir erwarten, dass sie konstruktiv bei der Einhaltung der Abstinenz und der Umsetzung der Vereinbarungen mitarbeiten. Spielen ist ein derartig vielfältiges und komplexes Verhalten, dass nur eine enge Kooperation zwischen allen Beteiligten garantiert, dass sich die therapeutischen Intentionen verwirklichen lassen.

1. In der gesamten Klinik wird nicht um Geld gespielt.
2. Auf den Stationen, auf denen sich die Spieler befinden, finden keine Gesellschafts- oder Internetspiele statt und intensiveres Fernsehen und Video bzw. DVD schauen ist unerwünscht, weil die Nähe zum Spielen zu groß ist und damit der Entwöhnungsprozess beeinträchtigt wird.
3. Generell sind Spiele zu meiden, bei denen der Ausgang stark vom Zufall abhängig ist, wo Automaten bzw. Apparate betätigt werden und Geld für den Betrieb (z. B. Poolbillard, Dart, Flipperautomaten, Videospiele) einzusetzen ist.

4. Nicht mehr als ca. 50 € bei sich tragen. Abweichungen mit dem Bezugstherapeuten klären. Absprachen über die Verfügbarkeit des Geldes treffen. Rückhaltlose Offenlegung der finanziellen Situation und unmittelbarer Beginn von notwendigen Schuldenregulierungen.
5. Zusätzliche Einschränkungen können verabredet werden.

Alle SpielerInnen unterschreiben bei der Aufnahme folgende Vereinbarung:

> **Therapievertrag**
> Ich erkläre mich hiermit dazu bereit, während der Therapiezeit zusätzlich zu der Abstinenz von Geld- und Automatenspielen auch auf Spiele mit Würfeln und Karten zu verzichten. Es hat sich gezeigt, dass Karten- und Würfelspiele auch ohne Einsatz ein hohes Rückfallrisiko in altes Glücksspielverhalten bedeuten.
> Außerdem verzichte ich auf die Einnahme von Alkohol, nichtverordneter Medikamente und anderer Drogen.
> Ort   Datum   Unterschrift

Damit aber die Abstinenzdefinition nicht zu ungenau gerät, sind Verstöße gegen die Punkte 3 und 4 der Rahmenbedingungen als Regelwidrigkeit, nicht als Rückfall zu werten. In den gemeinsamen Gruppengesprächen über diese Vereinbarung machten die Spieler allerdings deutlich, dass die Abgrenzungen noch nicht voll befriedigend, jedoch bei der Komplexität des Spielens im Allgemeinen möglicherweise nicht klarer zu fassen sind. Es zeigen sich hier durchaus Widersprüche in der Literatur (Custer u. Milt 1985; Kellermann 1988b).

Eine weitere **Voraussetzung für die Behandlung in Suchtkliniken** in denen gleichzeitig Alkoholiker behandelt werden, ist die, dass die Spieler während der Behandlung (und das gilt ebenso für Heimaturlaube, Ausgänge etc.) auf den Konsum von Alkohol, (selbstverständlich) Drogen und nichtverordneter Medikamente verzichten, auch wenn dies »nicht ihr Problem« war. Ansonsten würde nicht nur der eigene, sondern auch der Entwöhnungsprozess der anderen Suchtkranken empfindlich gestört.

Einige Spieler versuchten, ihre Alkohol- oder anderen Drogenprobleme bewusst aus der therapeutischen Auseinandersetzung herauszuhalten und verstießen schon während der stationären Behandlung gegen die Vereinbarung, zumindest in dieser Zeit auf alle substanzgebundenen Suchtstoffe zu verzichten. Über (Sucht-)Verlangen fühlen sich Klinikpatienten leicht erhaben, denn die in der Realität vorhandenen Suchtauslöser treten stark in den Hintergrund. Sie unterschätzen, dass ihnen nach der Entlassung das Suchtgeschehen wieder erheblich näher kommt. Eine Auseinandersetzung mit potentiellen Suchtgefahren, der Problematik des »Umsteigens« auf ein anderes Suchtmittel, ist deshalb generell wichtig.

Ein Spieler berichtet von Abbruchgedanken
(30 Jahre, männlich, Automatenspieler, ledig, Realschulabschluss, zwei abgebrochene kaufmännische Lehren.)
»Die ersten 5, 6 Tage waren für mich total deprimierend. Ich habe sogar mit dem Gedanken gespielt, abzubrechen. Zum Glück habe ich es nicht getan. Jetzt genieße ich die Zeit hier eigentlich. Als der erste Bann gebrochen war, bin ich unheimlich gut motiviert worden, über mich zu sprechen. Als ich gemerkt habe, die erste Hürde ist übersprungen, da kam erst mal alles raus. Ich hatte auch Herzklopfen und Angstgefühle dabei, vor mehreren zu sprechen, und mir Gedanken gemacht: Was denken die anderen jetzt von dir? Dann habe ich die positiven Reaktionen der anderen mitgekriegt. Wie dann einer sagte, dass es bei ihm so ähnlich gewesen ist, wurde ich immer offener, und es machte mir Spaß. Diese Hürde zu überwinden, war der erste wichtige Schritt.«

11.3.7 Therapie der Ursachen und Entwicklung alternativer Verhaltensweisen in der stationären Therapie

Dies entspricht den Grundgedanken der Anonymen Spieler, wonach der Spieler dazu in der Lage ist, das Suchtverhalten einzustellen, ohne dass schon ursprüngliche Ursachen der Krankheitsentwicklung aufgearbeitet sind. Es entspricht aber auch dem »natürlichen« Therapieablauf in der Klinik, wo der Patient durch die Aufnahme und die damit verbundene mangelnde Spielmöglichkeit das Suchtverhalten aufgeben muss, ohne dass bereits Krankheitsursachen erarbeitet oder ausreichend Alternativen vorhanden wären. In der ersten Zeit scheint es keine Verhaltensweisen zu geben, die die Spieler in ähnlicher Weise in Anspruch nehmen und ausfüllen könnten wie das Spielen. Vor der Gruppenstunde gehen sie oft schon unruhig auf und ab: »Wann geht es denn endlich los?« In der Gruppenstunde sind ihnen die Gespräche zu wenig anregend, der vergangene »Nervenkitzel« des Spielens scheint generell zu fehlen. Ein gut strukturiertes und vielfältiges therapeutisches Angebot leistet hier echte Hilfestellung, wobei insbesondere **Gespräche**, ob einzeln, in der Gruppe oder außerhalb der offiziellen Termine allmählich eine wichtige Funktion bei dem psychischen Spannungsabbau übernehmen müssen.

> **Besonderheiten der Ursachenforschung und Bearbeitung im stationären Bereich**
> — Umfangreiche testdiagnostische Verfahren
> — Langfristige intensive Verhaltensbeobachtungen und Erprobungen durch verschiedene Berufsgruppen (z. B. Pflegekräfte, Ergotherapeuten, Sport/Bewegungstherapeuten, Kunst/Musiktherapeuten, Hauswirtschaftskräfte, Sozialpädagogen, Ärzte, Psychotherapeuten) in unterschiedlichen therapeutischen Maßnahmen
> — Vielfältige Rückmeldungen und Reflexionen durch Mitpatienten
> — Im engen und langfristigen Zusammenleben ist intensives soziales Lernen möglich
> — Ressourcenaktivierung und Analyse des vorhandenen Interessenspektrums
> — Neue Alternativen zum Suchtverhalten praktisch erproben und durch intensives Training neue Verhaltensgewohnheiten auszubilden, um das »Suchtgedächtnis zu überschreiben«
> — Die Bemühungen sind insbesondere darauf zu richten, den Transfer des erworbenen Verhaltens in den Alltag des Patienten zu gewährleisten, z. B. durch Ausgänge, Heimaturlaube, Familienbesuche und Angehörigengespräche
> — Eigeninitiativen der Patienten in kleinen Gruppen
> — Sinnvolle Freizeitgestaltungen bedürfen einer stärkeren Förderung und Einbeziehung in die Therapieplanung. Ansonsten ist das Potenzial eines längerfristigen Aufenthalts nicht ausreichend ausgeschöpft

Restriktionsprogramme und die Auseinandersetzung über deren Einhaltung dürfen nicht im Mittelpunkt des therapeutischen Bemühens stehen. Dies widerspräche den Erkenntnissen aus der psychophysiologischen Forschung zum Suchtverhalten gravierend. Im Zentrum des therapeutischen Bemühens stehen vielmehr Fragestellungen, »**was zu tun ist**« und nicht »**was nicht**«. Es stellt sich die Frage, ob nicht z. B. in stärkerem Maße Ansätze aus der Erlebnispädagogik einzubeziehen sind. Der Therapeut agiert als Coach, die guten Vorsätze in die Tat umzusetzen. Bei veränderten Einsichten darf es nicht bleiben. Gerade der längerfristige stationäre Aufenthalt bietet Möglichkeiten, die noch intensiver zu nutzen sind. Auf einen einfachen Nenner gebracht, ist in der stationären Behandlung bei entsprechender Konzeption und Anleitung das Potenzial besonders hoch, ein eingeschränktes Interessens- und Aktivitätsspektrum zu erweitern, um den Patienten damit zu befähigen, an **vielen anderen** Lebensaspekten wieder Befriedigung und Freude zu entwickeln. **Dem Aspekt der Rekonstruktion des Belohnungssystems ist bisher keine genügende Aufmerksamkeit zugekommen.** Restriktionen werden mit wenigen Ausnahmen als Rahmenbedingungen betrachtet, die individuell anzupassen sind. Jeder Patient bringt eine ganz individuelle Ausprägung der Erkrankung in die Behandlung ein, die Klientel ist nicht als Kollektiv zu sehen, und der Einzelne absolviert immer eine ganz auf seine Person bezogene Behandlung.

11.4 Gruppentherapie als zentraler Bestandteil eines stationären Therapiekonzepts

Im weiteren Verlauf der Behandlung teilt das therapeutische Team die Patienten dann einer festen Therapiegruppe mit dem dazugehörigen Therapeuten zu, die aus etwa 10 Mitgliedern besteht. Dabei handelt es sich zumeist um »offene« Gruppen, d. h., dass eine ständige Fluktuation von neu aufgenommenen und gerade die Therapie beendenden Patienten stattfindet. Während der gesamten Behandlungszeit von ca. 12 Wochen gehören sie nun dieser Gemeinschaft an, wobei nicht nur die Gruppentherapiestunden, sondern ebenso alle anderen Therapien des fest strukturierten Tagesplans (z. B. Sport, kreatives Gestalten, Arbeits- und Beschäftigungstherapie, Entspannungstraining etc.) in diesem Gruppenverbund stattfinden, was **ein intensives soziales Miteinander** gewährleistet.

Durch den fortlaufenden Wechsel in der Gruppe ist der Patient gefordert, sich immer wieder auf neue Beziehungen einzulassen und muss schon während der Behandlung von vertraut gewordenen Gruppenmitgliedern Abschied nehmen. In hohem Maße kann er dabei Kontakt- und Beziehungsprobleme einsehen und verändern lernen.

Aus in erster Linie ökonomischen und planungstechnischen Gründen haben die meisten Kliniken davon Abstand genommen, in der Aufnahmezeit feste Therapiegruppen zusammenzustellen, die sich über den weiteren Therapiezeitraum dann nicht mehr verändern. Durch Schwierigkeiten bei der kontinuierlichen Aufnahme und Zusammenstellung dieser Gruppen, durch vorzeitige Therapieabbrüche und -beendigungen wurde überwiegend zu offenen Gruppen übergegangen.

Nach bisherigen Erfahrungsberichten waren pathologische Glücksspieler gut in Gruppen mit Alkoholikern (oder auch Medikamentenabhängigen) zu integrieren. Dazu Kellermann u. Sostmann (1992, S. 173): »Sucht ist Sucht, das Suchtmittel des Einzelnen in der Gruppe ist von eher sekundärer Bedeutung.« Österreichische Behandler (Quantschnig et al.) weisen ebenfalls auf **positive Umstände hin, die für eine gemeinsame Behandlung verschiedener Suchtformen** sprechen. Allerdings sei neben der gemeinsamen Therapie mit Alkohol- und Medikamentenabhängigen ein »**spielsuchtspezifisches Gruppentherapieangebot**« vorhanden. Die gemeinsame Behandlung trage dazu bei, Parallelen zu erkennen und das Verständnis und die Einsicht für die eigene Gefährdung gegenüber der jeweils anderen Abhängigkeit zu schärfen. Gegenseitige Vorurteile ließen sich so revidieren und die Akzeptanz des Abstinenzziels stärken. Interessant sei die Frage, warum wer welches Suchtmittel wähle, wodurch die Funktionalität – psychische Abhängigkeit – klarer werde. Ein Diskurs und die Wahrnehmung von Unterschieden vertiefe nicht zuletzt die Einsicht in die eigene Problematik.

Mit anwachsenden Behandlungszahlen wurden zudem Konzepte entwickelt, spielerspezifische Gruppen zu bilden und ein zusätzliches Gruppenangebot für mehrfachabhängige (einschließlich Alkohol und Drogenproblematik) Spieler.

Buchner et al. (2015) untersuchten das Setting, die Inanspruchnahme und Struktur stationärer Behandlungen von Spielsüchtigen in Deutschland. Sie stießen dabei auf Einrichtungen (n = 57), die auf **Sucht- und psychosomatische Erkrankungen ausgerichtet** waren. Im Jahre 2011 seien ca. 2229 pathologische Glücksspieler behandelt worden. Dies sei annähernd 1 % der gesamten Spielsüchtigen in diesem Jahr. 90 % der Patienten seien Männer. **Bei 93 % sei eine komorbide Störung vorhanden.** Der überwiegende Teil der Patienten sei durch psychosoziale Beratungsstellen vermittelt worden. Suchteinrichtungen hätten durchschnittlich weniger (29,3) Patienten pro Jahr behandelt als psychosomatisch ausgerichtete (53,3), wobei Kliniken mit beiden Abteilungen die größte Durchschnittsanzahl (76,4) aufwiesen. Die Behandlungszeiten seien signifikant länger in Suchteinrichtungen, die pathologische Glücksspieler ausschließlich als Zweitdiagnose behandelten, als in Einrichtungen, wo der Anteil der Spieler an der Gesamtzahl der Patienten gering sei oder insgesamt wenig Spieler behandelt wurden. **Einige Kliniken**, die eine höhere Anzahl von Spielern behandelten, hätten **spielerspezifische Programme** entwickelt. Der **Effekt dieser Spezialisierung sei nach wie vor unklar.** Obwohl die Behandlungszahlen in den letzten Jahren ständig gestiegen seien, nehme nur ein kleiner Teil der pathologischen Glücksspieler diese Behandlungsform wahr.

Vorinformationen über vorhandene Programme und behandelte Klientel schützen die Patienten vor falschen Vorstellungen, Erwartungen und vorzeitigen Therapieabbrüchen.

Lesieur u. Blume (1991b) bewerteten ein stationäres Therapieprogramm in den USA, in dem pathologische Glücksspieler gemeinsam mit anderen Suchtkranken behandelt wurden. In einer Nachuntersuchung erfassten sie dazu 72 ehemalige Patienten. Zum Vergleich zogen sie in erster Linie 2 Untersuchungen (Russo et al. 1984; Taber et al. 1987b,c) heran, die ebenfalls multimodale Behandlungsprogramme unter Einbeziehung von Gruppentherapie bewerteten, dies aber für separate Spielerbehandlungen. Das von Lesieur u. Blume (1991b beschriebene Therapieprogramm bestand u. a. aus

- Individualtherapie,
- Gruppengesprächen,
- Information,

- Filmen,
- Psychodrama, wobei das 12-Schritte-Programm der Gamblers Anonymous in die Behandlung einbezogen war.

Außerdem waren Familientherapie und Berufs- und Rechtsberatung im Angebot enthalten. Der Nachsorge kam eine besondere Bedeutung zu und die Selbsthilfegruppe war frühzeitig in das Therapiekonzept integriert. Insgesamt sind vom Rahmenprogramm her kaum Unterschiede zu deutschen Fachkliniken und Abteilungen für Suchtkranke festzustellen.

Die von Lesieur und Blume durchgeführte Untersuchung gliederte sich in 3 Phasen. In der **1. Phase** wurden alle aufgenommenen Patienten (auch anderer Suchtformen) mit dem SOGS (South Oaks Gambling Screen; ▶ Abschn. 3.4) auf pathologisches Glücksspiel hin untersucht. Bei entsprechend hohen Werten (> 5 Punkte) wurden diese Patienten gebeten, an einer Nachuntersuchung teilzunehmen. Innerhalb der **2. Phase** wurden diese Patienten von einem Therapeuten interviewt, der dazu den ASI (Addiction Severity Index) verwandte, der zur Bewertung der Effektivität von Alkohol- und Drogenprogrammen eingesetzt wird. Es werden mit diesem Instrument ganz unterschiedliche Informationen erhoben, wie der medizinische Befund, berufliche Beschäftigung, Alkoholkonsum, Medikamenteneinnahme, Delinquenz, familiäre und soziale Beziehungen und psychiatrischer Befund. Hinzu kamen acht Dimensionen zur Messung des Spielverhaltens, die sich stark an denen des Alkoholismus orientierten. Im Rahmen der **3. Phase** wurden die Patienten telefonisch (94 %) und persönlich (6 %) zwischen 6 und 14 Monaten nach Verlassen der Klinik nachuntersucht.

Von den nachuntersuchten Patienten waren **63,9 % abstinent vom Spielen**. Bedeutende positive Veränderungen stellten sie außerdem in den Problemfeldern (ASI) Delinquenz, familiäre, soziale und psychologische Dimensionen fest. Keine bedeutenden Verbesserungen ergaben sich dagegen in den Bereichen medizinischer Befund und berufliche Beschäftigung. In den zum Vergleich herangezogenen Studien wurde eine Totalabstinenzrate von 55–56 % in einem Zeitraum von 6 Monaten bis zu 1 Jahr gemessen. Dabei ist jedoch zu berücksichtigen, dass teilweise nur etwa die Hälfte der angeschriebenen Patienten an der Nachuntersuchung teilnahm.

Das Ergebnis dieser Untersuchung zeigt, dass der Therapieansatz einer gemeinsamen Behandlung von Spielern und anderen Suchtkranken einer separaten Spielerbehandlung ebenbürtig zu sein scheint.

11.5 Sport, kreatives Gestalten, Ergotherapie

Spielsüchtige sind häufig durch mangelhafte Ernährung und starken Missbrauch von Kaffee und Nikotin gesundheitlich geschwächt.

> Das körperliche und emotionale Belastungs- und Durchhaltevermögen hat bei vielen Spielern stark gelitten, sodass sportliche Betätigungen, beschäftigungs- und arbeitstherapeutische Maßnahmen zur physischen und psychischen Stabilisierung erheblich beitragen.

Dabei handelt es sich um nichtverbale Therapieformen, die erst durch verbale Begleitung zur vollen Wirkung gelangen (Haerlin 1982).

Ein gut strukturiertes Therapieprogramm einer Facheinrichtung für Suchtkranke hilft, auftretende Entwöhnungssymptome einer emotionalen Labilität aufzufangen und regt zu neuen Interessen und Aktivitäten an. Sie bietet die Möglichkeit, **gute Vorsätze** in die Tat **umzusetzen, Verhaltensalternativen über längere Zeit einzuüben und daraus neue feste Gewohnheiten zu bilden**, die »reflexartig« zur Bewältigung von Belastungssituationen, zur Entspannung und Ausgleich zur Verfügung stehen, was zuvor die Funktion des Suchtverhaltens war. Hier kommt diesem Therapiebereich eine große Verantwortung zu, Angebote zu machen, die auf das Leben nach der Therapie in starkem Maße transferierbar sind und nicht nur zur psychischen Stabilisierung während des Klinikaufenthalts dienen. Ein multidimensionales stationäres Therapiekonzept, in das der Patient mehrere Wochen bis zu mehreren Monaten integriert ist, hat von den psychischen und physischen Anforderungen her eine gute Vorbereitung auf das Arbeitsleben nach der Therapie zu gewährleisten. In einem eineinhalbstündigen Rhythmus, mit entsprechenden Pausen, lösen sich über den Tag verteilt gesprächspsychotherapeutische Maßnahmen (einschließlich Informationen und autogenes Training) und weniger verbal ausgerichtete Therapieformen wie Sport, kreatives Gestalten und Ergotherapie in einem festgelegten Wochenplan ab. Die Gruppenzusammensetzung aus der Gesprächsgruppe wird über alle Therapiemaßnahmen hinweg beibehalten, sodass gemeinsame Erfahrungen aus den Aktionsgruppen in die Psychotherapien fließen.

Durch die **verbale Begleitung dieser Therapiemaßnahmen** lernt der Spieler, belastende Gefühle durch Aussprache und Reflexion zu mindern und Konflikte mit Unterstützung anderer zu lösen, eigene Ansprüche und Standpunkte zu überprüfen, notwendige Einstellungs- und Verhaltensänderungen zu planen und wiederum realitätsnah zu erproben.

Informationen aus diesen Therapiebereichen fließen nicht nur durch Gesprächsbeiträge von Patienten in den psychotherapeutischen Bereich, es ist auch eine enge Zusammenarbeit im therapeutischen Team mit Sport-, Arbeits- und Beschäftigungstherapeuten notwendig. Der Bezugstherapeut hat hier als »Fallmanager« die wichtige Aufgabe, alle einfließenden Informationen zu bündeln, systematisch auszuwerten, in die Therapieplanung aufzunehmen und über weitere Einsätze und Maßnahmen verbindlich zu entscheiden.

11.5.1 Sport

Sportliche Betätigungen stehen in der Beliebtheit bei den pathologischen Glücksspielern ganz oben an. Je nach Ausstattung der stationären Einrichtungen reichen sie von gezielter physiotherapeutischer Gymnastik bis zu Radfahren, Schwimmen und wenig verletzungsanfälligen Mannschaftssportarten. Insbesondere die Mannschaftsspiele, wie z. B. Volleyball, regen zu heftigen Diskussionen in den Gesprächsgruppen an. Dabei wird immer wieder deutlich, dass es einigen Spielern extrem schwerfällt, sich in ein Mannschaftsspiel zu integrieren, zu verlieren und tolerant gegenüber schwächeren Spielern zu sein. Eigene Fehler akzeptieren sie zu Therapiebeginn ebenso wenig wie die von anderen und kämpfen teilweise mit einer Verbissenheit, die sie nach einigem Nachdenken an ihr Verhalten während des Glücksspiels erinnert.

Im Gegensatz zum pathologischen Glücksspiel ist die Spieldauer jedoch zeitlich begrenzt, es treten keine schädlichen psychischen und sozialen Folgen auf, da dieses Verhalten verbal zu reflektieren ist.

> Der Spieler wird dadurch in die Lage versetzt, seine Selbsterfahrung zu vertiefen, neue Formen der Selbstkontrolle zu entwickeln und veränderte Einsichten und Bewertungen direkt in korrigiertes Handeln umzusetzen.

Der Patient kommt zu realistischeren Einstellungen, erkennt, dass Verlieren zum Spiel gehört, übersteigerte perfektionistische Ansprüche schädlich sind und abzuwägen ist, wie viel Energie man in eine Sache investiert. Den physiologischen Gegebenheiten des Belohnungssystems entsprechend, ist durchaus angeraten (Albrecht 2006), **sportlichen Wettkampf** zu unterstützen, der jedoch nicht extrem, sondern eingebettet in ein vielfältiges und differenziertes, v. a. auch sozial ausgerichtetes Gesamtkonzept zu gestalten ist. Kontinuität und Regelmäßigkeit (3–4 Termine wöchentlich) tragen erheblich zur psychischen Stabilität bei und können z. B. bei einem dazugehörigen intensiven Miteinander z. B. eines Vereinslebens erheblich zu einer bisher nicht vorhandenen sozialen Integration beitragen. Keineswegs muss durch ein Vereinsleben die Gefahr des Alkoholtrinkens steigen, da hier ohnehin Methoden der Selbstbehauptung greifen müssen, Vorstellungen diesbezüglich übertrieben sein mögen und die Sportart ebenfalls eine beträchtliche Bedeutung haben dürfte. Sportliche **Betätigung in der Gemeinschaft** fördert außerdem die Verbindlichkeit der Teilnahme, und es gibt Anstöße der Mitstreiter zum Weitermachen, wenn die Motivation einmal zurückgeht oder besondere psychische Belastungen auftreten.

In einer viel beachteten Studie beschreibt Weber (1984) eine Lauftherapie für Alkoholiker. Neben dem schon beschriebenen multidimensionalen Therapieansatz wurde in einer stationären Einrichtung für Suchtkranke mit einer zufällig ausgewählten Gruppe von Patienten ein gezieltes Lauftraining unter psychischer und medizinischer Evaluation durchgeführt. Dabei geht Weber von Thesen aus, nach denen selbst auferlegter körperlicher Stress für die Gesundheit besonders wichtig ist. Amerikanische Untersuchungen mit Suchtkranken hatten bereits 1970 gezeigt, dass durch ein 4-wöchiges Laufprogramm (5 Tage pro Woche jeweils 1 Meile) nicht nur die körperliche Fitness verbessert wurde, sondern auch das Selbstwertgefühl bedeutsam anstieg. In einem von Weber in ähnlicher Weise durchgeführten Versuch (3-mal pro Woche ein standardisiertes Laufprogramm) zeigte sich, dass sich zu Beginn der Therapie gemessene Angstwerte (Zustandsangst) durch das Lauftraining noch zusätzlich, über den allgemein festgestellten Behandlungseffekt hinaus, verbesserten. Mit der Zustandsangst verbunden sind Gefühle der inneren Unruhe, Anspannung, Nervosität und übergroßen Besorgtheit.

> Eine ausgewogene sportliche Betätigung trägt somit zum einen dazu bei, in der schwierigen Entwöhnungsphase vom süchtigen Spielverhalten für körperliche Fitness und psychischen Ausgleich zu sorgen, zum anderen stellt sie aber auch dauerhaft eine Alternative zum Suchtverhalten dar, indem sie die Bewältigung alltäglicher Konflikte und Belastungen unterstützt.

11.5.2 Kreatives Gestalten

Exzessives Glücksspiel hat zur Folge, dass andere Interessen in starkem Maß verloren gehen und alle anderen Aktivitäten absorbiert werden (Interessenabsorption). Dabei ist nicht zu vernachlässigen, dass es sich beim Glücksspielvorgang zum größten Teil um äußerst monotone und sogar stumpfsinnige Verhaltensweisen handelt, die ihren Anreiz lediglich durch die Gewinn- und Verlustmöglichkeiten erzielen. Vor diesem Hintergrund ist es nachvollziehbar, dass Spieler Möglichkeiten des **kreativen Gestaltens** teilweise mit anfänglichem Unbehagen und Widerständen annehmen.

Je nach Ausstattung der Klinik finden ganz unterschiedliche Techniken und Materialien Anwendung, wie z. B. Töpfern, Hinterglasmalerei, Seidenmalerei, Aquarelltechniken, Holzbrandmalen, Makramee, Peddigrohrflechten, Arbeiten mit Leder, Holz- und Metallarbeiten und Tiffany-Arbeiten. Das kreative Gestalten wird als Einzel- oder Gruppenarbeit oder in einem längerfristigen Projekt durchgeführt. Insbesondere Arbeiten mit Ton, bei denen Form und Gestalt am wenigsten vorgegeben sind und vielfältige psychomotorische Anforderungen an ein freies Gestalten gerichtet sind, lösen zunächst die größten Frustrationen aus. Sind nach einiger Zeit Widerstände und Berührungsängste abgebaut, ist das Erfolgserlebnis umso größer. Verwundert berichteten Patienten darüber, wie schnell die Zeit bei kreativen Gestaltungsarbeiten vergangen sei, sie alles um sich herum vergessen hätten. Die Möglichkeit, auf diese Art und Weise positive Empfindungen zu entwickeln und dabei **abzuschalten** und zu **entspannen**, sich intensiv auf eine konstruktive, frei gestaltete Tätigkeit zu konzentrieren, schien teilweise eine sehr neue und lohnenswerte Erfahrung zu sein. Hier gilt wie beim Sport, diese positiven Effekte nicht nur für die Zeit des Entzugs und der Entwöhnung, sondern für die weitere Lebensgestaltung und Verwirklichung einer ausgewogenen Lebensgestaltung zu nutzen.

Die Kreativität soll nicht in erster Linie anderen dienen (Bischoff 1992) oder ein nützliches Resultat liefern, sondern ist primär auf sich selbst und die **Erlangung einer inneren Befriedigung** gerichtet. Das pathologische Glücksspiel hat möglicherweise eher eine materialistische Denkweise gefördert, die, wenn auch eher in der Phantasie, stark von Nützlichkeitserwägungen geprägt war. Kreatives Gestalten darf keine Flucht in eine Phantasiewelt begünstigen, sondern ist immer eine konstruktive Auseinandersetzung und ein wirkliches Eingehen auf unterschiedliche Materialien und Formen. Gerade dieses Verhalten scheint bei vielen Spielern in der Kindheit und im Heranwachsen nur wenig gefördert worden zu sein. Schwierige Sozialisationsbedingungen sowie zum Teil auch enge räumliche Verhältnisse und wenig gestaltbare Umweltbedingungen haben kreatives Interesse häufig erst gar nicht aufkommen lassen. Neuere Untersuchungen, insbesondere aus Großstädten, zeigen, dass die Sinneswahrnehmungen der Kinder zum Teil sehr einseitig auf optische und akustische Reize ausgerichtet, während psychomotorische Fähigkeiten wie Bewegen, Fühlen, Tasten stark verkümmert sind.

Es muss deshalb nicht verwundern, dass z. B. Spielgeräte und Automaten, die dieser einseitigen Sinneswahrnehmung entgegenkommen, einen besonderen Anreiz ausüben. Umso wichtiger scheint es zu sein, dieser einseitigen Wahrnehmungsausrichtung entgegenzuwirken, bei Widerständen gegenüber alternativen Betätigungen nicht so schnell aufzugeben und die Sinneswahrnehmungen und das Handlungspotenzial insgesamt zu erweitern.

> **Kreatives Gestalten** setzt in erheblichem Maße Selbsterfahrungsprozesse in Gang, die in die gesprächsorientierten Therapiemaßnahmen einfließen und dort weiter vertieft werden.

Ein pathologischer Glücksspieler, der Interesse an der Seidenmalerei entwickelt hatte und dies auch mit von den Mitpatienten anerkannten guten Ergebnissen praktizierte, thematisierte in den Gesprächsgruppen mehrfach seine emotionalen Probleme damit, dass ein Alkoholiker schönere Resultate und mehr Anerkennung bei den anderen erziele. Es fiel ihm offensichtlich schwer, sich von einem Konkurrenzdenken zu lösen und eine innere Befriedigung an seinem Tun zu finden.

11.5.3 Ergotherapie

Zur Indikation der Ergotherapie führt Haerlin (1982) aus, dass diese Therapieform bei allen Erkrankungen und Störungen angezeigt ist, die mehr als einige Wochen fortdauern und den Patienten oder Klienten aus seinem normalen Lebensrhythmus von Arbeit und häuslichen Pflichten herausreißen. Eine stationäre Therapiedauer von ca. 12 Wochen erfüllt diese Indikation bei weitem, und so gehören die verschiedensten ergotherapeutischen Maßnahmen zum festen Therapieprogramm der Facheinrichtungen für Suchtkranke. Während in psychiatrischen Kliniken ergo- oder arbeitstherapeutische Maßnahmen durch zum Teil monotone Industrieaufträge mit minimaler Bezahlung gekennzeichnet waren, bewegen sie sich im Suchtbereich eher im Rahmen von Projekten der Gartengestaltung und hauswirtschaftlichen Versorgung, kleinen handwerklichen Tätigkeiten, organisatorischen und verwaltungstechnischen Aufgaben. Die Arbeitseinteilung erfolgt dabei überwiegend in Absprache mit dem therapeutischen Team und liegt in der Entscheidung des Bezugstherapeuten, wobei z. B. zwischen Einsätzen unterschieden wird, die mehr oder weniger soziales Konfliktpotenzial und Durchsetzungsvermögen erfordern, körperlich unterschiedliche Anstrengungen beinhalten, eher einzeln oder in Gemeinschaft durchzuführen sind oder besonderes gestalterisches Geschick und evtl. auch Reinlichkeit verlangen. Immer sollten konkrete Therapieziele der Steigerung psychischen und physischen Wohlbefindens und der Belastbarkeit damit verbunden sein. Bei längerfristigen stationären Aufenthalten ist immer im Auge zu behalten, dass der Patient nach der stationären Maßnahme meistens ein großes tägliches Leistungspensum zu erfüllen hat und seine **Fähigkeiten zur Teilhabe** am sozialen und gesellschaftlichen Leben wiederhergestellt bzw. verbessert sind.

Der Patient nimmt arbeitstherapeutische Einsätze manchmal nicht ohne Widerspruch hin. Es kann durchaus sein, dass der junge pathologische Glücksspieler erstmalig in seinem Leben einen Schrubber in die Hand nimmt und andere Arbeiten im Haushalt verrichtet, die er bisher nicht gewohnt war, die aber seiner geplanten Verselbständigung durchaus entgegenkommen. Arbeitseinsätze im Küchen- und Aufenthaltsbereich erfordern teilweise ein beträchtliches Durchsetzungsvermögen und ermöglichen ein lebensnahes Training sozialer Kompetenzen.

> Eine sorgfältige Indikationsstellung und therapeutische Begleitung sind dabei notwendig, damit keine Überforderung bzw. starke Misserfolge eintreten.

Damit ein unterschiedliches Anforderungspotenzial zur Geltung kommt und keine zu starke Gewöhnung an Tätigkeiten entsteht, die mit der Beschäftigung nach der Behandlung nur wenig vereinbar sind, ist in Abständen von einigen Wochen ein Wechsel der Einsätze vorzunehmen. An industrielle Fertigungen angelehnte arbeitstherapeutische Maßnahmen sind dann sinnvoll, wenn eine ähnliche berufliche Beschäftigung vorhanden oder geplant ist.

11.6 Probleme des Therapieabbruchs in der stationären Therapie

Abbruchquoten in **stationären Entwöhnungseinrichtungen** erreichen bei Alkoholikern 5–20 % (Vollmer u. Ellgring 1988; Fuchtmann 1986; Kunz u. Kampe 1985; Deissler 1982). Obwohl Untersuchungsergebnisse nicht eindeutig sind, spricht nach Leblond et al. (2003) einiges dafür, dass hohe Impulsivitätswerte (spontane, unüberlegte Entscheidungsprozesse ohne Rücksicht auf die Konsequenzen) die Wahrscheinlichkeit eines Abbruchs erhöhen. Gezielte individuelle therapeutische Interventionen (Thematisieren der Abbruchgefahr, Aufzeigen der Konsequenzen, Förderung der Motivation und des Durchhaltevermögens) wirken dem entgegen. Höhere Angstwerte (»state anxiety«) differenzierten in einer Studie von Hodgins u. el-Guebaly (2004) zwischen den Abbrechern und den Patienten, die durchgehalten hatten. Allerdings war dies in der vorangegangenen Studie nicht der Fall. Weitere Untersuchungen sind notwendig, hier mehr Klarheit zu schaffen. Reguläre Therapiebeender verfügen in stärkerem Maße über ein »soziales Stützsystem« (Grant et al. 2004a) und es ist wichtig, zu Beginn der Therapie dieses System einzubeziehen bzw. aufzubauen. Falls keine Angehörigen einbezogen werden können, ist eine engere Einbindung der Selbsthilfegruppe, betrieblichen oder örtlichen Beratungsstelle, Vereine etc. angeraten. Bisherige Beobachtungen und erste Auswertungen lassen den Schluss zu, dass sich pathologische Glücksspieler in dieser Hinsicht nicht wesentlich von den Alkoholikern unterscheiden.

> **Therapieabbrüche führen nicht nur zu Rückfällen, sie ziehen oft weitere Abbrüche anderer Patienten nach sich, verschlechtern das therapeutische Milieu und bilden einen besonderen Stressfaktor für Mitpatienten und Therapeuten. Auch für den Betroffenen selbst entstehen erhebliche Probleme: Neben eigenen Versagensgefühlen ist er auch mit der großen Enttäuschung der Angehörigen konfrontiert.**

Partner ziehen möglicherweise aufgrund des erneuten Scheiterns eine Trennung in Erwägung. Die Patienten verstoßen gegen Auflagen des Arbeitgebers und des Gesetzgebers und müssen mit erheblichen Wartezeiten oder Ablehnungen bezüglich einer neuen Therapie rechnen.

Über 30 Jahre Erfahrungen in der klinischen Arbeit mit pathologischen Glücksspielern lassen bisher keine wesentlichen Unterschiede bei den Motiven zu einem Therapieabbruch zu den substanzgebundenen Abhängigkeitskranken erkennen. Forschungsergebnisse aus der Alkoholismus- und Drogentherapie sind deshalb ebenfalls in der Spielerbehandlung zu beachten. Es ist festzustellen, dass Abbrüche hauptsächlich in der Anfangszeit stattfinden. Die »Standardbegründung« oder das Alibi für einen Therapieabbruch lautet fast immer: »Die Therapie bringt mir nichts mehr.« Ein ausführlicheres Gespräch (wenn der Patient sich darauf einlässt) fördert meistens gänzlich andere Ursachen an den Tag.

Körperliche Überforderung
Bei ca. der Hälfte der pathologischen Glücksspieler liegt zusätzlich eine stoffliche Suchtproblematik vor, infolgedessen sind erhebliche gesundheitliche Beeinträchtigungen möglich. Allgemein verfügen die Spieler häufig über eine schlechte Kondition, haben sportliche Betätigungen aufgegeben und sind nicht selten durch mangelnde Ernährung und hohen Kaffee- und Nikotinmissbrauch erheblich geschwächt. Es fällt ihnen schwer, das meistens gut durchstrukturierte und straffe multimodale Therapieprogramm einer Suchtklinik durchzustehen. Das Sport- und Gymnastikprogramm reicht teilweise nicht aus, vorhandene Defizite auszugleichen.

Therapeutische Maßnahmen bei körperlicher Überforderung: Ein freiwilliges zusätzliches Fitnessprogramm schafft Abhilfe und regt gleichzeitig zu neuen Aktivitäten und Interessen an, medizinische Probleme (z. B. verschleppte Krankheiten) endlich durch einen Arztbesuch klären bzw. beheben lassen.

Psychische Überforderung
Der Entzug des Spielens hinterlässt zunächst eine psychisch stark belastende, geistige und emotionale Leere. Auf Therapieangebote reagieren die Spieler mit quälender Langeweile: »Es passiert ja nichts«, »Ich trete jetzt schon seit mehreren Wochen auf der Stelle«, »Ich weiß nicht, was mir die Therapie bringen soll«. Die Patienten erwarten, dass die therapeutische Hilfe sehr schnell wirkt, quasi automatisch, ohne eigenes Zutun. Therapeutische Rahmenbedingungen, z. B. Einzel-Ausgangsbeschränkungen, engen ein und führen dazu, dass Bedürfnisse nicht befriedigt werden. Heimweh, Eifersucht und der Wunsch, mit dem Partner öfter zusammen zu sein, die Familie zu sehen, sind Belastungen, die häufig unausgesprochen bleiben, aber zu panikartigen Abbrüchen führen. Gleichzeitig lösen psychotherapeutische Interventionen erhebliche Ängste und Nervosität aus (»Der geht aber knallhart vor«, »Die dreht einem das Wort im Mund um« etc.). Die Bewältigung dieser Situation erscheint den Patienten aufgrund mangelnder Energie und Belastungsfähigkeit schwierig. Das intensive Zusammenleben in einer Therapiegruppe lässt ein erhebliches Konfliktpotenzial entstehen, einige Patienten haben jedoch äußerst wenige Kompetenzen im Umgang mit Ärger- und

Aggressionsgefühlen (»Draußen hätte ich dem doch ohne zu zögern eine ...«), aber in der Klinik ist selbst ein »Gerangel« nicht zu akzeptieren, geschweige denn Tätlichkeiten.

Therapeutische Maßnahmen bei psychischer Überforderung sind:
- Erwartungen an die Therapie klären und auf die Notwendigkeit der eigenen Initiative und Aktivität bei der Lösung von Problemen hinweisen,
- erläutern, dass Therapie wenig mit »guten Ratschlägen« und Patentrezepten zu tun hat,
- über das Entzugssymptom der »inneren Leere« aufklären,
- zu vielfältigen geistigen Interessen anregen und den Spieler ermutigen, auf Ressourcen zurückzugreifen, die vor der Suchtentwicklung vorhanden waren (denn: Sucht bedeutet Einseitigkeit),
- auf die Langwierigkeit des Entwöhnungsprozesses hinweisen,
- sorgfältige Erläuterung der Klinikregeln – Hinweis auf ihre Schutzfunktion bzgl. der Realisierung des Abstinenzwunsches und Organisation des Gemeinschaftslebens,
- ausführlich über die therapeutischen Methoden aufklären, therapeutische Entscheidungen gut begründen,
- in Einzel- und Gruppengesprächen auf soziale Konflikte eingehen und Wege aufzeigen, Ärger- und Aggressionsgefühle adäquat auszuagieren,
- Heimwehgefühle thematisieren, da sich die meisten Patienten schämen, diese anzusprechen.

Ausweichen vor der therapeutischen Realität
Es mangelt dem Patienten an Krankheitsakzeptanz, er vermeidet eine tiefergehende Auseinandersetzung mit dem Suchtverhalten, bagatellisiert und verleugnet den Kontrollverlust nach wie vor. »So schlimm war es bei mir noch nicht«, »Mit dem Problem werde ich alleine fertig«, »Es ist nicht notwendig, wegen dieser Schwierigkeiten abstinent zu bleiben« sind die Reaktionen.

Therapeutische Maßnahmen sind hier:
- angemessen mit vorhandenen Scham- und Schuldgefühlen umgehen,
- Klärung der Frage, ob wichtige Bezugspersonen ebenfalls Schwierigkeiten haben, das Suchtverhalten zu akzeptieren,
- mit Einfühlungsvermögen reflektieren, inwieweit bisher Versuche gescheitert sind, das Spielproblem in den Griff zu bekommen,
- betonen, dass Abwehrhaltungen und Widerstände zum Krankheitsbild gehören,
- das Spielverhalten thematisieren – auf gescheiterte Kontrollversuche und die (depressiven?) Gefühle nach dem völligen Geldverlust eingehen,
- ohne eine Vorwurfshaltung einzunehmen, Fragen nach den persönlichen, familiären und beruflichen Folgeerscheinungen des Spielens aufwerfen.

Fehlendes Vertrauen
Vorurteile in Bezug auf Psychotherapien und entsprechende Institutionen (»Klapsmühle«), die Angst vor Selbstenthüllung und Manipulation sowie die Überzeugung, Schwierigkeiten nur selbst bewältigen zu können, sind Faktoren, die zu einem fehlenden Vertrauen der Behandlung gegenüber führen und infolgedessen Wegbereiter eines Therapieabbruchs sind.

Therapeutische Maßnahmen:
- offen sein für Kritik,
- betonen, dass die Entscheidung beim Patienten liegt, wie weit er sich öffnet,
- die Möglichkeit betonen, »heikle« Themen im Einzelgespräch zu behandeln und sich mit dem Therapeuten zu beraten, inwieweit der Patient die Gruppe einbeziehen möchte,
- darauf hinweisen, dass Vorwürfe und Belehrungen weder in der Vergangenheit etwas verändert haben, noch in der Therapie hilfreich sind,
- auf die Tradition und Gedanken der Solidarität und Selbsthilfe im Suchtbereich hinweisen,
- die Entstehung der Überzeugung, mit Schwierigkeiten allein fertig werden zu müssen, hinterfragen und die Nützlichkeit dieser Ansicht disputieren.

Periodische Suchtattacken/irrationale Zwanghandlungen
Der Wunsch nach Freiheit (»Ich halte es einfach nicht mehr aus«) erscheint übermächtig.

Therapeutische Maßnahmen:
Darauf hinweisen, dass es normal ist, wenn Verlangen nach dem Suchtmittel auftritt, dass es eine Zeit dauert, bis es schwächer und seltener auftritt, und man sich deshalb keine Vorwürfe machen muss, sondern sich möglichst offen damit auseinandersetzt. Dadurch, dass der Patient seine Emotionen ausspricht, erhält er schon eine gewisse Kontrolle darüber und fühlt sich beträchtlich erleichtert. Mit der Zeit merkt er, dass er die Freiheit wiedergewonnen hat, sich trotz eines Spielwunsches gegen das Spielen zu entscheiden. Es ist eine Illusion, zu glauben, das Verlangen verschwände ganz oder wenn es auftrete, habe der Suchtkranke unbedingt etwas falsch gemacht. Zu berücksichtigen ist, dass das Spielverhalten oft über Jahre, ja Jahrzehnte ein sehr enger Begleiter in allen nur denkbaren Ereignissen war. Es ist deshalb nicht erstaunlich, dass in bestimmten Situationen Erinnerungen auftreten, die der Spieler vielleicht sogar mit Verlangen verwechselt. Kaum möglich ist aber, dass nach einer längerfristigen Entwöhnungszeit das Verlangen in der alten Intensität zurückkommt.

Beziehungsprobleme
Insbesondere Partnerschaftsprobleme ziehen leicht Therapieabbrüche nach sich. Partner geraten selbst in Krisen, was dazu führen kann, dass sie den Patienten, der ohnehin schon Schwierigkeiten hatte durchzuhalten, bitten, nach Hause zu kommen. In diesem Fall lässt sich der Spieler kaum noch zum Bleiben motivieren. Erziehungsprobleme und Krankheiten der Angehörigen sind ebenfalls Gründe, die Therapie vorzeitig zu beenden: »Die brauchen mich jetzt dringend zu Hause«, »Meine Frau wird alleine mit der Sache nicht fertig«. Die Situation spitzt sich schnell zu, wenn es zu einer Trennung kommt (»Was hat die Therapie jetzt noch für einen Sinn«). Auch die Überzeugung, mit der sofortigen Anwesenheit zu Hause sei die Beziehung noch zu retten, führt zum Therapieabbruch.
Therapeutische Maßnahmen:
- die Gefühle des Patienten ernst nehmen, sich in seine Lage versetzen,
- mit dem Patienten erörtern, was passiert, wenn er seine Suchtproblematik nicht in den Griff bekommt, was für Auswirkungen das auf ihn und die Familie hat,
- in Frage stellen, ob er im Augenblick wirklich dazu in der Lage ist, die Situation zu Hause zu verbessern,
- darauf hinweisen, dass gute Gründe vorgelegen haben müssen, diese Therapie anzutreten,
- Frage reflektieren, ob man eine Therapie in erster Linie für jemand anderes machen kann oder zunächst erst einmal für sich selbst,
- konkret überlegen, welche anderen Hilfsmöglichkeiten es gäbe, der Frau bzw. der Familie beizustehen,
- Wege aufzeigen, mit Verlustängsten, Abschied und Trauer umzugehen.

Zu geringe Behandlungsmotivation
Therapeuten neigen dazu, Therapieabbrüche auf eine mangelnde Motivation zurückzuführen. Es stellt sich die Frage, ob dies nicht häufig zu wenig differenziert gesehen wird. Grundsätzlich sollte gelten, den Patienten dort abzuholen, wo er steht. Insbesondere bei gesetzlichen Auflagen fällt es den Patienten oft schwer, Eigenmotivation zu entwickeln. Kaum ein Patient kommt jedoch in die Klinik, bei dem nicht ein gewisser Druck von außen notwendig war. Angehörige und Arbeitgeber haben letzte Anstöße dazu gegeben, dass endlich etwas passierte.
Therapeutische Maßnahmen:
- Liegen emotionale Verletzungen vor durch den Druck, der auf den Spieler ausgeübt wurde?
- Gibt es Ärgergefühle den Personen gegenüber, die ihm die Therapie nahe gelegt haben?
- Die Motive dieser Personen hinterfragen – welche Gründe hatten sie dafür, den Patienten zu einer Therapie zu drängen?
- Sieht er selbst die Situation anders?
- Welche Gründe sprechen aus seiner Sicht gegen bzw. für eine Therapie?
- Fällt es ihm schwer, Hilfe zu akzeptieren?
- Für wie gravierend hält der Patient selbst sein Spielproblem?
- Welche positiven und negativen Auswirkungen hat das Spielen für ihn?
- Möchte er weiterspielen?
- Wie stellt er sich selbst den Weg vor, mit dem Spielen aufzuhören?
- Hervorheben, dass nur er die Entscheidung treffen kann, sich für oder gegen das Suchtmittel und die Therapie auszusprechen.

Aus den bisherigen Überlegungen heraus wurde der Fragebogen zur »Therapieabbruchgefahr« (TAG, Bachmann u. El-Akhras 2014) für die therapeutische Gruppen- und Einzelarbeit erstellt, der auf **besondere Problemstellungen in der stationären Therapie** eingeht. Zunächst sollten die Patienten den Bogen ungestört beantworten. Dann werden die Ergebnisse der einzelnen Fragen erörtert. Es hat sich bisher als günstig herausgestellt, pro Sitzung nicht mehr als ca. 15 Fragen zu besprechen. In Gruppen erhalten die Patienten mit den höchsten Werten bei den jeweiligen Fragen Gelegenheit, ihre Gedanken und Gefühle dazu darzulegen. Die Mitpatienten geben Rückmeldungen, ob sie selbst früher ähnliche Probleme hatten und wie sie sie bewältigt haben. Die gesamte Gruppe beteiligt sich daran, Lösungen für die angesprochenen Abbruchmotive zu finden. Eventuell bietet es sich an, eine Rangreihe nach der Höhe der Gesamtwerte zu erstellen.

Vorzeitige Therapiebeendigungen gehen nicht nur vom Patienten aus, sondern basieren in etwa der Hälfte der Fälle auf Entscheidungen des therapeutischen Teams.

Als Gründe dafür sind in erster Linie zu nennen:
- (mehrfache) Rückfälligkeit,
- Regelverstöße, sozialschädigendes Verhalten sowie
- mangelnde Mitarbeit.

Es ist wichtig, diese Entscheidungen gut zu begründen und sich über die Konsequenzen für den Patienten im Klaren zu sein.

 Das Wohl des Patienten und Aspekte der therapeutischen Atmosphäre sind gleichzeitig zu berücksichtigen.

Bei einer Entlassung ist zu betonen, dass diese Klinik ihre Möglichkeiten ausgeschöpft hat und im Augenblick nicht der richtige Partner ist, dem Patienten zu helfen. Unbedingt ist gemeinsam nach einer alternativen Behandlungsmöglichkeit zu suchen. Die Gesprächsgruppen dienen dazu, Hintergründe der Abbrüche und vorzeitigen Entlassungen zu erörtern, daraus zu lernen und möglichst eine Abbruchkette zu vermeiden. Suchttherapeuten kommen nicht umhin, Grenzen deutlich zu machen und die Erfahrung zu vermitteln, dass Fehlverhalten Konsequenzen hat.

11.7 Reintegration und Nachsorge

 Die Rückkehr aus dem strukturierten und »behütenden« Klinikleben zurück in den Alltag stellt die meisten Spieler vor eine Situation hoher Belastung, die im Extremfall sogar Rückfälligkeit zur Folge hat.

Um dem entgegenzuwirken, sind Themen, die die Reintegration des Spielsüchtigen in sein familiäres und berufliches Umfeld betreffen, rechtzeitig und ausführlich in die Therapie einzubeziehen.

Fragestellungen vor der Reintegration
- Welches soziale Umfeld erwartet den Spieler?
- Ist der Ablösungsprozess vom Elternhaus zu fördern?
- Muss eine eigene Wohnung oder zunächst eine Adaptions- oder Übergangseinrichtung ins Auge gefasst werden?
- Sind weiterhin Verlust-, Trauer- und Abschiedsprozesse bei Tod oder Trennung zu begleiten?
- Sind nach der stationären Behandlung weitere Psychotherapiemaßnahmen, Partnergespräche, ambulante Rehamaßnahmen indiziert (rechtzeitig beantragen bzw. einleiten)?
- Sind Kontakte zu Beratungsstellen und Selbsthilfegruppen aufgenommen?
- Inwieweit sind berufsbezogene Maßnahmen (Berufseignungstests, Umschulung, Arbeitssuche) notwendig bzw. zu unterstützen?

11.7.1 Therapeutische Wohngruppen

Nicht alle Spieler sind nach der stationären Therapie so weit stabilisiert, dass sie zu einer selbständigen Lebensgestaltung fähig sind. Ablösungsprozesse vom Elternhaus gestalten sich zum Teil schwierig, eine mangelnde persönliche Reife und ein weitestgehend zerstörtes oder instabiles soziales Umfeld machen es in den letzten Jahren in zunehmendem Maße notwendig, Patienten nach

Therapieende an eine therapeutische Übergangseinrichtung zu vermitteln. Die Wohngruppe bildet einen wünschenswerten Zwischenschritt beim Übergang von einer intensiven Betreuung während der stationären Behandlung zur vollkommenen Selbstständigkeit (Jörgensen u. Vock 1988). Es ist inzwischen Alltag, dass Spieler in Einrichtungen Aufnahme finden, die ursprünglich zur Nachsorge von Alkohol- und Drogenabhängigen gegründet wurden. Der Aufenthalt ist als Hilfe zu verstehen, den Spieler erstmalig oder erneut in soziale Zusammenhänge einzugliedern.

> Die stationäre medizinische Adaption oder therapeutische Wohngemeinschaft stellt ein gutes Lern- und Trainingsfeld zur Integration und Reintegration dar.

Dem Bewohner bietet sie einen Schutzraum, in den er immer wieder zurückkehrt, um seine Erfahrungen aus der gesellschaftlichen Realität zu verarbeiten. Im lebenspraktischen Bereich lernen die Bewohner z. B. die Pflege der Wohnung, pünktliche Mietzahlung, regelmäßige Körperhygiene, sich selbst Mahlzeiten zuzubereiten, die Einhaltung von Terminen etc. Der Abhängige erhält Unterstützung dabei, einen Arbeitsplatz zu finden und sich ein neues soziales Umfeld sowie Kontakte außerhalb des Spielermilieus aufzubauen. Es stehen unterschiedliche Einrichtungen für die Nachsorge zur Verfügung, die eine Aufnahme in der Regel von einem Vorstellungsgespräch abhängig machen und die der Spieler prüfen kann. Teilweise findet ein »Probewohnen« statt. Nach der häufig erlebten Enge im Elternhaus und erheblichen Einschränkungen durch das Klinikleben reagieren die Patienten zunächst oft äußerst skeptisch auf ein solches Angebot. Sie wünschen sich endlich die ersehnte Freiheit, möchten ihre eigenen vier Wände und unterschätzen die Rückfallgefahr, die leicht alle guten Ansätze und Therapiefortschritte zunichtemacht. Es handelt sich meistens um einen längeren Entscheidungsprozess, der therapeutisch zu begleiten ist, bis der Patient seine Möglichkeiten realistisch einschätzt. Das Studium der Konzepte von Adaptionseinrichtungen und therapeutischen Wohngemeinschaften und der Informationsbesuch geben letzte Anstöße, sich zu einer solchen Nachsorgemaßnahme zu entschließen.

11.7.2 Reintegration in die Arbeitswelt

Der äußere Schutzrahmen der Klinik entlastet den Patienten zunächst erheblich von den realen existenziellen Sorgen. Es sollte daher nicht kostbare Zeit verloren gehen, bei den häufig arbeitslosen und unausgebildeten Patienten Maßnahmen zur beruflichen Wiedereingliederung einzuleiten. Nicht selten schätzen die Spieler ihre Möglichkeiten nicht realistisch ein. Die Spieler streben, auf das Begabungspotenzial bezogen, zu hohe oder zu niedrige Ausbildungsziele an. Frühe psychische Belastungen und einsetzende Spielprobleme haben v. a. schulische Entwicklungschancen behindert und wirken sich nun als Hemmschuh für eine dem Intelligenzniveau angemessene berufliche Tätigkeit aus. Eine dementsprechende Unterforderung ist nicht selten als Ursache zu identifizieren, Herausforderung und Nervenkitzel im Glücksspielen zu suchen. Andere Patienten empfanden sich bei ihrer letzten Beschäftigung als Versager oder als letztlich überfordert und planen dann übereilt einen völligen Neuanfang. Dabei übersehen sie, dass dies durch Folgeerscheinungen des exzessiven Glücksspiels bedingt war und durch die Genesung und zukünftige Abstinenz vom Glücksspielen erhebliche Energien frei werden, auftretende Probleme zu bewältigen. Unter diesen Voraussetzungen wäre die Aufnahme der schon gewohnten Tätigkeiten oder des alten Arbeitsplatzes möglicherweise mit bedeutend weniger Risiken behaftet als eine völlige Umorientierung. Häufig sind es massive Scham- und Schuldgefühle, Restschulden bei Kollegen oder aufgrund des Spielverhaltens entstandene Unstimmigkeiten, die den Patienten daran hindern, an seinen alten Arbeitsplatz zurückzukehren oder ein Gespräch über eine Wiedereinstellung zu führen. Eine Kontaktaufnahme mit dem Arbeitgeber während eines Heimaturlaubs oder die Einladung von Betriebsangehörigen in die Klinik können das Unbehagen des Patienten oft drastisch reduzieren und zu einer realistischeren Berufsplanung beitragen. Die psychologischen und beratenden Dienste des Arbeitsamtes (z. B. Berufseignungstest) leisten wertvolle Hilfestellungen dabei, die notwendigen Informationen über mögliche schulische als auch berufliche Perspektiven bereit zu stellen.

> Frühzeitig sollten die Rehabilitationsberatung des Arbeitsamtes und notwendige Tests zur beruflichen Eignung durchgeführt werden.

Bei all diesen Überlegungen muss der Patient möglichst viele Maßnahmen selbst planen und durchführen, die Therapiegruppe kann lediglich Anstöße geben. Gemeinsam ist darüber nachzudenken, ob der Patient eine realistische Perspektive entwickelt, ob er sich in ausreichender Weise um deren Verwirklichung bemüht oder ob unangemessene Ängste ihn daran hindern, zusätzliche Ausbildungen (z. B. nachholen des Abiturs – »nicht zu tief ansetzen«) zu absolvieren oder auf vorhandene Beschäftigungsmöglichkeiten und berufliche Erfahrungen zurückzugreifen.

11.8 Katamnese – Rehabilitationsbehandlung in Deutschland

In einer Studie über 9 veröffentlichte deutsche Katamnesen zur stationären Behandlung von pathologischen Spielern findet Petry (2001b) die Ein-Drittel-Faust-Regel aus der Alkoholismusbehandlung bestätigt: Danach führte die Behandlung bei einem Drittel zur vollständigen Abstinenz, ein weiteres Drittel zeigte sich gebessert, und das letzte Drittel erwies sich als ungebessert. In konkreten Zahlen ergab die Metaanalyse eine ungewichtete durchschnittliche Erfolgsquote (Abstinenz sowie Abstinenz nach Rückfallbewältigung) über die Gruppen zwischen 46,1 % (bezogen auf die Gesamtstichprobe) und 64,3 % (bezogen auf die nachbefragten Patienten) mit einer Streubreite von 18,8–76,7 %.

Premper et al. (2014) ermittelten die katamnestische Erfolgsquote (1-Jahr-Follow-up) für einen Entlassungsjahrgang stationär (5 Fachkliniken für Psychosomatik und Abhängigkeitserkrankungen) behandelter pathologischer Glücksspieler und Risikofaktoren für Rückfälligkeit. Die Rücklaufquote habe 55,9 % (N = 345) betragen. Sie stellten bei den Katamnesebeantwortern eine **Erfolgsquote**, Glücksspielfreiheit zum Nachbefragungszeitpunkt, **von 71 %** fest (nach der Berechnungsform DGSS 3 sind 47,8 % der Patienten im Katamnesezeitraum durchgängig glücksspielfrei, 23,2 % sind glücksspielfrei nach Rückfall). Für einen erheblichen Teil habe sich die soziale und ökonomische Situation verbessert. Als Risikofaktoren für Rückfälligkeit hätten sich u. a. erwiesen: Probleme im Umgang mit negativen Affekten, hohe kognitive und emotionale Involviertheit in das Glücksspielen, geringe Anzahl glücksspielfreier Tage vor Beginn der Therapie sowie Arbeitslosigkeit. Der Therapieerfolg sei vergleichbar mit dem von alkoholabhängigen Patienten.

Koch et al. (2015, 2016) erhoben mit Jahresfrist Katamnesedaten von 402 (Rücklaufquote 67,7 %) Patienten mit der Erstdiagnose pathologisches Glücksspiel, die sich ebenfalls in stationärer Rehabilitation befanden. Sie ermittelten, dass 69 % der Patienten im Follow-up nicht mehr die diagnostischen Kriterien des pathologischen Glücksspiels erfüllten. Die Abstinenzquote (nach DGSS 1) lag bei **40,7 %**, weitere **16 %** hätten von einem Rückfall als einmaliges Ereignis berichtet. Addiert man letztere Gruppe, die »abstinent nach Rückfall« ist, hinzu, ergäbe sich eine **Erfolgsquote von 56,7 %**.

Außerdem sei bei allen Patienten nach der Therapie eine signifikante Verminderung der psychischen Symptombelastung und des Cravings feststellbar gewesen. Die Stärke der vor Therapieantritt festgestellten Symptombelastung und Daten zum Persönlichkeitsfaktor Extraversion hätten einen Einfluss auf den Therapieerfolg. Hier dürfte allerdings weniger von einer Nachreifung, als von dem Abklingen der suchtbedingten Persönlichkeitsveränderungen auszugehen sein. Wobei **außerdem**, an den vorhandenen Ressourcen anknüpfend, eine Zunahme sozialer Kompetenzen und konstruktiver (Coping-) Bewältigungsstrategien bei entsprechend gezielten Therapiemaßnahmen, als Behandlungserfolg erwartet werden kann. Bei dem Ergebnis einer zusätzlichen Analyse qualitativer Daten (Koch et al. 2016) bleibt unklar, was aus der Patientengruppe (16 %) geworden ist, die vom »Rückfall als einmaliges Ereignis« berichtete. In der Reanalyse wird weiterhin von **40 % abstinenten Patienten** ausgegangen, allerdings sind nun die verbleibenden **60 % in 2 Gruppen** unterteilt: **ca. 30 %** berichteten über einen »klassischen« Rückfall, verbunden mit Symptomen des pathologischen Glücksspiels. Weitere **30 %** hätten hingegen über ein Fortführen der Glücksspielteilnahme berichtet, ohne ein erneutes Auftreten der Symptome des pathologischen Glücksspiels zu erleben. Sie seien somit als asymptomatisch zu bezeichnen.

Ist es statistisch nicht so, dass die **16 % Patienten, die »abstinent nach Rückfall« (s. oben) waren**, in die letzte Gruppe »geraten« sind und sich dadurch möglicherweise **a-typische Daten für Rückfälligkeit** ergeben?

So lange diese Effekte nicht berücksichtigt sind, ist es wohl verfrüht, von einer asymptomatischen Statusgruppe zu sprechen. In der Literatur spricht man von Problemspielern, wenn Krankheitssymptome gemessen, aber noch nicht das volle Kriterium des pathologischen Glücksspiels diagnostiziert ist.

Als weitere Ergebnisse stellen die Autoren dar, dass die Abstinenzgruppe im Vergleich zur Rückfallgruppe zum Follow-up eine signifikant geringere Symptombelastung, geringere Werte im Faktor Neurotizismus und gleichzeitig eine signifikante Zunahme der Faktoren Extraversion und Gewissenhaftigkeit aufweise. In der abstinenten Gruppe sei im Follow-up außerdem ein erheblicher Rückgang bei der Beeinträchtigung des Arbeits-, Sozial- und Familienlebens zu verzeichnen. Auf die in der Katamnese erhobene qualitative Untersuchung zu »Rückfallpräventionsstrategien« wird im gesonderten ▶ Kap. 13 zur Rückfälligkeit eingegangen, da es sich bei den Befunden um die Bewältigung von kritischen Situationen handelt, die nicht nur für stationär behandelte Spieler Gültigkeit haben.

Vergleiche zu Langzeitkatamnesedaten (s. ▶ Kap. 13) aus der Alkoholismusforschung lassen vermuten, dass sich innerhalb einer Jahresfrist noch kein stabiles Bild des Behandlungsergebnisses abzeichnen lässt. So ist dabei z. B. festzustellen, dass »gebesserter« Konsum häufig entweder in Abstinenzverhalten oder wiederum in altes Suchtverhalten zurückführt.

11.9 Probleme bei der Behandlung von Spielern in der Akutpsychiatrie

Zu dieser Thematik gibt es offene Fragen und bisherige Erfahrungen zeigen, dass ein erheblicher Handlungsbedarf besteht. Spieler sind nicht selten in sehr akuten Krisen, starke depressive Verstimmungen und Suizidgefährdungen treten auf. Haus- oder Fachärzte überweisen kurzfristig in psychiatrische Einrichtungen, und es findet eine Aufnahme in der Akutstation statt. Die Krisensituationen sind meistens eine direkte Folge des pathologischen Glücksspiels, indem sich beispielsweise die finanzielle Situation in der Familie nach Spielverlusten stark zugespitzt hat, Konkurse drohen, der Gerichtsvollzieher vor der Haustür steht, die normalen Ausgaben für Miete oder Lebensmittel nicht mehr gewährleistet sind. Nicht selten sind die Spieler nervlich so am Ende, dass sie selbst mit der Bitte um eine Überweisung in die Akutaufnahme auf den Hausarzt zugehen, zum Teil ergreifen auch Angehörige die Initiative und drängen auf eine solche Maßnahme. Sind die ersten Symptome der akuten Krise abgeklungen, machen die Angehörigen häufiger die erschütternde Erfahrung, dass der Spieler sich noch während der ersten Tage seines Psychiatrieaufenthaltes wieder in die Spielhalle begibt. Nicht nur Hoffnungen werden enttäuscht, zusätzliche Gesundheits- und folgeschwere Legalitätsprobleme sind nicht auszuschließen. Misserfolge haben Auswirkungen auf das Selbstvertrauen des Spielers, sein Problem in den Griff zu bekommen und es ist fraglich, ob er zu erneuten Behandlungsversuchen (»bringt ja alles nichts«) bereit ist. Das Vertrauen der Bezugspersonen kann so erschüttert sein, dass es zu Beziehungsabbrüchen kommt. Es ist generell ein schwieriges Problem, einen günstigen Zeitpunkt für eine erfolgversprechende Intervention zu bekommen, so dass jede Chance optimal zu nutzen ist. Damit Hilfsmaßnahmen greifen, ist möglichst Spielabstinenz und die Bereitschaft zu einer weiterführenden ambulanten oder stationären Behandlung einzuleiten. Aus diesem Grund ist es notwendig, über »suchtspezifische Konzepte« nachzudenken, die in die psychiatrische Krisenbehandlung implementiert werden können:

- Dem Spieler einen zeitlichen Behandlungsrahmen anzubieten, wie dies z. B. bei Entgiftungen der Fall ist, indem er freiwillig auf (Einzel-)Ausgänge verzichtet?
- Die weitere Behandlung nach Abklingen der akuten Krise auf einer Suchtentzugs- bzw. Entwöhnungsstation durchzuführen?
- Ähnliche Rahmenbedingungen und Therapieverträge (▶ Abschn. 11.3.4) anzuwenden, wie dies in Reha-Entwöhnungen der Fall ist?
- Der Spieler nimmt wie andere Suchtkranke in dieser Zeit an Programmen teil, die zu einer umfassenden ambulanten, stationären oder

teilstationären (z. B. Tageskliniken) Behandlung motivieren?

In personeller Kooperation mit der Suchtstation sind die bisherigen Schwachstellen im Behandlungsnetz so möglicherweise zu beheben. Ein Informationsaustausch zwischen Wissenschaftlern, Therapeuten und Patienten, der ein Zusammenfließen von theoretischen, therapeutischen und (selbst-)erfahrungsbezogenen Perspektiven ermöglicht, dürfte in diesem Zusammenhang sinnvoll sein.

11.10 Der Therapieverlauf – ein Fallbeispiel

Den Abschluss des Kapitels bildet ein Therapieverlaufsbericht von einem (Automaten-)Spieler (▶ »Herr W.«), der 1991 gemeinsam mit Alkoholikern an einer mehrmonatigen Entwöhnungsbehandlung in einem Fachkrankenhaus für Suchtkranke teilnahm.

Herr W.
(30 Jahre, männlich, ledig, Automatenspieler, Realschulabschluss, zwei abgebrochene kaufmännische Lehren)
Herr W. begann am … seine erste stationäre Suchtmittelentwöhnungsbehandlung in unserer Klinik. Herr W. ist spielabhängig. Nach der testpsychologischen Untersuchung vermittelte er zu Beginn der Behandlung folgenden psychologischen Eindruck:
Der Patient erreichte etwas über dem Durchschnitt liegende Werte im abstrakten Denkvermögen. Im Umgang mit anderen Personen beschrieb er sich als überdurchschnittlich kontaktfreudig und einfühlsam. Er arbeitet lieber mit Menschen als mit Sachen und zeigt sich in sozialen Konfliktsituationen eher großzügig. Seinen emotionalen Zustand beschrieb er zu Beginn als eher instabil und fühlte sich den Anforderungen des täglichen Lebens nicht ausreichend gewachsen. Er hatte nur eine geringe Frustrationstoleranz, schob anstehende Probleme immer wieder vor sich her und fühlte sich auch ohne besondere Anstrengung erschöpft.
Dennoch reagierte er häufig impulsiv und unbesonnen. Er ließ sich leicht zu einer Sache hinreißen und bedachte zu wenig die Folgen seiner Handlungen. Des Weiteren beschrieb er sich als überdurchschnittlich sensibel und leicht verletzbar. Er stellte hohe Ansprüche an die Hilfsbereitschaft anderer und zeigte eher Nachsicht gegenüber Leistungsmängeln bei sich als bei anderen. In Belastungs- und Konfliktsituationen wurde er leicht von Nervosität und Versagensängsten geplagt. Dabei traten auch Schuldgefühle auf, wenn er oft voreilig annahm, er könne eine bestimmte Situation nicht mehr bewältigen. Misserfolge schrieb er sich eher selbst zu und reagierte sensibel auf die Kritik von anderen.

Der Patient suchte stark die Geselligkeit und den Halt der Gruppe. Es fiel ihm schwer, eigene Entscheidungen zu treffen und zu verantworten. Es mangelte ihm außerdem extrem stark an Selbstkontrolle und Disziplin, einmal gesteckte Ziele auch zu verwirklichen. Er ließ sich leicht von augenblicklichen Stimmungen leiten und vergaß unter Belastungen, was er eigentlich wollte.

Therapieverlauf
Auf der **Aufnahmestation** lebte sich Herr W. durch seine freundliche und hilfsbereite Art schnell ein. Er fand guten Kontakt zu den Mitpatienten und Therapeuten. Aktiv nahm er an allen angebotenen Therapien teil. In den Gesprächsgruppen musste er zunächst eher gefordert werden, war später aber bereit, offen über seine Suchtproblematik zu sprechen. Seine Aufgaben im Hausdienst erledigte er ohne Beanstandungen und achtete auf Sauberkeit und Ordnung.
Im **Anamnesegespräch** wirkte Herr W. sehr offen und zugewandt. Bereits hier wurden eine gute Behandlungsmotivation und ein enormer Leidensdruck deutlich, der sich aus dem Bedürfnis entwickelt hatte, ein neues Leben zu beginnen. Es zeigte sich außerdem ein starkes Mitteilungsbedürfnis, das wohl aus seiner ausgeprägten sozialen Verarmung entstanden war. Herr W. berichtete, dass seine familiären Verhältnisse es nicht zugelassen hätten, sich wirklich mitzuteilen und Vertrauen und engere Kontakte bei den einzelnen Elternteilen zu finden. In der Kindheit und Jugend habe er häufig massive Streitgespräche der Eltern mitbekommen, sich gefürchtet, dass sie sich trennen, und er habe immer auszugleichen und zu schlichten versucht. Er wolle seinen Eltern aber keinerlei Schuld zuweisen, sondern Eigenverantwortung für sein Leben übernehmen. Allerdings erkannte er während des Gesprächs bereits, dass ein Großteil der Gründe für seine mangelnde Selbstständigkeit und Selbstverwirklichung in dem problematischen Familiensystem lag. Bei der Schilderung der familiären Situation, in der er es nicht gelungen war, sich auszuleben, und in der er sich unverstanden gefühlt hatte, wurde Herr W. sehr traurig. Ein Therapieziel sei es, die Trennung von zu Hause vorzunehmen, eigenverantwortlich für sich und sein Leben zu werden, berufliche Versagensängste, die er im Zusammenhang mit einem mangelnden Selbstwertgefühl sah, zu verringern und neue Ideen und Anregungen für sein Freizeitverhalten zu entwickeln.
Auf der **Therapiestation** lebte sich der Patient ebenfalls gut ein und entwickelte Vertrauen zu Mitpatienten und Therapeuten. An den Gruppengesprächen beteiligte er sich am Anfang unter starker Nervosität und Spannung, konnte sie aber im Laufe der Zeit ablegen. Er äußerte, dass es für ihn seit Jahren eine neue Erfahrung sei, wieder soziale Kontakte zu erleben und sich in Gruppen mitzuteilen und zu unterhalten. Offen setzt er sich mit seinem Suchtverhalten auseinander und konnte in zunehmendem Maße an Krankheitseinsicht gewinnen. Im Austausch mit den Mitpatienten empfand Herr W. Erleichterung darüber, dass er mit seinen Problemen nicht allein dastand und andere ebenfalls erhebliche Konflikte hatten. Obwohl er gute Kontakte zu allen Mitpatienten entwickelte, suchte er sich nur wenige engere aus. Anderen Patienten gegenüber konnte er sich gut abgrenzen, war dazu

in der Lage eigene Interessen zu behaupten und ungünstige Kontaktangebote abzulehnen. Er bemühte sich grundsätzlich um Ehrlichkeit, sich selbst und anderen gegenüber.
In zusätzlichen Einzelgesprächen setzte er sich mit den Hintergründen seiner Suchtproblematik auseinander, indem er sich intensiv mit seiner Lebensgeschichte befasste. Er hatte sich überwiegend ungeliebt, unverstanden und ausgenutzt gefühlt, hatte sich innerhalb der Familie immer um Ausgleich bemüht und kein Recht auf ein eigenes Leben gehabt. Gleichzeitig sah er aber auch, dass die Mutter sich überbehütend und überfürsorglich verhalten hatte, was seine mangelnde Eigenständigkeit noch verstärkte. Aus gesundheitlichen Gründen sei er von klein auf das Sorgenkind gewesen, sei verhätschelt worden, und man habe ihm nichts zugetraut. Ein mangelndes Selbstvertrauen habe sich durch sein gesamtes Leben gezogen. Durch seine enge Bindung an das Zuhause und die immerwährende Angst, dieses zu verlieren, habe er während der Pubertät die sozialen Kontakte zu den Freunden verloren und sei recht erstaunt gewesen, als diese dann bald verheiratet waren.
Zu Frauen habe er kaum Kontakt gehabt, sei schüchtern und zurückhaltend gewesen, habe sich selbst nichts zugetraut. Partnerschaftliche Beziehungen habe er nicht in Einklang mit seiner Familie bringen können. Zusammen mit beruflichen Überforderungen seien diese Probleme wohl Auslöser für ein intensiver werdendes Spielverhalten gewesen. In der Spielhalle habe er sich aufgehoben und geborgen gefühlt, keiner habe an ihm herumkritisiert, und er habe keine Angst mehr gehabt. Seine ganzen Emotionen, Wut, Angst und Enttäuschung, habe er an den Automaten ausgelassen.
Selbst in der Zeit, als er allein gewohnt habe, sei er nicht selbstständig gewesen, da er immer intensive Kontakte zur Familie gehalten habe, dort gegessen und seine Wäsche habe machen lassen. Dies solle sich in Zukunft alles ändern.
Herr W. nahm Kontakt zum Arbeitsberater des Arbeitsamtes auf, um seine berufliche Zukunft zu planen. Er nahm an einem arbeitspsychologischen Test teil und begann, sich für eine neue Ausbildung zu interessieren. Des Weiteren bemühte er sich um eine neue Wohnung bzw. Nachsorgeeinrichtung. Während des ersten Heimaturlaubs nahm er vorwiegend Kontakte zu seinen Geschwistern auf, konnte hier für sich neue Beziehungen gestalten und mit ihnen über die familiäre Situation sprechen. Er stellte fest, dass die Geschwister sehr ähnliche Erfahrungen gemacht hatten, was ihn erleichterte und dazu führte, dass er seine eigene Realität besser akzeptieren konnte. Um weiterhin vorhandene emotionale Konflikte den Eltern gegenüber abzubauen und den Ablösungsprozess zu fördern, wurde mit ihm vereinbart, die Eltern zu einem Angehörigenseminar einzuladen. Entgegen seinen Erwartungen sagten die Eltern zu. Während des Angehörigenseminars wurde die Familienstruktur sehr deutlich sichtbar, in der die Mutter eine dominante, überbehütende und zum Teil »besserwisserische« Rolle einnahm. Sie ließ Herrn W. nur wenig Raum für eigene Empfindungen, reagierte empört, verletzt und ungläubig auf die Darstellung seiner Gefühle und seiner Erlebnisse. Es wurde deutlich, dass die Familie bemüht war, ein heiles Bild nach außen zu bewahren. Der Vater nahm eher eine untergeordnete Rolle ein, schien

selbst an diesen Strukturen zu leiden. Er konnte seinem Sohn keine Hilfe sein, da er selbst zu sehr in seine Paarbeziehung verstrickt war. Allerdings konnten beide Elternteile eingestehen, dass sie selbst unter massiven Konflikten litten, und sie begrüßten es, wenn ihr Sohn sich stärker verselbstständige.
Arbeitstherapeutisch wurde Herr W. in der Ergotherapie-Werkhalle eingesetzt. Anfangs war er im Bereich der Verpackung tätig, wo er zunächst Schwierigkeiten hatte, sich an diese Arbeit zu gewöhnen. Mit zunehmender Dauer wurde er sich seiner Fähigkeiten mehr bewusst und konnte so an Sicherheit gewinnen. An neuen Arbeitsplätzen stellte sich dann zunächst wieder Unsicherheit ein, sich den Anforderungen gewachsen zu fühlen. Auf Kritik reagierte er zunächst unwirsch, fühlte sich sofort als Person angegriffen. Er benötigte Zeit, um mit seinen Gefühlen fertig zu werden, lernte dann aber zusehends, sich offen auseinanderzusetzen und so innere Spannungen abzubauen.
In der **Gestaltungstherapie** lernte Herr W. unterschiedliche Werktechniken kennen. Er schaffte es, seine Wünsche angstfrei zu äußern, und konnte sich an getroffene Vereinbarungen halten. Er akzeptierte Hilfe und Kritik, reagierte aber auf Einwände der Mitpatienten eher beleidigt und verletzt. Anschließend zeigte er sich jedoch gesprächsbereit, sodass eine weitere Zusammenarbeit gut möglich war. Er verhielt sich verantwortungsbewusst gegenüber den Materialien.
Herr W. nahm regelmäßig an der **Bewegungstherapie** teil. Er zeigte sich von Anfang an interessiert und motiviert an den sporttherapeutischen Inhalten. Dabei entwickelte er einen eigenen Interessenschwerpunkt und engagierte sich auch über die obligatorische Sporttherapiestunde hinaus im Rahmen des Freizeitsports. Herr W. wirkte in seinem Gesamtverhalten ruhig, besonnen und selbstkontrolliert. Gegenüber Erfolgserlebnissen zeigte er sich angemessen gelassen. Er verhielt sich recht selbstsicher und schien in seiner kooperativen Art von seinen Mitpatienten akzeptiert zu werden.
Abschließend: Herr W. konnte während der Behandlung an Krankheitseinsicht gewinnen und seinen Wunsch nach einem abstinenten Leben festigen. Er setzte sich in ausreichendem Maße mit den Hintergründen und Folgen seiner Suchterkrankung auseinander, konnte intrapsychische Konflikte und Beziehungsstörungen aufarbeiten und sich in seiner Persönlichkeit beträchtlich stabilisieren. Dabei konnte er realitätsnahen Arbeitsanforderungen genügen und erheblich an Selbstvertrauen gewinnen. Er wird sich nach der Therapie einer Selbsthilfegruppe anschließen und Kontakte zur örtlichen Beratungsstelle halten.

11.11 Zusammenfassung

Ausgehend von ersten stationären Behandlungskonzepten, die Anfang der 1970er-Jahre in den USA in Anlehnung an die Therapie von Alkoholismus entwickelt wurden, bieten mittlerweile verschiedene Fachkliniken eine stationäre Behandlung pathologischer Spieler an. Insbesondere wenn ambulante

Therapieversuche bereits gescheitert und die Patienten aufgrund starker psychischer Probleme (z. B. Ängste, depressive Verstimmungen, Suizidversuche) und/oder sozialer Notlagen zusätzlich belastet sind, ist eine stationäre Aufnahme indiziert, wenngleich diese Maßnahme den tiefsten Eingriff in die Persönlichkeit und das soziale Netz des Betroffenen darstellt. Während Psychiatrien in akuten Krisensituationen, möglichst an »Suchtkonzepten« orientierte (häufig in Anspruch genommene) Behandlungsmöglichkeiten bieten, erscheint eine optimale Therapie des Problemverhaltens insbesondere durch längerfristige Entwöhnungsbehandlungen gewährleistet zu sein. Diese finden in spezifischen **Fachkliniken für Suchtkranke und psychosomatische Kliniken mit Suchtabteilung** statt, die spezielle Konzepte für Spielsüchtige entwickelt haben. Zu berücksichtigen ist, dass ein hoher Anteil der stationär behandelten Spielsüchtigen zusätzlich unter einer substanzgebundenen Abhängigkeit, in erster Linie Alkohol- oder Drogenproblematik, leidet.

Durch **Vorgespräche** ist die Indikation zu einer stationären Behandlung sorgfältig abzuklären. Dabei sind bestimmte Themenbereiche zu erfragen, z. B. Überweisungskontext, Erwartungshaltung, Genese, bisherige Behandlungsversuche und familiäre/berufliche Situation. Darüber hinaus ist der Patient über das Therapiekonzept der jeweiligen Einrichtung zu informieren, um ihn zu befähigen, sich auf dieser Grundlage bewusst für oder gegen eine stationäre Behandlung zu entscheiden. In einem geringeren Teil der Fälle kristallisiert sich im Gesprächsverlauf zudem heraus, dass ein stationärer Aufenthalt **zum jetzigen Zeitpunkt** kontraindiziert ist (z. B. aufgrund einer bestehenden akuten psychotischen Symptomatik, Uneinsichtigkeit bezüglich der Rahmenbedingungen, drohender Haftantritte). Somit tragen Vorinformationen wesentlich zur Prophylaxe späterer Therapieabbrüche bzw. Enttäuschungen bei.

Der Aufbau einer Vertrauensbasis und die beginnende individuelle Therapieplanung erleichtern es dem Patienten in der **Anfangsphase**, sich auf die Abläufe und Rahmenbedingungen der Klinik einzustellen. Die testpsychologische Diagnostik (z. B. in Bezug auf Persönlichkeit, Ängste, Depressivität) sowie eine ausführliche Sozial- und Suchtanamnese sorgen dafür, dass bereits vor Beginn der eigentlichen Therapie differenzierte und umfassende Informationen über den Patienten vorliegen.

Die weiteren Behandlungsschritte orientieren sich an dem in ▶ Kap. 9 vorgestellten Konzept, dem zufolge die zuletzt gezeigten Krankheitssymptome als erstes in die Therapie einzubeziehen sind. Wichtige Voraussetzung dafür ist zunächst die **Motivation** des Patienten, das Spielverhalten verändern (d. h. aufgeben) sowie die Behandlung durchhalten zu wollen. Eine zweite Phase zielt darauf ab, dass der Patient sowohl erkennt als auch akzeptiert, spielsüchtig zu sein. Obwohl die Notwendigkeit der **Krankheitseinsicht** in der Literatur nicht ohne Widerspruch ist, stellt sie unseres Erachtens eine der Grundvoraussetzungen für eine dauerhafte Spielabstinenz und damit auch für den Therapieerfolg dar. Sich mit der Erkrankung zu identifizieren, fällt in der Klinik leichter, wobei die Solidarität der Mitpatienten und eine gute Gruppenkohäsion dabei einen wichtigen Rückhalt bilden und es im Klinikrahmen in gewisser Weise zur Normalität wird, suchtkrank und spielfrei zu sein und gewisse Einschränkungen hinzunehmen (z. B. bezüglich der Verfügbarkeit des Geldes). Die dadurch gefestigte Krankheitseinsicht und Abstinenzfähigkeit lässt sich nicht in einem 1:1-Verhältnis auf die häusliche Situation übertragen. Es ist deshalb eine ständige Auseinandersetzung mit der Fragestellung notwendig, inwieweit Therapiefortschritte auf die reale Lebenssituation transferierbar sind und eine oft rasch empfundene Symptomfreiheit realistisch ist. Das therapeutische Ziel der Abstinenz ist durch das höhere Ausmaß an Fremdkontrolle (z. B. anfängliche Ausgangsbeschränkungen, die Klinik alleine zu verlassen) im stationären Therapiesetting wesentlich leichter zu erreichen als in der ambulanten Behandlung. Die Vereinbarung therapeutischer Rahmenbedingungen sowie die Unterzeichnung eines Therapievertrags verpflichten den Spieler von vornherein dazu, während des Klinikaufenthaltes weder an Glücksspielen teilzunehmen noch andere Suchtmittel zu konsumieren. Insbesondere das Alkoholverbot ist unter den Gesichtspunkten der Mehrfachabhängigkeit, der Gefahr des Umsteigens von einem Suchtmittel auf das andere und der Rücksichtnahme auf das gesamte Milieu in der Suchtklinik relevant. Sind ausreichende Fortschritte bei der Erreichung dieser Zielsetzungen erfolgt, besteht der nächste

11.11 · Zusammenfassung

Therapieschritt darin, die der Spielsucht zugrunde liegenden **Ursachen** zu bearbeiten. Auf Grundlage der sozialanamnestischen und klinisch-psychologischen Exploration und Diagnostik ist für jeden Einzelfall zu untersuchen, welche Faktoren zur Entstehung und Aufrechterhaltung des süchtigen Spielverhaltens beigetragen haben. Ansetzend an dieser Ursachenanalyse und der quasi »24-Stunden-Therapie« des Klinikbetriebs, sind gemeinsam mit dem Patienten geeignete **Verhaltensalternativen** zum Glücksspielen zu erarbeiten, in möglichst realitätsnaher Weise in die Tat umzusetzen, neue belohnungsfähige/ausgleichende Gewohnheiten auszubilden, dass Suchtgedächtnis zu »überschreiben« und die Voraussetzungen zu erfüllen, nicht an den Ausgangspunkt der Krankheitsentwicklung zurückzukehren. Nicht zuletzt wegen der höheren Fremdkontrolle und der notwendigen Restriktionen, ohne die ein Zusammenleben in größeren Gruppen nicht möglich wäre, sind die therapeutische Haltung und das gesamte Therapiekonzept so auszurichten, dass auch in der stationären Behandlung nicht der Verzicht, sondern die »Vorteile der Abstinenz« im Mittelpunkt stehen, die Abhängigkeit dadurch zu überwinden, an vielen anderen positiven Lebensaspekten wieder Interesse und Freude zu entwickeln. Hier sind möglicherweise die »multimodalen« Potenziale der stationären Einrichtungen bisher nicht ausgeschöpft, neue feste Gewohnheiten zu etablieren und auftretende Schwierigkeiten bei der Umsetzung gewünschter Verhaltensänderungen in Betracht zu ziehen und Hilfestellungen bei der Überwindung zu leisten. Selbstverständliche Praxis ist zudem, eine intensive Rückfallprophylaxe (▶ Kap. 13) zu betreiben.

Die stationäre Suchttherapie orientiert sich an einem **multimodalen Behandlungskonzept**, das neben Gruppen- und Individualtherapien auch Sport-, Arbeits- und Beschäftigungstherapien umfasst. Die gruppentherapeutische Behandlung stellt den Therapeuten vor die Aufgabe, ein günstiges Gruppenklima zu gewährleisten und destruktive Entwicklungen, die das gesamte Zusammenleben beinträchtigen (z. B. schwächere Patienten auszugrenzen, »Sündenbockfunktionen« zu schaffen), frühzeitig zu korrigieren.

Belastende **Beziehungsprobleme**, Ursache oder Folge des Suchtverhaltens, empfindet der Spieler aus größerer Entfernung intensiver. Gefühle der Hilflosigkeit, der Verlustangst und des Heimwehs, sich als Versager zu empfinden, die Rollenerwartungen nicht mehr zu erfüllen, nicht mehr unmittelbar intervenieren und unterstützen zu können (»Du hast es ja gut in der Klinik, brauchst dich um nichts zu kümmern«) machen häufiger Krisenintervention nen notwendig. Für die Bearbeitung der finanziellen Situation, schwieriger familiärer Beziehungsprobleme, der Gefühle von Angst, der Depressivität und Schuld suchen die Spieler das Einzelgespräch.

Das multimodale Behandlungskonzept wird vervollständigt durch **nonverbale Therapieangebote**. Sport- und beschäftigungstherapeutische Maßnahmen verhelfen dem Spieler zu neuen Erfahrungen (z. B. eigene Schwächen akzeptieren, Verlieren-Können, sich Herausforderungen stellen) und tragen zum Aufbau wichtiger Verhaltensalternativen, Bewältigungsstrategien und der notwendigen Erweiterung des Interessenspektrums bei. Diese Maßnahmen dienen dazu, den Tag zukünftig besser zu strukturieren, genügend Möglichkeiten der Entspannung und des Ausgleichs zu entwickeln und eine sinnvolle Freizeitgestaltung zu realisieren. Arbeitstherapeutische Angebote konfrontieren den Patienten mit einem individuell zugeschnittenen Anforderungspotenzial und stellen eine gewisse Nähe zur Realität des Arbeitsalltages her.

Die **Abbruchquoten** in der stationären Behandlung von süchtigen Spielern dürften sich nicht wesentlich von denen der Alkoholiker (5–20 %) unterscheiden. Hinter dem als Begründung vorgebrachten Alibi »Die Therapie bringt mir nichts mehr« stehen meist andere Ursachen wie beispielsweise körperliche/psychische Überforderung, fehlendes Vertrauen oder Beziehungsprobleme. Hohe Impulsivitäts- und Angstwerte scheinen die Abbruchgefahr zu erhöhen, während ein gutes soziales »Stützsystem« sie eher verringert. Die Entscheidung, die stationäre Therapie vorzeitig zu beenden, hat für den Spieler weitreichende Folgen (Versagensgefühle, Enttäuschung des sozialen Umfeldes, Probleme bei der Bewilligung einer späteren Behandlung) und ist nicht kurzfristig revidierbar. Zudem steigt die Rückfallgefahr beträchtlich. Das Thema »Therapieabbruch« ist daher frühzeitig prophylaktisch zu behandeln bzw. im Akutfall ausführlich zu analysieren. Entscheidet sich das **therapeutische Team** dazu, die Therapie eines Patienten vorzeitig zu beenden, sind diesem unbedingt alternative Behandlungsmöglichkeiten aufzuzeigen.

Aufgrund der Diskrepanzen zwischen dem schützenden Klinikleben und der »harten« Alltagsrealität stellt die Phase nach der Entlassung aus der stationären Therapie eine besonders kritische Zeit für den Spieler dar, in der es nicht selten zu Rückfällen kommt. Perspektiven und Probleme der **Reintegration** des Spielers in sein familiäres und berufliches Umfeld sollte man daher nicht erst gegen Ende der stationären Behandlung aufgreifen. Insbesondere ist der Patient darin zu unterstützen, Kontakte zum Arbeitsamt, zu ambulanten Beratungsstellen bzw. Selbsthilfegruppen aufzunehmen, um notwendige berufliche Maßnahmen, Weiterbehandlungen und die Nachsorge zu gewährleisten.

Der pathologische Glücksspieler und die Familie

Meinolf Bachmann

12.1 Familiäre Faktoren als Ursache der Krankheitsentwicklung – 352

12.2 Auswirkungen des pathologischen Glücksspiels auf die Familie – 353
12.2.1 Kinder von Spielsüchtigen – 354

12.3 Familientherapie – Partner, Eltern, Kinder – 359
12.3.1 Familientherapie – eine Fallstudie – 359
12.3.2 Gruppentherapie mit Paaren – 360
12.3.3 Familiäre Koabhängigkeit und Therapieerfolg – 360
12.3.4 Unterschiede in der Behandlung von Alkoholiker- und Spielerfrauen – 361
12.3.5 Therapeutische Maßnahmen für Eltern – 362
12.3.6 Ambulante und stationäre familientherapeutische Ansätze in Deutschland – 363

12.4 Familientherapeutische Ansätze und Perspektiven – 366
12.4.1 Fazit – 370

12.5 Zusammenfassung – 371

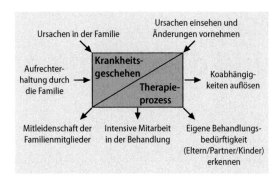

○ Abb. 12.1 Familiäre Einflüsse auf das Krankheitsgeschehen und den Therapieprozess

Die Familie des Glücksspielers ist in unterschiedlicher Weise in das Krankheitsgeschehen und den Therapieprozess involviert. Einige bedeutende Faktoren dazu sind in der ○ Abb. 12.1 dargestellt.

Fragmentarisch liegen hierzu wissenschaftliche Erkenntnisse und Erfahrungen aus der therapeutischen Praxis vor. Unterberger (2015) spricht im Zusammenhang mit den Folgen des problematischen Glücksspielens von einem »desozialisierenden« Teufelskreis. In einer qualitativen Studie ermittelte er, dass soziale Bindungen mit einer zunehmenden Glücksspielproblematik beeinträchtigt werden, da der Spieler ständig bestrebt sei, Kontrolle zu vermeiden. Die Kontrolle, die von Beziehungen ausgehe, strenge den Spieler stark an. Es koste ihn viel Energie, das Spielverhalten zu verheimlichen, Ausreden zu erfinden, zu lügen, um sein Doppelleben aufrecht zu erhalten und genügend Zeit für das Spielen zu haben. Letztlich mache das Spielen einsam und weil man einsam sei, spiele man.

Familiäre Einflüsse auf die Krankheitsentwicklung und die Gesundung des Spielsüchtigen sind bisher so wenig erforscht, dass familientherapeutische Maßnahmen nicht dazu in der Lage sind, rezeptartige Lösungen anzubieten. Es gilt, ein möglichst breites Spektrum verschiedener Informationen und Anregungen aufzuzeigen, das therapeutische Repertoire zu erweitern und Angehörige und Spieler im Sinne einer »Hilfe zur Selbsthilfe« zu unterstützen. Ziel ist,
- Einsichten in Zusammenhänge (○ Abb. 12.1) zu gewinnen,
- positive Ressourcen zur Überwindung von Beziehungsproblemen zu aktivieren,
- konkrete Verhaltensänderungen zu erproben,
- Eigenverantwortung und Selbstständigkeit zu stärken,
- sich ebenfalls aus Beziehungsabhängigkeiten zu lösen
- und damit die eigene Identität auszubauen und zu festigen.

12.1 Familiäre Faktoren als Ursache der Krankheitsentwicklung

Wildman (1989), USA, befasst sich mit der Frage der **familiären Faktoren als Ursache** der Krankheitsentwicklung (▶ Abschn. 4.3.4) und bezieht dabei die unterschiedlichen psychotherapeutischen Schulen ein. **Psychoanalytische Annahmen** gehen demnach davon aus, dass Glücksspiel mit Masturbationsphantasien und familiären Konflikten verbunden ist und eine Ähnlichkeit zwischen sexuellen Aktivitäten und der Erregung bei Spielbeginn bzw. der Erleichterung bei Bekanntgabe des Ergebnisses besteht. Im Rahmen dieses theoretischen Ansatzes hält Wildman die Beobachtung für relevant, dass Spieler oft Potenzprobleme hätten, somit Spielen als Ersatzhandlung ausübten. Untersuchungsergebnisse zeigen (Lorenz u. Shuttlesworth 1983), dass aus der Sicht der Ehefrauen etwa die Hälfte der pathologischen Glücksspieler das sexuelle Interesse während der aktiven Spielphasen verloren, allerdings machte nur etwa ein Fünftel der Spieler ähnliche Aussagen. Erfahrungen in der praktischen Behandlung sprechen dafür, dass das mangelnde sexuelle Interesse eher eine Folge des Glücksspielens ist als eine Ursache. Die Spieler äußern in diesem Zusammenhang häufig, dass sie durch das starke Fixiertsein auf das Spielgeschehen und dessen fatale Folgen das Interesse und die Fähigkeit zur Aufmerksamkeit und Konzentration auf sexuelle Vorgänge eingebüßt hätten.

Unter **lerntheoretische Gesichtspunkte** ordnet Wildman (1989) Beobachtungen ein, dass in den USA ein hoher Prozentsatz der Eltern der Spieler ebenfalls gespielt hat und viele Spieler von den Eltern das Interesse für das Glücksspiel vermittelt bekamen. Die Eltern fungierten so nicht nur als Modelle, sondern forderten direkt zum Spielen auf und verstärkten es entsprechend. Des Weiteren stellte sie fest, dass die Eltern das Glücksspielverhalten auch dann tolerierten, wenn die Kinder noch nicht das gesetzlich vorgeschriebene Alter erreicht hatten, sich die Eltern zunächst kaum Sorgen darüber machten und dieses Fehlverhalten nicht negativ sanktionierten.

Ähnliche Beobachtungen wurden bei deutschen Spielern und ihren Eltern gemacht. Einzelne Spieler berichteten, dass ihre ersten Erfahrungen mit dem Spielautomaten dadurch zustande gekommen waren, dass sie als Kinder mit dem Vater die Gastwirtschaft besuchten und dort einige Geldstücke erhielten, um am Automaten zu spielen und beschäftigt zu sein, während der Vater sich in Ruhe bei einem Bier unterhielt oder ebenfalls mitspielte. Bei Gewinnen wurde teilweise überschwänglich gelobt, sodass das Kind einen beträchtlichen Stolz empfand, sich schon auf den nächsten Wirtshausbesuch freute und manchmal schon sehr früh die Illusion entwickelte, für dieses Spiel besondere Fähigkeiten zu besitzen. Andere Spieler schilderten, dass in der Kindheit in ihrer Familie exzessiv Karten- oder andere Glücksspiele betrieben worden seien und diese Form der Unterhaltung oder Freizeitgestaltung schon immer einen hohen Stellenwert hatte. Eltern machten sich keine Sorgen darüber, wenn Kinder anfingen, sich an den für ihr Alter verbotenen Glücksspielen zu betätigen.

Aus **ehe- und familientherapeutischer Sicht** leitet Wildman (1989) die Aussage ab, dass es in einer glücklichen, harmonischen und stimulierenden Partnerschaft weniger wahrscheinlich sei, Anregungen und Aktivitäten wie das Glücksspiel zu suchen. Für diese möglicherweise voreilige und das Problem sehr vereinfachende Annahme, die Partnerin gebe sich zu wenig Mühe, ist jedoch die Beobachtung, dass sich das Spielverhalten oft erst während der Partnerschaft verschlimmert hat, nur sehr bedingt als Unterstützung zu werten. Dieser Umstand ist auch dadurch erklärbar, dass der Spieler keine ausreichenden persönlichen Voraussetzungen mitbrachte, eine befriedigende Partnerschaft zu führen, und vor alltäglichen Problemen und Konflikten in Spielverhalten flüchtete. Einfache Kausalannahmen der Krankheitsverursachung, z. B. den Ehepartner betreffend, dürften lediglich Vorurteile bestätigen und schon vorhandene Schuldgefühle aufseiten der Angehörigen verstärken. Der komplexen multikausalen Entstehungsgeschichte einer Suchterkrankung werden sie nicht gerecht. Unter dem gleichen Aspekt sind Beobachtungen zu bewerten, dass Eltern der pathologischen Glücksspieler ein Interesse daran hätten, das Spielverhalten aufrechtzuerhalten, um eigene Partnerschaftsprobleme zu verdecken (Lorenz 1989).

Es ist davon auszugehen, dass es eine Reihe von Faktoren innerhalb der Familie gibt, die das Spielverhalten begünstigen und zur Aufrechterhaltung beitragen, aber kaum bewusst intendiert sein dürften. In den überwiegenden Fällen sind Eltern und Partner verzweifelt darum bemüht, das Spielverhalten ihrer Kinder oder Partner zu stoppen, sie vor einem sozialen Abstieg, drohender Delinquenz und einer massiven psychischen Beeinträchtigung, einer starken Isolation bis hin zur Suizidalität zu bewahren. Sie unternehmen vielfältige Anstrengungen, die Beziehungen aufrechtzuerhalten, entstandene Schäden zu verdecken und zu beheben. Vor Pauschalurteilen und übereilten Schlussfolgerungen ist zu warnen.

12.2 Auswirkungen des pathologischen Glücksspiels auf die Familie

Auswirkungen süchtigen Spielverhaltens auf das familiäre Umfeld wurden bereits in ▶ Abschn. 6.3 beschrieben. An dieser Stelle wird darüber hinaus eine umfangreiche Untersuchung von Lorenz u. Shuttlesworth (1983) vorgestellt, die sich auf die Ehefrau und Kinder des Spielers bezieht und deren Ergebnisse von hoher Relevanz für die therapeutische Arbeit mit Spielerfamilien sind. Alle Teilnehmerinnen dieser Untersuchungen nahmen an einem Kongress der Gam-Anon, der Angehörigen-Selbsthilfegruppen der Gamblers Anonymous in den USA, teil. Dabei wurden mittels eines Fragebogens Informationen erhoben über

- die Persönlichkeit der Ehefrau,
- ihre Wahrnehmung des gestörten Spielverhaltens,
- ihre Reaktionen auf den Umstand, mit einem Spieler zu leben,
- die Versuche, dieses Problem zu bewältigen.

Die Resultate zeigten, dass die Partner durch eine direkte Folge des Spielverhaltens stark sozial, **psychologisch** und ökonomisch belastet sind. Die Auswirkungen dieser Stressfaktoren führen zu unterschiedlichen Bewältigungsversuchen und gesundheitlichen Beeinträchtigungen.

Die meisten **Spielerfrauen** berichteten von einer relativ normalen Kindheit, während jedoch 19 % in Familien aufwuchsen, in denen Glücksspiel oder Zwangsneurosen vorhanden waren. In weiteren 9 % waren andere verschiedene psychische Störungen festzustellen, 17 % erlebten längere Perioden der Trennung der Eltern, wovon dann viele in der Scheidung endeten. Durchschnittlich waren die Ehefrauen 22 Jahre alt, als sie den Spieler heirateten, wobei ca. 60 % angaben, dass sich die Ehemänner zu diesem Zeitpunkt schon zwanghaft an Glücksspielen beteiligten, allerdings hatten sie die Bedeutung und Schwere dieses Problems überwiegend nicht richtig eingeschätzt. Schon nach 2 Jahren Ehe war jedoch über 80 % der Frauen bewusst, wie massiv die Probleme des Mannes waren. 84 % der Spielerfrauen beschrieben sich selbst infolge der Erfahrungen mit dem pathologischen Glücksspieler als emotional krank. Dabei hatten sie selbst Zuflucht zu exzessivem Trinken, Rauchen, übermäßigem Essen und Hungern oder impulsivem Einkaufen gesucht. In 43 % der Fälle war es zu emotionalen, verbalen und physischen Misshandlungen gekommen. Über die Hälfte der Frauen berichtete, dass die Spieler in der Zeit aktiven Glücksspiels das Interesse an Sexualität verloren hatten. 78 % der Frauen hatten bereits mit Trennung oder Scheidung gedroht, wobei jedoch 94 % der Befragten weiterhin mit ihrem Partner zusammenlebten. 12 % der Spielerfrauen begingen Suizidversuche (Suizidrate in der Gesamtbevölkerung: 12,7 per 100.000), was zum Teil damit zusammenhing, dass physische und verbale Misshandlungen vorkamen und Auseinandersetzungen über Trennungs- und Scheidungsabsichten stattfanden.

Auch die **Kinder** wurden in Mitleidenschaft gezogen (▶ Abschn. 12.2.1). Fast alle Frauen berichteten von finanziellen Problemen durch das Spielerverhalten, wobei ein großer Teil der Frauen eigene Ersparnisse verlor und Schulden für den Spieler bei Freunden und Familienmitgliedern machte. Obwohl über 80 % der Spielerfrauen der Meinung waren, dem Partner sollte der freie Zugang zum Familieneinkommen versperrt sein, praktizierten nur etwa 47 % solche Regeln.

Wie sahen die Frauen den Glücksspieler? Über 93 % bezeichneten ihn als Lügner, 89 % als unfreundlich, 89 % als verantwortungslos, 88 % als unkommunikativ, 82 % als unsicher und 80 % als impulsiv. Alle Frauen waren sich darüber einig, dass der Spieler keine Kontrolle über sein Verhalten habe und emotional krank sei. Trotz der Schwierigkeiten hielten 94 % der Frauen ihr Familienleben aufrecht. Dies geschah u. a. aus Furcht vor dem Alleinsein und Angst um den Spieler (58 %), wegen der Kinder (52 %), da sie den Spieler nach wie vor mochten (48 %), aufgrund der Hoffnung, der Spieler schaffe es, abstinent zu sein (48 %) und wegen des Einflusses von Gam-Anon (45 %).

Diese Zahlen (auch Lorenz u. Yaffee 1988) sprechen für sich. Sie machen die **verhängnisvollen Auswirkungen** des pathologischen Glücksspiels innerhalb der Familien und die Notwendigkeit der familientherapeutischen Hilfe in Selbsthilfeorganisationen und professionellen Einrichtungen deutlich.

Buchner et al. (2016) übersetzten und evaluierten den SQFM-AA (Short Questionnaire for Family Members – affected by addiction), einen Kurzfragebogen für suchtbelastete Familienmitglieder, der nun in einer Version für Glücksspieler vorliegt. Die **Selbsteinschätzungsskala erfasst die hoch belastenden Lebensumstände, in denen** sich Angehörige von suchtkranken Personen **befinden** und die dadurch verstärkt auftretenden **psychischen Probleme**. Zudem ermittelt sie »zur Verfügung stehende Bewältigungsstrategien«, einschließlich der »vorhandenen sozialen Unterstützung«. Fragestellungen beziehen sich z. B. darauf, ob es (in den letzten 3 Monaten) Gespräche mit dem Betroffenen über das Glücksspielproblem und mögliche Lösungen gegeben hat, die finanziellen Verhältnisse der Familie beeinträchtigt seien, ob der Angehörige sich in seinem Sozialleben behindert fühle, es Streit bzw. Bedrohungen gegeben habe, es zu Kraftlosigkeit und Schlafstörungen komme, ob Freunde und Bekannte für ihn (den Angehörigen) dagewesen seien.

12.2.1 Kinder von Spielsüchtigen

Die pathologischen Glücksspieler sind nicht nur zu einem hohen Prozentsatz Kinder suchtkranker Eltern, sondern sie sind zum Teil ebenfalls Eltern. Zunehmend richtet sich das Augenmerk auf die Kinder von Suchtkranken, die erhebliche Defizite des Selbstwertgefühls und der Liebes- und

Kommunikationsfähigkeit aufweisen (Mäulen u. Lasar 1991; Salloch-Vogel 1987).

Von 237 Glücksspielern, die in einem ambulanten Beratungszentrum für pathologische Glücksspieler in Wien behandelt wurden, lebten 63 % in einer Partnerschaft, 90 % der Spieler waren männlich, 10 % weiblich (Horodecki 1992). Nach Darbyshire et al. (2001) wäre bei 237 Glücksspielern mit rund 142 betroffenen Kindern (Faktor 0,6) unter 15 Jahren zu rechnen. In einer Klinikstichprobe von 450 Spielern (Bachmann 2004a; Bachmann et al. 1998) waren die Spielsüchtigen zu 98 % männlich, das Alter lag zwischen 17 und 57 Jahren mit einem Durchschnittsalter von 30 Jahren. Der überwiegende Teil (61,8 %) war ledig, 26 % waren verheiratet und 12,2 % geschieden. Über 26 % der Spieler hatten ein oder mehrere Kinder. Es ist davon auszugehen, dass etwa ein Fünftel der sich in der Klinik befindlichen Spieler in Familien mit Kindern leben.

Psychosoziale Folgen für die Kinder

Es gibt bisher nur wenige Untersuchungen dazu, welche potenziellen Folgeschäden das pathologische Glücksspielen speziell bei den Kindern der Betroffenen verursacht. Autoren bezeichnen die Kinder als Hauptopfer der Erkrankung (Darbyshire et al. 2001a; Gaudia 1987; Horodecki 1992; Lorenz u. Shuttlesworth 1983; Mäulen u. Lasar 1991; Salloch-Vogel 1987).

Die vorhandenen Studien und eigene Beobachtungen lassen vermuten, dass bei den Kindern massive psychosoziale Folgeschäden zu erwarten sind:

- Die Kinder empfinden es als **Zurückweisung**, dass der Spielsüchtige sie kaum wahrnimmt, geistesabwesend ist, ihnen wenig Aufmerksamkeit entgegenbringt. Das **emotionale Wachstum** und die **emotionale Bedürfnisbefriedigung der Kinder** sind dadurch **stark beeinträchtigt**.
- Sie sind darüber verzweifelt und begreifen kaum, dass der Vater trotz der wachsenden Schwierigkeiten eher verstärkt weiterspielt. Der pathologische Glücksspieler eignet sich alle erreichbaren finanziellen Mittel zum Spielen an. Starke finanzielle Engpässe bedrohen die ökonomische Existenz, sodass die **lebensnotwendigen Ausgaben**, wie Miete, Aufwendungen für Lebensmittel und sonstige Ausgaben für den Haushalt, ständig in höchstem Maße **gefährdet** sind und **massive Existenzängste** auftreten. Er macht auch nicht vor den Ersparnissen der Kinder Halt. Es entstehen starke Ärgergefühle und auch Hass dem Vater gegenüber, der die **Existenzgrundlage** der Familie **gefährdet**.
- Hineinwachsen in eine **Überverantwortlichkeit** für Geschwister, sogar für die Eltern. Sie machen sich mehr **Sorgen** um den Vater, als dies umgekehrt der Fall ist. Immer wieder enttäuscht der Spieler **Hoffnungen und Vertrauen**, weil er Versprechen, das Spielen aufzugeben, nicht einhält.
- Die Kinder erfahren **keine Verlässlichkeit**. Der Vater ist oft unruhig und gereizt. Er geht nicht auf die Bedürfnisse der Kinder ein, ist zurückweisend. **Miterleben starker Gefühlsschwankungen**. Der Spieler flüchtet vor Problemen und Schwierigkeiten in Glücksspiele und trägt Konflikte nicht aus.
- Sie lernen unzureichend, eigene Gefühle und Bedürfnisse zu artikulieren. Sie sind mit den ständigen **Lügen und Täuschungen** des Vaters konfrontiert, das Spielen und die Probleme über die Geldbeschaffung zu verheimlichen. Gläubiger bedrängen die ohnehin in Not geratene Familie. Kontakte nach außen werden vermieden. Um Notlagen zu vertuschen, greifen auch andere Familienmitglieder zu Lügen und Verleugnungen.
- Die Kinder sind in das familiäre »**Verleugnungssystem**« gegenüber der Sucht und damit einhergehender Folgeerscheinungen einbezogen. Delikte zur Geldbeschaffung und eine drohende bzw. eingetretene Arbeitslosigkeit setzen die Familie zusätzlich unter Druck und grenzen sie weiter sozial aus. Schwierigkeiten bei der Übermittlung von Normen, was ist normal? Kinder erleben, wie die Mutter häufig andere, z. B. die Großmutter, um Geld bitten muss, um die notwendigsten Ausgaben zu finanzieren.
- **Notlagen**, Beschämungen und Enttäuschungen verletzen das **Selbstwertgefühl** der Kinder.

Zahlreiche **psychosomatische Störungen** kommen hinzu. Es wurden Hyperaktivität, Einnässen, Sprachauffälligkeiten etc. festgestellt. Kinder versuchen durch hervorragende Leistungen von elterlichen Defiziten abzulenken oder geraten in die Rolle von Sündenböcken, übernehmen die Rolle von Clowns, der die Aufmerksamkeit auf sich zieht, um von anderen Schwierigkeiten abzulenken. In anderen Fällen nehmen sie die Rolle des Beschwichtigenden ein, der hilft, die latenten Konflikte in der Familie zuzudecken. In 10 % der Fälle wurden in einer amerikanischen Studie (Lorenz u. Shuttlesworth 1983) die Kinder von den Spielern physisch misshandelt. Die Ehefrauen der Spieler berichteten zudem, dass 25 % der Kinder unter Verhaltens- und Anpassungsstörungen litten. Dies äußerte sich in Schulschwierigkeiten, Weglaufen von zu Hause und verstärkten Kontakten der Kinder zu Drogen, Alkohol oder Glücksspielaktivitäten.

Groß ist die Gefahr, dass die Kinder später selbst eine Suchtkrankheit entwickeln. Schätzungen bei stofflichen Suchterkrankungen und Glücksspielern sprechen von 30 % und mehr (Bachmann u. Banze 1992; Salloch-Vogel 1987).

> Aus suchtprophylaktischer Sicht ist die Einbeziehung der Kinder in den Therapieprozess von besonderer Bedeutung.

In einer qualitativen Studie mit 15 Kindern im Alter von 7–15 Jahren zu den Auswirkungen des pathologischen Glücksspiels eines Elternteils fanden Darbyshire et al. (2001b) heraus, dass die Kinder die **Erfahrung von schwerwiegenden Verlusten** an **Sicherheit** und **Vertrauen, Geborgenheit** und **Liebe** sowie finanzieller Versorgung machten. Substanzielle Bedürfnisse der Kinder wurden vernachlässigt: Kinder machten das Glücksspiel für die Trennung bzw. Scheidung der Eltern verantwortlich. Sie befürchteten, die Familie breche auseinander. Sie hatten das Gefühl, dass **die Spieler nicht mehr die Personen seien, die sie vorher gekannt hätten**. Sie seien durch das Spielen in ihrer Persönlichkeit stark verändert. Der spielende Elternteil sei ihnen fremd geworden, er würde sie nicht mehr gern haben, hätte keine Zeit und kein Interesse mehr für sie. Die Spieler sorgten nicht ausreichend für sie, und sie könnten mit ihnen nicht genügend über ihre Sorgen und Nöte sprechen. Das Spielen sei ihnen immer wichtiger, und es sei nicht abzuschätzen, wo sie sich aufhielten und wann sie nach Hause kämen. Stattdessen müssten sie selbst viel Verantwortung übernehmen,

z. B. für die jüngeren Geschwister sorgen. In einigen Familien habe es zu Weihnachten nichts gegeben, Geld für Ferien und Ausflüge in der Schule, Kleidung und die notwendigsten Lebensmittel habe gefehlt, sodass die Kinder hungrig ins Bett gegangen seien. Die eigene Wohnung, das Haus, alles sei durch das Spielen verloren gegangen.

Als Folge chaotischer und schwer vorhersagbarer Verhaltensweisen der Spieler stellten Jacobs et al. (1989) bei den Kindern inadäquate Stress- und Problembewältigungsstrategien sowie eine eingeschränkte Beziehungsfähigkeit fest. Außerdem entwickelten sie leichter ebenfalls gesundheitsschädliche Verhaltensweisen.

Hayer et al. (2006) untersuchten erstmalig die Lebensbedingungen von Kindern pathologischer Glücksspieler in Deutschland. Es wurden ähnliche Belastungsfaktoren (intrafamiliäre Konflikte, Ambivalenzerfahrungen, Verlustängste, Vertrauensbrüche, tiefgreifende Verletzungen und Abgrenzungsprobleme) ermittelt, wie sie bei Kindern stoffgebundener suchtbelasteter Eltern festzustellen sind. Darüber hinaus waren bei den Spielerfamilien Streitigkeiten über die angespannte finanzielle Situation auffällig. Als entlastend wirkte, wenn außerhalb der Kernfamilie eine verlässliche Bezugsperson vorhanden war.

Schlussfolgerungen für die Therapie

Sowohl im Bereich der Forschung als auch im Bereich der Beratung und Behandlung sind die Anstrengungen erheblich zu erhöhen, den hohen gesundheitlichen Gefährdungen der Kinder entgegenzuwirken. Um die Problematik der Kinder auf keiner Ebene der Behandlungsstruktur (Beratungsstelle, Klinik etc.) zu übersehen, gäbe es die Möglichkeit (unter Berücksichtigung der Einwilligung der Beteiligten), einen besonderen **sozialpsychologischen Anamnesebogen für die Belange der Kinder** zu erstellen, der auch den Behandlungsprozess des Erwachsenen begleitet. In vielen suchtspezifischen Therapieeinrichtungen werden bereits – je nach Bedarf – sowohl Familiengespräche mit allen Beteiligten und Partnergespräche als auch Spieler-Kind(er)- sowie Eltern-Spieler-Gespräche angeboten.

In den Familiengesprächen mit Kindern sind aus der Sicht eines integrativen Therapieansatzes mit kognitiv-verhaltenstherapeutischem Schwerpunkt je nach Alter und Bedarf altersgemäß folgende Gesichtspunkte in die Familientherapie einzubeziehen:

- **Informationen über das Krankheitsbild vermitteln**: Die leidvollen Erfahrungen sind vom Kind so besser einzuordnen, und das Verhalten des Vaters kann in einem anderen Zusammenhang bewertet und verstanden werden. Folge und Begleiterscheinungen des pathologischen Glücksspiels als Symptome einer Krankheit (das, was das Glücksspielen aus einem gemacht hat) und nicht als Persönlichkeitsschwäche zu sehen, lässt den Vater möglicherweise in einem anderen Licht erscheinen (▶ »Fallbeispiel aus der stationären Spielertherapie«).
- **Welche Einstellungen und Erwartungen haben die Kinder gegenüber der Therapie**: Wie werden sie z. B. mit einem Klinikaufenthalt des Vaters fertig? Welche Verhaltensänderungen erwarten sie von ihm?
- **Verbalisierung von Emotionen ermöglichen**: Wie haben die Kinder das Verhalten des Vaters erlebt? Welche Ängste, Nöte und Sorgen haben sie sich gemacht? Gab es Ärger, Wut, Aggressionen ihm gegenüber? Haben die Kinder Scham- und Schuldgefühle erlebt? Ist diese Form der Aussprache und in welchem Rahmen zu Hause weiterzuführen?
- **Der Patient macht seinen Therapiefortgang transparent**: Was hat ihn letztlich dazu gebracht (Motivation), sich zu einer Behandlung zu entschließen? War es schwierig für ihn, sich selbst als spielsüchtig zu akzeptieren (Krankheitseinsicht)? Welche Gründe sieht der Vater für die Entstehung der Spielsucht (Ursachenanalyse)? Was möchte er ändern, insbesondere in seinem Verhalten den Kindern gegenüber?
- **Gemeinsam konkrete Verhaltensänderungen planen**: Wie lassen sich die Kommunikation und Konfliktbewältigung verbessern? Soll man bestimmte Zeiten festlegen, in denen die Kinder sich über ihre alltäglichen Nöte und Probleme mit den Eltern austauschen? Ist es sinnvoll, wöchentlich eine »Familienkonferenz« abzuhalten, in der alle über ihre Empfindungen zum Ablauf der vergangenen Woche und Erwartungen in die nächste sprechen und sich damit auseinandersetzen? Ist es notwendig, Absprachen und Planungen schriftlich festzuhalten? Welche gemeinsame Unternehmungen und Freizeitgestaltungen sind von Interesse? Wie sind Aufgaben in der Familie besser zu verteilen? Wie ist die Eigenverantwortung und Selbstständigkeit der Kinder zu fördern? Wie können sie sich besser von den Belangen der Erwachsenen abgrenzen und falsches Rollenverhalten aufgeben?
- **Nachsorge – die Familie bzw. die Kinder zukünftig therapeutisch begleiten**: Sind wegen spezieller gesundheitlicher oder psychischer Probleme der Kinder intensivere therapeutische Interventionen nötig, die den Rahmen der Suchttherapie sprengen? Ist es sinnvoll, die Kinder in die therapeutische Nachsorge der Suchtbehandlung mit einzubeziehen?

Die Zielsetzungen der Einbeziehung der Kinder in den Therapieprozess lauten:
- Steigerung des Verstehens über den Krankheitsverlauf des pathologischen Glücksspielers,
- Hilfestellung bei der Verarbeitung intra- und interpsychischer Konflikte im Zusammenhang mit den Auswirkungen des pathologischen Glücksspiels durch Aussprache und Reflexion der emotionalen Erlebnisinhalte,
- Absprache konkreter Verhaltensänderungen zur Verbesserung der familiären Situation,

Planung zusätzlicher Hilfestellungen, da das therapeutische Setting häufig nicht ausreichen dürfte, die Problematik des Kindes ausreichend aufzuarbeiten.

Fallbeispiel aus der stationären Spielertherapie
Der Vater heißt Reinhard M., ist 54 Jahre alt, zurzeit arbeitslos, verheiratet seit 27 Jahren. Spielsüchtig – spielt seit ca. 1981 am Automaten, Alkoholabhängigkeit seit ca. 1979.
Der Sohn heißt Thomas M., ist 20 Jahre alt, zwei Geschwister, Lehrling im Garten- und Landschaftsbau. Im Jahr 1983 erfuhr die Ehefrau von seiner Spielsucht, bis 1984 etwa 40.000–50.000 € verspielt, 1985 6-monatige Therapie, die er 14 Tage vor der Entlassung abbrach. Drei Wochen später mit Spielen und Alkohol rückfällig, 1987 zweite Therapie, 6 Monate abstinent, dann wieder rückfällig mit Spielen, später wieder Alkohol, 1991 dritte Therapie, 9 Monate abstinent, dann wechselten sich Rückfälligkeit und Abstinenzphasen ab. Im Jahr 2001 eskalierte die Situation, er wurde stark depressiv, die Frau drohte mit Trennung. Freiwillig ging er zur Entgiftung, Ende 2002 Beginn seiner vierten Therapie.
In einem Vorgespräch wurde vereinbart, dass zunächst ein Gespräch mit der Ehefrau stattfinden sollte und dann ein Gespräch mit Vater und Sohn Thomas.

Der Sohn Thomas habe sich von der Idee zu diesem Gespräch nicht gerade begeistert gezeigt. Das Gespräch zwischen Vater und Sohn sei in starkem Maße zum Stillstand gekommen, man schreie sich höchstens mal an. Die Spannungen zwischen ihnen seien teilweise unerträglich. Der Vater befürchtete, dass sich sein Sohn zu sehr in seine Richtung entwickle, sich ebenfalls schlecht über seine Gefühle äußern könne, Spannungen in sich aufstaue und insgesamt zu wenig aus sich herausgehe. Es habe schon früh eine gewisse Rivalität zwischen ihnen gegeben.

Erste Zielsetzungen des Gesprächs zwischen Vater und Sohn:
1. Das Verständnis für die Krankheit des Vaters erhöhen sowie Zusammenhänge zwischen den sozialen und psychischen Problemen in der Familie und der Spielsucht deutlich machen. Dazu sollte der Therapeut Informationen über das Erscheinungsbild der Spielsucht und die Vorgehensweise in der Therapie darstellen.
2. Um die Kommunikation wieder in Gang zu setzen und dem Sohn die Möglichkeit zu geben, sich in gewisser Weise zu entlasten, sollte ihm ausreichend Gelegenheit gegeben werden, seine Erfahrungen und emotionalen Erlebnisse im Zusammenhang mit der Spielsucht des Vaters zum Ausdruck zu bringen.
3. Gemeinsam ist dann nach Wegen und möglichst konkreten Verhaltensänderungen zu suchen, die Beziehung zwischen Vater und Sohn sowie die Atmosphäre in der Familie insgesamt zu verbessern.

Zu 1: Der Therapeut schilderte die Anfänge der Spielertherapie in der Klinik (1985) und wies darauf hin, dass inzwischen ca. 1000 Glücksspieler behandelt worden seien. Er erläuterte die Umstände des Kontrollverlustes, der mangelnden Krankheitseinsicht und schwierigen Motivationsarbeit, die für eine Suchterkrankung typisch sind. Es wurden die allgemein vorhandenen Symptome sowie die sozialen und psychischen Folgeerscheinungen kurz angerissen. Daraus abgeleitet wurden die Therapieziele (Motivation zu einer umfassenden Behandlung fördern, Krankheitsakzeptanz vertiefen und Abstinenz stabilisieren, Ursachen der Krankheitsentstehung erforschen und konkrete Verhaltensalternativen entwickeln) knapp formuliert.

Diese Erläuterungen dauerten nur wenige Minuten und geschahen in einfachen, verständlichen Worten.

Zu 2: Der Sohn schaltete sich ohne besondere Aufforderung in das Gespräch ein, und zum großen Erstaunen des Vaters war er dazu in der Lage, offen und zusammenhängend von seinen Erlebnissen zu berichten:

Es habe häufig am notwendigen Geld gemangelt. Der Vater sei nicht da gewesen, wenn man ihn gebraucht habe. Er habe sich meistens sehr nervös und gereizt verhalten, sodass man sehr darauf habe achten müssen, nichts Falsches zu sagen. Dabei habe es an Essen gemangelt und Mietzahlungen seien nicht erfolgt. Die Mutter habe ihm oft ihre Sorgen anvertraut, da er ja der Älteste sei. Daraufhin habe er dem Vater oft Bescheid gesagt, erst locker, dann geheult, dann lauter, habe ihn aufgefordert, endlich mit dem Sch. [Schimpfwort] aufzuhören. Er habe dem Vater ihre Hilfe [der Familie] angeboten. Sie hätten dann wieder Hoffnung gehabt, dass es diesmal klappt, und seien wieder und wieder enttäuscht worden.

Man merke genau, wenn der Vater wieder rappelig würde, und es hing wohl häufiger am seidenen Faden, ob er wieder zum Spielen losgehe. Der Vater frage dann nervös, wo dies und jenes sei, zittere, und man merke, dass es ihm nicht gutgehe. Man gehe lieber auf Abstand. Meist steigere sich seine schlechte Laune, und er schnauze die Kinder an. Dann verlasse er wieder das Haus. Angst stelle sich ein, jetzt gehe es wieder mit dem Spielen los.

Er habe den Vater in seiner Verzweiflung schon gesucht und in einer nahen Spielhalle gefunden. Es sei für ihn total unverständlich, wie der Vater ohne Gewissen das Geld, das sie so dringend brauchten, in den Automaten werfen könne. Er habe ihn gefragt, was ihm denn lieber sei, die Familie oder der Apparat. Mehrmals habe er dem Vater gesagt, wenn er ihn nochmals in der Halle erwische, »kloppe« er ihn dort weg. Die Mutter wisse nicht, wie sie über die Runden kommen solle, ständig Geldmangel, unbezahlte Rechnungen. Für die notwendigsten Dinge, wie Stromrechnung, Haushaltsgeld, müsse die Mutter sich Geld von der Oma und Bekannten leihen. Die Kinder selbst kämen viel zu kurz; es sei kein Geld für Sport oder CDs etc. vorhanden.

Der Vater bringe ihn nach dem Wochenende in sein Lehrlingsheim und komme dann nicht wieder zu Hause an, wie die Mutter ihm dann telefonisch mitteile. Ständig halte er Versprechen nicht ein. So sage er im Gespräch zu, er komme gleich (etwas zu helfen), und erscheine dann gar nicht. Man wisse oft nicht mehr, was richtig und was falsch sei. Zwischen den Eltern seien »oft die Fetzen geflogen«. Es habe häufig sehr laute Streitgespräche gegeben, in denen auch Gegenstände geworfen worden seien. Die Mutter werfe ihm dann vor, dass er [der Vater] die Realität nicht sehen wolle und vor den Problemen flüchte. Auch in Abstinenzphasen komme der Vater den Kindern nicht richtig entgegen, er bekomme Sachen zu leicht in den falschen Hals. Seine Verlässlichkeit stimme nicht – er sei kein gutes Vorbild. In seiner Verzweiflung schreie er [der Sohn] ihm seine Gefühle entgegen. In dem Fünf-Personen-Haushalt empfinde er den Vater als überfordert – zu gestresst. Konflikte würde er nicht aussprechen, Gefühle spreche er nicht an, und Fehler und Schwächen teile er nicht mit.

Zu 3: Durch die Frage, was in Zukunft anders werden solle, geht der Therapeut zur nächsten Fragestellung über.

Der Vater solle endlich seine Versprechen einlösen. Man solle mehr gemeinsam unternehmen. So habe er versprochen, einen Basketballkorb aufzuhängen. Der Vater solle zu den Kindern höflicher sein, aufhören sie anzuschnauzen, und darauf achten, dass ihm nicht mehr die Hand ausrutsche. Außerdem solle er aufhören zu rauchen, da er sie alle damit belästige. Er habe zu oft schlechte Laune – aber wenn er sich an seine Versprechen halten würde, wären auch die Kinder wieder bereit, auf ihn zu hören. Er habe den Wunsch, zusammen Fahrrad zu fahren, Essen zu gehen (wozu es quasi nie gekommen sei), gemeinsam zum Fußball zu gehen oder zusammen zu spielen. Es sei schon viel gewonnen, wenn der Vater sich Mühe gebe, wieder Vertrauen entstünde. Ansonsten habe er Angst, dass der Vater alles verspiele.

Der Vater betont zum Abschluss des Gesprächs, dass er sich darum bemühen wolle, wieder Vertrauen aufzubauen, sich

mehr öffnen, ehrlich sein und wieder mehr Zuneigung zeigen wolle.
Wegen der fortgeschrittenen Zeit wurde das Gespräch hier unterbrochen. Auf Wunsch der Gesprächsteilnehmer ist ein zweites Gespräch geplant, an dem möglicherweise auch der 14-jährige Sohn teilnehmen wolle. Der Vater, der während des Gesprächs öfter mit den Tränen kämpfte, zeigte sich stolz darüber, wie offen und selbstbewusst der Sohn sich geäußert habe. Der Therapeut betont, dass aus dem Gespräch wichtige Anregungen für die weitere Therapie zu entnehmen seien und möglicherweise klarer sei, wo notwendige Veränderungen ansetzen müssten.

12.3 Familientherapie – Partner, Eltern, Kinder

In den Facheinrichtungen für Suchtkranke im ambulanten und stationären Bereich ist die **Einbeziehung der Familie** in die Therapie seit Jahren weitgehend selbstverständlich. Da es aus dem deutschsprachigen Raum kaum spezielle Literatur über die familientherapeutische Behandlung von pathologischen Glücksspielern gibt, folgen zunächst einige kurze Darstellungen therapeutischer Ansätze aus den USA, obwohl sich möglicherweise auch in diesem Bereich die unterschiedliche soziokulturelle Lebensweise, andere Formen des Spielens und Unterschiede in der Altersstruktur der Spieler auswirken. Ingle et al. (2008) untersuchten in den USA Daten von 4410 erwachsenen Spielern, die im Zeitraum von 2001–2007 ein Beratungszentrum aufgesucht hatten. Die Ergebnisse zeigen, dass die Einbeziehung von wichtigen Bezugspersonen (zumeist Partner oder Kinder/Eltern) einen signifikant positiven Effekt auf den Behandlungserfolg hatte.

12.3.1 Familientherapie – eine Fallstudie

Franklin (1981) beschreibt in einer Fallstudie die Familientherapie eines pathologischen Glücksspielers, der eine 14-tägige stationäre Behandlung absolvierte. Der Spieler hatte bereits zwei Gefängnisaufenthalte wegen Delikten in Zusammenhang mit Glücksspielen hinter sich. Franklin berichtet dazu, dass die Familie bereits seit über 15 Jahren in ein Netz aus Täuschung, Bitterkeit, Streit, Ärger, Einsamkeit und massiven finanziellen Problemen verstrickt war. An der Therapie nahmen außer dem Spieler auch dessen Ehefrau, die 16-jährige Tochter und der 14-jährige Sohn teil (▶ »Glücksspiel im System der Familie«).

Franklin betont, dass es in der therapeutischen Intervention zunächst wichtig ist, sich eher beruhigend auf die kommunikative Haltung der Familie einzustellen. So wurde ein eher **kognitiver Ansatz** gewählt, die ungünstigen Einstellungen der Familie hinsichtlich ihres Umgangs mit Gefühlen deutlich zu machen und neue Verhaltensformen auszubilden.

> Das Hauptziel der Familientherapie ist darauf gerichtet, die alten Rollenstrukturen aufzubrechen und die Familienmitglieder zu befähigen, mit den alltäglichen Anforderungen realistisch umzugehen.

Glücksspiel im System der Familie
Das Verhalten der Familienmitglieder beschreibt die Autorin als stark auf den pathologischen Glücksspieler orientiert, sie stellt keine ausreichende Abgrenzung zwischen Eltern und Kindern fest (Franklin 1981).
Gestalttherapeutische Techniken bewirken in der Therapie Erfahrungen der Abgrenzung und Individuation. Die Aufmerksamkeit der Klienten richtet sich dabei auf die mangelnden klaren Generationslinien zwischen Eltern- und Kindsystemen. Die Kinder sind mit der häufigen Abwesenheit des Vaters aufgewachsen, und der Ehefrau fehlte die notwendige Unterstützung bei der Kindererziehung und Haushaltsführung. Als Konsequenz übernahmen die Kinder Unterstützerrollen für die Mutter, und die Familienmitglieder versuchten sich gegenseitig vor möglichen Angriffen zu schützen.
Analyse der familiären Strukturen und Prozesse
Oberflächlich betrachtet wäre diese Familie als nett, nach außen »heil« und immer freundlich zu charakterisieren. Ärger äußerte sich dann, wenn der »Kessel explodierte«, mit der Wucht unterdrückter Emotionen. Die Ehefrau befand sich weniger in der Rolle der Partnerin, sondern hatte dem pathologischen Glücksspieler gegenüber eine eher mütterliche oder elterliche Funktion eingenommen. Die Kinder verhielten sich nicht kindlich, sondern übernahmen Verantwortung für die Mutter, unterstützten sie und versuchten, den Vater zu korrigieren. Gefühle wurden eher indirekt gezeigt, Ablehnung und Ärger durch den Entzug von Aufmerksamkeit zum Ausdruck gebracht. Oft wurde die Familie in extreme Gefühle der Freude und des Unglücks gebracht, je nachdem, ob der Vater als strahlender Gewinner mit großartigen Geschenken oder als niedergeschlagener Verlierer nach Hause zurückkehrte. Es gelang der Familie eher, Gefühle von Schmerz und Leid zu zeigen, als für den anderen möglicherweise unangenehme Gefühle der Unzufriedenheit und des Ärgers zum Ausdruck zu bringen.

12.3.2 Gruppentherapie mit Paaren

In einem einjährigen Therapieversuch, bei dem sie die Frauen der pathologischen Spieler in die Gruppentherapie einbezogen, erzielten Boyd u. Bolen (1970) Erfolge sowohl hinsichtlich des Glücksspielverhaltens als auch bezüglich der Partnerschaftskonflikte, die sie als Ursache des symptomatischen Spielverhaltens ansahen. Sie gingen dabei von einem **psychoanalytischen Interpretationsmodell** aus und stellten die Übertragungshaltung zwischen den Ehepartnern aufgrund des als zwanghaft diagnostizierten Symptoms in den Vordergrund der Behandlung.

Kurzzeittherapie für Spielerpaare in der Gruppe, die sich stark an das Programm der GA anlehnte, beschreibt Tepperman (1985). An der Gruppe nahmen 10 freiwillige Paare teil, die aktive Mitglieder bei GA und GAM-Anon waren. Tepperman verfolgte dabei das Ziel, den Paaren zu helfen, weniger defensiv, abwehrend zu reagieren, und damit die eheliche Verträglichkeit, Umgänglichkeit und Kommunikation zu verbessern. Dabei ging der Autor von der These aus, dass es zwischen den Partnern des Spielerpaars eine symbiotische Beziehung gebe und die Partner der Spieler Verleugnung und Bagatellisierung als Abwehrmechanismen entwickelten, um ihr psychisches Gleichgewicht in der Partnerschaft aufrechtzuerhalten. Eine Öffnung dieser Abwehr führe dann dazu, dass unterdrückte Gefühle wie Ärger, Depression, Unsicherheit und Hilflosigkeit bei den Paaren zum Ausdruck kommen. Diese Selbstöffnung sieht der Autor als Voraussetzung dafür an, vorhandene Konflikte in der Partnerschaft aufzuarbeiten. Im Ergebnis zeigten sich bei den primären Untersuchungszielen in der behandelten Gruppe von Paaren keine bedeutenden Unterschiede zu einer Kontrollgruppe, in der die Paare nicht gemeinsam behandelt worden waren. Bei beiden Gruppen zeigte sich ein Rückgang der Depressionswerte, sodass sich die paradoxe und provokative These Teppermans nicht bestätigte, dass die Therapiegruppe sich nach der Behandlung mehr öffne bzw. dadurch stärkere unterdrückte depressive Gefühle zum Vorschein kämen. Er stellte jedoch fest, dass sich die Beziehung der gemeinsam behandelten Paare verbessert hatte und sie zuversichtlicher waren, zukünftige Konflikte gemeinsam zu lösen (▶ Kap. 13).

12.3.3 Familiäre Koabhängigkeit und Therapieerfolg

Zu den Auswirkungen der familiären und beruflichen Zufriedenheit auf den Therapieerfolg stellt Lorenz (1989) fest, dass **zwischenmenschliche Konflikte** die häufigste Ursache für **Rückfälle** des pathologischen Glücksspielers waren. Familienmitglieder hatten ihrer Meinung nach durch eine zu starke Betonung eigener Bedürfnisse und des Gefühls zu kurz zu kommen, zu einem Rückfall beigetragen. Die Autorin betont dabei die Ähnlichkeit des pathologischen Glücksspiels mit anderen Süchten, die ebenfalls mit **multiplen familiären Problemen** in der Herkunfts- und momentanen Familie verbunden seien. Lorenz wirft die Frage auf, ob es, neben den gravierenden negativen Folgeerscheinungen des Glücksspiels für die Familie, auch Vorteile habe, mit einem Spielsüchtigen zusammenzuleben. Dadurch, dass die Familie an diesen Vorteilen festhalte, behindere sie, wenn auch unbewusst, die Genesung des Spielers (▶ »Geschenke«).

Einen weiteren Grund für die Behinderung der Genesung sieht Lorenz darin, dass Partnerinnen **Angst vor sexueller Intimität** haben. Im Verlauf der »Spielerkarriere« kam es möglicherweise zu verbal misshandelndem Verhalten des Ehemanns bezüglich ihrer sexuellen Ausstrahlung oder ihres ehelichen Verhaltens, sodass evtl. schon vorhandene Ängste sich dadurch noch verstärkten. Sind bei der Ehefrau durch die individuelle Lebensgeschichte vorgeprägte sexuelle Probleme vorhanden, so wäre therapeutisch sowohl auf dieser Ebene als auch beim misshandelnden Ehemann anzusetzen.

Geschenke
Lorenz (1989) berichtet von einem Fall, in dem die Ehefrau eine längere Abstinenzzeit immer wieder mit teuren Geschenken belohnte, obwohl noch erhebliche Schulden vorhanden waren. Dies zwinge den Klienten dazu, wiederum mehr zu arbeiten, und hindere ihn daran, eine stationäre professionelle Hilfe in Anspruch zu nehmen. So wachse der Druck auf den Spieler mit der Zeit stark an, und er werde rückfällig. Lorenz spekuliert, dass die Frau durch ihre Geldausgaben verhindern möchte, dass ihr Mann eine stationäre Therapie aufsucht, Abstand von ihr gewinnt, sich auch ihrer Fehler bewusst wird und sie deshalb zurückweisen könnte. Als tiefer liegendes Motiv für ihr Verhalten wäre demnach Angst vor Zurückweisung anzunehmen. Die Frau stammte selbst aus einer zerbrochenen Alkoholikerfamilie und fürchtete sich vor Ablehnung und Trennung. In diesem Fall hält

Lorenz einen kognitiven Therapieansatz für sinnvoll, der zur Zielsetzung hat, dass die Ehefrau sich mit ihren Einstellungen und Befürchtungen auseinandersetzt und lernt, Ängste nicht übermäßig zu generalisieren und die Zukunft nicht zu negativ zu sehen. Dabei soll sie sich mit ihren Stärken und Schwächen besser akzeptieren und keine Perfektion anstreben.

Das Bedürfnis, gebraucht zu werden

Wie bei anderen Suchtformen ist Lorenz zufolge auch bei Glücksspielern die Beobachtung zu machen, dass Abhängigkeitskranke Partner wählen, von denen sie sich versorgt fühlen. Die Partnerin hat dann oft Schwierigkeiten, ihre überbehütende Rolle aufzugeben.

Lorenz fand in den Spielerfamilien u. a. folgende Verhaltensweisen der Partnerinnen vor:

> **Typische Verhaltensweisen der Glücksspieler-Partnerinnen**
> - Sie verschaffen Spielern Alibis und Entschuldigungen, wenn sie schulische oder berufliche Pflichten versäumen.
> - Sie verdecken das Spielproblem, damit nichts nach außen dringt.
> - Sie ignorieren das Spielproblem.
> - Sie wollen die eigenen Gefühle bezüglich des Spielens nicht wahrhaben und alle Gespräche darüber vermeiden.
> - Sie übernehmen immer mehr Verantwortung für den Spieler.

> Es kann ein entscheidender Beitrag zur Genesung des Klienten sein, wenn Angehörige ihre Bedürfnisse, gebraucht zu werden, kritisch überprüfen und mehr Distanz in der Beziehung zulassen, die dem Spieler Selbstständigkeit und Eigenverantwortlichkeit ermöglicht.

Eine weitere Problematik entsteht dann, wenn Familienangehörige aus der Spielabhängigkeit den »Vorteil« ziehen, sich dem Süchtigen überlegen zu fühlen. Eine Genesung hätte erhebliche Veränderungen zur Folge, indem Kompetenzen umzuverteilen und familiäre Rollenverteilungen zu verändern wären. So ist festzustellen, dass Angehörige die **Kontrolle über die finanziellen Mittel** nach längeren Abstinenzzeiten nicht wieder abgeben, wobei es häufig nicht darum gehen dürfte, Kompetenzen wiederum einseitig zu delegieren, sondern partnerschaftlich zu handeln, ohne dass es einen Gewinner oder Verlierer gibt.

Diese in erster Linie durch Einzelfallstudien erfassten Verhaltensweisen von Angehörigen, die die Genesung des Spielers zu behindern scheinen, dürfen jedoch nicht darüber hinwegtäuschen, dass die Familie durch die Spielsucht in massivster Weise in Mitleidenschaft gerät und es eine ganze Reihe von zusätzlichen Gründen gibt, die zu Rückfällen führen (► Kap. 13). Dennoch ist wichtig, möglichst viele Faktoren zu identifizieren, die einen Behandlungserfolg beeinflussen.

Eine ähnliche Fragestellung verfolgten Hudak et al. (1989), die 26 stationär behandelte Spieler bezüglich ihrer familiären, ehelichen und beruflichen Zufriedenheit erfassten und einen Zusammenhang zum Therapieerfolg postulierten. In der Nachuntersuchung stellten sie zunächst fest, dass 31 % der Spieler abstinent lebten. Neben der Spielabstinenz wurden unterschiedliche Spielfrequenzen, von der Entlassung an gerechnet, festgehalten. Mittels eines Fragebogens wollten die Autoren die Zufriedenheit in den drei genannten Bereichen durch eine telefonische Befragung ermitteln. Es zeigte sich, dass es einen negativen Zusammenhang zwischen der beruflichen Zufriedenheit und der Spielfrequenz gab, d. h., je größer die berufliche Zufriedenheit war, umso weniger wurde gespielt. Die berufliche Zufriedenheit hat möglicherweise einen erheblichen Einfluss auf das Therapieergebnis, wobei jedoch nicht zu unterscheiden ist, ob nicht umgekehrt Spielabstinenz oder eine geringe Spielintensität die berufliche Zufriedenheit erhöht. Als Trend ergab sich, dass die Zufriedenheit mit der Familie bzw. dem Eheleben einen positiven Einfluss auf den Therapieerfolg ausübt.

12.3.4 Unterschiede in der Behandlung von Alkoholiker- und Spielerfrauen

In einer 16-monatigen Studie verglich Heineman (1987) die Behandlungsmöglichkeiten von Alkoholiker- und Spielerfrauen und kam dabei zu dem Resultat, dass die Frauen der pathologischen Glücksspieler mit **speziellen Problemen** zu tun haben, die in der Behandlung von Frauen von Alkoholikern nicht in dem Maße in Erscheinung treten. Insbesondere die oft massiven finanziellen Probleme, Auseinandersetzungen mit Kreditgebern und die Übernahme des Haushaltsbudgets sind hier zu nennen. Das Vertrauen zu den Ehemännern scheint langsamer zurückzukehren, da die finanziellen Probleme häufig noch langfristig fortbestehen und die Verfügbarkeit von Selbsthilfegruppen und professioneller Hilfe für die Spielerfrauen noch nicht ausreichend entwickelt ist. Die **Einsamkeit** scheint ein weiteres spezifisches Problem zu sein, weil der Ehemann durch Überstunden und Mehrfachtätigkeiten bemüht sei, die Schulden in den Griff zu bekommen.

Ein entscheidender Unterschied liegt darin, dass nicht Alkohol, sondern **Geld missbraucht** wird. In vielen Fällen haben die Angehörigen mit erheblichen Überraschungen zu rechnen, was das wahre Ausmaß der Schulden angeht.

Grundsätzlich sieht Heineman jedoch viele Parallelen in der Zielsetzung der Behandlung. Die Frauen lernen,
- dass die Krankheit einen progressiven Verlauf hat und häufig fatal endet,
- dass die Abhängigkeitskranken letztlich nur selbst eine Veränderung herbeiführen können,
- dass niemand sie kontrollieren kann und sie lernen müssen, die Verantwortung für sich selbst zu übernehmen.

In der amerikanischen Literatur weisen Autoren des Öfteren darauf hin, dass es notwendig ist, den Frauen der Suchtkranken zunächst Informationen über das Krankheitsbild zu vermitteln, um stark vorhandene Ärger- und Schuldgefühle abzubauen, bevor gemeinsame Gespräche mit den Eheleuten stattfinden.

> **Kenntnisse über den Suchtverlauf und den damit verbundenen Kontrollverlust entlasten von individuellen Schuldgefühlen (z. B. für die häufige Abwesenheit des Spielers verantwortlich zu sein) und können das Verhalten des Suchtkranken verständlicher machen.**

Auf eine Trennung der bisher besprochenen Ansätze danach, ob sie eher von einem **Sucht-** oder einem **Neurosemodell** ausgehen, wurde bewusst verzichtet, da jede Vorgehensweise für sich Einsichten und Anregungen für die Behandlung der Spieler mit ihren Angehörigen erbringt und die Einbeziehung des Abstinenzziels und anderer suchtspezifischer Aspekte sich in keinem Falle ausschließen.

12.3.5 Therapeutische Maßnahmen für Eltern

Die Elternarbeit ist ein integraler Bestandteil der Beratung und Behandlung Suchtkranker (Hahn u. Niermann 1979; Scheller 1990). Spieler sind im Durchschnitt jünger als andere Suchtkranke und haben meist eine erheblich intensivere Beziehung zu den Eltern. Häufig leben sie noch in ihrer Herkunftsfamilie oder sind wieder dorthin zurückgekehrt, nachdem sie mit ihrer eigenständigen Existenz Schiffbruch erlitten haben.

> **Die Aussicht, in eine Therapie zu gehen, diese durchzustehen und erfolgreich zu beenden, erhöht sich wesentlich, wenn die Eltern frühzeitig am Behandlungsprozess teilnehmen.**

Fehlende Absprachen haben in Einzelfällen zur Folge, dass sich im System der Familie eine selbstständige Dynamik entwickelt, die gegen die Therapie arbeitet. Es kommt vor, dass Eltern dem Spieler signalisieren, er habe keine Suchtprobleme, benötige die Therapie nicht, solle sich doch einfach zusammenreißen und mit dem Spielen aufhören, das sei doch nur eine Sache des Willens. In anderen Fällen versuchen die Eltern, den Therapieablauf ständig zu kontrollieren, und hindern den Patienten nach wie vor daran, längst überfällige Schritte in mehr Selbstständigkeit und Eigenverantwortung zu tun. Teilweise machen Angehörige während der Therapie Geldzuwendungen, die eine Rückfallgefahr heraufbeschwören. Eltern haben nicht selten ebenso große Schwierigkeiten, die Suchtkrankheit des Spielers zu akzeptieren, in ihrer sozialen Umgebung dazu zu stehen, damit verbundene Scham- und Schuldgefühle zu überwinden, ihre Hilflosigkeit und Ohnmacht der Krankheit gegenüber einzugestehen, wie der Spieler selbst. Je enger die Beziehung zum Patienten noch ist, umso stärker ist der Einfluss elterlicher Einstellungen auf ihn. Die Ansichten der Eltern beeinflussen in starkem Maße das Zutrauen und den Glauben des Spielers an den Erfolg der Therapie.

> **Leitlinien und Ziele für die therapeutische Arbeit mit Eltern**
> - Dem Gespräch mit dem Abhängigen folgt das Gespräch mit den Eltern.

- Die Gespräche sind über den gesamten Beratungszeitraum weiterzuführen.
- Absprachen über Therapiemaßnahmen sind mit allen Beteiligten verbindlich festzulegen (z. B. Häufigkeit von Anrufen, finanzielle Regelungen).
- Mit den Eltern sind folgende Fragen zu klären:
  - Welche Erwartungen haben sie an die Therapie in Bezug auf
    - ihre eigene Person?
    - ihre Familie?
    - ihr süchtiges Kind?
    - ihren Partner?
  - Welche Ängste haben sie im Hinblick auf die Therapie ihres Kindes?
  - Gibt es außer der Sucht ihres Kindes noch weitere Probleme, die sie beschäftigen?
  - Wie würden sie die Beziehung zu ihrem Kind beschreiben?
  - Wie erleben sie die Beziehung zu ihrem Partner?
  - Wie erleben sie das Fortgehen ihres Kindes in eine Therapiegruppe?
  - Wie geht es ihnen mit dem »Weggeben« ihres Kindes in fremde Hände?

Ziele der Elternarbeit
- Die Qualität der Beziehung zu verändern, wobei die Elternarbeit die Möglichkeit bietet, an Verlustgefühlen, also der Bedeutung des Kindes für die Eltern, zu arbeiten (Abhängigkeit der Eltern vom abhängigen Kind).
- Es ist nach einer angemessenen Form der Beziehung zu suchen, die dem Kind Raum zur Ablösung und zum Selbstständigwerden bietet. Auch hier sind die persönlichen Anteile der Eltern an der Beziehung zur Sprache zu bringen (z. B. das »Sich-sorgen-Wollen«) und Verhaltensalternativen zu thematisieren (z. B. Aktivitäten außerhalb des Mutter-/Hausfrauendaseins zu suchen).
- Es ist aufzuarbeiten, welche Funktion das Kind im Familiensystem hatte.

- Die Familie muss auf eine durch die Therapie veränderte Persönlichkeit des Kindes vorbereitet sein. Hiermit sind bedeutsame Entscheidungen verbunden, z. B. nach der Therapie nicht ins Elternhaus zurückzukehren, bestimmte Aufgaben der Lebensgestaltung selbstständig zu übernehmen und die Form des Zusammenlebens konkret zu verändern.
- Die Emanzipation der Eltern erleichtert die Emanzipation des Kindes.

12.3.6 Ambulante und stationäre familientherapeutische Ansätze in Deutschland

Thomas (1989b) berichtet über Erfahrungen mit einer expertengestützten **ambulanten Ehepaar-Spielergruppe**, die sich in Selbsthilfe organisiert hatte. Die Teilnahme an einer solchen Gruppe solle relativ früh einsetzen, da eine lange Vorbereitungszeit durch Einzel- und/oder Paargespräche Bedürfnisse nach Versorgtsein und der Delegation von Verantwortung an den Berater intensiviere.

Als grundsätzliche Überlegungen für die Vorgehensweise in Ehepaargruppen nennt er:
- Erste therapeutische Bemühungen zielen auf **Spielabstinenz** ab.
- Besonderes Augenmerk richtet sich darauf, dass der Spieler sich als krank akzeptieren lernt, Scham- und Schuldgefühle abbaut und somit zu einer tiefergehenden therapeutischen Auseinandersetzung bereit ist.
- Zeitlich befristete **Kontrollverträge** über die Geldangelegenheiten können vereinbart werden, die aber nicht unbefristet und entmündigend wirken dürfen. Dies wird jedoch nur etwa bei der Hälfte der Klienten vorgeschlagen und ist indiziert, wenn es trotz Bemühen nicht gelingt, Abstinenz einzuhalten, wobei die Maßnahme nicht als auferlegter Zwang, sondern als selbst gewählte Problemlösung zu verstehen ist.
- Nach einer eher auf das Spielverhalten konzentrierten »Symptomphase« folgt eine eher an Persönlichkeitskonflikten orientierte

»Problemphase«, in der Beziehungskonflikte und alltägliche Problemsituationen zur Sprache kommen.

Für die Ehepaare war es dabei neu, sich zwar heftig, aber nicht verletzend auseinanderzusetzen, ohne dabei ihre Partnerschaft zu gefährden. Thomas sieht in diesem Zusammenhang eine **deutungsfreie Besprechung** der Alltagskonflikte mit Lösungsangeboten in der Gruppe als ausreichend an, damit die Ehepaare genügend Selbstvertrauen entwickeln, ihren Problemen gewachsen zu sein. Er geht dabei nicht nach einem einseitig ausgerichteten theoretischen Konzept vor, sondern orientiert sich überwiegend an erlebniszentrierten und konfliktorientierten Techniken der humanistischen Therapie.

In **stationären Facheinrichtungen** für Suchtkranke sind Familiengespräche bzw. -seminare weitestgehend obligatorisch. Es finden regelmäßige Zusammenkünfte in Abständen von mehreren Wochen statt, in denen bis zu vier Paare oder mehrere Elternpaare von pathologischen Glücksspielern, zum Teil über mehrere Tage gemeinsam mit einem oder mehreren Therapeuten zusammentreffen. Diese Maßnahmen ergänzen sich dadurch, dass je nach Bedarf Einzel-Paargespräche angeboten werden oder auch Einzel-Eltern-Patientengespräche stattfinden. Alle therapeutischen Verfahren sind zuvor mit den Patienten abzusprechen und selbstverständlich nur auf dessen Wunsch zu vereinbaren.

Der Therapeut übt keinen Zwang oder Druck aus, wenn Patienten nicht einverstanden sind, Kontakte wieder aufzunehmen. In der stationären Entwöhnungsbehandlung ist genügend Zeit vorhanden, eine **individuelle Indikation** zu **erarbeiten** und mit dem Patienten festzulegen, welche Maßnahmen sinnvoll sind. Es kommt nicht darauf an, ohne entsprechende Diagnostik und Therapieplanung ein bestimmtes Programm durchzuführen. Für die Genesung eines Patienten kann es sich durchaus als günstiger erweisen, bestimmte Kontakte innerhalb eines sozialen Umfelds nicht wieder zu intensivieren und ihn dabei zu unterstützen, mehr Distanz und Selbstständigkeit zu entwickeln.

Seminare oder Familiengespräche beginnen häufiger mit einem **separaten Kontakt- oder Informationsgespräch** zwischen den Angehörigen und dem oder den Therapeuten. Dabei ist jedoch nicht über den Patienten, sondern in erster Linie über die Probleme und Schwierigkeiten der Angehörigen zu sprechen, die sich als Folge des Zusammenlebens mit einem Suchtkranken ergeben haben. Es ist für die Beteiligten äußerst befreiend, wenn sie über Ängste und psychische Belastungen vielleicht erstmalig offen reden und dabei feststellen, dass andere Betroffene ganz Ähnliches erlebten. Eine zusätzliche erhebliche Erleichterung findet dadurch statt, dass die Angehörigen verletzendes und moralisch fragwürdiges Verhalten des Spielers als Symptom der Suchterkrankung erkennen, Informationen über den Kontrollverlust des abhängigen Spielers austauschen und feststellen, dass das abweichende Verhalten im Zusammenhang mit der Ausübung des pathologischen Spielverhaltens im **Widerspruch zur eigentlichen Persönlichkeit** und den Moral- und Wertvorstellungen des Patienten steht. Durch das über viele Jahre hinweg verletzte Vertrauen sitzen die Angst vor der Zukunft, die Enttäuschung und das Misstrauen zunächst tief, insbesondere dann, wenn Diebstähle innerhalb der Familie aufgetreten sind und der Spieler persönlich wertvolle Dinge und Familienbesitz nicht verschont hat. Finanzielle Engpässe haben nicht selten dazu geführt, dass die Wohnung gefährdet oder die Versorgung mit Nahrungsmitteln schwierig war.

> **Es ist immer wieder festzustellen, dass Angehörige ihre Situation erheblich besser bewältigen, wenn sie eine örtliche Selbsthilfegruppe besuchen, in der sie ihre psychischen Belastungen aus der Vergangenheit kontinuierlich aufarbeiten und gegenwärtige Ängste überwinden lernen.**

Die Angehörigen gelangen dabei zu der Einsicht, dass sie für sich selbst etwas tun müssen und ihr Leben nicht mehr vollständig an ihrem suchtkranken Partner orientieren dürfen.

> **Es ist mit einem schwierigen Lernprozess verbunden, bis Angehörige erkennen, dass der Suchtkranke sich selbst helfen muss, dass er nur in Selbstständigkeit und Selbstverantwortung eine Chance hat, sein Leben ohne Suchtmittel zu meistern.**

Eine weitgehende Übernahme von Verantwortung und Bevormundung durch Angehörige nach der

Therapie sind die schlechtesten Voraussetzungen für eine andauernde Genesung.

In dem darauf folgenden **gemeinsamen Gespräch mit den Angehörigen und Patienten** sind Vorwürfe und Schuldzuweisungen zu vermeiden. Die Eltern und auch Partner haben sich schon oft intensive Gedanken darüber gemacht, ob sie Fehler im Umgang mit dem Spielkranken begangen haben. Sie bringen deshalb teilweise erhebliche Ängste mit in das Familienseminar. In einer Atmosphäre der gegenseitigen Akzeptanz und Wertschätzung sind die Betroffenen dazu in der Lage, diese belastenden Gedanken und Gefühle offen aussprechen und neue Einsichten in die Hintergründe der Suchterkrankung zu gewinnen. Über Jahre nicht ausgesprochene Konflikte, können häufig erstmalig verbalisiert und aufgearbeitet werden, ohne dass sich der andere angegriffen oder verletzt fühlt.

Der Therapeut ermuntert die Patienten dazu, über ihren bisherigen Therapieverlauf und mögliche Pläne für die Zukunft zu berichten. Dabei besteht ein **Leitfaden** für die Paargespräche darin, die therapeutischen Fragestellungen einzubeziehen, die eine Grundlage für den gesamten Behandlungsverlauf darstellen:
- **Therapiemotivation:** Hatte der Spieler bisher Schwierigkeiten, durchzuhalten?
- **Krankheitseinsicht:** Kann er sich als spielsüchtig akzeptieren?
- **Abstinenz:** Gibt es Schwierigkeiten, alternative Verhaltensweisen zu entwickeln? Flüchtet sich der Spieler in einseitige Ersatzhandlungen?
- Fragen nach den **Ursachen oder der Entstehung** der Krankheitsentwicklung.

Das Gespräch erhält dadurch eine gewisse **Struktur**, indem der Therapeut zunächst eher das »Symptomverhalten«, das Spielen, und dann das »Problemverhalten«, die Ursachen und Folgen der Krankheitsentwicklung, anspricht. Dies bedeutet, den Krankheitsprozess auch im Familienseminar sozusagen in umgekehrter Richtung bis an die Entstehungsbedingungen zurückzuverfolgen (▶ Kap. 9).

Angehörige können Schwierigkeiten haben, z. B. Bekannten gegenüber einzugestehen, dass ihr Mann oder Sohn in einer Suchtklinik ist, weil sie Diskriminierung fürchten. Hier übt das Verhalten der anderen Eltern oder Ehefrauen, die bereits eine andere Haltung dazu entwickelt haben, eine erhebliche **Vorbildfunktion** aus, und es sind durch die gemeinsamen Gespräche erstaunlich schnelle Einstellungsänderungen festzustellen. Das Gefühl, mit einem Problem nicht allein zu sein, weckt Solidaritätsgefühle und stärkt das Selbstvertrauen der Angehörigen beträchtlich.

In den Seminaren sind wichtige **Zukunftsperspektiven** zu erörtern, etwa, ob es an der Zeit ist, sich vom Elternhaus zu lösen, sich eine eigene Wohnung zu nehmen. Der Therapeut darf nicht den Fehler machen, dem Patienten und der Familie Entscheidungen abzunehmen (▶ »Ein Spieler berichtet«). Es zeigt sich immer wieder, dass sich selbst äußerst krisenhafte Partnerbeziehungen im Verlauf der Therapie wieder stabilisieren. Der Therapeut ergreift nicht einseitig Partei und weist darauf hin, dass die Beteiligten selbst die Verantwortung für ihre Entscheidungen zu übernehmen haben.

> **Unabhängig von der theoretischen Ausrichtung des Therapeuten ist eine Haltung angemessen, die auf die Erhaltung und Förderung des Familienlebens hinzielt.**

In den ◘ Abb. 12.2 und ◘ Abb. 12.3 sind zur Bearbeitung dieser Probleme innerhalb der **Partnerschaft** Ausschnitte aus Projekten des Manuals »Glücksspielfrei« (Bachmann u. El-Akhras 2014) dargestellt, die den **Partner** einerseits einbeziehen (»Fragebogen zur Übereinstimmung der Einstellungen der Partner«) und andererseits in Rollenspielen (z. B. Situation – Geld) auf fortbestehendes Misstrauen und Schwierigkeiten in der Kommunikation nach der Behandlung vorbereiten. Aus der Selbsteinschätzungsskala zur Einstellung der Partner sind beispielhaft zwei Problembereiche wiedergegeben: »Was tun, wenn frühere Ereignisse die Partnerschaft belasten und der Partner Schwierigkeiten hat, damit zurechtzukommen?« und »Gibt es gegenseitige Vorwürfe? Wenn ja, welche?« (◘ Abb. 12.2, ◘ Abb. 12.3).

Ein Spieler berichtet
(23 Jahre, männlich Automatenspieler, ledig, Abitur, abgebrochenes BWL-Studium, abgebrochene Lehre)
»So langsam wird mir klar, dass ich mich mit der Zeit immer mehr von meinen Eltern vernachlässigt gefühlt habe, dass sie mir bei den Problemen, die ich ihnen vortrug, überhaupt nicht zu helfen imstande waren. Es ist denkbar, dass ich nicht der Einzige bin, der den Umzug nicht verkraftet hat. Tatsache ist, dass sie mit ihrer Ehe und Kindern total überfordert und

viel zu tief in ihren eigenen Konflikten verstrickt waren, um jemand anderem helfen zu können. Ich habe mich x-Male unverstanden gefühlt. Auch mit sexuellen Problemen und Verklemmtheit waren und sind sie bis oben hin vollgestopft. So haben sie es nie für nötig gehalten, mich aufzuklären. Auch erkenne ich, wenn ich zurück in die Vergangenheit blicke, in erschreckendem Maße die Wandlung, die meine Eltern durchlebt haben. Ich muss die für mich verblüffende Erkenntnis machen, dass sie nicht zeitlebens voll von Verbitterung, Kapitulation und wütender Ohnmacht waren, sondern durchaus auch mal harmoniert haben und glücklich waren. Es gab Zeiten, wo meine Eltern Zeit für lange Spaziergänge, Besuche von Jahrmärkten, Zirkus oder Hafenrundfahrten mit mir und … hatten. Auch meine Mutter war nicht immer diese selbstmitleidige Frau, die ewig alles auf sich bezog und bei jeder Gelegenheit Tränen als Waffe einsetzte. Mein Vater war nicht immer dieser unnahbare Felsblock, der Fremde in der Wohnung, der bei der allerkleinsten Kleinigkeit die Jalousien herunterlässt. Jeder von uns hat sich mit der Zeit in eine Ecke zurückgezogen. Wir haben uns total auseinandergelebt. Die Familie war nur noch eine Fassade, um den Anschein nach außen hin zu wahren. Dieses Vorspielen einer heilen Familie war allen unausgesprochen das höchste Ideal. Durch den Selbstmordversuch meines Vaters ist dieses Kartenhaus in sich zusammengefallen. Die Masken sind gefallen. Als wir zum Essen waren, habe ich (zum ersten Mal in aller Deutlichkeit!) zwei Menschen gesehen, die völlig am Ende sind. Sie waren Spiegelbilder meiner selbst, beide auch keinen Schritt weitergekommen. Aber ihre Reden kamen mir sehr bekannt vor, und sie verrieten mir Einiges über die Lächerlichkeit meines eigenen Festklammerns an bestimmten Verhaltensweisen. Und trotz alledem saßen mir dort auch zwei völlig Fremde gegenüber; wir redeten alle total aneinander vorbei. Obwohl immer noch heftige Gefühlsverwirrung in mir herumschwirrt, kann ich doch einige Dinge schon klar und deutlich erkennen: Meine Eltern haben dermaßen viel mit sich und ihren eigenen Problemen zu tun, dass gar nicht daran zu denken ist, dass sie mir irgendeine Unterstützung geben könnten, weder in materieller Hinsicht noch auf emotionalem Wege. Ganz im Gegenteil! Ich glaube, dass das Schiff Familie im Begriff ist zu kentern, und dass es sinkt, ist mehr als wahrscheinlich. Meine Eltern brauchen im Moment ebenso viel Hilfe wie ich, und ich kann sie ihnen auf gar keinen Fall geben. Ich muss die finanzielle Rettungsleine und die emotionale Nabelschnur kappen, sonst gehe ich womöglich mitunter, so makaber dies vielleicht auch klingen mag. Ich bin irgendwie froh darüber, dass die Masken jetzt abgebröckelt und meine Eltern als solche von ihren Podesten gestürzt sind. Ich habe sie bewusst als Menschen gesehen, was reichlich spät kommt. Auch ist eins der Hintertürchen, das ich mir offen gehalten habe, nun für mich klar sichtbar verschlossen. Unbewusst habe ich mir doch das Elternhaus als Rettungsanker für einen eventuellen Rückfall vorgestellt. Totaler Humbug! Weder meine Eltern für mich noch ich für meine Eltern besitzen eine solche Verantwortung für den anderen.«

12.4 Familientherapeutische Ansätze und Perspektiven

Wie in der Gruppen- und Individualtherapie ist das familientherapeutische Vorgehen häufig nicht nur von suchtspezifischen Fragestellungen, sondern auch von der jeweiligen **schulischen Ausrichtung** des Therapeuten beeinflusst. Obwohl die einzelnen Therapieansätze hier nur fragmentarisch wiedergegeben werden, lassen sich aus jeder Schulrichtung wichtige Anregungen für die Behandlung von pathologischen Glücksspielern und ihren Familien ableiten.

Nach Probst (1982, vgl. auch Vollmoeller 1989) entstand aus Ansätzen der **Psychoanalyse** und der **Kommunikationstheorie** die Familientherapie. Im Laufe der Zeit haben sich daraus heterogene familientherapeutische Definitionen und Strategien entwickelt, die in der therapeutischen Arbeit eklektisch verknüpft sind.

> Die Familientherapie geht von der Annahme eines engen Zusammenhangs zwischen der psychischen Störung des Individuums und der Kommunikation bzw. Struktur seiner Familie aus.

Dazu Vollmoeller (1989, S. 16): »Familientherapie heißt im Prinzip, dass die ganze Familie als Einheit behandelt wird, da nicht der einzelne Symptomträger als erkrankt anzusehen ist, sondern das soziale System der Familie.« Seiner Ansicht nach sind es jedoch zwei extreme Sichtweisen, einerseits grundsätzlich alle individuellen Schwierigkeiten als Familienprobleme mit entsprechender Therapienotwendigkeit zu betrachten oder andererseits familientherapeutische Maßnahmen erst dann zum Zuge kommen zu lassen, wenn individuelle Behandlungen gescheitert sind.

Es werden vier Schulrichtungen unterschieden (Vollmoeller 1989):
- psychodynamische Familientherapie,
- verhaltenstherapeutische Familientherapie,
- entwicklungsorientierte Familientherapie,
- systemorientierte Familientherapie und strukturelle Familientherapie.

Der **psychodynamische Ansatz** richtet die Therapie auf unbewusste Konflikte, deren Entstehung weit in der Familiengeschichte zurückliegen kann. Nach diesem Ansatz kommt es dann zu psychischen Störungen, wenn sich unbewusst überfordernde Rol-

12.4 · Familientherapeutische Ansätze und Perspektiven

Bitte beurteilen Sie jede der folgenden Aussagen nach Ihrer persönlichen Wichtigkeit.
Ausgefüllt: vom Patienten ( )
vom Partner ( )
(bitte ankreuzen)

Selbsteinschätzung der Bedeutung für Sie
keine 0 – 1 - 2 – 3 – 4 – 5 – 6 sehr hohe

Was tun, wenn frühere Ereignisse die Partnerschaft belasten und der Partner Schwierigkeiten hat, damit zurechtzukommen?
Verletzungen als Folge des Suchtverhaltens erkennen..0-1-2-3-4-5-6
Gespräche darüber führen..0-1-2-3-4-5-6
Bei Bedarf therapeutische Hilfe in Anspruch nehmen..0-1-2-3-4-5-6
Durch konkretes Verhalten beweisen, dass der Partner wieder Vertrauen haben kann.............0-1-2-3-4-5-6
Mehr gemeinsam unternehmen...0-1-2-3-4-5-6
Sehr viel Geduld aufbringen..0-1-2-3-4-5-6
Erlebnisse nicht vergessen, damit diese nicht noch einmal eintreten...0-1-2-3-4-5-6
Konfliktsituationen frühzeitig erkennen und ansprechen..0-1-2-3-4-5-6
Oder so gut wie möglich damit umgehen (keine Eskalation)...0-1-2-3-4-5-6
Kompromissbereitschaft...0-1-2-3-4-5-6
Zuhören...0-1-2-3-4-5-6
Sich Zeit nehmen..0-1-2-3-4-5-6
Eigenbild/Fremdbild überprüfen..0-1-2-3-4-5-6
Ausreden lassen..0-1-2-3-4-5-6
Angemessenen Rahmen für das Gespräch schaffen..0-1-2-3-4-5-6
Kritik annehmen..0-1-2-3-4-5-6
Professionelle Hilfe aufsuchen (z.B. Psychologe)...0-1-2-3-4-5-6
Gruppenbesuche...0-1-2-3-4-5-6
Akzeptieren, dass Probleme bestehen...0-1-2-3-4-5-6

Gibt es gegenseitige Vorwürfe? Wenn ja, welche?
»Du hast mich beleidigt, deswegen habe ich gespielt.«...0-1-2-3-4-5-6
»Du hast mich nicht ernst genommen.«..0-1-2-3-4-5-6
»Trennungsgespräche haben mich wieder zum Suchtverhalten gebracht.«...............................0-1-2-3-4-5-6
Meckern über Kleinigkeiten, die aufgebauscht wurden...0-1-2-3-4-5-6
»Du machst alles kaputt durch deine Sucht.«..0-1-2-3-4-5-6
»Du liebst mich nicht.«...0-1-2-3-4-5-6
»Du verstehst mich nicht.«...0-1-2-3-4-5-6
»Wir haben nur aneinander vorbei gelebt.«..0-1-2-3-4-5-6
»Du machst nichts mehr für mich.«...0-1-2-3-4-5-6
»Du denkst nur noch an dich.«...0-1-2-3-4-5-6
»Mach doch was du willst.«..0-1-2-3-4-5-6
»Ich denke nur an dich, was soll ich denn noch alles tun?«...0-1-2-3-4-5-6
»Mir ist doch alles egal.«..0-1-2-3-4-5-6
»Was du immer hast.«..0-1-2-3-4-5-6
»Du kriegst nichts auf die Reihe.«...0-1-2-3-4-5-6
»Du machst alles kaputt.«..0-1-2-3-4-5-6
»Du vertraust mir nicht.«..0-1-2-3-4-5-6
»Du betrügst mich.«..0-1-2-3-4-5-6
»Du kannst es nicht lassen.«..0-1-2-3-4-5-6
»Du bist faul.«...0-1-2-3-4-5-6
»Du verprasst das Geld.«..0-1-2-3-4-5-6
»Du achtest nie auf den Haushalt.«..0-1-2-3-4-5-6

◘ Abb. 12.2 Ausschnitte: Fragebogen zur Übereinstimmung der Einstellungen der Partner. (Bachmann u. El-Akhras 2014)

> **Abb. 12.3** Rollenspiel Partnerschaft. (Bachmann u. El-Akhras 2014)

**ROLLENSPIEL-SITUATION
Geld**

1. Situation in der Kleingruppe diskutieren.
2. Führen Sie den Konflikt im Rollenspiel weiter aus!

Rollen möglichst mit mehreren Personen besetzen!

Spielszene:

Frau: »Ich war gerade bei der Bank. Das Konto ist überzogen. Hast Du eine Ahnung, wie das sein kann? Wir müssen die Stromrechnung noch bezahlen und der Kleine braucht noch Geld für Schulbücher.«
Mann: »Keine Ahnung, muss doch auf den Kontoauszügen stehen ...«
Frau: »Auf dem letzten Kontoauszug war eine Abhebung von 200 Euro vom Geldautomat in ...«
Mann: »Ja, stimmt ich habe das Geld abgehoben. Hier sind 100 Euro.«
Frau: »Und der Rest?«
Mann: »Längst ausgegeben.«
Frau: »Wofür? Wir brauchen jeden Cent ...«
DA STIMMT DOCH WAS NICHT!

Aufgabe:
Geld zum Thema machen und den Konflikt lösen.

Notiz: Wer spielt was _____
_____
_____
_____

FALLS SIE EINE ANDERE EIGENE SITUATION IN DER FAMILIE DARSTELLEN WOLLEN:
_____
_____
_____
_____

Notiz: Wer spielt was _____
_____
_____
_____

---

lenerwartungen an ein Familienmitglied richteten. Nach Stierlin (1982) ist der Prozess der Individuation dadurch störbar, dass eine Über- oder eine Unterindividuation eintritt. Bei ersterer kapseln sich die Personen starr und kommunikationsfeindlich voneinander ab, während bei Unterindividuation gegenseitige Abgrenzungen misslingen und symbiotische Beziehungen entstehen.

> In der Therapie ist die Fähigkeit und Bereitschaft zum Dialog zu fördern, wobei die Familienmitglieder im eigenen Namen sprechen und z. B. unangemessene Verallgemeinerungen vermeiden.

Der Prozess der **Ablösung von den Eltern** misslingt, wenn eine zu starke Verwöhnung, eine zu reichliche

Bedürfnisbefriedigung oder das andere Extrem, eine zu geringe Zuwendung und Bedürfnisbefriedigung, stattgefunden haben. Beide Extreme haben zur Folge, dass es den Kindern an Selbstvertrauen mangelt, die Bindungen zu den Eltern zu lockern. Aus psychodynamischer Sicht (Stierlin 1982) ist in diesem Fall ein nicht vollzogener Abschied, nicht geleistete Trauer nachzuholen. Haben sich Kinder dauerhaft vernachlässigt, nicht geliebt gefühlt, kann eine emotionale Heranführung an die verlorenen, vielleicht niemals besessenen Eltern sowie das Wiedererleben von Erinnerungen die Bindungsproblematik lösen. Für die Eltern ist es schwierig einzusehen, dass sie sich nicht immer sorgen müssen, während die Patienten die Einsicht gewinnen, dass die Eltern nicht ständig für sie da sind. Der Therapeut bemüht sich um »Allparteilichkeit« und versucht, sich in jedes Familienmitglied einzufühlen und dessen Position zu verstehen. Stierlin betont, dass der Therapeut aktiv interveniert, damit sich nicht die gewohnten Abwehrhaltungen verfestigen. Die vorhandenen Ressourcen der Familie sind zu nutzen, indem der Therapeut insbesondere auf positive Kräfte und Ansatzpunkte verweist. Häufig sind Verhaltensansätze positiv gemeint, obwohl sie letztlich negative Konsequenzen haben. Durch diese Vorgehensweisen lassen sich Scham- und Schuldgefühle abbauen, und die Familienmitglieder sind eher zu einer therapeutischen Auseinandersetzung bereit.

> Der Therapeut soll sich bemühen, einen befreienden innerfamiliären Dialog in Gang zu setzen, der bisher unausgesprochene Gefühlsäußerungen zulässt.

Die **verhaltenstherapeutische Familientherapie** betont ebenfalls die aktive Einflussnahme des Therapeuten auf die familiäre Organisation (Minuchin 1977) und versucht, die Fähigkeiten zur Kommunikation und Problemlösung innerhalb der Familie mit systematischem Training zu verbessern (Vollmoeller 1989). So soll statt verletzender gegenseitiger Kontrolle der Austausch von positiven Verstärkern (z. B. Lob) den Umgang miteinander verbessern. Zur Behebung von Verhaltensstörungen kommen unterschiedliche verhaltenstherapeutische Verfahren zum Einsatz (z. B. Familienverträge, Modelllernen, Interventionsstrategien nach dem operanten Modell), die oft auf einer genauen Identifikation komplexer Verstärkungsmuster in der Ehe und Familie beruhen. In diesem Zusammenhang betont Petermann (1981), dass die Familie zwar als Einheit zu begreifen ist, den Mitgliedern der Familie aber sehr spezifische Aufgaben zukommen. Die daraus resultierende soziale Rolle und die damit verbundenen Erwartungen, Wertvorstellungen und Verhaltensweisen manifestieren sich in der Interaktion der Familienmitglieder.

> Aus verhaltenstherapeutischer Sicht ist es indiziert, Teilbereiche der Familieninteraktion zu betrachten, z. B. Mutter-Kind-, Vater-Kind-, Eltern-Kinder- und die komplexe Vater-Mutter-Kind-Beziehung.

In der Arbeit mit pathologischen Glücksspielern ist es manchmal durchaus sinnvoll, zunächst mit dem Ehepaar deren Konflikte aufzuarbeiten und z. B. zu einem späteren Zeitpunkt die Eltern hinzuzuziehen, um möglicherweise vorhandene Probleme der mangelnden Ablösung und Selbständigkeit aufzugreifen.

Die **entwicklungsorientierte Familientherapie** beruft sich auf die »humanistische Psychologie«, in der die Begriffe des Wachstums und der Ganzheit der Persönlichkeit im Vordergrund stehen. Die Familientherapie soll einzelne Familienmitglieder darin unterstützen, ihre Möglichkeiten zur Selbstverwirklichung auszuschöpfen und damit dem gesamten Familiensystem zum Wachstum verhelfen (Probst 1982; Vollmoeller 1989). Von dieser Therapierichtung wird die individuelle Eigenart der Persönlichkeit besonders hervorgehoben. Störungen werden nach Auffassung der entwicklungsorientierten Familientherapie (Luthman u. Kirschenbaum 1977; von Schlippe 1984) dadurch verursacht, dass es zu Blockierungen und Verstrickungen innerhalb der Familie kommt, die die Selbstachtung und das Selbstwertgefühl beeinträchtigen.

> Die Vermittlung von Anerkennung und Wertschätzung sowie das einfühlende Verstehen des Therapeuten sollen Prozesse der Persönlichkeitsdifferenzierung fördern und zur Ich-Stärkung beitragen.

Die Familienmitglieder sollen zu mehr Eigenverantwortung und größerer gegenseitiger Wertschätzung und Akzeptanz finden und familiäre Konflikte auf partnerschaftliche Weise lösen lernen.

Innerhalb des **systemtheoretischen Ansatzes** besteht die Annahme, dass das Familienmitglied, das ein Symptom aufweist (Symptomträger), ein fester Bestandteil des Familiensystems ist. Das gestörte Verhalten erscheint als untrennbarer Teil des familiären Systems. Es besteht die Annahme, dass die psychische Störung eines Mitglieds als »Systempathologie« homöostatisch (das Gleichgewicht erhaltend) aufrechterhalten wird (Vollmoeller 1989; Watzlawick 1985; Ludewig 1987). In diesem Sinne ist die Individualität und persönliche Verantwortung einer Person in starkem Maße Systemkräften untergeordnet, deren Parallelen in physiologischen Gesetzmäßigkeiten zu suchen sind.

Modelle bzw. Schulen der systemischen Therapie lassen sich wie folgt unterscheiden:

Das »**Palo-Alto-Modell**« (Watzlawick et al. 1974) ist durch kommunikationstheoretische Gesichtspunkte geprägt und versucht, in der familientherapeutischen Praxis die Kommunikationsformen, Doppeldeutigkeiten und wechselseitigen Beziehungen zu klären. Strategien der paradoxen Intention (z. B. jemanden zum Glücksspielen aufzufordern) und der positiven Konnotation, das Positive an einem Symptom hervorzuheben (z. B. das Glücksspielen habe dazu beigetragen, das Familiensystem aufrechtzuerhalten), kommen zur Anwendung (Erbach 1989).

Die »**Mailänder Schule**« (Selvini Palazzoli et al. 1981; Simon u. Stierlin 1984) betont das kybernetische Verständnis von Familienbeziehungen. Dabei geht es um die Klärung und Beeinflussung der familiären Steuerungs- und Regelmechanismen.

Eine spezielle Interviewtechnik, das zirkuläre Fragen, dient dazu, die Interaktion zu fördern, vorhandene Probleme deutlich zu machen und in das Gespräch einzubeziehen. Der Therapeut soll strenge Neutralität bewahren und sich nicht auf die Seite eines Familienmitglieders stellen. Diese Einstellung ist insbesondere dann auf Kritik gestoßen, wenn es in den Familien sexuellen Missbrauch und Gewalt gegeben hat und Fragen der Machtverteilung in der Familie besonders relevant waren. In der Therapie entwickeln die Therapeuten bestimmte Hypothesen, die sie der Familie mitteilen. Es finden Symptomverschreibungen (paradoxe Intention) und positive Symptombewertungen statt. Einer der Therapeuten hält sich während der Sitzungen oft hinter einer Einwegscheibe auf und kann, ohne direkt Mitagierender zu sein, durch seine Beobachtungen zusätzliche Informationen über das Therapiegeschehen gewinnen und sie in das Geschehen eingeben.

Die »**strukturelle Familientherapie**« (Minuchin 1983) nimmt an, dass sich innerhalb der Familie Subsysteme ausdifferenzieren, die sich gegeneinander abgrenzen. So können z. B. die Mutter-Kind-Beziehung oder die Mann-Frau-Beziehung Subsysteme sein, die bestimmte Aufgaben und Pflichten in der Familie erfüllen. Verwischen die Grenzen, indem beispielsweise die Kinder in massiver Form die Rolle der Eltern oder eines Elternteils übernehmen, können dysfunktionale Strukturen entstehen, die den Einzelnen in seiner Entwicklung behindern.

> Im Gegensatz zu den anderen Ansätzen geht der Therapeut in der strukturellen Familientherapie bewusst Koalitionen mit Familienmitgliedern ein, um das System zu verändern. Er verhält sich direktiv und fordert die Familie heraus.

Es sind feste Vorstellungen und Normen darüber vorhanden, welche Aufgaben und Pflichten die einzelnen Familienmitglieder zu erfüllen haben.

12.4.1 Fazit

Fraglich ist, ob der **systemische Ansatz**, der eine psychische Symptomatik allein aus abweichenden Familienstrukturen herleitet (Probst 1982), multikausalen Störungsbildern wie dem pathologischen Glücksspiel als einzige Behandlungsmethode gerecht wird, wenn Faktoren des Suchtmittels, des sozialen Umfeldes und des Individuums an der Entstehung und Aufrechterhaltung des abweichenden Verhaltens zu berücksichtigen sind (▶ Kap. 4). In der Arbeit mit Abhängigkeitskranken ist zudem zu beachten, dass das Suchtverhalten eine starke Eigendynamik entwickelt, die dazu führt, dass sich das Symptom quasi selbst perpetuiert. Autoren, die sich aus systemischer Sicht mit Abhängigkeitskranken beschäftigen (Erbach 1984, 1989; Schmidt 1988), streben Abstinenz nicht als unmittelbares Therapieziel an. Die fortdauernde Ausübung des

Suchtverhaltens während des Therapiegeschehens führt bei Abhängigkeitskranken jedoch leicht zu irreparablen psychischen, physischen, familiären und existenziellen Schäden. Innerhalb eines suchttherapeutischen Ansatzes, in dem die Faktoren »Abstinenz«, »Krankheitsverständnis« und »Aufarbeitung der multiplen Ursachen« Berücksichtigung finden, lassen sich durchaus Elemente systemischer Familientherapie integrieren. Probst (1982) weist darauf hin, dass sich Individuen auch dann verändern, wenn sich die anderen Mitglieder der Familie nicht mitverändern, und dass ein dogmatischer Ansatz der systemischen Theorie Erkenntnisse der differenziellen Psychologie vernachlässigt.

> **Familientherapeutische Ansätze sollten die Elemente des Suchtmodells (Krankheitseinsicht, Abstinenz, Ursachenbearbeitung) integrieren, um eine dauerhafte Stabilisierung des Patienten und des Familienlebens zu erreichen.**

Gelingt es dem Suchtkranken nicht, sein Symptomverhalten, das Spielen, einzustellen, sind die Existenz der Familie und der Fortbestand des sozialen Netzes hochgradig gefährdet. Erfolge in der Familientherapie werden oft in kürzester Zeit zunichte gemacht, wenn der Patient nicht dauerhaft Abstinenz anstrebt.

12.5 Zusammenfassung

Die Familienangehörigen pathologischer Glücksspieler sind in unterschiedlicher Weise in das Krankheitsgeschehen involviert. So tragen Bedingungen des familiären Umfeldes einerseits zur Entstehung und Aufrechterhaltung süchtigen Spielverhaltens bei. Insbesondere Verhaltensweisen, die das Suchtverhalten (indirekt) tolerieren oder sogar unterstützen, sind als ursächliche Faktoren in Betracht zu ziehen. Andererseits sind Familienmitglieder jedoch auch als »Leidtragende« von der Spielsucht betroffen. Eine Vielzahl sozialer, psychologischer und ökonomischer Probleme führt für die Partnerinnen und Kinder ebenso wie für die Eltern von Spielern zu hohen **Belastungen**, die sich wiederum in emotionalen und verhaltensbezogenen Auffälligkeiten manifestieren.

Vor diesem Hintergrund erscheint die Einbeziehung der Familie in den Therapieprozess nicht nur plausibel, sondern unbedingt notwendig. In den Facheinrichtungen für Suchtkranke ist es inzwischen selbstverständlich, über die therapeutische Arbeit mit dem Spieler hinaus die Suchterkrankung im **Kontext des familiären Umfeldes** zu behandeln. Verhaltensweisen von Familienmitgliedern, durch die Veränderungsprozesse gehemmt oder sogar verhindert werden (Koabhängigkeit), sind dabei ebenso zu berücksichtigen wie die Belastungssituation und Behandlungsbedürfnisse von Partnerinnen, Kindern und Eltern des Betroffenen.

Um die Familie des süchtigen Spielers in die Therapie einzubeziehen, sind verschiedene Konstellationen denkbar und in Abhängigkeit von Behandlungskontext und Bereitschaft des Betroffenen auszuwählen:
- separate Gespräche mit der Partnerin bzw. den Eltern, zu denen der Spieler später hinzukommt,
- Paargespräche,
- Familiengespräche bzw. -therapie unter Einbeziehung der Kinder,
- gruppentherapeutische Behandlung von Paaren, Partnerinnen bzw. Eltern.

Um das familiäre Umfeld des Glücksspielers ausreichend zu stabilisieren und das Erkrankungsrisiko der mit ihnen zusammenlebenden Kindern zu reduzieren, ist ihre Einbindung auf den verschiedenen Behandlungsebenen, insbesondere unter dem Gesichtspunkt der Prävention, dringend angeraten. In vielfältiger Weise sind die Kinder in ihrer Entwicklung gehindert, zeigen psychische und psychosomatische Auffälligkeiten.

Zu den Inhalten und Zielen der familienorientierten Behandlung gehören:
- Informationen über die Krankheit zu vermitteln,
- Einstellungen und Erwartungen der Familie gegenüber der Therapie und den damit verbundenen möglichen Veränderungen zu thematisieren,
- den Therapieprozess transparent zu machen und wesentliche Zielsetzungen zu skizzieren (Abstinenz, Krankheitseinsicht, Ursachenanalyse),

- koabhängiges Verhalten von Familienangehörigen aufzuzeigen und verändern zu helfen,
- Verbalisierung von Emotionen (z. B. Scham, Schuld, Ohnmacht, Hilflosigkeit) und Konflikten,
- Kommunikations- und Konfliktfähigkeit der Partner bzw. Familienmitglieder zu verbessern,
- Eigenverantwortung sowohl des Spielers als auch der Angehörigen hervorzuheben,
- Erfahrungsaustausch in der Gruppe Gleichbetroffener,
- therapeutische Veränderungen in der Familie zu begleiten und zu unterstützen,
- Zukunftsperspektiven des Spielers zur Diskussion zu stellen (z. B. in Bezug auf die berufliche Situation, Auszug aus dem Elternhaus).

> Um die Familie vor den gravierenden Folgen der Spielsucht zu schützen und einen langfristigen Behandlungserfolg zu ermöglichen, sind in der Familientherapie neben abweichenden familiären Interaktionsmustern und Strukturen auch die Eigendynamik der Suchtentwicklung sowie die Therapieziele der Abstinenz und Krankheitseinsicht in den Therapieprozess einzubeziehen.

Auch familienbezogene Therapieansätze sollten sich an der grundsätzlichen Abfolge der Therapieschritte orientieren (▶ Kap. 9): Die Bearbeitung der dem Spielverhalten zugrunde liegenden Ursachen (z. B. Partnerschaftskonflikte) setzt voraus, dass der Patient bestrebt ist, das Abstinenzgebot einzuhalten und sich als suchtkrank zu akzeptieren.

Paar- und Familiengespräche werden je nach Ausbildung des Therapeuten auf der Grundlage von sowohl individualtherapeutischen (z. B. Psychoanalyse, Verhaltenstherapie, Gesprächspsychotherapie etc.) wie auch familientherapeutischen Verfahren geführt. Letztere lassen sich in Abhängigkeit vom theoretischen Hintergrund in psychodynamische, verhaltenstherapeutische, entwicklungsorientierte und systemische/strukturelle Ansätze differenzieren. Familientherapeutische Verfahren richten sich explizit an den »Patient Familie« und betrachten dementsprechend nicht die einzelne Person, sondern das familiäre System als »krank« bzw. dysfunktional. Im Rahmen der familientherapeutischen Arbeit mit pathologischen Spielern sind jedoch die **suchtspezifischen Aspekte** des Störungsbildes zu berücksichtigen.

Rückfälligkeit

Meinolf Bachmann

13.1 Rückfälligkeit, Krankheitskonzept und die Frage des kontrollierten Suchtmittelgebrauchs – 374

13.2 Rückfallmodelle – 376

13.3 Rückfälligkeit in der therapeutischen Auseinandersetzung – 380

13.4 Rückfallprophylaxe in verschiedenen Behandlungsphasen – 383
13.4.1 Kontaktphase – 384
13.4.2 Entwöhnungsphase – 384
13.4.3 Nachsorgephase – 387

13.5 Zusammenfassung – 388

G. Meyer, M. Bachmann, *Spielsucht*
DOI 10.1007/978-3-662-54839-4_13, © Springer-Verlag GmbH Deutschland 2017

Ein großer Teil der Forschung in der Suchttherapie konzentriert sich auf die Prävention von Rückfällen (Bachmann u. El-Akhras 2014). Da das Suchtgedächtnis nicht vollständig löscht, besteht die Gefahr des Rückfalls nach einer Therapie fort. Insbesondere kurze Zeit danach ist die größte Unsicherheit vorhanden, neu Gelerntes auf die reale Lebenssituation zu übertragen. Es gibt verschiedene Modelle und wissenschaftliche Erkenntnisse, wie Rückfälligkeit entsteht und zu verhindern ist (Marlatt 1985; Bachmann 1999; Lindenmeyer 2005; Körkel u. Schindler 2003; Müller u. Wölfling 2016). Hier gibt es kaum Unterschiede zwischen den Suchtformen. Die Ursachen sind vielfältig und reichen vom »Leichtsinn« bis zu schwierigen »Problemsituationen«. Ein wichtiger Grundsatz lautet, dass die Abstinenz nur beibehalten wird, wenn sie **letztlich einen Vorteil darstellt**. Es geht bei der Rückfallprävention weiterhin darum, persönliche **Gefahrensituationen zu erkennen** und dafür **Bewältigungsstrategien zu erarbeiten**. Eine nachhaltige Auseinandersetzung mit diesen Themen ist obligatorisch.

Ein Rückfall, zumal dann, wenn er sich nicht zu altem Suchtverhalten ausprägt, ist dabei nicht ausschließlich als »Rück-Schritt« in der therapeutischen und individuellen Entwicklung zu betrachten, eine konstruktive Auseinandersetzung mit den Ursachen bietet vielmehr die Chance zu neuen Erkenntnissen und »Fort-Schritten«, Verhaltensänderungen vorzunehmen und zukünftige Risikosituationen zu bewältigen (▶ Abschn. 13.3 und ▶ Abschn. 13.4).

Nicht nur in der therapeutischen Praxis, sondern auch in der theoretischen Diskussion kommt dem Thema »Rückfälligkeit« erhebliche Relevanz zu. Analysen, unter welchen Bedingungen Rückfälle entstehen, also Spieler gegen das Abstinenzgebot verstoßen, haben Relevanz für theoretische Modelle (▶ Abschn. 13.2) und führen darüber hinaus zu Implikationen für die Entwicklung von Behandlungskonzepten (▶ Abschn. 13.1).

13.1 Rückfälligkeit, Krankheitskonzept und die Frage des kontrollierten Suchtmittelgebrauchs

Die theoretische Diskussion über die Ursachen der Rückfälligkeit Suchtkranker ist durch 2 gegensätzliche **Thesen zum Krankheitskonzept und dem Abstinenzgebot** gekennzeichnet. Es bleibt zunächst offen, ob der »Paradigmawechsel« zur Aufnahme des gestörten Glücksspielverhaltens in das Suchtkapitel des DSM-5, an dem die Befunde zur **andauernden Dysfunktionalität des Belohnungssystems** maßgeblich beteiligt waren, diese Diskussion grundsätzlich beeinflusst. In der Alkoholismusforschung ist die Rückfälligkeit und Rückfallprävention seit längerer Zeit ein aktuelles Thema (Cummings et al. 1980; Körkel u. Lauer 1988; de Jong-Meyer et al. 1989). Dabei hinterfragen die Autoren zum Teil den Sinn der Abstinenzprogramme und diskutieren die negativen kognitiven und emotionalen Auswirkungen der Krankheitskonzepte, die von einer lebenslangen Kontrollunfähigkeit dem Suchtmittel gegenüber ausgehen. Insbesondere in den angelsächsischen Ländern (vgl. Feuerlein 1989) ist diese Auseinandersetzung ebenfalls in der Glücksspielbehandlung entbrannt.

Nachfolgend findet eine Erörterung der Argumente und Standpunkte innerhalb der Rückfalldiskussion statt, die zu diesen kontroversen Thesen geführt haben.

These 1: Die Anwendung des Sucht-/Krankheitskonzeptes auf pathologisches Glücksspielen ist problematisch (d. h. lebenslange Krankheit, Kontrollunfähigkeit, Abstinenzgebot) und führt bei den Betroffenen zu negativen emotionalen und kognitiven Konsequenzen (z. B. zu einem niedrigen Selbstwertgefühl), die in besonderer Weise die Rückfallgefahr erhöhen. Schon kleinere Rückfälle (unter dieser These als Ausrutscher bezeichnet) hätten zur Folge, dass Abhängige davon ausgehen, weitermachen zu müssen. Außerdem sei es psychisch schwierig, die Verletzung des Abstinenzgebots zu verkraften (»Abstinenzverletzungseffekt«; Marlatt 1985). Mit dem Abstinenzgebot setze man die Ansprüche zu hoch bzw. verkenne die Realität der Behandlungsergebnisse, Abstinenz werde von zu wenigen erreicht und man gehe nicht ausreichend auf individuelle Therapiewünsche der Klientel ein. In diesem Zusammenhang wird ein generelles Abstinenzgebot bei Suchterkrankungen in Frage gestellt.

These 2: Gerade die Akzeptanz des Krankheitskonzept (chronisch, rezidivierend) und das damit verbundene Abstinenzgebot schützen vor Rückfällen. Durch ein Fortbestehen des Suchtgedächtnisses ist auch nach längerer Zeit der Abstinenz mit störungsspezifischen psychoneurologischen Reaktionen auf glücksspielassoziierte Reize zu rechnen (▶ Abschn. 9.2; ▶ Abschn. 9.3.4). Rückfälle sind v. a. dann wahrscheinlich, wenn die Krankheitsakzeptanz nachlässt. Langzeitkatamnesen bei Spielsucht und z. B. Alkoholismus unterstützen das Abstinenzgebot und erbringen keine ausreichende Evidenz für die Rückkehr zum »kontrollierten Konsum«. 1-Jahres-

13.1 · Rückfälligkeit, Krankheitskonzept und die Frage des kontr. Suchtmittelgebrauchs

Katamnesen bilden noch kein »endgültiges« Bild der Therapieergebnisse ab. Die Gruppe der »gebessert« oder »kontrolliert« konsumierenden war letztlich bei »Langzeitkatamnesen« größtenteils in die der abstinenten oder rückfälligen Patienten übergegangen. Es ist ein konstruktiver Umgang mit Rückfällen möglich, der keine gravierenden negativen Folgen für das Selbstwertgefühl hat. Eine gründliche Rückfallprävention und -analyse tragen dazu bei, Gefahrensituationen frühzeitig zu erkennen, Alternativen zur Entspannung und zum Ausgleich weiter auszubauen, der Zielsetzung einer abwechslungsreichen, ausgewogenen Lebensgestaltung näher zu kommen und Gefühle des Verzichts erst gar nicht aufkommen zu lassen.

Erste **Nachuntersuchungen** bei stationär behandelten pathologischen Glücksspielern zeigen, dass 55 % bzw. 63 % der behandelten Spieler nach einem längerfristigen Zeitraum (6–12 Monate) noch völlig abstinent leben (McCormick u. Taber 1991; Lesieur u. Blume 1991b), während etwa ein Drittel in das alte Spielverhalten zurückgefallen ist und **ein kleinerer Anteil »gebessert spielt«**. Insbesondere in ambulanten Therapien gehören Rückfälle in der ersten Behandlungsphase eher zur Regel und sind fester Bestandteil der therapeutischen Arbeit. Daher handelt es sich keineswegs um eine Neuheit, konstruktiv mit rückfälligen Suchtkranken zu arbeiten. Die Rückfallzahlen geben zudem kaum Anlass dazu, die Abstinenzprogramme insgesamt in Frage zu stellen und wiederum die Diskussion des kontrollierten bzw. mäßigen Suchtmitteleinsatzes zu beleben, wie dies in Zusammenhang mit der Rückfallforschung geschieht.

Weder im Bereich des Alkoholismus, wo **nach einem Zeitraum von 4 Jahren** lediglich noch 2,6 % der Patienten als »gebesserte« (mäßige) Alkoholtrinker festzustellen waren (Körkel u. Lauer 1988), noch bei den pathologischen Glücksspielern (Dickerson et al. 1990), wo ebenfalls **nur über einen kurzen Zeitraum mäßiges Spielen zu erzielen war**, haben sich bisher anhand empirischer Ergebnisse nennenswerte Alternativen zum Therapieziel der konsequenten Abstinenz ergeben.

> **Insbesondere die hohe Rate der Suizidversuche und die drohende Delinquenz bei suchtkranken Spielern weisen darauf hin, dass es auch bei dieser Suchtform leicht zu irreparablen physischen, psychischen und sozialen Schädigungen kommt, wenn nicht frühzeitig Abstinenz vom Glücksspiel Zielsetzung ist.**

Blaszczynski et al. (1991) postulieren, dass »absolute Abstinenz« möglicherweise ein zu strenges Kriterium für eine erfolgreiche Behandlung sei. Dabei betonen sie, dass ein **kurzfristiger Rückfall nicht automatisch die Rückkehr in altes Suchtverhalten bedeutet**. Sie ermittelten, dass sich verschiedene psychologische Daten (Eysenck Personality Quetionnaire, Sensation Seeking Scale, State Trait Anxiety Inventory, Beck Depression Inventory) zwischen den Patientengruppen, die kurzfristig rückfällig oder völlig abstinent waren, nicht signifikant unterschieden.

Diese **keinesfalls neuen Beobachtungen** decken sich durchaus mit Erfahrungen aus der Praxis. Allerdings dürfte von Bedeutung sein, wie der Abhängige mit der Rückfälligkeit umgeht, ob es ihm gelingt, sich offen damit auseinanderzusetzen, notwendige Unterstützung z. B. durch eine Selbsthilfegruppe oder Suchtberatungsstelle in Anspruch zu nehmen, um die Situation in den Griff zu bekommen und zur Abstinenz zurückzukehren. Verheimlicht der Spieler seinen Rückfall und versucht, ohne externe Hilfe damit zurechtzukommen, wiederholen sich die »kleinen« Rückfälle leicht, und er täuscht sich mit diesem Verhalten möglicherweise selbst, sich wieder kontrolliert an Glücksspielen beteiligen zu können. Unter diesen Umständen droht dann leicht die Rückkehr in das alte Suchtverhalten.

In der Rückfalldiskussion und der damit immer wieder verknüpften Frage des kontrollierten Gebrauchs des Suchtmittels wird die Problematik **irreparabler physiologischer und psychosozialer Folgen** zumeist völlig ignoriert. Die physiologischen Krankheitsfolgen können z. B. bereits bei jungen Alkoholikern so gravierend sein, dass schon ganz geringe Mengen Alkohol lebensbedrohlich sind. Die jungen Spieler haben teilweise mehrere Suizidversuche hinter sich, und ihre soziale Existenz war oder ist hochgradig gefährdet. So drohen aufgrund von Beschaffungsdelikten längerfristige Haftstrafen, und/oder es kommt zu einer Verletzung von Bewährungsauflagen oder auch zu irreparablen Beziehungsabbrüchen.

Es ist nicht auszuschließen, dass die Vorstellung von der lebenslangen Abstinenz und davon, dass eine irreversible Krankheit vorliegt, ein bestimmtes Verhalten nicht mehr kontrollierbar ist, auch negative Konsequenzen für das Selbstbild oder Selbstwertgefühl des Betroffenen hervorruft (Cummings et al. 1980). Eine intensive therapeutische Auseinandersetzung mit diesen Vorgängen, verknüpft mit Programmen und Maßnahmen zur Rückfallprävention, wirkt dieser Entwicklung am besten entgegen.

Für den Patienten bedeutet es zunächst oft eine erhebliche Überwindung, sich realistisch mit seinem Spielverhalten auseinanderzusetzen und sich dies einzugestehen. Die Einsicht, krank zu sein, ist dann mit einer erheblichen Erleichterung verbunden. Viele Verhaltensweisen, die insbesondere mit der Geldbeschaffung zu tun haben und oft im krassen Gegensatz zu eigenen Normen und Wertvorstellungen stehen, sind in einem anderen Licht zu sehen und als Bestandteile des Krankheitsprozesses zu werten. Die Krankheitseinsicht bringt jedoch nicht nur eine Entlastung mit sich, sie ruft ebenso negative Gefühle hervor, wenn sich der Patient z. B. damit auseinandersetzt, wie das Ansehen der Suchtkranken bei bestimmten Personen seiner Umgebung oder in der Gesellschaft insgesamt ist. Kognitive und emotionale Begleit- und Folgeerscheinungen der Sucht sind hochgradig ambivalent und die Bearbeitung der damit verbundenen Konflikte ist eine originäre therapeutische Aufgabe.

Es stellt sich jedoch die Frage, ob die Schlussfolgerung nicht abwegig ist, dass diese negativen Konsequenzen der Krankheitseinsicht oder der Abstinenzprogramme Rückfälligkeit fördern. Vielmehr scheint es in der Praxis so zu sein (de Jong-Meyer et al. 1989), dass die Rückfallgefährdung dann besonders groß ist, wenn die Krankheitseinsicht schwindet. Nach einer Abstinenzphase sind häufig keine unmittelbaren Krankheitssymptome mehr spürbar und »Kontrollillusionen« können deshalb immer wieder auftreten.

> Aus zahlreichen Berichten von Spielern und anderen ist zu entnehmen, dass es nicht ein negatives Selbstbild ist, das eine hohe Rückfallgefährdung zur Folge hat – etwa die Vorstellung, man wäre ein labiler Mensch, der unfähig sei, ein bestimmtes Verhalten zu kontrollieren –, sondern genau die gegenteilige Annahme: dass alles in Ordnung sei, keine akuten Krankheitssymptome spürbar sind, und der Spieler wiederum glaubt, Spieleinsätze begrenzen zu können.

Möglicherweise wird die Kontrollfähigkeit zunächst an einem Glücksspiel getestet, das der Spieler als besonders ungefährlich einschätzt. Litman et al. (1979) sprechen in diesem Zusammenhang davon, dass die kognitive Wachsamkeit mit der Zeit nachlässt und sich die Annahme verstärkt, dass die Rückfallgefahr gebannt wäre.

De Jong-Meyer et al. (1989) stellen fest, dass etwa die Hälfte der rückfälligen Alkoholiker ihr erneutes Trinken als einen Versuch ansah, kontrolliert trinken zu wollen. Noch erheblich höher sind die Werte in einer deutschen katamnestischen Untersuchung von Letner-Jedlicka u. Feselmayer (1981), bei der 83,3 % diese Hoffnung hegten, während eine amerikanische Erhebung von Marlatt u. Gordon (1980) im krassen Gegensatz dazu nur bei 9 % der Rückfälligen ähnliche Einstellungen ermittelte.

Es fällt schwer zu bewerten, inwieweit derartige unterschiedliche Befunde auf die Spielsucht zu übertragen sind und ob die divergierenden Untersuchungsergebnisse auf kulturelle Unterschiede oder auf unterschiedliche Erhebungstechniken zurückzuführen sind, die unter dem Einfluss der jeweiligen theoretischen Ausgangsposition standen.

Ganz abgesehen von der teilweise unverständlichen Verknüpfung von Rückfälligkeit und »kontrolliertem« Suchtmittelgebrauch, erschließen sich aus den unterschiedlichen Überlegungen vielfältige Erkenntnisse zur Verhütung und Eingrenzung des Rückfallgeschehens.

13.2 Rückfallmodelle

Nach Marlatt (1985) verursachen ein **unausgewogener Lebensstil** (z. B. exzessives Arbeiten, Konflikte) und zunächst **scheinbar unbedeutende Entscheidungen**, die mit dem Glücksspiel zusammenhängen (wie z. B. Spielhallenbesuche, um jemanden zu treffen oder nur zuzuschauen), eine hohe Rückfallgefährdung (◘ Abb. 13.1).

Ist keine Bewältigungsreaktion vorhanden und besteht in zunehmendem Maße die Erwartung, die Situation durch das Suchtverhalten zu meistern, kommt es zum ersten, möglicherweise »kleinen, kurzfristigen«, Rückfall (Weg 2 in ◘ Abb. 13.1). Hier spricht Marlatt zunächst von einem **Ausrutscher**, der noch keinen schweren Rückfall nach sich ziehen muss. Tritt nun aber außerdem ein Abstinenzverletzungseffekt (AVE) hinzu, d. h. ein Dissonanzkonflikt zur selbst auferlegten Abstinenzerwartung, erfolgt eine **massive Schuldzuschreibung** auf die eigene Person (z. B. »Ich war schon immer ein Versager,

13.2 · Rückfallmodelle

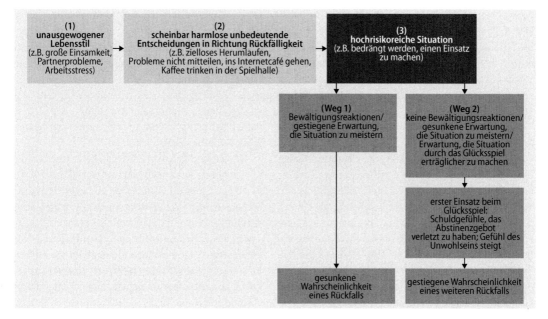

◘ Abb. 13.1 Möglicher Ablauf bei einer Rückfallgefährdung

schaffe es nie«), was dann die Wahrscheinlichkeit des weiteren Suchtmittelgebrauchs und eines schweren Rückfalls möglicherweise erhöht. Die Rückfallgefahr steigt weiter, wenn der Abhängige schon nach einem eingegrenzten Suchtverhalten annimmt, es wäre nicht mehr möglich, sich zu kontrollieren, und das Abstinenzvorhaben wäre gescheitert. Entsprechende Berichte sind durchaus in der alltäglichen Arbeit mit suchtkranken Spielern festzustellen, ohne dass sich aus den Überlegungen zum AVE ableiten ließe, das Abstinenzziel in Frage zu stellen. Hier sei nochmals darauf hingewiesen, dass eine Einbeziehung dieser zusätzlichen Risiken nach einer ersten, wenn auch begrenzten Rückfälligkeit in Präventionsprogramme zu integrieren sind (Bachmann u. El-Akhras 2014).

In Marlatts Modell findet der Aspekt der nicht ausreichenden oder abnehmenden Krankheitseinsicht keine angemessene Berücksichtigung. Unter Einbeziehung einer fehlenden Wachsamkeit/Vorsicht und nicht ausreichend vorhandenen oder sinkenden Krankheitseinsicht beschrieben Patienten häufiger einen bestimmten Rückfallverlauf (◘ Abb. 13.2).

Das in der Abbildung skizzierte Modell verzichtet im Gegensatz zu Marlatt bewusst darauf, einen

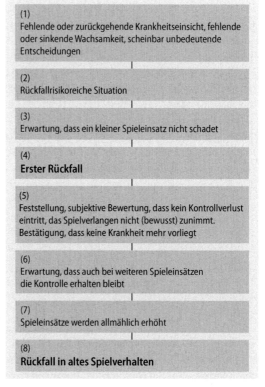

◘ Abb. 13.2 Rückfallmodell – fehlende Krankheitseinsicht/Wachsamkeit (In Anlehnung Bachmann 2011, 3. Aufl. Spielsucht)

begrifflichen Unterschied (Ausrutscher oder Rückfall) zwischen dem ersten Rückfall und weiteren Rückfällen zu machen. Es erscheint günstiger, sich dem Sprachgebrauch der Patienten anzupassen, die durchaus zwischen kurzfristigen, nicht so ausgeprägten Rückfällen und dem Rückfall in altes Suchtverhalten unterscheiden, ohne den Begriff »Ausrutscher« zu wählen – denn **Rückfall ist Rückfall**.

Möglicherweise sind in diesem Zusammenhang die Begriffe »Ausrutscher« oder »Vorfall«, dadurch entstanden, dass noch keine klare Zuordnung der Störung als Sucht vorlag. Insbesondere im Gruppenverfahren der Suchtbehandlung regen sie leicht zu massiver Kritik an. Patienten empfinden sie als bagatellisierend: »Also einen Ausrutscher kann ich mir wohl leisten!?« Bei einer kritischen Gruppendiskussion fiel der Begriff »Vorfall«, der wohl eher zu verwaltungs- oder technischen Begebenheiten passt, gänzlich durch.

Marlatts Konstrukt des unausgewogenen Lebensstils ist in das Modell »fehlende Krankheitseinsicht/Wachsamkeit« integrierbar, wäre zu Punkt 1 der ◘ Abb. 13.2 hinzuzufügen und trüge zu einer Erhöhung des Rückfallrisikos bei. Diese Abbildung soll jedoch deutlich machen, dass **keine besondere Lebensproblematik** vorliegen muss, um einen Rückfallprozess in Gang zu setzen, der in die Eigendynamik des alten Suchtverhaltens zurückführt (► »Der Rückfall eines Automatenspielers«). Zwischen dem ersten Rückfall und der Rückkehr des alten exzessiven Spielverhaltens vergehen mehrere Stunden, Tage, ja sogar Wochen und Monate. Empirische Untersuchungen, die die Problematik der Krankheitseinsicht im Rückfallgeschehen stärker miteinbeziehen, sind dringend erforderlich. Der Abstinenzverletzungseffekt kann je nach individueller psychischer Befindlichkeit, an unterschiedlichen Punkten des Ablaufs (4–8) hinzutreten, da die **kognitiven und emotionalen Abläufe des Rückfallprozesses** hochgradig ambivalent sind.

In diesem Zusammenhang wird die Hypothese vertreten, dass der wichtigste Indikator für Rückfälligkeit, **jedenfalls in letzter Instanz des Entscheidungsprozesses, der Versuch ist, kontrolliert zu spielen bzw. bei Alkoholikern, kontrolliert zu konsumieren**. Alle bisherigen theoretischen Überlegungen und empirischen Befunde, insbesondere das fatale psychosoziale Erscheinungsbild des gestörten Glücksspielverhaltens selbst, lassen erneute Spielversuche als zu riskant erscheinen. Hierbei sind Untersuchungen, die von Follow-up-Studien über 1 Jahr ausgehen, kein Indiz dafür, dass das »kontrollierte« Glücksspielverhalten, möglicherweise diagnostisch schon auf einer problematischen Ebene, anhaltend persistiert.

Beobachtungen von Rückfälligkeit zeigen, dass die Zeiträume von ersten Spielversuchen (kurzfristigen, begrenzten Rückfällen) bis hin zu chronischen Verhaltensmustern stark variieren und häufig eine Mischform der Rückfallmodelle (Marlatt/Bachmann) aus »unausgewogenem Lebensstil« und fehlender Krankheitseinsicht/Wachsamkeit vorliegt.

Nach beinahe 20 Jahren Spielabstinenz kam ein Spielsüchtiger zu seiner zweiten längerfristigen Entwöhnungstherapie in die Klinik. Ein erstes Einzelgespräch fand statt. Er habe ein »klasse Leben« geführt und könne seine Rückfälligkeit nicht erklären. Seit ca. 2 Jahren spiele er wieder, die Situation habe sich letztlich so zugespitzt, dass es zu konkreten Schritten eines Suizidversuchs gekommen sei. Die finanzielle Situation sei desaströs, ca. 20.000,00 € Schulden hätten sich angesammelt und seien bisher nicht ausreichend geregelt. Der Therapeut nahm einen Bogen Papier und legte darauf 2 Spalten an: In der ersten Spalte sollten Ursachen genannt werden, die zu einem **Anstieg psychischer Belastungen** geführt hätten, und in der zweiten **Faktoren, die als Entlastung/Ausgleich weggefallen seien** (◘ Tab. 13.1). Eine gleichzeitig negative Veränderung dieser beiden Faktoren dürfte in besonderer Weise zu einer Unausgewogenheit der Lebensgestaltung beitragen.

Als er mit seinen Kollegen nach einer Fortbildungsveranstaltung auf den Bus gewartet habe, es sei regnerisch und kalt gewesen, hätten sie sich dazu entschlossen, die relativ lange Wartezeit in einer ganz in der Nähe liegenden Spielhalle zu verbringen. Er habe nicht die Möglichkeit gesehen, sich davon abzusetzen. Nach einigen Minuten habe er selbst einige Münzen eingeworfen und das Gefühl gehabt, das Spielen im Griff zu haben und möglicherweise seine finanzielle Lage dadurch zu verbessern. Nach nur wenigen weiteren Spielhallenbesuchen sei das alte süchtige Spielmuster voll wieder dagewesen.

13.2 · Rückfallmodelle

◘ Tab. 13.1 Faktoren, die das psychische Gleichgewicht beeinflussen

Ursachen für einen Anstieg psychischer Belastungen	Wegfall von Entlastungs-/Ausgleichsmöglichkeiten
– Es schwebe ein berufliches Verfahren gegen ihn, weil es zu ungenehmigten Nebentätigkeiten gekommen sei. Dies ziehe sich schon lange hin und belaste ihn im Grunde ständig. – Er habe die Tochter beim Kauf einer Eigentumswohnung finanziell unterstützt, obwohl ihn dies finanziell überfordere. – Generell falle es ihm schwer, nein zu sagen und die eigenen Möglichkeiten richtig zu kalkulieren. Dafür gebe es noch weitere Beispiele.	– Er habe in der Betriebsmannschaft Fußball gespielt. Ca. 2–3 Mal pro Woche sei er da mit ganzem Herzen bei der Sache gewesen. Neben dem Sport habe ihm das Zusammensein mit den Kollegen viel gegeben. Durch eine Verletzung sei dieser Ausgleich völlig weggefallen. – Aus finanziellen Gründen habe er das Motorradfahren eingestellt, was immer ein Stück Ausgleich und Freiheit gewesen sei. – Er habe immer weniger geredet, sich über seine Sorgen nicht mehr ausgetauscht. Beim Fernsehen seien ihm einmal ohne jeden Anlass die Tränen gekommen. Er habe keine Erklärung für das Verhalten gehabt. Er könne nachvollziehen, dass »innere Spannungen« der Grund dafür sein könnten.

In einer **25-Jahres-Katamnese** (Hartmann 2005) der Medizinischen Fakultät Tübingen nahmen 96 **alkoholabhängige Patienten** teil, wobei zum Katamnesezeitpunkt noch 56 Patienten am Leben waren. Von 51 Patienten konnten Informationen erhoben werden. Zum Zeitpunkt der Befragung waren die Patienten zwischen 47 und 79 Jahre alt. Die relativ große Gruppe von 17 Patienten (18 % der Ausgangsgruppe, 33 % der befragten Patienten), die **dauerhaft abstinent** waren, unterstreicht die positive Bedeutung der Therapie. Weitere 7 Patienten waren **kurzzeitig rückfällig** und lebten nun aber seit > 20 Jahren abstinent. Einige von ihnen nahmen eine **weitere Therapie** in Anspruch, **andere bewältigten den Rückfall mit Unterstützung von einer Selbsthilfegruppe oder** beendeten ihn **durch in der Therapie erlernte Strategien**. Die vorliegende Katamnese zeigt außerdem, dass es auch **nach langjähriger Abstinenz zu erneuten Rückfällen kommt**. Rückfälle traten nach 10, 16 und sogar 24 Jahren dauerhafter Abstinenz auf. Gerade auch in den Life-Chart-Darstellungen zeigt sich, dass Patienten ein **gebessertes Trinkverhalten** im Sinne einer Trinkmengenreduktion **nur selten dauerhaft** beibehalten. In deren Verlauf kommt es häufig zu einer **Trinkmengensteigerung** oder im günstigeren Fall zu einer **anhaltenden Abstinenz**.
Bottlender et al. (2007, Ludwig-Maximilians-Universität München, Zentralinstitut für Seelische Gesundheit Mannheim) untersuchten das **Trinkverhalten von Alkoholabhängigen** nach einer ambulanten abstinenzorientierten Entwöhnungstherapie (ICD-10, n = 103) über einen **3-Jahres-Verlauf**. Die Patienten wurden jeweils nach 6, 12, 24 und 36 Monaten im Anschluss an das Therapieende untersucht (Ausschöpfquote ca. 90 %). Die durchgängige Abstinenzquote hat nach 36 Monaten bei 43 % und die der gebesserten bei 12 % gelegen. **Kein einziger Patient hat** nach der Definition von Feuerlein und Küfner **durchgängig kontrolliert getrunken**. Nur 4 Patienten haben, dies über einen Zeitraum von maximal 24 Monaten, ein dem kontrollierten Konsum nahekommendes Trinkmuster gezeigt. Daraus sei zu schlussfolgern, dass kontrolliertes Trinken nur als marginales Phänomen bei manifest alkoholabhängigen Patienten auftrete und **nicht zu empfehlen sei**.
In den »Momentaufnahmen« der Jahres-Katamnese-Statistiken (Hartmann u. Walther 2015) der Schweizer Spitalregion Fürstenland Toggenburg für 2014 ist festzustellen, dass die **Werte für das »kontrollierte« Trinken** über mehrere Jahre bei etwa 6–8 % liegen und **nicht etwa in neuerer Zeit gestiegen wären**.

Die Ergebnisse der 25-Jahres-Katamnese aus Tübingen und der 3-Jahres-Nachuntersuchung von Bottlender et al. (2007) zur Alkoholismustherapie sind ein wirklichkeitsnahes Abbild von 30 Jahren Erfahrungen in der Spielsuchttherapie, die insgesamt keinen Anlass zur Resignation oder zum Scheitern des Abstinenzgebots geben.

Es stellt sich die Frage, ob es für Mitarbeiter aus medizinisch-psychotherapeutischen Berufen nicht generell unangebracht ist, Menschen gezielt zu befähigen Alkohol zu trinken, Zigaretten zu rauchen, Drogen zu konsumieren oder sich an Glücksspielen zu beteiligen. Ganz abgesehen davon, nach welchen Parametern die jeweils individuell angepasste »Dosierung« oder das vertretbare Konsumverhalten, also das »rechte Maß« festzulegen wäre (vgl. auch Uchtenhagen 2010; Körkel 2016)? Behandlungseinrichtungen sollten vielmehr ihre Therapieziele dahingehend deutlicher machen und ihre Programme möglicherweise ergänzen und ausbauen, dass sie vielfältige suchtinkompatible Alternativen zur Stressbewältigung vermitteln und zu einer ausgewogenen suchtfreien Lebensgestaltung befähigen. Die Therapiemaßnahmen müssen dazu in der Lage sein, die Strukturen des Belohnungssystems so zu verändern, dass der Suchtkranke die Abstinenz in überzeugender Weise als Gewinn und nicht als Verzicht erlebt.

Rückfälle zweier Automatenspieler
1. (27 Jahre, männlich, Automatenspieler, verheiratet, Höhere Handelsschule, Beamter. Einige Wochen nach einer 10-wöchigen Behandlung wegen Spielsucht in einem Landeskrankenhaus hatte der Patient einen Rückfall)
»Ich habe meinen Bruder dauernd vor dem Spielautomaten stehen sehen und wollte ihn davon abhalten. Praktisch wollte ich ihm erzählen, was ihm alles bevorsteht. Da bin ich dort hingegangen, weil er auch sonst gar nicht ansprechbar war, zu Hause auch nicht. Ich habe mich mit ihm unterhalten, und dann auf einmal kam so ein Rappel: Da kannst du es mal wieder mit 2 € versuchen. Die habe ich verloren und konnte auch sofort wieder aufhören. Am anderen Tag bin ich jedoch schon wieder hingegangen. Ich wollte mit ihm reden, dabei habe ich natürlich auch weitergespielt. Es dauerte keine zwei Wochen, da war ich wieder voll drauf.«
2. (Es sollen keine persönlichen Daten genannt werden)
Ein Patient kam nach Rückfälligkeit zu seiner 2. stationären Entwöhnungsbehandlung. Nach der ersten Therapie hätte sich die Situation zunächst sehr positiv entwickelt. Unerwartet schnell habe er eine Arbeit als Hausmeister gefunden. Es habe sich dadurch ein Wunsch erfüllt, sich die Arbeit eher frei und selbständig einteilen zu können. Obwohl der Verdienst eher im unteren Bereich gewesen sei, sei er gut ausgekommen und habe sogar Rücklagen bilden können, da es öfter Gelegenheiten zu kleinen Nebenverdiensten gegeben habe. Stolz habe er nach und nach kleinere Summen in einen Umschlag zurückgelegt und diesen quasi unter seinem Kopfkissen aufbewahrt. »Unbemerkt«, als die Summe ca. 600–700 € betragen habe, hätte ihm das Geld allmählich »ein Loch in den Kopf gebrannt«. Immer hartnäckiger hätten sich wieder Gedanken an das Spielen eingestellt und er sei teilweise wie aufgeputscht gewesen. Mehr und mehr habe sich der Wunsch verfestigt, am Automaten erneut sein Glück zu versuchen und es doch mit einem kleinen Betrag zu probieren. Recht schnell sei er in altes Spielverhalten zurückgefallen, habe zu allem Übel Geld unterschlagen, das ihm der Arbeitgeber für kleinere Barausgaben anvertraut habe. Er erinnere sich heute noch gut daran, dass in der ersten Therapie der bedachtsame Umgang mit Geld nicht nur einmal Thema gewesen sei.

13.3 Rückfälligkeit in der therapeutischen Auseinandersetzung

Das **Thema des Rückfalls** darf in der Therapie keineswegs ein Tabu sein, vielmehr sind die Patienten mit unterschiedlichen Rückfallüberlegungen und Modellen vertraut zu machen und individuelle Gefahrenpotenziale und Bewältigungsstrategien zu erarbeiten. Insbesondere in stationären Einrichtungen verfügen die Patienten über reichhaltige eigene Erfahrungen mit Rückfällen, die sie in unterschiedlichen ambulanten Behandlungsversuchen gemacht haben. In vielen stationären Behandlungseinrichtungen (Körkel u. Lauer 1988) führt der Rückfall nicht automatisch zur Entlassung, sondern wird als ein mögliches Krankheitssymptom gewertet und therapeutisch bearbeitet. Es gibt keine Anhaltspunkte dafür, dass ein solches Verhalten die Rückfälligkeit in einer Klinik allgemein fördert. Allerdings sind Rückfälle in Kliniken mit Konsequenzen verbunden, insbesondere mit Maßnahmen, die ein weiteres Rückfallrisiko einschränken, z. B. erneuten Ausgangsbeschränkungen, sich in der eigenen Therapiegruppe intensiv über das Rückfallgeschehen auseinanderzusetzen. Grundsätzlich ist die Frage nach der **Behandlungsmotivation** und **Krankheitseinsicht** zu stellen, und bei wiederholter Rückfälligkeit ist zu prüfen, ob eine Weiterbehandlung erfolgversprechend ist. Die Rückfallkonsequenzen sind aber nicht als Bestrafung aufzufassen und dürfen kein unüberwindliches Hindernis für sozial weniger kompetente Patienten darstellen, was sonst leicht dazu führt, das Patienten ihre Rückfälle verschweigen oder die Behandlung von sich aus abbrechen.

Bei sorgfältiger Aufarbeitung vermittelt ein Rückfall dem Patienten wichtige Informationen und Einsichten über seinen Krankheitsverlauf und kann Ausgangspunkt für eine positive therapeutische Entwicklung sein. Es ist aber nicht darüber hinwegzutäuschen, dass ein Rückfall erhebliche **negative Konsequenzen** für das eigene Befinden und das soziale Umfeld hat, die über den beschriebenen Abstinenzverletzungseffekt weit hinausgehen. Längerfristig Rückfällige geraten schnell in Phasen, in denen sich Abstinenzversuche und exzessives Spielen ablösen, verbunden mit ambivalenten Gefühlen der Hoffnung und Verzweiflung, die auch das nähere soziale Umfeld erfassen. Ehefrauen und andere Bezugspersonen sind oft psychisch nicht mehr dazu in der Lage, die Belastungen durch das erneute Spielen zu bewältigen, sodass **Trennungen** und andere **massive soziale und ökonomische Nachteile** zu erwarten sind, wenn Behandlungsversuche zu scheitern

13.3 · Rückfälligkeit in der therapeutischen Auseinandersetzung

drohen. Das Suchtverhalten ist nicht nur massiv selbstschädigend, es belastet das Familiensystem nachhaltig und zerstört es häufig. Wegen der starken finanziellen und letztlich existenziellen Gefährdung der Familie, des immer wieder enttäuschten Vertrauens und wiederkehrender Ängste gibt nur ein **langfristig konsequentes Abstinenzverhalten** dem sozialen Bezugssystem wieder Gleichgewicht und Stabilität.

Cummings et al. (1980) haben u. a. bei (amerikanischen) pathologischen Glücksspielern Rückfallsituationen untersucht. Dabei unterteilen sie die Rückfalldeterminanten in intra- und interpersonelle Faktoren. Bei den 19 befragten Spielern wurden 79 % der Rückfallursachen dem innerpersonellen und 21 % dem zwischenmenschlichen Bereich zugeordnet. Innerhalb der ersten Kategorie war mit 47 % die Rückfalldeterminante »negatives emotionales Befinden« am häufigsten genannt. Diese negativen emotionalen Zustände beziehen sich auf Faktoren, die entweder keinen Bezug zu anderen Personen aufweisen, mit Umweltereignissen zu tun haben oder doch mit zwischenmenschlichen Beziehungen zusammenhängen, die weiter zurückliegen. Auch bei anderen Suchtkranken stellten Cummings et al. in diesem Bereich die meisten Antworten fest. Im interpersonellen Bereich bestand die Ursache für den Rückfall in 16 % der Fälle in einem Test, ob der Spieleinsatz zu kontrollieren sei. So gab ein Spieler an: »Ich begann zu spielen, um festzustellen, ob ich Spielbeginn und Ende nach meinen Wünschen bestimmen kann.« Ebenfalls 16 % in der interpersonellen Ursachenkategorie erhielt der Faktor, dass eine starke innere Versuchung oder ein innerer Druck zu spielen aufgetreten seien. Bei der zweiten Kategorie zwischenmenschlicher Determinanten fielen mit 16 % die meisten Antworten in den Bereich »zwischenmenschliche Konflikte«, und nur bei 5 % der Befragten hatte sozialer Druck eine Rolle dabei gespielt, wieder mit dem Spielen zu beginnen. Keiner der Spieler hatte angegeben, dass ihn positive Gefühlszustände zu einem Rückfall veranlasst hätten. Bei dieser Untersuchung ist die kleine Stichprobe von Spielern zu berücksichtigen, zudem sind altersmäßige und möglicherweise erhebliche soziokulturelle Unterschiede zu deutschen Spielern vorhanden.

Ledgerwood u. Petry (2006b), die eine Literaturübersicht zur Rückfallforschung erstellten, schlussfolgern, dass in starkem Maße unterschiedliche Definitionen der Rückfälligkeit vorliegen und Untersuchungsergebnisse kaum vergleichbar seien. Die Autoren schlagen vor, von einem »Ausrutscher« auszugehen, wenn Probanden gegen Regeln der Rückfallabsprache verstoßen und von Rückfälligkeit erst dann zu sprechen, wenn es zum Kontrollverlust, einem Wiederausbruch der Krankheit kommt. Zum Ausrutscher zählen sie auch Verstöße gegen Verhaltensvorsätze, z. B. Spielstätten zu meiden, sowie Abweichungen von Zielsetzungen, das Spielen ganz aufzugeben oder einzuschränken.
Die Autoren unterscheiden folgende **Prädiktoren für Rückfälligkeit**:

- **Psychologische Faktoren** wie Umgang mit hochriskanten Situationen (z. B. mangelnde Fähigkeiten, mit Stresssituationen umzugehen).
- **Belastende Beziehungssituationen** (z. B. in Partnerschaften; im Arbeitsverhältnis).
- **Impulsive** (desorganisiert, zufällig) und **vermeidende Bewältigungsstrategien**, die sich weniger planvoll, reflexiv und auf die Problemlösung hin gestalten und deshalb trainiert werden sollten.
- **Kognitive Verzerrungen** z. B. Kontroll-Illusionen; Gewinne werden stärker erinnert als Verluste.
- **Persönlichkeit**: neurotische und psychotische Komorbidität.
- **Physiologische Faktoren**: konditionierte physiologische Effekte wie Verknüpfungen zwischen Hautwiderstand, Herzrate und Erregung beim Spielen. Zusammenhang von Entspannung und Abschalten mit dem Glücksspielen. Physiologische Reaktionen auf Geld und andere Glücksspielstimuli, bei denen eine enge Verknüpfung mit dem Glücksspielen besteht.
- **Soziale und Umweltfaktoren**, da die Verfügbarkeit von Glücksspielen einen großen Effekt auf die Entstehung und ebenso Rückfälligkeit ausübt. Dies gilt ebenso für Glücksspielverhalten in der Familie und Freundes- und Bekanntenkreis.

Ledgerwood u. Petry (2006b) sehen Studien dadurch beeinträchtigt, dass geringe Stichprobengrößen vorhanden seien, es an experimenteller Kontrolle mangele, limitierte Pre-post-Daten und zu wenig katamnestische Untersuchungen vorlägen. Ramos-Grille et al. (2013) untersuchten die Rolle von Persönlichkeitsvariablen auf den Therapieerfolg. In einem 1-Jahres-Follow-up ermittelten sie für Patienten, die eine kognitive Verhaltenstherapie (CBT) im Einzelverfahren absolvierten, eine Abstinenzrate von 29 %. Die Rückfälligen zeigten im NEO-PI-R Persönlichkeitsinventar deutlich höhere **Neurotizismuswerte** und **niedrigere Werte bei Gewissenhaftigkeit**. Bei der **Drop-out-Gruppe** (52 %) waren diese Auffälligkeiten ebenfalls vorhanden und zusätzlich **niedrigere Werte bei Verträglichkeit** festzustellen.
2015 untersuchten Ramos-Grille et al. bei gleichem Therapieverfahren den Einfluss von Testergebnissen des Zuckerman-Kuhlman Personality Questionnaire (ZKPQ) auf den Behandlungserfolg. Dropout und Rückfälligkeit waren mit höheren Werten bei **neurotischer Angst** und **Impulsivität** assoziiert (Ramos-Grille et al. 2015). Ähnliche Intentionen verfolgten Aragay et al. (2015) mit anderen Testverfahren. Als bedeutende **Rückfallprädikatoren** ermittelten sie in einem 6-Monats-Follow-up bei ambulanten Patienten (n = 566), die an einem individuell ausgerichteten kognitiv-verhaltenstherapeutischen Programm teilnahmen: alleinstehend sein, < 100 €/pro Woche verspielt zu haben, aktives Spielen während der Behandlung und hohe Werte bei der TCR-I-(Temperament and Character Inventory-Revised) Persönlichkeitsdimension Harm Avoidance (Beeinträchtigungen vermeiden). Bedeutende **Drop-out-Faktoren** waren: alleinstehend sein, jüngeres Alter und höhere Werte bei der TDI-R-Dimension Novelty Seeking (Suche nach Neuem).

Goudriaan et al. (2008) bestätigen Ergebnisse aus der Alkoholismusforschung auch für Spielsucht, indem sie nachwiesen, dass die Dauer der Erkrankung, Impulskontrollstörungen, eine geringere Planungsfähigkeit und nachteilige Entscheidungsstrategien, Indikatoren für Rückfälligkeit sind. Allerdings hätten sich neurokognitive Methoden (Stopp-Signal-Reaktionszeit/Kartenspielaufgabe) bei der Messung des Hemmungspotentials und der Entscheidungsfindung als effektiver erwiesen als Selbsteinschätzungen durch Persönlichkeitstests.

Bei rückfälligen Spielern war häufiger zu beobachten, dass sie zunächst Glücksspiele ausübten, die sie selbst für ungefährlich hielten, indem sie beispielsweise Rubbellose kauften. Nachdem so erste Vorbehalte überwunden waren, nichts passiert war, wandte sich der Spieler wieder seinem primären Spielverhalten zu, mit der Hoffnung, hier ebenfalls die Kontrolle zu behalten.

Das allmähliche Herantasten an das primäre Glücksspielverhalten hängt möglicherweise damit zusammen, dass der Spieler zwar anfänglich **negative Spielkonsequenzen empfindet, diese aber sukzessive abbaut**. Ähnliches Verhalten war in der stationären Behandlung bei einzelnen Spielern zu beobachten, die zunächst gegen Vereinbarungen verstießen, bestimmte Karten- oder Gesellschaftsspiele nicht auszuüben, und dann einzeln oder gar zu zweit ihre Hemmschwelle soweit gesenkt hatten, dass sie zunächst mit kleineren Einsätzen wieder am Automaten spielten. Da schon die ersten Schritte zu ihrem ursprünglichen Glücksspielverhalten mehr oder weniger heimlich geschahen, vertiefte sich das Rückfallverhalten meist erheblich, die Einsätze steigerten sich, bevor es – häufig durch Mitpatienten – zur Aufdeckung kam. Obwohl mitwissende Patienten stark unter Schuldgefühlen, Ängsten und Spannungen litten, verging häufig eine beträchtliche Zeit, bis sie das Geheimnis lüfteten. Falsch verstandene »Kameradschaft« hatte dazu geführt, dass sie sich selbst kaum mehr auf das Therapiegeschehen konzentrierten, sie selbst den Erfolg ihrer Behandlung aufs Spiel setzten und dabei zusahen, wie ein anderer immer tiefer in sein altes Suchtverhalten abglitt.

> In der stationären Behandlung sollte das Thema, wie man sich bei Rückfällen von Mitpatienten verhält, routinemäßig zur Diskussion stehen, auch wenn es aktuell keine Hinweise auf Rückfälle gibt.

Überwiegend kommt bei diesen Gesprächen die Antwort, den Rückfall nicht dem Therapeuten direkt zu melden, sondern den Rückfälligen dazu aufzufordern, sich innerhalb einer Frist selbst in der Gruppenstunde oder bei einem Mitglied des therapeutischen Teams zu offenbaren. Die Patienten unterschätzen dabei, dass der rückfällige Spieler nicht selten starken Gegendruck ausübt, indem er argumentiert, dass das Bekanntwerden des Rückfalls erhebliche Konsequenzen für ihn hätte, möglicherweise den Behandlungsabbruch bedeute oder ihn seine Ehefrau oder Bekannte verlasse, er seine Stelle verliere, wenn man davon erführe. So vergeht kostbare Zeit, den Rückfall zu stoppen, und der »Mitwisser« fühlt sich selbst immer stärker mitverantwortlich, leidet darunter und verliert seine Aufnahmebereitschaft und -fähigkeit für die therapeutischen Maßnahmen, da er sich selbst zur Heimlichkeit verpflichtet. Insbesondere in Kliniken ist diese Thematik in Präventionsprojekten mit einzubeziehen.

In Selbsthilfegruppen und anderen ambulanten Gesprächskreisen darf das **Rückfallrisiko** ebenfalls **kein Tabuthema** sein. Teilweise gibt es vonseiten der Patienten einen gewissen Widerstand dagegen, weil dieses Thema keine angenehmen Erinnerungen auslöst und der Gedanke an einen erneuten Rückfall erhebliche Ängste hervorruft. Diese **Abwehrhaltung** gegenüber möglichen Gefahren- und Risikosituationen hat aber eher zur Folge, dass eine unzureichende Rückfallprävention stattfindet. Es gibt keinerlei Anhaltspunkte dafür, dass eine gedankliche und emotionale Auseinandersetzung mit rückfallriskanten Situationen oder Reaktionen nach dem ersten Spieleinsatz Rückfälle etwa wahrscheinlicher macht. Wachsamkeit und ein individuelles Risiko- und Gefahrenbewusstsein sowie die entsprechenden Bewältigungsstrategien sind wichtige Voraussetzungen für eine dauerhafte Abstinenz. Der regelmäßige Besuch von Selbsthilfegruppen nach der ambulanten oder stationären Behandlung leistet dazu einen ganz wesentlichen Beitrag.

Ein polyvalent abhängiger Spieler berichtet
(32 Jahre, männlich, polyvalent abhängig [Roulette, Automaten etc., Alkohol], ledig, Realschulabschluss, u. a. Bankkaufmann und Croupier)
»Als ich auf dem Weg zur stationären Behandlung auf dem Hauptbahnhof war, wollte ich unbedingt einen Stapel Lottoscheine abgeben. Doch der Zug fuhr ab, und ich hatte keine Gelegenheit mehr, meine Tipps loszuwerden. Ich nahm an,

ich hätte in der Klinik lange Zeit keine Gelegenheit, Lotto zu spielen. Bei diesem Gedanken wurde ich furchtbar nervös und unruhig. In … [Ort der Klinik] suchte ich sofort eine Lottoannahmestelle auf. Jetzt hatte ich für 5 Wochen meine Ruhe. Meine Standardzahlen für Mittwoch und Samstag hatte ich abgegeben. Ich vermutete zwar, dass ich gegen ein Verbot verstieß, doch ich hatte meine Zahlen schon 14 Jahre gespielt und konnte mir nicht vorstellen, ohne die Hoffnung oder den Traum von einem großen Gewinn zu leben. So fieberte ich jeden Mittwoch und Samstag der Ziehung entgegen. Ich steigerte mich mehr und mehr in den Glauben hinein zu gewinnen. Dieses Gefühl wurde hier in der Klinik stärker als je zuvor. Nach 3 Wochen bat ich eine Mitpatientin, drei zusätzliche Tipps abzugeben. Sie tat es. Mir wurde langsam klar, dass ich wieder anfing, die Kontrolle zu verlieren. Lotto war schon früher ein großes Problem für mich. Bevor ich in die Spielhalle oder ins Casino ging, spielte ich oft für Unsummen Lotto. Dies tat ich, um meine Hoffnungen und Träume über einen längeren Zeitraum zu behalten. Einerseits wusste ich, dass ich nicht so weitermachen konnte, doch ich machte mir immer wieder etwas vor. Ich bildete mir ein, es wäre der einzige Weg, aus meiner katastrophalen Finanzlage zu kommen. Ich war überzeugt davon, während meiner Therapie einen Volltreffer zu machen. Warum gerade jetzt? 14 Jahre hat's nicht hingehauen. Idiotie? Ich klammerte mich trotzdem an den Glauben, einmal Glück zu haben.

Am … November kam ich auf die Station … [Therapiestation] und hatte bald Stadtausgang. Ich ging allein und fühlte mich ziemlich unsicher, klein und elend in … Mir fiel auf, dass keine Spielhallen im Zentrum waren. Ich dachte nicht daran zu spielen. Trotzdem ging ich so lange, bis ich einen Spielsalon fand. Beim Reingehen bildete ich mir ein, es wäre keine Gefahr für mich, mich nur einmal umzusehen. Wie es dazu kam, dass ich dann doch 20 € in den Automaten warf, kann ich nicht verstehen. War es das Verbot, die Gefahr, gesehen zu werden, oder die Neugier auf meine eigenen Gefühle und Reaktionen, die mich reizten? Ich wollte mir beweisen, dass mich der Automat kaltlässt und ich jederzeit damit aufhören kann. Den eigentlichen Rückfall habe ich zu verdrängen versucht. Ich bildete mir ein, dass ich mich total unter Kontrolle habe, wenn ich an Automaten spiele. Meine Automatenspielsucht habe ich immer runtergespielt. Meine Bekannten und Verwandten wissen kaum etwas davon, weil ich mich schäme, ein Automatenspieler zu sein. Selber konnte ich mir nicht eingestehen, dass ich einer bin. Darum habe ich lange Zeit Pferde, Roulette, Karten und Würfel vorgeschoben. Diese Spiele sind für die Außenstehenden leichter zu verstehen. Vier Wochen später, am … Dezember, bin ich mit einem Mitpatienten (Alkoholiker) in eine Kneipe gegangen und habe ihm beim Spielen zugesehen. Momentan fühlte ich mich stark und ihm überlegen, weil ich dem Reiz der Tasten widerstand. Irgendwie passierte es trotzdem, dass ich kurz eindrückte. Am nächsten Tag ging ich allein in die Stadt und verspielte 100 €. Am … Januar verspielte ich 40 €. So konnte es nicht weitergehen. Ich nahm mir vor, die Rückfälle zu beichten. Was hielt mich davon ab? Ich redete mir ein rauszufliegen, um es nicht zu tun. Doch der wahre Grund war die Angst, nicht mehr Lotto spielen zu können (vier Wochen Ausgangssperre). Jetzt ist Schluss mit der Lügerei. Ich werde versuchen, meine Träume und Ausflüchte zu unterdrücken. Für meine Zukunft habe ich mir realisierbare Ziele gesteckt. Das Wichtigste ist, dass ich nicht mehr am Roulette arbeite und aufhöre, vom großen Gewinn zu träumen. Dieser Gedanke macht mir Angst, weil ich dann vor nackten Tatsachen stehe. Sparen, Schulden, kleines Gehalt, kein Luxus.

1. Warum habe ich angefangen zu spielen? 2. Was habe ich dabei gesucht? 3. Was hat mir das Spiel gegeben?

Spielen um Geld war für mich als Jugendlicher eine Möglichkeit, von Freunden bewundert und akzeptiert zu werden. Ich gehörte dazu, es war ein tolles Gefühl, Erfolg zu haben oder der »Beste« zu sein, Geld zu haben. Es war der Reiz, ohne große Anstrengung Erfolg zu haben und von Freunden bewundert zu werden. Auch das anfängliche Glück an Automaten schrieb ich damals meinen besonderen Fähigkeiten und meiner Ausdauer zu spielen zu. Mit 21 Jahren begann ich Roulette zu spielen. Anfangs gewann ich, gab mich mit kleinen Gewinnen zufrieden und arbeitete wie besessen an allen möglichen Strategien und Systemen. Ich wollte Berufszocker werden und träumte von Reichtum und Unabhängigkeit. Nächtelang testete ich Systeme, doch der Erfolg blieb aus. Trotzdem kam ich nie von der Vorstellung los, es doch eines Tages zu schaffen. Leute, denen ich davon erzählte, lachten über mich. Ich wusste, es war tollkühn von mir zu glauben, ich könnte mich über die Gesetze der Mathematik hinwegsetzen, und zu glauben, ich wäre ein Genie. Immer wieder dachte ich daran, obwohl ich es mir nicht zutraute, langfristig ein System zu spielen. Es bedeutet langweilige Arbeit ohne Höhepunkte wie beim eigentlichen Spiel. Ich muss aufhören, ans Spielen zu denken. Der Gedanke an den ›Ausweg Spielen‹ flammt auf, wenn es mir schlecht geht und ich keine Perspektiven für meine Zukunft sehe. Seit Mittwoch versuche ich es absolut ohne Spielen. Ich muss den Mut und die Kraft aufbringen, mich nur auf meine Zukunft zu konzentrieren. Bisher hatte ich Angst vor den Anforderungen des Lebens. Ich traute mir nicht viel zu in Beruf, Liebe, Partnerschaft. Oft denke ich, von mir würde etwas Außergewöhnliches erwartet. Warum? Niemand stellte große Erwartungen an mich. Den Leistungsdruck schraubte ich mir selber in die Höhe. Ich wäre gerne etwas Besonderes gewesen, doch ich fand mich nie intelligent genug, um etwas aus eigener Kraft zu erreichen. Darum versuchte ich es erst gar nicht, stellte mich ungeschickter an als ich war und nahm mich nie ernst. Meine Unsicherheit habe ich immer überspielt oder ins Lächerliche gezogen. Das gelang mir besonders gut mit Alkohol. Beim Spiel mit Geld war das anders. Ich konnte Erfolg haben, ohne eine große Leistung zu erbringen. Beim Verlieren hatte ich eine Entschuldigung: kein Glück. Es folgte Selbstmitleid.«

13.4 Rückfallprophylaxe in verschiedenen Behandlungsphasen

Im Bereich des Alkoholismus, und dies ist uneingeschränkt für Spielsucht anwendbar, unterscheidet Lauer (1988) u. a. **Rückfallvorbeugungen** (Prophylaxe) in der Kontakt-, Entwöhnungs- und Nachsorgephase.

13.4.1 Kontaktphase

Vom Standpunkt der Rückfallprophylaxe ist es in der **Kontaktphase** besonders wichtig, den Patienten zu einer umfassenden Behandlung zu motivieren und vorzeitige Behandlungsabbrüche zu verhindern. Hierzu ist es notwendig,
- lange Wartezeiten für Gesprächstermine zu vermeiden,
- Schwellenängste abzubauen und
- »Wiedereinstiege« in die Therapie nach Rückfällen und kurzfristigen Therapieunterbrechungen zu erleichtern, z. B. durch die Einrichtung von offenen Gesprächsgruppen.

> **Frühzeitige Gespräche über evtl. zu erwartende Rückschläge und die häufig noch vorhandene ambivalente Behandlungsmotivation bilden von vornherein eine realistische Therapieplattform zwischen Helfern und Patienten und schützen vor falschen Erwartungen.**

Um eine verbindliche Zusammenarbeit zu erreichen, sollte man das **soziale Umfeld** möglichst rasch in die Behandlung einbeziehen.

13.4.2 Entwöhnungsphase

In der **Entwöhnungsphase** gewinnt der Patient Einsicht in die Entstehung und die psychosozialen Hintergründe seiner Abhängigkeitserkrankung und erlernt neue Bewältigungsstrategien, um innerpsychische und soziale Konfliktsituationen ohne Einsatz des Suchtmittels zu überwinden. Er erkennt risikoreiche Situationen und baut durch die Analyse früherer Rückfälle (Bachmann 1999; Marlatt 1985) alternative Bewältigungsstrategien auf.

In einer Langzeitstudie untersuchten Echeburùa et al. (2000) die **Effektivität von Rückfallprävention** bei Glücksspielern im Zusammenhang mit Verhaltenstherapie (Stimuluskontrolle, »exposure« mit Reaktionsprävention). Die Ergebnisse zeigen, dass sowohl bei der Individualtherapie als auch bei der Gruppentherapie die Resultate besser sind, wenn ein Programm zur Rückfallprävention einbezogen ist. Das Programm basierte auf dem Rückfallmodell von Marlatt u. Gordon (1980).

Echeburùa et al. (2001) versuchten **therapeutische Fehlschläge** bei Automatenglücksspielern vorherzusagen. Variablen, die ein therapeutisches Versagen (Abbruchquote und Rückfälligkeit) voraussagbar machen, waren Unzufriedenheit mit der Behandlung sowie hoher Alkoholkonsum und Neurotizismus als Persönlichkeitsvariable. Die Autoren schlussfolgern, dass individuelle Patienteneigenschaften eine spezielle Art oder intensivere Behandlung erforderlich machen.

Daughters et al. (2003) untersuchten die Bedingungen, die für ein **Scheitern von Behandlungen** bei pathologischen Glücksspielern verantwortlich waren. Es wird eine komplexe **Interaktion** zwischen **individuellen Störungen** und dem Scheitern der Therapie angenommen. Sie nennen unterschiedliche Variablen, die zur Entwicklung und Aufrechterhaltung des pathologischen Glücksspiels beitragen, wie **falsches Verstehen** und Interpretieren **der Zufälligkeit**. Auch sei das **Ausmaß der Impulsivität** zu berücksichtigen. Impulsive Menschen reagierten exzessiver auf positive Resultate und erwarteten unverzügliche Verstärkung, reagierten schneller, ohne die Konsequenzen ihres Verhaltens zu berücksichtigen, seien nicht sensitiv, was die negativen Konsequenzen ihres Verhaltens angehe, und hätten Schwierigkeiten, Kontrolle aufrechtzuerhalten. Der nächste Aspekt sei die **Sensationssuche**. Bei Casinospielern sei sie möglicherweise stärker ausgeprägt als bei Spielern aus Vergleichsgruppen. Der Faktor der Sensationssuche habe aber weniger Bedeutung als Impulsivität. Es bestünden sogar Zweifel, ob Risikoverhalten mit gestörtem Glücksspielverhalten verbunden sei. **Negative affektive Störungen**, wie Depressivität, seien sowohl verstärkt als Folge der Spielsucht aber auch unter Abstinenz zu beobachten. Der Spieler bevorzugt vermeidende Strategien, also eher gefühlsorientierte vs. aufgabenorientierte, konfrontative, distanzierende, oder auch Flucht-, Stressbewältigungsstrategien. Die Autoren betonen die Notwendigkeit von Rückfallpräventionsprogrammen und schlussfolgern außerdem, dass mit **gezielten Methoden** individuell unterschiedliche Spieler zu behandeln seien.

13.4 · Rückfallprophylaxe in verschiedenen Behandlungsphasen

Thygesen u. Hodgins (2003) beschäftigen sich mit den Motiven und Strategien, **Rückfälligkeit zu stoppen**. Warum haben Spieler die Rückfallepisode abgebrochen, und wie haben sie dies gemacht? Die Untersuchungsteilnehmer gaben im Durchschnitt 1,5 Gründe an, wodurch es zum Stillstand des Rückfalls gekommen sei. Die wichtigsten **Motive** waren:
- finanzielle Gründe (Geld ging zu Ende; genereller finanzieller Engpass),
- affektive Faktoren (Schuldgefühle; Auswirkungen auf soziale Beziehungen befürchtet; Gefühl des Verlierens nicht erleben wollen),
- andere Bewertung des Spielens, der Gewinnchancen (»Gewinne ohnehin nichts«),
- äußere Zwänge (Spielstätte schloss; zu beschäftigt).

Durchschnittlich wurden 1,7 **Strategien** genannt, die Rückfallphase zu beenden. Klassifiziert wurde das Bewältigungsverhalten in kognitiv- oder verhaltensbestimmte Strategien:
- Stimuluskontrolle (Spielstätten meiden; Verfügbarkeit des Geldes einschränken),
- Selbstbefreiung (Willenskraft einsetzen; einfach »Nein« sagen),
- Gegenkonditionierung (Alternativen, Hobbys ausüben; sich beschäftigen),
- hilfreiche Beziehungen in Anspruch nehmen (Selbsthilfegruppe; Gespräch mit Partner).

Es sei eher eine Präferenz für eine kognitive oder verhaltensbestimmte Strategie festzustellen als eine Kombination aus beiden. Hierbei sei fraglich, ob tatsächlich nur die eine oder andere Strategie zur Anwendung komme oder ob ein Effekt vorliege, der auf das Erinnerungsvermögen zurückzuführen sei.

> **Neue Methoden der Entspannung und Stressbewältigung sind zu entwickeln und in lebensnahen Situationen zu erproben.**

Insgesamt komme es darauf an, dass die Patienten ihre sozialen und kognitiven Kompetenzen zur Bewältigung alltäglicher Anspannungen und Belastungen erhöhen und positive Erwartungen an die Wirkung des Suchtmittelgebrauchs abbauen.

Es ist auffällig, dass Rückfallrisiken in beträchtlicher Weise den Faktoren ähneln, die schon zur Genese der Krankheit beigetragen haben. Hinzu kommen Faktoren, die sich im Verlauf der Krankheitsentwicklung ausgeprägt haben, wie Konditionierungen von internen und externen Stimuli mit dem Glücksspielen. Außerdem dürften Faktoren vorhanden sein, die nicht diesen beiden Kategorien zuzuordnen sind, denn letztlich wird es keinen besonderen Grund brauchen, wiederum ein Glücksspiel zu wagen.

Aus den bisherigen Erkenntnissen zur Rückfälligkeit und den verschiedenen Modellen (vgl. Bachmann u. El-Akhras 2014) ist ein auf den individuell unterschiedlichen Patienten und die jeweilige Gruppendynamik anzupassendes **Rückfallpräventionsprogramm** zusammenzustellen. Es sind (s. oben) Arbeitsmaterialien für pathologische Glücksspieler vorhanden, die sich mit dem persönlichen Rückfallrisiko, Informationen zum Rückfallgeschehen bis hin zur Erstellung eines persönlichen **Notfallkärtchens** befassen.

Wissenschaftliche Erkenntnisse zu den Ursachen von Rückfälligkeit liefern Informationen dazu, individuelle Risiken und Bewältigungsstrategien zu erarbeiten. Umfangreiche Projekte zur Rückfallprävention und dabei durchgeführte offenen Beantwortungen waren die Basis für die Entwicklung von Selbsteinschätzungsskalen, die im Manual »Glücksspielfrei« (Bachmann u. El-Akhras 2014) dargestellt sind. Im Gruppen- und Einzeltherapieverfahren bewerten die Patienten insgesamt 57 **Risikosituationen** und 84 (23 eher »kurzfristige«, 33 eher »mittelfristige« und 28 eher »langfristige«) **Bewältigungsstrategien**. Außerdem ist eine »offene Beantwortung« möglich, wodurch immer wieder eine Erneuerung bzw. Erweiterung der Skalen möglich ist. In der ◘ Abb. 13.3 sind je 6 Beispiele aus den Skalen dargestellt.

Die Wachsamkeit ist zu schärfen, und es sind Bewältigungsstrategien zu entwickeln, damit Gefahrensituationen überwunden werden können. Oftmals entschließen sich die Patienten, das Notfallkärtchen in der Geldbörse unterzubringen, um es dauerhaft bei sich zu tragen (◘ Abb. 13.4).

Es ist vorteilhaft, die Patienten dazu aufzufordern, sich in Projekten damit auseinanderzusetzen,
- wo Rückfallrisiken liegen und wie frühere Rückfallepisoden verlaufen sind,
- wie alternative Reaktionsmöglichkeiten zur Bewältigung solcher Situationen aussehen.

Selbsteinschätzung der Bedeutung für Sie
keine 0 – 1 - 2 – 3 – 4 – 5 – 6 sehr hohe

Risikosituationen:
Stress mit Eltern/Bekannten..0-1-2-3-4-5-6
Stress mit dem Partner..0-1-2-3-4-5-6
Misserfolg bei der Arbeit...0-1-2-3-4-5-6
Sozialer Abstieg..0-1-2-3-4-5-6
Gesellschaftlicher Druck...0-1-2-3-4-5-6
Werbung...0-1-2-3-4-5-6

Bewältigungsstrategien:
Eher kurzfristige Strategien
Viel Wasser, Tee trinken..0-1-2-3-4-5-6
Etwas gutes Essen...0-1-2-3-4-5-6
Sich belohnen..0-1-2-3-4-5-6
Etwas verschenken...0-1-2-3-4-5-6
Mit sich selbst reden..0-1-2-3-4-5-6
Sich selbst loben...0-1-2-3-4-5-6

Eher mittelfristige Strategien
Klärendes Gespräch führen...0-1-2-3-4-5-6
Gründe aufklären..0-1-2-3-4-5-6
Sich Konflikten stellen..0-1-2-3-4-5-6
Ehrlichkeit gegenüber sich und anderen...0-1-2-3-4-5-6
An die Familie denken..0-1-2-3-4-5-6
An die Folgen des Rückfalls denken...0-1-2-3-4-5-6

Eher langfristige Strategien
Partner mit einbeziehen...0-1-2-3-4-5-6
Positive Gedanken umsetzen..0-1-2-3-4-5-6
Hobby ausüben...0-1-2-3-4-5-6
Kontakte knüpfen..0-1-2-3-4-5-6
Wachsam bleiben..0-1-2-3-4-5-6
Sich nicht selbst aufgeben...0-1-2-3-4-5-6

Abb. 13.3 Ausschnitte aus den Selbsteinschätzungsskalen Risikosituationen und Bewältigungsstrategien. (Bachmann u. El-Akhras 2014)

Zu ergänzen ist diese Diskussion durch
— die Erörterung positiver Konsequenzen der Abstinenz und Kurzfristigkeit der positiven Suchterlebnisse,
— die Auseinandersetzung mit den negativen Konsequenzen des Suchtverhaltens.

Außerdem sollte eine intensive Auseinandersetzung mit dem von Marlatt dargestellten **Abstinenzverletzungseffekt** stattfinden. Scham- und Schuldgefühle nach dem ersten Spieleinsatz dürfen nicht zu einem unvermeidlichen Abgleiten in altes Spielverhalten führen. Daher sind konkrete Schritte und Zielsetzungen zu entwickeln, sich zu offenbaren und notwendige Hilfsmaßnahmen einzuleiten. Nicht nur dem Rückfall (der Begriff »Ausrutscher« wird nicht verwendet) ist bewusst vorzubeugen, sondern auch der Verschlimmerung eines bereits eingetretenen Rückfalls (vgl. Miller 1996). Sich bewusst und offen mit einem eintretenden

> Ein spielfreies Leben ist das Leben, das Du führen willst. Du willst dein Leben wieder in den Griff kriegen!
>
> **Vergiss Deine Ziele nicht.**
>
> **Meide** Spielfreunde und Spielorte.

> Sprich mit Deiner **Familie** oder melde Dich bei deiner **Selbsthilfegruppe**!
>
> Sei sportlich aktiv oder unternehme etwas mit den **Kindern**. Gute 24 Stunden. Jeder Tag zählt.
>
> Du willst es Dir selber beweisen und Du wirst es auch schaffen!

Abb. 13.4 Notfallkärtchen (Vorder- und Rückseite)

Verlangen nach dem Suchtmittel auseinanderzusetzen,
- erhöht die Selbstkontrollmöglichkeiten,
- schafft Bewegungsspielraum für alternative Entscheidungen,
- reduziert das Verlangen und lässt es als veränderbar erleben.

13.4.3 Nachsorgephase

In der **Nachsorgephase** muss der Patient darauf eingestellt sein, dass weniger Fremd-, sondern mehr **Selbstkontrolle** zur Steuerung seines Verhaltens notwendig ist. Kontaktmöglichkeiten zu potenziellen Helfern sind erschwert und alte Verhaltensgewohnheiten umso massiver wirksam. Nach einer intensiven ambulanten oder stationären Behandlung stellen **Gefühle einer erneuten Isolation oder Einsamkeit** bei vielen Patienten ein erhebliches Rückfallrisiko dar. In der Behandlung vorbereitete »Struktur- und Aktivitätspläne« dienen dazu, an vorhandenen Ressourcen anknüpfend, Alternativen zum Glücksspielverhalten zu entwickeln und die Zeit nach der Therapie sinnvoll zu gestalten (Bachmann u. El-Akhras 2014). Nach stark strukturierenden Therapieprogrammen kommt es ansonsten leicht zu Langeweile und »Leerlauf«, was die Rückfallgefahr stark erhöht.

Nicht das Verzichtenkönnen ist der entscheidende Gesichtspunkt in der Therapie, sondern durch Verhaltensalternativen zum Suchtverhalten dessen Stellenwert stark zu reduzieren, um so wieder andere Lebensinhalte in den Vordergrund zu rücken. Es gilt, »nicht von einem Extrem ins andere zu fallen«, sondern zu beachten, dass Vielfalt und Differenziertheit im Verhalten und Erleben aus einer Abhängigkeit herausführen. Die Einplanung von »Highlights« soll z. B. den Alltag sinnvoll unterbrechen. Nur wenn die Abstinenz langfristig einen Vorteil darstellt, wird sie beibehalten. Therapien haben letztlich die adäquate Bewältigung von Suchtdruck, Stress- und Belastungssituationen zum Ziel. Der Information sind Arbeitsanweisungen, Arbeitsblätter zur Zusammenstellung und Bewertung der Alternativen auf die Effektivität und Umsetzbarkeit sowie ein Wochenplan, in dem die Ergebnisse festzuhalten sind, angeschlossen.

Es ist erstaunlich, wie leicht es Patienten oft in straff organisierten stationären Behandlungen fällt, abstinent zu sein, und wie schwer es dann ist, dies in der häuslichen Umgebung fortzusetzen. Ein gut gestalteter Tagesablauf mit kleineren und größeren Herausforderungen und umfangreichen sozialen Kontaktmöglichkeiten stellt einen wichtigen Faktor dar, die Abstinenz in der Realität aufrechtzuerhalten. Der Spieler hat nach der Therapie selbst die Verantwortung, den Tages- bzw. Wochenablauf so zu gestalten, dass er genügend psychischen Halt und Ausgleich findet und nicht in **rückfallriskante Gewohnheiten** zurückfällt. Möglichst früh ist damit zu beginnen, **konkrete Pläne** zu erarbeiten und erste Schritte zu ihrer Umsetzung zu unternehmen, wie das Leben nach einer Behandlung ohne Glücksspiele zu gestalten ist.

Nach einer längerfristigen Abstinenz und zunehmendem zeitlichen Abstand zur Behandlung ist die Gefahr erhöht, dass die **Krankheitseinsicht schwindet** und neue Illusionen entstehen, sich in einem bisher vielleicht für ungefährlicher gehaltenen Glücksspiel erneut zu beweisen. Andauernde finanzielle Engpässe oder langfristige Schuldenabzahlungen und v. a. versäumte Maßnahmen zur Bewältigung der Schwierigkeiten wecken schnell erneut den Wunsch, sich mit einem glücklichen Spieleinsatz von diesen Sorgen zu befreien.

> Selbst wenn ein recht ausgewogener und von keinen besonderen Belastungen geprägter Lebensstil erreicht ist, gewährleistet eine längerfristige Nachsorge die notwendige Wachsamkeit gegenüber dem Rückfallrisiko und der schwindenden Krankheitseinsicht.

Erkenntnisse aus den subjektiven Rückfallerlebnissen der Patienten und der Rückfallforschung bleiben zu allen Zeiten des Genesungsprozesses ein wichtiges Thema in den Therapiegesprächen.

Koch et al. (2016) beschreiben in einer Katamnese qualitativ erhobene **Strategien, um rückfallriskante Situationen zu bewältigen**. Daran angelehnt, sind dies:

- **Positive Ablenkung suchen** – in Form alternativer Handlungen (z. B. sich aussprechen, sportliche Betätigung).
- **Soziale Unterstützung nicht verlieren** (bloß nicht wieder lügen müssen, wieder offen reden können, besser verstanden werden, nicht wieder schämen müssen oder Schuldgefühle haben – Bezugspersonen von vorneherein damit vertraut machen, dass ein Rückfallgeschehen nicht ausgeschlossen, aber bewältigbar ist).
- **Strategien zum Umgang mit Geld** (Verfügbarkeit des Bargelds/Karte einschränken).
- **Sich negative Konsequenzen vor Augen führen** (die Lebensqualität nicht aufgeben, in den Spiegel schauen können; sich positive Dinge vorstellen, die dann verloren gehen; nicht wieder vor einem Scherbenhaufen stehen).
- **Verlangen ist beherrschbar** (sich nicht vor aufkommendem Spielverlangen fürchten; diese Situation zwingt nicht zum Spielen, ist beherrschbar – »heute nicht!«).
- **Keine Resignation oder Hilflosigkeit** (auch wenn die Situation schwierig ist, für etwas Positives kämpfen – wieder Sachen unternehmen, die Spaß machen; sich aufs Rad schwingen/schon nach einigen Kilometern lässt der Druck nach; sich überwinden anzurufen; was hat beim letzten Mal geholfen?).
- **Nachsorge nicht vergessen** (»von der schwierigen Situation berichte ich in der Gruppe, erzähle dem Therapeuten davon oder kann vielleicht sogar ihn oder jemanden aus der Selbsthilfegruppe unmittelbar anrufen«).

- **Soziale Verpflichtungen einhalten** (an die Kinder und die Partnerin denken; die positive Entwicklung nicht gefährden).

13.5 Zusammenfassung

Zunächst fand eine Auseinandersetzung mit theoretischen Überlegungen zum Rückfallgeschehen statt. Die darin diskutierte These, dass negative Selbstwertgefühle, die aus dem Krankheitskonzept und dem Abstinenzgebot des Suchtmodells resultieren, Rückfälligkeit fördern, womit das Abstinenzziel in Frage zu stellen sei, ist nicht ausreichend begründet. Keine empirischen Erkenntnisse stützten bisher die damit einhergehende Hoffnung, es gäbe für Abhängige eine Rückkehr zum kontrollierten Suchtmittelgebrauch. Negative Assoziationen, die mit der Akzeptanz der Suchtkrankheit einhergehen, sind stattdessen aktiv in den Therapieprozess bzw. die Rückfallpräventionsprogramme einzubeziehen, was insbesondere für den »Abstinenzverletzungseffekt« und die meist nicht realistische Erwartung gilt, nach einem kurzfristigen Rückfall komme es zwangsläufig zum Kontrollverlust.

Die Rückfallgefährdung scheint, im Gegensatz zu der genannten These, dann besonders groß zu sein, wenn die Krankheitseinsicht bzw. -akzeptanz nachlässt. Dies fand Eingang in ein entsprechendes Rückfallmodell »fehlende Krankheitseinsicht/Wachsamkeit«. Im Unterschied zu Marlatts Rückfalltheorie (Marlatt 1985) findet keine begriffliche Unterscheidung zwischen einem »Ausrutscher« und einem »Rückfall« statt. Rückfallgefahren bestehen auch dann fort, wenn das Möglichste getan ist, das Leben abstinenzgerecht zu gestalten, da die Modalitäten des Suchtgedächtnisses fortbestehen.

Sowohl in der ambulanten als auch in der stationären Suchtkrankenhilfe ist es nicht neu, Rückfälle konstruktiv in den Behandlungsprozess einzubeziehen. Während in der ambulanten Therapie in der Anfangsphase Rückfälle noch vermehrt auftreten, Spielanreize und -auslöser erst erkannt und sich alternative Verhaltensweisen allmählich entwickeln müssen, ist es in der beschützenden Umgebung der stationären Behandlung für die meisten Patienten leichter, abstinent zu sein. Ein Rückfall in der Klinik hat jedoch erhebliche Konsequenzen für die gesamte Gruppendynamik und bedeutet ein Risiko für die Therapie von Mitpatienten, wenn das Rückfallgeschehen über längere Zeit andauert und Mitwisserschaft und Heimlichkeiten in der Gruppe entstehen. Wiederholte Rückfälligkeit im stationären Bereich führt deshalb häufig zu einem Hinterfragen der Zweckmäßigkeit der Behandlungsfortführung. Prophylaktisch sollte in der Patientengruppe sowohl das Rückfallpotenzial verschiedener Situationen als auch Möglichkeiten des Umgangs mit rückfälligen Mitpatienten thematisiert werden.

Die Ergebnisse der Rückfallforschung sind insgesamt schwer interpretier- und wenig vergleichbar, da die Therapieziele heterogen sind (Abstinenz vs. kontrolliertes Spielen) und Rückfälligkeit nicht einheitlich operationalisiert ist. Die Dauer der vorausgegangenen Abstinenzzeit variiert teilweise stark, und Abstinenz kommt unter völlig unterschiedlichen Bedingungen zustande: Behandlung/Nachsorge, Selbsthilfegruppen oder lediglich durch »Willensbekundung«. Dennoch gibt es kaum eine Studie, die keine Erkenntnisse zur notwendigen Rückfallprävention beiträgt.

Einiges spricht dafür, dass hohe Impulsivität, Alkoholmissbrauch und Unzufriedenheit mit der Behandlung Rückfälligkeit begünstigen. Die Autoren fordern in diesem Zusammenhang ein stärker auf das Individuum bezogenes therapeutisches Vorgehen. Programme zur Rückfallprävention stabilisieren die Abstinenz und werden durch Projektarbeit unterstützt, die eine ausgewogene Lebensgestaltung, eine gute Tagesstrukturierung und eine sinnvolle Freizeitgestaltung zum Ziel hat. Damit sich das Abstinenzverhalten langfristig stabilisiert, muss es letztlich einen Vorteil darstellen. Alternativen zum Suchtverhalten und neue positive Lebensperspektiven lösen das Glücksspielen als zentral gewordenen Lebensinhalt ab und lassen es in den Hintergrund treten.

Der Rückfall eines Patienten ist sorgfältig zu analysieren und aufzuarbeiten, um wichtige Informationen für die weitere Therapie und zukünftige Strategien zur Bewältigung risikoreicher Situationen zu gewinnen. Sowohl innerpsychische oder zwischenmenschliche Konflikte als auch der Wunsch, kontrolliert einen erneuten Spielversuch zu wagen, sind Auslöser für Rückfälle. Unter Berücksichtigung der individuellen Ausprägung lassen sich ohne Anspruch auf Vollständigkeit folgende Rückfallrisiken hervorheben:

- unausgewogener Lebensstil (z. B. familiäre, berufliche Belastungen),
- negatives emotionales Befinden,
- Komorbidität (Neurose, Psychosen, Abhängigkeiten),
- ungünstige Bewältigungsstrategien (z. B. mangelnde Konfliktbewältigung),
- mangelnde Stressbewältigung,
- Ausmaß der Impulsivität (Bedürfnisse, Wünsche nicht aufschieben können),
- Sensationssuche (Bedürfnis nach Erregung, Vergnügen),
- geringes, einseitiges Interessenspektrum (Mangel an Alternativen zum Glücksspielen, Langeweile),
- fehlende Tagesstruktur,
- scheinbar unbedeutende Entscheidungen (Kaffeetrinken in der Spielhalle),
- mangelnde Krankheitseinsicht/Wachsamkeit,
- Kontrollversuche (»ein kleiner Einsatz schadet nicht«),
- intensive Beschäftigung mit Geld (Schulden, Konsumwünsche),
- Bedürfnis, Geld zu gewinnen,
- Verfügbarkeit höherer Beträge,
- Konditionierungen innerer und äußerer Reize mit dem Glücksspiel,
- falsches Interpretieren der Zufälligkeit/ Optimismus zu gewinnen,
- Verfügbarkeit von Glücksspielen,
- Glücksspielverhalten in der Familie und dem sozialen Umfeld.

Rückfälligkeit darf in der Therapie generell kein Tabuthema sein. Verhaltensstrategien nach einem möglichen ersten Rückfall sind vorbeugend zu diskutieren. Der regelmäßige Besuch von Selbsthilfegruppen, insbesondere nach ambulanten oder stationären Therapiemaßnahmen, stellt eine wichtige Rückfallprävention dar und sorgt dafür, dass die notwendige Wachsamkeit und Krankheitsakzeptanz erhalten bleiben. Aus der Rückfallforschung lassen sich wichtige Rückschlüsse für die Verwirklichung und Stabilisierung des Abstinenzziels gewinnen.

Ansatzpunkte präventiver Maßnahmen

Gerhard Meyer

14.1 Glücksspiel und Spielerschutz – 393
14.1.1 Lobbyismus zur Verhinderung effektiven Spielerschutzes – 399

14.2 Primär- und sekundärpräventive Handlungsmöglichkeiten – 400
14.2.1 Stärkung von Lebenskompetenzen – 400
14.2.2 Aufklärung – 403
14.2.3 Jugendschutz – 406
14.2.4 Eingriffe in die Spielstruktur und Angebotsform – 407
14.2.5 Früherkennung – 410
14.2.6 Spielsperre – 416
14.2.7 Beschränkungen der Werbung – 421
14.2.8 Erhöhung der Kosten und Beschränkungen des Alkohol- und Tabakkonsums – 423
14.2.9 Wirksamkeit der präventiven Maßnahmen – 423

14.3 Zusammenfassung – 426

G. Meyer, M. Bachmann, *Spielsucht*
DOI 10.1007/978-3-662-54839-4_14, © Springer-Verlag GmbH Deutschland 2017

Unter Prävention versteht Perrez (1991) Maßnahmen, die unerwünschten psychischen oder physischen Zuständen vorbeugen oder sie verhindern sollen. Die Zieldefinition präventiven Handelns besteht in dem Ersetzen fehlangepasster durch angepasste **Entwicklungsverläufe**, die als interaktive Prozesse zwischen dem Individuum und seiner Umwelt aufgefasst werden und damit in vielfacher Weise als beeinflussbar gelten. Grundsätzlich fußen die Ansatzpunkte der Gesundheitsförderung und Suchtprävention auf 2 Säulen (Gutzwiller et al. 2000):
1. Stärkung und Förderung der Individuen inkl. Verbesserung der Rahmenbedingungen und
2. Verhinderung von Suchterkrankungen und ihren negativen Begleiterscheinungen.

Seit Caplan (1964) wird konzeptuell in primäre, sekundäre und tertiäre Prävention unterschieden, wobei als Kriterium der Zeitpunkt des Eingriffs relativ zum Krankheitsverlauf entscheidend ist. Im Gegensatz zu anderen Taxonomien (z. B. zur Abgrenzung von universellen, selektiven und indizierten Maßnahmen; Uhl 2005) geht diese Standardeinteilung (im Sinne der gebräuchlichen Klassifikation) von einem weiten Präventionsverständnis aus. Dabei bezieht sich primäre Prävention auf das rechtzeitige Verhindern von Ereignissen, die für die weitere Entwicklung als negativ eingestuft werden. Hierunter werden insbesondere Strategien subsumiert, die sich unspezifisch an Risikogruppen oder breite Bevölkerungsschichten wenden und das Fakten- und Handlungswissen sowie die Kompetenzen von Individuen fördern. Primärprävention ist auf die Kompensation allgemeiner Bewältigungsdefizite ausgerichtet und setzt bei den risikoerhöhenden Bedingungen einer Störung bzw. bei Risikoverhaltensweisen an, um die Inzidenz der jeweiligen Störung zu verringern. Daneben haben sekundäre Präventionsmaßnahmen die Funktion, bereits eingetretene negative Ereignisse in Form von akuten Erkrankungen rechtzeitig zu erkennen, zu korrigieren und abzuwenden oder weitere schädigende Konsequenzen zu vermeiden. Sekundärprävention nimmt Bezug auf bereits vorhandene Störungsanzeichen und will ein frühzeitiges Zurückdrängen der Störungsauslöser inkl. der aversiven Konsequenzen bewirken. Charakteristisch ist eine problemzentrierte Arbeit, die störungsspezifisch ansetzt und Verhaltens- bzw. Lebensstiländerungen einleitet. Schließlich greift tertiäre Prävention im Stadium des Vorhandenseins von manifesten chronischen Störungen ein. Sie fokussiert die Anpassung an und den Ausgleich von Spätfolgen der negativen Ereignisse mithilfe störungsspezifischer Behandlung und Therapie sowie Vermeidung von sich verfestigenden Beeinträchtigungen. Der Schwerpunkt liegt in der Wiederherstellung des physischen, psychischen und sozialen Funktionsniveaus sowie in dem Erhalt der Lebensqualität. Hierzu gehören Maßnahmen der beruflichen Rehabilitation und sozialen Wiedereingliederung.

Die ◘ Tab. 14.1 fasst die wesentlichen Phasen und Ansatzpunkte von Präventionsbemühungen in den von Caplan (1964) vorgeschlagenen idealtypischen Kategorien adaptiert an das Erscheinungsbild des problematischen Spielverhaltens zusammen (Hayer u. Meyer 2004).

Anknüpfend an das Drei-Faktoren-Modell können präventive Maßnahmen im Bereich der Spielsucht an jeder der drei Säulen der **Suchttrias** (Glücksspiel, Individuum, Sozialfeld) ansetzen (► Kap. 4). Eine derartige Vorgehensweise ist mit vier bedeutenden Implikationen für die Prävention verbunden:

- Aufgrund der Vielzahl an Risikofaktoren und ihrer teilweise biologischen Verankerung lässt sich die individuelle Gefährdung für ein Suchtverhalten zwar reduzieren, nicht aber beseitigen.
- Da sich viele Risikofaktoren auch auf andere Suchtformen bzw. Problemfelder und psychopathologische Entwicklungsverläufe beziehen, stellen allgemeine Präventionsmaßnahmen, die auf ein breites Spektrum von Störungsbildern (speziell im Jugendalter) ausgerichtet sind, notwendige und wirksame Aspekte der Spielsuchtprävention dar.
- Da eine große Anzahl internaler und externaler Faktoren zur Entwicklung und Aufrechterhaltung der Glücksspielsucht beiträgt, erfordert eine effektive Vorbeugung einen nachhaltigen, vielfältigen und koordinierten Ansatz, der nicht zuletzt auch auf unterschiedliche Zielgruppen (z. B. Jugendliche und Senioren, Männer und Frauen, Personen mit Migrations- und niedrigem Bildungshintergrund) ausgerichtet ist (Williams et al. 2012b).
- Eingriffe in die Angebots- oder Spielstruktur durch staatliche Regulation sind direkter oder

Tab. 14.1 Primär-, Sekundär- und Tertiärprävention süchtigen Verhaltens

	Primärprävention	Sekundärprävention	Tertiärprävention
Zielpopulation	Alle Spieler und Nichtspieler unabhängig vom Risikostatus, insbesondere aber potenzielle Risikogruppen (z. B. Jugendliche)	Spieler mit (sub)klinischer Symptomatik	Pathologische, abstinente und genesene Spieler
Zieldefinition	Erhaltung und Förderung von Gesundheit, Stärkung eines verantwortungsbewussten Umgangs mit dem Glücksspiel, gezielte Vorbeugung durch Beeinflussung rechtzeitig erkannter Risiken	Frühzeitiges Zurückdrängen der Störungsauslöser, Förderung der Motivation zur Verhaltensänderung (z. B. über Selbsthilfemanuale), Stärkung der Bewältigungsfähigkeiten und -fertigkeiten (Coping)	Behandlung der fortgeschrittenen Spielsucht inkl. Rückfallprophylaxe, Vermeidung von Folgeschäden, dauerhafte Wiedereingliederung in das Arbeitsleben, das soziale Umfeld und die Gesellschaft, Sicherung der Lebensqualität
Strategie (exemplarisch)	Proaktiv: Verhinderung übermäßiger Spielanreize durch die Einflussnahme auf die Veranstaltungsmerkmale von Glücksspielen, Aufklärungskampagnen und Bereitstellung von Produktinformationen, curriculare Aktivitäten in der Schule: Vermittlung glücksspielbezogenen Basiswissens sowie Stärkung von Kernkompetenzen	Proaktiv/reaktiv: Problemzentrierte Spielerberatung und -behandlung sowie Bereitstellung niedrigschwelliger Versorgungsangebote, wie Telefonhotlines oder Treffpunkte für Spielsüchtige (z. B. Kontaktläden, wie das Café Beispiellos in Berlin)	Reaktiv: Kognitiv-behavioral orientierte Einzeltherapie, ggf. begleitende Pharmakotherapie, Gruppentherapie, Angehörigenarbeit, Aufbau von Selbsthilfegruppen

zielgerichteter zu realisieren, als die Einflussnahme auf biopsychosoziale Bedingungen, wie etwa auf bestimmte Persönlichkeitsmerkmale oder auf das soziale Umfeld (Familie, Freunde etc.).

Primär- und zum Teil auch sekundärpräventive Maßnahmen verfolgen neben der Verhinderung des Auftretens fehlangepasster Entwicklungsverläufe das Ziel, die positiven Anreize des Glücksspiels herauszustellen, womit eine reflektierte, verantwortungsbewusste Teilnahme an Glücksspielen in den Vordergrund rückt. Entsprechende Ansätze des »Responsible Gaming/Gambling«[1] beziehen alle Dimensionen des Spielverhaltens mit ein, dienen der Vorbeugung und Schadensminimierung und umfassen Konzepte zur Förderung des Spieler- und Verbraucherschutzes, des gesellschaftlichen und individuellen Bewusstseins sowie eines verantwortungsbewussten Spielverhaltens (aus der Perspektive des Spielers) und Produktmanagements (aus der Perspektive des Anbieters; Blaszczynski et al. 2004, 2011).

14.1 Glücksspiel und Spielerschutz

In Deutschland begründet sich die Monopolstellung des Staates im Glücksspielwesen in der Bekämpfung von Suchtgefahren, dem Jugend- und Spielerschutz, der Eindämmung illegaler Spielangebote, dem Schutz vor betrügerischen Manipulationen und der Abwehr der Folge- und Begleitkriminalität (BverfG 2006; GlüStV 2012; ▶ Abschn. 2.2). Das Glücksspiel wird als potenziell schädigendes Produkt, als demeritorisches Gut, eingestuft, das entsprechende Maßnahmen erfordert. Die Zielsetzung verlangt nach der Bereitstellung eines attraktiven Glücksspielangebots unter Ver-

---
[1] Während der Begriff »gaming« v. a. der Anbieterseite zur Kennzeichnung des Geschäftsfeldes dient, wird das Wort »gambling« allgemein in Bezug auf die eigentliche Tätigkeit genutzt. Mit der Präferenz wollen die Anbieter nicht zuletzt negative Assoziationen vermeiden, die mit Gambling verbunden sind.

Tab. 14.2 Grundausrichtungen staatlicher Glücksspielpolitik

Politische Grundausrichtung	Auswirkungen
Strafrechtliche Orientierung im Sinne der **Prohibition**	Aufbau eines illegalen Glücksspielmarktes mit betrügerischen und manipulativen Aktivitäten, strafrechtliche Verfolgung jeglicher Glücksspielaktivität (Kriminalisierung)
Spielerschutzorientierung: **Regulation** im Sinne der Restriktion, aktives politisches Handeln nach dem »Prinzip der unstimulierten Nachfrage«	Verhinderung übermäßigen Spielverhaltens und der zielgerichteten Stimulation der Nachfrage nach Glücksspielen, Begrenzung der Produktvielfalt bei hinreichend attraktiver Gestaltung des vorhandenen Spielangebotes, Informationsauflagen und Werbebeschränkungen, Einwirkung auf die Gestaltung der Veranstaltungsmerkmale, zweckgebundene Abgabe eines bestimmten Prozentsatzes des Bruttospielertrages in Fonds, die der Prävention problematischen Spielverhaltens zugutekommen
Orientierung im Sinne der Einnahmenmaximierung: **liberale Einstellung**, allerdings ohne eine totale Freigabe des Glücksspiels	Verzicht auf proaktive Präventionsbemühungen, ausschließlich reaktive Prävention problematischen Spielverhaltens, vereinzelte Auflagen, vorherrschendes Ziel ist die Erhöhung der Staatseinnahmen und damit die fiskalische Nutzung des Glücksspielangebotes, Produktvielfalt, Anstieg des Ausmaßes der Spielsuchtproblematik bzw. des problematischen Spielverhaltens
Orientierung im Sinne eines Gewährenlassens: »**laissez-faire**«	Vollständige Legalisierung des Glücksspiels, Selbstregulation des Marktes ohne Auflagen oder sonstige Verpflichtungen, Produktangebot richtet sich nach der Produktnachfrage, Einführung von Wettbewerb, uneingeschränkte Produktvielfalt, Eingriffe in den Spielablauf nur bei gezieltem Betrug möglich

zicht auf übermäßige Spielanreize. Während eine zu starke Liberalisierung ein Anwachsen glücksspielbezogener Probleme mit sich bringen würde, hätte eine zu starke repressive Ausrichtung aufgrund des Fehlens hinreichend attraktiver Angebote den negativen Nebeneffekt des Auf- und Ausbaus eines illegalen Glücksspielmarktes (Quinn 2001). Prinzipiell lassen sich **vier Strategien** unterscheiden, mit denen der Staat auf das Glücksspielangebot einwirken kann (Tab. 14.2; Eadington 1997).

Die Orientierung am Spielerschutz offeriert neben dem Staatsmonopol weitere Regulierungsstrategien:

- Partielle Prohibition bzw. Erlaubniserteilung nur für ausgewählte Spielformen, etwa im terrestrischen Bereich bei gleichzeitigem Verbot des Glücksspiels im Internet.
- Kontrollierte Marktöffnung für Privatunternehmen durch ein Lizenzverfahren unter bestimmten Auflagen (z. B. zum Spielerschutz oder zur Abwehr von Geldwäsche und Betrugsgefahren).

Aus der Perspektive der Suchtprävention ist generell eine restriktive Grundausrichtung staatlicher Glücksspielpolitik mit einem kleinen, konsequent regulierten Glücksspielmarkt, der Spielanreize unterbindet, zu empfehlen (Abb. 14.1). Erfolgreiche Prävention in diesem Sinne lässt sich u. a. an geringeren oder stagnierenden Umsatzzahlen messen, da problematische und pathologische Spieler einen bedeutsamen Anteil der Umsätze liefern. Umsatz- bzw. Ertragssteigerungen deuten hingegen die Wirkungslosigkeit präventiver Bemühungen an.

Monopolartige Marktstrukturen bringen den grundlegenden Vorteil mit sich, dass Eingriffe in das Marktgeschehen und die Veranstaltungsmerkmale einzelner Glücksspiele unmittelbar und zielgerichtet möglich sind. Demgegenüber dürften ökonomisch motivierte Maßnahmen, wie etwa die Öffnung des Glücksspielmarktes für Privatunternehmen und damit die Etablierung einer Wettbewerbssituation, mit einer substanziellen Erhöhung der Spielanreize durch innovative Produktideen, spielerbindende Marketingstrategien und infolgedessen mit einem (wenigstens auf kurze Sicht) Anstieg des Ausmaßes glücksspielbezogener Probleme in der Bevölkerung verknüpft sein.

Kohärente und konsistente Maßnahmen des Spielerschutzes sowie einheitliche Präventionsstan-

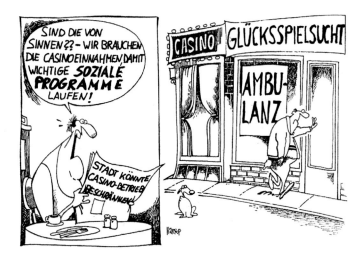

◘ Abb. 14.1 Die Kehrseite der Medaille. (Mit freundlicher Genehmigung der Simon Fraser University, Library, Special Collections MsC25.HAR.37.2)

dards sind über ein Staatsmonopol intersegmental einfacher umzusetzen und evidenzbasierte Optimierungen schneller zu realisieren. Schließlich sind Ertragsrückgänge als Folge effektiver Prävention durch den Staat leichter zu tolerieren, als es auf Seiten börsennotierter Unternehmen der Fall ist, die den Interessen der Aktionäre und der Gewinnmaximierung verpflichtet sind.

Zu den Nachteilen des Monopols zählen in erster Linie die starke Konkurrenz zu attraktiven Spielangeboten an den Grenzen mit anderen Staaten und im Internet sowie der kaum vorhandene Anreiz für einen innovativen Spielerschutz. Unabhängig vom spezifischen Regulierungsmodell verlangt eine Optimierung der Präventionsmaßnahmen zudem nach einer regelmäßigen Überprüfung der staatlichen Glücksspielpolitik durch ein von Anbieterseite unabhängiges Kontrollorgan (wie bspw. der Fachbeirat Glücksspielsucht, nach § 10 Abs. 1 Satz 2 des GlüStV), um Interessenkonflikte zu vermeiden. Als größte Herausforderung erweist sich das illegale Glücksspiel im Internet. Erfolgversprechende Maßnahmen zur Eindämmung der Konkurrenz, die mit vielseitigen Lockangeboten, attraktiven Quoten und geringer Regulation auf sich aufmerksam macht, sind derzeit nicht in Sicht. Die angestrebte Unterbindung der Zahlungsströme zwischen Spieler und Anbieter lässt sich durch zahlreiche Alternativen umgehen (▶ Abschn. 2.3.7) und müsste durch einschneidende Maßnahmen zu deren Durchsetzung begleitet werden. Erste Erfahrungen aus den USA deuten nur geringe Effekte an (Wood u. Williams 2009). Vor diesem Hintergrund erscheint eine restriktive Zulassung unter staatlicher Kontrolle sinnvoll zu sein. Diese regulativen Rahmenbedingungen würden, wie erste Erfahrungen aus Schweden zeigen (Jonsson u. Nilsson 2008), am ehesten eine auf Risikominimierung ausgerichtete Ausgestaltung des Angebots erlauben und damit dem Gedanken des Spielerschutzes in proaktiver und nachhaltiger Weise Rechnung tragen. Schließlich sollten die regulativen Maßnahmen, auch bezogen auf das Internet, das unterschiedliche Gefährdungs- und Suchtpotenzial einzelner Spielformen berücksichtigen. Eine Differenzierung zwischen der ausschließlichen Vermittlung von Glücksspielprodukten, bei denen das Internet nur einen zusätzlichen Vertriebsweg darstellt (z. B. Lotterien), und der expliziten internetbasierten Veranstaltung von Glücksspielen (z. B. Poker und Roulette) verlangt nach abgestuften Maßnahmen der Suchtprävention.

Vergleichende Überprüfungen etwaiger positiver wie negativer Auswirkungen verschiedener Regulierungskonzepte liegen aufgrund der Komplexität der Marktdynamik sowie der nahezu unmöglichen Kontrolle aller relevanten Drittvariablen nur fragmentarisch vor (Planzer et al. 2014; Wood u. Williams 2009).

Planzer et al. (2014) haben die verfügbaren Prävalenzraten problematischen und pathologischen Spielverhaltens (12-Monats-Prävalenz) aus zwölf europäischen Ländern und glücksspielspezifische Regulierungsformen miteinander verknüpft und Korrelationen berechnet. Die Regulierungen reichen von Verboten (bezogen auf Online-Glücksspiele) über staatliche Monopole bis hin zu mehr oder weniger liberalen Konzessions- bzw. Lizenzmodellen. Im Ergebnis fand sich lediglich ein statistisch signifikanter Zusammenhang: In Ländern mit einer weniger restriktiven Regulation der Werbung für Online-Glücksspiele zeigt sich eine höhere Rate problematischen Spielverhaltens. Die Autoren heben hervor, dass beträchtliche Unterschiede innerhalb ähnlicher Regulierungsformen bestehen. So weist etwa Norwegen eine Tendenz zu geringen Prävalenzraten auf, in Finnland lässt sich indessen eine Tendenz zu höheren Kennwerten beobachten, obwohl in beiden Ländern ein Glücksspielmonopol besteht.

Williams et al. (2012b) stellen Vergleiche an zwischen Ländern, in denen der Staat Glücksspiele anbietet und/oder einen bedeutsamen Anteil der Einnahmen generiert (z. B. Kanada und verschiedene europäische Länder), und Ländern, in denen der Staat primär in die Regulierung involviert ist (z. B. Australien und USA). Tritt der **Staat als Anbieter** auf, ist die Kontrolle scheinbar stärker und das Produkt sicherer. Australien und die USA tendieren dagegen zu weniger einflussreichen Schutzmaßnahmen und weisen dem Individuum eine höhere Verantwortung zu. Außerdem ist in diesen Ländern eine sehr viel stärkere **Lobbyarbeit** der Industrie zu beobachten, die häufig die Einführung präventiver Maßnahmen verhindert. Die Autoren verweisen zudem auf Erfahrungen aus dem Alkoholbereich, nach denen Privatisierungen mit einem Ausbau des Angebots, steigendem Konsum in der Bevölkerung und ausgeprägteren individuellen und sozialen Schäden verbunden sind.

Die Gefahr des Auf- und Ausbaus eines illegalen Glücksspielmarktes dürfte insbesondere dann Gültigkeit besitzen, wenn die entsprechenden Spielangebote (legal oder illegal) bereits auf dem Markt etabliert sind und zumindest in einigen Bevölkerungsschichten auf Akzeptanz stoßen. Ein aktuelles Beispiel stellt das Pokerspiel im Internet dar, das sich nicht nur in Deutschland trotz gesetzlicher Verbote großer Beliebtheit erfreut. So deuten Marktanalysen auf der Grundlage von knapp 4,6 Mio. Spieleridentitäten an, dass – absolut gesehen – die meisten Pokerspieler laut Selbstangaben aus den USA und Deutschland stammen (Fiedler u. Wilcke 2011). Damit stehen zwei Länder an der Spitze der Rangliste, in denen das Online-Glücksspiel untersagt ist, was die Frage nach der Umsetzbarkeit und Sinnhaftigkeit einer »Netzprohibition« aufwirft bzw. auf Schwierigkeiten in Bezug auf den Vollzug dieser Rechtsvorschrift verweist. Ohnehin hat in der Vergangenheit das Mittel der Prohibition bei psychotropen Substanzen die originären Zielvorgaben üblicherweise verfehlt.

Ein »**Realexperiment**« mit Implikationen für einen erfolgversprechenden Regulierungsansatz stammt aus Norwegen, wo im Juni 2007 ein **landesweites Totalverbot** für die private Aufstellung von Spielautomaten erlassen und im August 2008 entschärfte Geräte des staatlichen Monopolisten Norsk Tipping wieder eingeführt wurden. Begleitforschungen kurz vor und knapp 5 Monate nach der landesweiten Automatenverbannung belegen, dass sich sowohl das Spielverhalten als auch die Prävalenz glücksspielbezogener Probleme in der Bevölkerung verringerten (Lund 2009). Die Behandlungsnachfrage von Problemspielern und Anrufe bei der Helpline gingen ebenfalls zurück (Rossow u. Hansen 2015). Der Rückgang von Automatenspielern unter den behandlungssuchenden Personen war allerdings mit einem Anstieg von Sportwettern und Internetspielern verbunden (Bu u. Skuttle 2013). Innerhalb dieses kurzen Zeitraums ließ sich jedoch auf Bevölkerungsebene weder die Entwicklung eines illegalen Automatenspielmarktes noch ein ausgeprägtes Substitutionsverhalten im Sinne eines Ausweichens auf andere Marktsegmente erkennen. Nach der Wiedereinführung entschärfter Geräte verblieb die Nachfrage bei der Helpline für Problemspieler auf dem niedrigen Niveau (Engebø 2014).

Die aktuelle Situation in Deutschland ist in besonderer Weise durch eine Aufweichung des staatlichen Monopols gekennzeichnet, wie die Entwicklung des gewerblichen Automatenspiels zum Glücksspiel (▶ Abschn. 2.3.2), private Angebote von Sportwetten (▶ Abschn. 2.3.3) und verfügbare Glücksspiele im Internet (▶ Abschn. 2.3.7) verdeutlichen.

Der GlüStV 2012 enthält eine Reihe von Maßnahmen zum Schutz der Spieler. Die Anbieter sind u. a. dazu verpflichtet, Sozialkonzepte zu entwickeln, Schulungsmaßnahmen für die Mitarbeiter in der Früherkennung problematischen Spielverhaltens durchzuführen, ein Sperrsystem für Spieler zu unterhalten und Restriktionen in der Werbung zu befolgen (▶ Abschn. 2.2). Die Anbieter berichten zwar öffentlichkeitswirksam über die erfolgreiche Umsetzung der Maßnahmen. So betonen Vertreter der Automatenindustrie die Qualität ihrer Sozialkonzepte und verweisen auf eine hohe Anzahl durchgeführter Schulungen. An einer unabhängigen Evaluation der Maßnahmen mangelt es allerdings. Lediglich eine Evaluationsstudie zu Schulungen im Lotteriebereich liegt bisher vor (Kalke et al. 2011b), die jedoch dem Anspruch auf Unabhängigkeit nicht gerecht wird, da die Autoren die Schulungen selbst durchgeführt haben.

Ein erster **Praxistest** zum Jugend- und Spielerschutz in Spielhallen offenbart nur eine geringe Compliance (Meyer et al. 2015a,b). Testspieler und Beobachter hatten in Bremen Spielhallen aufgesucht, Alterskontrollen erfasst, Merkmale problematischen Spielverhaltens simuliert, Spielsperren eingerichtet, Abgleiche mit der Sperrliste kontrolliert und die Reaktion des Personals in Protokollbögen festgehalten. Im Ergebnis erfolgten Ausweiskontrollen der 20- bis 25-jährigen Testspieler nur in 26 % der Besuche. Angemessene Reaktionen auf erkennbare Merkmale süchtigen Spielverhaltens wurden nur in 5 % der Fälle registriert. Letztendlich konnte in 62 % der Fälle eine Sperre, ein Hausverbot oder eine sperrähnliche Absprache eingerichtet bzw. getroffen werden, wobei teilweise große Hürden, wie das Einreichen zusätzlicher Passfotos, mehrmaliges Erscheinen oder Aufsuchen anderer Standorte, zu überwinden waren. Bei den nachfolgenden 15 Kontrollbesuchen konnten 13 gesperrte Testspieler (87 %) problemlos an den Automaten spielen.

Das Ergebnis deckt sich mit dem Befund von Fiedler (2015b), der Klienten und Patienten aus ambulanten und stationären Einrichtungen nach Erfahrungen mit dem Spielerschutz befragt hat. Nur 1 % der pathologischen Spieler (N = 655) berichtete über eine sinnvolle Ansprache durch das Personal der Spielstätten (mit Hinweisen auf eine Telefon-Helpline oder Beratungsstelle) als Reaktion auf ihr Spielverhalten.

Die Befunde verdeutlichen die Notwendigkeit staatlicher Kontrollen. Dieser Bedarf rückt noch stärker in den Fokus, wenn der hohe Umsatzanteil, den süchtige Spieler generieren, Berücksichtigung findet (▶ Abschn. 6.6). Es stellt sich die Frage, ob das Geschäftsmodell – insbesondere von Spielhallen – ohne süchtige Spieler überhaupt tragfähig ist, bzw.
sich mit dem gesellschaftlichen Interesse der Suchtprävention vereinbaren lässt.

Auf internationaler Ebene wurde bisher nur die Einhaltung des Jugendschutzes bezogen auf den Verkauf von Lotterieprodukten (St Pierre et al. 2011; Malischnig 2017) sowie den Zugang zu Glücksspielautomaten in Gaststätten, Supermärkten und Casinos (Gosselt et al. 2013; Warpenius et al. 2016) untersucht. Einen leichten Zugang zu Spielautomaten in Gaststätten und Supermärkten verdeutlichen Complianceraten der Anbieter von 4–6 % in Finnland und Holland (Casinos: 23 %). Deutlich höher fiel die Rate bezogen auf Lotterieprodukte in Kanada (60 %) und Österreich (87,8 %) aus. Es erfolgte kein Verkauf von Lotterieprodukten an Personen unter 16 Jahren (Altersgrenze in Österreich), wenn die Testperson nach dem Ausweis gefragt und das Alter überprüft wurde (Malischnig 2017). Eine höhere Anzahl absolvierter Schulungen und eine positive Einstellung zu Testkäufen sind weitere Prädiktoren für ein regelkonformes Verhalten.

Vor dem Hintergrund des Umsatzanteils von Spielsüchtigen verwundert es kaum, dass die Prävention problematischen Spielverhaltens nicht als Themenschwerpunkt auf der Agenda privater Anbieter steht (Quinn 2001 für das Casinospiel in den USA; Hing 2001 für Befunde in Australien). Vielmehr scheinen die Glücksspielanbieter verschiedene Stadien einer Entwicklungslogik zu durchlaufen, die in Anlehnung an Bellringer (1999) wie folgt aussehen:

1. **Negierung des Problems und Abweisung der Verantwortung:** Spielsucht als psychische Störung bzw. problematisches Spielverhalten wird verleugnet oder aber ausschließlich als sekundäre Reaktion auf schon vorhandene Störungen attribuiert.
2. **Symbolische Bekenntnisse:** Das Erscheinungsbild »problematisches Spielverhalten« wird wahrgenommen und diskutiert, jedoch ohne intensive Bemühungen und finanzielle Ressourcen in den Spielerschutz zu investieren.
3. **Implementierung von Einzelmaßnahmen:** Einzelne Unternehmen versuchen, ausgewählte Maßnahmen des Spielerschutzes zu etablieren. Die Prävention problematischen Spielverhaltens bleibt in der Gesamtheit ein verhältnismäßig unbedeutendes, peripheres Thema der Unter-

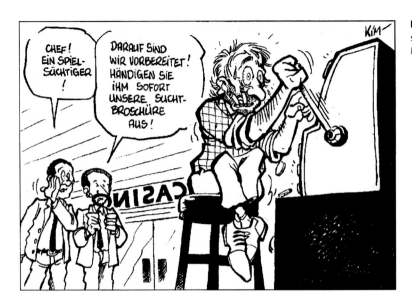

◘ Abb. 14.2 Der Spielsuchtflyer als Erste-Hilfe-Maßnahme

nehmenspolitik und wird nur als Reaktion auf bestimmte Problemfälle eingesetzt.
4. **Umfassende Verpflichtung und koordinierte Implementierung von Präventionsmaßnahmen:** Problematisches Spielverhalten wird als negative und unerwünschte Nebenwirkung des eigenen Angebotes anerkannt. Die Konzeption und forcierte Umsetzung von Maßnahmen zur Primär- und Sekundärprävention finden sich als Topthema der Verbands- und Unternehmenspolitik wieder. Spielerschutz verkörpert eine integrale Säule des Marketingkonzeptes eines verantwortungsbewussten Produktangebots.

Für den privaten Sektor des deutschen Glücksspielmarkts zeichnet sich weiterhin ein Pendeln zwischen den Stufen 2 und 3 ab. In Bezug auf das Automatenspiel in Spielhallen und Gaststätten wird zwar auf der einen Seite versucht, zumindest in größeren Unternehmen Sozialkonzepte zu verankern. Auf der anderen Seite jedoch offenbart die gezielte Nutzung vorhandener Gesetzeslücken (Spiel um Punkte) die herausragende Bedeutung wirtschaftlicher Interessen. Private Anbieter von Sportwetten (wie bwin) initiieren Forschungsprojekte zum Spielerschutz (Nelson et al. 2008; Broda et al. 2008), gleichzeitig erhöhen sie kontinuierlich die Anzahl von Wettgelegenheiten und die Wettanreize (◘ Abb. 14.2).

Die Glücksspielanbieter stehen grundsätzlich vor der Herausforderung, das Spannungsverhältnis zwischen spielanreizsteigernden Maßnahmen und damit (kurzfristigen) ökonomischen Interessen auf der einen Seite sowie der vorausschauenden und nachhaltigen Umsetzung von Spielerschutzmaßnahmen auf der anderen Seite aufzulösen. Vor dem Hintergrund dieser Gratwanderung verstehen Glücksspielanbieter mit Zukunftsvisionen ressourcenorientierte Prävention als Teil ihrer Unternehmenskultur bei gleichzeitigem Verzicht auf überzogene bagatellisierende Positivdarstellungen des Produktes »Glücksspiel« sowie Ablehnung von expansiven Werbestrategien.

Besonders bedeutsam ist, dass alle Mitarbeiter, von der Managementebene bis zum Aufsichtspersonal, die Unternehmensphilosophie kennen, tragen, als verbindlich anerkennen und sich ihrer Mitverantwortung im Umgang mit Problemspielern bewusst werden. Normen und Wertesysteme der Unternehmen prägen unmittelbar die Bereitschaft der Mitarbeiter, sich aktiv für den Spielerschutz einzusetzen (Lee et al. 2013). Ethische Bedenken und Interessenskonflikte aufgrund des ruinösen Spiels von Spielsüchtigen, das zum Eingreifen auffordert, aber den Arbeitsplatz sichert, können neben unklaren Zuständigkeiten, Rollenkonflikten und fehlenden Kompetenzen proaktives Handeln verhindern. Ein Ansprechen von Problemspielern findet dann in

14.1 · Glücksspiel und Spielerschutz

der Regel nur in extremen Situationen statt, etwa wenn ein Gast sich aggressiv und gewalttätig verhält (Hing et al. 2013). Schulungen der Mitarbeiter im Umgang mit Problemspielern, konkrete Handlungsanweisungen und ein Benchmarking alle 1–2 Jahre dienen dazu, die Prozesseffizienz zu steigern (Oehler et al. 2016). Eine Verringerung des Konfliktpotenzials verbessert nicht nur den Spielerschutz, sondern steigert gleichzeitig die Arbeitszufriedenheit der Mitarbeiter (Responsible Gambling Council 2011).

Es sind zahlreiche weitere Anreize für Unternehmen erkennbar, sich proaktiv für die Präventionssüchtigen Spielverhaltens zu engagieren (Bellringer 1999):

- Herstellung von Transparenz in Bezug auf das Produkt »Glücksspiel«,
- Verbesserung des Erscheinungsbildes auf Produkt- und Branchenebene,
- Erhöhung der Akzeptanz auf politischer und gesellschaftlicher Ebene,
- Förderung der Bereitschaft auch von bisherigen Nichtspielern, sich in geschützten Räumen an dem Glücksspiel zu beteiligen (und damit Akquise eines neuen Kundenstamms),
- Vermeidung von staatlichen Sanktionen wie drastische Eingriffe in die Spielstruktur,
- Steigerung der Chance, bei zukünftigen Konzessionsvergaben berücksichtigt zu werden.

14.1.1 Lobbyismus zur Verhinderung effektiven Spielerschutzes

Eine Strategie mit wahrscheinlich größeren Erfolgsaussichten, den durch effektiven Spielerschutz rückläufigen oder bestenfalls stagnierenden Erträgen entgegenzusteuern, ist der Lobbyismus. Das notwendige Kapital liefert der Mehrertrag, der sich durch süchtige Konsumenten erzielen lässt (Adams u. Livingstone 2015).

Jazbinsek (2012) illustriert an Einzelbeispielen den Lobbyismus deutscher Glücksspielanbieter. Mit der wachsenden Zahl der anstehenden Reformen haben sich die Bemühungen der Branchenvertreter intensiviert, Einfluss auf den politischen Entscheidungsprozess zu nehmen. Den Ton geben dabei die Hersteller und Aufsteller von Geldspielautomaten an. Als wesentliche Schlussfolgerung formuliert Jazbinsek (2012, S. 286): »Der Kampf um Marktanteile, den die Glücksspielanbieter derzeit auf der politischen Bühne austragen, läuft auf eine Markterweiterung hinaus.«

Die Automatenindustrie bedient sich bei ihrer Interessenvertretung in Politik und Gesellschaft u. a. beauftragter Gutachter, die wie Peren u. Clement (2011) Geldspielautomaten als eher unbedenkliche Spielangebote einstufen. Ihre Analyse der Pathologiepotenziale von Glücksspielprodukten kommt zu dem überraschenden Ergebnis, dass die beiden größten Spielanbieter (Deutscher Lotto- und Toto-Block und Automatenindustrie) den geringsten Anteil pathologischer Spieler an sich binden. Die Kosten-Nutzen-Analyse (Peren et al. 2011) errechnet für Geldspielautomaten einen quantifizierbaren Nutzen, der mit rund 1,37 Mrd. € jährlich etwa 4,5- bis 6-mal höher liegen soll als die bewertbaren Kosten. Die Berechnung erfolgte auf der Basis falscher Annahmen und problematischer Bezugsgrößen (vgl. Fiedler 2016, S. 361ff). Die Autoren beziehen nur pathologische Spieler ein, für die das Automatenspiel die Hauptspielform darstellt, und negieren das Vorhandensein statistischer Angaben zum Gefährdungspotenzial einzelner Spielformen. Die Umsatzberechnungen basieren auf Durchschnittsverlusten der Automatenspieler statt auf der notwendigen Differenzierung zwischen Spielsüchtigen und Freizeitspielern. Als Bezugsgröße wird auf 7 Mio. Freizeitspieler verwiesen. Dabei handelt es sich um eine unbelegte Schätzung des Verbandes der Deutschen Automatenindustrie, die im Widerspruch zu den geringeren Nutzungsraten aus den Bevölkerungsstudien steht (▶ Abschn. 2.4).

Die Gründung von Initiativen, die die Interessen der Anbieter verfolgen, gehört ebenfalls zu den Strategien des Lobbyismus. Ein Beispiel hierfür liefert der sog. Düsseldorfer Kreis (Düsseldorfer Kreis 2016; Bühringer et al. 2016). Der Arbeitskreis, gegründet von Beratern der Glücksspielindustrie, hat ein Verbraucherschutzkonzept erstellt. Mit der Ausrichtung auf Verbraucher (statt Spieler) wird zunächst das Glücksspiel anderen Konsumgütern gleichgestellt und der demeritorische Charakter des Glücksspiels unterschlagen. Den besonderen Schutzbedarf von Spielern hat dagegen bspw. die Europäische Kommission (2014) in ihren differenzierten Empfehlungen für den Schutz von Verbrauchern und Spielern von Online-Glücksspielen im Binnenmarkt zum Ausdruck gebracht. Ausgehend von der vermeintlich geringen Wirkung mengenorientierter Regulierung propagiert der Düsseldorfer Kreis qualitätsbezogene Maßnahmen. Das Konzept thematisiert zwar darüber hinaus mit einem Satz auch gesetzliche Eingriffe in die Spielstruktur. Der Erfolg derartiger Strukturmaßnahmen wird aber gleich wieder in Frage gestellt, da diese Form des Konsumentenschutzes einfach zu beschließen sei, die umfassende Durchsetzung aber sehr viel Aufwand und eine hohe gesellschaftliche Akzeptanz erfordere und die positive Wirksamkeit einzelner Maßnahmen nicht ausreichend belegt sei. Die vorhandenen Erkenntnisse der Forschung (▶ Abschn. 4.1.2) bleiben somit unberücksichtigt, da die Umsetzung abgeleiteter Präventionsmaßnahmen offensichtlich nicht mit den wirtschaftlichen Interessen der Anbieter vereinbar ist. Bei der strategischen Umsetzung des Lobbyismus bedient sich der Arbeitskreis der Zeitung *Behörden Spiegel*, die massenhaft und kostenlos an Bundesministerien und Bundesbehörden ausgeliefert wird und Konferenzen zum Glücksspielwesen veranstaltet (Meyer 2016).

Auch über die Finanzierung von Forschungsprojekten und öffentlichen Einrichtungen kann gezielt Einfluss auf Entscheidungsprozesse genommen werden. Die Tabak-, Alkohol- und Glücksspielindustrie, wie auch andere Anbieter von Produkten mit Gefährdungspotenzial wie die Pharmaindustrie, nutzen diesen Weg. Adams (2007) diskutiert die moralischen Risiken der Akzeptanz derartiger Finanzierungen auf Seiten der Empfänger. Anhand von Beispielen aus der internationalen Glücksspielforschung zeigen Cassidy et al. (2013) auf, dass die Forschung dominiert wird durch die Eigeninteressen der Regierungen, für die das Glücksspiel eine bedeutsame Einnahmequelle darstellt, und der Industrie. Der übermäßige Einfluss und Interessenkonflikte führen nach Ansicht der Autoren zu banalen Forschungsfragen und bewahrenden Ergebnissen (vgl. Cassidy 2014). Die Symbiose zwischen Regierungen und Industrie als Triebfeder der Marktexpansion in Australien und Neuseeland kritisieren auch Livingstone u. Adams (2010) sowie Adams u. Rossen (2012). Sie fordern eine stärkere Unabhängigkeit für Institutionen, die die Regulation des Marktes im Rahmen des Public-Health-Ansatzes zu verantworten haben. Zur Wiederherstellung der nach Livingstone u. Adams (2015) angeschlagenen Integrität der Glücksspielforschung sprechen sich die Autoren für die Einhaltung von 5 Grundprinzipien aus:

1. Die Finanzierung der Forschung sollte nicht aus Glücksspielerträgen erfolgen.
2. Keine Beeinflussung der Forschungsprioritäten durch die Profiteure.
3. Die Einflussnahme der Glücksspielindustrie auf Konferenzen und anderen Forschungsforen ist zu unterbinden.
4. Finanzierungsquellen der Forschung sollten in Beiträgen von Fachzeitschriften und auf Konferenzen angegeben werden.
5. Die Lizensierung von Glücksspielen muss einen hinreichenden Zugang zu den Produkten und dem Umfeld gewährleisten.

14.2 Primär- und sekundärpräventive Handlungsmöglichkeiten

In Bezug auf die Praxis existiert insgesamt eine breite Palette an proaktiv orientierten Präventionsmaßnahmen mit unterschiedlichen Ansatzpunkten, deren Umsetzung unabhängig von spezifischen Glücksspielformen mit der Verhinderung bzw. Reduktion problematischen Spielverhaltens einhergehen kann und demnach der Zielsetzung des Spielerschutzes gerecht wird.

◘ Tab. 14.3 gibt einen Überblick über globale glücksspielformübergreifende Präventionsmaßnahmen, getrennt nach primär- und sekundärpräventiven Schwerpunkten.

14.2.1 Stärkung von Lebenskompetenzen

Verhaltensbezogene Präventionsarbeit setzt im Kindes- und Jugendalter an. Um einen verantwortungsbewussten Umgang mit suchtgefährdenden Substanzen und Glücksspielen zu fördern, gilt es, bestimmte emotionale, soziale und handlungsorientierte Kompetenzen zu stärken. Diesen Anspruch verfolgt der sog. Life-Skill-Ansatz (Botvin 1996), der auf die Vermittlung grundlegender Fähigkeiten und Fertigkeiten zur Lebensbewältigung abzielt. Lernen

14.2 · Primär- und sekundärpräventive Handlungsmöglichkeiten

Tab. 14.3 Glücksspielformübergreifende Möglichkeiten der Primär- und Sekundärprävention (Hayer u. Meyer 2004a,b)

Maßnahmen	Umsetzung in der Praxis
Primärprävention	
Verfügbarkeit/ Griffnähe	– Maßvolle Zulassung von Glücksspielangeboten und restriktiver Umgang mit Angebotserweiterungen – Nachweis des Bedarfs und der Auswirkungen im Vorfeld neuer Angebote, Begrenzungen der Anzahl verschiedener Spielformen – Ansiedlung der Standorte an der Peripherie der Stadt und nicht in sozial schwachen Einzugsgebieten – Einbau von Maßnahmen, die den Zugang zum Glücksspiel erschweren (wie z. B. Ausweispflicht)
Verbraucherschutz	– Eindeutige und gut sichtbare Produktinformationen inkl. prägnanten Warnhinweisen zum problematischen Spielverhalten – Angemessene Aufklärung der Kundschaft über Gewinn-/Verlustwahrscheinlichkeiten und Ausschüttungsquoten sowie Hinweise zu den psychotropen Effekten und möglichen negativen Konsequenzen – Schutz vor übermäßigen finanziellen Verlusten, etwa über Begrenzungen der Einsatzhöhe, Verluste pro Monat, Reduzierung der Spielgeschwindigkeit, Option von Selbstbeschränkungen (Geld, Zeit) – Einführung von persönlicher Identifizierung mithilfe eines Chipkartensystems (und damit z. B. Ermöglichung der Speicherung ausgewählter Parameter des Spielverhaltens) unter Berücksichtigung des Datenschutzes und Verbot der missbräuchlichen Nutzung zum Zweck der Kundenbindung
Kinder- und Jugendschutz	– Bestimmung einer Altersgrenze von 18 Jahren als Voraussetzung für die Teilnahme an Glücksspielen – Informations- und Aufklärungskampagnen in der Schule unter Einbeziehung der Lehrer und Eltern – Einbindung des Themas »problematisches Spielverhalten« in übergreifende suchtpräventive Handlungsmaßnahmen – Stringente Überwachung der Jugendschutzbestimmungen
Werbung	– Werbebeschränkung (bei Glücksspielen mit relativ niedrigem Gefährdungspotenzial) bzw. Werbeverbot (bei Glücksspielen mit relativ hohem Gefährdungspotenzial) – Verzicht auf extensive und irreführende Werbestrategien – Verpflichtung zur aufklärenden Werbung – Beschränkung von Hauspostsendungen und Fernsehwerbespots – Verbot von besonderen Spielanreizen, wie Freispiele oder Gratisgeschenke (z. B. bei Anwerbung neuer Kunden)
Öffentlichkeitsarbeit	– Sensibilisierung der Öffentlichkeit mithilfe verschiedener Medien und Kanäle – Projekte und Ausstellungen zum Glücksspiel/problematischen Spielverhalten – Aussenden konsistenter, kompatibler und eindeutiger Botschaften über die Vor- und Nachteile des Glücksspiels – Setzen des problematischen Spielverhaltens auf die politische Agenda als eine bedeutsame gesundheitswissenschaftliche Aufgabe
Steuerpolitik/ Einnahmeverteilungspolitik	– Steueranhebungen auf das Betreiben von Glücksspielen als Lenkungsinstrument zur Reduktion des problematischen Spielverhaltens unter gleichzeitigem Verzicht auf Modifikation des Glücksspielangebots in Richtung einer Erhöhung der Spielanreize. Alternativ: Steuerentlastungen, um mit den frei gewordenen Mehreinnahmen von Anbieterseite gesetzlich zu fordern, sich proaktiv für den Spielerschutz einzusetzen – Einführung von allgemeinen Pflichtabgaben: zweckgebundene Abführung und zielgerichteter Einsatz von Einnahmeanteilen in die Beratung/Behandlung von Problemspielern, als Forschungsmittel, in die Gesundheitsförderung und zur kontinuierlichen Finanzierung flächendeckender Präventionsarbeit – Erhebung von Einlassgebühren

◘ **Tab. 14.3** (Fortsetzung)

Maßnahmen	Umsetzung in der Praxis
Alkoholkonsum	– Einschränkung der Verknüpfung von Alkoholkonsum und Glücksspiel – Kein Alkoholausschank während der Glücksspielteilnahme bzw. in unmittelbarer zeitlich-räumlicher Nähe
Zahlungsverkehr	– Einschränkung/Unterbindung von bargeldlosem Zahlungsverkehr – Verbot von EC-Cash-Terminals in Spielstätten
Verzahnung von Präventionsarbeit und Versorgungsstrukturen	– Festlegung einer einheitlichen politischen Grundorientierung – Einrichtung eines überregionalen und umfassenden Verbundsystems mit Abstimmung der einzelnen präventiven Maßnahmen (auf Bundes- und EU-Ebene) – Einberufung eines staatlichen Referenten mit dem Aufgabengebiet »Responsible Gambling«
Qualitätsmanagement (Struktur-, Prozess- und Ergebnisqualität)	– Qualitätskontrolle und -sicherung in Form von evidenzbasiertem Controlling – Einführung einer unabhängigen und interdisziplinären Kommission zur Evaluation des Spielverhaltens, des problematischen Spielverhaltens und der gesellschaftlichen Folgen mit Berichtspflicht an die zuständigen Ministerien – Regelmäßige und systematische Evaluation der Präventionsmaßnahmen mit dem Ziel ihrer Weiterentwicklung und Optimierung anhand von wissenschaftlichen Befunden – Vergabe von Gütesiegeln für ein verantwortungsbewusstes Produktmanagement
Sekundärprävention	
Versorgung und »Ausstiegshilfen«	– Bereitstellung eines facettenreichen Versorgungsangebotes – Ausbau niedrigschwelliger Kontaktmöglichkeiten für Spieler – Etablierung von Beratungsangeboten für Angehörige von Spielern – Einführung von glücksspielformübergreifenden Spielsperren
Personalschulung, Coaching und Supervision	– Vermittlung umfassender Fähigkeiten (Sachwissen) und Fertigkeiten (Handlungswissen) rund um das Thema des problematischen Spielverhaltens für die im Glücksspielsektor beschäftigten Personen – Erstellung von Leitlinien zur Beobachtung und Erkennung von Symptomen problematischen Spielverhaltens in den Spielstätten auf empirischer Basis – Identifikation des problematischen Spielverhaltens und dessen aktive Unterbindung (z. B. durch den Ausschluss vom Spielbetrieb) – Kommunikationstraining: Erlernen von Strategien zum Ansprechen vermeintlich gefährdeter Spieler – Team- und Fallsupervision unter externer Begleitung
Verpflichtung zur Aus-, Weiter- und Fortbildung	– Konzipierung von Aus-, Weiter- und Fortbildungsangeboten zum problematischen Spielverhalten für Bedienstete von Suchtberatungsstellen – Aufbau und Evaluation eines Curriculums »Problematisches Spielverhalten« mit besonderer Berücksichtigung des Gefährdungspotenzials unterschiedlicher Glücksspielangebote

Kinder und Jugendliche, mit negativen Gefühlen umzugehen, konstruktive Strategien zur Stressbewältigung und Problemlösung anzuwenden und befriedigende Sozialbeziehungen aufzubauen, wird das Ausweichen auf Risikoverhaltensweisen als Ersatzbefriedigung unwahrscheinlicher.

Scheithauer et al. (2008) verweisen auf eine Reihe relativ unspezifischer Bedingungen, die störungsübergreifend das Risiko für das Auftreten von problematischen Verhaltensweisen und psychischen Störungen minimieren (◘ Tab. 14.4). Insbesondere Resilienzfaktoren erweisen sich für Präventionen als bedeutsam. Das Konzept der **Resilienz (Widerstandsfähigkeit)** umschreibt die Fähigkeit eines Kindes, relativ unbeschadet mit den Folgen belastender Lebensumstände umgehen und Bewältigungskompetenzen entwickeln zu können. Resilienz stellt somit eine dynamische Kapazität dar, die sich über die Zeit im Kontext der Mensch-Umwelt-Interaktion entwickelt und nicht schon in der Kindheit vorliegt.

Im Bereich der Spielsuchtforschung wurden risikoabschwächende Bedingungen erst ansatzweise

14.2 · Primär- und sekundärpräventive Handlungsmöglichkeiten

Tab. 14.4 Bedingungen, die das Risiko für das Auftreten von Problemverhaltensweisen und psychischen Störungen im Kindes- und Jugendalter minimieren (Scheithauer et al. 2005)

Kindbezogene Faktoren/Resilienzfaktoren	Schutzfaktoren innerhalb der Familie/im sozialen Umfeld
Kindbezogene Faktoren – Weibliches Geschlecht – Erstgeborenes Kind – Positives Temperament (flexibel, aktiv, offen) – Niedrige Emotionalität, hohe Impulskontrolle – Überdurchschnittliche Intelligenz – Spezielle Talente und Interesse an Hobbys *Resilienzfaktoren* – Positives Sozialverhalten – Hohe Sprachfertigkeiten – Positives Selbstwertgefühl und Selbstwirksamkeitsüberzeugung – Aktives Bewältigungsverhalten – Fähigkeit, sich zu distanzieren – Internale Kontrollattribuierung – Vorausplanendes Verhalten – Selbsthilfefertigkeiten	*Schutzfaktoren innerhalb der Familie* – Stabile emotionale Beziehung zu einer Bezugsperson – Offenes, unterstützendes Erziehungsklima – Familiärer Zusammenhalt, unterstützende Geschwister – Kleine Familie – »Gute« Ausbildung und Kompetenzen der Mutter – Modelle positiven Bewältigungsverhaltens – Mädchen: Unterstützung der Autonomie mit emotionaler Unterstützung – Jungen: Struktur und Regeln in häuslicher Umgebung – Übernahme von Aufgaben im Haus und Förderung eigenverantwortlichen Handelns *Schutzfaktoren im sozialen Umfeld* – Soziale Unterstützung – Positive Freundschaftsbeziehungen – Positive Gleichaltrigenbeziehungen – Positive Schulerfahrungen

erfasst. Befunde von Barnes et al. (2002) legen nahe, dass das elterliche Monitoring des Freizeitverhaltens weiblicher Jugendlicher einen »Puffereffekt« zwischen Alkoholmissbrauch und einer regelmäßigen Beteiligung an Glücksspielen ausübt. Nach Lussier et al. (2007) existiert eine negative lineare Beziehung zwischen dem Vorliegen von Resilienz- bzw. Schutzfaktoren und dem Ausmaß glücksspielbezogener Probleme. Insbesondere soziale Bindungen scheinen risikoabschwächend zu wirken und der Entwicklung süchtigen Spielverhaltens vorzubeugen. Australische Längsschnittbefunde verweisen auf familiäre Belohnungen für prosoziales Verhalten und den Glauben an moralische Gebote als protektive Faktoren (Scholes-Balog et al. 2014).

Interventionen zur Stärkung der Familie und Optimierung der Elternkompetenz werden generell als effektivste Maßnahme zur Vorbeugung späterer Probleme angesehen. Dies dürfte ebenso in Bezug auf die Spielsuchtprävention gelten (Williams et al. 2012b). Der Schutz durch stabile emotionale Beziehungen innerhalb der Familie und ein offenes, unterstützendes Erziehungsklima ist besonders ausgeprägt. Die Einbeziehung in eine gut funktionierende Peergroup und Unterstützungen durch das schulische Umfeld sind jedoch ebenso zielführend. Dowling et al. (2016) benennen in ihrer Metaanalyse der Längsschnittstudien (▶ Abschn. 4.4) neben der elterlichen Betreuung den sozioökonomischen Status und – entgegen der Erwartungen – soziale Probleme als protektive Faktoren.

14.2.2 Aufklärung

Aufklärungskampagnen zu den Risiken des Glücksspiels, Empfehlungen für einen verantwortungsbewussten Umgang auf Faltblättern, im Internet und als App für Smartphones, Warnhinweise zur Suchtgefahr auf Spielscheinen und Spielautomaten sowie Personalschulungen für Mitarbeiter von Spielstätten gehören weltweit zu den am meisten verbreiteten präventiven Maßnahmen.

Unter dem Motto »Ich mach' das Spiel nicht mit« hat das Gesundheitsministerium in Nordrhein-Westfalen in 2004 die bundesweit erste Aufklärungskampagne gegen Glücksspielsucht gestartet. Infolge des GlüStV haben zahlreiche Bundesländer ähnliche Initiativen entwickelt, zum Teil mit kreativen Spots in den Medien (z. B. »Verspiel nicht dein Leben« der Landestelle Glücksspielsucht in Bayern). Auf Bundesebene hat die BZgA zusammen mit dem Deutschen Lotto- und Totoblock die internetbasierte Präventionskampagne »Check dein Spiel« in 2007 gestartet (▶ Kap. 8).

Informationsmaterial, das inzwischen in Spielbanken und Spielhallen ausliegt, enthält:
- Verhaltensregeln für ein verantwortungsbewusstes Spielverhalten,
- Angaben zu Gewinn- und Verlustwahrscheinlichkeiten einzelner Spielformen (Abb. 14.3),
- Gegenüberstellungen von Mythen und Fakten zum Glücksspiel,
- Selbsttest zur Spielsucht und
- Auflistung von Hilfeangeboten.

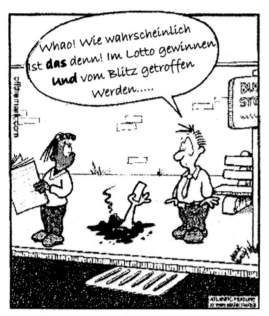

 Abb. 14.3 So spielt das Leben. (Mit freundlicher Genehmigung von offthemarkcartoons.com)

Auf dem Lottoschein und in der Werbung ist der Warnhinweis »Glücksspiel/Spielen kann süchtig machen« präsent, auf der Frontscheibe der Spielautomaten befindet sich der Hinweis auf ein Beratungstelefon (▶ Abschn. 2.3.2). Spielbanken, Spielhallen und Lottoannahmestellen bieten ihren Mitarbeitern Fortbildungsveranstaltungen an, die nicht zuletzt der Sensibilisierung für die Probleme von Spielsüchtigen und der Früherkennung von Betroffenen (wie im GlüStV gefordert) dienen sollen.

Auf internationaler Ebene weist die Evaluation einzelner Maßnahmen, wie Informationsvermittlung vor der Spielteilnahme und Warnhinweise (Steenbergh et al. 2004) sowie Warnhinweise in Lotterieannahmestellen (McGowan 2001) keine signifikanten Effekte aus. Delfabbro (2004) hebt die besonderen Probleme in der praktischen Umsetzung kognitiver, informeller Prävention im Glücksspielbereich hervor, wie die feste Verankerung, Spezifität und Kontextabhängigkeit irrationaler Glaubenssätze, deren Ursachen eher in der selektiven Fehlinterpretation von Informationen als in mangelndem Wissen zu sehen sind. Eine Aufklärungskampagne in Indiana (USA) zeigte insgesamt nur eine geringfügige Wirkung, den größten Effekt erzielten Plakatwände (Abb. 14.4) und Werbeslogans (Najavits et al. 2003). Jackson et al. (2002, in Williams et al. 2012b) registrierten einen Anstieg der Anrufer bei der Helpline sowie steigende Klientenzahlen in den Beratungsstellen nach einem umfassenden Aktionsprogramm in Victoria (Australien). Erfolgreiche Aufklärung setzt voraus, dass die Aufmerksamkeit der Zielpersonen explizit geweckt wird oder ein intrinsisches Interesse an den Informationen besteht. Nach einer Fortbildungsveranstaltung verhielten sich Automatenaufsteller in Kanada verantwortungsbewusster im Umgang mit Problemspielern als eine Kontrollgruppe ohne Schulung (Ladouceur et al. 2004). Bei Casinomitarbeitern waren nach einem Workshop ein besseres Verständnis für Problemspieler, eine festere Überzeugung, sie in Krisensituationen identifizieren zu können, sowie erweiterte Kenntnisse zu Hilfeangeboten erkennbar (Giroux et al. 2008). In der Follow-up-Erhebung nach 6 Monaten waren diese Fortschritte allerdings nicht mehr nachweisbar.

Mit dem GlüStV hat sich auch die Praxis der Suchtprävention im Jugendbereich verbessert. Es

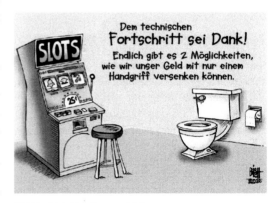

 Abb. 14.4 Handlungsspielräume

wurden auf Bundes- und Länderebene zahlreiche jugendgerechte Materialien, Aktivitäten und Strategien entwickelt, die sich neben der Zielgruppe auch an erwachsene Multiplikatoren (Eltern, Lehrer, Übungsleiter, Jugendhilfe) richten:
- Broschüren, Infokarten, Webseiten (»Total verzockt?«, »faules-spiel.de«, »Ihr Einsatz bitte!« »Sportwetten, Spielautomaten machen reich! Aber nicht dich!« (auch als Viralclip), »Wetten, dass du das noch nicht wusstest?«, »Wetten, du gibst alles«, »Ins Abseits gespielt«, »Zu hoch gepokert«),
- Unterrichtsmaterialien (»Prävention der Glücksspielsucht«, Projekt »Joker«, »Hans im Glück«, lucky Methodenkoffer, Glüxxbox–Materialiensammlung, »vernetzte www.Welten«),
- interaktive spielerische Aktivitäten (»Spielfieber«, »Komm spiel mit mir«, »Wenn-Ich-Karten«, »Spiel ums Glück?«, »Glücksspiel – digitale Medien«, »Life Game«, »Einsatz@Leben. Komm!«, Glücksspielparcours-Koffer, KlarSicht Parcours, Wettbewerb »Control yourself«),
- Theaterstücke (»Zocker«, »Alles oder nichts«, »Mias Einsatz«),
- Filme, Kurzvideos (»Im Rausch des Zufalls«, »Harter Schnitt«, »Sportexperte – Wettexperte?«),
- Elternbroschüren (»Spielen, Wetten, Zocken – Glücksspiele bei Kindern und Jugendlichen«, »Glücksspielsucht. Was sollten Sie darüber wissen!«, »Jugendliche und Glücksspiel«, »Glück im Spiel«),
- Informationen für Übungsleiter und Jugendhilfe (»Bausteine zur Glücksspielsuchtprävention Glück im Spiel«, »Glücksspielsucht – Prävention bei Sportwetten: Aktionsbox für Sportvereine«, »Gemeinsam gegen Spielmanipulation«).

Nach einem Review von Hayer (2017) sind allerdings noch deutliche Defizite bei den vorliegenden Präventionsansätzen erkennbar, die sowohl bestimmte Hochrisikogruppen (Jugendliche mit Migrationshintergrund), spezifische Settings (Sportvereine) oder ausgewählte Multiplikatoren (Lehrkräfte) als auch den Mangel an Evaluationen betreffen. Bundesweit liegen nur 3 summative Evaluationen schulbasierter Programme (Buth et al. 2013; Walther et al. 2013a,b) bzw. des Browserspiels »Spielfieber« (Brosowski u.

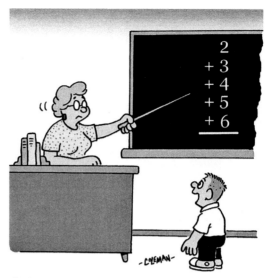

◘ Abb. 14.5 Allgemeinbildung. (Mit freundlicher Genehmigung von Ron Coleman)

Hayer 2014) vor, mit positiven Effekten auf der Wissens-, Einstellungs- und Verhaltensebene. Ein weiteres evaluiertes deutschsprachiges Schulprojekt (»1 × 1 des Glücksspiels«) stammt aus der Schweiz (Mezzera 2004). Es dient dem nachgewiesenen Wissenszuwachs über Glücksspiele und Wahrscheinlichkeiten.

Im internationalen Kontext liegen bereits mehrere Reviews schulbasierter Programme vor (Ladouceur et al. 2013; Kourgiantakis et al. 2016; Keen et al. 2016). Die aufgelisteten Interventionen und deren Evaluation sind ausgerichtet auf:
- Wissensvermittlung (◘ Abb. 14.5),
- Korrektur falscher Vorstellungen (Ladouceur et al. 2003b, 2005; Ferland et al. 2002, 2005; Turner et al. 2008b, Williams et al. 2010; Todirita u. Lupo 2013),
- Bewältigungsstrategien, Aufmerksamkeitsverstärkung (Turner et al. 2008b) und
- Veränderung des Spielverhaltens (Gaboury u. Ladouceur 1993; Williams et al. 2010; Donati et al. 2014; Canale et al. 2016).

Die Befunde deuten kurzfristige Wirkungen an, die sich im Wesentlichen auf den Aufbau von glücksspielrelevantem Wissen oder die Korrektur

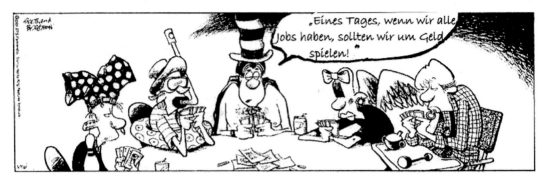

◘ Abb. 14.6 Zukunftsvisionen. (Mit freundlicher Genehmigung der Bulls Press GmbH)

kognitiver Verzerrungen beziehen. Neben den jeweiligen Inhalten scheint auch die **Vermittlungsform** bedeutsam zu sein. Empfohlen wird eine Kombination von audiovisuellen Medien (unter Einbeziehung des Internets) und interaktiven Übungen in der Wissensvermittlung. Die Erweiterung des Bewusstseins über die Risiken, des Wissens über Wahrscheinlichkeiten und der grundlegenden Einstellung zu Glücksspielen ist allerdings nur von begrenzter Bedeutung, wenn sie nicht von Verhaltensänderungen begleitet wird. In den meisten Studien fehlt dieser Nachweis von Verhaltensänderungen im Follow-up über längere Zeiträume (Keen et al. 2016). Effekte in Richtung einer Reduzierung des Spielverhaltens generell sowie des problematischen Spielverhaltens belegen Walther et al. (2013b) und Canale et al. (2016) sowie Williams et al. (2010) und Donati et al. (2014) im Follow-up von 2, 4 bzw. 6 Monaten. Auf den Mangel an spezifischen Programmen für Kinder glücksspielbelasteter Eltern und andere Subgruppen, höhere Schulformen und familienorientierte Prävention verweisen Kourgiantakis et al. (2016).

14.2.3 Jugendschutz

Ein zentraler Baustein des Spielerschutzes bezieht sich auf Personengruppen, die als besonders gefährdet gelten, glücksspielbezogene Probleme zu entwickeln. Zu diesen Risikopopulationen zählt auch die Gruppe der Jugendlichen (◘ Abb. 14.6). Charakteristisch für die Entwicklungsphase der Adoleszenz ist u. a. eine vergleichsweise hohe, zumindest temporär bestehende Affinität zu Risikoverhaltensweisen unterschiedlicher Art (Scheithauer et al. 2008).

Entsprechend hat sich unabhängig vom kulturellen Kontext sowie über verschiedene Interessensgruppen hinweg, ähnlich wie beim Konsum von psychotropen Substanzen, die Erkenntnis durchgesetzt, den Zugang für Jugendliche zu beschränken, ein verbindliches Mindestalter als Teilnahmevoraussetzung festzulegen (üblicherweise 18 Jahre) und damit eine wichtige primärpräventive Aufgabe zu erfüllen.

Trotz bestehender Jugendschutzbestimmungen zeigen empirische Untersuchungen zum Nachfrageverhalten in konsistenter und länderübergreifender Weise, dass die Mehrheit der Minderjährigen bereits Erfahrungen mit kommerziellen oder selbst organisierten Glücksspielen aufweist (Fröberg 2006). Zumindest bestimmte Formen des Glücksspiels sind demzufolge **Bestandteil der Lebenswirklichkeit** vieler Jugendlicher. Als besonders beliebt erweisen sich Spielvarianten, die leicht verfügbar sind, nur einen geringen Geldeinsatz verlangen, im familiären Umfeld toleriert werden und in der Peergroup eine hohe Akzeptanz erfahren. Bedenklich stimmt in diesem Zusammenhang aus der Perspektive der Suchtprävention insbesondere ein Befund aus den USA, wo das Erstkontaktalter der Spielteilnahme vor dem Hintergrund eines umfassenden Glücksspielangebots im Durchschnitt bei 11–13 Jahren liegt (vgl. für eine Zusammenfassung von Studienbefunden aus den Jahren 1989–2002 Jacobs 2004). Differenzierend ist allerdings davon auszugehen, dass die Zugänglichkeit zu kommerziellen Glücksspielangeboten in Abhängigkeit der Umsetzungspraxis des Jugendschutzes variiert: So werden Spielstätten, die Ausweiskontrollen verlangen (wie z. B. in der Regel europäische Spielbanken), nur in Ausnahmefällen von Jugendlichen frequentiert.

Im Hinblick auf das Ausmaß glücksspielbezogener Probleme im Jugendalter bleibt festzuhalten, dass ein im Vergleich mit Erwachsenen höherer Anteil der Jugendlichen als belastet eingestuft werden muss (► Abschn. 4.2.1). Wie in anderen Suchtbereichen auch (z. B. Alkohol) findet die Entstehung des Problemverhaltens folglich im Zuge einer illegalen Nutzung von Glücksspielangeboten statt und verweist zugleich auf eine unzureichende Umsetzung des Jugendschutzes.

Positive Mediendarstellungen von Spielangeboten sowie ein früher Erstkontakt mit dem Glücksspiel erhöhen darüber hinaus nicht nur das Risiko einer Spielteilnahme, sondern zudem auch das Risiko, im weiteren Entwicklungsverlauf schädliche Konsummuster zu entwickeln. Im Umkehrschluss scheinen daher Handlungsschritte im Sinne der Verhältnisprävention, wie Restriktionen in der Werbung (z. B. Verzicht auf Marketingstrategien, die sich explizit an Jugendliche richten) oder Einschränkungen der Verfügbarkeit (z. B. Einführung von Altersbeschränkungen, um das Erstkontaktalter hinauszuzögern), geeignete Mittel zu sein, die mit dem Glücksspiel assoziierten Gefahren für Minderjährige zu reduzieren (detaillierte Empfehlungen bei Monaghan et al. 2008). Die Forderung nach struktureller Prävention deckt sich wenig überraschend mit den Erkenntnissen aus anderen Suchtbereichen. Jordan u. Sack (2009) haben eine Übersicht über Risiko- und Schutzfaktoren bezüglich der Entwicklung von substanzbezogenen Störungen im Jugendalter vorgelegt. In diesem Zusammenhang wird darauf verwiesen, dass gerade mit Verkaufsbeschränkungen und dem Heraufsetzen der Altersgrenze positive Effekte verbunden sind, wie etwa die Reduktion des Zigarettenkonsums, eine partielle Verhinderung des Alkoholkonsums sowie die Senkung der Trinkmenge und Trinkhäufigkeit.

Es lässt sich festhalten, dass jegliche Erhöhung der Zugangsbarrieren zu Suchtmitteln (einschließlich der Glücksspiele) – etwa in Form von Altersbeschränkungen – eine notwendige, jedoch keineswegs hinreichende Strategie verkörpert, das Ausmaß glücksspielbezogener Probleme im Jugendalter zu minimieren. Zum einen ist eine detaillierte Evaluation der Umsetzungspraxis von Teilnahmeverboten unabdingbar, um etwaige Lücken identifizieren und unter Umständen schließen zu können.

Hier bieten sich insbesondere sog. Testkäufe durch Minderjährige unter pädagogischer Begleitung an, die von einer unabhängigen Instanz mit dem Ziel durchgeführt werden, den Jugendschutz in der Praxis auf die Probe zu stellen. Mit diesem Vorgehen lassen sich Verstöße gegen den Jugendschutz in transparenter Weise dokumentieren und sanktionieren. Zum anderen besteht im Sinne eines »Policy Mix« ergänzend die Notwendigkeit einer verhaltensbezogenen Präventionsarbeit, die bereits vor dem Auftreten des jugendlichen Problemverhaltens ansetzt, bestimmte emotionale, soziale und Handlungskompetenzen stärkt und somit einen verantwortungsbewussten Umgang mit potenziell gesundheitsgefährdenden Substanzen bzw. Aktivitäten fördert (► Abschn. 14.2.1).

14.2.4 Eingriffe in die Spielstruktur und Angebotsform

Die direkte Einflussnahme auf die Gestaltung struktureller Elemente von Glücksspielen stellt grundsätzlich eine wirkungsvolle Schutzmaßnahme dar. **Eingriffe in die Spielstruktur** von Spielautomaten, wie Begrenzung von Spiellinien, Reduzierung der Höchsteinsätze (◘ Abb. 14.7) und Verringerung der Spielgeschwindigkeit, wurden in Befragungen von australischen Problemspielern und Mitarbeitern von Beratungsstellen als effektivste Maßnahme genannt (Delfabbro 2008; Productivity Commission 2010). Die Reduzierung des Guthabenspeichers und der Geldscheinakzeptoren, der Abbau von Bonus- und Freispielen sowie von Licht- und Toneffekten, Pop-up-Informationen nach 60-minütiger Spieldauer und Zwangspausen nach höheren Gewinnen dienen gleichfalls dem Spielerschutz.

Eine Studie von Loba et al. (2001), in der verschiedene Spielparameter an »Video Lottery Terminals« (VLTs)[2] experimentell manipuliert wurden, verweist auf differenzielle Effekte in Abhängigkeit des Spielerstatus: Insbesondere Veränderungen von sensorischen Variablen (hohe Spielgeschwindigkeit, akustische Reize vs. niedrige Spielgeschwindigkeit,

---

[2] Hierbei handelt es sich um herkömmliche Glücksspielautomaten mit dem kleinen technischen, vom Spieler nicht wahrnehmbaren Unterschied, dass das Spielergebnis von einem zentralen Server kommt.

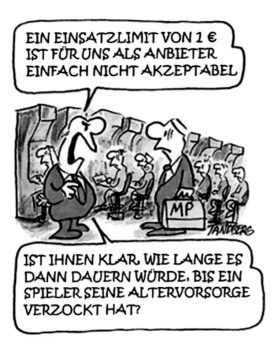

◘ **Abb. 14.7** Einsatzlimits aus Sicht der Anbieter. (Mit freundlicher Genehmigung von Ron Tandberg)

keine akustischen Reize) legen auf der Basis von Selbstberichten einen Effekt auf die Spielfreude und somit das Spielverhalten bei pathologischen Spielern nahe, nicht aber bei Gelegenheitsspielern. In einer australischen Feldstudie untersuchten Blaszczynski et al. (2001) die Auswirkungen von Veränderungen ausgewählter Spielparameter an Spielautomaten. Eine Reduzierung der maximalen Einsatzhöhe von 10 AUD auf 1 AUD war mit einem schadensmindernden Effekt verbunden, während die Verringerung der Spielgeschwindigkeit von 3,5 auf 5 sec keine eindeutigen Ergebnisse erbrachte und die Begrenzung der Geldscheinakzeptoren ohne den gewünschten Effekt blieb (vgl. Sharpe et al. 2005). In Norwegen führte das Verbot der Nutzung von Banknoten als Zahlungsmittel an Spielautomaten zu einer Verringerung der Umsätze und der Anzahl der Anrufe von Problemspielern bei der Telefon-Hotline um 40 % (Götestam u. Johansson 2009). Bei Heranwachsenden verringerte sich der Anteil der Häufigspieler um 26 % und der der Problemspieler um 20 % (Hansen u. Rossow 2010).

In einer experimentellen Studie nahmen pathologische Spieler an einer größeren Anzahl von Spielen am Automaten teil, wenn das Spielergebnis nach 2 sec feststand (im Vergleich mit einem 10-Sekunden-Takt, Chóliz 2010). Harrigan u. Dixon (2010) interpretieren die Befunde eines Vergleichs unterschiedlicher Auszahlungsquoten (85 % vs. 98 %) dahingehend, dass höhere Auszahlungsquoten ein größeres Risiko für Problemspieler darstellen.

Experimentelle Befunde von Ladouceur u. Sévigny (2003) sowie Cloutier et al. (2006) belegen, dass zwischenzeitliche Hinweise auf den Zufallscharakter des Spiels an VLTs und auf Kontrollillusionen sowie Spielunterbrechungen die Spielfrequenz von Gelegenheitsspielern reduzieren (vgl. auch Floyd et al. 2006). Der Effekt von Warnhinweisen zum Zufallscharakter des Spiels fand Bestätigung in einer Feldstudie, nicht nur bei Gelegenheits-, sondern auch bei Problemspielern (Gallagher et al. 2009). Schrans u. Schellinck (2003) begleiteten die Einführung von neuen Strukturelementen an VLTs in Kanada. Insbesondere die Uhrzeitanzeige, die Erinnerung an die Spielzeit nach 60 min sowie die Cash-Anzeige der Einsätze scheinen es den Spielteilnehmern zu erleichtern, Spieldauer und Höhe der Einsätze zu verfolgen. Neben Modifikationen der bestehenden Strukturelemente, wie einer prägnanteren Darstellung der Zeitanzeige, Erinnerung an die Spielzeit bereits nach 30 min oder verbindliche Reaktionen per Tastendruck auf alle Anzeigen im Dialogfenster, schlagen Schrans u. Schellinck (2003) die Implementierung zusätzlicher Designkomponenten vor, wie die Einstellung der gesamten Spielzeit vor Spielbeginn oder die obligatorische Geldausschüttung in Verbindung mit (größeren) Gewinnen. Ladouceur u. Sévigny (2009) fanden lediglich Effekte bei einer Bargeldanzeige (statt der Guthabenanzeige) – die vorher festgelegte Spielzeit- und Uhrzeitanzeige blieben ohne Wirkung. Delfabbro (2008) verweist auf Forschungsbefunde, dass eine Spielunterbrechung von 5–10 min nicht ausreicht, sondern Pausen von 20–25 min notwendig sind. Ohne spielbegleitende Warnhinweise zu den Ausgaben und der Spieldauer scheinen Spielunterbrechungen (3 oder 8 min nach 15 min Black-Jack-Spiel) eher kontraproduktiv zu sein, da sie das Verlangen (Craving) steigern (Blaszczynski et al. 2016). Als nützlich haben sich zudem selbstgesetzte Gewinngrenzen herausgestellt (Walker et al. 2015). Dynamische Informationsvermittlungen über Pop-up-Informationen mit Anregungen zur Bewertung

14.2 · Primär- und sekundärpräventive Handlungsmöglichkeiten

des eigenen Spielverhaltens haben sich in der Korrektur irrationaler Glaubenssätze als effektiver erwiesen als statische Mitteilungen mit reinen Informationen (Monaghan u. Blaszczynski 2007, 2009; Monaghan et al. 2009b; Jardin u. Wulfert 2012). Sie reduzierten zudem das Tempo der Spielteilnahme in Verlustphasen (Harris u. Parke 2016). Als effektivste **schadensminimierende Maßnahme** – bezogen auf landbasierte Angebotsformen – nannten Problemspieler in Australien das Verbot von Geldautomaten in Spielstätten (◘ Abb. 14.8; Delfabbro 2008).

> Gelegenheitsspieler können von schadensminimierenden Maßnahmen sicher stärker profitieren, da noch eine größere Distanz zum Glücksspiel besteht. Problemspieler benötigen dagegen konkrete Botschaften zur Wahrnehmung der eigenen Suchtsymptomatik.

In der Gesamtbetrachtung sind die nachgewiesenen Effekte, wenn es sich lediglich um marginale Strukturveränderungen handelt, als eher gering zu bewerten (Delfabbro 2008; Williams et al. 2012b). Substanziellere Modifizierungen sollten daher ebenso im Fokus zukünftiger Evaluationsprojekte stehen wie die Frage, welche Zielgruppen mit der Veränderung bestimmter Spieleigenschaften erreicht werden sollen.

Mit dem **Einsatz von Kundenkarten** (vornehmlich beim Automatenspiel) wird in Norwegen, Schweden, Kanada und Australien Spielerschutz betrieben (Schellinck u. Schrans 2007; Bakken et al. 2008; Parke et al. 2008). »Player cards« oder »smart cards«, die Zugang zu Spielinformationen und Steuerungssystemen schaffen, sollen die Spieler in die Lage versetzen, den Überblick über verschiedene Spielparameter zu behalten und reflektierte, verantwortungsbewusste Entscheidungen zu treffen. Während das Einlesen der Player Card den Spieler mit einem zentralen Server verbindet, der abrufbare persönliche Informationen vorhält, sind bei der alternativen Nutzung von Smart Cards die Daten auf dem Mikrochip der Karte gespeichert. Auf den Karten bzw. Servern lassen sich im Vorfeld der Spielteilnahme im Sinne des »Pre-Commitment« (Productivity Commission 2010) individuelle Begrenzungen der Spieldauer, Einsätze und Verluste (wie auch Spielsperren) speichern. Die Entscheidungen für Selbstlimitierungen sollten in einem von

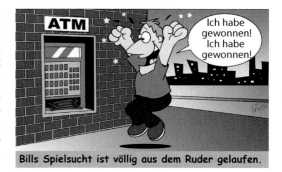

◘ **Abb. 14.8** Erfolg am Geldautomaten. (Mit freundlicher Genehmigung von Kluth Cartoons)

Glücksspiel unbeeinflussten Gefühlszustand (»cold emotions«) rational getroffen werden (Blaszczynski et al. 2014) und zumindest für die Spielsession gelten. In einem erregten Zustand nach Verlusten oder höheren Gewinnen (»hot emotions«) ist die Wahrscheinlichkeit hoch, dass der Spieler die selbstgesetzten Grenzen nicht einhält. Die Mehrzahl der Spielteilnehmer steht dem Konzept positiv gegenüber, zeitliche Begrenzungen werden aber nur selten genutzt (Ladouceur et al. 2012). Erste Erfahrungen und Forschungsbefunde deuten an, dass (1) die transparente und präzise Rückmeldung von Daten des Spielverhaltens in der Vergangenheit oder der aktuellen Spielsession, (2) die Option von selbst gewählten Beschränkungen und (3) Risikoanalysen des eigenen Spielverhaltens sowohl informative Entscheidungsprozesse als auch die Handlungskontrolle fördern (Responsible Gambling Council 2009). Pop-up-Erinnerungen an die gesetzten Limits (Einsätze, Zeit) unterstützen deren Einhaltung (Stewart u. Wohl 2013; Wohl et al. 2014). Ein Aufklärungsvideo blieb ohne zusätzliche Effekte (Wohl et al. 2013). Personifizierte Rückmeldungen zum eigenen Verhalten im Vergleich zur Allgemeinbevölkerung erzielten ebenfalls positive Effekte (Celio u. Lisman 2014). Problemspieler lassen erwartungsgemäß eine geringere Bereitschaft zur Begrenzung und Nutzung von Kundenkarten erkennen (Nower u. Blaszczynski 2010). Um die Nutzung mehrerer Kundenkarten und damit die Umgehung der Schutzmaßnahme durch Problemspieler zu verhindern, wurde in Australien ein Verfahren entwickelt, das einen Fingerabdruck als Voraussetzung für die Spielteilnahme in das System integriert hat (Ryan

2010). Die biometrische Identifizierung erfolgt über einen USB-Speicherstick (»player protection key«) und kann sowohl beim Automatenspiel als auch beim Online-Glücksspiel eingesetzt werden.

Im Internet wird der Ansatz der Selbstbeschränkung ebenfalls genutzt, auch oder gerade von unproblematischen Spielern (Wood u. Griffiths 2015). Nach Inkrafttreten selbst gesetzter Einzahlungslimits erfolgte eine Verringerung der Spielaktivitäten, nicht jedoch der Einsätze (Nelson et al. 2008). Überschreitungsversuche der vom Anbieter festgelegten oder selbst gewählten Einzahlungslimits wurden eher von Sportwettern unternommen, die häufiger am Tag mit höheren Einsätzen wetteten und geringere prozentuale Verluste erzielten (Broda et al. 2008). Im Anschluss an die Versuche veränderte sich das Wettverhalten in folgende Richtung: Während sich die Anzahl der Wetten pro aktivem Spieltag verringerte, stieg die durchschnittliche Einsatzhöhe an. Online-Sportwetter, die glücksspielbezogene Probleme als Motiv für eine Selbstsperre angaben, lassen – wie zu erwarten – in dem Zeitraum der Spielteilnahme ein ausgeprägtes Spielverhalten in Bezug auf die Wetthäufigkeit, Anzahl der Wetten, Einsatzhöhe und Spieldauer erkennen (LaBrie u. Shaffer 2010). Spieler mit hoher Spielintensität scheinen von Limitierungen zu profitieren, wie die Reduzierung der theoretischen Verluste belegt (Auer u. Griffiths 2013). Während sich Zeitlimits bei Poker als wirkungsvoll herausstellten, gilt dies für Geldlimits bei casinotypischen Spielen. Die freiwillige Nutzung eines automatischen Programms zur Erfassung des Spielverhaltens (»play scan«), das entsprechende Rückmeldung liefert, führte bei gefährdeten Spielern zu einer Reduzierung der Einzahlungen auf das Konto und der Spieleinsätze (Wood u. Wohl 2015). Allerdings wählt bisher nur ein geringer Teil der Internetspieler derartige Angebote einer verantwortungsbewussten Spielteilnahme (Griffiths et al. 2009). Lediglich 26 % der Spieler einer schwedischen Plattform hatten die Angebote wahrgenommen (davon Einsatzlimit: 56 %, Selbstdiagnose: 40 %, Selbstsperre: 17 %). Monaghan (2009) empfiehlt die Implementierung von Pop-ups mit Hinweisen auf die potenziellen Maßnahmen, um den Bekanntheitsgrad und Nutzerkreis zu vergrößern. Erinnerungen per Pop-up und personifizierte Normvergleiche erleichtern – wie beim Automatenspiel – die Einhaltung (Auer et al. 2014; Auer u. Griffiths 2015a,b).

Nach Einschätzung von Wood et al. (2014) sind freiwillige Selbstbeschränkungen gegenüber verbindlichen Vorgaben durch die Anbieter zu bevorzugen, da selbstbestimmte Entscheidungen die Einhaltung wahrscheinlicher erscheinen lassen und eine positivere Einstellung zu Limitierungen, die aus dem eigenen Wertesystem und der intrinsischen Motivation abgeleitet werden, zur Folge haben.

In der Gesamtbetrachtung dienen die Maßnahmen zur Förderung der Selbsterkenntnis und Selbstkontrolle sowie zum Geld- und Zeitmanagement (Pre-Commitment) in erster Linie unproblematischen oder gefährdeten, nicht aber süchtigen Spielern (Harris u. Griffiths 2016).

14.2.5 Früherkennung

Eine möglichst frühzeitige Identifikation von glücksspielbezogenen Problemen ist eine Herausforderung für das soziale Umfeld, nicht zuletzt weil klinisch-diagnostische Merkmale problematischen Spielverhaltens und subjektive Erlebnisse von Spielern der äußeren Beobachtung kaum zugänglich sind.

Indikatoren im Jugendalter

Hayer u. Meyer (2008) haben einen Katalog von (Verhaltens-)Indikatoren zusammengestellt, die als Anzeichen eines Glücksspielproblems im Jugendalter anzusehen sind. Treten einige der folgenden Indikatoren gemeinsam auf, sollte dies von Eltern und Lehrer als Hinweis auf potenzielle Probleme gewertet werden:

> **Indikatoren für ein problematisches Glücksspielverhalten bei Jugendlichen**
> - Investiert viel Zeit und Geld für das Glücksspiel
> - Besitzt zahlreiche Glücksspielartikel (Lose, Wettcoupons, Chips etc.)
> - Benutzt eine Art »Zockersprache«
> - Prahlt häufig mit seinen Gewinnen
> - Leiht sich häufig Geld von verschiedenen Personen

- Verkauft persönliche Wertgegenstände
- Trägt oft größere Geldsummen bei sich
- Hat sich verschuldet
- Beschafft sich auf illegale Art Geld
- Steigert sukzessive oder plötzlich die Einsatzhöhe, Dauer oder Häufigkeit der Glücksspielteilnahme
- Verspricht mehrfach, die Beteiligung an Glücksspielen einzuschränken oder ganz mit dem Glücksspiel aufzuhören, ohne dieses Versprechen tatsächlich zu realisieren
- Gibt Hobbys und Interessen abseits des Glücksspiels auf
- Belügt andere Personen bezüglich des Ausmaßes der Glücksspielaktivitäten
- Ist vermehrt in familiäre Konflikte verwickelt
- Zieht sich zunehmend von der Familie und Freunden zurück
- Lässt in den Schulleistungen nach oder weist häufige Fehlzeiten auf
- Zeigt emotionale Schwankungen oder ist gereizt, wenn eine Teilnahme am Glücksspiel nicht möglich ist
- Ist häufig körperlich erschöpft

Einige der aufgeführten Anzeichen sind allerdings unspezifisch und auch für andere problematische Verhaltensweisen typisch. Zudem erschwert die Kontextabhängigkeit eine zuverlässige Einordnung durch Außenstehende.

Beobachtungskriterien und Screeninginstrumente zur Früherkennung in Spielstätten

Im Rahmen proaktiv ausgerichteter Präventionskonzepte wird zunehmend die Früherkennung von gefährdeten Spielern in Spielsituationen bzw. in Spielstätten eingefordert (Meyer u. Hayer 2008a). Früherkennung bedeutet in diesem Kontext, dass fehlangepasste Entwicklungsverläufe unter vertretbarem Aufwand mit hinreichender Sensitivität und Spezifität erfasst werden und es fest verankerte Strukturen gibt, mit deren Hilfe die Beobachtungen und Daten weitergeleitet, dokumentiert und analysiert werden. Belastbare Forschungsbefunde zur Wirksamkeit konkreter Maßnahmen oder Vorgehensweisen liegen jedoch nur in Ansätzen vor. Es mangelt bisher an validen und reliablen Verfahren, die Warnsignale subklinischer Gruppen erfassen und als Checkliste in Spielstätten dienen können (Review in Delfabbro et al. 2012a; Hayer et al. 2013).

Die vorliegenden **Erkennungsmerkmale** basieren auf Beobachtungen und Erfahrungswerten verschiedener Expertengruppen (Allcock 2002; Schweizer Casinoverband 2007), zusätzlichen Befragungen von Spielteilnehmern und Spielstättenmitarbeitern (Schellinck u. Schrans 2004; Delfabbro et al. 2007, 2012b, 2016) sowie der Auswertung von Daten zur Aufnahme in den Früherkennungsprozess (Häfeli u. Lischer 2010).

Aus eigenen Gesprächen mit Mitarbeitern von Spielbanken sowie Beobachtungen stammt die folgende Liste von Merkmalen für den Casinobereich. Die Aussagekraft der Merkmale kommt allerdings erst in Merkmalskombinationen zum Tragen, deren empirische Bestätigung ebenso wie die Gewichtung einzelner Merkmale noch aussteht:

Erkennungsmerkmale problematischen Spielverhaltens in Spielbanken
- Wiederholtes Warten vor der Eröffnung des Casinos, Unruhe vor dem Einlass
- Veränderungen im Spielverhalten: höhere Einsätze, längere Spieldauer, hektischeres Spielen, häufigere Besuche, Verlusten hinterherjagen (Erhöhung der Einsätze nach Verlusten), Reduzierung der Einsätze
- Veränderungen im Erscheinungsbild
- Geldborgen von Mitspielern, fehlende Rückzahlung, Reisedarlehen
- Unterbrechung des Spiels, um Geld zu holen, mehrfache Nutzung des EC-Cash-Automaten bei einem Besuch, der EC-Cash-Automat verweigert Auszahlung
- Depressive Stimmung während des Spiels, fehlendes Interesse an Gewinnen, geistige Abwesenheit, verzerrte Wahrnehmung (»Andere gewinnen immer, ich nie«)
- Gefühlsausbrüche, Aggressivität
- Aberglaube und Rituale als Teil der Spielaktivitäten

- Suchen eines Gesprächspartners (Rechtfertigungen, Fixierung auf das Spiel, Berichte über häufige Gewinne, Prahlen, Verleugnung der Spielintensität)
- Schuldzuweisungen an die Croupiers oder »die Kugel«
- Verbleiben im Casino ohne Spiel, Beraterfunktion, Verlassen des Casinos bei Schließung nur auf Druck
- Spielen über längere Zeiträume ohne Unterbrechung
- Mehrere Automaten gleichzeitig bespielen
- Reden, Fluchen vor dem Automaten
- Gewaltanwendung gegen den Automaten
- Streicheln des Automaten
- Sich häufende Falschmeldungen, Streitfälle, Manipulationen
- Informationen von Angehörigen, Medien (z. B. Konkurse)

Zu beachten ist, dass bestimmte Verhaltensweisen nur selten vorkommen (z. B. das Leihen von Geld bei anderen Gästen), trotzdem aber wichtige Hinweise auf ein potenzielles Problemverhalten darstellen. Andere Verhaltensweisen, wie das Spielen über einen längeren Zeitraum ohne Unterbrechung, lassen sich zwar relativ häufig in den Spielstätten beobachten, gelten aber bei isolierter Betrachtung nicht zwangsläufig als trennscharfe Kriterien für ein problematisches Spielverhalten. Ihre Bedeutung kommt erst zum Tragen, wenn zugleich auch andere Erkennungsmerkmale vorhanden sind.

Erste Differenzierungen bezüglich des Bedeutungsgehalts bestimmter Kriterien legten Allcock (2002) und der Schweizer Casinoverband (2007) vor. So befragte der Australian Gaming Council (Allcock 2002) renommierte Experten nach potenziellen Warnsignalen problematischen Spielverhaltens in Spielstätten, wobei die genannten Kennzeichen neben beobachtbaren Verhaltenskriterien auch nichtbeobachtbare Merkmale mit einschließen. Zu den vier wichtigsten Warnhinweisen zählen ungewöhnliche Methoden der Geldbeschaffung, auffällige Verhaltensmuster (Anzeichen von Unruhe, Reizbarkeit), Besorgnis von Familienmitgliedern sowie die Spieldauer. Inwiefern diese Merkmale tatsächlich von vorrangiger Bedeutung bei der Identifikation des problematischen Spielverhaltens gegenüber den weiteren Nennungen der Experten sind, lässt sich nicht abschließend beantworten.

Ebenfalls hinsichtlich ihrer Priorität geordnet sind die 20 Kriterien der **Checkliste »Früherkennung«** aus den Sozialkonzept-Standards (Version 1.1) des Schweizer Casinoverbandes (2007). In Abhängigkeit ihrer Einstufung haben die Kriterien verschiedenartige Interventionen durch das Casinopersonal zur Folge, etwa Notfallmaßnahmen, ein Gespräch zum Spielverhalten und zur finanziellen Situation oder eine gezielte Beobachtung. Im Notfall, wie er durch die Mord-/Selbstmorddrohung eines Gastes gegeben ist, wird ein sofortiges Handeln erforderlich. Erfüllt der Spieler mindestens 1 A-Kriterium, führt dies zu einem Gespräch über das Spielverhalten und die finanzielle Situation. Die Liste der A-Kriterien besteht aus Merkmalen, die sich um die Art der Geldbeschaffung drehen oder sich auf belegte, glaubhafte Hinweise Dritter beziehen. Daneben finden sich aber auch Anzeichen, die bei Allcock (2002) nicht zu den Top-4-Nennungen zählen, wie das offenkundige Vernachlässigen von Menschen/Tieren, bzw. überhaupt nicht aufgeführt werden, wie der Verkauf von persönlichen Wertgegenständen. Des Weiteren kommt es beim Vorliegen von mindestens 1 der 12 B-Kriterien zu einer gezielten Beobachtung anhand der Checkliste, die um differenzierte Angaben zur Besuchsfrequenz und Spieldauer ergänzt wird. Ab 3 Kriterien sollen Mitarbeiter bei der nächsten Gelegenheit das Gespräch mit dem Gast zu seinem Spielverhalten suchen. Trotz seiner Anwendung in der Praxis wurde die Güte dieses abgestuften Kriterienkatalogs bisher erst ansatzweise empirisch untermauert und ein erster Versuch unternommen, diese Vorgehensweise anhand von Forschungsbefunden zu optimieren. Häfeli u. Lischer (2010) hatten die Gelegenheit, die Daten einer Software (Responsible Gambling Tool, ReGaTo) zu analysieren, die der Erfassung einer Vielzahl von Informationen im Zusammenhang mit dem **Konzept der Früherkennung** dient. Übergeordnetes Ziel des Einsatzes von ReGaTo ist es, den komplexen Anforderungen an die Dokumentation gerecht zu werden und empirische Befunde zur Qualität der Sozialkonzepte zu erhalten. Auf der Grundlage der Daten von 6 Schweizer Casinos mit insgesamt 4741 ReGaTo-Eintragun-

14.2 · Primär- und sekundärpräventive Handlungsmöglichkeiten

gen und 1543 Früherkennungsfällen erwies sich das unspezifische Kriterium »regelmäßiger Spieler« als häufigster Grund für die Aufnahme in den Früherkennungsprozess. Dennoch führte die Wahrnehmung dieses Parameters nur bei einem Bruchteil der Betroffenen in der Folge zu einer Intervention in Form einer freiwilligen oder angeordneten Spielsperre. Anders herum wurden ebenso nur 292 von 1759 gesperrten Spielern (16,6 %) im Vorfeld vom Früherkennungsverfahren erfasst. Da in der Gruppe gesperrter Spieler mehrheitlich Problemspieler zu erwarten sind, verweist auch dieses Ergebnis auf die Notwendigkeit einer grundlegenden, evidenzbasierten Modifikation der vorliegenden Checkliste.

Schellinck u. Schrans (2004) haben in Kanada empirische Daten zur Identifikation von Problemspielern auf der Basis beobachtbarer oder leicht zugänglicher **Warnsignale** vorgelegt. Kombinationen von Verhaltensdaten (lange Spielsessions, Beenden des Spiels nur bei Schließung der Spielstätte, gleichzeitiges Bespielen mehrerer Automaten), physiologische (Magenschmerzen, Kopfschmerzen, Schweißausbrüche) und emotionale (Depressionen, Frustrationen, Ärger) Reaktionen auf das Glücksspiel sollten auf ihre Zuverlässigkeit als Indikatoren problematischen Spielverhaltens überprüft werden. Eine Stichprobe von 711 regelmäßigen Spielern an VLTs in Kanada wurde in Form von Selbstberichten nach Anzeichen glücksspielbezogener Probleme und der Auftretenshäufigkeit derartiger Warnsignale befragt. Unter Anwendung des statistischen Verfahrens der Assoziationsanalyse konnte eine Reihe zuverlässiger Kombinationen von Indikatoren ermittelt werden, die bis zu 86,3 % der Problemspieler identifizierten. Warnsignale mit der höchsten Zuverlässigkeit umfassen finanzielle Parameter (Kreditkartennutzung, Einlösen von Schecks oder das Leihen von Geld) sowie ausgewählte Parameter des Spielverhaltens (Anzeichen von Unruhe/Erregung und gestörtes Verhalten, lange Spielsessions, Spielen bis zur Schließung der Spielstätte sowie das gleichzeitige Bespielen von zwei Automaten). Ob diese Variablen ohne Weiteres auf andere Populationen oder Glücksspielsektoren zu übertragen sind, müssen zukünftige Forschungsaktivitäten klären.

Eine umfangreiche Liste mit Indikatoren problematischen Spielverhaltens stammt von Delfabbro et al. (2007). Abgesehen von einem ausführlichen Literaturstudium zeichnet sich der empirische Teil des Forschungsberichts durch 3 Komponenten aus: 1) Befragung von Mitarbeitern aus Spielstätten und Beratungsstellen, 2) Befragung von 680 regelmäßigen Spielern (zumeist Automatenspieler) und 3) teilnehmende Beobachtungen innerhalb ausgewählter Spielstätten. Der Gültigkeitsanspruch der erstellten Erkennungsmerkmale bezieht sich nur auf Spielstätten, in denen »an Ort und Stelle« gespielt wird bzw. ein dichtes Glücksspielangebot vorherrscht (Hotels, Clubs und Casinos). Die Ergebnisse zeigen, dass Mitarbeiter aus Spielstätten grundsätzlich zuversichtlich sind, problematische Verhaltensmuster vor Ort in reliabler und valider Weise erkennen zu können. Dennoch mangelt es an Schulungen, die sich gezielt auf angemessene Interventionstechniken bei Verdachtsmomenten beziehen. Auch sollte der Fokus eher auf Veränderungen des Spielverhaltens bzw. auf Veränderungen bestimmter Erlebens- und Verhaltensweisen gelegt werden als auf rein statische Indikatoren. Hauptbestandteil der Spielerbefragung war die Vorgabe einer Liste mit 41 Problemanzeichen. Tatsächlich berichteten Problemspieler ausnahmslos häufiger von diesen Merkmalen als Nichtproblemspieler. Dysfunktionale emotionale Reaktionen, unangemessene soziale Verhaltensweisen und auffällige Methoden der Geldbeschaffung scheinen besonders geeignet zu sein, zwischen Problemspielern und anderen Spielergruppen zu differenzieren. Logistische Regressionsanalysen bestätigen, dass die korrekte Einschätzung eines problematischen Spielverhaltens beim Vorliegen mehrerer Indikatoren mit einer hohen Trefferwahrscheinlichkeit möglich ist. Für Männer zählen Variablen wie das kontinuierliche Spielen ohne Pause (mindestens 3 h), heftiges Schwitzen während der Spielteilnahme, Probleme mit dem Aufhören bei Schließung der Spielstätte und das Erleben von Ärger zu den verlässlichsten Erkennungsmerkmalen. Bei Frauen reichen bereits 2 Variablen – auf den Automaten eintreten und Nervosität/körperliche Unruhe – aus, um mit einer Wahrscheinlichkeit von 90 % als Problemspieler eingestuft zu werden. Die Einschätzung des Problemstatus von Spielern durch das Personal – ohne Heranziehung spezifischer Kriterien – erbrachte schließlich in einem Feldversuch nur geringe Übereinstimmungen mit dem tatsächlichen Status (Delfabbro et al. 2012a).

Die Ergebnisse der Studie führten zu einer revidierten Liste von 52 Indikatoren, die einer zweiten Stichprobe von 505 regelmäßigen Spielern vorgelegt wurde (Delfabbro et al. 2016). Indikatoren, die auf der Spielintensität oder Spieldauer basieren, sind nach den Befunden weniger aussagekräftig. Sie verlangen zudem eine permanente Beobachtung durch das Personal. Elektronische Systeme, die in Spielerkarten implementiert sind und das Spielverhalten registrieren, können als ergänzende Informationsquelle genutzt werden. Das finale Modell der Prädiktoren mit der höchsten Vorhersagekraft besteht aus:

- traurige, depressive Stimmung (nach der Spielteilnahme),
- Veränderungen im äußeren Erscheinungsbild,
- Verlassen der Spielstätte, um mehr Geld zum Spielen zu beschaffen,
- häufiger Einsatz von 2,50 AUD und mehr pro Spiel,
- Rückführung der Gewinne in den Automaten, um das Spiel fortzusetzen,
- Spielteilnahme während der regulären Mittagspause.

Die kumulative Wahrscheinlichkeit, als Problemspieler klassifiziert zu werden, steigt unter Verwendung der 6 Indikatoren sukzessive auf 95 %. Erst die Kombination der Prädiktoren aus verschiedenen Bereichen liefert damit hinreichende Erkenntnisse zum Problemstatus.

Einen vergleichbaren systematischen Prozess haben Hayer et al. (2013, 2014a) zur Entwicklung eines Screeninginstrumentes für Spielhallen genutzt. Im Verlauf dieses Prozesses ließ sich unter besonderer Beachtung der Praxistauglichkeit ein Item-Pool von 71 auf 18 Beobachtungsmerkmale reduzieren, die – bezogen auf unterschiedliche Kategorien – in der folgenden ◘ Tab. 14.5 aufgelistet sind. Nach Sensitivitäts- und Spezifitätsanalysen ermöglicht die Bestätigung von 3 Merkmalen die beste Vorhersage auf Spielprobleme. Ein erster Praxistest (mit einer kleinen Stichprobe), der die Selbsteinschätzungen von Automatenspielern mit Beobachtungen des Personals (unter Anwendung des Screeninginstrumentes) verknüpft hat, verweist auf eine zufriedenstellende Spezifität, während das vorläufige Ergebnis zur Sensitivität als verbesserungswürdig erscheint. Vor allem die Erweiterung des Beobachtungsfensters sowie eine intensivere Einweisung des Personals dürften die Trefferquote erhöhen.

Analyse von Spielverhaltensdaten

Bereits die Häufigkeit der Spielteilnahme und die Ausgaben für Glücksspiele liefern konkrete Hinweise für eine stabile Vorhersage einer glücksspielbezogenen Störung. Brosowski et al. (2015) haben den PAGE-Datensatz genutzt, um **spielformenspezifische Beteiligungsgrenzwerte** für eine risikoarme Spielteilnahme zu ermitteln. Nach den Ergebnissen erhöhen (1) mindestens 11–50 Spieltage in Bezug auf die bevorzugte Spielform, (2) maximale jährliche Spielverluste von mindestens 100 € und (3) mindestens 4 gespielte Spielformen während der Lebenszeit das adjustierte Risiko auf mindestens 4 DSM-Kriterien im selben Zeitraum um das 12- bis 30-Fache. Eine Anzahl von mindestens 3 aktiven Spieltagen an Geldspielautomaten während der letzten 12 Monate steigert das Risiko um den Faktor 39.

Risikokurven auf der Basis kanadischer Bevölkerungsstudien führten zu ähnlichen Befunden (Currie et al. 2006, 2008). Die optimalen Grenzwerte für eine risikoarme Teilnahme liegen bei 2- bis 3-maliger Beteiligung pro Monat und Aufwendungen von maximal 500–1000 CAD im Jahr bzw. höchstens 1 % des familiären Bruttoeinkommens. Eine Überprüfung der prädiktiven Validität dieser Kriterien anhand von Längsschnittdaten bestätigte deren Vorhersagegüte (Currie et al. 2011). Die Risikokurven zu Spielverlusten, die Markham et al. (2016) aus repräsentativen Bevölkerungsstudien in Australien, Kanada, Finnland und Norwegen ableiteten, verweisen auf r-förmige Verläufe (Australien, Kanada und Finnland) bzw. lineare Zusammenhänge (Norwegen), statt des J-förmigen Verlaufs in den Analysen von Currie et al. (2006, 2008). Das Risiko steigt nach dem r-förmigen Verlauf mit dem ersten verlorenen Geld schnell an. Nachdem die Spieler dann eine bestimmte Summe verloren haben, scheinen zusätzliche Verluste nur noch einen reduzierten Effekt auszuüben. Die verschiedenen Spielformen sind zudem mit unterschiedlichen Risiken verbunden, sodass der Gesamtverlust keinen geeigneten Prädiktor darstellt. Bei Spielautomaten ist der Zusammenhang zwischen Spielverlust und Folgeschäden besonders stark ausgeprägt.

14.2 · Primär- und sekundärpräventive Handlungsmöglichkeiten

Tab. 14.5 Screeninginstrument zur Früherkennung in Spielhallen (Hayer et al. 2013, 2014a)

Kategorie	Erkennungsmerkmal: Der Gast ...
Spielverhalten – Spielzeit	besucht die Spielstätte mehrere Tage hintereinander und spielt mit hoher Verweildauer
	spielt mehr als 4 h am Stück
	erscheint mehrmals täglich in der Spielstätte
Spielverhalten – Spielmuster	kündigt an, sein Spielverhalten einzuschränken, ohne sich jedoch daran zu halten
	spielt über einen längeren Zeitraum mit hohen Einsätzen pro Einzelspiel
	spielt weiter, obwohl er stark übermüdet ist oder sich offensichtlich nicht gut fühlt
Verhalten – Gewinnsituation	verspielt Gewinne immer wieder und verlässt die Spielstätte in der Regel ohne Geld
	zeigt keine Freude mehr im Falle eines größeren Gewinns
Umgang mit Geld	wechselt während einer Spielsitzung mehrfach höhere Geldbeträge zum Weiterspielen
	verlässt kurzzeitig die Spielstätte, offensichtlich um Bargeld zu besorgen
	ist sehr ungeduldig oder genervt, wenn der Wechselvorgang nicht schnell genug erfolgt
Aggression	wirkt zunächst entspannt, verhält sich aber mit zunehmender Spieldauer immer aggressiver
Habitus	zeigt Anzeichen von großer Anspannung, d. h. Hektik, Nervosität oder Unruhe
	ist vom Spielgeschehen vollständig eingenommen und nimmt andere Umweltreize gar nicht wahr
	lügt bezüglich seines Aufenthaltsortes (z. B. beim Telefonieren)
Entwicklungsdynamik	zeigt deutliche negative Veränderungen in der Kommunikation (z. B. ist zunehmend verschlossen, zieht sich immer mehr zurück, wird immer stiller bzw. spricht ausschließlich von Belastungen)
	intensiviert sein Spielverhalten deutlich erkennbar (z. B. in Bezug auf die Spielhäufigkeit, Spieldauer, Einsatzhöhe pro Einzelspiel, Höhe der Gesamteinsätze, Anzahl der parallel bespielten Automaten)
	benötigt immer höhere Gewinne, um positive Gefühle zu zeigen

Ein weiterer Forschungsansatz setzt an der Analyse der Daten des Spielverhaltens an, die elektronisch über Spielerkarten (oder im Internet) erfasst werden. Delfabbro et al. (2012b) sehen in der Kombination mit Beobachtungskriterien die zukünftige Strategie zur Früherkennung. Als Vorteil ist v. a. die Objektivität derartiger Daten zu nennen, die keinen subjektiven Verzerrungseffekten unterliegen, wie etwa einem Antwortverhalten im Sinne der sozialen Erwünschtheit, oder einem Bias aufgrund von systematischen Erinnerungsfehlern bzw. mehrdeutig formulierten Items (Shaffer et al. 2010; Gainsbury 2011). Schellinck u. Schrans (2006) führten die notwendige Grundlagenforschung durch, um auf der Basis der Daten der Player Card eines Casinobetreibers in Kanada **Algorithmen zur Identifizierung und Klassifizierung** von Problemspielern bestimmen zu können. Aus den auf der Karte erfassten Daten zum Spielverhalten wie Einsätze, Gewinne und Spieldauer wurden neue Variablen konzipiert, wie durchschnittliche Einsatzhöhe pro Stunde, Anzahl der bespielten Automaten oder Prozentsatz der Spielsessions am Wochenende. Zusätzlich zu den insgesamt ca. 160 Variablen wurden von einer Stichprobe von Automatenspielern Symptome problematischen Spielverhaltens mithilfe des Canadian Problem Gambling Index (CPGI) erfasst. Die Bestimmung bedeutsamer Kombinationen an Vorhersagevariablen für ein problematisches Spielverhalten erfolgte unter Anwendung der statistischen Assoziationsanalyse. Die Ergebnisse führten zur Entwicklung eines Softwareprogramms (Intelligent

Gaming Megamind Index, igMind), das effektiv zur frühzeitigen Identifizierung von Problemspielern genutzt werden kann. Es ermöglicht den Einsatz proaktiv ausgerichteter Maßnahmen, einschließlich der entsprechenden Rückmeldung an die Spieler.

Davis (2007) berichtet über Erfahrungen mit diesem Programm in den Casinos von Saskatchewan (Kanada). Rund 52 % der Gäste nutzten dort eine Player Card im Jahr 2006. Anhand der Datenanalyse wurden 67 % der Automatenspieler als unproblematische Spieler, 16 % als gefährdete Spieler (»at risk«), 10 % als Spieler mit moderaten und 7 % mit schweren Problemen klassifiziert. Erste Analysen der Auswirkungen frühzeitiger Interventionen durch das Casinopersonal (Gespräche über Glücksspiele im Allgemeinen, Weitergabe von Informationen über Hilfemöglichkeiten) belegen bei der Spielergruppe mit moderaten Problemen eine signifikante Veränderung des Risikostatus: So ließen sich nach Durchführung der Interventionen bei einer geringeren Anzahl von Spielern ein höheres Risikolevel bzw. bei einer größeren Anzahl von Spielern ein niedrigeres Risikolevel ermitteln (Davis u. Zhao 2007).

In ähnlicher Weise versuchten Xuan u. Shaffer (2009) im Rahmen einer prospektiven Längsschnittuntersuchung von 47.603 Spielern im Internet (Neukunden von bwin im Februar 2005) aus Daten des Spielverhaltens von Kunden, die ihr Spielkonto aufgrund von glücksspielbezogenen Problemen auflösten (N = 226), objektive und valide Informationen zu potenziellen Problemspielern zu generieren. Die Datenanalyse offenbarte, dass die Spieler kurz vor der Schließung ihres Spielkontos einen Anstieg der finanziellen Verluste verzeichneten und das Einsatzvolumen pro Wette erhöhten. Demgegenüber konnten weder Hinweise auf eine Zunahme der Risikobereitschaft noch auf eine größere Anzahl abgegebener Wetten pro Tag gefunden werden. So wählten selbst ernannte Problemspieler im Zuge ansteigender Verluste eher risikoaversive, konservative Spielmuster. Interessanterweise ergaben sich die sichtbaren Veränderungen bei den beschriebenen Spielparametern erst wenige Tage vor der Schließung des Benutzerkontos, sodass dem Entschluss zur Spielsperre womöglich keine länger anhaltende Eskalation des Spielverhaltens vorausging. Anhand des Datensatzes haben Braverman u. Shaffer (2010) bei Spielern, die eine Kontoschließung verfügt und diese auch begründet hatten, Anzeichen für eine Fehlentwicklung im ersten Monat der Spielteilnahme ermittelt. Eine kleine Gruppe von hochriskanten Spielern, von denen 73 % ihr Konto aufgrund von Spielproblemen geschlossen hatten, fällt durch eine **hohe Spielfrequenz und -intensität** sowie markante Schwankungen und Steigerung der Einsätze auf. Die einzelnen Spielparameter stellen allerdings bei isolierter Betrachtung keine signifikanten Prädiktoren zukünftiger Spielprobleme dar. Das Fehlen eines validierten Screeninginstrumentes zur Erfassung glücksspielbezogener Probleme sowie die zahlreichen Ausweichmöglichkeiten auf andere Glücksspielseiten im Internet schränken die Aussagekraft dieser Studien ein.

Zu den Kritikpunkten der Analyse von Spielerhaltensdaten zählt außerdem, dass das bisher praktizierte Vorgehen im Offline-Bereich ausnahmslos auf dem freiwilligen Gebrauch der Kundenkarte durch Automatenspieler basiert. Darüber hinaus ist auszuschließen, dass die sensiblen Informationen nicht zum Zwecke der Kundenbindung missbraucht werden. Dennoch bringt die Untersuchung der auf einer Kundenkarte oder im Internet gespeicherten Daten des Spielverhaltens neue Chancen für eine frühzeitige Identifizierung von Fehlanpassungen mit sich.

Als zusätzliche Quelle, die der Früherkennung dient, bietet sich im Internet die Analyse der Kommunikation zwischen Spieler und Anbieter an. Die Häufigkeit des Kontaktes, die Tonart und der Inhalt der E-Mails stellen Prädiktoren zukünftiger Selbstsperren dar (Häfeli et al. 2011). In Kombination mit automatischen Textanalysen (nach Ärger, Zeit, Ursache) lässt sich die Klassifikationsrate noch verbessern (Häfeli et al. 2014).

14.2.6 Spielsperre

Eine weitere erfolgversprechende Maßnahme des Spielerschutzes ist die Spielsperre, in Form der Selbstsperre durch gefährdete, süchtige Spieler oder Fremdsperre durch Glücksspielanbieter und Familienangehörige. Sie zielt als schadensminimierende Maßnahme darauf ab, suchtgefährdete Spieler für eine bestimmte Zeit vom Spielbetrieb auszuschließen.

In Deutschland besteht die Option der Spielsperre im Spielbankenbereich seit Wiederaufnahme des Spielbetriebs nach dem 2. Weltkrieg (z. B. in Bayern spätestens seit der Verstaatlichung der Spielbanken in 1961). Der bundesweite Datenaustausch und damit Bestrebungen zur Etablierung eines formellen Sperrsystems begann im Jahre 1981. Mit dem GlüStV 2008 wurde die Sperre zusätzlich bei Sportwetten und Lotterien mit rascher Spielabfolge (wie Keno) eingeführt und eine Vernetzung mit den Spielbanksperren vorgenommen. Mitte 2016 enthielt die Datenbank insgesamt 30.410 Sperrsätze, davon entfielen 2579 Sperren auf den Lotteriebereich. Im Vergleich mit 21.065 Sperren Ende 2010 ist ein Anstieg um 44,4 % zu verzeichnen.

Eine Evaluierung des Sperrsystems der Spielbanken verweist auf einen sehr geringen Anteil an Fremdsperren. Nach Befunden von Fiedler (2015a) sind lediglich 14,2 % der pathologischen Casinospieler mit Lebenszeitdiagnose in der Sperrdatei vermerkt und nur 4,9 % der akut Betroffenen (12-Monats-Diagnose) werden neu gesperrt. Die geringe Sperrrate begründet sich v. a. darin, dass die Spielbanken ihrer Pflicht zur Fremdsperre nicht nachkommen. Nur 0,4 % der akut Spielsüchtigen werden aktiv durch die Spielbanken gesperrt.

Die Nutzungsrate von Spielbanksperren ist in Ländern mit einem proaktiven Sperrprogramm relativ hoch. In der (kleinen) Schweiz lag bspw. die Zahl der Selbst- und Fremdsperren Ende 2015 bei 46.468, nach 5054 in 2002, dem Jahr der (Wieder-)Eröffnung staatlich lizensierter Casinos. In 2010 betrug der Anteil der Fremdsperren 30 %. Der Anteil von Spielern, die sich selbst sperren lassen und keine Suchtsymptome aufweisen, ist mit einem Drittel ebenfalls vergleichsweise hoch und als Hinweis auf funktionierende Sozialkonzepte zu werten (Lischer et al. 2016).

Der GlüStV 2012 hat die Bundesländer in die Lage versetzt, über eigene Ausführungs- oder Spielhallengesetze Sperrsysteme auch für Spielhallen zu etablieren. Deren Umsetzung bzw. Ausgestaltung variiert erheblich: Während einige Bundesländer, wie Bayern oder Niedersachsen, von entsprechenden Regelungen grundsätzlich abgesehen haben, halten andere Bundesländer, wie etwa Bremen oder Sachsen-Anhalt, lokale, d. h. standort- bzw. konzessionsgebundene Spielsperren vor. Neben diesem punktuellen Lösungsansatz verfolgen zum jetzigen Zeitpunkt (Stand: Dezember 2016) lediglich die Bundesländer Hessen mit OASIS, Rheinland-Pfalz und Berlin mit gesetzlicher Verankerung sowie Baden-Württemberg (derzeit Revision der Gesetzgebung) und Thüringen (Absichtserklärung der Landesregierung) das Ziel, zentrale und somit bundeslandweit vernetzte Sperrsysteme einzurichten. Eine Vorreiterrolle nimmt zweifellos das Bundesland Hessen ein, das auf Grundlage des Hessischen Spielhallengesetzes (§ 6 HSpielhG) ein zentrales Sperrsystem (Onlineabfrage Spielerstatus, OASIS) entwickelt und implementiert hat. Nach einer mehrmonatigen Testphase ist OASIS seit dem 01.04.2014 von allen Spielhallen in Hessen inkl. flankierender Zugangskontrollen obligatorisch zu nutzen. Erste Beurteilungen der Akzeptanz respektive Reichweite erscheinen vielversprechend: So waren nach 18 Monaten bereits fast 12.000 Spieler auf der Sperrliste zu finden (Hessische Landesstelle für Suchtfragen 2015). Dieser Wert entspricht hochgerechnet auf das gesamte Bundesgebiet einer Größenordnung von 153.000 bis 168.000 Spielersperren in Spielhallen. Auffällig ist die äußerst geringe Anzahl von 120 Fremdsperren (1 %), die zudem hauptsächlich auf das Handeln von Familienangehörigen und nicht – wie eigentlich vom Gesetzgeber nach § 6 HSpielhG, Abs. 2, intendiert – auf proaktive Interventionen seitens des Spielstättenpersonals zurückzuführen sind.

Für betroffene Spieler kann diese Maßnahme des Spielerschutzes als Hilfsmittel dienen, die individuelle Handlungskontrolle wiederzuerlangen, bzw. sie bei der Absicht unterstützen, zumindest bereichsspezifisch glücksspielabstinent zu leben. Entsprechend lässt sich als übergeordnetes Ziel der Sperrverfügung die Abstinenz – zumindest von der als problembehaftet erlebten Spielform – anführen. In Abgrenzung zu den differenzierten Versorgungsangeboten des Suchthilfesystems bringt die Spielsperre keine beraterischen oder therapeutischen Implikationen mit sich, sondern stellt vielmehr eine zunächst isolierte Strategie der Nachfragebeschränkung dar (Nower u. Blaszczynski 2006a).

Obwohl die Spielsperre weltweit zunehmend in verschiedenen Marktsegmenten zum Einsatz kommt, mangelt es bislang an einer hinreichenden und differenzierten Begleitforschung zur Evaluierung ihres Nutzens. Die Analysen werden zudem erschwert durch Unterschiede in den rechtlichen Rahmenbedingungen, Grundannahmen und Umsetzungen in die Praxis. Zum Beispiel gibt es außerhalb von Europa in den Casinos kaum Zutrittskontrollen und auch keine Vernetzungen von Sperrdateien, sodass es gesperrten Spielern in diesen Ländern vergleichsweise leicht fällt, die Sperre zu umgehen. Eine sachgerechte Umsetzung von Fremdsperren durch Glücksspielanbieter bei begründetem Verdacht auf ein pathologisches Spielverhalten ist außerdem häufig nicht zu erkennen.

Erste Forschungsaktivitäten beziehen sich auf
- die Erhebung von Selbstberichten gesperrter Spieler im Querschnitt (Ladouceur et al. 2000a; O'Neil et al. 2003; Jackson u. Thomas 2005; Künzi et al. 2009; Responsible Gambling Council 2008; Hing et al. 2014),
- die Datengenerierung im Längsschnitt (Ladouceur et al. 2007; Townshend 2007; Tremblay et al. 2008; Steinberg 2008; Nelson et al. 2010; Meyer u. Hayer 2010a),
- formative Evaluationen mit dem vorrangigen Ziel der Bestimmung der Alltagstauglichkeit von Sperrprogrammen und ihrer Akzeptanz bei verschiedenen Zielgruppen (Schrans et al. 2004; Verlik 2007),
- differenzierte Analysen von Sperrlisten (Nower u. Blaszczynski, 2006a, 2008; LaBrie et al. 2007b; Lischer et al. 2016 sowie
- die Erhebung von Daten zur Selbstsperrung im Internet (Wootton u. d'Hondt 2005; Remmers 2006; Jonsson u. Nilsson 2008; Griffiths et al. 2009; Xuan u. Shaffer 2009; Meyer u. Hayer 2010a; Dragicevic et al. 2015).

Bevor eigene Befunde zu gesperrten Spielern aus Deutschland, Österreich und der Schweiz ausführlicher dargestellt werden, soll zunächst ein kurzer Überblick über internationale Forschungsergebnisse erfolgen.

Im Einzelnen belegt ein empirischer Befund aus Kanada – in Bezug auf die Inanspruchnahme von Spielsperren – für eine Stichprobe von 220 Selbstsperrern nahezu ausnahmslos ein pathologisches Spielverhalten (Ladouceur et al. 2000a). 24 % der Stichprobe waren in der Vergangenheit bereits einmal gesperrt; von dieser Subgruppe gaben 36 % an, trotz bestehender Sperre ein Casino besucht zu haben. Weitere Analysen deuten einen Widerspruch zwischen der hohen Bereitschaft zur Verhaltensänderung auf der einen Seite und der Umsetzung von konkreten Handlungsschritten auf der anderen Seite an: So zogen 49 % der Spieler zusätzlich eine Therapie in Betracht, jedoch hatten nur 10 % einen Termin bei einem Therapeuten vereinbart. Während Motive wie die Abstinenz vom Glücksspiel, die Gefahr negativer Konsequenzen sowie der Einfluss naher Bezugspersonen als bedeutsam für die Inanspruchnahme der Selbstsperre eingestuft wurden, spielte das Personal der Spielstätten bei dieser Entscheidung lediglich eine untergeordnete Rolle (Verlik 2007). Als kontraproduktiv kritisierten selbstgesperrte Spieler in Australien die Notwendigkeit, sich in jeder einzelnen Spielstätte sperren zu müssen, da multiple Sperroptionen fehlen (Hing et al. 2014a). Vor dem Hintergrund mangelhafter Kontrollen scheint die abschreckende Wirkung der Zugangsbeschränkung von Betroffenen in erster Linie als eine psychologische Komponente und weniger als eine tatsächlich bestehende Hürde aufgefasst zu werden (Jackson u. Thomas 2005). Womöglich haben Personen mit ausgeprägter Selbstreflexion und weniger schwerwiegenden Glücksspielproblemen eher Angst, bei Verstößen entdeckt zu werden (O'Neil et al. 2003). Ebenso ist darauf zu verweisen, dass die Inanspruchnahme der Selbstsperre gewöhnlich als selbstbestimmte und eigenverantwortliche Entscheidung angesehen wird (Responsible Gambling Council 2008). Positive Gefühle wie Erleichterung unmittelbar im Anschluss an den Registrierungsprozess oder die Überzeugung, wieder die Kontrolle über das eigene Leben zurück gewonnen zu haben, stehen ebenfalls in Verbindung mit diesem Schritt.

In Ergänzung zu den Querschnittsstudien lassen insbesondere Längsschnitterhebungen Rückschlüsse auf die Auswirkungen der Spielsperre im Zeitverlauf zu. Mit genau dieser Zielsetzung führten Ladouceur et al. (2007) mit insgesamt 161 selbst gesperrten Spielern in Kanada Telefoninterviews durch. Neben einem Baseline-Interview kurz nach Abschluss der Selbstsperre fanden 4 weitere Wellen der Datenerhebung statt (6, 12, 18 und 24 Monate später). Die Follow-up-Daten belegen grundsätzlich positive Effekte, wie eine Reduzierung des Verlangens nach Glücksspielen, eine Zunahme der wahrgenommenen Handlungskontrolle, eine Verringerung der Intensität verschiedener glücksspielbedingter negativer Konsequenzen sowie eine Verbesserung der Symptomatik nach SOGS- bzw. DSM-IV-Kriterien. Allerdings zeigten sich statistisch bedeutsame Veränderungen nur im 6-Monats-Follow-up und damit für den Zeit-

14.2 · Primär- und sekundärpräventive Handlungsmöglichkeiten

raum der Mindestlaufzeit der Spielsperre. In eine ähnliche Richtung verweisen die Befunde von Steinberg (2008), die sich auf gesperrte Spieler des Mohegan-Sun-Casinos (Connecticut, USA) beziehen. Die anvisierte Follow-up-Erhebung etwa 3 Monate nach Inkrafttreten der Sperre ließ sich indessen nur mit 59 Spielern der Baseline-Stichproben (N = 411) realisieren (14 %). Häufigkeitsanalysen verdeutlichen, dass die Probanden mehrheitlich von einer Reduzierung des Spielverhaltens bzw. von Abstinenz berichten. Dieser Trend gilt sowohl für Spielangebote innerhalb als auch außerhalb des Casinos. Im Rahmen der Evaluation einer modifizierten Sperrpraxis in einem Casino in Montreal (Kanada) interviewten Tremblay et al. (2008) gesperrte Spieler zu zwei Messzeitpunkten zu Beginn und zu Ende der Sperrzeit. Auch hier waren signifikante Verbesserungen bei verschiedenen Outcomes feststellbar: So verringerten sich neben der Spielhäufigkeit und den Ausgaben für Glücksspiele auch die negativen glücksspielbezogenen Folgen sowie Anzeichen ausgewählter psychischer Probleme (Angst, Depression, riskanter Alkoholkonsum). Außerdem galten 31 Personen (80 %) zum ersten Messzeitpunkt, hingegen nur noch 10 Personen (26 %) zum zweiten Messzeitpunkt als pathologische Spieler. Weiterhin bestätigen deskriptive Analysen, dass bis zum zweiten Messzeitpunkt lediglich ein Fünftel der Stichprobe (21 %) weitere Hilfen wahrgenommen hatte. Dieser Umstand ist insofern von erheblicher Bedeutung, als gesperrte Spieler offenbar von der zusätzlichen Inanspruchnahme eines therapeutischen Angebotes oder dem Besuch einer Selbsthilfegruppe profitieren (Nelson et al. 2010).

Hinsichtlich des Nutzens der **Spielsperre im Internet** wurden bislang noch keine systematischen Untersuchungen durchgeführt, sodass nur vereinzelt Aussagen zu diesem Forschungsgegenstand zu finden sind. Auch im Internetbereich scheint mehrheitlich ein unangemessenes Spielverhalten, bspw. zu viel Zeit oder Geld für das Online-Gambling investiert zu haben, zur Spielsperre zu führen (Wootton u. d'Hondt 2005; Griffiths et al. 2009). Dragicevic et al. (2015) haben ein riskanteres Spielverhalten mit höheren Verlusten, nicht jedoch mit einem höheren Zeitaufwand bei Spielern, die sich selbst sperren, registriert. Die Personengruppe ist eher jünger, ein relativ hoher Anteil entscheidet sich sehr schnell für die Sperre (25 % innerhalb eines Tages) und ein kleiner Anteil lässt sich fortlaufend sperren. Bei einer Online-Befragung von 1031 zufällig ausgewählten Pokerspielern gaben knapp über 5 % der Befragten an, schon einmal von der Internet-Selbstsperre Gebrauch gemacht zu haben; 30 % dieser Gruppe wichen während dieser Zeit auf andere Poker-Webseiten aus (Jonsson u. Nilsson 2008). Schließlich offenbaren Spielverhaltensdaten von Kunden, die ihr Konto bei einem führenden Anbieter von Online-Glücksspielen (bwin) aufgrund von glücksspielbezogenen Problemen aufgelöst hatten, dass bedeutsame Veränderungen ausgewählter Spielparameter erst wenige Tage vor der Kontoschließung zu beobachten waren (Xuan u. Shaffer 2009).

Gravierende Unterschiede in den Rahmenbedingungen und der Sperrpraxis erlauben keine Generalisierung dieser Befunde auf die Verhältnisse in Deutschland bzw. im deutschsprachigen Raum. Meyer u. Hayer (2010a) haben in einer Querschnittstudie 152 gesperrte Casinospieler (Eigensperre) und 259 gesperrte Internetspieler (eines Anbieters) aus Deutschland, Österreich und der Schweiz untersucht (vgl. Hayer u. Meyer 2010a,b). In Ergänzung konnte eine Subgruppe (N = 31 bzw. N = 20) im Zeitverlauf begleitet und 1, 6 und 12 Monate nach Abschluss der Sperrverfügung erneut befragt werden.

Die Bestimmung des Profils gesperrter Casinospieler mithilfe eines linearen Strukturgleichungsmodells zeigt:

- Die Spieler bilden eine belastete Gruppe, die typische Kennzeichen einer Suchterkrankung aufweisen (nach den DSM-IV-Kriterien lässt sich bei 75,5 % ein problematisches oder pathologisches Spielverhalten diagnostizieren).
- Sie leiden unter der Situation schon länger; die Spielsperre kommt aus ihrer Sicht zu spät.
- Das Mittel der Spielsperre wird als dringend notwendiger, letztmöglicher Handlungsschritt angesehen.
- Die Sperre sollte aus ihrer Sicht am besten lebenslang anhalten und mit einem professionellen Beratungsangebot kombiniert werden, um eine optimale Wirkung erzielen zu können (Hayer u. Meyer 2010b).

Die Befunde zur Veränderung im Zeitverlauf weisen auf deutliche Verbesserungen ausgewählter Parameter hin, wie glücksspielbedingter Problemstatus, Spielhäufigkeit, Spieldauer, Einsatzhöhe, Verlangen, emotionale Belastung und Einbußen an Lebensqualität. Diese Verbesserungen im psychosozialen Funktionsniveau sind bereits bei der ersten Follow-up-Erhebung nach der Sperrverfügung evident und erweisen sich auch 1 Jahr später in der Regel als beständig. Bei einigen Probanden (5 von 31) ist allerdings nach 1 Jahr ein Anstieg in der Häufigkeit und Dauer des Spielens erkennbar.

Im Online-Bereich gelten nach den Ergebnissen des Lie/Bet-Questionnaire (▶ Abschn. 3.4) 68 % der gesperrten Spieler als wahrscheinliche Problemspieler, da sie mindestens eins der beiden vorgegebenen Kriterien erfüllen (Hayer u. Meyer 2010a). Die Entscheidung für die Sperrverfügung wurde im Vergleich zur Casinostichprobe eher spontan getroffen. Nach den Follow-up-Daten ist die zeitlich begrenzte Zugangsbeschränkung zu einer einzigen Glücksspielwebseite mit positiven Outcomes verbunden wie im terrestrischen Bereich. In Kombination mit der hohen Einschätzung des Nutzens der Spielsperre durch die Probanden in beiden Spielerstichproben gehen von der Spielsperre offenkundig günstige Effekte aus.

Allerdings lässt sich weltweit nur ein verschwindend geringer Anteil der Problemspieler selbst sperren (Nowatzki u. Williams 2002), und die Inanspruchnahme externer Hilfeangebote durch gesperrte Spieler ist bescheiden (Ladouceur et al. 2000a; Steinberg 2008; Quincy et al. 2009; Meyer u. Hayer 2010a). Letztere Erkenntnis deckt sich mit der generellen Tendenz einer geringen Nutzungsrate von Hilfeangeboten durch Problemspieler (Suurvali et al. 2009, 2010) und dürfte auf die fehlende Krankheitseinsicht der Betroffenen zurückzuführen sein. Eine stärkere Nutzung der Option der Fremdsperre durch Glücksspielanbieter wäre hier ebenso zielführend im Sinne sekundär präventiver Maßnahmen wie innovative Modelle für eine optimierte **Vernetzung von Spielsperren mit Beratungs- und Behandlungsangeboten**. Das Rückfallrisiko und die Gefahr des Ausweichens auf weiterhin zugängliche Spielformen werden so minimiert.

Blaszczynski et al. (2007) haben eine Optimierung der Spielsperre für das Casinosegment vorgestellt. Im Zentrum dieses Sperrmodells steht der »Self-Exclusion Educator«, eine unabhängig von Anbieterseite beschäftigte Person, die in persönlichem Kontakt zu den Spielern über den Inhalt und Zweck der Spielsperre unterrichten, die individuelle Motivationslage und Ziele der Betroffenen abklären sowie bei Bedarf passgenaue Beratungs-/Behandlungsschritte vorschlagen soll. Der Ansatz geht demzufolge davon aus, dass verschiedene Subtypen von gesperrten Spielern mit jeweils unterschiedlichen Bedürfnisstrukturen existieren. Denkbar wären z. B. Spielergruppen, die:

- sich in einem akuten Stadium extremer Verzweiflung wegen gravierender finanzieller Verluste befinden,
- Suizidgedanken äußern oder sogar konkrete Suizidhandlungen ankündigen,
- sich nach langem Zögern und Hadern für eine Spielsperre entscheiden,
- erstmalig bemerken, dass es ihnen schwerfällt, ihr Spielverhalten zu kontrollieren,
- aufgrund von situativen Einflussfaktoren spontan auf das Mittel der Spielsperre zurückgreifen (etwa wegen Konflikten mit dem Casinopersonal).

Diese nicht umfassende und hypothetische Auflistung von Subgruppen verdeutlicht den Bedarf einer individuumsorientierten Versorgung. Entsprechend fassen Blaszczynski et al. (2007) die Selbstsperre als möglichen Türöffner für weiterführende Interventionen und somit als Chance auf, Personen mit einem problematischen Spielverhalten in das Suchthilfesystem zu vermitteln. Die Ergebnisse einer ersten empirischen Überprüfung des Ansatzes fallen vielversprechend aus (Tremblay et al. 2008).

In ihrem Review zur Selbstsperre kommt Gainsbury (2014) zu dem Ergebnis, dass zwar Mängel, wie geringe Reichweite, fehlende Verknüpfung mit Behandlungseinrichtungen, unzureichende Identifikation von gesperrten Spielern (v. a. im angelsächsischen Sprachraum) und ausstehende Evaluationen, erkennbar sind. Dennoch wird sie als wichtige Komponente der Schadensminimierung empfohlen.

Weitere Handlungsvorschläge zur Optimierung der deutschen Sperrpraxis beziehen sich sowohl auf die politische Ebene (Forderung nach einer länder- und segmentübergreifenden Sperrdatei) als auch auf die Anbieterseite (Erhöhung des Bekanntheitsgrades der Spielsperre in Verbindung mit der Reduzierung struktureller Zugangsbarrieren, konsequente Umsetzung der Sperrverpflichtung).

Eine Steigerung der Effizienz dürfte darüber hinaus im Eigeninteresse der Betreiber von Spielstätten sein. Spieler, die wegen ihrer Spielsucht eine Eigensperrvereinbarung mit einer Spielbank geschlossen haben, befinden sich nach Weis (1999) in einer starken rechtlichen Position. Wenn sie trotz der Spielsperre Gelegenheit zur Spielteilnahme hatten, können sie Schadensersatz für die nachweisbar erlittenen Verluste von der Spielbank einfordern (▶ Abschn. 6.5.1). Der BGH hat entsprechend in einem Urteil vom 15. Dezember 2005 (Az: III ZR 65/05) den Anspruch eines antragsgemäß gesperrten Spielers gegen die Spielbank auf Erstattung verspielter Geldbeträge anerkannt. Ansprüche auf Schadensersatz bedürfen des konkreten Nachweises der erlittenen Verluste und Folgeschäden, wie Verlust des Arbeitsplatzes und Scheitern der Ehe. Sie sind allerdings vor Gericht nur schwer zu belegen (Peters 2012). Unterlassungsansprüche, die mit Strafzahlungen der Spielstätten verbunden sind, lassen sich dagegen leichter vor Gericht erwirken.

Der BGH hat außerdem entschieden (Urteil vom 20. Oktober 2011, Az: III ZR 251/10), dass eine Spielbank den Spielsperrvertrag verletzt, wenn sie auf Antrag des Spielers die Spielsperre aufhebt. Es sei denn, der Spielbank ist vorher ein hinreichend sicherer Nachweis erbracht worden, dass der Schutz des Spielers vor sich selbst dem nicht mehr entgegensteht – also der Spieler zu einem kontrollierten Spiel in der Lage ist und von einer Spielsuchtgefährdung nicht mehr die Rede sein kann. Im konkreten Fall musste die Spielbank für die entstandenen Spielverluste (247.000 € in 18 Monaten) Schadensersatz zahlen, weil sie die Sperre ohne Überprüfung aufgehoben hatte. Nach Reekmann u. Walter (2014) lässt sich dieser Nachweis u. a. durch eine sachverständige Begutachtung oder Bescheinigung einer fachkundigen Stelle erbringen.

Das Kompetenzzentrum Spielerschutz und Prävention (KSP) in Mainz hat auf Anfrage einer kooperierenden Spielbankgesellschaft ein Verfahren zur Feststellung der Spielsuchtgefährdung entwickelt (Wejbera u. Quack 2017)[3]. Die Risikoprognose der »Mainzer Risikopotenzial-Untersuchung zur Glücksspielnutzung« (MARUgsn) basiert auf folgenden Bausteinen:
- Explorative Diagnostik
  - Anamnese: Spielverhalten, aktuelle Lebenssituation, Erfüllung der Abhängigkeitskriterien,
  - kriterienbasierte Inhaltsanalyse: Gründe für Sperrung, Gründe für Entsperrung.
- Psychometrische Diagnostik
  - Primärdiagnostik: z. B. Gambling Attitudes Scale (GABS), Berliner Inventar zum Glücksspielverhalten,
  - Screening (BIG-S, unveröffentlichte Operationalisierung der DSM-IV-Kriterien), soziale Erwünschtheit (SES-17) etc.,
  - Zusatzdiagnostik: z. B. Wender Utah Rating Scale (WURS-k), Delay Discounting (Verfahren zum Belohnungsaufschub; ▶ Abschn. 5.1.7) etc.
- Glaubhaftigkeitseinschätzung
  - kriterienbasierte Inhaltsanalyse, soziale Erwünschtheit (SES-17).

In dem Zeitraum von 2009–2016 hat das KSP 175 diagnostische Stellungnahmen verfasst (plus 17 Wiedervorstellungen). Aufgeteilt nach den verschiedenen Formen der Sperre bezogen sich 93 % auf eine Selbstsperre, 4 % auf eine Fremdsperre durch Angehörige und 3 % auf eine Fremdsperre durch die Spielbank. Die Sperrdauer der überwiegend männlichen Spieler (83 %) lag zum Zeitpunkt des Antrags auf Aufhebung der Sperre im Durchschnitt bei 3,7 Jahren. Im Ergebnis wurde bei 47 % der Antragsteller (N = 192) ein geringes Risiko festgestellt, bei 35 % ein mittleres, bei 15 % ein hohes Risiko und bei 4 % war keine Einschätzung möglich. Die Autoren überprüfen derzeit (Stand: März 2017) die Validität des Verfahrens zur Risikoprognose.

14.2.7 Beschränkungen der Werbung

Die Werbung für Glücksspiele unterliegt in Deutschland – wie in vielen anderen Ländern – Restriktionen. Nach dem GlüStV 2012 (§ 5, Abs. 1) sind Art und Umfang der Werbung für öffentliches Glücksspiel an den Zielen des Vertrags (▶ Abschn. 2.2) auszurichten. In Abhängigkeit vom jeweiligen Gefährdungs-

---

[3] Für die Durchführung der diagnostischen Stellungnahme erhält das KSP eine kostendeckende Fallpauschale von den kooperierenden Spielbanken.

potenzial einzelner Spielformen fallen die Beschränkungen unterschiedlich aus (Becker 2012; Hübner 2013).

Im Angesicht der Vorgaben betreiben die Anbieter eine gezielte, umfassende und vielschichtige Werbung für ihre Produkte, mit Gesamtausgaben von August 2015 bis Juli 2016 in Höhe von 199,6 Mio. € bzw. im Gesamtjahr 2016 mit einer anderen Berechnungsmethode in Höhe von 390 Mio. € (Handelsblatt Research Institute 2017). Radiospots vom DLTB, Bandenwerbungen von privaten Sportwettanbietern in Fußballstadien und deutschsprachige Casino- und Pokerwerbungen im Internet (z. B. in Form von Pop-up-Fenstern) sollen dazu dienen, die Aufmerksamkeit von potenziellen Konsumenten auf die verschiedenen Glücksspielformen zu lenken. Die Werbeinhalte reichen von Werbebotschaften des DLTB zur Höhe des Jackpots über Werbung mit Prominenten für Sportwetten und Poker bis hin zu unzulässigen Werbeinhalten (»Spielen Sie sich glücklich«) für illegale Angebote. Neben der Bekanntmachung sind Imagepflege und Verkaufsförderung weitere Zielvorgaben. Die Werbung wird nahezu von der gesamten Bevölkerung (96 %) wahrgenommen (BZgA 2016).

Forschungsleitende Hypothesen, die nicht zuletzt auf den umfangreichen Befunden zu legalen Suchtmitteln wie Alkohol und Tabak basieren, gehen davon aus, dass die Werbung für Glücksspiele eine wichtige Rolle bei der gesellschaftlichen Akzeptanz dieses Konsummittels spielt und die Spielteilnahme in der Bevölkerung erhöht. Alltagsroutinen können in der Folge eine kritische Reflexion im Umgang mit dem Produkt ersetzen und somit die Entwicklung eines problematischen und pathologischen Spielverhaltens begünstigen.

Für die Gruppe der Jugendlichen bzw. jungen Erwachsenen hat Glücksspielwerbung in Deutschland offenbar einen hohen Aufforderungscharakter (Müller et al. 2014; Clemens et al. 2016). Sie ist den meisten Jugendlichen bekannt und zeigt deutliche Effekte einer Steigerung der Nutzungsintention (Müller et al. 2014). Regelmäßige Spieler erfahren eine vergleichsweise stärkere emotionale Aktivierung durch Werbebotschaften, die zudem kognitive Verzerrungen (in Form einer vermeintlich erhöhten Kontrollierbarkeit des Spielausgangs) fördern. Eine häufige Konfrontation mit Glücksspielwerbung (und hohe Wiedererkennung von Markennamen) ist sowohl mit einer häufigeren Spielteilnahme als auch mit einer ausgeprägteren Symptomatik pathologischen Spielverhaltens verbunden (Clemens et al. 2016). Internationale Befunde bestätigen die Anreizqualität zur Teilnahme an Sportwetten (Hing et al. 2014b), die Förderung einer positiven Einstellung (Lee et al. 2008) und den positiven Zusammenhang mit Symptomen problematischen Spielverhaltens (Derevensky et al. 2010; Gavriel-Fried et al. 2010) bei Heranwachsenden.

Problematische und pathologische Spieler reagieren offenbar grundsätzlich sensibler bzw. aufmerksamer auf die Vermarktung von Glücksspielen als Gelegenheitsspieler. Grant u. Kim (2001) fanden heraus, dass knapp die Hälfte der befragten erwachsenen pathologischen Spieler Glücksspielwerbung im Fernsehen, Radio oder auf Plakatwänden als Trigger für eine Selbstbeteiligung ansehen. Hanss et al. (2015) ermittelten in einer norwegischen Bevölkerungsstudie, dass sich Problemspieler, insbesondere junge Spieler, signifikant stärker durch Werbung zur Spielteilnahme bewegen lassen als Gelegenheitsspieler. Der Effekt beruht nicht auf Unterschieden im Ausmaß der Werbekontakte. Problemspieler aus Australien berichteten zudem signifikant häufiger als nichtproblematische Spieler, dass sie sich durch Incentives von Glücksspielanbietern im Internet in ihrem Verhalten beeinflussen lassen (Gainsbury et al. 2015). In einer Interviewstudie von Binde (2009) sind es immerhin 76 % der befragten pathologischen Spieler, die sich durch Werbung spürbar oder zumindest marginal aufgefordert fühlen. Anscheinend erhöht die (ständige) Konfrontation mit Glücksspielwerbung bei einem kleinen Teil der Betroffenen die Rückfallgefährdung bzw. erschwert es, dem Impuls zur Spielteilnahme zu widerstehen. Derweil benannte kein einziger Spieler Werbung als Hauptursache für seine Probleme. Augenscheinlich wird in diesem Zusammenhang anderen individuellen und sozialen Faktoren ein größeres Gewicht zugeschrieben. Weiterführend zieht Binde (2009) nach einem Review die vorsichtige Schlussfolgerung, dass eine positive Beziehung zwischen dem selbst wahrgenommenen Einfluss der Werbung und dem Schweregrad der Glücksspielproblematik besteht. Allerdings scheint die Werbeexposition keinen kausalen Risikofaktor darzustellen.

14.2.8 Erhöhung der Kosten und Beschränkungen des Alkohol- und Tabakkonsums

In der jüngsten Vergangenheit haben außerdem systematische Veränderungen der sozial-ökologischen Rahmenbedingungen zunehmend an Bedeutung in der Suchtprävention gewonnen. Als wirkungsvolle verhältnispräventive Maßnahme in den Handlungsfeldern Alkohol und Tabakwaren hat sich die Verteuerung der gesundheitsschädlichen Produkte erwiesen. Ob eine Erhöhung der Kosten für eine Teilnahme am Glücksspiel tatsächlich einen schadensmindernden Effekt hat, ist aus den wenigen Befunden bislang nicht ablesbar. Die gegenwärtigen Auszahlungsquoten oder Kosten für Glücksspiele deuten tendenziell einen eher schwachen Effekt an. So weist die mit Abstand beliebteste Spielform – Lotto 6 aus 49 – die geringsten Auszahlungsquoten auf. Innerhalb spezifischer Glücksspielsegmente (Roulette, Sportwetten) scheint die Höhe der Auszahlungsquoten jedoch die Ausgaben für diese Spielformen zu beeinflussen (geringere Einsätze bei niedrigeren Auszahlungsquoten; Pathon et al. 2004). Außerdem lässt sich aus der Präferenz für Spielformen mit niedrigeren Einsätzen (Lotterien, Penny-Slotmachines) und höheren Jackpots ableiten, dass die Relation zwischen minimalem Einsatz und maximalem Gewinn von größerer Relevanz für die Spielteilnahme ist als die Auszahlungsquote. Williams et al. (2012b) sehen daher in der Erhöhung des Mindesteinsatzes und Reduzierung des Gewinnmaximums das größte präventive Potenzial.

Da die Mehrzahl der problematischen und pathologischen Spieler gleichzeitig nikotinabhängig ist (▶ Abschn. 4.2.6), können auch Rauchverbote in Spielstätten zu einer deutlichen Reduktion des Spielverhaltens führen (Williams et al. 2008; Thalheimer u. Ali 2008; Lal u. Siahpush 2008). Beschränkungen des Alkoholkonsums sind ebenfalls sinnvolle Strategien der Schadensminderung, da dieser v. a. bei Problemspielern längere Spielsequenzen und ein riskanteres Spielverhalten fördert (Kyngdon u. Dickerson 1999; Ellery et al. 2005).

14.2.9 Wirksamkeit der präventiven Maßnahmen

Obwohl inzwischen in vielen Ländern mit der Umsetzung präventiver Ideen und Konzepte begonnen wurde, mangelt es bisher an einer hinreichenden wissenschaftlichen Evaluation (Williams et al. 2012b; Ladouceur et al. 2016). Allein die Differenzierung zwischen den verschiedenen Subgruppen der Spielteilnehmer und den strukturell divergierenden Spielformen verlangt nach einer komplexen Methodik, die nur ansatzweise realisiert wurde. Notwendige Feldstudien, die im Gegensatz zu experimentellen Studien im Labor eine hohe ökologische Validität auszeichnet, sind nur vereinzelt in der Literatur auffindbar. Trotz der begrenzten Erkenntnisse zur Effektivität einzelner Maßnahmen ist weltweit ein ausgeprägter Grad an Aktionismus in Sachen Spielerschutz und Gefahrenabwehr erkennbar. Allerdings setzen die Staaten bevorzugt Maßnahmen mit eher als gering einzuschätzender Wirkung um, wie Aufklärung der Konsumenten, statt die Verfügbarkeit und Angebotsform zu beschränken (Williams et al. 2012b, S. 79). Dies ist auf Akzeptanzprobleme wirksamer Prävention zurückzuführen, die nicht nur auf Anbieterseite wegen der Ertragsrückgänge, sondern auch bei sozialen Spielern wegen der Reduzierung des Spielvergnügens auftreten können.

Eine Einschätzung des Wirkungspotenzials einzelner Maßnahmen ist der folgenden ◘ Tab. 14.6 zu entnehmen.

Auch wenn die Befundlage lückenhaft und inkonsistent ist, lassen sich in Anlehnung an die Präventionserfahrungen aus den Bereichen Alkohol, Tabak und illegale Drogen Empfehlungen für einen bestmöglichen Präventionsansatz ableiten (Williams et al. 2012b):

> Effektive Prävention erfordert aufeinander abgestimmte, breit angelegte und nachhaltige Bestrebungen, die sowohl Aspekte der Verhaltensprävention (Stärkung von Lebenskompetenzen, Aufklärungskampagnen), Komponenten der Verhältnisprävention (Begrenzung der Verfügbarkeit, Zugangsbeschränkungen für bestimmte Personengrup-

Tab. 14.6 Einschätzung des Wirkungspotenzials verschiedener Präventionsmaßnahmen. (In Anlehnung an Williams et al. 2012b, S. 82; Ladouceur et al. 2016)

	Hoch	Hoch bis mittelmäßig	Mittelmäßig	Mittelmäßig bis gering	Gering
1. Verhaltensprävention			X		
Stärkung von Lebenskompetenzen (Familie, Schule, Peergroup)		X			
Informations-/Aufklärungskampagnen (massenmedial)				X	
Aufklärung vor Ort/Beratungszentrum				X	
– Statistische Informationen				X	
– Breitgefächerte Schulprogramme			?		
2. Verhältnisprävention			X		
Begrenzung der generellen Verfügbarkeit von Glücksspielen		X[a]			
– Beschränkung der Anzahl von Spielstätten		X[a]			
– Begrenzung von Glücksspielen mit hohem Suchtpotenzial		X[a]			
– Begrenzung der Anzahl verschiedener Spielformen			?		
– Beschränkung von Spielgelegenheiten in Spielstätten			?		
– Örtliche Beschränkungen für Spielstätten		X			
– Begrenzung der Öffnungszeiten				?[a]	
Regulierungskonzepte					
– Verbot (Vertriebsweg Internet)				?	
– Staatsmonopol			?		
– Staatliche Regulierung			X		
– Lizenzvergabe			?		
– Wettbewerb					?
Beschränkungen für bestimmte Personengruppen			?		
– Verbot der Spielteilnahme für Jugendliche			?		
– Anhebung der Altersgrenze			X		
– Zugangsbeschränkungen für Einheimische (Residenzverbot)		?[b]			
– Zugang nur für höhere sozioökonomische Schichten			?		
– Spielsperre		?[c]			
Eingriffe in die Angebotsform von Glücksspielen			X		
– Modifizierung von Parametern des Automatenspiels			X[d]		
– Vorherige Selbstverpflichtungen der Spieler			X[e]		
– Verbot von Kundenkarten oder Änderung der Parameter			?		
– Verlustbegrenzungen durch Anbieter		?			

14.2 · Primär- und sekundärpräventive Handlungsmöglichkeiten

Tab. 14.6 (Fortsetzung)

	Hoch	Hoch bis mittelmäßig	Mittelmäßig	Mittelmäßig bis gering	Gering
– Warnhinweise			?		
– Schulungsprogramme für Mitarbeiter				X[f]	
– Automatische und verpflichtende Früherkennung von Problemspielern			X		
– Beschränkungen des Zugangs zu Geld			?		
– Beschränkungen des Alkohol-/Tabakkonsums während des Glücksspiels		X			
– Werbebeschränkungen				X[g]	
– Gestaltung der Spielstätte					?
– Erhöhung der Kosten einer Spielteilnahme				?[h]	
Unabhängigkeit zwischen Glücksspielaufsicht und Anbietern			?		

? Steht für unzureichende empirische Evidenz
[a] Bei substanziellen Begrenzungen
[b] Nutzen ausschließlich auf Seiten der einheimischen Bevölkerung
[c] Bei sachgerechter Umsetzung von Selbst- und Fremdsperren und spielformübergreifenden Sperroptionen
[d] Substanzielle Reduzierung der Einsatz- und Gewinnhöhe sowie der Spielfrequenz
[e] Nur bei Verpflichtung
[f] Erhöhung der Effektivität durch verpflichtende Teilnahme und Kontrollen der Umsetzung
[g] Eher zur Rückfallprävention und Prävention der Spielteilnahme von Heranwachsenden geeignet
[h] Erhöhung des Mindesteinsatzes und Reduzierung des Höchstgewinns haben größeres Potenzial zur Schadensminderung

pen, Eingriffe in die konkrete Angebotsform, Verbot von Kundenkarten und Belohnungseffekten, Beschränkung des Alkohol- und Tabakkonsums sowie des Zugangs zu Geld während des Glücksspiels) als auch die Akzeptanz von Ertragsrückgängen und gewissen Unannehmlichkeiten (für Gelegenheitsspieler) beinhalten.

Spielformen mit hoher Ereignisfrequenz sollten ganz vom Markt genommen, in ihrer Anzahl reduziert oder durch Veränderungen der Spielstruktur entschärft werden.

Effektive Prävention erfordert aufeinander abgestimmte, breit angelegte und nachhaltige Bestrebungen, die sowohl Aspekte der Verhaltensprävention (Stärkung von Lebenskompetenzen, Aufklärungskampagnen), Komponenten der Verhältnisprävention (Begrenzung der Verfügbarkeit, Zugangsbeschränkungen für bestimmte Personengruppen, Eingriffe in die konkrete Angebotsform, Verbot von Kundenkarten und Belohnungseffekten, Beschränkung des Alkohol- und Tabakkonsums sowie des Zugangs zu Geld während des Glücksspiels) als auch die Akzeptanz von Ertragsrückgängen und gewissen Unannehmlichkeiten (für Gelegenheitsspieler) beinhalten. Spielformen mit hoher Ereignisfrequenz sollten ganz vom Markt genommen, in ihrer Anzahl reduziert oder durch Veränderungen der Spielstruktur entschärft werden.

Im Gegensatz dazu können mit Einzelmaßnahmen oder singulären Präventionsaktivitäten bestenfalls begrenzt Veränderungen auf der Wissens-, Einstellungs- und Verhaltensebene erzielt werden. Wissenschaftliche Erkenntnisse aus dem Bereich stoffgebundener Suchtformen zeigen zudem, dass Verhaltensänderungen in kleinen Schritten erfolgen und in der Regel längere Zeit in Anspruch nehmen.

Der grenzüberschreitende Vertriebsweg Internet verlangt schließlich eine internationale Zusammenarbeit und Abstimmung auf diesem Gebiet (Gainsbury et al. 2014a), wie sie bspw. die Empfehlungen der Europäischen Kommission (2014) vorsehen. Die Empfehlungen orientieren sich an den aufgezeigten Präventionsoptionen und reichen von Zugangsverboten für Minderjährige, Aufklärung über die Risiken, verantwortungsbewusster Werbung über Schulung der Mitarbeiter, Analyse des Spielverhaltens, Rückmeldungen an die Spieler und Einschreiten bei Bedarf bis hin zu Ausgaben- und Zeitlimits sowie Selbstsperren. Sie sind allerdings bisher unverbindlich und eher als »soft« einzustufen, da bspw. Eingriffe in die Spielstruktur und Fremdsperren durch die Anbieter nicht vorgeschlagen werden.

14.3 Zusammenfassung

Die gravierenden individuellen und sozialen Folgen der Spielsucht, die nicht zuletzt auch hohe volkswirtschaftliche Kosten verursachen, betonen die Notwendigkeit, geeignete präventive Konzepte zu entwickeln und umzusetzen. Das in ▶ Kap. 4 dargestellte Drei-Faktoren-Modell der Suchtentwicklung bietet sich an, um verschiedene Möglichkeiten der Prävention zu systematisieren.

Sowohl in den Bedingungen des Glücksspiels selbst als auch in individuellen Faktoren und Variablen des sozialen Umfeldes liegen geeignete Ansatzpunkte der Prävention.

Grundsätzlich sind dabei die finanziellen Interessen vonseiten der Anbieter und des Staates dem Schutz der Spieler unterzuordnen. Nicht die größtmögliche Ausschöpfung des Marktes, sondern die Minimierung der Gefahren einer Suchtentwicklung sollte handlungsbestimmend sein.

Vor dem Hintergrund der aufgezeigten Palette an proaktiven Maßnahmen und der Beurteilung ihrer Effektivität können folgende Handlungsoptionen als erfolgversprechend gewertet werden:

- Einsatz und Kombination eines breitgefächerten und aufeinander abgestimmten Spektrums an verhaltens- und verhältnispräventiven Maßnahmen,
- Stärkung von Lebenskompetenzen im Kindes- und Jugendalter,
- Vermittlung von Wissen, Einstellungen und Fähigkeiten in Bezug auf einen verantwortungsbewussten Umgang mit Glücksspielen,
- Reduzierung der generellen Verfügbarkeit und Griffnähe von Glücksspielen mit dem Ziel der Verringerung des Pro-Kopf-Umsatzes,
- abgestufte primär- und sekundärpräventive Maßnahmen in Abhängigkeit vom Suchtpotenzial der verschiedenen Spielformen,
- stark beschränktes Angebot von Spielformen mit hohem Gefährdungspotenzial,
- Eingriffe in die Spielstruktur und Angebotsform, wie substanzielle Verringerungen der Einsätze, Gewinne, Verluste und Spielgeschwindigkeit, sowie die Nutzung von Spielerkarten und -konten (Internet) für selbst gewählte Beschränkungen und Risikoanalysen des Spielverhaltens,
- Verpflichtung zur Früherkennung für Anbieter von Glücksspielen, Schulung der Mitarbeiter,
- Ausschluss von gefährdeten Personengruppen (Jugendliche, Problemspieler),
- Beschränkung des Tabak- und Alkoholkonsums während des Glücksspiels,
- Optimierung des Spielerschutzes auf der Grundlage empirischer Evaluation der Wirksamkeit präventiver Konzepte und
- eine unabhängige Kontrollinstanz.

Die präventiven Maßnahmen stellen Versuche dar, die schädlichen Auswirkungen von Glücksspielen zu reduzieren. Eine vollständige Verhinderung des Auftretens der Spielsucht ist aufgrund der Vielzahl an glücksspielbezogenen, individuellen und sozialen Risikofaktoren nicht realisierbar.

Serviceteil

Anhang – 428

Literatur – 433

Stichwortverzeichnis – 488

G. Meyer, M. Bachmann, *Spielsucht*,
DOI 10.1007/978-3-662-54839-4, © Springer-Verlag GmbH Deutschland 2017

Anhang

A1 Kontaktadressen

- **Zentrale Kontaktstelle der Anonymen Spieler GA**
  Bovestraße 41a
  22043 Hamburg
  Telefon: 040/2099009
  Hotline: 01805-104011
  Mo–So 9.00–21.00 Uhr, sonst AB
  E-Mail: kontakt@anonyme-spieler.org
  Internet: www.anonyme-spieler.org
- **Angehörige Anonymer Spieler – GamAnon**
  Bovestraße 41a
  22043 Hamburg
  Hotline: 01805-104011
  E-Mail: info@gamanon.de
  Internet: www.gamanon.de

Anschriften von ambulanten Beratungsstellen und »freien« Selbsthilfegruppen für Spieler können Sie bei den folgenden zentralen Verbänden und Koordinations- bzw. Fachstellen Glücksspielsucht der Länder erfahren:

- **Verbände**
- **Fachverband Glücksspielsucht e. V.**
  Meindersstraße 1a
  33615 Bielefeld
  Telefon: 0521/557721-24
  E-Mail: verwaltung@gluecksspielsucht.de
  Internet: www.gluecksspielsucht.de
- **Deutsche Hauptstelle für Suchtfragen e. V. (DHS)**
  Westring 2
  59065 Hamm
  Telefon: 02381/9015-0
  E-Mail: info@dhs.de
  Internet: www.dhs.de
- **Deutscher Caritasverband**
  Karlstr. 40
  79104 Freiburg
  Telefon: 0761/200-0
  E-Mail: info@caritas.de
  Internet: www.caritas.de
- **Gesamtverband für Suchtkrankenhilfe e. V.**
  im Diakonischen Werk der Evangelischen Kirche
  Invalidenstraße 29
  10115 Berlin
  Telefon: 030/83001500
  E-Mail: gvs@sucht.org
  Internet: www.sucht.org
- **Fachverband Sucht e. V.**
  Walramstr. 3
  53175 Bonn
  Telefon: 0228/261555
  E-Mail: sucht@sucht.de
  Internet: www.sucht.de

- **Koordinations- bzw. Fachstellen Glücksspielsucht der Länder**
- **Baden-Württemberg**
  Fachliche Leitstelle Glücksspielsucht
  Landesgesundheitsamt Baden-Württemberg
  im Regierungspräsidium Stuttgart
  Nordbahnhofstraße 135
  70191 Stuttgart
  Telefon: 0711/904-39402
  E-Mail: abteilung9@rps.bwl.de
  Internet: www.spass-statt-sucht.de,
  www.verspiel-nicht-dein-leben.de
- **Bayern**
  Landesstelle Glücksspielsucht in Bayern
  Edelsbergstraße 10
  80686 München
  Telefon: 089/55273590
  E-Mail: info@lsgbayern.de
  Internet: www.lsgbayern.de
- **Berlin**
  Senatsverwaltung für Gesundheit, Pflege und Gleichstellung
  Referat Psychiatrie, Sucht und Gesundheitsvorsorge
  Sachgebiet Glücksspielsucht
  Oranienstraße 106
  10969 Berlin
  Telefon: 030/9028-2739
  E-Mail: drogenbeauftragte@sengpg.berlin.de
  Internet: www.faules-spiel.de

- **Brandenburg**
Zentralstelle für Glücksspielsucht Brandenburg
Behlertstraße 3A
14467 Potsdam
Telefon: 0331/581380-0
E-Mail: info@blsev.de
Internet: www.spielsucht-brandenburg.de
- **Bremen**
Bremer Fachstelle Glücksspielsucht
Universität Bremen
Grazerstraße 4
28359 Bremen
Telefon: 0421/21868709
E-Mail: gluecksspielsucht@uni-bremen.de
Internet: www.gluecksspielsucht-bremen.de
- **Hamburg**
Projekt Glücksspielsucht
Behörde für Gesundheit und Verbraucherschutz
Fachabteilung Drogen und Sucht
Billstraße 80
20539 Hamburg
Telefon: 040/42837-2060
E-Mail: dietrich.hellge-antoni@bgv.hamburg.de
Internet: www.sucht-hamburg.de,
www.automatisch-verloren.de
- **Hessen**
Projekt Glücksspielsucht
Hessische Landesstelle für Suchtfragen
Zimmerweg 10
60325 Frankfurt am Main
Telefon: 069/71376777
E-Mail: info@hls-online.de
Internet: www.hls-online.org/arbeitsbereiche/gluecksspiel
- **Mecklenburg-Vorpommern**
Landeskoordinierungsstelle für Suchtprävention e. V.
Koordinierungsstelle Glücksspielsucht
Lübecker Str. 24a
19053 Schwerin
Telefon: 0385/7851560
E-Mail: info@lsmv.de
Internet: www.gluecksspielsucht-mv.de

- **Niedersachsen**
Glücksspielsucht – Prävention und Beratung
Niedersächsische Landesstelle für Suchtfragen
Podbielskistraße 162
30177 Hannover
Telefon: 0511/626266-0
E-Mail: info@nls-online.de
Internet: www.nls-online.de/home16/index.php/gluecksspiel/gluecksspielsucht
- **Nordrhein-Westfalen**
Landeskoordinierungsstelle Glücksspielsucht NRW
Niederwall 51
33602 Bielefeld
Telefon: 0521/3995589-0
E-Mail: kontakt@gluecksspielsucht-nrw.de
Internet: www.gluecksspielsucht-nrw.de
- **Rheinland-Pfalz**
Fachstelle »Prävention der Glücksspielsucht«
RLP im Büro der Landeszentrale für Gesundheitsförderung in Rheinland-Pfalz
Hölderlinstraße 8
55131 Mainz
Telefon: 06131/20690
E-Mail: info@rlp.de
Internet: www.gluecksspielsucht-rlp.de
- **Saarland**
Landesfachstelle Glücksspielsucht Saarland
Haus der Caritas
Johannisstraße 2
66111 Saarbrücken
Telefon: 0681/30906-90
E-Mail: info@gluecksspielsucht-saar.de
Internet: www.gluecksspielsucht-saar.de
- **Sachsen**[1]
Mitarbeit AG Länderkoordination Glücksspielsucht
Diakonisches Werk im Kirchenbezirk Marienberg e. V.
Suchtberatungsstelle
Goethering 5
09496 Marienberg
Telefon: 03735/6092031
E-Mail: info@slsev.de
Internet: www.slsev.de

---

[1] Sachsen hat als einziges Bundesland keine Koordinierungs- bzw. Fachstelle Glücksspielsucht eingerichtet.

- **Sachsen-Anhalt**
  Landeskoordinierungsstelle Glücksspielsucht
  in Sachsen-Anhalt
  LIGA der Freien Wohlfahrtsverbände im Land
  Sachsen-Anhalt
  Halberstädterstraße 98
  39112 Magdeburg
  Telefon: 0391/56807-21
  E-Mail: info@liga-fw-lsa.de
  Internet: www.gluecksspielsucht-lsa.de
- **Schleswig-Holstein**
  Glücksspielsuchthilfe in Schleswig-Holstein
  Landesstelle für Suchtfragen Schleswig-Holstein
  Schreberweg 5
  24119 Kronshagen
  Telefon: 0431/5403-350
  E-Mail: sucht@lssh.de
  Internet: www.gluecksspiel-sh.de
- **Thüringen**
  Fachstelle GlücksSpielSucht
  Fdr Fachverband Drogen und Suchthilfe
  Dublinerstraße 12
  99091 Erfurt
  Telefon: 0361/3461746
  E-Mail: gluecksspiel@fdr-online.info
  Internet: www.gluecksspielsucht-thueringen.de,
  www.fairspielt.info

A2 Stationäre Einrichtungen

- **Asklepios Fachkliniken Wiesen**
  Kirchbergerstr. 2
  08134 Wildenfels/OT Wiesen
  Telefon: 037603/54-0
  E-Mail: sekretariat.reha.wiesen@asklepios.com
  Internet: www.asklepios.com/wiesen
- **Salus Klinik Lindow**
  Straße nach Gühlen 10
  16835 Lindow
  Telefon: 033933/88-0
  E-Mail: mail@salus-lindow.de
  Internet: www.salus-kliniken.de/lindow
- **AHG Klinik Schweriner See**
  Am See 4
  19069 Lübstorf
  Telefon: 03867/900-0
  E-Mail: fkschwerin@ahg.de
  Internet: www.ahg.de/AHG/Standorte/
  Schweriner_see
- **Asklepios Gesundheitszentrum Ochsenzoll**
  Langenhorner Chaussee 560
  22419 Hamburg
  Telefon: 040/181887-0
  E-Mail: info.nord@asklepios.com
  Internet: www.asklepios.com/hamburg/nord
- **Fachkrankenkliniken Nordfriesland**
  Gammeltoft 8-15
  25821 Breklum
  Telefon: 04671/408-0
  E-Mail: info.nf@diako.de
  Internet: www.fklnf.de
- **Bernhard-Salzmann-Klinik**
  LWL Klinik
  Im Füchtei 150
  33334 Gütersloh
  Telefon: 05241/5020
  E-Mail: bernhard-salzmann-klinik@wkp-lwl.org
  Internet: www.bernhard-salzmann-klinik.de
- **AHG Klinik Wigbertshöhe**
  Am Hainberg 10–12
  36251 Bad Hersfeld
  Telefon: 06621/185-0
  E-Mail: wigbertshoehe@ahg.de
  Internet: www.ahg.de/AHG/Standorte/
  Wigbertshoehe
- **Fachklinik St. Marienstift**
  Dammerstr. 4a
  49434 Neunkirchen
  Telefon: 05493/502-0
  E-Mail: marienstift@sucht-fachkliniken.de
  Internet: www.sucht-fachklinikum.de
- **Salus Klinik Hürth**
  Willy-Brandt-Platz 1
  50354 Hürth
  Telefon: 02233/80810
  E-Mail: mail@salus-huerth.de
  Internet: www.salus-kliniken.de/huerth

- **AHG Kliniken Daun**
  Schulstr. 6
  54550 Daun
  Telefon: 06592/201-0
  E-Mail: rosenberg@ahg.de
  Internet: www.ahg.de/AHG/Standorte/Daun
- **Fachklinik Fredeburg**
  Zu den drei Buchen 1
  57392 Schmallenberg-Fredeburg
  Telefon: 02974/72-0
  E-Mail: info@fachklinik-fredeburg.de
  Internet: www.fachklink-fredeburg.de
- **Fachklinik Hochsauerland**
  Zu den drei Buchen 2
  57392 Schmallenberg-Fredeburg
  Telefon: 02974/73-0
  E-Mail: info@fachklinik-sauerland.de
  Internet: www.fachklink-hochsauerland.de
- **Salus Klinik Friedrichsdorf**
  Landgrafenplatz 1
  61381 Friedrichsdorf
  Telefon: 06172/950403
  E-Mail: mail@salus-friedrichsdorf.de
  Internet: www.salus-kliniken.de/friedrichsdorf
- **AHG Klinik Münchwies**
  Thurmstr. 50–58
  66540 Neunkirchen/Saar
  Telefon: 06858/691-0
  E-Mail: muenchwies@ahg.de
  Internet: www.ahg.de/AHG/Standorte/Muenchwies
- **AHG Klinik Berus**
  Orannastr. 55
  66803 Überherrn-Berus
  Telefon: 06836/39-161
  E-Mail: klinikberus@ahg.de
  Internet: www.ahg.de/AHG/Standorte/Berus
- **AHG Kliniken Wilhelmsheim**
  71570 Oppenweiler-Wilhelmsheim
  Telefon: 07193/52-0
  E-Mail: info@wilhelmsheim.den
  Internet: www.ahg.de/AHG/Standorte/Wilhelmsheim

- **Therapiezentrum Münzesheim**
  Am Mühlberg 1
  76703 Kraichtal
  Telefon: 07250/60-0
  E-Mail: info@kraichtal.de
  Internet: www.kraichtal-kliniken.de

A3 Nützliche Internetadressen

- **Institutionen und Foren**
- **www.forum-gluecksspielsucht.de**
  Forum für Glücksspielsüchtige und ihre Angehörigen
- **www.spielsucht.net**
  Fachstelle Glücksspielsucht Neuss, inkl. Forum für Glücksspielsüchtige und ihre Angehörige
- **www.spielenmitverantwortung.de**
  Portal der Bundeszentrale für gesundheitliche Aufklärung (BZgA)
- **www.spielfrei-leben.de**
  Verein für Glücksspielsüchtige und deren Angehörige

A4 Kontaktadressen in Österreich und der Schweiz

- **Spielsuchthilfe**
  Siebenbrunnengasse 21/DG
  1050 Wien
  Telefon: 0043 1 544 1357
  E-Mail: therapie@spielsuchthilfe.de
  Internet: www.spielsuchthilfe.at
- **Careplay**
  Hochschule für Soziale Arbeit
  Werftstr. 1
  6002 Luzern
  Telefon: 0041 41 3674835
  E-Mail: info@careplay.ch
  Internet: www.careplay.ch
- **Berner Gesundheit**
  Eigerstr. 80
  3000 Bern 23
  Telefon: 0041 31 3707070
  E-Mail: geschaeftsleitung@beges.ch
  Internet: www.bernergesundheit.ch

A5 20 Fragen der Anonymen Spieler

1. Hast Du jemals Arbeits- oder Schulzeit durch Spielen versäumt?
2. Hat Dir das Spielen schon häusliche Missstimmungen gebracht?
3. Hat Dein guter Ruf durch das Spielen gelitten?
4. Hast Du schon einmal Gewissensbisse nach dem Spielen verspürt?
5. Hast Du schon einmal gespielt in der Erwartung, mit dem Spielgewinn Schulden zu bezahlen oder andere finanzielle Probleme zu lösen?
6. Haben Deine Zukunftspläne und Deine Leistungsfähigkeit durch das Spielen Einschränkungen erfahren?
7. Willst Du einen Spielverlust so schnell wie möglich zurückgewinnen?
8. Hast Du nach einem Spielgewinn den starken Drang weiterzuspielen, um noch mehr zu gewinnen?
9. Hast Du schon oft Deinen letzten Cent verspielt?
10. Hast Du Dir schon einmal Geld geliehen, um spielen zu können?
11. Hast Du schon einmal etwas verkauft, um spielen zu können?
12. Hast Du nur widerstrebend »Spielgeld« für alltägliche Ausgaben verwendet?
13. Hast Du Dein eigenes Wohlergehen und das Deiner Familie durch das Spielen vernachlässigt?
14. Hast Du schon einmal länger gespielt, als Du eigentlich wolltest?
15. Hast Du im Spiel schon einmal Sorgen und Ärger vergessen wollen?
16. Hast Du schon einmal auf ungesetzliche Weise dein Spiel finanziert oder schon einmal an eine solche Möglichkeit gedacht?
17. Hat das Spielen bei Dir Schlafstörungen verursacht?
18. Entsteht nach Auseinandersetzungen, Streit, Enttäuschungen und Frustrationen bei Dir der starke Wunsch, spielen zu gehen?
19. Hast Du schon einmal das Verlangen gehabt, anlässlich glücklicher Ereignisse in Deinem Leben »zur Feier des Tages« ein paar Stunden spielen zu gehen?
20. Ist Dir schon einmal bewusst geworden, dass Du Dich mit dem Spielen selbst zerstörst?

Die meisten süchtigen Spieler beantworten mindestens 7 dieser Fragen für sich mit »JA«.

Literatur

Abbott MW (2001) Problem and non-problem gamblers in New Zealand: a report on phase two of the 1999 National Pre-valence Survey (6). The Department of Internal Affairs, Wellington, New Zealand

Abbott MW, Bellringer M, Garrett N, Mundy-McPherson S (2014a) New Zealand 2012 national gambling study: gambling harm and problem gambling. Ministry of Health, Wellington

Abbott MW, Bellringer M, Garrett N, Mundy-McPherson S (2016) New Zealand national gambling study: wave 3 (2014). Ministry of Health, Wellington

Abbott MW, Clarke D (2007) Prospective problem gambling research: contribution and potential. International Gambling Studies 7: 123–144

Abbott MW, McKenna BG (2005) Gambling and problem gambling among recently sentenced women in New Zealand prisons. Journal of Gambling Studies 21: 559–581

Abbott MW, McKenna BG, Giles LC (2005) Gambling and problem gambling among recently sentenced male prisoners in four New Zealand prisons. Journal of Gambling Studies 21: 537–558

Abbott MW, Romild U, Volberg RA (2014b) Gambling and problem gambling in Sweden: changes between 1998 and 2009. Journal of Gambling Studies 30: 985–999

Abbott MW, Volberg RA, Rönnberg S (2004a) Comparing the New Zealand and Swedish national surveys of gambling and problem gambling. Journal of Gambling Studies 20: 237–258

Abbott MW, Williams MM, Volberg RA (2004b) A prospective study of problem and regular nonproblem gamblers living in the community. Substance Use & Misuse 39: 855–884

Abler B, Hahlbrock R, Unrath A, Grön G, Kassubek J (2009) At-risk for pathological gambling: imaging neural reward processing under chronic dopamine agonists. Brain 132: 2396–2402

Abt V, McGurrin M, Smith J (1985) Toward a synoptic model of gambling behavior. Journal of Gambling Behavior 1: 79–88

Adams PJ (2007) Assessing whether to receive funding support from tobacco, alcohol, gambling and other dangerous consumption industries. Addiction 102: 1027–1033

Adams PJ, Livingstone C (2015) Addiction surplus: the add-on margin that makes addictive consumptions difficult to contain. International Journal of Drug Policy 26: 107–111

Adams PJ, Raeburn J, de Silva K (2009) A question of balance: prioritizing public health responses to harm from gambling. Addiction 104: 688–691

Adams PJ, Rossen F (2012) A tale of missed opportunities: pursuit of a public health approach to gambling in New Zealand. Addiction 107: 1051–1056

Adler J (1966) Gambling, drugs, and alcohol: a note on functional equivalents. Issues in Criminology 2: 111–117

Adler N, Goleman D (1968) Gambling and alcoholism: symptom substitution and functional equivalents. Quarterly Journal of Studies on Alcohol 29: 733–736

Afifi TO, Cox BJ, Martens PJ, Sareen J, Enns MW (2010) Demographic and social variables associated with problemgambling among men and women in Canada. Psychiatry Research 178: 395–400

Afifi TO, Cox BJ, Sareen J (2006) Gambling-related problems are chronic and persist for the majority of individuals with a lifetime diagnosis of pathological gambling. American Journal of Psychiatry 163: 1297–1298

Airas A, Järvinen A (2008) Tool for responsible games. Paper presented at the 7th EASG Conference, Nova Gorica, Slovenia

Albanese JS (1985) The effect of casino gambling on crime. Federal Probation 48: 39–44

Albers N (1993) Ökonomie des Glücksspielmarktes in der Bundesrepublik Deutschland. Duncker & Humblot, Berlin

Albrecht U (2006) Reizreaktion und Verlangen bei pathologischen Glücksspielern: psychologische und physiologische Parameter. Logos Verlag, Berlin

Alegria AA, Petry NM, Hasin DS, Liu SM, Grant BF, Blanco C (2009) Disordered gambling among racial and ethnic groups in the US: results from the national epidemiologic survey on alcohol and related conditions. CNS Spectrums 14: 132–142

Alessi SM, Petry NM (2003) Pathological gambling severity is associated with impulsivity in a delay discounting procedure. Behavioural Processes 64: 345–354

Allcock CC (2002) Overview of discussion papers. In: Australian Gambling Council (eds) Current issues. Australian Gambling Council, Melbourne, S 2–7

Allcock CC, Grace DM (1988) Pathological gamblers are neither impulsive nor sensation-seekers. Australian and New Zealand Journal of Psychiatry 22: 307–311

Álvarez-Moya EM, Jiménez-Murcia S, Aymami MN, Gómez-Peña M, Granero R, Santamaria J, Menchón JM, Fernández-Aranda F (2010) Subtyping study of a pathological gamblers sample. Canadian Journal of Psychiatry 55: 498–506

American Psychiatric Association (1980) Diagnostic and statistical manual of mental disorders, 3rd ed (DSM-III). APA, Washington DC

American Psychiatric Association (1987) Diagnostic and statistical manual of mental disorders, 3rd ed-revised (DSM-III-R). APA, Washington DC

American Psychiatric Association (1994) Diagnostic and statistical manual of mental disorders, 4th ed (DSM IV). APA, Washington DC

American Psychiatric Association (2013) Diagnostic and statistical manual of mental disorders, 5th ed. American Psychiatric Association, Arlington

American Psychiatric Association (2013/2015) Diagnostic and statistical manual of mental disorders (DSM-5). APA, Washington DC. Deutsche Ausgabe: Falkai P, Wittchen

H-U (Hrsg) Diagnostisches und Statistisches Manual Psychischer Störungen DSM-5. Hogrefe, Göttingen

Anderson DB (1999) Problem gambling among incarcerated male felons. Journal of Offender Rehabilitation 29: 113–127

Anderson G, Brown RIF (1984) Real and laboratory gambling, sensation seeking and arousal. British Journal of Psychology 75: 401–410

Anderson G, Brown RIF (1987) Some applications of reversal theory to the explanation of gambling and gambling addictions. Journal of Gambling Behaviour 3: 179–189

Andrade EB, Iyer G (2009) Planned versus actual betting in sequential gambles. Journal of Marketing Research XLVI: 372–383

Angenendt J (1999) Patientenratgeber und Selbsthilfematerialien. In: Margraf J (Hrsg) Lehrbuch der Verhaltenstherapie, Bd 1. Springer, Berlin, S 435–448

Anholt GE, Emmelkamp PMG, Cath DC, Oppen P van, Nelissen H, Smit JH (2004) Do patients with OCD and pathological gambling have similar dysfunctional cognitions? Behaviour Research and Therapy 36: 529–537

Anonyme Spieler (1986) Broschüre der Anonymen Spieler. Kontaktstelle Deutschland der »Anonymen Spieler«, Hamburg

Anonyme Spieler (1996) Spielsucht eine Krankheit. Literatur- und Informationsförderkreis Anonyme Spieler e. V., Hamburg

Anonyme Spieler GA (1998) Ich bin verantwortlich – Lebenswege Anonymer Spieler. Interessengemeinschaft Anonyme Spieler e. V., Hamburg

Apter M (1982) The experience of motivation: the theory of psychological reversals. Academic Press, London

Apter M (1994) Im Rausch der Gefahr. Kösel, München

Aragay N, Jiménez-Murcia S, Granero R, Fernández-Aranda F, Ramos-Grille I, Cardona S, G Garrido G, Islam MA, Menchón JM, Vallès V (2015) Pathological gambling: understanding relapses and dropouts. Comprehensive Psychiatry 57: 58–64

Arenz-Greiving I (1989) Selbsthilfe für Spieler. In: Brakhoff J (Hrsg) Glück-Spiel-Sucht. Beratung und Behandlung von Glücksspielern. Lambertus, Freiburg, S 109–122

Ariyabuddhiphongs V (2011) Lottery gambling: a review. Journal of Gambling Studies 27: 15–33

Ariyabuddhiphongs V (2012) Older adults and gambling: a review. International Journal of Mental Health and Addiction 10: 297–308

Ariyabuddhiphongs V, Phengphol V (2008) Near miss, gambler's fallacy and entrapment: their influence on lottery gamblers in Thailand. Journal of Gambling Studies 24: 295–305

Aubry WE (1975) Altering the gambler's maladaptive life goals. International Journal of the Addictions 10: 29–33

Auer M, Griffiths MD (2013) Voluntary limit setting and player choice in most intense online gamblers: an empirical study of gambling behaviour. Journal of Gambling Studies 29: 647–660

Auer M, Griffiths MD (2015a) Testing normative and self-appraisal feedback in an online slot-machine pop-up in a real-world setting. Frontiers in Psychology 6: 339. doi:10.3389/fpsyg.2015.00339

Auer M, Griffiths MD (2015b) The use of personalized behavioral feedback for online gamblers: an empirical study. Frontiers in Psychology 6: 1406. doi:10.3389/fpsy.2015.01406

Auer M, Griffiths MD (2016) Self-reported losses versus actual losses in online gambling: an empirical study. Journal of Gambling Studies. doi 10.1007/s10899-016-9648-0

Auer M, Malischnig D, Griffiths MD (2014) Is »pop-up« messaging in online slot machine gambling effective as a responsible gambling strategy? Journal of Gambling Issues 29: 1–10

Ausschuss für Binnenmarkt und Verbraucherschutz (2009) Bericht über die Integrität von Online-Glücksspielen. http://www.europarl.europa.eu/sides/getDoc.do?pubRef-//EP//NONSGML+REPORT+A6-2009-0064+0+-DOC+PDF+V0DE. Zugegriffen: 19. April 2009

Avanzi M, Uber E, Bonfà F (2004) Pathological gambling in two patients on dopamine replacement therapy for Parkinson's disease. Neurological Sciences 25: 98–101

Babad E, Katz Y (1991) Wishful thinking – against all odds. Journal of Applied Social Psychology 21: 1921–1938

Bachmann M (1989) Spielsucht: Krankheitsmodell, Therapiekonzept und stationäre Behandlungsergebnisse. Suchtgefahren 35: 56–64

Bachmann M (1993) Rückfallmodell – fehlende Krankheitseinsicht/Wachsamkeit. Unveröfftl. Manuskript, Bernhard-Salzmann-Klinik, Gütersloh

Bachmann M (1998) Glücksspielsucht – Therapie am Beispiel der Bernhard-Salzmann-Klinik. Theorie und Praxis der Sozialen Arbeit 2: 64–67

Bachmann M (1999) Therapie der Spielsucht. In: Poppelreuter S, Gross W (Hrsg) Stoffungebundene Suchtformen. Psychologie Verlags-Union, Weinheim, S 17–41

Bachmann M (2004a) Kinder von Spielsüchtigen. Abhängigkeiten 1: 50–62

Bachmann M (2004b) Therapie der Spielsucht. psychomed 16: 154–158

Bachmann M, Bachmann A (2017) Die Behandlung pathologischen Glücksspiels. In: Gebhardt I, Korte S (Hrsg) Glücksspiele, DeGruyter, Berlin (in Druck)

Bachmann M, Banze M (1992) Der pathologische Glücksspieler in der stationären Einrichtung. Unveröffentl. Manuskript, Bernhard-Salzmann-Klinik, Gütersloh

Bachmann M, El-Akhras A (2008) Die Behandlung pathologischen Glücksspiels. In: Gephardt I, Grüsser-Sinopoli SM (Hrsg) Glücksspiel in Deutschland, DeGruyter, Berlin, 575–595

Bachmann M, El-Akhras A (2014) Glücksspielfrei. Ein Therapiemanual bei Spielsucht. 2. Aufl, Springer, Heidelberg

Bachmann M, El-Akhras A, Klatt J, Albrecht S (2015) Pathologisches Glücksspielen. Prävention und Behandlung. Arzneimittel-, Therapie-Kritik & Medizin und Umwelt 3: 679–693

Bachmann M, Sommer B, Alex J (1998) Stationäres Behandlungskonzept für pathologische Glücksspieler. Bernhard-Salzmann-Klinik, Gütersloh

Baekeland F, Lundwall L, Kissin B, Shanahan T (1971) Correlates of outcome in disulfiram treatment of alcoholics. Journal of Nervous and Mental Diseases 153: 1–9

Literatur

Bagby RM, Vachon DD, Bulmash E, Quilty LC (2008) Personality disorders and pathological gambling: a review and re-examination of prevalence rates. Journal of Personality Disorders 22: 191–207

Bagby RM, Vachon DD, Bulmash EL, Toneatto T, Quilty LC, Costa PT (2007) Pathological gambling and the five-factor model of personality. Personality and Individual Differences 43: 873–880

Bakken IJ, Oren A, Götestam KG (2008) Norway: the slot machine and problem gambling. Paper presented at the 7th European Conference on Gambling Studies and Policy Issues, Nova Gorica, Slovenia

Bakken IJ, Wenzel HG, Gråwe R, Götestam KG, Øren A (2009) Gambling behaviour and gambling problems in Norway 2007. Scandinavian Journal of Psychology 50: 333–339

Baljer E (1995) Forensische Psychiatrie. In: Faust V (Hrsg) Psychiatrie – ein Lehrbuch für Klinik, Praxis und Behandlung. G. Fischer, Stuttgart, S 813–845

Balodis IM, Kober H, Worhunsky PD, Stevens MC, Pearlson GD, Potenza MN (2012) Diminished frontostriatal activity during processing of monetary rewards and losses in pathological gambling. Biological Psychiatry 71: 749–757

Balodis IM, Potenza MN (2016) Imaging the gambling brain. International Review of Neurobiology 129: 111–124

Barbaranelli C, Vecchione M, Fida R, Podio-Guidugli S (2013) Estimating the prevalence of adult problem gambling in Italy with SOGS and PGSI. Journal of Gambling Issues 28: 1–24

Barker JC, Miller M (1968) Aversion therapy for compulsive gambling. Journal of Nervous and Mental Diseases 146: 285–302

Barnes GM, Welte JW, Hoffman JH, Dintcheff BA (2002) Effects of alcohol misuse on gambling patterns in youth. Journal of Studies on Alcohol 63: 767–775

Baron E, Dickerson M (1999) Alcohol consumption and self-control of gambling behaviour. Journal of Gambling Studies 15: 3–15

Barrault S, Untas A, Varescon I (2014) Special features of poker. International Gambling Studies. doi:10.1080/14459795.2014.968184

Barthe E, Stitt BG (2007) Casinos as »hot spots« and the generation of crime. Journal of Crime & Justice 30: 115–140

Battersby M, Thomas LJ, Tolchard B, Esterman A (2002) The South Oaks gambling screen: a review with reference to Australian use. Journal of Gambling Studies 18: 257–271

Battersby M, Tolchard B, Scurrah M, Thomas L (2006) Suicide ideation and behaviour in people with pathological gambling attending a treatment service. International Journal of Mental Health and Addiction 4: 233–246

Bätz B (2002) Sucht und Migration. In: Deutsche Hauptstelle gegen die Suchtgefahren (Hrsg) Jahrbuch Sucht 2002. Neuland, Geestracht, S 182–192

Baudinet J, Blaszczynski A (2013) Arousal and gambling mode preference: a review of the literature. Journal of Gambling Studies 29: 343–358

Bauer GG (1995) Homo Ludens – der spielende Mensch. Katzbichler, München

Beaver KM, Hoffman T, Shields RT, Vaughn MG, DeLisi M, Wright JP (2010) Gender differences in genetic and environmental influences on gambling: results from a sample of twins from the national longitudinal study of adolescent health. Addiction 105: 536–542

Bechara A (2001) Neurobiology of decision-making: risk and reward. Seminars in Clinical Neuropsychiatry 6: 205–216

Beck A, Heinz A (2010) Lerntheoretische Erklärungsansätze zur Entstehung und Aufrechterhaltung von Suchtverhalten. Public Health Forum 67: 6.e1–6.e3

Beck AT, Emery G (1977) The cognitive therapy of substance abuse. Center for Cognitive Therapy, Philadelphia

Beck AT, Rush AJ, Shaw BF, Emery G (1981) Kognitive Therapie der Depression. Urban & Schwarzenberg, München

Beckemeyer-Schweer M (1986) Erfahrungen einer Beratungsstelle mit dem Problem Spielsucht. Tagungsbericht der Koordinationsstelle für Drogenfragen und Fortbildung, Landschaftsverband Westfalen-Lippe

Becker M, Ulbrich M, Voß J (2007) Tele-Gewinnspiele im »Hot-Button-Verfahren«: Betrug durch Moderatoren? MultiMedia und Recht 3: 149ff

Becker T (2011) Soziale Kosten des Glücksspiels in Deutschland. Peter Lang, Frankfurt/M

Becker T (2012) Ein Prüfprogramm für Glücksspielwerbung. Zeitschrift für Wett- und Glücksspielrecht 7: 229–240

Beckert J, Lutter M (2007) Wer spielt, hat schon verloren? Zur Erklärung des Nachfrageverhaltens auf dem Lottomarkt. Kölner Zeitschrift für Soziologie und Sozialpsychologie 2: 240–270

Becoña E (1996) Prevalence surveys of problem and pathological gambling in Europe: the cases of Germany, Holland and Spain. Journal of Gambling Studies 12: 179–192

Bellaire W, Caspari D (1989) Die Behandlung von Spielern in der Universitäts-Nervenklinik-Psychiatrie (Homburg/Saar). Praxis der Klinischen Verhaltensmedizin und Rehabilitation 2: 15–18

Bellringer P (1999) Understanding problem gamblers. A practitioner's guide to effective intervention. Free Associations Books, London

Benhsain K, Ladouceur R (2004) Knowledge in statistics and erroneous perceptions in gambling. Gambling Research 16: 25–31

Benhsain K, Taillefer A, Ladouceur R (2004) Awareness of independence of events and erroneous perceptions while gambling. Addictive Behaviors 29: 399–404

Benschop A, Korf DJ (2009) The dynamics of gambling: a prospective study of the natural course of gambling behaviour. Sucht 55: 10–18

Bensel W (2007) Implizite Krankheitsvorstellungen bei ausländischen Glücksspielern. Gesprächspsychotherapie und Personenzentrierte Beratung 3: 167–172

Bensel W, Tuncay M (2013) Beratung und Behandlung von Glücksspielern mit türkisch orientalischem Migrationshintergrund. In: Petry J (Hrsg) Differentielle Behandlungsstrategien bei pathologischem Glücksspielen. Lambertus-Verlag, Freiburg im Breisgau, S 156–168

Ben-Tovim D, Esterman A, Tolchard B, Battersby M (2001) The Victorian Gambling Screen (Project Report). Gambling Resarch Panel, Melbourne, Australia

Berger P, Horodecki I (2013) Jahresbericht. Tätigkeits- und Forschungsdaten. Ambulante Behandlungseinrichtung Spielsuchthilfe, Wien

Bergh C, Eklund T, Södersten P, Nordin C (1997) Altered dopamin function in pathological gambling. Psychological Medicine 27: 473–475

Bergh C, Kühlhorn E (1994) Social, psychological and physical consequences of pathological gambling in Sweden. Journal of Gambling Studies 10: 275–285

Bergler E (1936) Zur Psychologie des Hasardspiels. Imago 22: 409–411

Bergler E (1943) The gambler: a misunderstood neurotic. Journal of Criminal Psychopathology 4: 379–393

Bergler E (1958) The psychology of gambling. International Universities Press, New York

Beutel M, Mörsen C (2009) Ergebnisse der Validierungsstudie. Vortrag auf dem Workshop des Wissenschaftlichen Forums Glücksspiel, Bonn

Bharmal A, Lu C, Quickfall J, Crockford D, Suchowersky O (2010) Outcomes of patients with Parkinson disease and pathological gambling. Canadian Journal of Neurological Sciences 37: 473–477

Bienvenue OJ, Samuels JF, Riddle MA et al. (2000) The relationship of obsessive-compulsive disorder to possible spectrum disorders: results from a family study. Biological Psychiatry 48: 287–293

Billi R, Stone CA, Marden P, Yeung K (2014) The Victorian gambling study: a longitudinal study of gambling and health in Victoria, 2008–2012. Victorian Responsible Gambling Foundation, Victoria, Australia

Binde P (2009) Exploring the impact of gambling advertising: an interview study of problem gamblers. International Journal of Mental Health and Addiction 7: 541–554

Binde P (2011) What are the most harmful forms of gambling? Analyzing problem gambling prevalence surveys. Center for Public Sector Research, Göteborg

Binde P (2013a) Why people gamble: a model with five motivational dimensions. International Gambling Studies 13: 81–97

Binde P (2013b) Gambling in Sweden: the cultural and socio-political context. Addiction 109: 193–198

Birbaumer N, Schmidt RF (2003) Biologische Psychologie. Springer, Heidelberg

Bischof A, Meyer C, Bischof G, Guertler D, Kastirke N, John U et al. (2014) Association of sociodemographic, psychopathological and gambling-related factors with treatment utilization for pathological gambling. European Addiction Research 20: 167–173

Bischof A, Meyer C, Bischof G, John U, Wurst FM, Thon N et al. (2015) Suicidal events among pathological gamblers: the role of comorbidity of axis I and II disorders. Psychiatry Research 225: 413–419

Bischof A, Meyer C, Bischof G, John U, Wurst FM, Thon N et al. (2016) Type of gambling as an independent risk factor for suicidal events in pathological gamblers. Psychology of Addictive Behaviors 30: 263–269

Bischof A, Meyer C, Bischof G, Kastirke N, John U, Rumpf H-J (2012) Inanspruchnahme von Hilfen bei Pathologischem Glücksspielen. Befunde der PAGE-Studie. Sucht 58: 369–377

Bischof A, Meyer C, Bischof G, Kastirke N, John U, Rumpf H-J (2013) Comorbid axis-I-disorders among subjects with pathological, problem, or at-risk gambling recruited from the general population in Germany: results of the PAGE study. Psychiatry Research 210: 1065–1070

Bischoff A (1992) Therapiekonzept für die Organisationseinheit Arbeitstherapie. Unveröffentl. Manuskript, Bernhard-Salzmann-Klinik, Gütersloh

Bizot JC, Thiebout MH, LeBihan C, Soubrie P & Simon P (1988) Effects of imipramine-like drugs and serotonin uptake blockers on relay of reward in rats. Journal of Pharmacology and Experimental Therapeuts 246: 1144–1151

Black DW, Coryell WH, Crowe RR, McCormick B, Shaw MC, Allen J (2014) A direct, controlled, blind study of DSM-IV pathological gambling. Journal of Clinical Psychiatry 75: 215–221

Black DW, Goldstein RB, Noyes R, Blum N (1994) Compulsive behaviors and obsessive-compulsive disorder (OCD): lack of a relationship between OCD, eating disorders, and gambling. Comprehensive Psychiatry 35: 145–148

Black DW, McCormick B, Losch ME, Shaw M, Lutz G, Allen J (2012) Prevalence of problem gambling in Iowa: revisiting Shaffer's adaptation hypothesis. Annals of Clinical Psychiatry 24: 279–284

Black DW, Monahan PO, Temkit MH, Shaw M (2006) A family study of pathological gambling. Psychiatry Research 141: 295–303

Black DW, Moyer T (1998) Clinical features and psychiatric comorbidity of subjects with pathological gambling behavior. Psychiatric Services 49: 1434–1439

Black DW, Shaw M, Blum N (2010) Pathological gambling and compulsive buying: Do they fall within an obsessive-compulsive spectrum? Dialogues in Clinical Neuroscience 12: 175–185

Blanchard EB, Wulfert E, Freidenberg BM, Malta LS (2000) Psychophysiological assessment of compulsive gamblers' arousal to gambling cues: a pilot study. Applied Psychophysiology and Biofeedback 25: 155–165

Blanco C, Hasin DS, Petry N, Stinson FS, Grant BF (2006) Sex differences in subclinical and DSM-IV pathological gambling: Results from the National Epidemiologic Survey on alcohol and related conditions. Psychological Medicine 36: 943–953

Blanco C, Moreyra P, Nunes EV, Sáiz-Ruiz J, Ibáñez A (2001) Pathological gambling: addiction or compulsion? Seminars in Clinical Neuropsychiatry 6: 167–176

Blanco C, Myers J, Kendler KS (2012) Gambling, disordered gambling and their association with major depression and substance use: a web-based cohort and twin-sibling study. Psychological Medicine 42: 497–508

Blanco C, Orensanz-Muñoz L, Blanco-Jerez C, Sáiz-Ruiz J (1996) Pathological gambling and platelet MAO activity: a psychobiological study. American Journal of Psychiatry 153: 119–121

Blanco C, Petkova E, Ibáñez A, Sáiz-Ruiz J (2002) A pilot placebo-controlled study of Fluvoxamine for pathological gambling. Annals of Clinical Psychiatry 14: 9–15

Blanco C, Potenza MN, Kim SW, Ibáñez A, Zaninelli R, Saiz-Ruiz J, Grant JE (2009) A pilot study of impulsivity and compulsivity in pathological gambling. Psychiatry Research 167: 161–168

Bland RC, Newman SC, Orn H, Stebelsky G (1993) Epidemiology of pathological gambling in Edmonton. Canadian Journal of Psychiatry 38: 108–112

Blaszczynski A (1998) Overcoming compulsive gambling – a self-help guide using cognitive behavioral techniques. Robinson, London

Blaszczynski A (1999) Pathological gambling and obsessive-compulsive spectrum disorders. Psychological Reports 84: 107–113

Blaszczynski A, Buhrich N, McConaghy N (1985) Pathological gamblers, heroin addicts and controls compared on the E.P.Q. »addiction scale«. British Journal of Addiction 80: 315–319

Blaszczynski A, Collins P, Fong D, Ladouceur R, Nower L, Shaffer HJ et al. (2011) Responsible gambling: general principles and minimal requirements. Journal of Gambling Studies 27: 565–573

Blaszczynski A, Cowley E, Anthony C, Hinsley K (2016) Breaks in play: do they achieve intended aims? Journal of Gambling Studies 32: 789–800

Blaszczynski A, Farrell E (1998) A case series of 44 completed gambling-related suicides. Journal of Gambling Studies 14: 93–109

Blaszczynski A, Ladouceur R, Nower L (2007) Self-exclusion: a proposed gateway to treatment model. International Gambling Studies 7: 59–71

Blaszczynski A, Ladouceur R, Shaffer HJ (2004) A science-based framework for responsible gambling: the Reno model. Journal of Gambling Studies 20: 301–317

Blaszczynski A, McConaghy N (1988) SCL-90 assessed psychopathology in pathological gamblers. Psychological Reports 62: 547–552

Blaszczynski A, McConaghy N (1994a) Criminal offenses in Gamblers Anonymous and hospital treated pathological gamblers. Journal of Gambling Studies 10: 99–127

Blaszczynski A, McConaghy N (1994b) Antisocial personality disorder and pathological gambling. Journal of Gambling Studies 10: 129–145

Blaszczynski A, McConaghy N, Frankova A (1989) Crime, personality and pathological gambling. Journal of Gambling Behavior 5: 137–152

Blaszczynski A, McConaghy N, Frankova A (1990) Boredom proneness in pathological gambling. Psychological Reports 67: 35–42

Blaszczynski A, McConaghy N, Frankova A (1991) A comparison of relapsed and non-relapsed abstinent pathological gamblers following behavioural treatment. British Journal of Addiction 86: 1485–1489

Blaszczynski A, Nower L (2002) A pathways model of problem and pathological gambling. Addiction 97: 487–499

Blaszczynski A, Parke A, Harris A, Parke J, Rigbye J (2014) Facilitating player control in gambling. The Journal of Gambling Business and Economics 8: 36–51

Blaszczynski A, Sharpe L, Walker M (2001) The assessment of the impact of the reconfiguration on electronic gaming machines as harm minimisation strategies for problem gambling. http://www.psych.usyd.edu.au/gambling/GIO_report.pdf. Zugegriffen 30. März 2017

Blaszczynski A, Steel Z (1998) Personality disorder among pathological gamblers. Journal of Gambling Studies 14: 51–71

Blaszczynski A, Steel Z, McConaghy N (1997) Impulsivity in pathological gambling: the antisocial impulsivist. Addictions 92: 75–87

Blaszczynski A, Walker M, Sharpe L, Nower L (2008) Withdrawal and tolerance phenomenon in problem gambling. International Gambling Studies 8: 179–192

Blaszczynski A, Wilson AC, McConaghy N (1986a) Sensation seeking and pathological gambling. British Journal of Addiction 81: 113–117

Blaszczynski A, Winter SW, McConaghy N (1986b) Plasma endorphin levels in pathological gambling. Journal of Gambling Behavior 2: 3–14

Bloch HA (1951) The sociology of gambling. American Journal of Sociobiology 57: 215–221

Blume SB (1994) Pathological gambling and switching addictions: report of a case. Journal of Gambling Studies 10: 87–96

Boardman, B, Perry JJ (2007) Access to gambling and declaring personal bankruptcy. The Journal of Socio-Economics 36: 789–801

Bochnik HJ, Richtberg W (1980) Depravation – Ausdruck und Folgen einer suchtspezifischen Besinnungsstörung. In: Keup W (Hrsg) Folgen der Sucht. Thieme, Stuttgart, S 83–99

Bodmer I (2013) Die Lust am Frust. Psychoanalytische Aspekte der Glücksspielsucht. Psychoscope 34: 8–11

Boileau I, Payer D, Chugani B, Lobo D, Behzadi A, Rusjan PM et al. (2013) The D2/3 dopamine receptor in pathological gambling: a positron emission tomography study with [11C]-(+)-propyl-hexahydro-naphtho-oxazin and [11C] raclopride. Addiction 108: 953–963

Bolen DW, Boyd WH (1968) Gambling and the gambler. Archives of General Psychiatry 18: 617–630

Bolen DW, Caldwell AB, Boyd WH (1975) Personality traits of pathological gamblers. Paper presented at the »Second Annual Conference on Gambling«, Lake Tahoe, USA

Bommert H (1982) Gesprächspsychotherapie. In: Bastine R, Fiedler PA, Grawe K, Schmidtchen S, Sommer G (Hrsg) Grundbegriffe der Psychotherapie. Edition Psychologie, Weinheim

Bondolfi G, Jermann F, Ferrero F, Zullino D, Osiek C (2008) Prevalence of pathological gambling in Switzerland after the opening of casinos and the introduction of new preventive legislation. Acta Psychiatrica Scandinavica 117: 236–239

Bondolfi G, Osiek C, Ferrero F (2000) Prevalence estimates of pathological gambling in Switzerland. Acta Psychiatrica Scandinavica 101: 473–475

Böning J (1999) Psychopathologie und Neurobiologie der Glücksspielsucht. In: Alberti G, Kellermann B (Hrsg) Psychosoziale Aspekte der Glücksspielsucht. Neuland, Geesthacht, S 39–50

Böning J (2015) Nicht stoffgebundene Süchte. MMW Fortschritte der Medizin 157: 64–71

Böning J, Grüsser-Sinopoli SM (2009) Neurobiologie der Glücksspielsucht. In: Batthyany D, Pritz A. Rausch ohne Drogen. Substanzungebundene Süchte. Springer, Wien, S 45–65

Böning J, Grüsser-Sinopoli SM (2008) Wie kann Suchtverhalten entstehen? In: Gebhardt I, Grüsser-Sinopoli SM (Hrsg) Glücksspiel in Deutschland. DeGruyter, Berlin, S 561–574

Böning J, Meyer G, Hayer T (2013) Glücksspielsucht. Der Nervenarzt 84: 563–568

Bönisch M (1994) Opium der Armen: Lottospiel und Volksmagie im frühen 19. Jahrhundert. Eine Fallstudie aus Württemberg. Silberburg, Tübingen

Bonnaire C, Bungener C, Varescon I (2006) Pathological gambling and sensation seeking – how do gamblers playing games of chance in cafés differ from those who bet on horses at the racetrack? Addiction Research and Theory 14: 619–629

Bonnaire C, Bungener C, Varescon I (2009) Subtypes of French pathological gamblers: comparison of sensation seeking, alexithymia and depression scores. Journal of Gambling Studies 25: 455–471

Bonnaire C, Lejoyeux M, Dardennes R (2004) Sensation seeking in a French population of pathological gamblers: comparison with regular and nongamblers. Psychological Reports 94: 1361–1371

Bork S, Foerster K (2004) Psychiatrische Begutachtung bei problematischem Spielverhalten. Sucht 50: 368–373

Bottlender M, Spanagel R, Soyka M (2007) One drink, one drunk – Ist kontrolliertes Trinken möglich? Psychotherapie Psychosomatik Medizinische Psychologie 57: 32–38

Bottlender R, Soyka M, Hoff P, Möller H-J (1997) Pferdewetten als eine Form pathologischen Spielens unter Berücksichtigung diagnostischer und forensischer Aspekte. Nervenheilkunde 16: 511–518

Botvin G (1996) Substance abuse prevention through life skills training. In: Peters RD, McMahon RJ (eds) Preventing Childhood Disorders, Substance Abuse, and Delinquency. Sage, Newburry Park, pp 215–240

Boyd WH, Bolen DW (1970) The compulsive gambler and spouse in group psychotherapy. International Journal of Group Psychotherapy 20: 77–90

Brand M, Kalbe E, Labudda K, Fujiwara E, Kessler J, Markowitsch HJ (2005) Decision-making impairments in patients with pathological gambling. Psychiatry Research 133: 91–99

Brand M, Labudda K, Markowitsch HJ (2006) Neuropsychological correlates of decision-making in ambiguous and risky situations. Neural Networks 19: 1266–1276

Brandt C (1993) Sucht und Automatenspiel. Lambertus, Freiburg

Brandt C (1996) Arbeitslosigkeit und Automatenspiel. In: Fett A (Hrsg) Glück-Spiel-Sucht, Konzepte und Behandlungsmethoden. Lambertus, Freiburg, S 65–76

Braun B, Brand H, Künzel J (2016) Deutsche Suchthilfestatistik 2015. Alle Bundesländer. Tabellenband für ambulante Beratungs- und/oder Behandlungsstellen, Fachambulanzen und Institutsambulanzen (Typ 3 und 4). Bezugsgruppe: 1 Zugänge Beender ohne Einmalkontakte. IFT München: http://www.suchthilfestatistik.de. Zugegriffen: 31. August 2016

Braun B, Ludwig M, Sleczkaj P, Bühringer B, Kraus L (2014) Gamblers seeking treatment: who does and who doesn't? Journal of Behavioral Addictions 3: 189–198

Braverman J, Shaffer HJ (2010) How do gamblers start gambling: identifying behavioral markers for high-risk Internet gambling. The European Journal of Public Health. doi:10.1093/eurpub/ckp232

Braverman J, Tom MA, Shaffer HJ (2014) Accuracy of self-reported versus actual online gambling wins and losses. Psychological Assessment 26: 865–877

Breen RB (2004) Rapid onset of pathological gambling in machine gamblers: a replication. International Journal of Mental Health & Addiction 2: 44–49

Breen RB, Zimmerman M (2002) Rapid onset of pathological gambling in machine gamblers. Journal of Gambling Studies 18: 31–43

Brengelmann JC (1990) Sucht, Glücksspiel und Verhaltenseffektivität. Suchtgefahren 36: 392–401

Brengelmann JC (1991) Die Lust auf Spiel und Risiko. Varia Press, Zürich

Brengelmann JC, Waadt S (1985) Verhalten in Glücksspielsituationen. Röttgers, München

Brenk-Schulte E, Feuerlein W, Pfeiffer W (1992) Motivierungsarbeit in der Kontaktphase der Alkoholismustherapie. In: Tasseit S (Hrsg) Ambulante Suchttherapie. Möglichkeiten und Grenzen. Neuland, Geesthacht, S 27–61

Brevers D, Bechara A, Hermoye L, Divano L, Kornreich C, Verbanck P et al. (2015a) Comfort for uncertainty in pathological gamblers: a fMRI study. Behavioural Brain Research 278: 262–270

Brevers D, Cleeremans A, Tibboel H, Bechara A, Kornreich C, Verbanck P, Noël X (2011a) Reduced attentional blink for gambling related stimuli in problem gamblers. Journal of Behavior Therapy and Experimental Psychiatry. doi:10.1016/j.jbtep.2011.01.005

Brevers D, Cleeremans A, Bechara A, Laloyaux C, Kornreich C, Verbanck P et al. (2011b) Time course of attentional bias for gambling information in problem gambling. Psychology of Addictive Behaviors 25: 675–682

Brevers D, Cleeremans A, Hermant C, Tibboel H, Kornreich C, Verbanck P et al. (2013) Implicit gambling attitudes in problem gamblers: positive but not negative implicit associations. Journal of Behavior Therapy and Experimental Psychiatry 44: 94–97

Brevers D, Cleermans A, Verbruggen F, Bechara A, Kornreich C, Verbanck P et al. (2012) Impulsive action but not impulsive choice determines problem gambling severity. PLoS One 7:e50647. doi:10.1371/journal.pone0050647

Brevers D, Koritzky G, Bechara A, Noël X (2014) Cognitive processes underlying impaired decision-making under uncertainty in gambling disorder. Addictive Behaviors 39: 1533–1536

Brevers D, Noël X, Bechara A, Vanavermaete N, Verbanck P, Kornreich C (2015b) Effect of casino-related sound, red light and pairs on decision-making during the Iowa gambling task. Journal of Gambling Studies 31: 409–421

Brevers D, Noël X, He Q, Melrose JA, Bechara A (2016) Increased ventral-striatal activity during monetary decision making is a marker of problem poker gambling severity. Addiction Biology 21: 688–699

Brewer JA, Potenza MN (2008) The neurobiology and genetics of impulse control disorders: relationships to drug addictions. Biochemical Pharmacology 75: 63–75

Breyer JL, Botzet AM, Winters KC, Stinchfield RD, August G, Realmuto G (2009) Young adult gambling behaviors and their relationship with the persistence of ADHD. Journal of Gambling Studies 25: 227–238

Bridges FS, Williamson CB (2004) Legalized gambling and crime in Canada. Psychological Reports 95: 747–753

Broda A, LaPlante DA, Nelson SE, LaBrie RA, Bosworth LB, Shaffer HJ (2008) Virtual harm reduction efforts for Internet gambling: effects of deposit limits on actual Internet sports gambling behavior. Harm Reduction Journal 5, 27

Bronder T (2016) Spiel, Zufall und Kommerz. Springer, Berlin

Brosowski T, Hayer T (2014) Evaluation des Browsergames »Spielfieber«: Akzeptanz, Effekte und Potential. Aktion Jugendschutz Landesarbeitsstelle Bayern e. V., München

Brosowski T, Hayer T, Meyer G, Rumpf H-J, John U, Bischof A et al. (2015) Thresholds of probable problematic gambling involvement for the German population: results of the pathological gambling and epidemiology (PAGE) study. Psychology of Addictive Behaviors 29: 794–804

Brosowski T, Meyer G, Hayer T (2012) Analyses of multiple types of online gambling within one provider: an extended evaluation framework of actual online gambling behaviour. International Gambling Studies 12: 405–419

Brown RIF (1986) Dropouts and continuers in Gamblers Anonymous: life-context and other factors. Journal of Gambling Behavior 2: 130–140

Brown RIF (1987a) Models of gambling addictions as perceptual filters. Journal of Gambling Behavior 3: 224–236

Brown RIF (1987b) Classical and operant paradigms in the management of gambling addiction. Behavioural Psychotherapy 15: 111–122

Brown RIF (1987c) Pathological gambling and associated patterns of crime: comparisons with alcohol and other drug addictions. Journal of Gambling Behavior 83: 98–114

Brown RIF (1987d) Dropouts and continuers in Gamblers Anonymous: part 3. Some possible specific reasons for dropout. Journal of Gambling Behavior 3: 202–210

Brown RIF (1988) Reversal theory and subjective experience in the explanation of addiction and relapse. In: Apter MJ, Kerr JH, Cowles MP (eds) Progress in reversal theory. Elsevier Science, North-Holland, pp 191–211

Brown RIF (1997) A theoretical model of the behavioural addictions – applied to offending. In: Hodge JE, McMurran M, Hollin CR (eds) Addicted to crime? Wiley & Sons, West-Sussex, pp 13–65

Brown SL, Rodda S, Phillips JG (2004) Differences between problem and nonproblem gamblers in subjective arousal and affective valence amongst electronic gaming machine players. Addictive Behaviors 29: 1863–1867

Browne BR (1989) Going on tilt: frequent poker players and control. Journal of Gambling Behavior 5: 3–21

Bruce AC, Johnson JEV (1994) Male and female betting behaviour: new perspectives. Journal of Gambling Studies 10: 183–198

Buchner UG, Erbas B, Stürmer M, Arnold M, Wodarz N, Wolstein J (2015) Inpatient treatment for pathological gamblers in Germany: setting, utilization, and structure. Journal of Gambling Studies 31: 257–279

Buchner UG, Koytek A, Arnold M, Gollrad T, Wodarz N (2013a) Stabilisieren sich Entlastung und Stressreduktion bei Angehörigen pathologischer Glücksspieler nach der Teilnahme am psychoedukativen Training ETAPPE? Ergebnisse einer Drei-Monats-Katamnese der Pilotstudie. Zeitschrift für Gesundheitspsychologie 21:167–176

Buchner UG, Koytek A, Arnold M, Wodarz N, Wolstein J (2013b) EfA – Ein E-Mental-Health-Programm für Angehörige problematischer und pathologischer Glücksspieler. Rausch – Wiener Zeitschrift für Suchttherapie 3: 164–170

Buchner UG, Koytek A, Fischer UC, Wodarz N, Wolstein J (2016) Psychometrische Evaluation des deutschen Kurzfragebogens für suchtbelastete Familienmitglieder SQFM-AA (Version Glücksspiel). Psychotherapie, Psychosomatik, Medizinische Psychologie 66: 155–162

Bühringer G (1983) Buchbesprechung zu G. Meyer: Geldspielautomaten mit Gewinnmöglichkeiten. Suchtgefahren 29: 323–326

Bühringer G (1992a) Spielen – ist das harmlos oder nicht? Der Kassenarzt 24: 31f

Bühringer G (1992b) Drogenabhängig. Wie wir Mißbrauch verhindern und Abhängigen helfen können. Herder, Freiburg

Bühringer G (2004) Wenn Arbeiten, Einkaufen oder Glücksspielen pathologisch eskalieren: Impulskontrollstörung, Sucht oder Zwangshandlung? Verhaltenstherapie 14: 86–88

Bühringer G, Konstanty R (1989) Vielspieler an Geldspielautomaten in der Bundesrepublik Deutschland. Suchtgefahren 35: 1–13

Bühringer G, Kotter R, Kräplin A (2016) Qualitätsbezogene anstelle mengenorientierter Regulierung des Glücksspielangebots. Implikationen für den Verbraucherschutz. Behörden Spiegel 2: 22–26

Bühringer G, Kraus L, Höhne B, Küfner H, Künzel J (2010) Abschlussbericht: Untersuchung zur Evaluierung der Fünften Novelle des Spieleverordnung vom 17.12.2005. IFT, München

Bühringer G, Kraus L, Sonntag D, Pfeiffer-Gerschel T, Steiner S (2007) Pathologisches Glücksspiel in Deutschland: Spiel- und Bevölkerungsrisiken. Sucht 53: 296–308

Bühringer G, Türk D (1997) Ausgewählte Ergebnisse aus den Untersuchungen zum Spielen an »Unterhaltungsautomaten mit Gewinnmöglichkeit« 1984–1995. Moguntia, 11/97, Schmidt, Mainz

Bühringer G, Türk D (2000) Geldspielautomaten – Freizeitvergnügen oder Krankheitsverursacher? Hogrefe, Göttingen

Bullock SA, Potenza M (2012) Pathological gambling: neuropsychopharmacology and treatment. Current Psychopharmacology 1: 67–85

Bundesverfassungsgericht (1970) Entscheidungen des Bundesverfassungsgerichtes, Bd 28. Mohr, Tübingen

Bundeszentrale für gesundheitliche Aufklärung (2008) Glücksspielverhalten und problematisches Glücksspielen in Deutschland 2007. BZgA, Köln

Bundeszentrale für gesundheitliche Aufklärung (2010) Glücksspielverhalten in Deutschland 2007 und 2009. Ergebnisse aus zwei repräsentativen Bevölkerungsbefragungen. BZgA, Köln

Bundeszentrale für gesundheitliche Aufklärung (2012) Glücksspielverhalten und Glücksspielsucht in Deutschland. Ergebnisse aus drei repräsentativen Bevölkerungsbefragungen 2007, 2009, 2011. BZgA, Köln

Bundeszentrale für gesundheitliche Aufklärung (2014) Glücksspielverhalten und Glücksspielsucht in Deutschland 2013. BZgA, Köln

Bundeszentrale für gesundheitliche Aufklärung (2016) Glücksspielverhalten und Glücksspielsucht in Deutschland. Ergebnisse des Surveys 2015 und Trends. BZgA, Köln

Burgdorf K (2014) Internettherapie – Rechtliche und berufsrechtliche Aspekte. DGVTBV Berufsverband Psychosoziale Berufe, Prä-Konferenz GK II, Berlin

Burton S, Netemeyer RG, Andrews JC (2000) Modeling potential psychological risk factors of pathological gambling. Journal of Applied Social Psychology 30: 2058–2078

Busch-Hettwer H, Hayer T (2013) Die Behandlung von jüngeren Glücksspielern. In: Petry J (Hrsg) Differentielle Behandlungsstrategien bei pathologischem Glücksspielen Lambertus-Verlag, Freiburg im Breisgau, S 62–78

Buth J, Kalke J, Hiller P (2013) Evaluation einer Massnahme der Glücksspielsucht-Prävention für das schulische Setting. In: Buth S, Kalke J, Riemer J (Hrsg) Glücksspielsuchtforschung in Deutschland. Lambertus, Freiburg, S 87–100

Buth S, Stöver H (2008) Glücksspielteilnahme und Glücksspielprobleme in Deutschland: Ergebnisse einer bundesweiten Repräsentativbefragung. Suchttherapie 9: 3–11

bwin (2010) Ergebnisse eines Paradigmenwechsels: Neue Wege der wissenschaftlichen Analyse von Online Gaming: Konsequenzen für Suchtforschung und Responsible Gaming. bwin, Wien

Calado F, Griffiths MD (2016) Problem gambling worldwide: an update and systematic review of empirical research (2000–2015). Journal of Behavioral Addictions. doi:10.1556/2006.5.2016.073

Campbell F, Lester D (1999) The impact of gambling opportunities on compulsive gambling. The Journal of Social Psychology 139: 126–127

Canale N, Vieno A, Griffiths MD, Marino C, Chieco F, Disperati F et al. (2016) The efficacy of a web-based gambling intervention program for high school students: a preliminary randomized study. Computers in Human Behavior 55: 946–954

Cantinotti M, Ladouceur R, Jacques C (2004) Sports betting: can gamblers beat randomness? Psychology of Addictive Behaviors 18: 143–147

Caplan G (1964) Principles of preventive psychiatry. Basic Books, New York

Carbonneau R, Vitaro F, Brendgen M, Tremblay RE (2015) Variety of gambling activities from adolescence to age 30 and association with gambling problems: a 15-year longitudinal study of a general population sample. Addiction 110:1985–1993

Carlbring P, Degerman N, Jonsson J, Andersson G (2012) Internet-based treatment of pathological gambling with a three-year follow-up. Cognitive Behaviour Therapy 41: 321–334

Carlbring P, Smit F (2008) Randomized trial of Internet-delivered self-help with telephone support for pathological gamblers. Journal of Consulting and Clinical Psychology 76: 1090–1094

Carlton PL, Manowitz P (1992) Behavioral restraint and symptoms of attention deficit disorder in alcoholics and pathological gamblers. Neuropsychobiology 25: 44–48

Carlton PL, Manowitz P (1994) Factors determining the severity of pathological gambling in males. Journal of Gambling Studies 10: 147–157

Carlton PL, Manowitz P, McBride H, Nora R, Swartzburg M, Goldstein L (1987) Attention deficit disorder and pathological gambling. Journal of Clinical Psychiatry 48: 487–488

Caron A, Ladouceur R (2003) Erroneous verbalizations and risk taking at video lotteries. British Journal of Psychology 94: 189–194

Carrasco JL, Sáiz-Ruiz J, Hollander E, César J, López-Ibor JJ (1994) Low platelet monoamine oxidase activity in pathological gambling. Acta Psychiatrica Scandinavica 90: 427–431

Carroll D, Huxley JAA (1994) Cognitive, dispositional, and psychophysiological correlates of dependent slot machine gambling in young people. Journal of Applied Social Psychology 24: 1070–1083

Cassidy R (2014) Fair game? Producing and publishing gambling research. International Gambling Studies 14: 345–353

Cassidy R, Loussouarn C, Pisac A (2013) Fair game: producing gambling research. The Goldsmiths Report. Goldsmiths, University of London

Casson F (1968) Brain operation for gambler. Lancet 1: 815

Castellani B (2000) Pathological gambling. The making of a medical problem. State University of New York Press, Albany

Castellani B, Rugle L (1995) A comparison of pathological gamblers to alcoholics and cocaine misusers on impulsivity, sensation seeking, and craving. The International Journal of the Addictions 30: 275–289

Castrén S, Pankakoski M, Tamminen M, Lipsanen J, Ladouceur R, Lahti T (2013) Internet-based CBT intervention for gamblers in Finland: experiences from the field. Scandinavian Journal of Psychology 54: 230–235

Catania F, Kelly J (2016) Daily fantasy sports. Gaming Law Review and Economics 20: 378–384

Cavedini P, Riboldi G, Keller R, d'Annucci A, Bellodi L (2002) Frontal lobe dysfunction in pathological gambling patients. Biological Psychiatry 51: 334–341

Celio MA, Lisman SA (2014) Examining the efficacy of a personalized normative feedback intervention to reduce college student gambling. Journal of American College Health 62: 154–164

Chan CC, Ohtsuka K (2011) Pathways to development of problem gambling among Chinese gamblers in Hong Kong: validation of Blaszczynski and Nower (2002) model. Asian Journal of Gambling Issues and Public Health 2: 17–28

Chang S (1996) Impact of casinos on crime: the case of Biloxi, Mississippi. Journal of Criminal Justice 24: 431–436

Chantal Y, Vallerand RJ (1996) Skill versus luck: a motivational analysis of gambling involvement. Journal of Gambling Studies 12: 407–418

Chase HW, Clark L (2010) Gambling severity predicts midbrain response to near-miss outcomes. The Journal of Neuroscience 30: 6180–6187

Chau AWL, Phillips JG, Baggo KL von (2000) Departures from sensible play in computer blackjack. The Journal of General Psychology 127: 426–438

Chin J (2000) A way to quit gambling. Writer's Digest Books, New York

Chóliz M (2010) Experimental analysis of the game in pathological gamblers: effect of the immediacy of the reward in slot machines. Journal of Gambling Studies 26: 249–256

Ciarrocchi JW, Hohmann AA (1989) The family environment of married male pathological gamblers, alcoholics, and dually addicted gamblers. Journal of Gambling Behavior 5: 283–292

Ciarrocchi JW, Richardson R (1989) Profile of compulsive gamblers in treatment: update and comparisons. Journal of Gambling Behavior 53–65

Ciccarelli M, Nigro G, Griffiths MD, Cosenza M, D'Olimpio F (2016a) Attentional biases in problem and non-problem gamblers. Journal of Affective Disorders 198: 135–141

Ciccarelli M, Nigro G, Griffiths MD, Cosenza M, D'Olimpio F (2016b) Attentional bias in non-problem gamblers, problem gamblers, and abstinent pathological gamblers: an experimental study. Journal of Affective Disorders 206: 9–16

CIPS (1986) Internationale Skalen für Psychiatrie. Beltz-Test, Weinheim, S 291–321

Clark C, Walker DM (2009) Are gamblers more likely to commit crimes? An empirical analysis of a nationally representative survey of US young adults. International Gambling Studies 9: 119–134

Clark L (2014) Disordered gambling: the evolving concept of behavioral addiction. Annals of the New York Academy of Sciences 1327: 46–61

Clark L, Crooks B, Clarke R, Aitken MRF, Dunn BB (2012a) Physiological Responses to near-miss outcomes and personal control during simulated gambling. Journal of Gambling Studies 28: 123–127

Clark L, Stokes PR, Wu K, Michalczuk R, Benecke A, Watson BJ et al. (2012b) Striatal dopamine D2/D3 receptor binding in pathological gambling is correlated with mood-related impulsivity. NeuroImage 63: 40–46

Clarke D (2004) Impulsiveness, locus of control, motivation and problem gambling. Journal of Gambling Studies 20: 319–345

Clarke D (2006) Impulsivity as a mediator in the relationship between depression and problem gambling. Personality and Individual differences 40: 5–15

Clarke D (2007) Intrinsic and extrinsic barriers to health care: implications for problem gambling. International Journal of Mental Health and Addiction 5: 279–291

Clarke D, Abbott M, DeSouza R, Bellringer M (2007a) An overview of help seeking by problem gamblers and their families including barriers to and relevance of services. International Journal of Mental Health and Addiction 5: 292–306

Clarke D, Clarkson J (2009) A preliminary investigation into motivational factors associated with older adults' problem gambling. International Journal of Mental Health and Addiction 7: 12–28

Clarke D, Tse S, Abbott M, Townsend S, Kingi P, Manaia W (2006) Key indicators of the transition from social to problem gambling. International Journal of Mental Health and Addiction 4: 247–264

Clarke D, Tse S, Abbott MW, Townsend S, Kingi P, Manaia W (2007b) Reasons for starting and continuing gambling in a mixed ethnic community sample of pathological and non-problem gamblers. International Gambling Studies 7: 299–313

Clemens F, Hanewinkel R, Morgenstern M (2016) Exposure to gambling advertisements and gambling behaviour in young people. Journal of Gambling Studies. doi:10.1007/s10899-016-9606-x

Clifford G (2008) The evolution of problem gambling helplines. In: Zangeneh M, Blaszczynski A, Turner NE (eds) In the pursuit of winning. Springer, New York, pp 291–312

Cloutier M, Ladouceur R, Sévigny S (2006) Responsible gambling tools: pop-up messages and pauses on video lottery terminals. The Journal of Psychology 140: 434–438

Collins P, Barr G (2006) Gambling and problem gambling in South Africa: the National 2006 Prevalence Study. National Centre for the Study of Gambling, Capetown, South Africa

Coman GJ, Burrows GD, Evans BJ (1997) Stress and anxiety as factors in the onset of problem gambling: implications for treatment. Stress Medicine 13: 235–244

Coman GJ, Evans BJ, Burrows GD (1996) Problem gambling: treatment strategies and rationale for the use of hypnosis as a treatment adjunct. Australian Journal of Clinical and Experimental Hypnosis 24: 73–91

Coman GJ, Evans BJ, Burrows GD (2002) Group counselling for problem gambling. British Journal of Guidance & Counselling 30: 145–158

Comings DE (1998) The molecular genetics of pathological gambling. CNS Spectrums 3: 20–37

Comings DE, Gade-Andavolu R, Gonzalez N et al. (2001) The additive effect of neurotransmitter genes in pathological gambling. Clinical Genetics 60: 107–116

Comings DE, Gonzalez N, Wu S et al. (1999) Studies of the 48 bp repeat polymorphism of the DRD4 gene in impulsive, compulsive, addictive behaviors: Tourette syndrome, ADHD, pathological gambling, and substance abuse. American Journal of Medical Genetics 88: 358–368

Comings DE, Rosenthal RJ, Lesieur HR et al. (1996) A study of the dopamine D2 rezeptor gene in pathological gambling. Pharmacogenetics 6: 223–234

Conrad EL (1978) The identification of three types of gamblers and related personality characteristics and gambling experiences. Unpublished doctoral dissertation, Loyola University of Chicago

Cooper G (2004) Exploring and understanding online assistance for problem gamblers: the pathway disclosure model. International Journal of Mental Health and Addiction 1: 32–38

Corney WJ, Cummings WT (1985) Gambling behavior and informational processing biases. Journal of Gambling Behavior 1: 111–118

Cornish DB (1978) Gambling: a review of the literature and its implications for policy and research. Her Majesty's Stationery Office, London

Côté D, Caron A, Aubert J, Desrochers V, Ladouceur R (2003) Near wins prolong gambling on a video lottery terminal. Journal of Gambling Studies 19: 433–438

Cotte J (1997) Chances, trances, and lots of slots: gambling motives and consumption experiences. Journal of Leisure Research 29: 380–406

Coulombe A, Ladouceur R, Desharnais R, Jobin J (1992) Erroneous perceptions and arousal among regular and occasional video poker players. Journal of Gambling Studies 8: 235–244

Coventry KR, Brown RIF (1993) Sensation seeking, gambling, and gambling addictions. Addiction 88: 541–554

Coventry KR, Constable B (1999) Physiological arousal and sensation-seeking in female fruit machine gamblers. Addiction 94: 425–430

Coventry KR, Hudson J (2001) Gender differences, physiological arousal and the role of winning in fruit machine gamblers. Addiction 96: 871–879

Coventry KR, Norman AC (1997) Arousal, sensation seeking, and frequency of gambling in off-course horse racing bettors. British Journal of Psychology 88: 671–681

Crane M, Byrne K, Fu R, Lipmann B, Mirabelli F, Rota-Bartelink A, Ryan M, Shea R, Watt H, Warnes AM (2005) The causes of homelessness in later life: findings from a 3-nation study. Journal of Gerontology: Social Sciences 60B: 152–159

Crisp BR, Thomas SA, Jackson AC, Smith S, Borrell J, Ho W, Holt TA (2004) Not the same: a comparison of female and male clients seeking treatment from problem gambling counselling services. Journal of Gambling Studies 20: 283–299

Crisp BR, Thomas SA, Jackson AC, Thomason N (2001) Partners of problem gamblers who present for counseling: demographic profile and presenting problems. Journal of Family Studies 7: 208–216

Crockford D, Quickfall J, Currie S, Furtado S, Suchowersky O, el-Guebaly N (2008) Prevalence of problem and pathological gambling in Parkinson's disease. Journal of Gambling Studies 24: 411–422

Crockford DN, el-Guebaly N (1998) Psychiatric comorbidity in pathological gambling: a critical review. Canadian Journal of Psychiatry 43: 43–50

Crockford DN, Goodyear B, Edwards J, Quickfall J, el-Guebaly N (2005) Cue-induced brain activity in pathological gamblers. Biological Psychiatry 58: 787–795

Crofts P (2003) Problem gambling and property offences: an analysis of court files. International Gambling Studies 3: 183–197

Cromer G (1978) Gamblers Anonymous in Israel: a participant observation study of a self-help group. The International Journal of the Addictions 13: 1069–1077

Cronce JM, Corbin WR (2010) Effects of alcohol and initial gambling outcomes on within-session gambling behavior. Experimental and Clinical Psychopharmacology 18: 145–157

Csikszentmihalyi M (2010) Das flow-Erlebnis. Klett-Cotta, Stuttgart

Cuijpers P, Smit F, Bohlmeijer E, Hollon StD, Andersson G (2010a) Efficacy of cognitive-behavioural therapy and other psychological treatments for adult depression: meta-analytic study of publication bias. British Journal of Psychiatry 196: 173–178

Cuijpers P, Straten AM, Andersson G (2008) Internet-administered cognitive behavior therapy for health problems: a systematic review. Journal of Behavioral Medicine 31:169–177

Cuijpers P, van Straten A, Bohlmeijer E, Hollon S, Andersson G (2010b) The effects of psychotherapy for adult depression are overestimated: a meta-analysis of study quality and effect size. Psychological Medicine 40: 211–233

Cummings C, Gordon J, Marlatt G (1980) Relapse: prevention and prediction. In: Willer W (ed) The addictive behaviors: treatment of alcoholism, drug abuse, smoking and obesity. Pergamon Press, Oxford, pp 291–321

Cummins LF, Nadorff MR, Kelly AE (2009) Winning and positive affect can lead to reckless gambling. Psychology of Addictive Behaviors 23: 287–294

Cunningham JA, Hodgins DC, Toneatto T (2008) Problem gamblers' interest in self-help services. Psychiatric Services 59: 695–696

Cunningham JA, Hodgins DC, Toneatto T (2009a) Natural history of gambling problems: results from a general population survey. Sucht 55: 98–103

Cunningham JA, Hodgins DC, Toneatto T, Murphy M (2012) A randomized controlled trial of a personalized feedback intervention for problem gamblers. PLoS ONE 7: e31586. doi:10.1371/journal.pone.0031586

Cunningham JA, Hodgins DC, Toneatto T, Rai A, Cordingley J (2009b) Pilot study of a personalized feedback intervention for problem gamblers. Behavior Therapy 40: 219–224

Cunningham-Williams RM, Cottler LB, Compton WM, Spitznagel EL (1998) Taking chances: problem gamblers and mental health disorders – results from the St. Louis Epidemiology Catchment Area study. American Journal of Public Health 88: 1093–1096

Cunningham-Williams RM, Cottler LB, Compton WM, Spitznagel EL, Ben-Abdallah A (2000) Problem gambling and comorbid psychiatric and substance use disorders among drug users recruited from drug treatment and community settings. Journal of Gambling Studies 16: 347–376

Curran D, Scarpitti F (1991) Crime in Atlantic City: do casinos make a difference? Deviant Behavior 12: 431–449

Currie SR, Hodgins D, Casey DM, el-Guebaly N, Smith GJ, Williams RJ et al. (2011) Examining the predictive validity of low-risk gambling limits with longitudinal data. Addiction 107: 400–406

Currie SR, Hodgins D, Wang J, el-Guebaly N, Wynne H, Miller NV (2008) Replication of low-risk gambling limits using Canadian provincial gambling prevalence data. Journal of Gambling Studies 24: 321–335

Currie SR, Hodgins DC, Wang J, el-Guebaly N, Wynne H, Chen S (2006) Risk of harm among gamblers in the general population as a function of level of participation in gambling activities. Addiction 101: 570–580

Custer RL (1982) An overview of compulsive gambling. In: Caronne PA, Yoles SN, Kiefer SN, Krinsky L (eds) Addictive disorders update – alcoholism, drug abuse, gambling. Human Science Press, New York, pp 107–124

Custer RL (1987) The diagnosis and scope of pathological gambling. In: Galski T (ed) The handbook of pathological gambling. Thomas, Springfield (USA), pp 3–7

Custer RL, Milt H (1985) When luck runs out. Facts on File Publications, New York

Daghestani AN, Elenz E, Crayton JW (1996) Pathological gambling in hospitalized substance abusing veterans. Journal of Clinical Psychiatry 57: 360–363

Dane AV, Lawrance K, Derevensky JL, McPhee JL, Panetta L (2008) Preventing youth problem gambling and high-risk behaviour: a longitudinal study of parenting as a protective factor. Ontario Problem Gambling Research Centre, Ontario, Canada

Dannon PN, Lowengrub K, Shalgi B, Sasson M, Tuson L, Saphir Y, Kotler M (2006) Dual psychiatric diagnosis and substance abuse in pathological gamblers: a preliminary gender comparison study. Journal of Addictive Diseases 25: 49–54

Daraban B, Thies CF (2010) Estimating the effects of casinos and of lotteries on bankruptcy: a panel data set approach. Journal of Gambling Studies. doi:10.1007/s10899-010-9187-z

Darbyshire P, Oster C, Carrig H (2001a) The experience of pervasive loss: children and young people living in a family where parental gambling is a problem. Journal of Gambling Studies 17: 23–45

Darbyshire P, Oster C, Carrig H (2001b) Children of parent(s) who have a gambling problem: a review of the literature and commentary on research approaches. Health and Social Care in the Community 9: 185–193

Daughters SB, Lejuez CW, Lesieur HR (2003) Towards a better understanding of gambling treatment failure: implications of translating research. Clinical Psychology Review 23: 573–586

Davis B (2007) Integrating responsible gaming into casino operations. Paper presented at the 21st Annual Conference on Problem Gambling, Prevention, Treatment, Research and Recovery, Kansas City, USA

Davis B, Zhao Y (2007) Integrating responsible gaming into casino operations. Paper presented at the 8th Annual NCRG Conference on Gambling and Addiction, Las Vegas, USA

de Caria CM, Begaz R, Hollander E (1998) Serotonergic and noradrenergic function in pathological gambling. CNS Spectrums 3: 38–47

de Greck, M, Enzi B, Prösch U, Gantman A, Tempelmann C, Northoff G (2010) Decreased neuronal activity in reward circuitry of pathological gamblers during processing of personal relevant stimuli. Human Brain Mapping 31, 1802–1812

de Jong R, Ferstl R, Heinrich G (1980) Die Wirkung von Aktivitätsplänen, der Therapie sozialen Verhaltens, sowie der Therapie gedanklicher Prozesse bei schwer depressiven Prozessen. In: Hautzinger M, Schulz W, Hrsg. Klinische Psychologie und Psychotherapie. Bd 3, DGVT, Tübingen, S 141–162

de Jong-Meyer R, Brodd W, Schiereck H, Schlimm A, Skaletz R (1989) Analyse von Rückfällen bei Alkoholabhängigen. Münsteraner Schriften zur Psychologischen Diagnostik und Klinischen Psychologie, Nr. 4

de Ruiter MB, Veltman DJ, Goudriaan AE, Oosterlaan J, Sjoerds Z, van den Brink W (2008) Response perseveration and ventral prefrontal sensitivity to reward and punishment in male problem gamblers and smokers. Neuropsychopharmacology. doi:10.1038/npp.2008.175

Deissler KJ (1982) Warum laufen Süchtige während der Rehabilitation weg? Drogalkohol 81: 31–40

Delfabbro P (2004) The stubborn logic of regular gamblers: obstacles and dilemmas in cognitive gambling research. Journal of Gambling Studies 20: 1–21

Delfabbro P (2008) Australasian Gambling Review, 3rd ed (1992–2007). Independent Gambling Authority, Adelaide, Australia

Delfabbro P, Borgas M, King D (2012a) Venue staff knowledge of their patrons' gambling and problem gambling. Journal of Gambling Studies 28: 155–169

Delfabbro P, King DL, Griffiths M (2012b) Behavioural profiling of problem gamblers: a summary and review. International Gambling Studies 12: 349–366

Delfabbro P, Lahn J, Grabosky P (2005) Adolescent gambling in the ATC. Australian National University, Centre for Gambling Research, Canberra, Australia

Delfabbro P, Lambos C, King D, Puglies S (2009) Knowledge and beliefs about gambling in Australian secondary school students and their implications for education strategies. Journal of Gambling Studies 25: 523–539

Delfabbro P, Osborn A, Nevile M, Skelt L, McMillan J (2007) Identifying problem gamblers in gambling venues. Gambling Research Australia, Melbourne, Australia

Delfabbro P, Thomas A, Armstrong A (2016) Observable indicators and behaviors for the identification of problem gamblers in venue environments. Journal of Behavioral Addictions 5: 419–428

Delfabbro P, Winefield AH (2000) Predictors of irrational thinking in regular slot machine gamblers. The Journal of Psychology 134: 117–128

Dell LJ, Ruzicka MF, Palisi AT (1981) Personality and other factors associated with the gambling addiction. The International Journal of the Addictions 16: 149–156

Dement JW (1999) Going for broke: the depiction of compulsive gambling in films. Scarecrow, London

Denis C, Fatséas M, Auriacombe M (2012) Analyses related to the development of DSM-5 criteria for substance use related disorders: 3. An assessment of pathological gambling criteria. Drug and Alcohol Dependence 122: 22–27

Denzer P, Petry J, Baulig T, Volker U (1995) Pathologisches Glücksspiel: Klientel und Beratungs/Behandlungsangebot. In: Deutsche Hauptstelle gegen die Suchtgefahren (Hrsg) Jahrbuch Sucht 96. Neuland, Geesthacht, S 279–295

Derevensky J, Sklar A, Gupta R, Messerlian C (2010) An empirical study examining the impact of gambling advertisements on adolescent gambling attitudes and behaviors. International Journal of Mental Health and Addiction 8: 21–34

Derevensky JL, Gupta R (2007) Adolescent gambling: current knowledge, myths, assessment strategies, and public policy implications. In: Smith G, Hodgins DC, Williams RJ (eds) Research and measurement issues in gambling studies. Academic Press, Amsterdam, pp 437–463

Derevensky JL, Gupta R, Dickson L (2004) Prevention and treatment of adolescent problem and pathological gambling. In: Grand JE, Potenza MN (Hrsg) Pathological gambling: a clinical guide to treatment. American Psychiatric Publishing, Washington, p 159–168

Derevensky JL, Gupta R, Hardon K, Dickson L, Deguire AE (2003) Youth gambling – some social policy issues. In: Reid G (eds) Gambling. Prometheus, Amherst, pp 239–257

Desai RA (2004) Older adults. In: Grant JE, Potenza MN (eds) Pathological gambling – a clinical guide to treatment. American Psychiatric Publishing, Washington, pp 83–96

Desai RA, Potenza MN (2009) A cross-sectional study of problem and pathological gambling in patients with schizophrenia/schizoaffective disorder. Journal of Clinical Psychiatry 70: 1250–1257

Devereux EC (1968) Gambling in psychological and sociological perspective. International Encyclopedia of the Social Sciences 6: 53–62

Devlin ME, Walton D (2012) The prevalence of problem gambling in New Zealand as measured by the PGSI: adjusting prevalence estimates using meta-analysis. International Gambling Studies 12: 177–197

DGVT und DGVT-Berufsverband (2016) Internet-Programme auf Rezept sind keine Alternative zur Psychotherapie. Internetmitteilung des Berufsverbandes an die Mitglieder. DGVT-Newaletter 1/2016

Dickerson MG (1974) The effect of betting shop experience on gambling behavior. Unpublished doctoral dissertation, University of Birmingham, Great Britain

Dickerson MG (1984) Compulsive gamblers. Longman, London

Dickerson MG, Cunningham R, Legg England S, Hinchy J (1991) On the determinants of persistent gambling, III, personality, prior mood, and poker machine play. The International Journal of the Addictions 26: 531–548

Dickerson MG, Hinchy J, Fabre J (1987) Chasing, arousal, and sensation seeking in off-course gamblers. British Journal of Addiction 82: 673–680

Dickerson MG, Hinchy J, Legg England S (1990) Minimal treatments and problem gamblers: a preliminary investigation. Journal of Gambling Studies 6: 87–102

Dickerson MG, Hinchy J, Legg England S, Fabre J, Cunningham R (1992) On the determinants of persistent gambling behaviour, I. High-frequency poker machine players. British Journal of Psychology 83: 237–248

Dickson-Swift VA, James EL, Kippen S (2005) The experience of living with a problem gambler: spouses and partners speak out. Journal of Gambling Issues. doi:10.4309/jgi.2005.13.6

DiClemente CC, Prochaska JO (1982) Self-change and therapy change of smoking behavior: a comparison of processes of change in cessation and maintenance. Addictive Behaviors 7: 133–142

Diederichsen U (1994) Juristische Voraussetzungen. In: Venzlaff U, Foerster K (Hrsg) Psychiatrische Begutachtung. Fischer, Stuttgart, S 485–600

Dietlein J, Hecker M (2003) Die Vermittlung von Oddset-Wetten zwischen Gefahrenabwehr und Wettbewerbsschutz. Wettbewerb in Recht und Praxis 10: 1175–1180

Dijk WK van (1983) Biologische, psychogene und soziogene Faktoren der Drogenabhängigkeit. In: Lettiri DJ, Welz R (Hrsg) Drogenabhängigkeit – Ursachen und Verlaufsformen. Beltz, Weinheim S 176–184

Dilling H, Mombour W, Schmidt MH (1991) Internationale Klassifikation psychischer Störungen: ICD-10, Kapitel V

(F), klinisch-diagnostische Leitlinien, Weltgesundheitsorganisation. Huber, Bern

Diskin KM, Hodgins DC (1999) Narrowing of attention and dissociation in pathological video lottery gamblers. Journal of Gambling Studies 15: 17–28

Diskin KM, Hodgins DC (2003) Psychophysiological and subjective arousal during gambling in pathological and non-pathological video lottery gamblers. International Gambling Studies 3: 37–51

Diskin KM, Hodgins DC, Skitch SA (2003) Psychophysiological and subjective responses of a community sample of video lottery gamblers in gambling venues and laboratory situations. International Gambling Studies 3: 133–148

Dixon MJ, Collins K, Harrigan KA, Graydon C, Fugelsang JA (2015) Using sound to unmask losses disguised as wins in multiline slot machines. Journal of Gambling Studies 31: 183–196

Dixon MJ, Graydon C, Harrigan KA, Wojtowicz L, Siu V, Fugelsang JA (2014a) The allure of multi-line games in modern slot machines. Addiction 109: 1920–1928

Dixon MJ, Harrigan KA, Jarick M, MacLaren V, Fugelsang JA, Sheepy E (2011) Psychophysiological arousal signatures of near-misses in slot machine play. International Gambling Studies 11: 393–407

Dixon MJ, Harrigan KA, Sandhu R, Collins K, Fugelsang JA (2010) Losses disguised as wins in modern multi-line video slot machines. Addiction 105: 1819–1824

Dixon MJ, Harrigan KA, Santesso DL, Graydon C. Fugelsang JA, Collins K (2014b) The impact of sound in modern multi-line video slot machine play. Journal of Gambling Studies 30: 913–929

Dixon MJ, MacLaren V, Jarick M, Fugelsang JA, Harrigan KA (2013) The frustrating effects of just missing the jackpot: slot machine near-misses trigger large skin conductance responses, but no post-reinforcement pauses. Journal of Gambling Studies 29: 661–674

Dixon MR, Wilson A, Habib R (2014c) Neurological correlates of slot machine win size in pathological gamblers. Behavioural Processes 104: 108–113

Dodd ML, Klos KJ, Bower JH, Geda YE, Josephs KA, Ahlskog JE (2005) Pathological gambling caused by drugs used to treat Parkinson disease. Archives of Neurology 62: 1377–1381

Doiron JP, Mazer DB (2001) Gambling with video lottery terminals. Qualitative Health Research 11: 631–646

Donati MA, Primi C, Chiesi F (2014) Prevention of problematic gambling behavior among adolescents: testing the efficacy of an integrative intervention. Journal of Gambling Studies 30: 803–818

Dostojewski F (1866/1981) Der Spieler. Deutscher Taschenbuch Verlag, München

Doubrawa R (1992) Integrative Therapie aus der Sicht eines Verhaltenstherapeuten. Report Psychologie 48: 28–37

Dowling N, Smith D, Thomas T (2005) Electronic gaming machines: are they the ›crack-cocaine‹ of gambling? Addiction 100: 33–45

Dowling NA, Cowlishaw S, Jackson AC, Merkouris SS, Francis KL, Christensen DR (2015a) Prevalence of psychiatric co-morbidity in treatment-seeking problem gamblers: a systematic review and meta-analysis. Australian & New Zealand Journal of Psychiatry 49: 519–539

Dowling NA, Cowlishaw S, Jackson AC, Merkouris SS, Francis KL, Christensen DR (2015b) The prevalence of comorbid personality disorders in treatment-seeking problem gamblers: a systematic review and meta-analysis. Journal of Personality Disorders 29: 735–754

Dowling NA, Merkouris SS, Greenwood CJ, Oldenhof E, Toumbourou JW, Youssef GJ (2017) Early risk and protective factors for problem gamblers: a systematic review and meta-analysis of longitudinal studies. Clinical Psychology Review 51: 109–124

Dowling NA, Suomi A, Jackson AC, Lavis T (2016) Problem gambling family impacts: development of the problem gambling family impact scale. Journal of Gambling Studies 32: 935–955

Dowling NA, Youssef GJ, Jackson AC, Pennay DW, Francis KL, Pennay A et al. (2015c) National estimates of Australian gambling prevalence: findings from a dual-frame omnibus survey. Addiction 111: 420–435

Downes DM, Davies BP, David ME, Stone P (1976) Gambling, work and leisure: a study across three areas. Routledge and Kegan Paul, London

Dragicevic S, Percy C, Kudic A, Parke J (2015) A descriptive analysis of demographic and behavioral data from internet gamblers and those who self-exclude from online gambling platforms. Journal of Gambling Studies 31: 105–132

Drapier D, Drapier S, Sauleau P, Derkinderen P, Damier P, Allain H, Vérin M, Millet B (2006) Pathological gambling secondary to dopaminergic therapy in Parkinson's disease. Psychiatry Research 144: 241–244

Drexler D (2013) Mit beiden Augen sehen – Ressourcenorientierung in Gesundheitsförderung und Stressmanagement. In: Lampe A, Abilgaard P, Ottomeyer K (Hrsg) Mit beiden Augen sehen: Leid und Ressourcen in der Psychotherapie. Klett-Cotta, Stuttgart, S 190–215

Druine C (2009) Belgium. In: Meyer G, Hayer T, Griffiths MD (eds) Problem gambling in Europe – challenges, prevention, and interventions. Springer, New York, S 3–16

Düffort R (1986) Ratgeber für Spieler und ihre Angehörigen. Lambertus, Freiburg

Düffort R (1986) Ratgeber für Spieler und ihre Angehörigen. Lambertus, Freiburg

Düffort R (1989) Ambulante Arbeit mit Spielern. In: Brakhoff J (Hrsg) Glück – Spiel – Sucht: Beratung und Behandlung von Glücksspielern. Lambertus, Freiburg, S 30–44

Düffort R (1989) Ambulante Arbeit mit Spielern. In: Brakhoff J (Hrsg) Glück – Spiel – Sucht: Beratung und Behandlung von Glücksspielern. Lambertus, Freiburg, S 30–44

Durdle H, Gorey KM, Stewart SH (2008) A meta-analysis examining the relations among pathological gambling, obsessive-compulsive disorder, and obsessive-compulsive traits. Psychological Reports 103: 485–498

Dussault F, Brendgen M, Vitaro F, Wanner B, Tremblay RE (2011) Longitudinal links between impulsivity, gambling problems and depressive symptoms: a transactional model from adolescence to early adulthood. Journal of Child Psychology and Psychiatry 52: 130–138

Düsseldorfer Kreis (2016) Gemeinsames Verbraucherschutzkonzept für Glücksspiel in Deutschland. http://duesseldorfer-kreis.de. Zugegriffen: 31. Mai 2016

Eadington WR (1997) Understanding gambling. In: Eadington WR, Cornelius JA (eds) Gambling: public policies and the social sciences. Institute for the Study of Gambling and Commercial Gaming, University of Nevada, Reno, pp 3–9

Echeburúa E, Báez C, Fernández-Montalvo J (1996) Comparative effectiveness of three therapeutic modalities in the psychological treatment of pathological gambling: long-term outcome. Behavioural and Cognitive Psychotherapy 24: 51–72

Echeburúa E, Fernández-Montalvo J (2008) Are there more personality disorders in treatment-seeking pathological gamblers than in other kind of patients? A comparative study between the IPDE and the MCMI. International Journal of Clinical and Health Psychology 8: 53–64

Echeburúa E, Fernández-Montalvo J, Báez C (2000) Relapse prevention in the treatment of slot-machine pathological gambling: long-term outcome. Behavior Therapy 31: 351–364

Echeburúa E, Fernández-Montalvo J, Báez C (2001) Predictors of therapeutic failure in slot-machine pathological gamblers following behavioural treatment. Behavioural and Cognitive Psychotherapy 29: 379–383

Edgerton JD, Melnyk TS, Roberts LW (2015) Problem gambling and the youth-to-adulthood transition: assessing problem gambling severity trajectories in a sample of young adults. Journal of Gambling Studies 31: 1463–1485

Eichenberg C, Ott R (2011) Klinisch-psychologische Intervention im Internet. Review zu empirischen Befunden störungsspezifischer Angebote. Psychotherapeut 57: 58–69

Eisen S, Lin M, Lyons M, Scherrer J, Griffith K, True W, Goldberg J, Tsuang M (1998) Familial influences on gambling behavior: an analysis of 3359 twin pairs. Addiction 93: 1375–1384

Eisen SA, Slutske WS, Lyons MJ et al. (2001) The genetics of pathological gambling. Seminars in Clinical Neuropsychiatry 6: 195–204

Eisenegger C, Knoch D, Ebstein RP, Gianotti LRR, Sándor PS, Fehr E (2010) Dopamine receptor D4 polymorphism predicts the effect of L-Dopa on gambling behavior. Biological Psychiatry 67: 702–706

Ekholm O, Eiberg S, Davidsen M, Holst M, Larsen CVL, Juel K (2014) The prevalence of problem gambling in Denmark in 2005 and 2010: a sociodemographic and socioeconomic characterization. Journal of Gambling Studies 30: 1–10

el-Guebaly N, Casey DM, Currie SR, Hodgins DC, Schopflocher DP, Smith GJ et al. (2015) The Leisure, Lifestyle, & Lifecycle Project (LLLP). A longitudinal study of gambling in Alberta. Alberta Gambling Research Institute, Calgary, Canada

el-Guebaly N, Mudry T, Zohar J, Tavares H, Potenza MN (2011) Compulsive features in behavioural addictions: the case of pathological gambling. Addiction 107: 1726–1734

Elia C, Jacobs DF (1993) The incidence of pathological gambling among native Americans treated for alcohol dependence. International Journal of the Addictions 28: 659–666

Ellery M, Stewart SH (2014) Alcohol affects video lottery terminal (VLT) gambling behaviors and cognitions differently. Psychology of Addictive Behaviors 28: 206–216

Ellery M, Stewart SH, Loba P (2005) Alcohol's effects on video lottery terminal (VLT) play among probable pathological and non-pathological gamblers. Journal of Gambling Studies 21: 299–324

Ellis A, Harper RA (1975) A new guide to rational living. Wilshire Books, North Hollywood, CA

Elsesser K, Sartory G (2001) Medikamentenabhängigkeit. Reihe: Fortschritte der Psychotherapie, Bd 12. Hogrefe, Göttingen

Engebø J (2014) Responsible gambling in Norway – regulation, measures and RG-tools. Paper presented at the 10th European Conference on Gambling Studies and Policy Issues, Helsinki http://www.easg.org/media/file/helsinki2014/presentations/05_thursday_parallel/01/jonny_engebo.pdf. Zugegriffen: 15. März 2015

Engel U, Hurrelmann K (1993). Was Jugendliche wagen. Eine Längsschnittstudie über Drogenkonsum, Stressreaktionen und Delinquenz im Jugendalter. Juventa, Weinheim/München

Erbach F (1984) Familientherapie bei Abhängigkeit. Caritas, Zeitschrift für Caritasarbeit und Caritaswissenschaft 85: 5

Erbach F (1989) Systemische Beratung und Therapie von Glücksspielern und ihren Angehörigen. In: Brakhoff J (Hrsg) Glück – Spiel – Sucht: Beratung und Behandlung von Glücksspielern. Lambertus, Freiburg, S 52–70

Erdmann G, Janke W (2008) Stressverarbeitungsfragebogen (SVF): Stress, Stressverarbeitung und ihre Erfassung durch ein mehrdimensionales Testsystem. Hogrefe, Göttingen

Erlenmeyer A (1887) Die Morphiumsucht und ihre Behandlung. Heusers Verlag, Berlin

Europäische Kommission (2014) Empfehlungen der Kommission vom 14. Juli 2014 mit Grundsätzen für den Schutz von Verbrauchern und Nutzern von Online-Glücksspieldienstleistungen und für den Ausschluss Minderjähriger von Online-Glücksspielen. Amtsblatt der Europäischen Union L214: 38–46

Evans Group (1996) A study of the economic impact of the gaming industry through 2005. Evans Group, Evanston, USA

Evans L, Delfabbro (2005) Motivators for change and barriers to help-seeking in Australien problem gamblers. Journal of Gambling Studies, 21: 133–155

Fabian T, Wetzels P (1990) Delinquenz und Schuldfähigkeitsbegutachtung bei pathologischem Glücksspiel. In: Egg R (Hrsg) Brennpunkte der Rechtspsychologie. Forum Verlag, Bonn, S 363–383

Literatur

Fahrenberg J, Hampel R, Selg H (1984) Das Freiburger Persönlichkeitsinventar – Revidierte Fassung (FPI-R). Hogrefe, Göttingen

Fang X, Mowen JC (2009) Examining the trait and functional motive antecedents of four gambling activities: slot machines, skilled card games, sports betting, and promotional games. Journal of Consumer Marketing 26: 121–131

Farstad SM, von Ranson KM, Hodgins DC, el-Guebaly N, Casey DM, Schopflocher DP (2015) The influence of impulsiveness on binge eating and problem gambling: a prospective study of gender differences in Canadian adults. Psychology of Addictive Behaviors 29: 805–812

Fatseas M, Alexandre JM, Vénisse JL, Romo L, Valleur M, Magalon D et al. (2016) Gambling behaviors and psychopathology related to attention-deficit/hyperactivity disorder (ADHD) in problem and non-problem adult gamblers. Psychiatry Research 239: 232–238

Fauth-Bühler M, Evangelos Z, Vollstädt-Klein S, Lemenager T, Beutel M, Mann K (2014) Insula and striatum activity in effort-related monetary reward processing in gambling disorder: the role of depressive symptomatology. NeuroImage: Clinical 6: 243–251

Fauth-Bühler M, Mann K, Potenza MN (2016) Pathological gambling: a review of the neurobiological evidence relevant for its classification as an addictive disorder. Addiction Biology. doi:10.1111/adb.12378

Fenichel O (1945) The psychoanalytic theory of neurosis. Norton, New York

Ferentzy P, Skinner W (2003) Gamblers Anonymous: a critical review of the literature. eGambling 9: http://www.camh.net/egambling/issue9/research/ferentzy. Zugegriffen: 03. Januar 2003

Ferentzy P, Skinner W (2008) How can science »think« about Gamblers Anonymous? In: Zangeneh M, Blaszczynski A, Turner NE (eds) In the pursuit of winning. Springer, New York, S 229–250

Ferentzy P, Skinner W, Antze P (2006) Recovery in Gamblers Anonymous. Journal of Gambling Issues. doi:10.4309/jgi.2006.17.6

Ferentzy P, Skinner W, Antze P (2009) Changing spousal roles and their effect on recovery in gamblers anonymous: GamAnon, social support, wives and husbands. Journal of Gambling Studies. doi:10.1007/s10899-009-9167-3

Ferentzy P, Turner NE (2013) The history of problem gambling. Temperance, substance abuse, medicine, and metaphors. Springer, New York

Ferland F, Ladouceur R, Vitaro F (2002) Prevention of problem gambling: modifying misconceptions and increasing knowledge. Journal of Gambling Studies 18: 19–29

Ferland F, Ladouceur R, Vitaro F (2005) Efficiency of a gambling program for youths: results from the pilot study. L'Encéphale 31: 427–436

Ferstl R, Bühringer G (1991) Störungen durch psychotrope Substanzen. In: Perez M, Baumann U (Hrsg.) Klinische Psychologie, Bd 2 Intervention. Huber, Bern, S 322–334

Feselmayer S, Poltrum M, Cervinka R (2008) Ressourcenorientiertes Arbeiten mit Suchtkranken am Beispiel der Natur und der Naturverbundenheit. Wiener Zeitschrift für Suchtforschung, 31, 1: 49–56

Festinger L (1957) A theory of cognitive dissonance. Row, Peterson & Company, Evanston

Feuerlein W (1979/1984/1989) Alkoholismus – Mißbrauch und Abhängigkeit, 2., 3., 4. Aufl. Thieme, Stuttgart

Fiedler I (2015a) Evaluierung des Sperrsystems in deutschen Spielbanken. Zeitschrift für Wett- und Glücksspielrecht 10: 188–197

Fiedler I (2015b) Sinn und Unsinn von Sozialkonzepten in Spielhallen. Vortrag auf der 27. Jahrestagung des Fachverbandes Glücksspielsucht, Berlin

Fiedler I (2016) Glücksspiele. Eine verhaltens- und gesundheitsökonomische Analyse mit rechtspolitischen Empfehlungen. PL Academic Research, Frankfurt

Fiedler I, Wilcke AC (2011) Der Markt für Onlinepoker. Spielerherkunft und Spielverhalten. BoD Verlag, Norderstedt

Fiedler P (2005) Verhaltenstherapie in Gruppen. Beltz PVU, Weinheim

Fink HK (1961) Compulsive gambling. Acta Psychotherapy 9: 251–261

Fischer H (1905) Spieler-Moral – eine irrenärztliche Studie über die Spielsucht und ihr Verhältnis zur Trunksucht und Morphiumsucht. Modernes Verlagsbureau, Berlin

Fisher S (1992) Measuring pathological gambling in children: the case of fruit machines in the UK. Journal of Gambling Studies 8: 263–285

Fisher S (1993) The pull of the fruit machine: a sociological typology of young players. Sociological Review 41: 446–475

Fisher S (1996) Gambling and problem gambling among casino patrons. University of Plymouth, Plymouth

Fisher S (1999) A prevalence study of gambling and problem gambling in British adolescents. Addiction Research 7: 509–538

Fisher S (2000) Measuring the prevalence of sector-specific problem gambling: a study of casino patrons. Journal of Gambling Studies 16: 25–51

Flack M, Morris M (2015) Problem gambling: one for the money …? Journal of Gambling Studies 31: 1561–1578

Flack M, Morris M (2016) The temporal stability and predictive ability of the Gambling Outcome Expectancies Scale (GOES): a prospective study. Journal of Gambling Studies 32: 923–933

Flörsch J (2016) Online-Casinos. Nebenjob »Glücksspieler«: Geschichten, Tipps und Strategien zu Slots, Roulette und Online-Casinos. Kindle Edition

Floyd K, Whelan JP, Meyers AW (2006) Use of warning messages to modify gambling beliefs and behavior in a laboratory investigation. Psychology of Addictive Behaviors 20: 69–74

Foerster K (1994) Psychiatrische Begutachtung im Zivilrecht. In: Venzlaff U, Foerster K (Hrsg) Psychiatrische Begutachtung. Fischer, Stuttgart, S 601–620

Fong DK, Ozorio B (2005) Gambling participation and prevalence estimates of pathological gambling in a far-east gambling city: Macao. UNLV Gaming Research & Review Journal 9: 15–28

Fong TW, Rosenthal RJ (2008) Freedom from problem gambling. UCLA Gambling Studies Program, Los Angeles

Forbush KT, Shaw M, Graeber MA, Hovick L, Meyer VJ, Moser DJ, Bayless J, Watson D, Black DW (2008) Neuropsychological characteristics and personality traits in pathological gambling. CNS Spectrums 13: 306–315

Forrest D, Gulley OD, Simmons R (2010) The relationship between betting and lottery play. Economic Inquiry, 48: 26–38

Fortune EE, Goodie AS (2010) The relationship between pathological gambling and sensation seeking: The role of subscale scores. Journal of Gambling Studies 26: 331–346

Fortune EE, Goodie AS (2012) Cognitive distortions as a component and treatment focus of pathological gambling: a review. Psychology of Addictive Behaviors 26: 298–310

Franco C, Paris JJ, Wulfert E, Frye CA (2010) Male gamblers have significantly greater salivary cortisol before and after betting on a horse race, than do female gamblers. Physiology and Behavior 99: 225–229

Frank ML (1979) Why people gamble: a behavioral perspective. In: Lester D (ed) Gambling today. Thomas Books, Springfield (USA), pp 71–83

Frank ML, Lester D, Wexler A (1991) Suicidal behavior among members of Gamblers Anonymous. Journal of Gambling Studies 7: 249–254

Frank ML, Smith C (1989) Illusion of control and gambling in children. Journal of Gambling Behavior 5: 127–136

Franklin J (1981) Family counseling and therapy for pathological gambling: a case study. Paper presented at the »5th National Conference on Gambling and Risk Taking«, The John Hopkins University, Mt. Wilson, Maryland

Franklin J, Ciarrocchi J (1987) The team approach: developing an experimental knowledge base for the treatment of the pathological gambler. Journal of Gambling Behavior, 3: 60–67

Franklin J, Thomas DR (1989) Clinical observations of family members of compulsive gamblers. In: Shaffer HJ, Stein AJ, Gambino B, Cummings TN (eds) Compulsive gambling: theory, research and practice. Lexington, Lexington, MA, pp 135–146

Frascella J, Potenza MN, Brown LL, Childress AR (2010) Shared brain vulnerabilities open the way for nonsubstance addictions: carving addiction at a new joint? Annals of the New York Academy of Sciences 1187: 294–315

Freidenberg BM, Blanchard EB, Wulfert E, Malta LS (2002) Changes in physiological arousal to gambling cues among participants in motivationally enhanced cognitive-behavior therapy for pathological gambling: a preliminary study. Applied Psychophysiology and Biofeedback 27: 251–260

Freud S (1917/1977) Vorlesungen zur Einführung in die Psychoanalyse. Fischer, Frankfurt a. M.

Freud S (1928) Dostojewski und die Vatertötung. GW XIV (1925–1931). Imago, London

Friedman J, Hakim S, Weinblatt J (1989) Casino gambling as a »growth pole« strategy and its effects on crime. Journal of Regional Science 29: 615–623

Fröberg F (2006) Gambling among young people: a knowledge review. Swedish National Institute of Public Health, Stockholm

Fröberg F, Modin B, Rosendahl IK, Tengström A, Hallqvist J (2015) The association between compulsory school achievement and problem gambling among Swedish young people. Journal of Adolescent Health 56: 420–428

Frost RO, Meagher BM, Riskind JH (2001) Obsessive-compulsive features in pathological lottery and scratch-ticket gamblers. Journal of Gambling Studies 17: 5–19

Füchtenschnieder I (1991) »Manchmal habe ich das Gefühl, auch wenn ich die Hände vom Steuer nehmen würde, mein Auto würde mich auch so in die Spielhalle fahren«. Wolfgang L., Spieler. Bericht über die Arbeit der Beratungsstelle für Spielabhängige und Angehörige. In: Heide M, Lieb H (Hrsg) Sucht und Psychosomatik. Nagel, Bonn, S 147–153

Füchtenschnieder I (1992) Fortunas falscher Kuß. Sucht Report 6: 41–45

Füchtenschnieder I, Gauls F (1998) Konzept der Beratungsstelle für Glücksspielabhängige und Angehörige. Diakonisches Werk, Herford

Füchtenschnieder I, Thomas G (1991) Gruppen für Spieler – Hilfe für Spieler? In: Petzold H, Schobert R (Hrsg) Selbsthilfe und Psychosomatik. Junfermann, Paderborn, S 125–144

Fuchtmann E (1986) Der Beitrag des Helfers am Therapieabbruch des Klienten – zwischen Allmachts- und Schuldgefühlen. Lambertus, Freiburg

Fuentes D, Tavares H, Artes R, Gorenstein C (2006) Self-reported and neuropsychological measures of impulsivity in pathological gambling. Journal of the International Neuropsychological Society 12: 907–912

Fuentes-Merillas L de, Koeter MWJ, Schippers GM, Brink W van den (2003) Are scratchcards addictive? The prevalence of pathological scratchcard gambling among adult scratchcard buyers in the Netherlands. Addiction 98: 725–731

Gaboury A, Ladouceur R (1987) Irrational thinking and gambling. Paper presented at the »Seventh International Conference on Gambling and Risk-Taking«, Reno, USA

Gaboury A, Ladouceur R (1989) Erroneous perceptions and gambling. Journal of Social Behavior and Personality 4: 411–420

Gaboury A, Ladouceur R (1993) Evaluation of a prevention program for pathological gambling among adolescents. The Journal of Primary Prevention 14: 21–28

Gainsbury S (2011) Player account-based gambling: potentials for behaviour-based research methodologies. International Gambling Studies 11: 153–171

Gainsbury SM (2014) Review of self-exclusion from gambling venues as an intervention for problem gambling. Journal of Gambling Studies 30: 229–251

Gainsbury SM, Blankers M, Wilkinson C, Schelleman-Offermans K., Cousijn J (2014a) Recommendations for inter-

national gambling harm-minimisation guidelines: comparison with effective public health policy. Journal of Gambling Studies 30: 771–788
Gainsbury SM, Liu Y, Rusell AM, Teichert T (2016) Is all internet gambling equally problematic? Considering the relationship between mode of access and gambling problems. Computers in Human Behavior 55: 717–728
Gainsbury SM, Russell A, Blaszczynski A, Hing N (2015) The interaction between gambling activities and modes of access: a comparison of internet-only, land-based only, and mixed-mode gamblers. Addictive Behaviors 41: 34–40
Gainsbury SM, Suhonen N, Saastamoinen J (2014b) Chasing losses in online poker and casino games: characteristics and game play of internet gamblers at risk of disordered gambling. Psychiatry Research 217: 220–225
Galdstone I (1951) The psychodynamics of the triad alcoholism, gambling, and superstition. Mental Hygiene 35: 589–598
Galdstone I (1960) The gambler and his love. American Journal of Psychiatry 117: 553–555
Gallagher T, Nicki R, Otteson A, Elliott H (2009) Effects of a Video Lottery Terminal (VLT) banner on gambling: a field study. International Journal of Mental Health and Addiction. doi:10.1007/s11469-009-9259-4
Gamblers Anonymous (1984a) Sharing recovery through Gamblers Anonymous. GA-Publishing, Los Angeles
Gamblers Anonymous (1984b) A guide to forth step inventory. GA-Publishing, Los Angeles
Gambling Review Body (2001) Gambling review report. http://www.culture.gov.uk/global/publications/archive_2001/gamb_rev_report.htm. Zugegriffen: 15. Juni 2003
Garrett TA, Nichols MW (2008) Do casinos export bankruptcy? The Journal of Socio-Economics 37: 1481–1494
Garry C, Sangster RJ (1968) Gambling in a lower class area. In: Mann WR (ed) Deviant behavior in Canada. Social Science Publishers, Toronto, pp 102–120
Gaudia R (1987) Effects of compulsive gambling on the family. Social Work 32: 254–256
Gavriel-Fried B, Teichman M, Rahav G (2010) Adolescent gambling: temperament, sense of coherence and exposure to advertising. Addiction Research and Theory 18: 586–598
Gebauer L, LaBrie R, Shaffer HJ (2010) Optimizing DSM-IV-TR classification accuracy: a brief biosocial screen for detecting current gambling disorders among gamblers in the general household population. The Canadian Journal of Psychiatry 55: 82–90
Gee P, Coventry KR, Birkenhead D (2005) Mood state and gambling: using mobile telephones to track emotions. British Journal of Psychology 96: 53–66
Geisel O, Panneck P, Hellweg R, Wiedemann K, Müller CA (2015) Hypothalamic-pituitary-adrenal axis activity in patients with pathological gambling and internet use disorder. Psychiatry Research 226: 97–102
Gemeinsame Geschäftsstelle Glücksspiel (2016) Jahresreport 2015 der Glücksspielaufsichtsbehörden der Länder. Der deutsche Glücksspielmarkt 2015 – eine ökonomische Darstellung. Gemeinsame Geschäftsstelle Glücksspiel, Wiesbaden
Gerstein DR, Volberg RA, Toce MT, Harwood H, Johanson RA, Buie T et al. (1999) Gambling impact and behavior study: report to the National Gambling Impact Study Commission. Chicago: National Opinion Research Center
Getty HA, Watson J, Frisch GR (2000) A comparison of depression and styles of coping in male and female GA members and controls. Journal of Gambling Studies 16: 377–391
Gibson B, Sanbonmatsu DM, Posavac SS (1997) The effects of selective hypothesis testing on gambling. Journal of Experimental Psychology 3: 126–142
Giese H (1962) Psychopathologie der Sexualität. Enke, Stuttgart
Gilovich T (1983) Biased evaluations and persistence in gambling. Journal of Personality and Social Psychology 44: 1110–1126
Gilovich T, Douglas C (1986) Biased evaluations of randomly determined gambling outcomes. Journal of Experimental Social Psychology 22: 228–241
Giroux I, Boutin C, Ladouceur R, Lachance S, Dufour M (2008) Awareness training program on responsible gambling for casino employees. International Journal of Mental Health and Addiction 6: 594–601
Gizycki J, Górny A (1970) Glück im Spiel zu allen Zeiten. Stauffacher, Zürich
Glass CD (1992) Differences in internal-external locus of control and tolerance-intolerance for ambiguity among pathological, social and non-gambling groups. Dissertation Abstracts International 43-B: 524
Goffman I (1969) Where the action is. Penguin Press, London
Goldhammer M, Lessig M (2005) Call Media-Mehrwertdienste in TV und Hörfunk. Bayerische Landeszentrale für neue Medien (BLM), Schriftenreihe Bd 79. BLM, München
Goodie AS (2005) The role of perceived control and overconfidence in pathological gambling. Journal of Gambling Studies 21: 481–502
Goodie AS, Fortune EE (2013) Measuring cognitive distortions in pathological gambling: review and meta-analyses. Psychology of Addictive Behaviors 27: 730–743
Goodie AS, MacKillop J, Miller JD, Fortune EE, Maples J, Lance CE et al. (2013) Evaluating the South Oaks Gambling Screen with DSM-IV and DSM-5 criteria: results from a diverse community sample of gamblers. Assessment 20: 523–531
Gooding P, Tarrier N (2009) A systematic review and meta-analysis of cognitiv-behavioral interventions to reduce prolem gambling: hedging our bets? Behavioral Research and Therapy 47: 592–607
Goodman A (2008) Neurobiology of addiction – an integrative review. Biochemical Pharmacology 75: 266–322
Görgen W, Hartmann R (2009) Bericht – Psychosoziale Versorgung Glücksspielsüchtiger in NRW. Gesellschaft für Forschung und Beratung im Gesundheits- und Sozialbereich (FOGS), Köln
Gosselt JF, Neefs AK, van Hoof JJ, Wagteveld K (2013) Young poker faces. Compliance with the legal age limit on multiple gambling products in the Netherlands. Journal of Gambling Studies 29: 675–687

Götestam KG, Johansson A (2003) Characteristics of gambling and problematic gambling in the Norwegian context. A DSM-IV-based telephone interview study. Addictive Behaviors 28: 189–197

Götestam KG, Johansson A (2009) Norway. In: Meyer G, Hayer T, Griffiths MD (eds) Problem gambling in Europe – challenges, prevention and interventions. Springer, New York, S 209–218

Gottheil E, Winters KC, Neighbors C, Grant JE, el-Gebaly N (2007) Pathologic gambling: a nonsubstance, substance-related disorder? Journal of Addiction Medicine 1: 53–61

Goudriaan AE, Oosterlaan J, De Beurs E, Brink W (2008) The role of self-reported impulsivity and reward sensitivity versus neurocognitive measures of disinhibition and decision-making in the prediction of relapse in pathological gamblers. Psychological Medicine 38: 41–50

Goudriaan AE, de Bruin D, Koeter M (2009) The Netherlands. In: Meyer G, Hayer T & Griffiths MD (eds) Problem gambling in Europe – challenges, prevention, and intervention. Springer, New York, pp 189–207

Goudriaan AE (2013) Gambling and problem gambling in the Netherlands. Addiction 109: 1066–1071

Goudriaan AE, de Ruiter MB, Oosterlaan J, de Beurs E, van den Brink W (2005) Decision making in pathological gambling: a comparison between pathological gamblers, alcohol dependents, persons with Tourette syndrome, and normal controls. Cognitive Brain Research 23: 137–151

Goudriaan AE, de Ruiter MB, van den Brink W, Oosterlaan J, Veltman DJ (2010) Brain activation patterns associated with cue reactivity and craving in abstinent problem gamblers, heavy smokers and healthy controls: an fMRI study. Addiction Biology 15: 491–503

Goudriaan AE, Oosterlaan J, de Beurs E, van den Brink W (2006a) Psychophysiological determinants and concomitants of deficient decision making in pathological gamblers. Drug and Alcohol Dependence 84: 231–239

Goudriaan AE, Oosterlaan J, de Beurs E, van den Brink W (2006b) Neurocognitive functions in pathological gambling: a comparison with alcohol dependence, Tourette syndrome and normal controls. Addiction 101: 534–547

Goudriaan AE, Yücel M, van Holst RJ (2014) Getting a grip on problem gambling: what can neuroscience tell us? Frontiers in Behavioral Neuroscience 8: 141. doi:10.3389/fnbeh.2014.00141

Graham JR, Lowenfeld BH (1986) Personality dimensions of the pathological gambler. Journal of Gambling Behavior 2: 58–66

Grall-Bronnec M, Caillon J, Humeau E, Perrot B, Remaud M, Guilleux A (2016) Gambling among European professional athletes. Prevalence and associated factors. Journal of Addicted Diseases 35: 278–290

Granero R, Fernández-Aranda F, Aymamí N, Gómez-Peña M, Fagundo AB, Sauchelli S et al. (2015) Subtypes of pathological gambling with concurrent illegal behaviors. Journal of Gambling Studies 31: 1161–1178

Granero R, Penelo E, Stinchfield R, Fernández-Aranda F, Aymamí N, Gómez-Peña M et al. (2014) Contribution of illegal acts to pathological gambling diagnosis: DSM-5 implications. Journal of Addictive Diseases 33: 41–52

Granero R, Tárrega S, Fernández-Aranda F, Aymamí N, Gómez-Peña M, Moragas L et al. (2012) Gambling on the stock market: an unexplored issue. Comprehensive Psychiatry 53: 666–673

Grant BF, Dawson DA, Stinson FS, Chou PS, Kay W, Pickering R (2003a) The alcohol use disorder and associated disabilities interview schedule-IV (AUDADIS-IV): reliability of alcohol consumption, tobacco use, family history of depression and psychiatric diagnostic modules in a general population sample. Drug and Alcohol Dependence 71: 7–16

Grant JE, Atmaca M, Fineberg NA, Fontenelle LF, Matsunaga H, Reddy YC et al. (2014) Impulse control disorders and »behavioural addictions« in the ICD-11. World Psychiatry 13: 125–127

Grant JE, Chamberlain SR (2016) Expanding the definition of addiction: DSM-5 vs. ICD-11. CNS Spectrums 21: 300–303

Grant JE, Desai RA, Potenza MN (2009a) Relationship of nicotine dependence, subsyndromal and pathological gambling, and other psychiatric disorders: data from the national epidemiologic survey on alcohol and related conditions. Journal of Clinical Psychiatry 70: 334–343

Grant JE, Kim SW (2001) Demographic and clinical features of 131 adult pathological gamblers. Journal of Clinical Psychiatry 62: 957–962

Grant JE, Kim SW (2002) Parental bonding in pathological gambling disorder. Psychiatric Quarterly 73: 239–247

Grant JE, Kim SW (2003) Dissociative symptoms in pathological gambling. Psychopathology 36: 200–203

Grant JE, Kim SW, Brown E (2001) Characteristics of geriatric patients seeking medication treatment for pathologic gambling disorder. Journal of Geriatric Psychiatry and Neurology 14: 125–129

Grant JE, Kim SW, Kuskowski M (2004a) Retrospective review of treatment retention in pathological gambling. Comprehensive Psychiatry 45: 83–87

Grant JE, Kim SW, Odlaug BL (2007) N-acetyl cysteine, a glutamate-modulating agent, in the treatment of pathological gambling: a pilot study. Biological Psychiatry 62: 652–657

Grant JE, Kim SW, Odlaug BL, Buchanan SN, Potenza MN (2009b) Late-onset pathological gambling: clinical correlates and gender differences. Journal of Psychiatric Research 43: 380–387

Grant JE, Kim SW, Potenza MN, Blanco C, Ibàñez A, Stevens L et al. (2003b) Paratoxine treatment of pathological gambling: a multi-centre randomized controlled trial. International Clinical Psychopharmacology 18: 243–249

Grant JE, Odlaug BL, Chamberlain SR (2016) Neural and psychological underpinnings of gambling disorder: a review. Progress in Neuro-Psychopharmacology & Biological Psychiatry 65: 188–193

Grant JE, Odlaug BL, Mooney ME (2012) Telescoping phenomenon in pathological gambling: association with gender and comorbidities. The Journal of Nervous and Mental Disease 200: 996–998

Grant JE, Potenza MN (2005) Tobacco use and pathological gambling. Annals of Clinical Psychiatry 17: 237–241

Grant JE, Potenza MN, Hollander E, Cunningham-Williams R, Nurminen T, Smits G, Kallio A (2006) Multicenter investigation of the opioid antagonist Nalmefene in the treatment of pathological gambling. American Journal of Psychiatry 163: 303–312

Grant JE, Potenza MN, Weinstein A, Gorelick DA (2010a) Introduction to behavioral addictions. The American Journal of Drug and Alcohol Abuse 36: 233–241

Grant JE, Schreiber L, Odlaug BL, Kim SW (2010b) Pathologic gambling and bankruptcy. Comprehensive Psychiatry 51: 115–120

Grant JE, Steinberg MA, Kim SW, Rounsaville BJ, Potenza MN (2004b) Preliminary validity and reliability testing of a structured clinical interview for pathological gambling. Psychiatry Research 128: 79–88

Grawe K (1998) Psychologische Therapie. Hogrefe, Göttingen

Grawe K (2004) Neuropsychotherapie. Hogrefe, Göttingen

Grawe K, Donati R, Bernauer F (1994) Psychotherapie im Wandel. Hogrefe, Göttingen

Grawe K, Fiedler P (1982) Psychotherapie in Gruppen. In: Bastine R, Fiedler P, Grawe K, Schmidtchen S, Sommer G (Hrsg) Grundbegriffe der Psychotherapie. Edition Psychologie, Weinheim, S 149–153

Greenberg D, Rankin H (1982) Compulsive gamblers in treatment. British Journal of Psychiatry 140: 364–366

Greenberg HR, Schmidt R (1989) Psychologie des Glücksspiels. In: Freedman AM, Kaplan HJ, Sadock BJ, Peters UH (Hrsg) Psychiatrie in Praxis und Klinik, Bd 5, Psychiatrische Probleme der Gegenwart I. Thieme, Stuttgart, S 418–430

Greenson RR (1947) On gambling. American Imago 4: 61–77

Griffiths FV (1982) A case of compulsive gambling treated by hypnosis. International Journal of Clinical and Experimental Hypnosis 30: 195

Griffiths MD (1993a) Tolerance in gambling: an objective measure using the psychophysiological analysis of male fruit machine gamblers. Addictive Behaviors 18: 365–372

Griffiths MD (1993b) Fruit machine gambling: the importance of structural characteristics. Journal of Gambling Studies 9: 101–120

Griffiths MD (1994) The role of cognitive bias and skill in fruit machine gambling. British Journal of Psychology 85: 351–369

Griffiths MD (1995) Adolescent Gambling. Routledge, London

Griffiths MD (1996) Internet addiction: an issue for clinical psychology? Clinical Psychology 97: 32–36

Griffiths MD (1998) Internet addiction: does it really exist? In: Gackenbach J (ed) Psychology and the internet: intra-personal, interpersonal and transpersonal applications. Academic Press, New York, pp 61–75

Griffiths MD (1999) Gambling technologies: prospects for problem gambling. Journal of Gambling Studies 15: 265–283

Griffiths MD (2000) Scratchcard gambling among adolescent males. Journal of Gambling Studies 16: 79–91

Griffiths MD (2003) Internet gambling: issues, concerns, and recommendations. Cyber Psychology & Behavior 6: 557–568

Griffiths MD, Auer M (2013) The irrelevancy of game-type in the acquisition, development, and maintenance of problem gambling. Frontiers in Psychology 3: 621. doi:10.3389/fpsyg.2012.00621

Griffiths MD, Parke J (2002) The social impact of internet gambling. Social Science Computer Review 20: 312–320

Griffiths MD, Wardle H, Orford J, Sproston K, Erens B (2011) Internet gambling, health, smoking and alcohol use: findings from the 2007 British gambling prevalence survey. International Journal of Mental Health and Addiction 9: 1–11

Griffiths MD, Wood R (2001) The psychology of lottery gambling. International Gambling Studies 1: 27–44

Griffiths MD, Wood RTA (2000) Risk factors in adolescence: the case of gambling, videogame playing, and internet. Journal of Gambling Studies 16: 199–225

Griffiths MD, Wood RTA (2007) Adolescent Internet gambling: preliminary results of a national survey. Education and Health 25: 23–27

Griffiths MD, Wood RTA, Parke J (2008) GAM-GaRD: a new social responsibility tool. http://www.ncpgambling.org/Files/members/NCPG_Fall08-newsVol11_I3_.pdf. Zugegriffen: 29. Januar 2009

Griffiths MD, Wood RTA, Parke J (2009) Social responsibility tools in online gambling: a survey of attitudes and behavior among internet gamblers. Cyber Psychology & Behavior 12: 413–421

Grinols EL, Mustard DB (2006) Casinos, crime, and community costs. The Review of Economics and Statistics 88: 28–45

Gross JJ (2002) Emotion regulation: affective, cognitive, and social consequences. Psychophysiology: 39, 281–291

Gross JJ, Munoz RF (1995) Emotion regulation and mental health. American Psychological Association: D12: 151–164

Gross JJ, Thompson RA (2006) Emotion regulation: Conceptual foundations. In J.J. Gross (Ed.) Handbook of emotion regulation. Guilford Press, New York

Grüsser SM, Albrecht U (2007) Rien ne va plus – wenn Glücksspiele Leiden schaffen. Huber, Bern

Grüsser SM, Plöntzke B, Albrecht U (2005) Pathologisches Glücksspiel – Eine empirische Untersuchung des Verlangens nach einem stoffungebundenen Suchtmittel. Nervenarzt 76: 592–597

Grüsser SM, Thalemann CN (2006) Verhaltenssucht – Diagnostik, Therapie, Forschung. Huber, Bern

Grüsser SM, Wölfling K (2003) Drogenverlangen – ein integrativer psychophysiologischer Erklärungsansatz. Suchtmedizin, 5: 167–170

Grüsser SM, Wölfling K, Heinz A (2002) Sucht, Verlangen und lerntheoretische Erklärungsansätze zur Entstehung und Aufrechterhaltung von süchtigem Verhalten. In: Grüsser

SM (Hrsg) Drogenverlangen und Drogengedächtnis. Psychomed, 14/2: 68–73

Grüsser-Sinopoli S, Böning J, Watzl H, Rist F (2008) Verhaltenssüchte bilden eine eigene diagnostische Kategorie. Psychiatrische Praxis 35: 160–162

Gschwandtner U, Aston J, Renaud S, Fuhr P (2001) Pathologic gambling in patients with Parkinson's disease. Clinical Neuropharmacology 24: 170–172

Gupta R, Derevensky JL (1998) An empirical examination of Jacobs' general theory of addictions: do adolescent gamblers fit the theory? Journal of Gambling Studies 14: 17–49

Gupta R, Nower L, Derevensky JL, Blaszczynski A (2009) Problem gambling in adolescents: an examination of the pathways models. Ontario Problem Gambling Research Centre, Ontario, Canada

Gupta R, Nower L, Derevensky JL, Blaszczynski A, Faregh N, Temcheff C (2013) Problem gambling in adolescents: an examination of the pathways model. Journal of Gambling Studies 29: 575–588

Guryan J, Kearney MS (2008) Gambling at lucky stores: empirical evidence from state lottery sales. American Economic Review 98: 458–473

Gutzwiller F, Wydler H, Stähli R (2000) Grundlagen der Suchtprävention. In: Uchtenhagen A, Zieglgänsberger W (Hrsg) Suchtmedizin. Konzepte, Strategien und therapeutisches Management. Urban & Fischer, München, S 235–243

Gyollai A, Griffiths MD, Barta C, Vereczkei A, Urbán R, Kun B. et al. (2014) The genetics of problem and pathological gambling: a systematic review. Current Pharmaceutical Design 20: 3993–3999

Habib R, Dixon MR (2010) Neurobehavioral evidence for the »near-miss« effect in pathological gamblers. Journal of the Experimental Analysis of Behavior 93, 313–328

Häder M, Häder S (2000) Die Delphi-Methode als Gegenstand methodischer Forschungen. In Häder M, Häder S (Hrsg) Die Delphi-Technik in den Sozialwissenschaften. Methodische Forschungen und innovative Anwendungen. Westdeutscher Verlag, Wiesbaden, S 11–31

Haerlin C (1982) Beschäftigungs- und Arbeitstherapie. In: Bastine R, Fiedler P, Grawe K, Schmidtchen S, Sommer G (Hrsg) Grundbegriffe der Psychotherapie. Edition Psychologie, Weinheim, S 32–34

Häfeli J, Lischer S (2010) Die Früherkennung von Problemspielern in Schweizer Kasinos. Prävention und Gesundheitsförderung 5: 145–150

Häfeli J, Lischer S, Haeusler J (2014) Communications-based early detection of gambling-related problems in online gambling. International Gambling Studies. doi:10.1080/14459795.2014.980297

Häfeli J, Lischer S, Schwarz J (2011) Early detection items and responsible gambling features for online gambling. International Gambling Studies 11: 273–288

Hahn G, Niermann M (1979) Zur Arbeit mit Eltern als integraler Bestandteil der Beratung und Behandlung Süchtiger und Suchtgefährdeter. Lambertus, Freiburg

Hall GW, Carriero NJ, Takushi RY, Montoya ID, Preston KL, Gorelick DA (2000) Pathological gambling among cocaine-dependent outpatients. American Journal of Psychiatry 157: 1127–1133

Halliday J, Fuller P (1974) The psychology of gambling. Harper Colophon Books, New York

Hammelstein P (2004) Faites vos jeux! Another look at sensation seeking and pathological gambling. Personality and Individual Differences 37: 917–931

Hand I (1986) Spielen – Glücksspielen – krankhaftes Spielen. In: Korczak D (Hrsg) Die betäubte Gesellschaft. Fischer, Frankfurt/M., S 76–98

Hand I (1988) Verhaltenstherapie als Kurzzeit-Psychotherapie. Praxis der Psychotherapie und Psychosomatik 33: 268–277

Hand I (1990) Pathologisches Spielen – eine Sucht? In: Carlhoff H-W, Wittemann P (Hrsg) Jugend, Spiel, Schutz. Aktion Jugendschutz, Stuttgart, S 39–41

Hand I (1992) Pathologisches Spielen und delinquentes Verhalten – Probleme der forensischen Begutachtung. In: Payk TR (Hrsg) Dissozialität – psychiatrische und forensische Aspekte. Schattauer, Stuttgart, S 97–117

Hand I (1998a) »Zwangs-Spektrum-Störungen« oder »Nicht-Stoffgebundene Abhängigkeiten«? In: Mundt M, Linden W, Barntelt (Hrsg) Psychotherapie in der Psychiatrie. Springer, Wien, S 209–219

Hand I (1998b) Pathological gambling: a negative state model and its implications for behavioral treatments. CNS Spectrums 3: 58–71

Hand I (2004) Negative und positive Verstärkung bei pathologischem Glücksspielen: Ihre mögliche Bedeutung für die Theorie und Therapie von Zwangsspektrumsstörungen. Verhaltenstherapie 14: 133–144

Hand I, Henning PA (2004) Glücksspielen an der Börse: Eine verhaltenspsychologisch-mathematische Analyse. Sucht 50: 172–186

Hand I, Kaunisto E (1984) Multimodale Verhaltenstherapie bei problematischem Verhalten in Glücksspielsituationen (»Spielsucht«). Suchtgefahren 30: 1–11

Handelsblatt Research Institute (2017) Der Glücksspielmarkt in Deutschland: Eine volkswirtschaftliche Betrachtung. www.research.handelsblatt.com/assets/uploads/Glücksspiel_Studie1_010417.pdf. Zugegriffen: 6. April 2017

Hänsel D (1980) Gedanken zum Verlauf der Motivation bei suchtkranken Patienten. Suchtgefahren 26: 112–118

Hansen M, Rossow I (2008) Adolescent gambling and problem gambling: does the total consumption model apply? Journal of Gambling Studies 24: 135–149

Hansen M, Rossow I (2010) Limited cash flow on slot machines: effects of prohibition of note acceptors on adolescent gambling behaviour. International Journal of Mental Health and Addiction. doi:10.1007/s11469-009-9196-2

Hanss D, Mentzoni RA, Griffiths MD, Pallesen S (2015) The impact of gambling advertising: problem gamblers report stronger impacts on involvement, knowledge, and awareness than recreational gamblers. Psychology of Addictive Behaviors 29: 483–491

Harrigan K (2008) Slot machine structural characteristics: creating near misses using high award symbol ratios.

Literatur

International Journal of Mental Health and Addiction. doi:10.1007/s11469-007-9066-8
Harrigan K, Dixon M (2010) Government sanctioned »tight« and »loose« slot machines: how having multiple versions of the same slot machine game may impact problem gambling. Journal of Gambling Studies 26: 159–174
Harrigan K, Dixon M, Brown D (2015) Modern multi-line slot machine games: the effect of lines wagered on winners, losers, bonuses, and losses disguised as wins. Journal of Gambling Studies 31: 423–439
Harrigan K, Dixon M, MacLaren V, Collins K, Fugelsang J (2011) The maximum rewards at the minimum price: reinforcement rates and payback percentages in multi-line slot machines. Journal of Gambling Issues. doi:10.4309/jgi.2011.26.3
Harrigan K, MacLaren V, Brown D, Dixon MJ, Livingstone C (2014) Games of chance or masters of illusion: multiline slots design may promote cognitive distortions. International Gambling Studies 14: 301–317
Harris A, Griffiths MD (2016) A critical review of the harm-minimisation tools available for electronic gambling. Journal of Gambling Studies. doi:10.1007/s10899-016-9624-8
Harris A, Parke A (2016) The interaction of gambling outcome and gambling harm-minimisation strategies for electronic gambling: the efficacy of computer generated self-appraisal messaging. International Journal of Mental Health and Addiction 14: 597–617
Harris HJ (1964) Gambling addiction in an adolescent male. Psychoanalytic Quarterly 33: 513–525
Harris JL (1989) A model for treating compulsive gamblers through cognitive-behavioral approaches. Psychotherapy Patient 4: 211–226
Hartmann K (2005) Der Langzeitverlauf nach einer kombiniert stationär-ambulanten Psychotherapie alkoholabhängiger Patienten – eine 25-Jahreskatamnese. Dissertation. Medizinische Fakultät der Eberhard Karls Universität, Tübingen
Hartmann R, Walther R (2015) Alkoholkurzzeittherapie PSA. Katamnese 2014. Schweizer Spitalregion Fürstenland, Toggenburg
Haß W, Orth B, Lang P (2012) Zusammenhang zwischen verschiedenen Glücksspielformen und glücksspielassoziierten Problemen. Ergebnisse aus drei repräsentativen Bevölkerungs-Surveys der Bundeszentrale für gesundheitliche Aufklärung (BZgA). Sucht 58: 333–345
Hattingberg H von (1914) Analerotik, Angstlust und Eigensinn. Zeitschrift für ärztliche Psychoanalyse 2: 244–258
Haustein J, Schürgers G (1987) Ist Spielen eine Sucht? – Zum Phänomen des exzessiven Spiels an Geldspielautomaten – Versuch einer diagnostischen Einordnung. Manuskript eines Vortrags im Rahmen des 14. Kongresses für angewandte Psychologie, Mainz
Hautzinger M, Wolf S (2012) Sportliche Aktivität und Depression. In: Fuchs R, Schlicht W, Hrsg. Seelische Gesundheit und sportliche Aktivität. Hogrefe, Göttingen, S 164–185

Hayano DM (1984) The professional gambler: fame, fortune, and failure. The Annals of the American Academy of Political and Social Science 474: 157–167
Hayer T (2010) Geldspielautomaten und Suchtgefahren – Wissenschaftliche Erkenntnisse und suchtpolitischer Handlungsbedarf. Sucht Aktuell 17: 47–52
Hayer T (2012) Jugendliche und glücksspielbezogene Probleme: Risikobedingungen, Erklärungsmodelle und Implikationen für präventive Handlungsstrategien. Peter Lang, Frankfurt/M
Hayer T (2017) Prävention glücksspielbezogener Probleme im Jugendalter: Maßnahmen und Erfahrungen aus Deutschland. Prävention und Gesundheitsförderung (in Druck)
Hayer T, Bachmann M, Meyer G (2005) Pathologisches Spielverhalten bei Glücksspielen im Internet. Wiener Zeitschrift für Suchtforschung 28: 29–41
Hayer T, Bernhart C, Meyer G (2006) Kinder von pathologischen Glücksspielern: Lebensbedingungen, Anforderungen und Belastungen. Abhängigkeiten: Forschung und Praxis der Prävention und Behandlung, 12 (2), 60–77
Hayer T, Brosowski T, Meyer G, Prkno M (2017) Unterschiedliche Subtypen von pathologischen Glücksspielerinnen und Glücksspielern: Empirische Befunde aus dem ambulanten Suchthilfesystem. Suchttherapie (in Druck)
Hayer T, Kalke J, Buth S, Meyer G (2013) Die Früherkennung von Problemspielerinnen und Problemspielern in Spielhallen: Entwicklung und Validierung eines Screening-Instrumentes. Abschlussbericht an die Behörde für Gesundheit und Verbraucherschutz, Hamburg. Universität Bremen
Hayer T, Kalke S, Buth S, Meyer G (2014a) Die Früherkennung von Problemspielern: Entwicklung eines Screening-Instrumentes. Sucht 60: 323–330
Hayer T, Meyer G (2003) Das Suchtpotential von Sportwetten. Sucht 49: 212–220
Hayer T, Meyer G (2004a) Sportwetten im Internet – eine Herausforderung für suchtpräventive Handlungsstrategien. SuchtMagazin 30: 33–41
Hayer T, Meyer G (2004b) Die Prävention problematischen Spielverhaltens – eine multidimensionale Herausforderung. Journal of Public Health/Zeitschrift für Gesundheitswissenschaften 12: 293–303
Hayer T, Meyer G (2008) Problematisches Glücksspielverhalten. In: Scheithauser H, Hayer T, Niebank K (Hrsg) Problemverhalten und Gewalt im Jugendalter. Kohlhammer, Stuttgart, S 164–179
Hayer T, Meyer G (2010a) Internet self-exclusion: characteristics of self-excluded gamblers and preliminary evidence for its effectiveness. International Journal of Mental and Health Addiction. doi:10.1007/s11469-010-9288-z
Hayer T, Meyer G (2010b) Self-exclusion as a harm minimization strategy: evidence for the casino sector from selected European countries. Journal of Gambling Studies. doi:10.1007/s10899-010-9227-8
Hayer T, Meyer G, Brosowski T (2014c) Stressverarbeitungsstrategien bei pathologischen Glücksspielern: Auffälligkeiten

und Implikationen für die klinische Praxis. Suchttherapie: 15, 137–144

Hayer T, Meyer G, Petermann F (2014b) Glücksspielbezogene Probleme unter Jugendlichen. Eine kritische Auseinandersetzung mit den gängigsten Screening-Instrumenten. Kindheit und Entwicklung 23: 174–183

Hayer T, Meyer G, Petermann, F (2016) FGP-J: Fragebogen zu glücksspielbezogenen Problemen im Jugendalter. Göttingen, Hogrefe

Hecker M, Ruttig M (2005) »Versuchen Sie es noch einmal«. Telefon-Gewinnspiele im Rundfunk unter Einsatz von Mehrwertdienste-Rufnummern und ihre Beurteilung nach StGB und neuem UWG. Gewerblicher Rechtsschutz und Urheberrecht 5: 393–398

Heckhausen H (1974) Motivationsanalyse. Springer, Berlin

Heckt H (2010) Das Konzept des Kooperativen Lernens. Wie man sich auch von der Bildungskrise verabschieden kann. Lehren & Lernen 1: 4–7

Heineman M (1987) A comparison: the treatment of wives of alcoholics with the treatment of wives of pathological gamblers. Journal of Gambling Behavior, 3: 27–40

Heineman M (1989) Parents of male compulsive gamblers: clinical issues/treatment appraoches. Journal of Gambling Behavior 5: 321–333

Heineman M (1994) Compulsive gambling: structured family intervention. Journal of Gambling Studies 10: 67–76

Heiniger Haldimann B (2007) Konsistenztheorie und Ressurcenaktivierung in der Psychotherapie. Referat, Klaus-Grawe-Institut für Psychologische Therapie, Zürich

Heinz A (2000) Das dopaminerge Verstärkungssystem. Funktion, Interaktion mit anderen Neurotransmittersystemen und psychopathologische Korrelate. Steinkopff, Darmstadt

Heinz A, Friedel E (2014) DSM-5: wichtige Änderungen im Bereich der Suchterkrankungen. Der Nervenarzt 85: 571–577

Hendriks V, Meerkerk G-J, van HAM O, Garretsen HFL (1997) The Dutch instant lottery: prevalence and correlates of at-risk playing. Addiction 92: 335–346

Henry SL (1996) Pathological gambling: etiologic considerations and treatment efficacy of eye movement desensitization/reprocessing. Journal of Gambling Studies 12: 395–405

Henslin JM (1967) Craps and magic. American Journal of Sociology 73: 316–330

Herpertz S, Saß H (1997) Impulsivität und Impulskontrolle. Nervenarzt 68: 171–183

Herz A (1995) Neurobiologische Grundlagen des Suchtgeschehens. Nervenarzt 66: 3–14

Hess HF, Diller JV (1969) Motivation for gambling as revealed in the marketing methods of the legitimate gambling industry. Psychological Reports 25: 19–27

Hessische Landesstelle für Suchtfragen (2015) Jahresbericht 2015. Frankfurt/M, HLS

Hewig J, Kretschmer N, Trippe RH, Hecht H, Coles MGH, Holroyd CB, Miltner WHR (2010) Hypersensitivity to reward in problem gamblers. Biological Psychiatry. doi:10.1016/j.biopsych.2009.11.009

Hickey JE, Hartzen CA, Henningfield JE (1986) Simulation of gambling responses on the addiction research center inventory. Addictive Behaviors 11: 345–349

Hillemacher T, Frieling H, Buchholz V, Hussein R, Bleich S, Meyer C et al. (2015) Alterations in DNA-methylation of the dopamine-receptor 2 gene are associated with abstinence and health care utilization in individuals with a lifetime history of pathologic gambling. Progress in Neuro-Psychopharmacology & Biological Psychiatry 63: 30–34

Himmelhoch SS, Miles-McLean H, Medoff D, Kreyenbuhl J, Rugle L, Brownley J et al. (2016) Twelve-month prevalence of DSM-5 gambling disorder and associated gambling behaviours among those receiving methadone maintenance. Journal of Gambling Studies 32: 1–10

Hing N (2001) Changing the odds: a study of corporate social principles and practices in addressing problem gambling. Journal of Business Ethics 33: 115–144

Hing N, Breen H (2001) Profiling lady luck: an empirical study of gambling and problem gambling amongst female club members. Journal of Gambling Studies 17: 47–69

Hing N, Breen H (2008) Risk and protective factors relating to gambling by employees of gaming venues. International Gambling Studies 8: 1–23

Hing N, Gainsbury S (2011) Risky business: gambling problems amongst gaming venue employees in Queensland, Australia. Journal of Gambling Issues 25. doi:10.4309/jgi.2011.25.2

Hing N, Gainsbury S (2013) Workplace risk and protective factors for gambling problems among gambling industry employees. Journal of Business Research 66: 1667–1673

Hing N, Haw J (2009) The development of a multi-dimensional gambling accessibility scale. Journal of Gambling Studies 25: 569–581

Hing N, Nuske E, Holdsworth L (2013) How gaming venue staff use behavioural indicators to assess problem gambling in patrons. Journal of Gambling Issues 28: 1–25

Hing N, Russell A, Blaszczynski A, Gainsbury SM (2015) What's in a name? Assessing the accuracy of self-identifying as a professional or semi-professional gambler. Journal of Gambling Studies 31: 1799–1818

Hing N, Tolchard B, Nuske E, Holdsworth L, Tiyce M (2014a) A process evaluation of a self-exclusion program: a qualitative investigation from the perspective of excluders and non-excluders. International Journal of Mental Health and Addiction 12: 509–523

Hing N, Vitartas P, Lamont M, Fink E (2014b) Adolescent exposure to gambling promotions during televised sport: an exploratory study of links with gambling intentions. International Gambling Studies 14: 374–393

Hodgins DC (2004) Using the NORC DSM screen for gambling problems as an outcome measure for pathological gambling: psychometric evaluation. Addictive Behaviors 29: 1685–1690

Hodgins DC, Currie S, el-Guebaly N, Peden N (2004) Brief motivational treatment for problem gambling: a

24-month follow-up. Psychology of Addictive Behaviors 18(3): 293–296

Hodgins DC, Currie SR, el-Guebaly N (2001) Motivational enhancement and self-help treatments for problem gambling. Journal of Consulting and Clinical Psychology 69: 50–57

Hodgins DC, el-Guebaly N (2000) Natural and treatment-assisted recovery from gambling problems: a comparison of resolved and active gamblers. Addiction 95: 777–789

Hodgins DC, el-Guebaly N (2004) Retrospective and prospective reports of precipitants to relapse in pathological gambling. Journal of Consulting and Clinical Psychology 72: 72–80

Hodgins DC, Engel A (2002) Future time perspective in pathological gamblers. The Journal of Nervous and Mental Disease 190: 775–780

Hodgins DC, Holub A (2007) Treatment of problem gambling. In: Smith G, Hodgins DC, Williams RJ (eds) Research and measurement issues in gambling studies. Elsevier, Amsterdam, S 371–397

Hodgins DC, Holub A (2015) Components of impulsivity in gambling disorder. International Journal of Mental Health and Addiction 13: 699–711

Hodgins DC, Makarchuk K (1997) Becoming a winner: defeating problem gambling. Alberta Alcohol and Drug Abuse Commission, Calgary, Canada

Hodgins DC, Makarchuk K (2003) Trusting problem gamblers: reliability and validity of self-reported gambling behavior. Psychology of Addictive Behaviors 17: 244–248

Hodgins DC, Mansley C, Thygesen K (2006) Risk factors for suicide ideation and attempts among pathological gamblers. The American Journal on Addictions 15: 303–310

Hodgins DC, Peden N, Cassidy E (2005) The association between comorbidity and outcome in pathological gambling: a prospective follow-up of recent quitters. Journal of Gambling Studies 21: 255–271

Hodgins DC, Petry NM (2016) The world of gambling: the national gambling experiences series. Addiction 111: 1516–1518

Holden C (1988) Alkoholismus: Ein schweres Erbe. In: Redaktion Psychologie heute (Hrsg) Thema Sucht. Beltz, Weinheim, S 35–46

Holden C (2001) »Behavioral« addictions: do they exist? Science 294: 980–982

Holden C (2010) Behavioral addictions debut in proposed DSM-5. Science 327: 935

Hollander E (1998) Treatment of obsessive-compulsive spectrum disorders with SSRIs. British Journal of Psychiatry 173(suppl 35): 7–12

Hollander E, Begaz T, DeCaria C (1998) Pharmacologic approaches in the treatment of pathological gambling. CNS Spectrums 3: 72–80

Hollander E, DeCaria CM, Finkell JN, Begaz T, Wong CM, Cartwright C (2000) A randomized double-blind fluvoxamine/placebo crossovere trial in pathologic gambing. Biological Psychiatry 47: 813–817

Hollander E, Pallanti S, Rossi NB, Sood E, Baker BR, Buchsbaum MS (2005) Imaging monetary reward in pathological gamblers. The World Journal of Biological Psychiatry 6: 113–120

Hollander E, Wong CM (1995) Body dysmorphic disorder, pathological gambling, and sexual compulsions. Journal of Clinical Psychiatry 56: 7–12

Holtgraves T (2009) Gambling, gambling activities, and problem gambling. Psychology of Addictive Behaviors 23: 295–302

Holtgraves TM (1988) Gambling as self-presentation. Journal of Gambling Behavior 4: 78–91

Hønsi A, Mentzoni RA, Molde H, Pallesen S (2013) Attentional bias in problem gambling: a systematic review. Journal of Gambling Studies 29: 359–375

Horodecki I (1992) The treatment model of the guidance center for gamblers and their relatives in Vienna/Austria. Journal of Gambling Studies 8: 115–129

Horodecki I (1995) Psychotherapie mit Spielsüchtigen. Psychotherapie Forum 3: 162–167

Horsley RR, Osborne M, Norman C, Wells T (2012) High-frequency gamblers show increased resistance to extinction following partial reinforcement. Behavioural Brain Research 229: 438–442

Horváth C, Paap R (2012) The effect of recessions on gambling expenditures. Journal of Gambling Studies 28: 703–717

Hraba J, Lee G (1996) Gender, gambling and problem gambling. Journal of Gambling Studies 12: 83–101

Huber A (2004) Kooperatives Lernen – kein Problem. Effektive Methoden der Partner-Gruppenarbeit (für Schule und Erwachsenenbildung). Klett-Verlag, Leipzig

Huberfeld R, Gersner R, Rosenberg O, Kotler M, Dannon PN (2013) Football gambling three arm-controlled study: gamblers, amateurs and laypersons. Psychopathology 46: 28–33

Hübl L, Hohls U, Hollmann I (1987) Der Gewinnspielmarkt in der Bundesrepublik Deutschland. Unveröffentl. Untersuchung im Auftrag des Deutschen Lotto- und Toto-Blocks, Münster

Hübner M (2013) Was ist erlaubt? Was ist verboten? – Erste Erfahrungen mit der neuen Werberichtlinie. Zeitschrift für Wett- und Glücksspielrecht 8: 242–249

Hudak C, Varghese R, Politzer R (1989) Family, marital, and occupational satisfaction for recovering pathological gamblers. Journal of Gambling Behavior 5: 201–210

Hurrelmann K, Schmidt L, Kähnert H (2003) Konsum von Glücksspielen bei Kindern und Jugendlichen – Verbreitung und Prävention. Abschlussbericht an das Ministerium für Gesundheit, Soziales, Frauen und Familie des Landes Nordrhein-Westfalen

Hüther G (2008) Wo die Sucht beginnt, endet jeder freie Wille. Neurobiologische Aspekte von Suchtentstehung und Suchttherapie. In: Petzold HG, Sieper J. Der Wille, die Neurobiologie und die Psychotherapie. Bd II: Psychotherapie des Willens. Theorie, Methoden und Praxis. Edition Sirius, Bielefeld

Ibáñez A, Blanco C, Donahue E, Lesieur HR, Pérez de Castro I, Fernández-Piqueras J, Sáiz-Ruiz J (2001) Psychiatric comorbidity in pathological gamblers seeking treatment. American Journal of Psychiatry 158: 1733–1735

Ibáñez A, Blanco C, Pérez de Castro I, Fernández-Piqueras J, Sáiz-Ruiz J (2003) Genetics of pathological gambling. Journal of Gambling Studies 19: 11–22

Ibáñez A, Pérez de Castro I, Fernández-Piqueras J, Blanco C, Sáiz-Ruiz J (2000) Pathological gambling and DNA polymorphic markers at MAO-A and MAO-B genes. Molecular Psychiatry 5: 105–109

Ingle PJ, Marotta J, McMillan G, Wisdom JP (2008) Significant others and gambling treatment outcomes. Journal of Gambling Studies, 24: 381–392

Jaakola T (2009) Finland. In: Meyer G, Hayer T & Griffiths MD (eds) Problem gambling in Europe – challenges, prevention, and interventions. Springer, New York, pp 53–70

Jäcksch C (1992) Sozialanamnese von pathologischen Glücksspielern. Unveröffentl. Manuskript, Bernhard-Salzmann-Klinik, Gütersloh

Jackson AC, Thomas SA (2005) Clients' perspectives of, and experiences with, selected Australian problem gambling services. Journal of Gambling Issues 14. doi:10.4309/jgi.2005.14.7

Jacobs DF (1987) Effects on children of parental excesses in gambling. Paper presented at the »Seventh International Conference on Gambling and Risk-Taking«, Reno, USA

Jacobs DF (1989) A general theory of addictions: rationale for and evidence supporting a new appraoch for understanding and treating addictive behaviors. In: Shaffer HJ, Stein SA, Gambino B, Cummings TN (eds) Compulsive gambling. Lexington, Lexington (USA), pp 35–64

Jacobs DF (2004) Youth gambling in North America: long-term trends and future prospects. In: Derevensky JL, Gupta R (eds) Gambling problems in youth: theoretical and applied perspectives. Kluwer, New York, pp 1–24

Jacobs DF, Marston MR, Singer RD, Widaman K, Little T, Veizades J (1989) Children of problem gamblers. Journal of Gambling Behavior 5: 261–268

Jacobs R (2009) Bekenntnisse einer Spielerin. Btb, München

Jacobsen LH, Knudsen AK, Krogh E, Pallesen S, Molde H (2007) An overview of cognitive mechanisms in pathological gambling. Nordic Psychology 59: 347–361

Jacoby N, Lersner U, Schubert HJ, Loeffler G, Heinz A, Mörsen CP (2013) The role of acculturative stress and cultural backgrounds in migrants with pathological gambling. International Gambling Studies 13: 240–254

Jacques C, Ladouceur R (2006) A prospective study of the impact of opening a casino on gambling behaviours: 2- and 4-year follow-ups. Canadian Journal of Psychiatry 51: 764–773

Jacques C, Ladouceur R, Ferland F (2000) Impact of availability on gambling: a longitudinal study. Canadian Journal of Psychiatry 45: 810–815

Jahrreiss R (1989) Zur Kontroverse um den Suchtbegriff bei pathologischem Glücksspiel. Praxis der Klinischen Verhaltensmedizin und Rehabilitation 5: 5–9

James RJ, O'Malley C, Tunney RJ (2016a) Understanding the psychology of mobile gambling: a behavioural synthesis. British Journal of Psychology. doi:10.1111/bjop.12226

James RJ, O'Malley C, Tunney RJ (2016b) Why are some games more addictive than others: the effects of timing and payoff on perseverance in a slot machine game. Frontiers in Psychology 7: 46. doi:10.3389/fpsyg.2016.00046

Jandek G (1986) Der internationale Casino Führer. Universitas, München

Janke M, Koch A (2007) Ein abstinenzorientiertes Gruppenkonzept für Glücksspielsüchtige. Beratung Aktuell 3: 174–188

Jardin BF, Wulfert E (2012) The use of messages in altering risky gambling behavior in experienced gamblers. Psychology of Addictive Behaviors 26: 166–170

Jazbinsek D (2012) Lobbyismus im Glücksspielbereich – Eine Momentaufnahme. In: Deutsche Hauptstelle für Suchtfragen (Hrsg) Jahrbuch Sucht 2012 Geesthacht, Neuland, S 273–287

Jefferson S, Nicki R (2003) A new instrument to measure cognitive distortions in video lottery terminal users: the informational biases scale (IBS). Journal of Gambling Studies 19: 387–403

Jellinek EM (1952) The phases of alcohol addiction. Quarterly Journal of Studies on Alcohol 13: 673–684

Jenny SE, Manning RD, Keiper MC, Olrich TW (2016) Virtual(ly) athletes: where eSports fit within the definition of »sport«« Quest. doi:10.1080/00336297.2016.1144517

Jimenez-Murcia S, Aymam N, Gomez-Pena M, Santamaria JJ, Alvarez-Moya E, Fernandez-Aranda F Granero R, Penelo E, Bueno B, Moragas L, Gunnard K, Menchon JM (2012) Does exposure and response prevention improve the results of group cognitive-behavioural therapy for male slot machine pathological gamblers? British Journal of Clinical Psychology 51: 54–71

Jiménez-Murcia S, Stinchfield R, Fernandez-Aranda F, Santamaría JJ, Penelo E, Granero R et al. (2011) Are online pathological gamblers different from non-online pathological gamblers on demographics, gambling problem severity, psychopathology and personality characteristics? International Gambling Studies 11: 325–337

Johansson A, Götestam KG (2003) Gambling and problematic gambling with money among Norwegian youth (12–18 years). Nordic Journal of Psychiatry 57: 317–321

Johansson A, Grant JE, Kim SW, Odlaug BL, Götestam KG (2009) Risk factors for problematic gambling: a critical literature review. Journal of Gambling Studies 25: 67–92

Johnson EE, Hamer R, Nora RM, Tan B, Eisenstein N, Engelhart C (1997) The lie/bet questionnaire for screening pathological gamblers. Psychological Reports 80: 83–88

Johnson EE, Nora RM (1992) Does spousal participation in Gamblers Anonymous benefit compulsive gamblers? Psychological Reports 71: 914

Jonas B, Tossmann P, Leuschner F, Pauly A, Bender-Roth H, Brand T et al. (2012) Check dein Spiel: Internetbasierte Prävention von problematischem Glücksspiel. Sucht 58: 63–68

Jones L, Metcalf A, Gordon-Smith K, Forty L, Perry A, Lloyd J et al. (2015) Gambling problems in bipolar disorder in the

UK: prevalence and distribution. The British Journal of Psychiatry 207: 328–333
Jonsson J, Nilsson T (2008) Responsible gaming and gambling problems among 3.000 Swedish internet poker players. Paper presented at the 7th EASG Conference, Nova Gorica, Slovenia
Jordan S, Sack, P-M (2009) Schutz- und Risikofaktoren. In: Thomasius R, Schulte-Markwort M, Küstner UJ, Riedesser P (Hrsg) Suchtstörungen im Kindes- und Jugendalter. Schattauer, Stuttgart, S 127–138
Jörgens K, Vock R (1988) Wohngruppen für Alkoholkranke in der Nachsorge. Deutscher Studienverlag, Weinheim
Jost K (1988) Spielen – eine Sucht? Mögliche forensische Konsequenzen. In: Wahl C (Hrsg) Spielsucht – Praktiker und Betroffene berichten über pathologisches Glücksspiel. Neuland, Hamburg, S 133–149
Jost K (2008) Forensisch-psychologische Begutachtung von Straftätern. Kohlhammer, Stuttgart
Joukhador J, Blaszczynski A, Maccallum F (2004) Superstitious beliefs in gambling among problem and non-problem gamblers: preliminary data. Journal of Gambling Studies 20: 171–180
Joukhador J, MacCallum F, Blaszczynski A (2003) Differences in cognitive distortions between problem and social gamblers. Psychological Reports 92: 1203–1214
Joutsa J, Johansson J, Niemelä S, Ollikainen A, Hirvonen MM, Piepponen P et al. (2012) Mesolimbic dopamine release is linked to symptom severity in pathological gambling. NeuroImage 60: 1992–1999
Kahneman D, Tversky A (1979) Prospect theory: an analysis of decision under risk. Econometrica 47: 263–291
Kairouz S, Paradis C, Nadeau L (2012) Are online gamblers more at risk than offline gamblers? Cyperpsychology, Behavior, and Social Networking 15: 175–180
Kalechstein AD, Fong T, Rosenthal RJ, Davis A, Vanyo H, Newton TF (2007) Pathological gamblers demonstrate frontal lobe impairment consistent with that of Methamphetamine-dependent individuals. Journal of Neuropsychiatry and Clinical Neuroscience 19: 298–303
Kalischuk RG, Nowatzki N, Cardwell K, Klein K, Solowoniuk J (2006) Problem gambling and its impact on families: a literature review. International Gambling Studies 6: 31–60
Kalke J, Buth S (2016) Selbstheilung bei pathologischen Glücksspielern: Die Bedeutung suchtunspezifischer Hilfen und persönlicher Vermeidungsstrategien. Suchttherapie. doi:10.1055/s-0042-103067
Kalke J, Buth S, Rosenkranz M, Schütze C, Oechsler H, Verthein U (2011a) Glücksspiel und Spielerschutz in Österreich. Lambertus, Freiburg i. Br.
Kalke J, Verthein U, Buth S, Hiller P (2011b) Glücksspielsucht-Prävention bei den staatlichen Lotterien: Evaluation der Schulungen des Annahmestellenpersonals. Suchttherapie 12: 178–185
Kalke J, Verthein U, Neumann E, Haasen C (2007) Gibt es riskante oder süchtige Lotto-Spieler? Ergebnisse einer Befragung der Leiter von Annahmestellen. Suchtmedizin 9: 223–227

Källmén H, Andersson P, Andren A (2008) Are irrational beliefs and depressive mood more common among problem gamblers than non-gamblers? A survey study of Swedish problem gamblers and controls. Journal of Gambling Studies 24: 441–450
Karim R, Chaudhri P (2012) Behavioral Addictions: an overview. Journal of Psychoactive Drugs 44: 5–17
Kassinove JI (1998) Development of the gambling attitude scales: preliminary findings. Journal of Clinical Psychology 54: 763–771
Kassinove JI, Schare ML (2001) Effects of the »near miss« and the »big win« on persistence at slot machine gambling. Psychology of Addictive Behaviors 15: 155–158
Kastirke N, Rumpf H-J, John U, Bischof A, Meyer C (2015) Demographic risk factors and gambling preference may not explain the high prevalence of gambling problems among the population with migration background: results from a German nationwide survey. Journal of Gambling Studies 31: 741–757
Kastirke N, Rumpf H-J, John U, Bischof A, Meyer C (2016) Migrationshintergrund und pathologisches Glücksspielen: Befunde einer deutschlandweiten epidemiologischen Untersuchung zur Bedeutung der Herkunftsregion. Gesundheitswesen. doi:10.1055/s-0042-106645
Kausch O, Rugle L, Rowland DY (2006) Lifetime histories of trauma among pathological gamblers. The American Journal on Addictions 15: 35–43
Keen B, Blaszczynski A, Anjoul F (2016) Systematic review of empirically evaluated school-based gambling education programs. Journal of Gambling Studies. doi:10.1007/s10899-016-9641-7
Kellermann B (1987) Pathologisches Glücksspiel und Suchtkrankheit – aus suchtpsychiatrisch-therapeutischer Sicht. Suchtgefahren 33: 110–120
Kellermann B (1988a) Sucht aus der Sicht des Praktikers. In: Wahl C (Hrsg) Spielsucht. Praktiker und Betroffene berichten über pathologisches Glücksspiel. Neuland, Hamburg, S 91–99
Kellermann B (1988b) Glücksspieler in der stationären Therapie. In: Wahl C (Hrsg) Spielsucht. Praktiker und Betroffene berichten über pathologisches Glücksspiel. Neuland, Hamburg, S 243–257
Kellermann B (1996) Glücksspielsucht als seelische Abartigkeit. Neue Zeitschrift für Strafrecht 7: 334–336
Kellermann B (2005a) Sucht – Versuch einer pragmatischen Begriffsbestimmung für Politik und Praxis. Neuland, Geeshacht
Kellermann B (2005b) Glücksspielsucht und Beschaffungsdelinquenz. Strafverteidiger 25: 287–296
Kellermann B (2016) Der Spieler und seine Frau. Fjodor Dostojewski, seine Frau und die Glücksspielsucht. BoD, Norderstedt
Kellermann B, Sostmann M (1992) Pathologisches Automaten-Glücksspielen aus der Sicht einer psychiatrischen Suchttherapiestation. Hamburger Ärzteblatt 46: 169–176
Kelly JF, Greene MC, Bergman BG (2016) Recovery benefits of the »therapeutic alliance« among 12-step mutual-help

organization attendees and their sponsors. Drug and Alcohol Dependence 162: 64–71

Kennedy SH, Welsh BR, Fulton K, Soczynska JK, McIntyre RS, O'Donovan C, Milev R, le Melledo J-M, Bisserbe J-C, Zimmerman M, Martin N (2010) Frequency and correlates of gambling problems in outpatients with major depressive disorder and bipolar disorder. The Canadian Journal of Psychiatry 55: 568–576

Keren G, Lewis C (1994) The two fallacies of gamblers: type I and type II. Organizational Behavior and Human Decision Processes 60: 75–89

Kertzman S, Lowengrub K, Aizer A, Vainder M, Kotler M, Dannon PN (2008) Go-no-go performance in pathological gamblers. Psychiatry Research 161: 1–10

Kertzman S, Lowengrub K, Kaizer A, Nahum ZB, Kotler M, Dannon PN (2006) Stroop performance in pathological gamblers. Psychiatry Research 142: 1–10

Kessler RC, Hwang I, LaBrie R, Petukhova M, Sampson NA, Winters KC & Shaffer HJ (2008) DSM-IV pathological gambling in the National Comorbidity Survey Replication. Psychological Medicine, 38: 1351–1360

Kiefer F, Fauth-Bühler M, Heinz A, Mann K (2013) Neurobiologische Grundlagen der Verhaltenssüchte. Nervenarzt 84: 557–562

Kim HS, Salmon M, Wohl MJA, Young M (2016) A dangerous cocktail: alcohol consumption increases suicidal ideations among problem gamblers in the general population. Addictive Behaviors 55: 50–55

Kim HS, Wohl MJ, Salmon MM, Gupta R, Derevenski JL (2015) Do social casino gamers migrate to online gambling. An assessment of migration rate and potential predictors. Journal of Gambling Studies 31: 1819–1831

Kim SW, Grant JE (2001a) Personality dimensions in pathological gambling disorder and obsessive-compulsive disorder. Psychiatry Research 104: 205–212

Kim SW, Grant JE (2001b) An open naltrexone treatment study in pathological gambling disorder. International Clinical Psychopharmacology 16: 285–289

Kim SW, Grant JE, Adson DE & Shin YC (2001) Double-blind naltrexone and placebo comparison study in the treatment of pathological gambling. Biological Psychiatry 49: 914–921

Kim SW, Grant JE, Adson DE, Shin YC, Zaninelli R (2002) A double-blind placebo-controlled study of the efficacy and safety of Paroxetine in the treatment of pathological gambling. Journal of Clinical Psychiatry 63: 501–507

Kim SW, Grant JE, Eckert ED, Faris PL, Hartman BK (2006) Pathological gambling and mood disorders: clinical associations and treatment implications. Journal of Affective Disorders 92: 109–116

Kim SW, Grant JE, Potenza MN, Blanco C, Hollander E (2009) The Gambling Symptom Assessment Scale (G-SAS): a reliability and validity study. Psychiatry Research 166: 76–84

Kind J (1988) Selbstobjekt Automat. Zur Bedeutung der frühen Triangulierung für die Psychogenese der Spielsucht. Forum der Psychoanalyse 4: 116–138

Klauer T (2012) Stressbewältigung. Grundlagen und Intervention. Psychotherapeut 57: 263–278

Kleber B (2007) Wellenreiten ins Gehirn. Forschung & Technik, Focus, 7

Kleber B, Birbaumer N (2005) Direct brain communication: neuroelectric and metabolic approaches at Tübingen. Cognitive Processing 6: 65–74

Klepsch R, Hand I, Wlazlo Z, Fischer M, Friedrich B, Bodek D (1989a) Langzeiteffekte multimodaler Verhaltenstherapie bei krankhaftem Glücksspielen, III: Zweite prospektive Katamnese der Hamburger Projektstudie. Suchtgefahren 35: 35–49

Klepsch R, Hand I, Wlazlo Z, Kaunisto E, Friedrich B (1989b) Pathologisches Spielen. In: Hand I, Wittchen HU (Hrsg) Verhaltenstherapie in der Medizin. Springer, Berlin, S 313–326

Knapp TJ (1976) A functional analysis of gambling behavior. In: Eadington WR (ed) Gambling and society. Thomas Books, Springfield (USA), pp 276–293

Knapp TJ, Lech BC (1987) Pathological gambling: a review with recommendations. Advances in Behaviour Research and Therapy 9: 21–49

Koch A, Müller KW, Naab L (2015) Katamnese-Erhebung zur stationären Rehabilitation bei Pathologischem Glücksspiel. Bundesverband für stationäre Suchtkrankenhilfe (buss)

Koch A, Müller KW, Naab L, Dreier M, Boddin M (2016) Katamnese-Erhebung zur stationären Rehabilitation bei Pathologischem Glücksspiel. Eine qualitative Addon-Analyse. Bundesverband für stationäre Suchtkrankenhilfe (buss)

Koehler S, Ovadia-Caro S, van der Meer E, Villringer A, Heinz A, Romanczuk-Seiferth N et al. (2013) Increased functional connectivity between prefrontal cortex and reward system in pathological gambling. PLoS One 8: e84565

Koglin U, Petermann F, Heffter P, Petermann U (2010) Längerfristige Effekte des JobFit-Trainings für Jugendliche. Zeitschrift für Psychiatrie, Psychologie und Psychotherapie 58: 235–241

Koller I (1990) Informationsobliegenheiten bei Börsentermingeschäften. Betriebsberater 32: 2202–2209

Koning RH, van Velzen B (2009) Betting exchanges: the future of sports betting? International Journal of Sport Finance 4: 42–62

Konrad K, Bernhart D (2010) Kooperatives Lernen als Unterrichtsform. Lehren und Lernen 1: 7–15

Körkel J (2016) »Viel hilft viel – ist Abstinenz noch wichtig«? Abstinenz und kontrollierter Konsum – die breite Palette der Suchtbehandlung. Bundesverband für stationäre Suchtkrankenhilfe e. V. (buss), Wissenschaftliche Jahrestagung, Berlin

Körkel J, Lauer G (1988) Der Rückfall: Einführung und Überblick. In: Körkel J (Hrsg) Der Rückfall des Suchtkranken. Flucht in die Sucht? Springer, Berlin, S 6–122

Körkel J, Schindler DPC (2003) Kontrolliertes Trinken. In Rückfallprävention mit Alkoholabhängigen. Springer Berlin Heidelberg, S 279–304

Korman, LM, Collins J, Dutton D, Dhayananthan B, Littman-Sharp N, Skinner W (2008) Problem gambling and intimate partner violence. Journal of Gambling Studies 24: 13–23

Kourgiantakis T, Stark S, Lobo DSS, Teppermann L (2016) Parent problem gambling: a systematic review of prevention programs for children. Journal of Gambling Issues 33. doi:104309/jgi.2016.33.2

Krämer W (1998) Sinnvolle und unsinnige Strategien bei Roulette und Lotto. In: Füchtenschnieder I, Petry J (Hrsg) Glücksspielsucht: Gesellschaftliche und therapeutische Aspekte. Profil, München, S 53–75

Kräplin A, Behrendt S, Scherbaum S, Dshemuchadse M, Bühringer G, Goschke T (2015) Increased impulsivity in pathological gambling: considering nicotine dependence. Journal of Clinical and Experimental Neuropsychology 37: 367–378

Kräplin A, Bühringer G, Oosterlaan J, van den Brink W, Goschke T, Goudriaan AE (2014a) Dimensions and disorder specificity of impulsivity in pathological gambling. Addictive Behaviors 39: 1646–1651

Kräplin A, Dshemuchadse M, Behrendt S, Scherbaum S, Goschke T, Bühringer G (2014b) Dysfunctional decision-making in pathological gambling: pattern specificity and the role of impulsivity. Psychiatric Research 215: 675–682

Kraus K (1952) Das Buch der Glücksspiele. Athenäum, Bonn

Kreuzer A (1987) Jugend – Drogen – Kriminalität, 3. Aufl. Luchterhand, Neuwied

Kröber H-L (1987) »Spielsucht« und Schuldfähigkeit – Zur Notwendigkeit differenzierter Psychopathologie bei straffälligen Spielern. Forensia 8: 113–124

Kröber H-L (1991) Automatenspieler und Roulettespieler – psychiatrische und kriminologische Differenzen. Nervenarzt 62: 670–675

Kröber H-L (1996) Die Differenzierung unterschiedlicher Störungsbilder bei pathologischen Glücksspielern als Grundlage gezielter Therapiestrategien. Sucht 42: 399–409

Kruedelbach N, Walker HI, Chapman HA, Haro G, Mateu C, Leal C (2006) Comorbidity on disorders with loss of impulse-control: pathological gambling, addictions and personality disorders. Actas Espanolas de Psiquiatria 34: 76–82

Krueger F (1939) Otto Klemm und das Psychologische Institut der Universität Leipzig: Deutsche Seelenforschung in den letzten drei Jahrzehnten. Barth, Leipzig

Krueger THC, Schedlowski M, Meyer G (2005) Cortisol and heart rate measures during casino gambling in relation to impulsivity. Neuropsychobiology 52: 206–211

Kryspin-Exner I (1990) Alkoholismus. In: Reinecker H (Hrsg) Lehrbuch der Klinischen Psychologie. Hogrefe, Göttingen, S 166–185

Küfner H (1991) Die Zeit danach. Hard Röttger, München

Kuhnen CM, Chiao JY (2009) Genetic determinants of financial risk taking. Public Library of Science 4: e4362

Kuley NB, Jacobs DF (1988) The relationship between dissociative-like experiences and sensation seeking among social and problem gamblers. Journal of Gambling Behavior 4: 197–207

Kummer H, Kummer HJ (1986) Glücksspiele in Deutschland. Schmidt, Mainz

Kunz D, Kampe H (1985) Zum Problem des Therapieabbruches von Heroinabhängigen. Suchtgefahren 31: 146–154

Künzi K, Fritschi T, Oesch T, Gehrig M, Julien N (2009) Soziale Kosten des Glücksspiels in Casinos: Studie zur Erfassung der durch die Schweizer Casinos verursachten Kosten. Büro für Arbeits- und Sozialpolitische Studien (BASS AG), Bern

Kushner M, Thurus P, Sletten S, Frye B, Abrams K, Adson D et al. (2008) Urge to gamble in a simulated gambling environment. Journal of Gambling Studies 24: 219–227

Kushner MG, Abrams K, Donahue C, Thuras P, Frost R, Kim SW (2007) Urge to gamble in problem gamblers exposed to a casino environment. Journal of Gambling Studies 23: 121–132

Kusyszyn I, Rubenstein L (1985) Locus of control and race track betting behaviors: a preliminary investigation. Journal of Gambling Behavior 1: 106–110

Kusyszyn I, Rutter R (1985) Personality characteristics of male heavy gamblers, light gamblers, non-gamblers, and lottery players. Journal of Gambling Behavior 1: 59–63

Kweitel R, Allen FCL (1998) Cognitive processes associated with gambling behaviour. Psychological Reports 82: 147–153

Kyngdon A, Dickerson M (1999) An experimental study of the effect of prior alcohol consumption on a simulated gambling activity. Addiction 94: 697–707

Laakasuo M, Palomäki J, Salmela M (2015) Emotional and social factors influence poker decision making accuracy. Journal of Gambling Studies 31: 933–947

LaBrie R, Shaffer HJ (2010) Identifying behavioral markers of disordered Internet sports gambling. Addiction Research and Theorie. doi:10.3109/16066359.2010.512106

LaBrie RA, Kaplan SA, LaPlante DA, Nelson SE, Shaffer HJ (2008) Inside the virtual casino: a prospective longitudinal study of actual Internet casino gambling. European Journal of Public Health 18: 410–416

LaBrie RA, LaPlante DA, Nelson SE, Schumann A, Shaffer HJ (2007a) Assessing the playing field: a prospective longitudinal study of Internet sports gambling behavior. Journal of Gambling Studies 23: 347–362

LaBrie RA, Nelson SE, LaPlante DA, Peller AJ, Caro G, Shaffer HJ (2007b) Missouri casino self-excluders: distribution across time and space. Journal of Gambling Studies 23: 231–243

LaBrie RA, Peller AJ, LaPlante DA, Bernhard B, Harper A, Chrier T et al. (2012) A brief self-help toolkit intervention for gambling problems: a randomized multi-site trial. American Journal of Orthopsychiatry. 82: 278-28

Labudda K, Wolf OG, Markowitsch HJ, Brand M (2007) Decision-making and neuroendocrine responses in pathological gamblers. Psychiatry Research 153: 233–243

Lachner G, Wittchen HU, Perkonigg A, Holly A, Schuster P, Wunderlich U et al. (1998) Structure, content and reliability of the Munich-Composite International Diagnostic Interview (M-CIDI) substance use sections. European Addiction Research 4: 28–41

Ladd GT, Petry NM (2002) Gender differences among pathological gamblers seeking treatment. Experimental and Clinical Psychopharmacology 10: 302–309

Ladd GT, Petry NM (2003) A comparison of pathological gamblers with and without substance abuse treatment histories. Experimental and Clinical Psychopharmacology 11: 202–209

Lader M (2008) Antiparkinsonian medication and pathological gambling. CNS Drugs 22: 407–416

Ladouceur R (2004) Perceptions among pathological and nonpathological gamblers. Addictive Behaviors 29: 555–565

Ladouceur R, Blaszczynski A, Lalande DR (2012) Pre-commitment in gambling: a review of the empirical evidence. International Gambling Studies 12: 215–230

Ladouceur R, Bouchard C, Rhéaume N, Jacques C, Ferland F, Leblond J, Walker M (2000b) Is the SOGS an accurate measure of pathological gambling among children, adolescents and adults? Journal of Gambling Studies 16: 1–24

Ladouceur R, Boutin C, Doucet C, Dumont M, Provencher M, Giroux I, Boucher C (2004) Awareness promotion about excessive gambling among video lottery retailers. Journal of Gambling Studies 20: 181–185

Ladouceur R, Ferland F, Fournier P-M (2003b) Correction of erroneous perceptions among primary school students regarding the notions of chance and randomness in gambling. American Journal of Health Education 34: 272–277

Ladouceur R, Ferland F, Vitaro F, Pelletier O (2005) Modifying youths' perception toward pathological gamblers. Addictive Behaviors 30: 351–354

Ladouceur R, Gaboury A, Dumont M, Rochette P (1988) Gambling: relationship between the frequency of wins and irrational thinking. The Journal of Psychology 122: 409–414

Ladouceur R, Giroux I, Jacques C (1998a) Winning on the horses: how much strategy and knowledge are needed? Journal of Psychology 132: 133–142

Ladouceur R, Goulet A, Viatro F (2013) Prevention programmes for youth gambling: a review of the empirical evidence. International Gambling Studies 13: 141–159

Ladouceur R, Jacques C, Ferland F, Giroux I (1999) Prevalence of problem gambling: a replication study 7 years later. Canadian Journal of Psychiatry 44: 802–804

Ladouceur R, Jacques C, Giroux I, Ferland F, Leblond J (2000a) Analysis of a casino's self-exclusion program. Journal of Gambling Studies 16: 453–460

Ladouceur R, Lachance S (2007) Overcoming pathological gambling. University Press, Oxford

Ladouceur R, Lachance S, Fournier P-M (2009) Is control a viable goal in the treatment of pathological gambling? Behaviour Research and Therapy 47: 189–197

Ladouceur R, Sévigny S (2003) Interactive messages on video lottery terminals and persistence in gambling. Gambling Research 15: 45–50

Ladouceur R, Sévigny S (2005) Structural characteristics of video lotteries: effects of a stopping device on illusion of control and gambling persistence. Journal of Gambling Studies 21: 117–131

Ladouceur R, Sévigny S (2009) Electronic gambling machines: influence of a clock, a cash display, and a precommitment on gambling time. Journal of Gambling Issues 23. doi:10.4309/jgi.2009.23.3

Ladouceur R, Sévigny S, Blaszczynski A, O'Connor K, Lavoie ME (2003a) Video lottery: winning expectancies and arousal. Addiction 98: 733–738

Ladouceur R, Shaffer HJ, Blaszczynski A, Shaffer P (2016) Responsible gambling: a synthesis oft he empirical evidence. Addiction Research & Theory. doi:10.1080/16066359.2016.1245294

Ladouceur R, Sylvain C, Boutin C, Doucet C (2002) Understanding and treating the pathological gambler. Wiley, Chichester

Ladouceur R, Sylvain C, Gosselin P (2007) Self-exclusion program: a longitudinal evaluation study. Journal of Gambling Studies 23: 85–94

Ladouceur R, Sylvain C, Letarte H, Giroux I, Jacques C (1998b) Cognitive treatment of pathological gamblers. Behaviour Research and Therapy 36: 1111–1119

Ladouceur R, Walker M (1998) Cognitive approach to understanding and treating pathological gambling. In: Bellack AS, Hersen M (eds) Comprehensive clinical psychology. Pergamon, Oxford, pp 587–601

Laforgue R (1930) On the eroticization of anxiety. International Journal of Psycho-Analysis 11: 312–321

Laging M (2009) Die Inanspruchnahme formeller Hilfen durch Menschen mit problematischem oder pathologischem Glücksspielverhalten. Suchttherapie 10: 68–74

Lahn J (2005) Gambling among offenders: results from an Australian survey. International Journal of Offender Therapy and Comparative Criminology 49: 343–355

Lakey CE, Goodie AS, Campbell WK (2007a) Frequent card playing and pathological gambling: the utility of the Georgia Gambling Task and Iowa Gambling Task for predicting pathology. Journal of Gambling Studies 23: 285–297

Lakey CE, Goodie AS, Lance CE, Stinchfield R, Winters KC (2007b) Examining DSM-IV criteria for pathological gambling: psychometric properties and evidence from cognitive biases. Journal of Gambling Studies 23: 479–498

Lal A, Siahpush M (2008) The effect of smoke-free policies on electronic gaming machine expenditure in Victoria, Australia. Journal of Epidemiology and Community Health 62: 11–15

Lammel M (2008) Das »pathologische Spielen« im Spiegel der höchstrichterlichen Rechtsprechung. In: Lammel M, Felber W, Sutarski S, Lau S (Hrsg) Die forensische Relevanz ›abnormer Gewohnheiten‹. Jahresheft für Forensische Psychiatrie. Medizinisch Wissenschaftliche Verlagsgesellschaft, Berlin, S 87–103

Literatur

Lane W, Sacco P, Downton K, Ludeman E, Levy L, Tracy K (2016) Child maltreatment and problem gambling: a systematic review. Child Abuse & Neglect 58: 24–28

Lang M, Leménager T, Streit F, Fauth-Bühler M, Frank J, Juraeva D et al. (2016) Genome-wide association study of pathological gambling. European Psychiatry 36: 38–46

Langelüddeke A, Bresser PH (1976) Gerichtliche Psychiatrie. De Gruyter, Berlin

Langer EJ (1975) The illusion of control. Journal of Personality and Social Psychology 32: 311–328

Langer EJ, Roth J (1975) Head I win, tails it's chance: the illusion of control as a function of the sequence of outcomes in a purely chance task. Journal of Personality and Social Psychology 32: 951–955

Langhinrichsen-Rohling J, Rohde P, Seeley JR, Rohling ML (2004) Individual, family, and peer correlates of adolescent gambling. Journal of Gambling Studies 20: 23–46

LaPlante D, Shaffer HJ (2007) Understanding the influence of gambling opportunities: expanding exposure models to include adaption. American Journal of Orthopsychiatry 77: 616–623

LaPlante DA, Afifi TO, Shaffer HJ (2013) Games and gambling involvement among casino patrons. Journal of Gambling Studies 29: 191–203

LaPlante DA, Kleschinsky JH, LaBrie RA, Nelson SE, Shaffer HJ (2009a) Sitting at the virtual poker table: a prospective epidemiological study of actual Internet poker gambling behavior. Computers in Human Behavior 25: 711–717

LaPlante DA, Nelson SE, Gray HM (2014) Breadth and depth involvement: understanding internet gambling involvement and its relationship to gambling problems. Psychology of Addictive Behaviors 28: 396–403

LaPlante DA, Nelson SE, LaBrie RA, Shaffer HJ (2006) Men & Women playing games: gender and the gambling preferences of Iowa gambling treatment program participants. Journal of Gambling Studies 22: 65–80

LaPlante DA, Nelson SE, LaBrie RA, Shaffer HJ (2008a) Stability and progression of disordered gambling: lessons from longitudinal studies. Canadian Journal of Psychiatry 53: 52–60

LaPlante DA, Nelson SE, LaBrie RA, Shaffer HJ (2009b) Disordered gambling, type of gambling and gambling involvement in the British gambling prevalence survey 2007. The European Journal of Public Health 5: 1–6

LaPlante DA, Schumann A, LaBrie RA, Shaffer HJ (2008b) Population trends in Internet sports gambling. Computers in Human Behavior 24: 2399–2414

Lauer G (1988) Interventionsstudien zur Rückfallprophylaxe: Ergebnisse und Probleme. In: Körkel J (Hrsg) Der Rückfall des Suchtkranken. Flucht in die Sucht? Springer, Berlin Heidelberg, S 217–237

Laursen B, Plauborg R, Ekholm O, Larsen CVL, Juel K (2016) Problem gambling associated with violent and criminal behaviour: a Danish population-based survey and register study. Journal of Gambling Studies 32: 25–34

Lazarus AA (1978) Multimodale Verhaltenstherapie. Fachbuchhandlung für Psychologie, Frankfurt

Leary K, Dickerson MG (1985) Levels of arousal in high- and low-frequency gamblers. Behavior, Research and Therapy 23: 635–640

Leblond J, Ladouceur R, Blaszczynski A (2003) Which pathological gamblers will complete treatment? British Journal of Clinical Psychology 42: 205–209

Ledgerwood DM, Petry NM (2004) Gambling and suicidality in treatment-seeking pathological gamblers. The Journal of Nervous and Mental Disease 192: 711–714

Ledgerwood DM, Petry NM (2006a) Psychological experience of gambling and subtypes of pathological gamblers. Psychiatry Research 144: 17–27

Ledgerwood DM, Petry NM (2006b) What do we know about relapse in pathological gambling? Clinical Psychology Review 26: 216–228

Ledgerwood DM, Petry NM (2006c) Posttraumatic stress disorder symptoms in treatment-seeking pathological gamblers. Journal of Traumatic Stress 19: 411–416

Ledgerwood DM, Petry NM (2010) Subtyping pathological gamblers based on impulsivity, depression, and anxiety. Academy of Psychiatry and the Law 35: 294–301

Ledgerwood DM, Steinberg MA, Wu R, Potenza MN (2005) Self-reported gambling-related suicidality among gambling helpline callers. Psychology of Addictive Behaviors 19: 175–183

Ledgerwood DM, Weinstock J, Morasco BJ, Petry NM (2007) Clinical features and treatment prognosis of pathological gamblers with and without recent gambling-related illegal behavior. Academy of Psychiatry and the Law 35: 294–301

Lee C-K, Song H-J, Lee H-M, Lee S, Bernhard BJ (2013) The impact of CSR on casino employees' organizational trust, job satisfaction, and customer orientation: an empirical examination of responsible gambling strategies. International Journal of Hospitality Management 33: 406–415

Lee GP, Storr CL, Ialongo NS, Martins SS (2010) Compounded effect of early adolescence depressive symptoms and impulsivity on late adolescence gambling: a longitudinal study. Journal of Adolescent Health.. doi:10.1016/j.jadohealth.2010.06.002

Lee H-P, Kyuman Chae P, Lee H-S, Kim Y-K (2007) The five-factor gambling motivation model. Psychiatry Research 150: 21–32

Lee H-S, Lemanski JL, Jun JW (2008) Role of gambling media exposure in influencing trajectories among college students. Journal of Gambling Studies 24: 25–37

Lefcourt HM, Steffy RA (1970) Level of aspiration risk-taking behavior and projective test performance: a search for coherence. Journal of Consulting and Clinical Psychology 34: 193–198

Leibetseder M, Laireiter AR, Vierhauser M, Hittenberger B (2011) Die Wirksamkeit psychologischer und psychopharmakologischer Interventionen bei pathologischem Glücksspiel - eine Metaanalyse. Sucht 57: 275–285

Leino T, Torsheim T, Pallesen S, Blaszczynski A, Sagoe D, Molde H (2016) An empirical real-world study of losses disguised as wins in electronic gaming machines. International Gambling Studies. doi:10.1080/14459795.2016.1232433

Leiserson V, Pihl RO (2007) Reward-sensitivity, inhibition of reward-seeking, and dorsolateral prefrontal working memory function in problem gamblers not in treatment. Journal of Gambling Studies 23: 435–455

Leonard CA, Williams RJ (2016) The relationship between gambling fallacies and problem gambling. Psychology of Addictive Behaviors 30: 694–704

Leppink EW, Redden SA, Grant JE (2016) Impulsivity and gambling: a complex clinical association across three measures. The American Journal on Addictions 25: 138–144

Lesieur HR (1977) The chase – career of the compulsive gambler. Anchor, Garden City

Lesieur HR (1979) The compulsive gambler's spiral of options and involvement. Psychiatry: Journal of the Study of Interpersonal Processes 42: 79–87

Lesieur HR (1987a) The female pathological gambler. Paper presented at the »Seventh International Conference on Gambling and Risk Taking«, Reno, USA

Lesieur HR (1987b) Gambling, pathological gambling and crime. In: Galski T (ed) The handbook on pathological gambling. Thomas, Springfield (USA), pp 89–110

Lesieur HR (1989) Current research into pathological gambling and gaps in the literature. In: Shaffer HJ, Stein SA, Gambino B, Cummings TN (eds) Compulsive gambling. Lexington Books, Lexington (USA), pp 225–248

Lesieur HR (1993) Female pathological gamblers and crime. In: Eadington WR, Cornelius J (eds) Gambling behavior and problem gambling. Institute for the Study of Gambling and Commercial Gaming, Reno, pp 495–515

Lesieur HR (1996) An overview of gambling and crime. In: Lighthouse Institute (eds) Proceedings of the 1996 National Conference on Problem Gambling, Crime, and Gaming Enforcement. Lighthouse Institute, Bloomington, Illinois, pp 3–8

Lesieur HR, Blume S (1987) The South Oaks Gambling Screen (SOGS): a new instrument for the identification of pathological gamblers. American Journal of Psychiatry 144: 1184–1188

Lesieur HR, Blume S (1991a) When lady luck loses: women and compulsive gambling. In: van den Bergh N (ed) Feminist perspectives on addictions. Springer, New York, pp 181–197

Lesieur HR, Blume S (1991b) Evaluation of patients treated for pathological gambling in a combined alcohol, substance abuse and pathological gambling treatment unit using the Addiciton Severity Index. British Journal of Addiction 86: 1017–1928

Lesieur HR, Blume S (1992) Modifying the Addiction Severity Index for use with pathological gamblers. The American Journal on Addictions 1: 240–247

Lesieur HR, Blume S (1993) Pathological gambling, eating disorders, and the psychoactive substance use disorders. Journal of Addictive Diseases 12: 89–102

Lesieur HR, Blume S (1996) Wenn die Glücksgöttin verliert: Frauen und »zwanghaftes Glücksspiel«. Sucht 42: 410–419

Lesieur HR, Blume S, Zoppa R (1986) Alcoholism, drug abuse, and gambling. Alcoholism: Clinical and Experimental Research 10: 33–38

Lesieur HR, Custer RL (1984) Pathological gambling: roots, phases, and treatment. The Annals of the American Academy of Political and Social Science 474: 146–156

Lesieur HR, Rosenthal RJ (1991) Pathological gambling: a review of the literature (prepared for the American Psychiatric Association task force on DSM-IV committee on disorders of impulse control not elsewhere classified). Journal of Gambling Studies 7: 5–39

Lesieur HR, Rothschild J (1989) Children of Gamblers Anonymous members. Journal of Gambling Behavior 5: 269–281

Lester D (1980) Choice of gambling activity and belief in locus of control. Psychological Reports 47: 22

Lester D (1994) Access to gambling opportunities and compulsive gambling. International Journal of the Addictions 29: 1611–1616

Lester D, Jason D (1989) Suicides at the casino. Psychological Reports 64: 337–338

Letner-Jedlicka S, Feselmeyer S (1981) Katamnestische Untersuchung über die ambulante Nachbehandlung und den Rückfall des Alkoholikers. In: Keup W (Hrsg) Behandlung der Sucht und des Mißbrauchs chemischer Stoffe. Thieme, Stuttgart, S 211–220

Levitz LS (1971) The experimental induction of compulsive gambling. Unpublished doctoral dissertation, University of Illinois, USA

Levy LH, Knight BG, Padsett VP, Wollert RW (1977) Patterns of help-giving in self-help-groups. American Psychological Association Meetings. Unveröffentl. Manuskript

Levy M, Feinberg M (1991) Psychopathology and pathological gambling among males: theoretical and clinical concerns. Journal of Gambling Studies 7: 41–53

Lewis DJ, Duncan CP (1956) Effect of different percentages of money reward on extinction of a lever-pulling response. Journal of Experimental Psychology 52: 23–27

Lewis DJ, Duncan CP (1957) Expectation and resistance of extinction of a lever-pulling response as functions of percentage of reinforcement and amount of reward. Journal of Experimental Psychology 54: 115–120

Li WL, Smith MH (1976) The propensity to gamble: some structural determinants. In: Eadington WR (ed) Gambling and society. Thomas, Springfield (USA), pp 189–206

Libermann RP (1975) Behavioral methods in group and family therapy. In: Rosenbaum M, Berger M (Hrsg) Group psychotherapy and group function. Basic Books, New York, pp 642–657

Lieberman MA (1977) Gruppenmethoden. In: Kanfer FH, Goldstein AP (Hrsg) Möglichkeiten der Verhaltensänderung. Urban & Schwarzenberg, München, 503–567

Lim S, Ha J, Choi S-W, Kang S-G, Shin Y-C (2012) Association study on pathological gambling and polymorphisms of dopamine D1, D2, D3, and D4 receptor genes in a Korean population. Journal of Gambling Studies 28: 481–491

Lind PA, Zhu G, Montgomery GW, Madden PAF, Heath A, Martin NG et al. (2012) Genome-wide association study of a quantitative disordered gambling trait. Addiction Biology 18: 511–522

Lindberg A, Fernie BA, Spada MM (2010) Metacognitions in problem gambling. Journal of Gambling Studies. doi:10.1007/s10899-010-9193-1

Linden RD, Pope HG, Jonas JM (1986) Pathological gambling and major affective disorder: preliminary findings. Journal of Clinical Psychiatry 47: 201–203

Lindenmeyer J (2001/2005) Lieber schlau als blau. Beltz, Weinheim

Lindenmeyer J (2004) Vom allgemeinen Defizitmodell zum situationsspezifischen Rückallrisiko – Anmerkungen zur Sucht-Neurose-Debatte. Verhaltenstherapie 14: 145–146

Lindgren HE, Youngs GA, McDonald TD, Klenow DJ, Schiner EC (1987) The impact of gender on gambling attitudes and behavior. Journal of Gambling Behavior 3: 155–167

Lindner RM (1950) The psychodynamics of gambling. The Annals of the American Academy of Political and Social Science 269: 93–107

Linnet J (2009) Denmark. In: Meyer G, Hayer T, Griffiths MD (eds) Problem gambling in Europe – challenges, prevention, and interventions. Springer, New York, S 17–35

Linnet J (2013) The Iowa gambling task and the three fallacies of dopamine in gambling disorder. Frontiers in Psychology 4: 709. doi:10.3389/fpsyg.2013.00709

Linnet J, Møller A, Peterson E, Gjedde A, Doudet D (2010a) Dopamine release in ventral striatum during Iowa Gambling Task performance is associated with increased excitement levels in pathological gambling. Addiction 106: 383–390

Linnet J, Mouridsen K, Peterson E, Møller AC, Doudet DJ, Gjedde A (2012) Striatal dopamine release codes uncertainty in pathological gambling. Psychiatry Research: Neuroimaging 204: 55–60

Linnet J, Peterson E, Doudet DJ, Gjedde A, Møller A (2010b) Dopamine release in ventral striatum of pathological gamblers losing money. Acta Psychiatrica Scandinavia 122: 326–333

Linnet J, Røjskjær S, Nygaard J, Maher BA (2006) Episodic chasing in pathological gamblers using the Iowa Gambling Task. Scandinavian Journal of Psychology 47: 43–49

Lischer S, Auerbach S, Schwarz J (2016) Die Spielsperre im Kontext des Spielerschutzes. Abschlussbericht der Studie im Auftrag von Sucht Schweiz. Hochschule Luzern

Litman GK, Eiser JR, Rawson NSB, Oppenheim AN (1979) Differences in relapse precipitants and coping behavior between alcohol relapsers and survivors. Behavioural Research and Therapy 17: 89–94

Livingston J (1974) Compulsive gamblers. Harper and Row, New York

Livingstone C (2001) The social economy of poker machine gambling in Victoria. International Gambling Studies 1: 45–65

Livingstone C, Adams PJ (2010) Harm promotion: observations on the symbiosis between government and private industries in Australasia for the development of highly accessible gambling markets. Addiction 106: 3–8

Livingstone C, Adams PJ (2015) Clear principles are needed for integrity in gambling research. Addiction 111: 5–10

Lloyd J, Doll H, Hawton K, Dutton WH, Geddes JR, Goodwin GM, Rogers RD (2010) How psychological symptoms relate to different motivations for gambling: an online study of Internet gamblers. Biological Psychiatry 68: 733–740

Loba P, Stewart SH, Klein RM, Blackburn JR (2001) Manipulations of the features of standard video lottery terminals (VLT) games: effects in pathological and non-pathological gamblers. Journal of Gambling Studies 17: 297–320

Lobo DSS (2016) Genetic aspects of gambling disorders: recent developments and future directions. Current Behavioral Neuroscience Reports 3: 58–66

Lobo DSS, Kennedy JL (2009) Genetic aspects of pathological gambling: a complex disorder with shared genetic vulnerabilities. Addiction 104: 1454–1465

Lobo DSS, Vallada HP, Knight J, Martins SS, Tavares H, Gentil V, Kennedy JL (2007) Dopamine genes and pathological gambling in discordant sib-pairs. Journal of Gambling Studies 23: 421–433

Lobsinger C, Beckett L (1996) Odds on the break even: a practical approach to gambling awareness. Relationships Australia, Canberra

Lole L, Gonsalvez CJ, Barry RJ, Blaszczynski A (2014) Problem gamblers are hyposensitive to wins: an analysis of skin conductance responses during actual gambling on electronic gaming machines. Psychophysiology 51: 556–564

Lorains FK, Cowlishaw S, Thomas SA (2011) Prevalence of comorbid disorders in problem and pathological gambling: systematic reveiw and meta-analysis of population surveys. Addiction 106: 490–498

Lorains FK, Dowling NA, Enticott PG, Bradshaw JL, Trueblood JS, Stout JC (2014) Strategic and non-strategic problem gamblers differ on decision-making under risk and ambiguity. Addiction 109: 1128–1137

Lorenz VC (1987) Family dynamics of pathological gamblers. In: Galski T (ed) The handbook of pathological gambling. Thomas, Springfield (USA), pp 71–88

Lorenz VC (1989) Some treatment approaches for family members who jeopardize the compulsive gambler's recovery. Journal of Gambling Behavior 5: 303–312

Lorenz VC, Shuttlesworth DE (1983) The impact of pathological gambling on the spouse of the gambler. Journal of Community Psychology 11: 67–76

Lorenz VC, Yaffee RA (1986) Pathological gambling: psychosomatic, emotional, and marital difficulties as reported by the gambler. Journal of Gambling Behavior 2: 40–49

Lorenz VC, Yaffee RA (1988) Pathological gambling: psychosomatic, emotional, and marital difficulties as reported by the spouse. Journal of Gambling Behavior 4: 13–26

Lorenz VC, Yaffee RA (1989) Pathological gamblers and their spouses: problems in interaction. Journal of Gambling Behavior 5: 113–126

Loxton NJ, Nguyen D, Casey L, Dawe S (2008) Reward drive, rash impulsivity and punishment sensitivity in problem gamblers. Personality and Individual Differences 45: 167–173

Ludewig K (1987) Leitsätze bzw. Leitfragen: Grundzüge einer systemisch begründeten klinischen Theorie im psychosozialen Bereich. Zeitschrift für Systemische Therapie 5: 178–191

Ludewig K (1987) Leitsätze bzw. Leitfragen: Grundzüge einer systemisch begründeten klinischen Theorie im psychosozialen Bereich. Zeitschrift für Systemische Therapie 5: 178–191

Ludwig M, Kraus L, Müller S, Braun B, Bühringer G (2012) Has gambling changed after major amendments of gambling regulations in Germany? A propensity score analysis. Journal of Behavioral Addictions 1: 151–161

Lumley MA, Robey KJ (1995) Alexithymia and pathological gambling. Psychotherapy & Psychosomatics 63: 201–206

Lund I (2008) The population mean and the proportion of frequent gamblers: is the theory of total consumption valid for gambling? Journal of Gambling Studies 24: 247–256

Lund I (2009) Gambling behaviour and the prevalence of gambling problems in adult EGM gamblers when EGMs are banned. A natural experiment. Journal of Gambling Studies 25: 215–225

Luquiens A, Tanguy M-L, Lagadec M, Benyamina A, Aubin H-J, Reynaud M (2016) The efficacy of three modalities of internet-based psychotherapy for non-treatment seeking online problem gamblers: a randomized controlled trial. Journal of Medical Internet Research 18: e36. doi: 10.2196/jmir.4752

Lussier I, Derevensky JI, Gupta R, Bergevin T, Ellenbogen S (2007) Youth gambling behaviors: an examination of the role of resilience. Psychology of Addictive Behaviors 21: 165–173

Luthman S, Kirschenbaum M (1977) Familiensysteme. Pfeiffer, München

Lyons CA (2006) What can gambling tell us about addiction? In: Ghezzi PM, Lyons CA, Dixon MR, Wilson GR (eds) Gambling: behavior theory, research, and application. Context Press, Reno, pp 9–18

Lyons CA (2013) Gambling in the public marketplace: adaptations to economic context. The Psychological Record 63: 309–322

MacCallum F, Blaszczynski A (2002) Pathological gambling and comorbid substance use. Australian and New Zealand Journal of Psychiatry 36: 411–415

MacCallum F, Blaszczynski A (2003) Pathological gambling and suicidality: an analysis of severity and lethality. Suicide and Life-Threatening Behavior 33: 88–98

MacCallum F, Blaszczynski A, Ladouceur R, Nower L (2007) Functional and dysfunctional impulsivity in pathological gambling. Personality and Individual Differences 43: 1829–1838

MacKay TL, Bard N, Bowling M, Hodgins DC (2014) Do poker players know how good they are? Accuracy of poker skill estimation in online and offline players. Computers in Human Behavior 31: 419–424

MacKillop J, Anderson EJ, Castelda BA, Mattson RE, Donovick PJ (2006) Divergent validity of measures of cognitive distortions, impulsivity, and time perspective in pathological gambling. Journal of Gambling Studies 22: 339–354

MacKillop J, Miller JD, Fortune E, Maples J, Lance CE, Campbell WK et al. (2014) Multidimensional examination of impulsivity in relation to disordered gambling. Experimental and Clinical Psychopharmacology 22: 176–185

MacLaren VV (2016) Video lottery is the most harmful form of gambling in Canada. Journal of Gambling Studies 32: 459–485

MacLaren VV, Fugelsang JA, Harrigan KA, Dixon MJ (2011) The personality of pathological gamblers: a meta-analysis. Clinical Psychology Review. doi:10.1016/j.cpr.2011.02.002

Madden GJ, Petry NM, Johnson PS (2009) Pathological gamblers discount probabilistic rewards less steeply than matched controls. Experimental and Clinical Psychopharmacology 17: 283–290

Maden T, Swinton M, Gunn J (1992) Gambling in young offenders. Criminal Behavior and Mental Health 2: 300–308

Magoon ME, Gupta R, Derevensky J (2005) Juvenile delinquency and adolescent gambling – implications for the juvenile justice system. Criminal Justice and Behavior 32: 690–730

Malischnig D (2017) Evaluierung von Spielerschulungen bei Vertriebspartnern der Österreichischen Lotterien unter besonderer Berücksichtigung von Testkäufen. Dissertation, Universität Bremen

Malkin D, Syme GJ (1986) Personality and problem gambling. The International Journal of the Addictions 21: 267–272

Mann K, Fauth-Bühler M, Seiferth N, Heinz A (2013) Verhaltenssüchte und Grenzen des Suchtbegriffs. Nervenarzt 84: 548–556

Manning V, Koh PK, Yang Y, Ng A, Guo S, Kandasami G et al. (2015) Suicidal ideation and lifetime attempts in substance and gambling disorders. Psychiatry Research 225: 706–709

Marazziti D, Dell'Osso MC, Conversano C, Consoli G, Vivarelli L, Mungai F, Di Nasso E, Golia F (2008) Executive function abnormalities in pathological gamblers. Clinical Practice and Epidemiology in Mental Health. doi:10.1186/1745-0179-4

Margolis J (1997) Casinos and crime: an analysis of the evidence. American Gaming Association, Washington

Mark ME, Lesieur HR (1992) A feminist critique of problem gambling research. British Journal of Addiction 87: 549–565

Markham F, Young M, Doran B (2014) Gambling expenditure predicts harm: evidence from a venue-level study. Addiction 109: 1509–1516

Markham F, Young M, Doran B (2016) The relationship between player losses and gambling-related harm: evidence from nationally representative cross-sectional surveys in four countries. Addiction 111: 320–330

Marlatt GA (1980) Relapse prevention: a self control program for the treatment of addictive behaviors. Unpublished manuscript, University of Washington

Marlatt GA (1985) Relapse prevention: theoretical rationale and overview of the model. In: Marlatt GA, Gordon JR (eds) Relapse prevention: maintenance strategies in the treatment of addictive behaviors. Guilford, New York, pp 3–70

Marlatt GA, Gordon JR (1980) Determinants of relapse: implications for the maintenance of behavior change. In: Davidson PO, Davidson SM (eds) Behavioral medicine: changing health lifestyles. Brunner & Mazel, New York, pp 410–452

Marlatt GA, Rohsenow DJ (1980) Cognitive processes in alcohol use: expectancy and the balanced placebo design. In: Mello NK (ed) Advances in substance abuse. JAI, Greenwich, pp 159–199

Marshall K, Wynne H (2003) Fighting the odds. Catalogue no. 75-001-XIE: Statistics Canada

Martin AA, Steiner M, Allemand M (2015) Eine Gruppenintervention für ältere Menschen zur Bewältigung von Kränkungen. Psychotherapie im Alter 12: 233–244

Martin F, Lichtenberg PA, Templin TN (2011) A longitudinal study: casino gambling attitudes, motivations, and gambling patterns among urban elders. Journal of Gambling Studies 27: 287–297

Martins SS, Lobo DSS, Tavares H, Gentil V (2002) Pathological gambling in women: a review. Revista do Hospital das Clinicas Facultad de Medicina Sao Paulo 57: 235–242

Martins SS, Tavares H, Lobo DS, Galetti AM, Gentil V (2004) Pathological gambling, gender, and risk-taking behaviors. Addictive Behaviors 29: 1231–1235

Matussek P (1953) Zur Psychodynamik des Glücksspielers. Jahrbuch für Psychologie und Psychotherapie 2: 232–252

Mäulen B, Lasar M (1991) Erwachsene Kinder von Suchtkranken. Sucht 2: 132–133

May RK, Whelan JP, Steenbergh TA, Meyers AW (2003) The gambling self-efficacy questionnaire: an initial psychometric evaluation. Journal of Gambling Studies 19: 339–357

May-Chahal C, Humphreys L, Clifton A, Francis B, Reith G (2016) Gambling harm and crime careers. Journal of Gambling Studies. doi:10.1007/s10899-016-9612-z

Mazur G (1988) Stationäre Behandlung von Spielern. In: Harten R (Hrsg) Spielsucht. Neuland, Hamburg, S 12–18

McCleary R, Chew KSY, Merrill V, Napolitano C (2002) Does legalized gambling elevate the risk of suicide? An analysis of U.S. counties and metropolitan areas. Suicide and Life-Threatening Behavior 32: 209–221

McClelland IC, Davies WN, Kalin R, Wanner E (1972) The drinking man. Free Press, New York

McConaghy N, Armstrong MS, Blaszczynski A, Allcock C (1983) Controlled comparison of aversive therapy and imaginal desensitisation in compulsive gambling. British Journal of Psychiatry 142: 366–372

McConaghy N, Blaszczynski A, Frankova A (1991) Comparison of imaginal desensitisation with other behavioural treatments of pathological gambling. A two-to nine-year follow-up. British Journal of Psychiatry 159: 390–393

McCormick J, Delfabbro P, Denson LA (2012) Psychological vulnerability and problem gambling: an application of Durand Jacobs' general theory of addictions to electronic gaming machine playing in Australia. Journal of Gambling Studies 28: 665–690

McCormick RA (1994) The importance of coping skill enhancement in the treatment of the pathological gambler. Journal of Gambling Studies 10: 77–86

McCormick RA, Russo AM, Ramirez LF, Taber JI (1984) Affective disorders among pathological gamblers seeking treatment. American Journal of Psychiatry 141: 215–218

McCormick RA, Taber J, Kruedelbach N, Russo A (1987) Personality profiles of hospitalized pathological gamblers: the California Personality Inventory. Journal of Clinical Psychology 43: 521–527

McCormick RA, Taber JI (1987) The pathological gambler: salient personality variables. In: Galski T (ed) The handbook of pathological gambling. Thomas, Springfield (USA), pp 9–39

McCormick RA, Taber JI (1991) Follow-up of male pathological gamblers after treatment: the relationship of intellectual variables to relapse. Journal of Gambling Studies 8: 99–108

McCown WG, Chamberlain LL (2000) Best possible odds. Contemporary treatment strategies for gambling disorders. Wiley, New York

McCusker CG, Gettings B (1997) Automaticity of cognitive bases in addictive behaviors: further evidence with gamblers. British Journal of Clinical Psychology 36: 543–554

McGowan RA (2001) Government and the transformation of the gaming industry. Edward Elgar, Northampton, USA

McGrath DS, Barrett SP (2009) The comorbidity of tobacco smoking and gambling: a review of the literature. Drug and Alcohol Review 28: 676–681

McMurran M (1994) The psychology of addiction. Taylor & Francis, London

McNeilly DP, Burke W (2002) Disposable time and disposable income: problem casino gambling behavior in older adults. Journal of Clinical Geropsychology 8: 75–85

Meinert J (2007) Die Poker-Schule. Knaur, München

Mellers B, Schwartz A, Ritov I (1999) Emotion-based choice. Journal of Experimental Psychology: General 128: 332–345

Melville KM, Casey LM, Kavanagh DJ (2007) Psychological treatment dropout among pathological gamblers. Clinical Psychology Review 27: 944–958

Meng Y-j, Deng W, Wang H-y, Guo W-j, Li T (2014) Reward pathway dysfunction in gambling disorder: a meta-analysis of functional magnetic resonance imaging studies. Behavioural Brain Research 275: 243–251

Mergen A (1981) Spielsucht. In: Hamm R (Hrsg) Festschrift für Werner Sarstedt. De Gruyter, Berlin, S 189–196

Merkouris SS, Thomas AC, Shandley KA, Rodda SN, Oldenhof E, Dowling NA (2016a) An update on gender differences in the characteristics associated with problem gambling: a systematic review. Current Addiction Reports 3: 254–267

Merkouris SS, Thomas SA, Browning CJ, Dowling NA (2016b) Predictors of outcomes of psychological treatments for disordered gambling: A systematic review. Clinical Psychology Review 48: 7–31

Merod FR (2016) Messung der Prozessqualität in der ambulanten Kinder- und Jugendlichenpsychotherapie. Dissertation, Universität Bremen

Merod R, Petermann F (2006) Prozess- und Erlebnisqualität. Messung der Prozess- und Erlebnisqualität in der Therapie von Kindern und Jugendlichen. Kind und Entwicklung 15: 164–169

Merz J, Lehrl S, Galster V, Erzigkeit H (1975) MWT-B – Ein Intelligenzkurztest. Psychiatrie, Neurologie und Medizinische Psychologie 27: 423–428

Meyer C, Rumpf H-J, Kreuzer A, de Brito S, Glorius S, Jeske C et al. (2011a) Pathologisches Glücksspielen und Epidemiologie (PAGE): Entstehung, Komorbidität, Remission und Behandlung, Endbericht. Forschungsverbund EARLy INTerviention in health-risk behaviors, Greifswald/Lübeck

Meyer de Stadelhofen F, Aufrére L, Besson J, Rossier J (2009) Somewhere between illusion of control and powerlessness: trying to situate the pathological gambler's locus of control. Internationel Journal of Clinical and Health Psychology 9: 117–126

Meyer G (1983) Geldspielautomaten mit Gewinnmöglichkeit – Objekte pathologischen Glücksspiels. Brockmeyer, Bochum

Meyer G (1988) Die Beurteilung der Schuldfähigkeit bei Abhängigkeit vom Glücksspiel. Monatsschrift für Kriminologie und Strafrechtsreform 71: 213–227

Meyer G (1989a,b) Glücksspieler in Selbsthilfegruppen – erste Ergebnisse einer empirischen Untersuchung. Neuland, Hamburg. Dito, Suchtgefahren 35: 217–234

Meyer G (1991) Klassifikation von Glücksspielern aus Selbsthilfegruppen mittels Clusteranalyse. Zeitschrift für Klinische Psychologie, Psychopathologie und Psychotherapie 39: 261–282

Meyer G (1999) Glücksspiel – Zahlen und Fakten. In: Deutsche Hauptstelle gegen die Suchtgefahren (Hrsg) Jahrbuch Sucht 2000. Neuland, Geesthacht, S 89–103

Meyer G (2000) Im Wertpapier-Fieber – von Zocker- und Suchtverhalten bei Börsenspekulanten. SuchtReport 4: 29–36

Meyer G (2001) Glücksspiele im Internet – eine Herausforderung für die Suchtprävention. SuchtReport 3: 29–36

Meyer G (2003) Glücksspiel – Zahlen und Fakten. In Deutsche Hauptstelle für Suchtfragen e. V. (Hrsg), Jahrbuch Sucht 04, Neuland, Geesthacht, S 97–111

Meyer G (2005) Glücksspiel – Zahlen und Fakten. In Deutsche Hauptstelle für Suchtfragen e. V. (Hrsg), Jahrbuch Sucht 05, Neuland, Geesthacht, S 83–98

Meyer G (2010) Glücksspiel – Zahlen und Fakten. In: Deutsche Hauptstelle für Suchtfragen (Hrsg) Jahrbuch Sucht 2010. Neuland, Geesthacht, S 120–137

Meyer G (2011) Glücksspiel – Zahlen und Fakten. In: Deutsche Hauptstelle für Suchtfragen (Hrsg) Jahrbuch Sucht 2011. Neuland, Geesthacht, S 109–127

Meyer G (2013) Unterbringung bei Spielsucht. Zeitschrift für Rechtspolitik 46: 140–143

Meyer G (2014) Sechste Novelle der Spielverordnung: Eine kritische Analyse aus der Perspektive der Suchtprävention. Zeitschrift für Wett- und Glücksspielrecht 14: 1–6

Meyer G (2015) Klassifikation des Pathologischen Spielens unter Störungen der Impulskontrolle in der ICD-11: Ein folgenschwerer Rückschritt. Sucht 61: 327–328

Meyer G (2016) Der »Düsseldorfer Kreis« - Lobbyismus der Glücksspielanbieter. Zeitschrift für Wett- und Glücksspielrecht 11: 214–217

Meyer G (2017) Glücksspiel – Zahlen und Fakten. In: Deutsche Hauptstelle für Suchtfragen (Hrsg) Jahrbuch Sucht 2017. Pabst, Lengerich, S 113–132

Meyer G, Althoff M, Stadler M (1998) Glücksspiel und Delinquenz – eine empirische Untersuchung. Lang, Frankfurt/M

Meyer G, Dickow B (2005) Selbsthilfe bei problematischem Spielverhalten an Unterhaltungsautomaten. Unveröffentl. Projektbericht, Universität Bremen

Meyer G, Fabian T (1988) Abhängigkeit vom Glücksspiel und Beschaffungskriminalität. In: Wahl C (Hrsg) Spielsucht – Praktiker und Betroffene berichten über pathologisches Glücksspiel. Neuland, Hamburg, S 103–132

Meyer G, Fabian T (1992) Delinquency among pathological gamblers: a casual approach. Journal of Gambling Studies 8: 61–78

Meyer G, Fabian T (1996) Pathological gambling and criminal culpability: an analysis of forensic evaluations presented to German penal courts. Journal of Gambling Studies 12: 33–47

Meyer G, Fabian T, Wetzels P (1990) Kriminalpsychologische Aspekte und die forensisch-psychologische Wertung des pathologischen Glücksspiels. Strafverteidiger 10: 464–469

Meyer G, Fiebig M, Häfeli J, Mörsen C (2011b) Development of an assessment tool to evaluate the risk of potential of different gambling types. International Gambling Studies. doi:10.10.80/14459795.2011.584890

Meyer G, Häfeli J, Mörsen C, Fiebig M (2010) Die Einschätzung des Gefährdungspotenzials von Glücksspielen: Ergebnisse einer Delphi-Studie und empirischen Validierung der Beurteilungsmerkmale. Sucht 56: 405–414

Meyer G, Hauffa B, Schedlowski M, Pawlak C, Stadler MA, Exton MS (2000) Casino gambling increases heart rate and salivary cortisol in regular gamblers. Biological Psychiatry 48: 948–953

Meyer G, Hayer T (2005) Das Gefährdungspotenzial von Lotterien und Sportwetten. Eine Untersuchung von Spielern aus Versorgungseinrichtungen. Düsseldorf, Ministerium für Arbeit, Gesundheit und Soziales des Landes Nordrhein-Westfalen

Meyer G, Hayer T (2008a) Identifikation von Problemspielern in Spielstätten. Prävention und Gesundheitsförderung 3: 67–74

Meyer G, Hayer T (2008b) Poker – Glücksspiel mit Geschicklichkeitsanteil und Suchtpotenzial. Zeitschrift für Wett- und Glücksspielrecht

Meyer G, Hayer T (2010a) Die Effektivität der Spielsperre als Maßnahme des Spielerschutzes. Peter Lang, Frankfurt/M

Meyer G, Hayer T (2010b) Glücksspielsucht: Epidemiologie und Prävention. Bundesgesundheitsblatt 53: 295–305

Meyer G, Meyer J, Zielke M, Hayer T (2013b) Verbreitung von Sportwetten und glücksspielbezogenem Suchtverhalten in Sportvereinen: Eine Pilotstudie. Praxis Klinische Verhaltensmedizin und Rehabilitation: 92: 189–196

Meyer G, Schwertfeger J, Exton MS, Janssen OE, Knapp W, Stadler MA, Schedlowski M, Krüger THC (2004) Neuroendocrine response to casino gambling in problem gamblers. Psychoneuroendocrinology 29: 1272–1280

Meyer G, Stadler M (1998) Delinquenz im Rahmen pathologischen Glücksspiels. Monatsschrift für Kriminologie und Strafrechtsreform 81: 155–172

Meyer G, von Meduna M, Brosowski T, Hayer T (2013a) Is poker a game of skill or chance? A quasi-experimental study. Journal of Gambling Studies, 29: 535–550

Meyer G, von Meduna M, Brosowski T (2015a) Spieler- und Jugendschutz in Spielhallen: Ein Praxistest. Sucht 61: 9–18

Meyer G, von Meduna M, Brosowski T, Hayer T (2015b) Compliance check of gambler and youth protection in German amusement arcades: a pilot study. International Gambling Studies 15: 343–360

Meyer G, von Meduna M, Brosowski T, Hayer T (2015c) Simuliertes Glücksspiel: Analyse und Synthese empirischer Literaturbefunde zu Spielen in internetbasierten sozialen Netzwerken, in Form von Demoversionen sowie Computer- und Videospielen. Zeitschrift für Gesundheitspsychologie 23: 153–168

Mezzera M (2004) »1×1 des Glücksspiels« – Glücksspielprävention für die Schule. SuchtMagazin 30: 23–28

Miedl SF, Büchel C, Peters J (2014b) Cue-induced craving increases impulsivity via changes in striatal value signals in problem gamblers. The Journal of Neuroscience 34: 4750–4755

Miedl SF, Fehr T, Herrmann M, Meyer G (2014a) Risk assessment and reward processing in problem gambling investigated by event-related potentials and fMRI-constrained source analysis. BMC Psychiatry: 14: 229

Miedl SF, Fehr T, Meyer G, Herrmann M (2010) Neurobiological correlates of problem gambling in a quasi-realistic blackjack scenario as revealed by fMRI. Psychiatry Research: Neuroimaging 181: 165–173

Milkman H, Sunderwirth S (1982) Addictive processes. Journal of Psychoactive Drugs 14: 177–192

Milkman H, Sunderwirth S (1984) Warum werden wir süchtig? Psychologie heute 11: 34–40

Miller JD, Mac Killop J, Fortune EE, Maples J, Lance CE, Campbell WK et al. (2013) Personality correlates of pathological gambling derived from big three and big five personality models. Psychiatry Research 206: 50–55

Miller W (1986) Individual outpatient treatment of pathological gambling. Journal of Gambling Behavior 2: 95–107

Miller W R (1996). What is relapse? Fifty ways to leave the wagon. Addiction 91: 15–S27

Milosevic A, Ledgerwood DM (2010) The subtyping of pathological gambling: a comprehensive review. Clinical Psychology Review 30: 988–998

Milton S (2001) Stop gambling – a self-help manual for giving up gambling. Pan Macmillan, Sydney

Milton S, Crino R, Hunt C, Prosser E (2002) The effect of compliance-improving interventions on the cognitive-behavioural treatment of pathological gambling. Journal of Gambling Studies 18: 207–229

Minuchin S (1977) Familie und Familientherapie. Lambertus, Freiburg

Minuchin S (1983) Praxis der strukturellen Familientherapie. Lambertus, Freiburg

Mitzner GB, Whelan JP, Meyers AW (2010) Comments from the trenches: proposed changes to the DSM-V classification of pathological gambling. Journal of Gambling Studies. doi:10.1007/s10899-010-9225-x

Moeller ML (1978) Selbsthilfegruppen. Rowohlt, Reinbek

Molde H, Pallesen S, Sætrevik B, Hammerborg DK, Laberg JC, Johnsen B-H (2010) Attentional biases among pathological gamblers. International Gambling Studies 10: 45–59

Molina JA, Sáinz-Artiga MJ, Fraile A, Jiménez-Jiménez FJ, Villanueva C, Ortí-Pareja M, Bermejo PF (2000) Pathologic gambling in Parkinson's disease: a behavioral manifestation of pharmacologic treatment? Movement Disorders Society 15: 869–872

Momper AL, Delva J, Grogan-Kaylor A, Sanchez N, Volberg RA (2010) The association of at-risk, problem, and pathological gambling with substance use, depression, and arrest history. Journal of Gambling Issues. doi:10.4309/2010.24.3

Monaghan S (2009) Responsible gambling strategies for Internet gambling: the theoretical and empirical base of using pop-up messages to encourage self-awareness. Computers in Human Behavior 25: 202–207

Monaghan S, Blaszczynski A (2007) Recall of electronic gaming machine signs: a static versus dynamic mode of presentation. Journal of Gambling Studies 20: 253–267

Monaghan S, Blaszczynski A (2009) Impact of mode of display and message content of responsible gambling signs for electronic gaming machines on regular gamblers. Journal of Gambling Studies 26: 67–88

Monaghan S, Blaszczynski A, Nower L (2009a) Consequences of winning: the role of gambling outcomes in the development of irrational beliefs. Behavioural and Cognitive Psychotherapy 37: 49–59

Monaghan S, Blaszczynski A, Nower L (2009b) Do warning signs on electronic gaming machines influence irrational cognitions. Psychological Reports 105: 173–187

Monaghan S, Derevensky J, Sklar A (2008) Impact of gambling advertisements and marketing on children and adolescents: policy recommendations to minimise harm. Journal of Gambling Issues 22. doi:10.4309/jgi.2008.22.7

Monaghan S, Wood RTA (2010) Internet-based interventions for youth dealing with gambling problems. International Journal of Medicine and Health 22: 113–128

Moodie C, Finnigan F (2005) A comparison of the autonomic arousal of frequent, infrequent and non-gamblers while playing fruit machines. Addiction 100: 51–59

Moon M, Lister JJ, Milosevic A, Ledgerwood DM (2016) Subtyping non-treatment-seeking problem gamblers using the pathways model. Journal of Gambling Studies. doi:10.1007/s10899-016-9658-y

Moore SM, Ohtsuka K (1999) Beliefs about control over gambling among young people, and their relation to problem gambling. Psychology of Addictive Behaviors 13: 339–347

Moore SM, Thomas AC, Kyrios M, Bates G, Meredyth D (2010) Gambling accessibility: a scale to measure gambler preferences. Journal of Gambling Studies. doi:10.1007/s10899-010-9203-3

Moore TJ, Glenmullen J, Mattison DR (2014) Reports of pathological gambling, hypersexuality, and compulsive shopping associated with dopamine receptor agonist drugs. JAMA Internal Medicine 174: 1930–1933

Moragas L, Granero R, Stinchfield R, Fernández-Aranda F, Fröberg F, Aymami N et al. (2015) Comparative analysis of distinct phenotypes in gambling disorder based on gambling preferences. BMC Psychiatry 15: 86. doi:10.1186/s12888-015-0459-0

Moran E (1970a) Pathological gambling. British Journal of Hospital Medicine 4: 59–70

Moran E (1970b) Varieties of pathological gambling. British Journal of Psychiatry 116: 593–597

Moran E (1970c) Gambling as a form of dependence. British Journal of Addiction 64: 419–428

Moran E (1970d) Clinical and social aspects of risk-taking. Proceedings of the Royal Society of Medicine 63: 1273–1277

Moran E (1979) An assessment of the report of the Royal Commission on Gambling 1976–1978. British Journal of Addiction 74: 3–9

Morasco BJ, vom Eigen KA, Petry NM (2006) Severity of gambling is associated with physical and emotional health in urban primary care patients. General Hospital Psychiatry 28: 94–100

Morasco BJ, Weinstock J, Ledgerwood DM, Petry NM (2007) Psychological factors that promote and inhibit pathological gambling. Cognitive and Behavioral Practice 14: 208–217

Moravec JD, Munley PH (1983) Psychological test findings on pathological gamblers in treatment. The International Journal of the Addicitons 18: 1003–1009

Moreno I, Sàiz-Ruiz J, López-Ibor JJ (1991) Serotonin and gambling dependence. Human Psychopharmacology 6: 9–12

Mörsen CP, Heinz A, Bühler M, Mann K (2011) Glücksspiel im Gehirn: Neurobiologische Grundlagen pathologischen Glücksspielens. Sucht 57: 259–273

Muelleman RL, DenOtter T, Wadman MC, Tran TP, Anderson J (2002) Problem gambling in the partner of the emergency department patient as a risk factor for intimate partner violence. The Journal of Emergency Medicine 23: 307–312

Müller CH (2015) Schuldfähigkeit und Sanktionierung bei Straftaten Glücksspielsüchtiger. LIT Verlag, Berlin

Müller KW, Dreier M, Beutel ME, Wölfing K (2016) Is sensation seeking a correlate of excessive behaviors and behavioral addictions? A detailed examination of patients with gambling disorder and internet addiction. Psychiatry Research 242: 319–325

Müller KW, Dreier M, Duven E, Giralt S, Beutel ME, Wölfling K (2014) Abschlussbericht zur Studie Konsum von Glücksspielen bei Kindern und Jugendlichen: Verbreitung und Prävention im Auftrag des Ministeriums für Gesundheit, Emanzipation, Pflege und Alter des Landes Nordrhein-Westfalen. Universität Mainz

Müller KW, Wölfling K (2016) Rückfall bei Pathologischem Glücksspiel. Sucht Magazin 1: 39–42

Müller KW, Wölfling K, Giralt S (2013) Update Glücksspielsucht Pathologisches Glücksspiel. Eine aktuelle Übersicht zu Verbreitung, Merkmalen und therapeutischer Handhabung. Konturen 6: 8–13

Müller N, Laakmann G (1988) Investmentgeschäft als Objekt pathologischen Glücksspiels. Nervenarzt 59: 356–359

Müller-Spahn E, Margraf J (2003) Wenn Spielen pathologisch wird. Karger, Basel

Muran JC, Safran JD, Eubanks-Carter C (2010) Developing therapists abilities to negotiate alliance ruptures. In: Muran JC, Barber JP (Eds.) The therapeutic alliance – an evidence-based guide to practice. Guilford Press, New York, 320–340

Murch WS, Clark L (2016) Games in the brain: neural substrates of gambling addiction. The Neuroscientist 22: 534–545

Myrseth H, Brunborg GS, Eidem M (2010) Differences in cognitive distortions between pathological and non-pathological gamblers with preferences for chance or skill games. Journal of Gambling Studies. doi:10.1007/s10899-010-9180-6

Myrseth H, Brunborg GS, Eidem M, Pallesen S (2013) Description and pre-post evaluation of a telephone and internet based treatment programme for pathological gambling in Norway: a pilot study. International Gambling Studies 13: 205–220

Myrseth H, Pallesen S, Molde H, Johnsen BH, Lorvik IM (2009) Personality factors as predictors of pathological gambling. Personality and Individual Differences 47: 933–937

Najavits LM, Grymala LD, George B (2003) Can advertising increase awareness of problem gambling? A statewide survey of impact. Psychology of Addictive Behaviors 17: 324–327

Nathan PE (2003) The role of natural recovery in alcoholism and pathological gambling. Journal of Gambling Studies 19: 279–286

National Gambling Impact Study Commission (1999) National gambling impact study commission final report. http://govinfo.library.unt.edu/ngisc/reports/fullrpt.html. Zugegriffen: 15. Juni 2003

National Research Council (1999) Pathological gambling: a critical review. National Academy Press, Washington DC

Nelson SE, Kleschinsky JH, LaBrie RA, Kaplan S, Shaffer HJ (2010) One decade of self-exclusion: Missouri casino self-excluders four to ten years after enrollment. Journal of Gambling Studies 26: 129–144

Nelson SE, LaPlante DA, Peller AJ, Schumann A, LaBrie RA, Shaffer HJ (2008) Real limits in the virtual world: self-limiting behaviour of internet gamblers. Journal of Gambling Studies 24: 463–477

Literatur

Neuendorff S, Schiel J (1982) Die Anonymen Alkoholiker – Portrait einer Selbsthilfeorganisation. Beltz, Weinheim

Newman SC, Thompson AH (2003) A population-based study of the association between pathological gambling and attempted suicide. Suicide and Life-Threatening Behavior 33: 80–87

Newmann O (1972) Gambling: hazard and reward. Athlone Press, London

Nordin C, Eklundh T (1999) Altered CSF 5-HIAA disposition in pathologic male gamblers. CNS Spectrums 4: 25–33

Nordin C, Gupta RC, Sjödin I (2007) Cerebrospinal fluid amino acids in pathological gamblers and healthy controls. Neuropsychobiology 56: 152–158

Nordin, C, Nylander P-O (2007) Temperament and character in pathological gambling. Journal of Gambling Studies 23: 113–120

Nowatzki NR, Williams RJ (2002) Casino self-exclusion programs: a review of the issues. International Gambling Studies 2: 3–25

Nower L, Blaszczynski A (2003) Binge gambling: a neglected concept. International Gambling Studies 3: 23–35

Nower L, Blaszczynski A (2006a) Characteristics and gender differences among self-excluded casino problem gamblers: Missouri data. Journal of Gambling Studies 22: 81–99

Nower L, Blaszczynski A (2006b) Impulsivity and pathological gambling: a descriptive model. International Gambling Studies 6: 61–75

Nower L, Blaszczynski A (2008) Characteristics of problem gamblers 56 years of age or older: a statewide study of casino self-excluders. Psychology and Aging 23: 577–584

Nower L, Blaszczynski A (2010) Gambling motivations, money-limiting strategies, and precommitment preferences of problem versus non-problem gamblers. Journal of Gambling Studies. doi:10.1007/s10899-009-9170-8

Nower L, Blaszczynski A (2017) Development and validation of the Gambling Pathway Questionnaire (GPQ). Psychology of Addictive Behaviors 31: 95–109

Nower L, Derevensky JL, Gupta R (2004a) The relationship of impulsivity, sensation seeking, coping, and substance use in youth gamblers. Psychology of Addictive Behaviors 18: 49–55

Nower L, Eyrich-Garg KM, Pollio DE, North CS (2015) Problem gambling and homelessness: results from an epidemiologic study. Journal of Gambling Studies 31:533–545

Nower, L, Martins SS, Lin K-H, Blanco C (2013) Subtypes of disordered gamblers: results from the National Epidemiologic Survey on Alcohol and Related Conditions. Addiction 108: 789–798

O'Brian CP (2010a) Rethinking pathological gambling: proposed changes for DSM-V. Paper presented at the 11th Annual NCRG Conference on Gambling and Addiction, Las Vegas, USA

O'Brien C (2010b) Addiction and dependence in DSM-V. Society for the Study of Addiction. Addiction 106: 866–867

O'Neil M, Whetton S, Dolman B, Herbert M, Giannopoulos V, O'Neil D, Wordley J (2003) Report A – evaluation of self-exclusion programs and harm minimisation measures and report B – summary of Australian States and Territories: self-exclusion programs and harm minimisation policies/strategies. The South Australian Centre for Economic Studies, Adelaide, Australia

Obeloer A, Sprado F (2011) Wirtschafts- und Finanztraining. Unveröffentl. Manuskript, Bernhard-Salzmann-Klinik, Gütersloh

Oberg SAK, Christie GJ, Tata MS (2011) Problem gamblers exhibit reward hypersensitivity in medial frontal cortex during gambling. Neuropsychologia 49: 3768–3775

Ocean G, Smith GJ (1993) Social reward, conflict, and commitment: a theoretical model of gambling behavior. Journal of Gambling Studies 9: 321–339

Ochrym RG (1990) Streetcrime, tourism and casinos: an empirical comparison. Journal of Gambling Studies 6: 127–138

Odlaug BL, Marsh PJ, Kim SW, Grant JE (2011) Strategic vs nonstrategic gambling: characteristics of pathological gamblers based on gambling preference. Annals of Clinical Psychiatry 23: 105–112

Odlaug BL, Schreiber LRN, Grant JE (2013) Personality dimensions and disorders in pathological gambling. Current Opinion in Psychiatry 26: 107–112

Oefele K von, Saß H (1994) Die forensisch-psychiatrische Beurteilung von freier Willensbestimmung und Geschäftsfähigkeit. Versicherungsmedizin 46: 167–171

Oehler S, Banzer R, Gruenerbl A, Malischnig D, Griffiths MD, Haring C (2016) Principles for developing benchmark criteria for staff training in responsible gambling. Journal of Gambling Studies. doi:10.1007/s10899-016-9617-7

Ohtsuka K, Bruton E, Luca L de, Borg V (1997) Sex differences in pathological gambling using gaming machines. Psychological Reports 80: 1051–1057

Olason DT, Gretarsson SJ (2009) Iceland. In: Meyer G, Hayer T, Griffiths MD (eds) Problem gambling in Europe – challenges, prevention, and interventions. Springer, New York, pp 137–151

Olason DT, Hayer T, Brosowski T, Meyer G (2015) Gambling in the mist of economic crisis: results from three national prevalence studies from Iceland. Journal of Gambling Studies 31: 759–774

Oldman D (1978) Compulsive gamblers. Sociological Review 26: 349–371

Oliveira MPM, Silva AMT (2000) Pathological and non-pathological gamblers: a survey in gambling settings. Substance Use & Misuse 35: 1573–1583

Olmsted C (1962) Heads I win, tails you lose. McMillan, New York

Opaschowski HW (1992) Freizeit 2001 – ein Blick in die Zukunft unserer Freizeitwelt. BAT-Freizeit-Forschungsinstitut, Hamburg

Orford J (1985/2001) Excessive appetites: a psychological view of addiction, 1st/2nd ed. Wiley, Chichester

Orford J (2004) Low income and vulnerability for gambling problems. Addiction 99: 1351–1358

Orford J (2005) Complicity on the river bank: the search for the truth about problem gambling: Reply to the commentaries. Addiction 100: 1226–1239

Orford J (2011) An unsafe bet? The dangerous rise of gambling and the debate we should be having. Wiley-Blackwell, Chichester

Orford J (2012) Gambling in Britain: the application of restraint erosion theory. Addiction 107: 2082–2086

Orford J, Morison V, Somers M (1996) Drinking and gambling: a comparison with implications for theories of addiction. Drug and Alcohol Review 15: 47–56

Orford J, Wardle H, Griffiths M (2013) What proportion of gambling is problem gambling? Estimates from the 2010 British Gambling Prevalence Survey. International Gambling Studies 13: 4–18

Ostendorf F, Angleitner A (2003) NEO-Persönlichkeitsinventar nach Costa und McCrae, Revidierte Fassung (NEO-PI-R), Manual. Hogrefe, Göttingen

Pagani LS, Derevensky JL, Japel C (2010) Does early emotional distress predict later child involvement in gambling? The Canadian Journal of Psychiatry 55: 507–513

Pallanti S, Bernardi S, Allen A, Chaplin W, Watner D, DeCaria C, Hollander E (2010) Noradrenergic function in pathological gambling: blunted growth hormone response to clonidine. Journal of Psychopharmacology 24: 847–853

Pallanti S, Bernardi S, Quercioli L, DeCaria C, Hollander E (2006) Serotonin dysfunction in pathological gamblers: increased prolactin response to oral m-CPP versus placebo. CNS Spectrums 11/12: 956–964

Pallesen S, Mitsem M, Kvale G, Johnsen BH, Molde H (2005) Outcome of psychological treatments of pathological gambling: a review and meta-analysis. Addiction 100: 1412–1422

Pallesen S, Molde H, Arnestad HM, Laberg JC, Skutle A, Iversen E et al. (2007) Outcome of pharmacological treatments of pathological gambling: a review and meta-analysis. Journal of Clinical Psychopharmacology 27: 357–364

Palomäki J, Laakasuo M, Salmela M (2016) »This is just so unfair!« A qualitative analysis of loss-induced emotions and tilting in on-line poker. International Gambling Studies. doi:10.1080/14459795.2013.780631

Paris JJ, Franco C, Sodano R, Freidenberg B, Gordis E, Anderson DA, Forsyth JP, Wulfert E, Frye CA (2010) Sex differences in salivary cortisol in response to acute stressors among healthy participants, in recreational or pathological gamblers, and in those with posttraumatic stress disorder. Hormones and Behavior 57: 35–45

Paris JJ, Franco C, Sodano R. Frye CA, Wulfert E (2009) Gambling pathology is associated with dampened cortisol response among men and women. Physiology and Behavior 99: 230–233

Park S, Cho MJ, Jeon HJ, Lee HW, Bae JN, Park JI (2010) Prevalence, clinical correlations, comorbidities, and suicidal tendencies in pathological Korean gamblers: results from the Korean Epidemiologic Catchment Area Study. Social Psychiatry and Psychiatric Epidemiology 45: 621–629

Parke A, Harris A, Parke J, Goddard P (2016) Understanding within-session loss-chasing: an experimental investigation of the impact of stake size on cognitive control. Journal of Gambling Studies 32: 721–735

Parke J, Griffiths MD (2004) Gambling addiction and the evolution of the ›near miss‹. Addiction Research and Theory 12: 407–411

Parke J, Griffiths MD (2006) The psychology of the fruit machine: the role of structural characteristics (revisited). International Journal of Mental Health and Addiction 4: 151–179

Parke J, Griffiths MD (2007) The role of structural characteristics in gambling. In G. Smith, D. Hodgins & R. Williams (Eds.), Research and measurement issues in gambling studies. New York Elsevier, pp 211–234

Parke J, Rigbye J, Parke A (2008) Cashless and card-based technologies in gambling: a review of the literature. Centre for the Study of Gambling, University of Salford, United Kingdom

Parker JDA, Wood LM, Bond BJ, Shaughnessy P (2005) Alexithymia in young adulthood: a risk factor for pathological gambling. Psychotherapy and Psychosomatics 74: 51–55

Pearce J, Mason K, Hiscock R, Day P (2008) A national study of neighbourhood access to gambling opportunities and individual gambling behaviour. Journal of Epidemiology and Community Health 62: 862–868

Peck DF, Ashcroft JB (1972) The use of stimulus satiation in the modification of habitual gambling. Proceedings of the Second British and European Association Conference on Behavior Modification, Kilkerny (Irland)

Peele S (2001) Is gambling an addiction like drug and alcohol addiction? Developing realistic and useful conceptions of compulsive gambling. eGambling3. http://www.camh.net/egambling/issue3/feature/index.html. Zugegriffen: 20. Februar 2004

Penfold A, Hatcher S, Sullivan S, Collins N (2006a) Gambling problems and attempted suicide: part II – alcohol abuse increases suicide risk. International Journal of Mental and Health Addiction 4: 273–279

Penfold A, Hatcher S, Sullivan S, Collins N (2006b) Gambling problems and attempted suicide. Part I. High prevalence amongst hospital admissions. International Journal of Mental and Health Addiction 4: 265–272

Peren FW, Clement R (2011) Pathologie-Potenziale von Glücksspielprodukten. Eine komparative Bewertung von in Deutschland angebotenen Spielformen. Forschungsinstitut für Glücksspiel und Wetten, Bonn

Peren FW, Clement R, Terlau W (2011) Eine volkswirtschaftliche Kosten-Nutzen-Analyse des gewerblichen Geld-Gewinnspiels für die Bundesrepublik Deutschland. Forschungsinstitut für Glücksspiel und Wetten, Bonn

Pérez de Castro I, Ibáñez A, Sáiz-Ruiz J, Fernández-Piqueras J (1999) Genetic contribution to pathological gambling: possible association between a functional DNA polymorphism at the serotonin transporter gene (5-HTT) and affected men. Pharmacogenetics 9: 397–400

Literatur

Pérez de Castro I, Ibàñez A, Torres R, Sàiz-Ruiz, Fernandez-Piqueras J (1997) Genetic associations study between pathological gambling and a functional DNA polymorphism at the D4 receptor gene. Pharmacogenetics 7: 345–348

Perkinson RR (2003) The gambling addiction: patient workbook. Sage, Thousand Oaks

Perls FS, Hefferline RF, Goodman P (1979) Gestalttherapie. Klett-Cotta, Stuttgart

Perrez M (1991) Prävention, Gesundheits- und Entfaltungsförderung: Systematik und allgemeine Aspekte. In: Perrez M, Baumann U (Hrsg) Klinische Psychologie, Bd 2. Huber, Bern, S 80–98

Petermann F (1981) Verhaltenstherapeutische Familienberatung und Familienbehandlung: Versuch einer Standortbestimmung. Verhaltenstherapie Psychosoziale Praxis 13: 386–395

Petermann F, Petermann U (2012) Training mit aggressiven Kindern.13. überarb. Aufl, Beltz Psychologie Verlags Union, Weinheim

Petermann U, Kamau L, Nitkowski D, Petermann F (2013) Die Effektivität des Trainings mit aggressiven Kindern im Rahmen einer Hochschulambulanz. Kindheit und Entwicklung 22: 174–180

Petermann UJ, Nitkowski D, Polchow D, Petermann F (2007) Langfristige Effekte des Trainings mit aggressiven Kindern. Kindheit und Entwicklung 16:143–151

Peters F (2012) Effektivität der Spielsperre als Maßnahme des Spielerschutzes. In: Wurst FM, Thon N, Mann K (Hrsg) Glücksspielsucht: Ursachen – Prävention – Therapie. Huber, Bern, S 226–232

Petersmann G (1995) Vorwort zum Reprint »Pascasius Justus«. In: Bauer GG (Hrsg) Homo Ludens – der spielende Mensch. Katzbichler, München, S 303–308

Petry J (1991) Zur Behandlungsmotivation beim Alkoholismus: ein theoretisches Konzept und erste empirische Befunde. Dissertation, Wiesloch

Petry J (1996) Psychotherapie der Glücksspielsucht. Psychologie Verlags Union, Weinheim

Petry J (1998) Diagnostik und Behandlung der »Glücksspielsucht«. Psychothearpeut 43: 53–64

Petry J (2001a) Vergleichende Psychopathologie von stationär behandelten »Pathologischen Glücksspielern«. Zeitschrift für Klinische Psychologie und Psychotherapie 30: 123–135

Petry J (2001b) Übersicht aller katamnestischer Studien zur ambulanten und stationären Behandlung von »Pathologischen Glücksspielern« in Deutschland. Verhaltenstherapie und Verhaltensmedizin 22: 103–121

Petry J (2003c) Glücksspielsucht – Entstehung, Diagnostik und Behandlung. Hogrefe, Göttingen

Petry J, Baulig T (1995) Kurzfragebogen zum Glücksspielverhalten. Psychosomatische Fachklinik Münchwies, Münchwies

Petry J, Jahrreiss R (1999) Stationäre medizinische Rehabilitation von »Pathologischen Glücksspielern«: Differentialdiagnostik und Behandlungsindikation. Deutsche Rentenversicherung 4: 196–218

Petry NM (2000) Psychiatric symptoms in problem gambling and non-problem gambling substance abusers. The American Journal on Addictions 9: 163–171

Petry NM (2001c) Pathological gamblers, with and without substance use disorders, discount delayed rewards at high rates. Journal of Abnormal Psychology 110: 482–487

Petry NM (2002) A comparison of young, middle-aged, and older adult treatment-seeking pathological gamblers. The Gerontologist 42: 92–99

Petry NM (2003a) Validity of a gambling scale for the addiction severity index. The Journal of Nervous and Mental Disease 191: 399–407

Petry NM (2003b) Patterns and correlates of Gamblers Anonymous attendance in pathological gamblers seeking professional treatment. Addictive Behaviors 28: 1049–1062

Petry NM (2005) Pathological gambling – etiology, comorbidity and treatment. American Psychological Association, Washington DC

Petry NM (2010) Pathological gambling and the DSM-V. International Gambling Studies 10: 113–115

Petry NM, Ammerman Y, Bohl J, Doersch A, Gay H, Kadden R, Molina C, Steinberg K (2006) Cognitive-behavioral therapy for pathological gamblers. Journal of Consulting and Clinical Psychology 74: 555–567

Petry NM, Blanco C, Auriacombe M, Borges G, Bucholz K, Crowley TJ et al. (2014a) An overview of and rationale for changes proposed for pathological gambling in DSM-5. Journal of Gambling Studies 30: 493–502

Petry NM, Blanco C, Jin C, Grant BF (2014b) Concordance between gambling disorder diagnoses in the DSM-IV and DSM-5: results from the National Epidemiological Survey of Alcohol and Related Disorders. Psychology of Addictive Behaviors 28: 586–591

Petry NM, Blanco C, Stinchfield R, Volberg R (2012) An empirical evaluation of proposed changes for gambling diagnosis in the DSM-5. Addiction 108: 575–581

Petry NM, Casarella T (1999) Excessive discounting of delayed rewards in substance abusers with gambling problems. Drug and Alcohol Dependence 56: 25–32

Petry NM, Kiluk BD (2002) Suicidal ideation and suicide attempts in treatment-seeking pathological gamblers. The Journal of Nervous and Mental Disease 190: 462–469

Petry NM, Roll JM (2001) A behavioral approach to understanding and treating pathological gambling. Seminars in Clinical Neuropsychiatry 6: 177–183

Petry NM, Stinson F, Grant B (2005) Comorbidity of DSM IV pathological gambling and other psychiatric disorders: results from the National Epidemiologic Survey on Alcohol and Related Conditions. Journal of Clinical Psychiatry 66: 564–574

Pfuhlmann B, Schmidtke A (2002) Pathological gambling and suicidal behavior. Archives of Suicide Research 6: 257–267

Phillipps JG, Ogeil R, Chow Y-W, Blaszczynski A (2013) Gambling involvement and increased risk of gambling problems. Journal of Gambling Studies 29: 601–611

Phillips DP, Welty WR, Smith MM (1997) Elevated suicide levels associated with legalized gambling. Suicide and Life-Threatening Behavior 27: 373–378

Phillips JG, Amrhein PC (1989) Factors influencing wagers in simulated blackjack. Journal of Gambling Behavior 5: 99–111

Physikalisch Technische Bundesanstalt (1999) Untersuchungen zu Vorgaben für die Regelung von Geldspielgeräten. PTB, Berlin

Pickering D, Blaszczynski A, Hartmann M, Keen B (2016) Fantasy sports: skill, gambling, or are these irrelevant issues? Current Addiction Reports. doi:10.1007/s40429-016-0111-1

Pietrzak RH, Petry NM (2005) Antisocial personality disorder is associated with increased severity of gambling, medical, drug and psychiatric problems among treatment-seeking pathological gamblers. Addiction 100: 1183–1193

Planzer S, Gray HM, Shaffer HJ (2014) Associations between national gambling policies and disordered gambling prevalence rates within Europe. International Journal of Law and Psychiatry 37: 217–229

Pokorny MR (1972) Compulsive gambling and the family. British Journal of Medical Psychology 45: 355–364

Politzer RM, Morrow JS, Leavey SB (1981) Report on the societal cost of pathological gambling and the cost-benefit/effectiveness of treatment. Paper presented at the »Fifth International Conference on Gambling and Risk Taking«, Lake Tahoe, USA

Potenza MN (2006) Should addictive disorders include non-substance-related conditions? Addiction 101: 142–151

Potenza MN (2008) The neurobiology of pathological gambling and drug addiction: an overview and new findings. Philosophical Transactions of the Royal Society B: Biological Sciences 363: 3181–3189

Potenza MN (2013a) How central is dopamine to pathological gambling or gambling disorder? Frontiers in Behavioral Neuroscience 7: 206. doi:10.3389/fnbeh.2013.00206

Potenza MN (2013b) Neurobiology of gambling behaviors. Current Opinion in Neurobiology 23: 1–8

Potenza MN (2015) Perspective: behavioural addictions matter. Nature 522: 62

Potenza MN, Chambers RA (2001) Schizophrenia and pathological gambling. American Journal of Psychiatry 158: 497–498

Potenza MN, Fiellin DA, Heninger GR, Rounsaville BJ, Mazure CM (2002) Gambling: an addictive behavior with health and primary care implications. Journal of General Internal Medicine 17: 721–732

Potenza MN, Griffiths MD (2004) Prevention efforts and the role of the clinician. In: Grant JE, Potenza MN (Eds) Pathological gambling – a clinical guide to treatment. American Psychiatric Publishing, Washington DC, pp 145–157

Potenza MN, Koran LM, Pallanti S (2009) The relationship between impulse-control disorders and obsessive-compulsive disorder: a current understanding and future research directions. Psychiatry Research 170: 22–31

Potenza MN, Leung H-C, Blumberg HP et al. (2003a) An fMRI Stroop task study of ventromedial prefrontal cortical function in pathological gamblers. American Journal of Psychiatry 160: 1990–1994

Potenza MN, Steinberg MA, McLaughlin SD, Wu R, Rounsaville BJ, O'Malley SS (2000) Illegal behaviors in problem gambling: analysis of data from a gambling helpline. The Journal of the American Academy of Psychiatry and the Law 28: 389–403

Potenza MN, Steinberg MA, McLaughlin SD, Wu R, Rounsaville BJ, O'Malley SS (2001) Gender-related differences in the characteristics of problem gamblers using a gambling helpline. American Journal of Psychiatry 158: 1500–1505

Potenza MN, Steinberg MA, Skudlarski P et al. (2003b) Gambling urges in pathological gambling. Archives of General Psychiatry 60: 828–836

Potenza MN, Xian H, Shah K, Scherrer JF, Eisen SA (2005) Shared genetic contributions to pathological gambling and major depression in men. Archives of Genetic Psychiatry 62: 1015–1021

Poulin C (2002) An assessment of the validity and reliability of the SOGS-RA. Journal of Gambling Studies 18: 67–93

Prakash O, Avasthi A, Benegal V (2012) Should pathological gambling be considered an addictive disorder? Asian Journal of Psychiatry 5: 211–214

Premper V (2006) Komorbide psychische Störungen bei pathologischen Glücksspielern – Krankheitsverlauf und Behandlungsergebnisse. Pabst, Lengerich

Premper V, Schulz W (2008) Komorbidität bei Pathologischem Glücksspiel. Sucht 54: 131–140

Premper V, Schwickerath J, Missel P, Feindel H, Zemlin U, Schwarz S, Petry, J (2014) Multizentrische Katamnese zur stationären Behandlung von pathologischen Glücksspielern. Sucht 60: 331–344

Premper V, Sobottka B, Fischer T (2007) Der Schweriner Fragebogen zum Glücksspielen. Praxis Klinische Verhaltensmedizin und Rehabilitation 78: 244–249

Preston FW, Smith RW (1985) Delabeling and relabeling in Gamblers Anonymous: problems with transferring the Alcoholics Anonymous paradigm. Journal of Gambling Behavior 1: 97–105

Probst P (1982) Psychotherapie in der Familie. In: Bastine R, Fiedler PA, Grawe K, Schmidtchen S, Sommer G (Hrsg) Grundbegriffe der Psychotherapie. Edition Psychologie, Weinheim, S 95–97

Prochaska JO, DiClemente CC, Norcross JC (1992) In search of how people change: applications to addictive behaviors. American Psychologist 47: 1102–1114

Productivity Commission (1999) Australia's gambling industries: final report no. 10. AusInfo, Canberra. http://www.pc.gov.au/inquiry/gambling/finalreport/index.html. Zugegriffen: 25 Juli 2004

Productivity Commission (2010) Gambling, Report no. 50. Australian Government, Canberra, Australia

Quantschnig B, Scholz H, Rachoi J, Sterbenz H, Becker M (2012) Stationäre Therapie Spielsüchtiger: Chancen und Grenzen.

In Wurst FM, Thon N, Mann, K (Hrsg) Glücksspielsucht. Ursachen, Prävention, Therapie. Huber, Bern, 146–155

Queri S, Erbas B, Soyka M (2007) Behandlungsprävalenz pathologischen Spielens. Fortschritte der Neurologie Psychiatrie 75: 458–462

Quickfall J, Suchowersky O (2007) Pathological gambling associated with dopamine agonist use in restless legs syndrome. Parkinsonism and Related Disorders 13: 535–536

Quinn FL (2001) First do not harm: what could be done by casinos to limit pathological gambling. Managerial and Decision Economics 22: 133–142

Ramirez LF, McCormick RA, Russo AM, Taber JI (1983) Patterns of substance abuse in pathological gamblers undergoing treatment. Addictive Behaviors 8: 425–428

Ramos-Grille I, Gomà-i-Freixanet M, Aragay N, Valero S, Vallès V (2013) The role of personality in the prediction of treatment outcome in pathological gamblers: a follow-up study. Psychological Assessment 25: 599–605

Ramos-Grille I, Gomà-i-Freixanet M, Aragay N, Valero S, Vallès V (2015) Predicting treatment failure in pathological gambling: The role of personality traits. Addictive Behaviors 43: 54–59

Rasch W (1962) Über Spieler. In: Randzonen menschlichen Verhaltens, Festschrift für H. Bürger-Prinz. Enke, Stuttgart, S 170–184

Rasch W (1992) Pathologisches Glücksspiel und Schuldfähigkeit. Praxis der Forensischen Psychologie 2: 25–34

Raylu N, Oei TP (2004a) The gambling urge scale: development, confirmatory factor validation, and psychometric properties. Psychology of Addictive Behaviors 18: 100–105

Raylu N, Oei TP (2004b) Role of culture in gambling and problem gambling. Clinical Psychology Review 23: 1087–1114

Raylu N, Oei TPS (2004c) The Gambling Related Cognitions Scale (GRCS): development, confirmatory factor validation and psychometric properties. Addiction 99: 757–769

Raylu N, Oei TPS, Loo J (2008) The current status and future direction of self-help treatments for problem gamblers. Clinical Psychology Review 28: 1372–1385

Redish AD, Jensen S, Johnson A, Kurth-Nelson Z (2007) Reconciling reinforcement learning models with behavioral extinction and renewal: implications for addiction, relapse, and problem gambling. Psychological Review 114: 784–805

Regard M, Knoch D, Gütling E, Landis T (2003) Brain damage and addictive behavior: a neuropsychological and electroencephalogram investigation with pathologic gamblers. Cognitive and Behavioral Neurology 16: 47–53

Reichelt-Nauseef S, Hedder G (1985) Die Intervention – ein Beitrag der Familientherapie zur frühzeitigen Hilfe für den Alkoholiker und seine Familie. Suchtgefahren 31: 261–270

Reichertz J, Niederbacher A, Möll G, Gothe M, Hitzler R (2010) Jackpot – Erkundungen zur Kultur der Spielhallen. Verlag für Sozialwissenschaften, Wiesbaden

Reid RL (1986) The psychology of the near miss. Journal of Gambling Behavior 2: 32–39

Reiner M, Niermann C, Krapf F, Woll A (2013) Stress, Sport und Beschwerdewahrnehmung. Puffereffekte von Sport und körperlicher Aktivität. Sportwiss, 43: 264–275

Reith G (2007) Gambling and the contradictions of consumption: a genealogy of the »pathological« subjekt. American Behavioral Scientist 51: 33–55

Remmers P (2006) The social outlook of remote and e-gambling: are we serious? Paper presented at the 13th International Conference on Gambling & Risk Taking, Lake Tahoe, USA

Responsible Gambling Council (2008) From enforcement to assistance: Evolving best practices in self-exclusion. A discussion paper by the Responsible Gambling Council. http://www.responsiblegambling.org/articles/RGC_SE%20Review_FINAL.pdf. Zugegriffen: 12. Februar 2009

Responsible Gambling Council (2009) Insight 2009 – Play information and management system. RGC, Toronto, Canada

Responsible Gambling Council (2011) Insight: Responding to patrons with potential gambling problems. Responsible Gambling Council, Toronto, Canada

Retz W, Ringling J, Junginger-Retz P, Vogelsang M, Rösler M (2016) Association of attention-deficit/hyperactivity disorder with gambling disorder. Journal of Neural Transmission 123: 1013–1019

Reuter A (1989) Erfahrungen in der ambulanten Arbeit mit Spielern. Praxis der Klinischen Verhaltensmedizin und Rehabilitation 5: 23–26

Reuter J, Raedler T, Rose M, Hand I, Gläscher J, Büchel C (2005) Pathological gambling is linked to reduced activation of the mesolimbic reward system. Nature Neuroscience 8: 147–148

Revenstorf D, Metsch H (1986) Lerntheoretische Grundlage der Sucht. In: Feuerlein W (Hrsg) Theorie der Sucht. Springer, Berlin, S 121–150

Revheim T, Buvik K (2009) Opportunity structure for gambling and problem gambling among employees in the transport industry. International Journal of Mental and Health Addiction 7: 217–228

Richmond-Rakerd LS, Slutske WS, Heath AC, Martin NG (2013) Genetic and environmental influences on the ages of drinking and gambling initiation: evidence for distinct aetiologies and sex differences. Addiction 109: 323–331

Richter D (2012) Kurzbeitrag: Stellungnahme zum Positionspapier zur Entwicklung des Marktes für Geldspielgeräte. Zeitschrift für Wett- und Glücksspielrecht 7: 103–106

Ricketts T, MacAskill A (2003) Gambling as emotion management: developing a grounded theory of problem gambling. Addiction 11: 383–400

Ricketts T, MacAskill A (2004) Differentiating normal and problem gambling: a grounded theory approach. Addiction 12: 77–87

Riesen H (2009) Gestatten, der Bankräuber, den Sie suchen. Geständnis eines Spielsüchtigen. Retap, Bonn

Riva P, Sacchi S, Brambilla M (2015) Humanizing machines: anthropomorphization of slot machines increases gambling. Journal of Experimental Psychology 21: 313–325

Robins L, Cottler LB, Buchholz K, Compton WM (1996) Diagnostic Interview Schedule, fourth version (DISIV). Washington University Press, Saint Louis, USA

Robins LN, Wing J, Wittchen HU, Helzer JE, Babor TF, Burke J et al. (1988) The Composite International Diagnostic Interview : an epidemiologic instrument suitable for use in conjunction with different diagnostic systems and in different cultures. Archives of General Psychiatry 45: 1069–1077

Roca, M, Torralva T, López P, Cetkovich M, Clark L, Manes F (2008) Executive functions in pathologic gamblers selected in an ecologic setting. Cognitive and Behavioral Neurology 21: 1–4

Rock JP, Fiedler I (2008) Die Empirie des Online-Pokers – Bestimmung des Geschicklichkeitsanteils anhand der kritischen Wiederholungshäufigkeit. Zeitschrift für Wett- und Glücksspielsucht 3: 412–422

Rockloff MJ, Dyer V (2006) The four es of problem gambling: a psychological measure of risk. Journal of Gambling Studies 22: 101–120

Rockloff MJ, Dyer V (2007a) An experiment on the social facilitation of gambling behavior. Journal of Gambling Studies 23: 1–12

Rockloff MJ, Dyer V (2007b) The four es 1-year later: a tool for predicting the development of gambling problems. Journal of Gambling Studies 23: 467–478

Rockloff MJ, Greer N (2010) Audience influence on EGM gambling: the protective effects of having others watch you play. Journal of Gambling Studies. doi:10.1007/s10899-010-9213-1

Rockloff MJ, Greer N, Fay C (2011) The social contagion of gambling: how venue size contributes to player losses. Journal of Gambling Studies. doi:10.1007/s10899-010-9220-2

Rockloff MJ, Greer N, Fay C, Evans LG (2010) Gambling on electronic gaming machines is an escape from negative self reflection. Journal of Gambling Studies. doi:10.1007/s10899-010-9176-2

Rockloff MJ, Hing N (2013) The impact of jackpots on EGM gambling behavior: a review. Journal of Gambling Studies 29: 775–790

Rockloff MJ, Schofield G (2004) Factor analysis of barriers to treatment for problem gambling. Journal of Gambling Studies 20: 121–126

Rockloff MJ, Signal T, Dyer V (2007) Full of sound and fury, signifying something: the impact of autonomic arousal on EGM gambling. Journal of Gambling Studies 23: 457–465

Rodda S, Brown SL, Phillips JG (2004) The relationship between anxiety, smoking, and gambling in electronic gaming machine players. Journal of Gambling Studies 20: 71–81

Rohwedder D (1987) Das Automatenspiel – moderne Freizeitgestaltung. Bild- und Verlagsanstalt, Vaduz

Romanczuk-Seiferth N, Koehler S, Dreesen C, Wüstenberg T, Heinz A (2015) Pathological gambling and alcohol dependence: neural disturbances in reward and loss avoidance processing. Addiction Biology 20: 557–569

Rømer Thomsen K, Fjordback LO, Møller A, Lou HC (2014) Applying incentive sensitization models to behavioral addiction. Neuroscience and Biobehavioral Reviews 45: 343–349

Romild U (2016) Results from Swelogs (Swedish Longitudinal Study) 2008-2014 and 2015. Paper presented at the 11th Conference on Gambling Studies and Policy Issues, Lisbon

Romild U, Volberg R, Abbott M (2014) The Swedish Longitudinal Gambling Study (Swelogs): design and methods of the epidemiological (ep-)track. International Journal of Methods in Psychiatric Research 23; 372–386

Ronzitti S, Soldini E, Lutri V, Smith N, Clerici M, Bowden-Jones H (2016) Types of gambling and levels of harm: a UK study to assess severity of presentation in a treatment-seeking population. Journal of Behavioral Addictions 5: 439–447

Room R, Turner NE, Ialomiteanu A (1999) Community effects of the opening of the Niagara casino. Addiction 94: 1449–1466

Rose N (2015) Are daily fantasy sports legal? Gaming, Law Review and Economics 19: 346–349

Rosecrance J (1986) Why regular gamblers don't quit: a sociological perspective. Sociological Perspectives 29: 357–378

Rosecrance J (1988) Gambling without guilt. Brooks & Cole, Pacific Grove, USA

Rosenthal RJ (1986) The pathological gambler's system of self-deception. Journal of Gambling Behavior 2: 108–120

Rosenthal RJ (1987) The psychodynamics of pathological gambling: a review of the literature. In: Galski T (ed) The handbook of pathological gambling. Thomas, Springfield (USA), pp 41–70

Rosenthal RJ (1989) Pathological gambling and problem gambling: problems of definition and diagnosis. In: Shaffer HJ, Stein SA, Gambino B, Cummings TN (eds) Compulsive gambling. Lexington Books, Lexington (USA), pp 101–125

Rosenthal RJ (1997) The gambler as case history and literary twin: Dostojewski's false beauty and the poetics of perversity. Psychoanalytic Review 84: 593–616

Rosenthal RJ (2004) The role of medication in the treatment of pathological gambling: bridging the gap between research and practice. eGambling10. http://www.camh.net/egambling/issue10/ejg_10_rosenthal.html. Zugegriffen: 13. Juli 2004

Rosenthal RJ (2015) Masochism and pathological gambling. Psychodynamic Psychiatry 43: 1–26

Rosenthal RJ, Lesieur HR (1992) Self-reported withdrawal symptoms and pathological gambling. American Journal of Addictions 1: 150–154

Rosenthal RJ, Lesieur HR (1996) Pathological gambling and criminal behavior. In: Schlesinger LB (ed) Explorations in criminal psychopathology. Charles C Thomas, Springfield, pp 149–169

Rosenthal RJ, Lorenz VC (1992) The pathological gambler as criminal offender. Psychiatric Clinics of North America 15: 647–660

Rosenthal RJ, Rugle LJ (1994) A psychodynamic approach to the treatment of pathological gambling: part I. Achieving abstinence. Journal of Gambling Studies 10: 21–42

Rossow I, Hansen MB (2015) Gambling and gambling policy in Norway – an exceptional case. Addiction. doi: 10.1111/add.13172. Zugegriffen: 20. November 2015

Roston AR (1961) Some personality characteristics of compulsive gamblers. Unpublished doctoral dissertation, University of California, Los Angeles

Roth G (2003) Fühlen, Denken, Handeln. Wie das Gehirn unser Verhalten steuert. Suhrkamp, Frankfurt a. M.

Rotter JB (1966) Generalized expectancies for internal versus external control of reinforcement. Psychological Monographs 80: 1–28

Rousseau FL, Vallerand RJ, Ratelle CF, Mageau GA, Provencher PJ (2002) Passion and gambling: on the validation of the Gambling Passion Scale (GPS). Journal of Gambling Studies 18: 45–66

Roy A, Adinoff B, Roehrich L, Lamparski D, Custer R, Lorenz V, Barbaccia M, Guidotti A, Costa E, Linnoila M (1988a) Pathological gambling: a psychobiological study. Archives of General Psychiatry 45: 369–373

Roy A, Custer R, Lorenz V, Linnoila M (1988b) Depressed pathological gamblers. Acta Psychiatrica Scandinavica 77: 163–165

Roy A, Custer R, Lorenz V, Linnoila M (1989a) Personality factors and pathological gambling. Acta Psychiatrica Scandinavica 80: 37–39

Roy A, De Jong J, Linnoila M (1989b) Extraversion in pathological gamblers. Archives of General Psychiatry 46: 679–681

Roy A, DeJong J, Ferraro T, Adinoff B, Gold P, Rubinow D, Linnoila M (1989c) CSF GABA and neuropeptides in pathological gamblers and normal controls. Psychiatry Research 30: 137–144

Roy A, Smelson D, Lindeken S (1996) Screening for pathological gambling among substance misusers. British Journal of Psychiatry 169: 523

Rugle L, Melamed L (1993) Neuropsychological assessment of attention problems in pathological gamblers. Journal of Nervous and Mental Disease 181: 107–112

Rumpf H-J (2012) Die Grenzen des Suchtbegriffs. Sucht 58: 81–83

Rumpf H-J, Mann K (2015) ICD-11: Was können wir für Suchtforschung und Suchttherapie erwarten? Sucht 61: 123–125

Rush B, Shaw Moxam R, Urbanoski KA (2002) Characteristics of people seeking help from specialized programs for the treatment of problem gambling in Ontario. eGambling 6. http://www.camh.net/egambling/issue6/research/index.html. Zugegriffen: 02. Juli 2004

Russo AM, Taber JI, McCormick RA, Ramirez LF (1984) An out-come study of an inpatient treatment program for pathological gamblers. Hospital and Community Psychiatry 35: 823–827

Ryan P (2010) Recent global developments in player pre-commitment policies to reduce problem gambling. Paper presented at the 8th European Conference on Gambling Studies and Policy Issues, Vienna

Sacco P, Cunningham-Williams RM, Ostmann E, Spitznagel EL (2008) The association between gambling pathology and personality disorders. Journal of Psychiatric Research 42: 1122–1130

Sachse R (1990) Dialog zwischen Expertinnen oder das Ergänzungsverhältnis von Verhaltenstherapie, Kognitiver Therapie und Gesprächspsychotherapie. Zeitschrift der Schweizerischen Gesellschaft für Verhaltenstherapie 3: 9–40

Sáez-Abad C, Bertolin-Guillén JM (2008) Personality traits and disorders in pathological gamblers versus normal controls. Journal of Addictive Diseases 27: 33–40

Salloch-Vogel R-R (1987) Erwachsene Kinder suchtkranker Eltern: Was wird aus diesen Kindern? Lambertus, Freiburg

Salonen AH, Alho H, Castrén S (2015) Gambling frequency, gambling problems and concerned significant others of problem gamblers in Finland: cross-sectional population studies in 2007 and 2011. Scandinavian Journal of Public Health 43: 229–235

Salonen AH, Castrén S, Alho H, Lahti T (2014) Concerned significant others of people with gambling problems in Finland: a cross-sectional population study. BMC Public Health 14: 398. doi:10.1186/1471-2458-14-398

Sartor CE, Scherrer JF, Shah KR, Xian H, Volberg R, Eisen SA (2007) Course of pathological gambling symptoms and reliability oft he Lifetime Gambling History measure. Psychiatry Research 152: 55–61

Saß H (1987) Psychopathie, Soziopathie, Dissozialität – zur Differentialtypologie der Persönlichkeitsstörungen. Springer, Berlin

Saß H, Wiegand C (1990) Exzessives Glücksspielen als Krankheit? Kritische Bemerkungen zur Inflation der Süchte. Nervenarzt 61: 435–437

Saß H, Wittchen H-U, Zaudig M (1996) Diagnostisches und Statistisches Manual Psychischer Störungen, DSM-IV. Hogrefe, Göttingen

Sassen M, Kraus L, Bühringer G (2011b) Differences in pathological gambling prevalence estimates: facts or artefacts? International Journal of Methods in Psychiatric Research 20: e83-e99

Sassen M, Kraus L, Bühringer G, Pabst A, Piontek D, Taqi Z (2011a) Gambling among adults in Germany: prevalence, disorder and risk factors. Sucht 57: 249–257

Savage JE, Slutske WS, Martin NG (2014) Personality and gambling involvement: a person-centered approach. Psychology of Addictive Behaviors 28: 1198–1211

Scalese M, Bastiani L, Salvadori S, Gori M, Lewis I, Jarre P et al. (2016) Association of problem gambling with type of gambling among Italian general population. Journal of Gambling Studies 32: 1017–1026

Scannell ED, Quirk MM, Smith K, Maddern M, Dickerson M (2000) Females' coping styles and control over poker machine gambling. Journal of Gambling Studies 16: 417–432

Schachl H (2005) Was haben wir im Kopf? Die Grundlage für Gehirngerechtes Lernen. Veritas, Linz

Scheibenbogen O, Franzke S (2011) Xenia – gelebte transkulturelle Behandlung am Anton-Proksch-Institut. Spektrum Psychiatrie 1: 42–44

Scheibenbogen O, Franzke S, Musalek M (2014) Genusserleben als Antagonist der Sucht. Rausch 3: 6–15

Scheithauer H, Hayer T, Niebank K (2008) Problemverhaltensweisen und Risikoverhalten im Jugendalter – Ein Überblick. In: Scheithauer H, Hayer T, Niebank K (Hrsg) Problemverhalten und Gewalt im Jugendalter: Erscheinungsformen, Entstehungsbedingungen, Prävention und Intervention. Kohlhammer, Stuttgart, S 11–33

Scheithauer H, Petermann F, Meyer G, Hayer T (2005) Entwicklungsorientierte Prävention von Substanzmissbrauch und problematischem Glücksspielverhalten im Kindes- und Jugendalter. In: Schwarzer R (Hrsg) Gesundheitspsychologie. Enzyklopädie der Psychologie. Hogrefe, Göttingen, S 503–523

Scheller R (1990) Co-Alkoholismus und berufliche Entscheidungsfähigkeit. Suchtgefahren 36: 357–369

Schellinck T, Schrans T (2004) Identifying problem gamblers at the gambling venue: Finding combinations of high confidence indicators. Gambling Research 16: 8–24

Schellinck T, Schrans T (2006) Raising the bar: Using loyalty data to manage risk. Paper presented at the 13th International Conference on Gambling and Risk Taking, Lake Tahoe, USA

Schellinck T, Schrans T (2007) Assessment of the behavioral impact of Responsible Gaming Device (RGD) features: analysis of Nova Scotia player-card data – Windsor trial. Focal Research, Halifax, Canada

Scherrer JF, Slutske WS, Xian H, Waterman B, Shah KR, Volberg R, Eisen SA (2007a) Factors associated with pathological gambling at 10-year follow-up in a national sample of middle-aged men. Addiction 102: 970–978

Scherrer JF, Xian H, Krygiel Kapp JM, Waterman B, Shah KR, Volberg R, Eisen SA (2007b) Association between exposure to childhood and lifetime traumatic events and lifetime pathological gambling in a twin cohort. The Journal of Nervous and Mental Disease 195: 72–78

Schilling J (1990) Jugendarbeit: Zur Bedeutung des Spiels bei der Arbeit mit Jugendlichen. In: Carlhoff HW, Wittemann P (Hrsg) Jugend, Spiel, Schutz. Aktion Jugendschutz, Stuttgart, S 150–157

Schlippe A von (1984) Familientherapie im Überblick: Basiskonzepte, Formen und Anwendungsmöglichkeiten. Junfermann, Paderborn

Schmid C (1994) Glücksspiel. Westdeutscher Verlag, Opladen

Schmidbauer W (2001) Altern ohne Angst. Rowohlt, Reinbek

Schmidt G (1988) Rückfälle von als suchtkrank diagnostizierten Patienten aus systemischer Sicht. In: Körkel J (Hrsg) Der Rückfall des Suchtkranken. Flucht in die Sucht? Springer, Berlin Heidelberg, S 173–213

Schmidt K (2009) Nichts geht mehr. Vom Sodastream-Multimillionär zum Hartz IV-Empfänger. Manken, Murnau

Schmidt L (2001) Wege aus der Glücksspielsucht. Zur organisierten Selbsthilfe in den USA. Sucht 47: 4–11

Schmitt LH, Harrison GA, Spargo RM (1998) Variation in epinephrine and cortisol excretion rates associated with behavior in an Australian aboriginal community. American Journal of Physical Anthropology 106: 249–253

Schneewind KA, Schröder G, Cattell RB (1986) Der 16-Persönlichkeits-Faktoren-Test (16-PF). Huber, Bern

Schneider U (2016) Glücksspielsucht in der Rechtsprechung des Bundesgerichtshofs. Forensische Psychiatrie, Psychologie, Kriminologie 10: 164–172

Scholes-Balog KE, Hemphill SA, Dowling NA, Toumbourou JW (2014) A prospective study of adolescent risk and protective factors for problem gambling among young adults. Journal of Adolescence 37: 215–224

Schönke A, Schröder H (2014) Strafgesetzbuch, Kommentar, 29. Aufl. Beck'sche Verlagsbuchhandlung, München

Schoofs N, Heinz A (2013) Pathologisches Spielen – Impulskontrollstörung, Sucht oder Zwang? Der Nervenarzt 84: 629–634

Schramm E (2005a) Entscheidungen. Juristen Zeitung 60: 418–420

Schramm E (2005b) Keine Unterbringung in einer Entziehungsanstalt bei »Spielsucht«. Juristenzeitung 8: 416–420

Schrans T, Schellinck T (2003) Responsible gaming features on video lottery terminals: impact and promise. Paper presented at the 12th International Conference on Gambling and Risk Taking, Vancouver, Canada

Schrans T, Schellinck T, Grace J (2004) 2004 NS VL self exclusion program process test: final report. Focal Research, Halifax, Nova Scotia, Canada

Schreiber L, Odlaug BL, Kim SW, Grant JE (2009) Characteristics of pathological gamblers with a problem gambling parent. The American Journal on Addictions 18: 462–469

Schreiber LH (1992) Drogenabhängigkeit und Spielsucht im Vergleich. Kriminalistik Verlag, Heidelberg

Schreiber LH (1993) Zur Problematik der Schuldfähigkeit unter besonderer Berücksichtigung der körpereigenen Opioide. Kriminalistik 7: 469–474

Schröder H, Petry J (2003) Störung des Selbstregulationssystems und Emotionstraining bei stofflichen und stoffungebundenen Süchten. Wiener Zeitschrift für Suchtforschung: 26, 19–22

Schuhler P (1989) Behandlung von Spielern in einer Fachklinik für psychosomatische und Suchterkrankungen. Praxis der Klinischen Verhaltensmedizin und Rehabilitation 5: 19–22

Schuler A, Ferentzy P, Turner NE, Skinner W, McIsaac KE, Ziegler CP et al. (2016) Gamblers Anonymous as a recovery pathway: a scoping review. Journal of Gambling Studies. doi:10.1007/s10899-016-9596-8

Schüll ND (2012) Addiction by design: machine gambling in Las Vegas. Princeton University Press, Princeton (New Jersey)

Schuller A (2008) Jackpot: Aus dem Leben eines Spielers. Bastei, Köln

Schulte R-M (1994) Pathologisches Spielen – Glücksspielsucht als neuer Abhängigkeitstypus? Mitteilungen der LVA Württemberg 9: 328–333

Literatur

Schulte W, Tölle R (1977) Psychiatrie. Springer, Berlin

Schumacher W (1981) Die Beurteilung der Schuldfähigkeit bei nicht-stoffgebundenen Abhängigkeiten (Spielleidenschaft, Fetischismen, Hörigkeit). In: Hamm R (Hrsg) Festschrift für Werner Sarstedt. De Gruyter, Berlin S 361–372

Schumann G (2006) Hypothalamic-pituitary-adrenal axis and substance use: so many questions – and we can answer them. Addiction 101: 1538–1539

Schumann H, Lenckner T (1972) Psychiatrische Probleme des Privatrechts. In: Göppinger H, Witter H (Hrsg) Handbuch der forensischen Psychiatrie, Bd I. Springer, Berlin, S 287–357

Schütte F (1985) Glücksspiel und Narzißmus. Brockmeyer, Bochum

Schütze C (2008) Der neue Glücksspielstaatsvertrag – Suchtprävention im staatlichen Glücksspielmonopol. Konturen 29: 24–28

Schütze C, Kalke J (2009) Die Spielverordnung – die rechtliche, suchtmedizinische und politische Diskussion über die Geldspielautomaten. Zeitschrift für Wett- und Glücksspielrecht 3: 235–246

Schwager JC (2011) Arbeit mit einer +50-Gruppe in einer Suchtklinik » Ja, das möcht´ich noch erleben«. In: Kipp J, Bäurle P (Hrsg) Psychotherapie im Alter. PiA 2:237–245

Schwager JC (2013) Die Behandlung von älteren Glücksspielern. In: Petry J (Hrsg) Differentielle Behandlungsstrategien bei pathologischem Glücksspielen. Lambertus-Verlag, Freiburg im Breisgau, 49–61

Schwarz J, Lindner A (1990) Die stationäre Behandlung pathologischer Glücksspieler. Suchtgefahren 36: 402–415

Schwarzer R (1994) Optimistische Kompetenzerwartung: Zur Erfassung einer personellen Bewältigungsressource. Diagnostica: 40, 105–123

Schweizer Casinoverband (2007) Sozialkonzept Standards, Version 1.1. Schweizer Casinoverband, Bern

Seager CP (1970) Treatment of compulsive gamblers using electrical aversion. British Journal of Psychiatry 117: 545–554

Seedat S, Kesler S, Niehaus DJH, Stein DJ (2000) Pathological gambling behaviour: emergence secondary to treatment of Parkinson's disease with dopaminergic agents. Depression and Anxiety 11: 185–186

Séguin M, Boyer R, Lesage A, McGirr A, Suissa A, Tousignant M, Turecki G (2010) Suicide and gambling: psychopathology and treatment-seeking. Psychology of Addictive Behaviors 24: 541–547

Selvini Palazzoli M, Boscolo L, Cecchin G, Prata G (1981) Hypothetisieren – Zirkularität – Neutralität: Drei Richtlinien für den Leiter der Sitzung. Familiendynamik 6: 138–147

Selzer J (1992) Borderline omnipotence in pathological gambling. Archives of Psychiatric Nursing 6: 215–218

Sender K, Sender G (2015) Unser Suchtbericht: Wie er und sie mit seiner Sucht umgehen. Tagebuch einer Therapie. BoD Norderstedt

Sévigny S, Cloutier M, Pelletier M-F, Ladouceur R (2005) Internet gambling: misleading payout rates during the »demo« period. Computers in Human Behavior 21: 153–158

Sévigny S, Ladouceur R (2003) Gamblers' irrational thinking about chance events: the »double switching« concept. International Gambling Studies 3: 163–170

Sévigny S, Ladouceur R, Jacques C, Cantinotti M (2008) Links between casino proximity and gambling participation, expenditure, and pathology. Psychology of Addictive Behaviors 22: 295–301

Shaffer HJ (1989) Conceptual crises in the addictions: the role of models in the field of compulsive gambling. In: Shaffer HJ, Stein SA, Gambino B, Cummings TN (eds) Compulsive gambling. Lexington Books, Lexington (USA), pp 3–33

Shaffer HJ (1999) Strange bedfellows: a critical view of pathological gambling and addiction. Addiction 94: 1445-1448

Shaffer HJ, Bilt J vander, Hall M (1999) Gambling, drinking, smoking and other health risk activities among casino employees. American Journal of Industrial Medicine 36: 365–378

Shaffer HJ, Freed CR, Healea D (2002) Gambling disorders among homeless persons with substance use disorders seeking treatment at a community center. Psychiatric Services 53: 1112–1117

Shaffer HJ, Hall MN (2001) Updating and refining prevalence estimates of disordered gambling behavior in the United States and Canada. Canadian Journal of Public Health 92: 168–172

Shaffer HJ, Hall MN (2002) The natural history of gambling and drinking problems among casino employees. The Journal of Social Psychology 142: 405–424

Shaffer HJ, Hall MN, Bilt JV vander (1997) Estimating the prevalence of disordered gambling behavior in the United States and Canada: a meta-analysis. Harvard Medical School, Boston

Shaffer HJ, LaBrie R, Scanlan KM, Cummings TN (1994) Pathological gambling among adolescents: Massachusetts Gambling Screen (MAGS). Journal of Gambling Studies 10: 339–362

Shaffer HJ, LaBrie RA, LaPlante DA (2004) Laying the foundation for quantifying regional exposure to social phenomena: considering the case of legalized gambling as a public health toxin. Psychology of Addictive Behaviors, 18: 40–48

Shaffer HJ, Martin R (2011) Disordered gambling: etiology, trajectory and clinical considerations. Annual Review of Clinical Psychology 7: 483–510

Shaffer HJ, Peller AJ, LaPlante DA, Nelson SE, LaBrie RA (2010) Toward a paradigm shift in Internet gambling research: from opinion and self-report to actual behavior. Addiction Research and Theory 18: 270–283

Shaffer HJ, Stanton MV, Nelson SE (2006) Trends in gambling studies research: quantifying, categorizing, and describing citations. Journal of Gambling Studies 22: 427–442

Shah KR, Eisen SA, Xian H (2005) Genetic studies of pathological gambling: a review of methodology and analyses of data from the Vietnam era twin registry. Journal of Gambling Studies 21: 179–203

Sharman S, Dreyer J, Aitken M, Clark L, Bowden-Jones H (2015) Rates of problematic gambling in a British homeless sample: a preliminary study. Journal of Gambling Studies 31: 525–532

Sharpe L (2002) A reformulated cognitive-behavioral model of problem gambling: a biopsychosocial perspective. Clinical Psychology Review 22: 1–25

Sharpe L (2003) Understanding pathological gambling: distinct pathways or individual formulations? In: Fittskirk P, Shohov SP (eds) Focus on behavioral psychology. Nova Science Publishers, Sydney, pp 169–184

Sharpe L (2004) Patterns of autonomic arousal in imaginal situations of winning and losing in problem gambling. Journal of Gambling Studies 20: 95–104

Sharpe L, Tarrier N, Schotte D, Spence SH (1995) The role of autonomic arousal in problem gambling. Addiction 90: 1529–1540

Sharpe L, Walker M, Coughlan M-J, Enersen K, Blaszczynski A (2005) Structural changes to electronic gaming machines as effective harm minimization strategies for non-problem and problem gamblers. Journal of Gambling Studies 21: 503–520

Shaw MC, Forbush KT, Schlinder J, Rosenman E, Black DW (2007) The effect of pathological gambling on families, marriages, and children. The International Journal of Neuropsychiatric Medicine 12: 615–622

Shin Y-C, Choi S-W, Ha J, Choi J-S, Kim D-J (2015) Gambling disorder in financial markets: clinical and treatment-related features. Journal of Behavioral Addictions 4: 244–249

Shinohara K, Yanagisawa A, Kagota Y et al. (1999) Physiological changes in pachinko players: beta-endorphin, catecholamines, immune system substances and heart rate. Applied Human Science 18: 37–42

Shultz SK, Shaw, M, McCormick B, Allen J, Black DW (2016) Intergenerational childhood maltreatment in persons with DSM-IV pathological gambling and their first relatives. Journal of Gambling Studies 32: 877–887

Simmel E (1920) Zur Psychoanalyse des Spielers. Internationale Zeitschrift für Psychoanalyse 6: 397

Simon FB (1980) Glücksspiel als narzißtische Restitution. Materialien Psychoanalyse 6: 25–46

Simon FB, Stierlin H (1984) Die Sprache der Familientherapie: ein Vokabular. Klett-Cotta, Stuttgart

Singh A, Kandimala G, Dewey RB, O'Suilleabhain P (2007) Risk factors for pathologic gambling and other compulsions among Parkinson's disease patients taking dopamine agonists. Journal of Clinical Neuroscience 14: 1178–1181

Skinner BF (1953) Science and human behavior. MacMillan, New York

Sleczka P, Braun B, Piontek D, Bühringer G, Kraus L (2015) DSM-5 criteria for gambling disorder: underlying structure and applicability to specific groups of gamblers. Journal of Behavioral Addictions 4: 226–235

Slutske WS (2006) Natural recovery and treatment-seeking in pathological gambling: results of two U.S. national surveys. The American Journal of Psychiatry 163: 297–302

Slutske WS (2007) Longitudinal studies of gambling behavior. In: Smith G, Hodgins DC, Williams RJ (eds) Research and measurement issues in gambling studies. Academic Press, Amsterdam, pp 127–154

Slutske WS (2010) Why is natural recovery so common for addictive disorders? Addiction 105: 1520–1521

Slutske WS, Blaszczynski A, Martin NG (2009) Sex differences in the rates of recovery, treatment-seeking, and natural recovery in pathological gambling: results from an Australian community-based twin survey. Twin Research and Human Genetics 12: 425–432

Slutske WS, Caspi A, Moffitt TE, Poulton R (2005) Personality and problem gambling: a prospective study of a birth cohort of young adults. Archives of General Psychiatry 62: 769–775

Slutske WS, Deutsch AR, Richmond-Rakerd LS, Chernyavskiy P, Statham DJ, Martin NG (2014) Test of potential causal influence of earlier age of gambling initiation on gambling involvement and disorder: a multilevel discordant twin design. Psychology of Addictive Behaviors 28: 1177–1189

Slutske WS, Deutsch AR, Statham DJ, Martin NG (2015a) Local area disadvantage and gambling involvement and disorder: evidence for gene-environment correlation and interaction. Journal of Abnormal Psychology 124: 606–622

Slutske WS, Eisen S, True WR, Lyons MJ, Goldberg J, Tsuang M (2000) Common genetic vulnerability for pathological gambling and alcohol dependence in men. Archives of General Psychiatry 57: 666–673

Slutske WS, Eisen S, Xian H, True WR, Lyons MJ, Goldberg J, Tsuang M (2001) A twin study of the association between pathological gambling and antisocial personality disorder. Journal of Abnormal Psychology 110: 297–308

Slutske WS, Moffitt TE, Poulton R, Caspi A (2012) Undercontrolled temperament at age 3 predicts disordered gambling at age 32: a longitudinal study of a complete birth cohort. Psychological Science 23: 510–516

Slutske WS, Piasecki TM, Blaszczynski A, Martin NG (2010b) Pathological gambling recovery in the absence of abstinence. Addiction. doi:10.1111/j.1360-0443.2010.03080.x

Slutske WS, Piasecki TM, Deutsch AR, Statham DJ, Martin NG (2015b) Telescoping and gender differences in the time course of disordered gambling: evidence from a general population sample. Addiction 110: 144–151

Slutske WS, Zhu G, Meier MH, Martin NG (2010a) Genetic and environmental influences on disordered gambling in men and women. Archives of General Psychiatry 67: 624–630

Smith JF, Abt V (1984) Gambling as play. The Annals of the American Academy of Political and Social Science 474: 122–132

Sodano R, Wulfert E (2009) Cue reactivity in active pathological, abstinent pathological, and regular gamblers. Journal of Gambling Studies 26: 53–65

Solomon R (1980) The opponent-process theory of acquired motivation: the costs of pleasure and the benefits of pain. American Psychologist 35: 691–712

Specker SM, Carlson GA, Christenson GA, Marcotte M (1995) Impulse control disorders and attention deficit disorder in pathological gamblers. Annals of Clinical Psychiatry 7: 175–179

Specker SM, Carlson GA, Edmonson KM, Johnson PE, Marcotte M (1996) Psychopathology in pathological gamblers seeking treatment. Journal of Gambling Studies 12: 67–81

Spengos K, Grips E, Karachalios G, Tsivgoulis G, Papdimitriou G (2006) Reversible Glücksspielsucht unter Pramipexol. Der Nervenarzt 77: 958–960

Spenwyn J, Barrett DJK, Griffiths MD (2010) The role of light and music in gambling behaviour: an empirical pilot study. International Journal of Mental Health and Addiction 8; 107–118

Spielsuchthilfe (2016) Jahresbericht 2015 Tätigkeits- und Forschungsdaten. Ambulante Beratungseinrichtung Spielsuchthilfe, Wien

Spitzer M (2004) Selbstbestimmen. Gehirnforschung und die Frage: Was sollen wir tun? Spektrum Akademischer Verlag, Heidelberg Berlin

Sproston K, Erens B, Orford J (2000) Gambling behaviour in Britain: results from the British Gambling Prevalence Survey. The National Centre for Social Research, London

Spunt B (2002) Pathological gambling and substance misuse. Substance Use & Misuse 37: 1299–1304

Spunt B, Dupont I, Lesieur H, Liberty HJ, Hunt D (1998) Pathological gambling and substance misuse: a review of the literature. Substance Use & Misuse 33: 2535–2560

Spunt B, Lesieur H, Hunt D, Cahill L (1995) Gambling among methadone patients. International Journal of the Addictions 30: 929–962

Stagner JP, Case JP, Sticklen MF, Duncan AK, Zentall TR (2015) Do pigeons prefer alternatives that include near-hit outcomes? Journal of Experimental Psychology: Animal Learning and Cognition 41: 247–254

Stange M, Grau M, Osazuwa S, Graydon C, Dixon MJ (2016a) Reinforcing small wins and frustrating near-misses: further investigation into scratch card gambling. Journal of Gambling Studies. doi:10.1007/s10899-016-9611-0

Stange M, Graydon C, Dixon MJ (2016b) Increased urge to gamble following near-miss outcomes may drive purchasing behavior in scratch card gambling. Journal of Gambling Studies. doi: 10.1007/s10899-016-9662-2

Steel Z, Blaszczynski A (1996) The factorial structure of pathological gambling. Journal of Gambling Studies 12: 3–20

Steel Z, Blaszczynski A (1998) Impulsivity, personality disorders and pathological gambling severity. Addiction 93: 895–905

Steenbergh TA, Meyers AW, May RK, Whelan JP (2002) Development and validation of the gamblers' beliefs questionnaire. Psychology of Addictive Behaviors 16: 143–149

Steenbergh TA, Whelan JP, Meyers AW, May RK, Floyd K (2004) Impact of warning and brief intervention messages on knowledge of gambling risk, irrational beliefs and behaviour. International Gambling Studies 4: 3–16

Steinberg MA (2008) Ongoing evaluation of a self-exclusion program. Paper presented at the 22nd National Conference on Problem Gambling, Long Beach, USA

Steinberg MA, Kosten TA, Rounsaville BJ (1992) Cocaine abuse and pathological gambling. American Journal on Addictions 1: 121–132

Stekel W (1924) The gambler. In: Van Teslaar JS (Trans-ed) Peculiarities of behavior. Liveright, New York, pp 233–255

Stevens M, Young M (2010) Who plays what? Participation profiles in chance versus skill-based gambling. Journal of Gambling Studies 26: 89–103

Stewart MJ, Wohl MJA (2013) Pop-up messages, dissociation, and craving: how monetary limit reminders facilitate adherence in a session of slot machine gambling. Psychology of Addictive Behaviors 27: 268–273

Stewart RM, Brown RIF (1988) An outcome study of Gamblers Anonymous. British Journal of Psychiatry 152: 284–288

Stewart SH, Collins P, Blackburn JR, Ellery M, Klein RM (2005) Heart rate increase to alcohol administration and Video Lottery Terminal (VLT) play among regular VLT players. Psychology of Addictive Behaviors 19: 94–98

Stewart SH, Kushner MG (2003) Recent research on the comorbidity of alcoholism and pathological gambling. Alcoholism, Clinical and Experimental Research 27: 285–291

Stewart SH, Peterson JB, Collins P, Eisnor S, Ellery M (2006) Heart rate increase to alcohol administration and video lottery terminal play among probable pathological gamblers and nonpathological gamblers. Psychology of Addictive Behaviors 20: 53–61

Stewart SH, Zack M (2008) Development and psychometric evaluation of a three-dimensional Gambling Motives Questionnaire. Addiction 103: 1110–1117

Stewart SH, Zack M, Collins P, Klein RM, Fragopoulos F (2008) Subtyping pathological gamblers on the basis of affective motivations for gambling: relations to gambling problems, drinking problems, and affective motivations for drinking. Psychology of Addictive Behaviors 22: 257–268

Stierlin H (1982) Dynamische Familientherapie. In: Bastine R, Fiedler PA, Grawe K, Schmidtchen S, Sommer G (Hrsg) Grundbegriffe der Psychotherapie. Edition Psychologie, Weinheim, S 98–103

Stiftung Warentest (1983) Spielend gewinnen? Chancen im Vergleich. Stiftung Warentest, Berlin

Stiftung Warentest (1992) Gefährliches Spiel. Finanztest 2: 41–45

Stinchfield R (2002) Reliability, validity, and classification accuracy of the South Oaks Gambling Screen (SOGS). Addictive Behaviors 27: 1–19

Stinchfield R (2003) Reliability, validity, and classification accuracy of a measure of DSM-IV diagnostic criteria for pathological gambling. American Journal of Psychiatry 160: 180–182

Stinchfield R (2010) A critical review of adolescent problem gambling assessment instruments. International Journal of Adolescent Medicine and Health 22: 77–93

Stinchfield R, Govoni R, Frisch GR (2005) DSM-IV diagnostic criteria for pathological gambling: Reliability, validity, and classification accuracy. The American Journal on Addictions 14: 73–82

Stinchfield R, McCready J, Turner NE, Jimenez-Murcia S, Petry NM, Grant J et al. (2016) Reliability, validity, and classification accuracy of the DSM-5 diagnostic criteria for gambling disorder and comparison to DSM-IV. Journal of Gambling Studies 32: 905–922

Stinchfield R, Winters KC (1998) Gambling and problem gambling among youths. Annals of the American Academy of Political and Social Science 556: 172–185

Stinchfield R, Winters KC (2001) Outcome of Minnesota's gambling treatment programs. Journal of Gambling Studies 17: 217–245

Stinchfield R, Winters KC, Botzet A, Jerstad S, Breyer J (2007) Development and psychometric evaluation of the Gambling Treatment Outcome Monitoring System (GAM-TOMS). Psychology of Addictive Behaviors 21: 174–184

Stitt BG, Nichols M, Giacopassi D (2003) Does the presence of casinos increase crime? An examination of casino and control communities. Crime and Delinquency 49: 253–284

Stojanov W, Karayanidis F, Johnston P, Bailey A, Carr V, Schall U (2003) Disrupted sensory gating in pathological gambling. Biological Psychiatry 54: 474–484

Storer J, Abbott M, Stubbs J (2009) Access or adaptation? A meta-analysis of surveys of problem gambling prevalence in Australia and New Zealand with respect to concentration of electronic gaming machines. International Gambling Studies 9: 225–244

St-Pierre RA, Derevensky JK, Gupta R, Martin I (2011) Preventing lottery ticket sales to minors: factors influencing retailers' compliance behaviour. International Gambling Studies 11: 173–191

St-Pierre RA, Walker DM, Derevensky J, Gupta R (2014) How availability and accessibility of gambling venues influence problem gambling: a review of the literature. Gaming Law Review and Economics 18: 150–172

Strickland LH, Grote FW (1967) Temporal presentation of winning symbols and slot machine playing. Journal of Experimental Psychology 74: 10–13

Strickland LH, Lewicki RJ, Katz AM (1966) Temporal orientation and perceived control as determinants of risk-taking. Journal of Experimental Social Psychology 2: 143–151

Strong DR, Breen RB, Lejuez CW (2004a) Using item response theory to examine gambling attitudes and beliefs. Personality and Individual Differences 36: 1515–1529

Strong DR, Breen RB, Lesieur HR, Lejuez CW (2003) Using the Rasch model to evaluate the South Oaks Gambling Screen for use with nonpathological gamblers. Addictive Behaviors 28: 1465–1472

Strong DR, Daughters SB, Lejuez CW, Breen RB (2004b) Using the Rasch model to develop a revised Gambling Attitudes and Beliefs Scale (GABS) for use with male college student gamblers. Substance Use and Misuse 39: 1013–1024

Strong, DR, Kahler CW (2007) Evaluation of the continuum of gambling problems using the DSM-IV. Addiction 102: 713–721

Subramaniam M, Wang P, Soh P, Vaingankar JA, Chong SA, Browning CJ et al. (2015) Prevalence and determinants of gambling disorder among older adults: a systematic review. Addictive Behaviors 41: 199–209

Sullivan S (1994) Why compulsive gamblers are at high suicide risk. Community Mental Health in New Zealand 8: 40–47

Sundali J, Croson R (2006) Biases in casino betting: the hot hand and the gambler's fallacy. Judgment and Decision Making 1: 1–12

Suomi A, Dowling NA, Jackson AC (2014) Problem gambling subtypes based on psychological distress, alcohol abuse and impulsivity. Addictive Behaviors 39: 1741–1745

Suomi A, Jackson AC, Dowling NA, Lavis T, Patford J, Thomas SA et al. (2013) Problem gambling and family violence: family member reports of prevalence, family impacts and family coping. Asian Journal of Gambling Issues and Public Health 3: 13. doi:10.1186/2195-3007-3-13

Suurvali H, Cordingley, J, Hodgins DC, Cunningham JA (2009) Barriers to seeking help for gambling problems: a review of the empirical literature. Journal of Gambling Studies 25: 407–424

Suurvali H, Cordingley, J, Hodgins DC, Cunningham JA (2009) Barriers to seeking help for gambling problems: a review of the empirical literature. Journal of Gambling Studies 25: 407–424

Suurvali H, Hodgins D, Toneatto T, Cunningham J (2008) Treatment seeking among Ontario problem gamblers: Results of a population survey. Psychiatric Services 59: 1343–1346

Suurvali H, Hodgins DC, Cunningham JA (2010) Motivators for resolving or seeking help for gambling problems: a review of the empirical literature. Journal of Gambling Studies 26: 1–33

Svensson J, Romild U (2011) Incidence of Internet gambling in Sweden: results from the Swedish longitudinal gambling study. International Gambling Studies 11: 357–375

Svensson J, Romild U, Shepherdson E (2013) The concerned significant others of people with gambling problems in a national representative sample in Sweden – a 1 year follow-up study. BMC Public Health 13: 1087. doi:1471-2458/13/1087

Sylvain C, Ladouceur R, Boisvert J-M (1997) Cognitive and behavioral treatment of pathological gambling: a controlled study. Journal of Consulting and Clincial Psychology 75: 727–732

Symond P (2003) How to stop gambling: a practical guide to beating gambling problems in a loved one, in yourself. Bantam, Sydney

Taber JI (1981) Group psychotherapy with pathological gamblers. In: Eadington WR (Hrsg) The gambling papers. Proceedings of the 1981 Conference on Gambling. Reno, University of Nevada

Taber JI (1985) Pathological gambling: the initial screening interview. Journal of Gambling Behavior 1: 23–34

Taber JI (2001) In the shadow of chance: the pathological gambler. Ex-Gambler Services, Bluffton

Taber JI, Chaplin MP (1988) Group psychotherapy with pathological gamblers. Journal of Gambling Behavior 4: 183–196

Taber JI, McCormick RA (1987c) The pathological gambler in treatment. In: Galski T (ed) The handbook of pathological gambling. Thomas, Springfield, pp 137–168

Taber JI, McCormick RA, Ramirez LF (1987a) The prevalence and impact of major life stressors among pathological gamblers. The International Journal of the Addictions 22: 71–79

Taber JI, McCormick RA, Russo AM, Adkins BJ, Ramirez LF (1987b) Follow up of pathological gamblers after treatment. American Journal of Psychiatry 144: 757–761

Taber JI, Russo AM, Adkins BJ, McCormick RA (1986) Ego strength and achievement motivation in pathological gamblers. Journal of Gambling Behavior 2: 69–80

Tanabe J, Thompson L, Claus E, Dalwani M, Hutchison K, Banich MT (2007) Prefrontal cortex activity is reduced in gambling and nongambling substance users during decision-making. Human Brain Mapping 28: 1276–1286

Tanioka I (2000) Pachinko and the Japanese society. Osaka University of Commerce, Osaka

Tasseit S (1992) Einleitung. In: Tasseit S (Hrsg) Ambulante Suchttherapie. Möglichkeiten und Grenzen. Neuland, Geesthacht, S 5–25

Tavares H, Carneiro E, Sanches M, Pinsky I, Caetano R, Zaleski M et al. (2010) Gambling in Brazil: lifetime prevalences and socio-demographic correlates. Psychiatry Research 180: 35–41

Tavares H, Martins SS, Lobo DSS, Silveira CM, Gentil V, Hodgins DC (2003) Factors at play in faster progression for female pathological gamblers: an exploratory analysis. Journal of Clinical Psychiatry 64: 433–438

Tavares H, Zilberman ML, Beites FJ, Gentil V (2001) Gender differences in gambling progression. Journal of Gambling Studies 17: 151–159

Tavares H, Zilberman ML, Hodgins DC, el-Guebaly N (2005) Comparison of craving between pathological gamblers and alcoholics. Alcoholism: Clinical and Experimental Research 29: 1427–1431

Tec N (1964) Gambling in Sweden. Bedminster Press, Totowa, USA

Temcheff CE, Paskus TS, Potenza MN, Derevensky JL (2016) Which diagnostic criteria are most useful in discriminating between social gamblers and individuals with gambling problems? An examination of DSM-IV and DSM-5 criteria. Journal of Gambling Studies 32: 957–968

Templer DJ, Kaiser G, Siscoe K (1993) Correlates of pathological gambling propensity in prison inmates. Comprehensive Psychiatry 34: 347–351

Templeton JA, Dixon MJ, Harrigan KA, Fugelsang JA (2015) Upping the reinforcement rate by playing the maximum lines in multi-line slot machine play. Journal of Gambling Studies 31: 949–964

Tepperman JH (1985) The effectiveness of short-term group therapy upon the pathological gambler and wife. Journal of Gambling Behavior 1: 119–130

Tepperman L (2009) Betting their lives: the close relations of problem gamblers. Oxford University Press, New York

Thalheimer R, Ali MM (2008) The demand for casino gaming with special reference to a smoking ban. Economic Inquiry 46: 273–282

Theule J, Hurl KE, Cheung K, Ward M, Henrikson B (2016) Exploring the relationships between problem gambling and ADHD: a meta-analysis. Journal of Attention Disorders. doi:10.1177/1087054715626512

Thomas AC, Allen FC, Phillips J (2009b) Electronic gaming machine gambling: neasuring motivation. Journal of Gambling Studies 25: 343–355

Thomas AC, Allen FL, Phillips J, Karantzas G (2011) Gaming machine addiction: the role of avoidance, accessibility and social support. Psychology of Addictive Behaviors 25: 738–744

Thomas AC, Bates G, Moore S, Kyrios M, Meredyth D, Jessop G (2009c) Gambling and the multidimensionality of accessibility: more than just proximity to venues. International Journal of Mental and Health Addiction. doi:10.1007/s11469-009-9256-7

Thomas AC, Sullivan GB, Allen FCL (2009a) A theoretical model of EGM problem gambling: more than a cognitive escape. International Journal of Mental and Health Addiction 7: 97–107

Thomas GJ (1989a) Basiskonzepte in der Arbeit mit Spielern. Medizin, Mensch, Gesellschaft 14: 150–161

Thomas GJ (1989b) Der Angehörige in der Beratungsarbeit mit Spielern am Beispiel einer ambulanten Ehepaar-Gruppe. Lambertus, Freiburg, S 71–81

Thomas GJ (1992) Ambulante Suchtkrankheiten im Verbund eines Suchtkrankenhauses. In: Tasseit S (Hrsg) Ambulante Suchttherapie. Möglichkeiten und Grenzen. Neuland, Geesthacht, S 131–154

Thomasius R, Sack P-M, Strittmatter E, Kaess M (2014) DSM-5 Kommentar. Substanzgebrauchsstörung und nichtsubstanzgebundene Süchte im DSM-5. Zeitschrift für Kinder-und Jugendpsychiatrie und Psychotherapie 42: 115–120

Thompson A, Walker M, Milton S, Djukic E (2005) Explaining the high false positive rate of the South Oaks Gambling Screen. International Gambling Studies 5: 45–56

Thompson WN (1991) Machismo: manifestations of a cultural value in the latin american casino. Journal of Gambling Studies 7: 143–164

Thomsen KR, Callesen MB, Linnet J, Kringelbach ML, Møller A (2009) Severity of gambling is associated with severity of depressive symptoms in pathological gamblers. Behavioural Pharmacology 20: 527–536

Thon N, Preuss UW, Pölzleitner A, Quantschnig B, Scholz H, Kühberger A et al. (2014) Prevalence of suicide attempts in pathological gamblers in a nationwide Austrian treatment sample. General Hospital Psychiatry 36: 342–346

Thygesen KL, Hodgins DC (2003) Quitting again: motivation and strategies for terminating gambling relapses. eGambling 9. http://www.camh.net/egambling/issue9/research/thygesen. Zugegriffen: 09. Oktober 2003

Tirachaimongkol LC, Jackson AC, Tomnay JE (2010) Pathways to problem gambling in seniors. Journal of Gerontological Social Work 53: 531–546

TNS EMNID (2011) Spielen mit und um Geld. TNS EMNID, Bielefeld

Toce-Gerstein M, Gerstein DR, Volberg RA (2009) The NODS-CLiP: a rapid screen for adult pathological and problem gambling. Journal of Gambling Studies 25: 541–555

Todirita IR, Lupu V (2013) Gambling prevention program among children. Journal of Gambling Studies 29: 161–169

Tolchard B, Battersby MW (2010) The Victorian Gambling Screen: reliability and validation in a clinical population. Journal of Gambling Studies 26: 623–638

Tom AM, LaPlante DA, Shaffer HJ (2014) Does Pareto rule internet gambling? Problems among the »vital few« and »trivial many«. The Journal of Gambling Business and Economics 8: 73–100

Toneatto T (1999) Cognitive psychopathology of problem gambling. Substance Use & Misuse 34: 1593–1604

Toneatto T (2008a) A cognitive-behavioral analysis of Gamblers Anonymous. Journal of Gambling Issues 21. doi:10.4309/jgi.2008.21.7

Toneatto T (2008b) Reliability and validity of the Gamblers Anonymous twenty questions. Journal of Psychopathological Behaviour Assss 30: 71–78

Toneatto T, Blitz-Miller T, Calderwood K, Dragonetti R, Tsanos A (1997) Cognitive distortions in heavy gambling. Journal of Gambling Studies 13: 253–266

Toneatto T, Cunningham J, Hodgins D, Adams M, Turner N, Koski-Jannes A (2008) Recovery from problem gambling without formal treatment. Addiction Research and Theory 16: 111–120

Toneatto T, Ladouceur R (2003) Treatment of pathological gambling: a critical review of the literature. Psychology of Addictive Behaviors 17: 284–292

Toneatto T, Lecce J, Bagby M (2009) Alexithymia and pathological gambling. Journal of Addictive Diseases 28: 193–198

Törne I von, Konstanty R (1989) Spielverhalten und Störungsbilder bei Spielern an Geldspielautomaten. Suchtgefahren 35: 14–34

Towfigh E, Glöckner A (2011) Game over: empirical support for soccer bets regulation. Psychology, Public Policy, and Law 17: 475–506

Townshend P (2007) Self-exclusion in a public health environment: an effective treatment option in New Zealand. International Journal of Mental Health and Addiction 5: 390–395

Tremblay J, Stinchfield R, Wiebe J, Wynne H (2010) Canadian Adolescent Gambling Inventory (CAGI) phase III final report. Canadian Centre on Substance Abuse, Ottawa

Tremblay N, Boutin C, Ladouceur R (2008) Improved self-exclusion program: preliminary results. Journal of Gambling Studies 24: 505–518

Tretter F (1998) Ökologie der Sucht. Hogrefe, Göttingen

Trueg E (1987) Von der Glücksspielsucht zur Drogenabhängigkeit – eine Einzelfallstudie. Suchtgefahren 33: 121–125

Tuncay M (2010) Wettbüro statt Teestube. Glücksspiel bei Migranten aus dem orientalischen Kulturraum. Konturen 5: 15–19

Turner N, Macdonald J, Bartoshuk M, Zangeneh M (2008b) The evaluation of a 1-h prevention program for problem gambling. International Journal of Mental Health and Addiction 6: 238–243

Turner NE, Jain U, Spence W, Zangeneh M (2008a) Pathways to pathological gambling: component analysis of variables related to pathological gambling. International Gambling Studies, 8: 281–298

Turner NE, Preston DL, McAvoy S, Gillam L (2013) Problem gambling inside and out: the assessment of community and institutional problem gambling in the Canadian correctional system. Journal of Gambling Studies 29: 435–451

Turner NE, Preston DL, Saunders C, McAvoy S, Jain U (2009) The relationship of problem gambling to criminal behavior in a sample of Canadian male federal offenders. Journal of Gambling Studies 25: 153–169

Turner NE, Stinchfield R, McCready J, McAvoy S, Ferentzy P (2016) Endorsement of criminal behavior amongst offenders: implications for DSM-5 gambling disorder. Journal of Gambling Studies 32: 35–45

Tversky A, Kahnemann D (1971) Belief in the law of small numbers. Psychological Bulletin 76: 105–110

Tversky A, Kahnemann D (1973) Availability: a heuristic for judging frequency and probability. Cognitive Psychology 5: 207–233

Uchtenhagen A (2010) Moderater Gebrauch – ein realistisches Lernziel in der Suchttherapie? Suchttherapie 11: 14–17

Uhl A (2005) Präventionsansätze und -theorien. Wiener Zeitschrift für Suchtforschung 28: 39–45

Unterberger C (2015) Glücksspiel und -sucht in Österreich. Ein Strukturen-Überblick und eine qualitative Untersuchung über pathologisches Glücksspiel. Masterarbeit. Institut für Soziologie, Graz

Vachon DD, Bagby RM (2009) Pathological gambling subtypes. Psychological Assessment 21: 608–615

Valleur M (2015) Gambling and gambling-related problems in France. Addiction 110: 1872–1876

Valleur M, Codina I, Vénisse J-L, Romo L, Magalon D, Fatséas M et al. (2016) Towards a validation of the three pathways model of pathological gambling. Journal of Gambling Studies 32: 757–771

van Holst RJ, Chase HW, Clark L (2014) Striatal connectivity changes following gambling wins and near-misses: associations with gambling severity. NeuroImage: Clinical 5: 232–239

van Holst RJ, van den Brink W, Veltman DJ, Goudriaan AE (2010a) Why gamblers fail to win: a review of cognitive and neuroimaging findings in pathological gambling. Neuroscience and Biobehavioral Reviews 34: 87–107

van Holst RJ, van den Brink W, Veltman DJ, Goudriaan AE (2010b) Brain imaging studies in pathological gambling. Current Psychiatry Reports 12: 418–425 van Holst RJ, Veltman DJ, Büchel C, van den Brink W, Goudriaan AE (2012) Distorted expectancy coding in problem gambling: is the addictive in the anticipation? Biological Psychiatry 71: 741–748

Varnholt N (2001) Roulette – Protokoll einer Selbstzerstörung. Fischer, Aachen

Vasiliadis SD, Jackson AC, Christensen D, Francis K (2013). Physical accessibility of gaming opportunity and its relationship to gaming involvement and problem gambling: a systematic review. Journal of Gambling Issues 28. doi:10.4309/jgi.2013.28.2

Veikkaus O (2008) Veikkaus' Year 2007: annual report, corporate responsibility report. Veikkaus, Vantaa

Vent P (1999) Spielsucht als Affektregulation. Klett-Cotta, Stuttgart

Verhoeven V, Nebel M (2004) Umsetzung der »Empfehlungsvereinbarung« der Krankenkassen und Rentenversicherungsträger: Die ambulanten Behandlungsmöglichkeiten. Unveröffentl. Manuskript der Suchtkrankenhilfe, Fachstelle Glücksspielsucht, Neuss

Verlik K (2007) Casino and racing entertainment centre voluntary self-exclusion program evaluation: final report. Alberta Gaming and Liquor Commission, St. Albert, Canada

Victor RG, Krug CM (1967) Paradoxical intention in the treatment of compulsive gambling. American Journal of Psychotherapy 21: 808–814

Vierhaus M, Ewering J, Klein F, Ködding C., Petry J (2012) Zur Validität des Modells zur psychischen Vulnerabilität der Glücksspielsucht. Sucht 58: 183–193

Villalta L, Arévalo R, Valdepérez A, Pascual JC, de los Cobos JP (2015) Parental bonding in subjects with pathological gambling disorder compared with healthy controls. The Psychiatric Quarterly 86: 61–67

Vitaro F, Arseneault L, Tremblay RE (1997) Dispositional predictors of problem gambling in male adolescents. American Journal of Psychiatry 154: 1769–1770

Vitaro F, Arseneault L, Tremblay RE (1999) Impulsivity predicts problem gambling in low SES adolescent males. Addiction 94: 565–575

Vitaro F, Hartl AC, Brendgen M, Laursen B, Dionne G, Boivin M (2014) Genetic and environmental influences on gambling and substance use in early adolescence. Behavior Genetics 44: 347–355

Vitaro F, Wanner B, Ladouceur R, Brendgen M, Tremblay RE (2004) Trajectories of gambling during adolescence. Journal of Gambling Studies 20: 47–69

Vogelgesang M (2010) Psychische Komorbidität und Gender bei pathologischem Glücksspiel. Verhaltenstherapie und Verhaltensmedizin 31(1): 36–49

Vogelgesang M, Petry J (1996) Frauenspezifische Behandlung bei »pathologischem Glücksspiel«. Sucht 42: 428–437

Volberg RA (1994) The prevalence and demographics of pathological gamblers: implications for public health. American Journal of Public Health 84: 237–241

Volberg RA (1996) Prevalence studies of problem gambling in the United States. Journal of Gambling Studies 12: 111–128

Volberg RA (2001) When the chips are down – problem gambling in America. The Century Foundation Press, New York

Volberg RA (2004) Fifteen years of problem gambling prevalence research: what do we know? Where do we go? Journal of Gambling Issues. doi:10.4309/jgi.2004.10.12

Volberg RA (2007) Population surveys. In: Smith G, Hodgins DC, Williams RJ (eds) Research and measurement in gambling studies. Elsevier, Amsterdam, pp 33–54

Volberg RA, Abbott MW, Rönnberg S, Munck IME (2001) Prevalence and risks of pathological gambling in Sweden. Acta Psychiatrica Scandinavica 104: 250–256

Volberg RA, Steadman HJ (1998) Refining prevalence estimates of pathological gambling. American Journal of Psychiatry 145: 502–505

Volberg RA, Wray M (2007) Legal gambling and problem gambling as mechanisms of social domination? Some considerations for future research. American Behavioral Scientist 51: 56–85

Vollmer HC, Ellgring H (1988) Die Vorhersage der vorzeitigen Therapiebeendigungen bei Drogenabhängigen. Suchtgefahren 34: 273–284

Vollmoeller W (1989) Familientherapeutische Grundkonzepte im Überblick. Praxis der Psychotherapie und Psychosomatik 34: 15–21

Voon V, Thomsen R, Miyasaki JM, de Souza M, Shafro A, Fox SH, Duff-Canning S, Lang AE, Zurowski M (2007) Factors associated with dopaminergic drug-related pathological gambling in Parkinson disease. Archives of Neurology 64: 212–216

Wagenaar WA (1988) Paradoxes of gambling behaviour. Lawrence Erlbaum, Hillside NJ

Walker DM, Litvin SW, Sobel RS, St-Pierre RA (2015) Setting win limits: an alternative approach to »responsible gambling«? Journal of Gambling Studies 31; 965–986

Walker GJ, Hinch TD, Weighill AJ (2005) Inter- and intra-gender similarities and differences in motivations for casino gambling. Leisure Sciences 27: 111–130

Walker MB (1992a) Irrational thinking among slot machine players. Journal of Gambling Studies 8: 245–261

Walker MB (1992b) The psychology of gambling. Pergamon Press, Oxford

Walter C (1997) Zum Begriff der Spielsucht am Beispiel von Dostojewskis »Der Spieler«. Zeitschrift für Klinische Psychologie, Psychopathologie und Psychotherapie 45: 279–290

Walters GD (1997) Problem gambling in a federal prison population: results from the South Oaks Gambling Screen. Journal of Gambling Studies 13: 7–24

Walters GD (2001) Behavior genetic research on gambling and problem gambling: a preliminary meta-analysis of available data. Journal of Gambling Studies 17: 255–271

Walther B, Hanewinkel R, Morgenstern M (2013a) Vernetzte www.Welten: Entwicklung und Prozessevaluation eines Unterrichtsprogramms zur Prävention problematischen Computer- und Glücksspiels. In: Buth S, Kalke J, Reimer J (Hrsg) Glücksspielsuchtforschung in Deutschland. Lambertus, Freiburg, S 101–115

Walther B, Hanewinkel R, Morgenstern M (2013b) Short-term effects of a school-based program on gambling prevention in adolescents. Journal of Adolescent Health 52: 599–605

Waluk OR, Youssef GJ, Dowling NA (2016) The relationship between problem gambling and attention deficit hyperactivity disorder. Journal of Gambling Studies 32: 591–604

Wanke K (1985) Normal – abhängig – süchtig: Zur Klärung des Suchtbegriffs. In: Deutsche Hauptstelle gegen die Suchtgefahren (Hrsg) Süchtiges Verhalten – Grenzen und Grauzonen im Alltag. Hoheneck, Hamm, S 11–22

Wanke K, Täschner K-L (1985) Rauschmittel, Drogen – Medikamente – Alkohol. Enke, Stuttgart

Wardle H, Keily R, Astbury G, Reith G (2014) 'Risky places?': mapping gambling machine density and socio-economic deprivation. Journal of Gambling Studies 30: 201–212

Wardle H, Moody A, Griffiths M, Orford J, Volberg R (2011a) Defining the online gambler and patterns of behaviour integration: evidence from the British Gambling Prevalence Survey 2010. International Gambling Studies 11: 339–356

Wardle H, Moody A, Spence S, Orford J, Volberg R, Jotangia D et al. (2011b) British gambling prevalence survey 2010. National Center for Social Research, London

Wardle H, Sproston K, Orford JM, Erens B, Griffiths MD, Constantine R (2007) British gambling prevalence survey 2007. National Centre for Social Research, London

Wareham JD, Potenza MN (2010) Pathological gambling and substance use disorders. The American Journal of Drug and Alcohol Abuse 36: 242–247

Warpenius K, Holmila M, Raitasalo K (2016) Compliance with the legal age limits for alcohol, tobacco and gambling – a comparative study on test purchasing in retail outlets. Drugs: Education, Prevention and Policy 23: 435–441

Watzl H, Bühringer G (2001) Editorial: Renaissance der »Sucht«? Sucht 47: 80–81

Watzlawick P (1985) Systempathologie – Systemtherapie. In: Janzarik W (Hrsg) Psychopathologie und Praxis. Enke, Stuttgart, S 101–106

Watzlawick P, Beavin JH, Jackson DD (1974) Menschliche Kommunikation: Formen, Störungen, Paradoxien. Huber, Bern

Weatherly JN, Dymond S, Samuels L, Austin JL, Terrell HK (2014) Validating the gambling functional assessment – revised in a United Kingdom sample. Journal of Gambling Studies 30: 335–347

Weatherly JN, Sauter JM, King BM (2004) The »big win« and resistance to extinction when gambling. The Journal of Psychology 138: 495–504

Weber A (1984) Laufen als Behandlungsmethode – eine experimentelle Untersuchung an Alkoholabhängigen in der Klinik. Suchtgefahren 30: 160–167

Weber J (1987) Sogenannte nicht-stoffgebundene Süchte und ihre forensisch-psychologische Bedeutung. Das Öffentliche Gesundheitswesen 49: 581–585

Weinstein D, Deitsch L (1974) The impact of legalized gambling – the socioeconomic consequences of lotteries and off-track betting. Praeger, New York

Weinstock J, Massura CE, Petry NM (2013a) Professional and pathological gamblers: similarities and differences. Journal of Gambling Studies 29: 205–216

Weinstock J, Rash C, Burton S, Moran S, Biller W, O'Neil K et al. (2013b) Examination of proposed DSM-5 changes to pathological gambling in a helpline sample. Journal of Clinical Psychology 69: 1305–1314

Weintraub D, Koester J, Potenza MN, Siderowf A, Stacy M, Voon V, Whetteckey J, Wunderlich GR, Lang AE (2010) Impulse control disorders in Parkinson disease. A cross-sectional study of 3.090 patients. Archives of Neurology 67: 589–595

Weis C (1999) Die Sperre des Glücksspielers. Lang, Frankfurt a. M.

Wejbera M, Quack A (2017) Die Aufhebung der Spielersperre – Erfahrungen und Implikationen aus der Praxis. Vortrag auf dem Symposium Glücksspiel 2017, Universität Hohenheim https://gluecksspiel.uni-hohenheim.de/fileadmin/einrichtungen/gluecksspiel/Symposium2017/MWejbera.pdf. Zugegriffen: 22. März 2017

Welte JW, Barnes GM, Tidwell MC, Wieczorek WF (2016b) Predictors of problem gambling in the U.S. Journal of Gambling Studies. doi:10.1007/s10899-016-9639-1

Welte JW, Barnes GM, Tidwell M-C, Hoffman JH (2009) The association of form of gambling with problem gambling among American youth. Psychology of Addictive Behaviors 23: 105–112

Welte JW, Barnes GM, Tidwell M-C, Hoffman JH, Wieczorek WF (2016a) The relationship between distance from gambling venues and gambling participation and problem gambling among U.S. adults. Journal of Gambling Studies 32: 1055–1063

Welte JW, Barnes GM, Wieczorek W, Tidwell MC, Parker J (2002) Gambling participation in the US: results from a national survey. Journal of Gambling Studies 18: 313–337

Welte JW, Barnes GM, Wieczorek W, Tidwell MC, Parker J (2001) Alcohol and gambling pathology among U.S. adults: prevalence, demographic patterns and comorbidity. Journal of Studies on Alcohol 62: 706–712

Welte JW, Barnes GM, Wieczorek WF, Tidwell MC (2004b) Gambling participation and pathology in the United States – a sociodemographic analysis using classification trees. Addictive Behaviors 29: 983–989

Welte JW, Barnes GM, Wieczorek WF, Tidwell MC, Parker JC (2004a) Risk factors for pathological gambling. Addictive Behaviors 29: 323–335

Welte JW, Tidwell MC, Barnes GM, Hoffman JH, Wieczorek WF (2016c) The relationship between the number of types of legal gambling and the rates of gambling behaviors and problems across U.S. States. Journal of Gambling Studies 32: 379–390

Wenzel GW, Dahl AA (2009) Female pathological gamblers – a critical review of the clinical findings. International Journal of Mental and Health Addiction 7: 190–202

Wenzel HG, Øren A, Bakken IJ (2008) Gambling problems in the family – a stratified probability sample study of prevalence and reported consequences. BMC Public Health. doi:10.1186/1471-2458-8-412

Wheeler BW, Rigby JE, Huriwai T (2006) Pokies and poverty: problem gambling risk factor geography in New Zealand. Health & Place 12: 86–96

Wheeler SA, Round DK, Sarre R, O'Neil M (2008) The influence of gaming expenditure on crime rates in South Australia: a local area empirical investigation. Journal of Gambling Studies 24: 1–12

Whelan JP, Steenbergh TA, Meyers A W (2007) Problem and pathological gambling. Hogrefe, Washington

Wickwire EM, Burke RS, Brown SA, Parker JD, May RK (2008) Psychometric evaluation of the National Opinion Research Center DSM-IV screen for gambling problems (NODS). The American Journal on Addictions 17: 392–395

Wikler A (1973) Dynamics of drug dependence. Archives of General Psychiatry 28: 611–616

Wildman RW (1989) Pathological gambling: marital-familial factors, implications, and treatments. Journal of Gambling Behavior 5: 293–301

Wilkes BL, Gonsalvez CJ, Blaszczynski A (2010) Capturing SCL and HR changes to win and loss events during gambling on electronic machines. International Journal of Psychophysiology 78: 265–272

Williams R (2017) Predictors of future problem gambling. Paper presented at the 2nd Gambling Policy Knowledge Exchange Forum, Toronto, Canada

Williams RJ, Hann R, Schopflocher D, West B, McLaughlin P, White N et al. (2015) Quinte longitudinal study of gambling and problem gambling. Report prepared for the Ontario Problem Gambling Research Centre. Guelph, Canada

Williams RJ, Rehm J, Stevens RMG (2011) The social and economic impacts of gambling. Final report prepared for the Canadian Consortium for Gambling Research. University of Lethbridge, Alberta, Canada

Williams RJ, Royston J, Hagen BF (2005) Gambling and problem gambling within forensic populations. Criminal Justice and Behavior 32: 665–689

Williams RJ, Volberg RA (2009) Impact of survey description, administration format, and exclusionary criteria on population prevalence rates of problem gambling. International Gambling Studies 9: 101–117

Williams RJ, Volberg RA, Stevens RMG (2012a) The population prevalence of problem gambling: methodological influences, standardized rates, jurisdictional differences, and worldwide trends. Report prepared for the Ontario Problem Gambling Research Centre and the Ontario Ministry of Health and Long Term Care. University of Lethbridge, Alberta, Canada

Williams RJ, West BL, Simpson RI (2008) Prevention of problem/pathological gambling: a comprehensive review of the evidence. Report prepared for the Ontario Problem Gambling Research Centre. Guelph, Ontario, Canada: http://hdl.handle.net/10133/414. Zugegriffen: 30. August 2008

Williams RJ, West BL, Simpson RI (2012b) Prevention of Problem Gambling: a comprehensive review of the evidence and identified best practices. Report prepared for the Ontario Problem Gambling Research Centre and the Ontario Ministry of Health and Long Term Care. University of Lethbridge, Alberta, Canada

Williams RJ, Wood RT (2007) The proportion of Ontario Gambling Revenue derived from problem gamblers. Canadian Public Policy 33: 367–387

Williams RJ, Wood RT, Currie SR (2010) Stacked deck: an effective, school-based program for the prevention of problem gambling. The Journal of Primary Prevention 31: 109–125

Wilson D, da Silva Lobo DS, Tavares H, Gentil V, Vallada H (2013) Family-based association analysis of serotonin genes in pathological gambling disorder: evidence of vulnerability risk in the 5HT-2A receptor gene. Journal of Molecular Neuroscience 49: 550–553

Windgassen K, Leygraf N (1991) Pathologisches Spielen: Entstehungsbedingungen und Behandlung. Deutsches Ärzteblatt 88: B470–473

Windross AJ (2003) The luck of the draw: superstition in gambling. Gambling Research 15: 63–77

Winer JA, Pollock GH (1988) Störungen der Impulskontrolle. In: Freedman AM, Kaplan HI, Sadock BJ, Peters UH (Hrsg) Psychiatrie in Praxis und Klinik. Bd 4: Psychosomatische Störungen. Thieme, Stuttgart, S 166–184

Winters KC, Rich T (1998) A twin study of adult gambling behavior. Journal of Gambling Studies 14: 213–225

Winters KC, Specker S, Stinchfield R (2002) Measuring pathological gambling with the Diagnostic Interview for Gambling Severity (DIGS). In: Marotta JJ, Cornelius JA, Eadington WR (eds.) The downside: problem and pathological gambling. University of Reno, Reno, Nevada, USA

Winters KC, Specker S, Stinchfield RD (1997) Brief manual for use of the Diagnostic Interview for Gambling Severity. University of Minnesota Medical School, Minneapolis, USA

Winters KC, Stinchfield R, Fulkerson J (1993a) Patterns and characteristics of adolescent gambling. Journal of Gambling Studies 9: 371–386

Winters KC, Stinchfield RD, Fulkerson J (1993b) Toward the development of an adolescent gambling problem severity scale. Journal of Gambling Studies 9: 63–84

Wise RA (2000) Addiction becomes a brain disease. Neuron 26: 27–33

Wissenschaftliches Forum Glücksspiel (2008) Mess- und Bewertungsinstrument zur Feststellung des Gefährdungspotentials von Glücksspielprodukten. Zeitschrift für Wett- und Glücksspielrecht 2: 1–11

Wissenschaftliches Forum Glücksspiel (2010) Mess- und Bewertungsinstrument zur Feststellung des Gefährdungspotentials von Glücksspielprodukten. Zeitschrift für Wett- und Glücksspielrecht 4: 305–311

Wohl MJA, Enzle ME (2003) The effects of near wins and near losses on self-perceived personal luck and subsequent gambling behavior. Journal of Experimental Social Psychology 39: 184–191

Wohl MJA, Gainsbury S, Stewart MJ, Sztainert T (2013) Facilitating responsible gambling: the relative effectiveness of education-based animation and monetary limit setting pop-up messages among electronic gaming machine players. Journal of Gambling Studies 29: 703–717

Wohl MJA, Matheson K, Young MM, Anisman H (2008) Cortisol rise following awakening among problem gamblers: dissociation from comorbid symptoms of depression and impulsivity. Journal of Gambling Studies 24: 79–90

Wohl MJA, Parush A, Kim HAS, Warren K (2014) Building it better: applying human-computer interaction and persuasive system design principles to a monetary limit tool improves responsible gambling. Computers in Human Behavior 37: 124–132

Wolfgang AK (1988) Gambling as a function of gender and sensation seeking. Journal of Gambling Behavior 4: 71–77

Wölfling K, Mörsen CP, Duven E, Albrecht U, Grüsser SM, Flor H (2011) To gamble or not to gamble: at risk for craving and relapse - learned motivated attention in pathological gambling. Biological Psychology 87: 275–281

Wolfson S, Briggs P (2002) Locked into gambling: anticipatory regret as a motivator for playing the national lottery. Journal of Gambling Studies 18: 1–17

Wong IL, So EM (2003) Prevalence estimates of problem and pathological gambling in Hong Kong. American Journal of Psychiatry 160: 1353–1354

Wong PWC, Chan WSC, Conwell Y, Conner KR, Yip PSF (2010) A psychological autopsy study of pathological gamblers who died by suicide. Journal of Affective Disorders 120: 213–216

Wood RT, Griffiths MD (1998) The acquisition, development and maintenance of lottery and scratchcard gambling in adolescence. Journal of Adolescence 21: 265–273

Wood RT, Griffiths MD (2015) Understanding positive play: an exploration of playing experiences and responsible gambling practices. Journal of Gambling Studies 31: 1715–1734

Wood RT, Griffiths MD, Parke J (2008) GAM-GaRD: gaming assessment measure – guidance about responsible design. http://www.gamgard.com/documents/GAM-GaRD%20IRGO.pdf. Zugegriffen: 12. Februar 2009

Wood RT, Shorter GW, Griffiths MD (2014) Selecting appropriate gambling features for a specific portfolio of games. Responsible Gaming Review 1: 51–63

Wood RT, Williams RJ (2009) Internet gambling: prevalence, patterns, problems, and policy options. Ontario Problem Gambling Research Centre. Guelph, Ontario, Canada

Wood RT, Williams RJ (2007) 'How much money do you spend on gambling?' The comparative validity of question wordings used to assess gambling expenditure. International Journal of Social Research Methodology 10: 63–77

Wood RT, Wohl MJA (2015) Assessing the effectivness of a responsible gambling behavioural feedback tool for reducing the gambling expenditure of at-risk players. International Gambling Studies 15: 324–339

Wootton R, d'Hondt R (2005) G4 & PokerRoom.com: a case study in responsible e-gaming. Paper presented at the 6th European Conference on Gambling Studies and Policy Issues Work in Progress, Malmö, Sweden

Worhunsky PD, Malison RT, Rogers RD, Potenza MN (2014) Altered neural correlates of reward and loss processing during simulated slot-machine fMRI in pathological gambling and cocaine dependence. Drug and Alcohol Dependence 145: 77–86

World Health Organization (2009) The World Mental Health Survey Initiative: Computer Assisted Personal Interview (CAPI V21.1.1) http://www.hcp.med.harvard.edu/wmh-cidi/instruments_capi.php. Zugegriffen: 13. Juni 2015

Wray I, Dickerson MG (1981) Cessation of high frequency gamblers and »withdrawal«-symptoms. British Journal of Addiction 76: 401–405

Wu Y, van Dijk E, Clark L (2015) Near-wins and near-losses in gambling: a behavioral and facial EMG study. Psychophysiology 52: 359–366

Wuchrer (2009) Steigerung der Gedächtnis- und Konzentrationsleistung mittels audio-visueller Stimulation einer Mindmachine. Diplomarbeit im Fach Psychologie, Friedrich-Alexander-Universität Erlangen-Nürnberg

Wulfert E, Blanchard EB, Martell C (2003) Conceptualizing and treating pathological gambling: a motivationally enhanced cognitive behavioral approach. Cognitive and Behavioral Practice 10: 61–72

Wulfert E, Franco C, Williams K, Roland B, Maxson JH (2008) The role of money in the excitement of gambling. Psychology of Addictive Behaviors 22: 380–390

Wulfert E, Maxson J, Jardin B (2009) Cue-specific reactivity in experienced gamblers. Psychology of Addictive Behaviors 23: 731–735

Wulfert E, Roland BD, Hartley J, Wang N, Franco C (2005) Heart rate arousal and excitement in gambling: winners versus losers. Psychology of Addictive Behaviors 19: 311–316

Wykes A (1967) Glücksspiele. Moderne Verlagsgesellschaft, München

Xian H, Scherrer JF, Slutske WS, Shah KR, Volberg R, Eisen SA (2007) Genetic and environmental contributions to pathological gambling symptoms in a 10-year follow-up. Twin Research and Human Genetics 10: 174–179

Xian H, Shah KR, Phillips SM, Scherrer JF, Volberg R, Eisen SA (2008) The association of cognitive distortions with problem and pathological gambling in adult male twins. Psychiatry Research 30: 300–307

Xouridas S, Jasny J, Becker T (2016) An ecological approach to electronic gambling machines and socioeconomic deprivation in Germany. Journal of Gambling Issues 33. doi:10.4309/jgi.2016.33.6

Xu J, Harvey N (2014) Carry on winning: the gamblers' fallacy creates hot hand effects in online gambling. Cognition 131: 173–180

Xuan Z, Shaffer H (2009) How do gamblers end gambling: longitudinal analysis of internet gambling behaviors

Literatur

prior to account closure due to gambling related problems. Journal of Gambling Studies 25: 239–252

Yakovenko I, Clark CM, Hodgins DC, Goghari VM (2015) A qualitative analysis of the effects of a comorbid disordered gambling diagnosis with schizophrenia. Schizophrenia Resarch 171: 50–55

Yalom ID (1989) Theorie und Praxis der Gruppenpsychotherapie. Pfeiffer, München

Yau YHC, Potenza MN (2015) Gambling disorder and other behavioral addictions: recognition and treatment. Harvard Review of Psychiatry 23: 134–146

Youn HC, Choi J-S, Kim D-J, Choi S-W (2016) Development and validation of a stock addiction inventory (SAI). Annals of General Psychiatry. doi:10.1186/s12991-016-0105-3

Young KS (1996) Psychology of computer use: XL. Addictive use of the internet: a case that breaks the stereotype. Psychological Reports 79: 899–902

Young KS (1998) Caught in the net: how to recognize the signs of internet addiction and a winning strategy for recovery. Wiley, New York

Young KS (1999) Internet addiction: evaluation and treatment. Student British Medical Journal 7: 351–352

Young M, Markham F, Doran B (2012) Placing bets: gambling venues and the distribution of harm. Australian Geographer 43: 425–444

Young MM, Wohl MJA (2009) The Gambling Craving Scale: psychometric validation and behavioral outcomes. Psychology of Addictive Behaviors 23: 512–522

Yucha C, Bernhard B, Prato C (2007) Physiological effects of slot play in women. Applied Psychophysiology and Biofeedback 32: 141–147

Zack M, Poulos CX (2004) Amphetamine primes motivation to gamble and gambling-related semantic networks in problem gamblers. Neuropsychopharmacology 29: 195–207

Zack M, Poulos CX (2006) Implicit cognition in problem gambling. In: Wiers RW, Stacy AW (eds) Handbook of implicit cognition and addiction. Sage, Thousand Oaks, pp 379–391

Zack M, Poulos CX (2007) A D2 antagonist enhances the rewarding and priming effects of a gambling episode in pathological gamblers. Neuropsychopharmacology 32: 1678–1686

Zanki M, Fischer G (2010) Helpline Glücksspielsucht der Medizinischen Universität Wien. Sucht 56: 197–206

Zentall TR (2014) Suboptimal choices by pigeons: an analog of human gambling behavior. Behavioural Processes 103: 156–164

Zion MZ, Tracy E, Abell N (1991) Examining the relationship between spousal involvement in Gam-Anon and relapse behaviors in pathological gamblers. Journal of Gambling Studies 7: 117–131

Zois E, Kiefer F, Lemenager T, Vollstädt-Klein S, Mann K, Fauth-Bühler M (2016) Frontal cortex gray matter volume alterations in pathological gambling occur independently from substance use disorder. Addiction Biology. doi:10.1111/adb.12368

Zois E, Kortlang N, Vollstädt-Klein S, Lemenager T, Beutel M, Mann K et al. (2014) Decision-making deficits in patients diagnosed with disordered gambling using the Cambridge Gambling Task: the effects of substance use disorder comorbidity. Brain and Behavior 4: 484–494

Zola JK (1967) Observations on gambling in a lower-class setting. In: Clinard MB, Quinney R (eds) Criminal behavior systems. Holt, Rinehart and Winston, New York, pp 301–309

Zuckerman M (1979) Sensation seeking: beyond the optimal level of arousal. Erlbaum, Hillsdale

Zuckerman M (1994) Behavioral expressons and biosocial bases of sensation seeking. University Press, Cambridge

Zuckerman M (1999) Vulnerability to psychopathology. A biosocial model. American Psychological Association, Washington DC

Zuckerman M (2005) Faites vos jeux anouveau: still another look at sensation seeking and pathological gambling. Personality and Individual Differences 39: 361–365

Zung WWK (1965) A self-rating depression scale. Archives of General Psychiatry 12: 63–70

Zung WWK (1971) Rating instrument for anxiety disorders. Psychosomatics 12: 371–379

Zurhold H, Kalke J, Verthein U (2011) Glücksspielbezogene Probleme unter den Gefangenen im Hamburger Justizvollzugs. BIS-Verlag, Oldenburg

Zurhold H, Verthein U, Kalke J (2014) Prevalence of problem gambling among the prison population in Hamburg. Journal of Gambling Studies 30: 309–319

Stichwortverzeichnis

A

Abbruchmotiv 342
Abbruchquote 328, 338, 349
Aberglaube 152, 157, 248
Abhängigkeit 228
– psychische 57
– substanzgebundene 235
– überwinden 249
Ablehnung 322
Ablösung 363, 368, 369
Ablösungsproblem 239
Abstinenz 225, 228, 229, 235, 249, 270, 293, 294, 296, 300, 307, 312, 320, 328, 330, 331, 332, 343, 344, 348, 361, 363, 374, 375, 387, 389
– Arbeitsdefinition der 236
Abstinenzgebot 374, 388
Abstinenzgrund 236
Abstinenzgruppe 211
Abstinenzüberlegung 234, 236
Abstinenzverletzungseffekt 376, 378, 380, 387, 388
Abstinenzversuch 43
Abwehrhaltung 233, 246, 272, 319, 321, 340, 382
ACTH 83
Action 278
Action-Sucher 60
Adaptationshypothese 124
Adrenalin 83
Adrenalinausschüttung 83
Adrenalinkick 256
Affektive Störungen 56, 104, 113, 115, 116
Affektregulation 61
Alexithymie 161
Alkoholabhängigkeit 55, 112, 115
Alkohol-/Tabakkonsum 423, 425
Allmachtsfiktion 144
Amphetamin 134, 150
Angehörigenarbeit 298
Angehörigenseminar 347
Angst 78, 80, 86, 102, 103, 104, 113, 115, 116, 157
Ängstlichkeit 135, 140, 225
Anonyme Alkoholiker 204, 213
Anonyme Spieler 117, 120, 207, 208, 332
Anpassungshypothese 122
Anregung 86
Anreizpotenziale 329

Antisoziale Persönlichkeitsstörung 51, 56, 106, 118, 178, 185
Arbeitsgedächtnis 138
Aufklärungskampagne 393, 401, 403, 423
Aufmerksamkeitsdefizit-/Hyperaktivitätsstörung 108, 116
Aufschiebeverhalten 257
Auftrittswahrscheinlichkeit 90, 120
Auszahlungsintervall 89, 97
Auszahlungsquote 408, 423
Automatenspieler 44

B

Bargeldanzeige 408
Bealstungsphase 174
Bedingungsvariablen 110
Befunde
– experimentelle 92
– soziodemographische 83, 94, 101, 102, 104, 105, 112, 115, 117, 122
Begleitkriminalität 393
Behandlungsabbruch 384
Behandlungsansatz 260
– feministischer 278
– integrativer 262
Behandlungskonzept 319, 349
Behandlungsmotivation 225, 232, 237, 243
Behandlungsnachfrage 49, 70, 102
Behandlungsprogramm 320
Behandlungsverbund 226
Belastung, psychosoziale 199
Belohnungsfähigkeit 258
Belohnungsreiz 137, 138
Belohnungsstrategie 161
Belohnungssystem 84, 107, 108, 133, 136, 137, 138, 139, 140, 147, 166, 234, 248, 254, 270, 294, 329, 336
Beobachtungskriterien 411
Beratung 216, 217
– internetgestützte 218
– telefonbasierte 216, 217
Beratungsgespräch 218
Beratungskonzept 5, 216, 218
Beratungsstelle 212
Beschaffungsdelikt 375
Beschaffungskriminalität 175, 176, 177, 180, 184, 186, 199
Beurteilung, strafrechtliche 180, 199

Beurteilung, zivilrechtliche 194
Bewältigungsstrategie 63, 64, 103, 125, 232, 238, 240, 250, 261, 263, 265, 313, 380, 384, 385, 389
Bewältigungsverhalten 253
Bewegungstherapie 347
Bildungshintergrund 392
Biopsychosozialer Erklärungsansatz 128
Bipolare Störung 116
Black Jack 17
Borderline-Persönlichkeitsstörung 66, 117, 118
Börsengesetznovelle 29
Börsenspekulation 29, 92, 193
Broken Home 145

C

Canadian Problem Gambling Index 53, 415
Chase-Philosophie 43
Chasing 142, 194
Coping 154, 155, 162

D

D2-Rezeptor-Gen 107
Deliktstruktur 175
Delinquenz 375
Delinquenzbelastung 178
Depression 45, 60, 66, 102, 115, 130, 144, 151, 157, 167, 171, 278, 413
Depressivität 135, 140, 384
Deprivation 125
Diagnostische Kriterien 49
Diebstahlsdelikt 180
Diskriminanzanalyse 178
Disposition, genetische 86, 100, 106
Dissonanzkonflikt 376
Dopamin 62, 83, 107, 133, 134, 137, 166, 249, 270, 277
Dopaminsystem 108, 133, 149
Drei-Faktoren-Modell 78, 129, 130, 392, 426
Drogenabhängigkeit 55, 112
Drogenartige Wirkung 228, 243, 294
Durchhaltevermögen 258
Düsseldorfer Kreis 399

Stichwortverzeichnis

E

Eigendynamik 47, 51, 55, 58, 60
Eigensperre 44
Eigentumsdelikt 178, 179, 199
Einstiegsphase 226
Einzelsetting 298, 301, 307, 309
Elektroenzephalogramm 136
Elternarbeit 362, 363
Endorphin 83
Entlastungsstrategie 252
Entscheidungsprozess 137, 142
Entspannung 85, 86, 87, 335, 349
Entwicklungsverlauf 48, 75
Entwöhnungsbehandlung 298, 303, 313, 326, 346, 348
Entwöhnungsphase 384
Entwöhnungsprogramm 304
Entzug 230
Entzugserscheinungen 44, 52, 58, 60
Entzugsphänomene 318
Entzugssituation 58
Entzugssymptome 58
Epidemiologie 67
Ereignisfrequenz 88, 92, 95, 96
Erfolgskriterien 292
Ergotherapie 322, 335, 338
Erkenntnisprozess 241
Erregung 78, 81, 82, 84, 87, 88, 101, 109, 130
Erregungszustand 45
Ersatzfunktion 105
Erschöpfungsphase 174
Euphoriegefühl 83, 85, 129
EuroJackpot 28
Existenzängste 355
Expansionswelle 105, 121
Expositionsprozess 123
Eysenck Personality Inventory/Questionnaire 117

F

Face-to-Face-Interview 68
Familiäre Strukturen 126
Familie 126, 173, 199, 355, 357, 358, 359, 362, 363, 366, 371
Familieninteraktion 369
Familienintervention 305, 314
Familiensystem 346, 363, 369, 370, 381
Familientherapie 353, 357, 359, 366, 369, 370
Fast-Gewinn 90, 140, 147, 153, 155
Finanztraining 243
Finanzwette 29
Fluchttendenz 116
Folgeschäden 40, 45, 48, 58, 59, 62, 75
Frauen-Männer-Verhältnis 102
Freiburger Persönlichkeitsinventar 117
Fremdsperre 416, 418, 420
Früherkennung 404, 410, 411, 412, 426
Frustrationstoleranz 161, 346
Fünf-Faktoren-Modell 110
Fun-Games-Automat 18, 20, 22, 31

G

Gam-Anon 205, 210, 318, 353, 354
Gamblers Anonymous 51, 204, 207, 210, 213, 353
– 10 Schritte 205
Gammaaminobuttersäure 137
Gefährdungspotenzial 94, 95, 96, 99, 400, 401, 426
Gefühlsregulation 87
Gegenkonditionierung 385
Geldmanagement 243
Geldspielautomat 20, 24, 36, 180, 189, 192
Gelegenheitsspieler 82, 83, 110, 409
Genesungsprogramm 204, 205, 210, 213
Genesungsprozess 49, 75
Genusserleben 255
Gesamtkonsummodell 122
Geschäftsfähigkeit 170, 194, 195, 200
Geschäftsunfähigkeit 194, 195
– partielle 195
Geschicklichkeitsspiel 12, 19
Geschlechtsunterschied 83, 88, 107
Gesprächspsychotherapie 262, 263
Gestaltungstherapie 347
Gewinn 79, 88, 89, 96, 97, 129
Gewinnchance 13
Gewinnerwartung 149, 153, 162
– unrealistische 151, 152, 153, 163
Gewinnphase 46
Gewinnwahrscheinlichkeit 89, 98
Gewöhnungsstadium 45, 47
Glücksspiel 10, 17, 19, 36, 44, 61, 233, 261, 274, 275, 277
– 12-Monats-Prävalenz 33
– historische Aspekte 10
– illegales 30, 37, 81
– Nachfrage 32
– pathologisches 40, 48, 52, 55, 65, 67, 233, 273
– Probleme 54
– rechtliche Situation 12
– simuliertes 32, 37
Glücksspielambiente 158
Glücksspielautomat 12, 13, 20
Glücksspielbetreiber 2
Glücksspielbezogene Störung 6, 41
– Diagnosekriterien 50
Glücksspieler 352, 355, 358, 359, 361
– pathologischer 355
Glücksspieler-Partnerin 126, 360, 361, 371
Glücksspielmarkt 2, 34, 36, 398
– Ertrag 34
– Umsatz 34
Glücksspielmonopol 12, 14
Glücksspielpolitik 394, 395
Glücksspielstaatsvertrag 14
– Eckpunkte 15
Glücksspielsucht 6, 219, 392, 403
Glücksspielsucht-Telefon 216
Glücksspieltherapie 246
Glücksspielverhalten 254
– Jugendliche 410
– Kurzfragebogen 53
Glücksspielverlangen 140
Glücksspielwesen 37
Glutamat 137
Grundstörung 51, 60
Gruppenarbeit 209, 212, 271
Gruppenfluktuation 309
Gruppenform 299, 300
Gruppenregeln 301
Gruppensetting 298
Gruppentherapie 261, 262, 265, 266, 267, 270, 295, 318, 320, 333, 334
Gruppentherapie mit Paaren 360
Guthabenanzeige 408
Guthabenspeicher 407

H

Handlungskontrolle 409, 417, 418
Handycapwette 25
Häufigspieler 82, 122, 408
Hautleitfähigkeit 82
Hemmschwelle 13, 20, 177, 199, 382
Herzfrequenz 81
Hilfsangebot 233
Hinweisreiz 137, 140, 148, 162
Homöostase 147, 149
Hypothalamus-Hypophysen-Nebennieren-Achse 83

I

Identifikationsobjekt 126
Impulsivität 101, 109, 110, 111, 130, 135, 137, 141, 149, 162, 164, 168, 384, 389
– Erfassung der 111

Impulskontrolle 55, 76, 87, 108, 109, 110, 111
Individualtherapie 262, 272
Infoline Glücksspielsucht 216
Informationsgespräch 320
Internetberatung 218, 220
Internet-Casino 30
Internetforum 219
Internet-Glücksspiel 295
Interviewleitfaden 217
Interviewleitfaden, standardisierter 217
Iowa Gambling Task 137, 138
Isolation 307, 311

J

Jackpot 13, 21, 27, 81, 89, 97, 146
Jugendschutz 401, 406
Jugendschutzbestimmung 401, 406

K

Kartenspiel 10
Klassifikationsgenauigkeit 51, 52
Kleingruppenarbeit 269, 295
Koabhängigkeit 300, 360, 371
Kognitionstheorie 151
Komorbidität 104, 112, 113, 115, 255
Kompetenz 90, 92
Konditionierung 137, 146, 147, 148, 149, 167
Konditionierungsmodell 248
Konfrontation 211
Konsumverhalten, riskantes 2
Kontaktstörung 241
Kontextbedingungen 124
Kontrolle
– soziale 90
– staatliche 13, 36, 37
Kontrollillusion 90, 95, 99, 151, 157, 299
Kontrollstrategien 44
Kontrollüberzeugung 108, 111, 151, 152, 168
Kontrollverlust 5, 40, 42, 52, 58, 63, 66, 235, 239, 317, 319, 321, 340
Kontrollvertrag 363
Körperliche Aktivität 255
Kortisol 83
Kosten 170
Kosten-Nutzen-Analyse 196
Krankheitsakzeptanz 340
Krankheitseinsicht 225, 228, 229, 234, 237, 264, 294, 299, 307, 314, 327, 330, 346, 347, 348, 358, 365, 376, 377, 378, 380, 388

Krankheitsentwicklung 320, 332, 349
Krankheitskonzept 374
Krankheitsmodell 52, 63
Krankheitsverständnis 317
Krankheitswertige Störung 182
Krankheitswertigkeit 184
Kreatives Gestalten 337
Kritikschwäche 47, 184, 185
Kurzintervention 216

L

Langeweile 85, 88, 102, 109, 125, 130
Längsschnittstudie 127, 128
Längsschnittuntersuchung 416
Lebensgestaltung 258
Lebensinhalt, zentraler 74
Lebenskompetenz 400, 423, 426
Lebenskrise 76
Lebensstrategie 313
Lebensveränderung 49
Lebenszeitprävalenz 101, 103, 106
Leidensdruck 304
Lernbedingungen 268, 270
Lernprozess 137, 146
Lerntheorie 132, 146, 147, 160, 168, 352
Libidoentwicklung, gestörte 167
Lie/Bet Questionnaire 52
Life-Skill-Ansatz 400
Lisrel-Analyse 178
Lotterie 28
Lotterieangebot 28
Lotto 146
Lotto 6 aus 49 27
Lottospiel 11
Lustempfinden 133, 166
Lusterleben, Veränderung des 162

M

Magnetresonanztomographie, funktionelle 137
Major Depression 106, 113, 115
Manische Phase 116
Manualarbeit 246, 266
Maßnahme, präventive 4, 6, 221, 423
Medikation 264, 277
Mehrfachabhängigkeit 173, 235, 236, 303, 334
Merkmalsübertragung 22
Metaanalyse 101, 106, 111, 113, 121
Migration 279, 280, 295
Migrationshintergrund 392
Minnesota Multiphasic Personality Inventory 117

Mitarbeiterschulung 425
Modell 132, 159, 168
Modelllernen 146, 167
Morbus Parkinson 135
Motivation 298, 303, 306, 314, 327, 328, 336, 338, 341, 348
Motivationsarbeit 307
Motivationsprozess 233
Motivbilanz 329
Multi-Player 17
Multi-Roulette-Automat 20

N

Nachsorge 298, 303, 311, 313, 318, 322, 335, 342, 343, 350
Nachsorgephase 384, 387
Narzissmus 67, 145
Narzisstische Persönlichkeitsstörung 66, 160
Nervenkitzel 78, 104, 129, 228
Neuroadaptation 133, 149
Neurobiologie 132, 167
Neurosenmodell 59
Neurotransmitter 132, 133, 136, 137, 166
Nikotinabhängigkeit 108, 112, 113
Noradrenalin 83, 108, 136, 137, 166
Notfallkärtchen 385

O

Ödipuskomplex 143
Omnipotenz 144, 145
Omnipotenzgefühl 228
Online-Glücksspiel 410, 416
Online-Programm 219, 220
Online-Tagebuch 218
Opferstatus 63
Opioide 136, 166

P

Paargruppe 299, 300
Paartherapie 261
Pachinko 83, 100
Partnerkonflikt 126
Partnerschaftsprobleme 341
Pathologisches Spielen 3
16-Persönlichkeitsfaktoren-Test 117
Persönlichkeitsforschung 134
Persönlichkeitsmerkmale 67
Persönlichkeitsprofil 59
Persönlichkeitsstörungen 117, 118, 278, 318

Persönlichkeitsstruktur 100, 108, 117, 130
Persönlichkeitsvariablen 127
Persönlichkeitsveränderung 48, 173, 177, 182, 184, 189, 194
Pfadmodell 102, 164
- entwicklungsorientiertes 164
Pferdewette 14, 26, 27, 36
Phantasiewelt 79, 86, 116, 127, 158, 243
Phasenmodell 299
Player Cards 409
Poker 13, 18
- Online-Plattform 19
- Rechtssprechung 19
Pop-up-Information 407
Posttraumatische Belastungsstörung 115
Prädiktor 51, 55
Prädiktorvariablen 111
Prädisposition 113
Prävalenzrate 67, 68, 70
Prävention 392, 397, 404, 407, 423, 426
Präventionskonzept 411
Präventionsmaßnahme 392, 398, 400, 402, 424
Präventionsprojekt 382
Pre-Commitment 409
Prestigebedürfnis 105
Primärprävention 392, 393, 401
Problembewältigung 209, 356
Problemspieler 65, 82, 83, 93, 105, 118, 120, 122, 164, 219, 231, 398, 404, 407, 413, 415, 416, 423
Prognose 314
Psychiatrieaufenthalt 345
Psychoanalyse 143, 260, 262, 366, 372
Public-Health-Modell 63
Punktespiel 23

Q

20 Questions 51

R

Rational-emotive Therapie 248
Rauschzustand 79, 80
Reaktionen 81, 84, 129
- physiologische 81
Realitätsflucht 317
Realitätswahrnehmung, verzerrte 151, 156, 168
Rechtsprechung 182
Regressionsanalyse 413

Regulierung, staatliche 394, 424
Rehabilitation 298, 313, 392
Rehabilitationsberatung 344
Rehabilitationsmöglichkeiten 6
Reintegration 311, 314, 317, 342, 343, 350
Resilienz 402, 403
Resilienzfähigkeit 256
Resilienzfaktoren 402
Ressourcen 352, 369
Ressourcenaktivierung 263
Reversionstheorie 85
Risiko 2
Risikobereitschaft 47, 101, 107, 109, 130
Risikofaktoren 61, 100
Risikospiel 21, 22
Risikospielsystem 21
Risikoverhalten 88, 103, 109, 110, 118
Ritual 41
Rollenstruktur 359
Roulette 11, 17, 180, 188, 230, 273, 274, 275
Rubbellos 28
Rückfall 237, 249
Rückfallanalyse 380
Rückfallforschung 381, 388, 389
Rückfallgefahr 234
Rückfallgefährdung 376, 388
Rückfälligkeit 342, 345, 374, 375, 376, 380, 381, 384, 385, 388
Rückfallmodell 376
Rückfallprävention 374, 382, 384
Rückfallpräventionsprogramm 384, 385
Rückfallprophylaxe 293, 296
Rückfallrisiko 330, 332, 378, 380, 382, 385, 387, 388, 389
Rückfallursache 381

S

Sättigungshypothese 122
Schadensminimierung 14
Schizophrenie 116
Schulbildung 105, 106
Schulden 203, 206, 207, 211, 310, 312
Schuldenregulierung 243
Schuldensituation 242
Schuldfähigkeit 181, 183, 184, 190, 192, 199
Schuldfähigkeitsbegutachtung 181
Schuldgefühle 160, 353, 357, 362, 363, 369
Schuldnerberatung 300
Schuldunfähigkeit 180, 199
Schutzfaktoren 403, 407

Schwellenangst 309, 310
Screeninginstrument 101, 411
Screeningverfahren 51, 52, 65, 75
Sekundärprävention 392, 393, 398, 401, 402, 420
Selbstbestrafung 144
Selbstdarstellung 158, 168
Selbsterfahrung 336
Selbsterforschung 207
Selbsterkenntnis 206, 207
Selbsthilfe 202, 211, 213, 300, 303
Selbsthilfegruppe 43, 48, 66, 74, 75, 103, 113, 117, 120, 121, 190, 192, 204, 205, 207, 208, 210, 211, 213, 226, 229, 235, 298, 303, 310, 313, 319, 321, 330, 335, 339, 347, 375, 385, 419
Selbsthilfemanual 202, 203, 204, 213
Selbstkontrolle 138, 156, 164, 244, 293, 387
Selbstöffnung 360
Selbstsperre 231, 276, 410, 416, 418, 419
Selbstverantwortung 364
Selbstvertrauen 258
Selbstwert 295
Selbstwertgefühl 47, 87, 103, 110, 116, 205, 207, 233, 235, 239, 263, 278, 388
Selbstwertprobleme 275
Sensationslust 108, 109, 135, 138, 161, 162
Sensationssuche 384, 389
Serotonin 107, 108, 135, 137, 166
Smart Cards 409
South Oaks Gambling Screen 52
Sozialanamnese 326, 348
Sozialkonzept 15
Sozialverhalten 322, 327
Spannung 2, 82, 86, 130
Spannungsreduktion 147, 157
Spielanreiz 74
Spielautomat 146
Spieleinsatz 23
Spieler
- antisozialer impulsiver 164
- emotional anfälliger 164
- pathologischer 65, 66, 104
- professioneller 64
- sozialer 64
Spieleralter 100
Spielerbehandlung 299, 304, 314
- ambulante 304
Spielerberatungsstelle 299
Spielerfrau 354, 361
Spielergeschlecht 102
Spielerkarriere 4, 41, 44, 45
Spielerkarten 4

Spielerschutz 4, 393, 396, 399, 406, 416, 417, 426
Spielerselbsthilfegruppe 208, 210, 211
Spielertherapie 5, 243, 293
Spielertherapiegruppe 303
Spielertypologie 64
Spielfrequenz 99
Spielgelegenheit 90
Spielhalle 24
Spielintensität 128, 176, 182, 199
Spielkonsequenz 382
Spielleidenschaft 10, 13, 29, 37
Spielproblem 209
Spielrisiko 22
Spielschulden 170, 172, 185, 188
Spielsperre 14, 413, 416, 417, 418, 419, 420
– im Internet 419
Spielstruktur 22, 392, 399, 407, 426
Spielsucht 5, 6, 13, 40, 48, 51, 59, 60
– Folgeschäden 170
Spielsüchtiger 352, 354, 360
– Kinder des 354, 355, 356, 357, 371
Spielteilnahme 2
Spielverhalten 3, 6, 150, 173, 178, 184, 185, 192, 199
– exzessives 60
– gestörtes 40, 107
– pathologisches 5, 40, 50, 55, 59, 60, 61, 66, 70, 173, 175, 178
– problematisches 40, 42, 47, 52, 59, 60, 63, 65, 68, 70, 90, 94, 99, 102, 106, 107, 109, 116, 126, 129, 130, 392, 397, 410, 411, 413, 419
– süchtiges 150, 399
– unkontrolliertes 45
– verantwortungsbewusstes 404
Spielverhaltensdaten 414, 416, 419
Spielverordnung 14, 20
– neue Vorgaben 23
Spontanremission 48
Sport 334, 335, 336, 339, 349
Sportwette 13, 14, 24, 26, 81, 190
Stabilisierungsfaktor 328
Steuerungsfähigkeit 185
Stimulanzien 83
Stimuluskontrolle 384, 385
Stopp-Signal-Test 141
Straftat 48, 175
Straftrias 144
Stressbewältigung 252, 356
– Behandlungsansatz 252
Stressreaktionsmechanismus 84
Substanzabhängigkeit 61, 112
Suchtanamnese 326, 348
Suchtanfälligkeit 159
Suchtbegriff 235

Suchtberatungsstelle 202
Suchtdefinition 58
Suchtdynamik 64
Suchtentwicklung 185
Suchterkrankung 3, 226, 263, 264
– Ursachen 242
Suchtformel 259, 294
Suchtforschung 15, 78, 90
Suchtgedächtnis 133, 149
Suchthilfestatistik 74
Suchtmerkmale 40, 58
Suchtmittelgebrauch 374, 377, 385
– kontrollierter 374, 375, 388
Suchtmodell 53, 59, 60, 64, 76, 228, 229, 234, 294, 298, 313, 371
Suchtphase 226
Suchtpotenzial 57, 88
Suchtstadium 47
Suchtstoffe 133
Suchttherapie 49, 61
Suchtthese 250
Suchttrias 392
Suchtverhalten 3, 57, 132, 137, 142, 147, 160, 166, 232, 235, 238, 245, 248, 262, 270, 317, 318, 328, 330, 332, 337, 340
Suchtverlagerung 276
Suchtverlauf 237, 327
Suizidalität 171, 172, 199
Suizidgedanke 226, 277
Suizidgefährdung 345
Suizidrisiko 171, 172
Suizidtendenz 104
Suizidversuch 375
Symptomabstinenz 330
Symptomträger 366, 370
Symptomverhalten 60, 298, 305, 317

T

Telefonberatung 216
Telefoninterview 67, 68
Telefonseelsorge 212
Telegewinnspiel 28, 37
Tertiärprävention 393
Testverfahren 322, 323
Therapeutenverhalten 268
– schädigendes 268
Therapieabbruch 231, 307, 338, 340
Therapiebeziehung 263
Therapiemotivation 229, 232, 234, 259, 263, 268, 278, 294
Therapieplanung 259
Therapieprogramm, multimodales 317, 318, 320
Therapieprozess 226, 232, 235, 237, 245, 293, 352

Therapieschritte 228, 266, 293, 295
Therapieverlauf 346
Therapievertrag 332
Therapieziele 228, 229, 269, 294
Tiermodell 3
Toleranzentwicklung 44, 75, 80, 129
Ton- und Lichteffekte 90, 96
Totalisatorprinzip 24

U

Überforderung 339
Überverantwortlichkeit 355
Umfeld, soziales 104, 118, 129
Umsteigen 235
Unterbringung 186
Ursachen 298, 308
Ursachenanalyse 349
Ursachenforschung 333

V

Varianz 106, 107
Veranstaltungsmerkmale 88
Verbraucherschutz 401
Verfügbarkeit 90, 93, 96, 98, 102, 107, 120, 121, 123, 130
Verfügbarkeitshypothese 124
Verfügbarkeitsmerkmale 120
Verhaltensalternativen 329, 335, 349
Verhaltensänderung 264
Verhaltenskonditionierung 102
Verhaltensstörung, psychosoziale 174
Verhaltenssucht 61
Verhaltenstherapie 260, 261, 262, 265
Verleugnungsphase 174
Verlust 79, 81, 84, 90, 104, 129
Verlustphase 47
Vermarktung 91, 99
Vermeidungsspieler 60
Vermögensdelikt 199
Versagensangst 346
Versorgungsbereich 303
Verstärker
– negativer 147
– positiver 147
Veruntreuungsdelikt 179
Verzerrungen 247, 381
– kognitive 245, 247, 376, 381
Verzichtsdenken 5
Verzweiflungsphase 45, 47
Vorbildfunktion 271

W

Wahrnehmungseinengung 176
Warnhinweis 401, 408, 412
Werbung 15, 91, 119, 401, 404, 407
Wertpapiermärkte 30
Wettverhalten 103
Wohngruppe 342
Würfelspiel 10

Z

Zugangsbarriere 407, 420
Zugangsbeschränkung 418, 420
Zukunftsperspektive 365, 372
Zwangs-Spektrum-Störungen 59
Zwillingsstudie 106, 107

Ihr Bonus als Käufer dieses Buches

Als Käufer dieses Buches können Sie kostenlos das eBook zum Buch nutzen. Sie können es dauerhaft in Ihrem persönlichen, digitalen Bücherregal auf **springer.com** speichern oder auf Ihren PC/Tablet/eReader downloaden.

Gehen Sie bitte wie folgt vor:
1. Gehen Sie zu **springer.com/shop** und suchen Sie das vorliegende Buch (am schnellsten über die Eingabe der eISBN).
2. Legen Sie es in den Warenkorb und klicken Sie dann auf: **zum Einkaufswagen/zur Kasse.**
3. Geben Sie den untenstehenden Coupon ein. In der Bestellübersicht wird damit das eBook mit 0 Euro ausgewiesen, ist also kostenlos für Sie.
4. Gehen Sie weiter **zur Kasse** und schließen den Vorgang ab.
5. Sie können das eBook nun downloaden und auf einem Gerät Ihrer Wahl lesen. Das eBook bleibt dauerhaft in Ihrem digitalen Bücherregal gespeichert.

EBOOK INSIDE

eISBN	978-3-662-54839-4
Ihr persönlicher Coupon	CtHmm6XraJ98FFP

Sollte der Coupon fehlen oder nicht funktionieren, senden Sie uns bitte eine E-Mail mit dem Betreff: **eBook inside** an customerservice@springer.com.

Printed by Printforce, the Netherlands